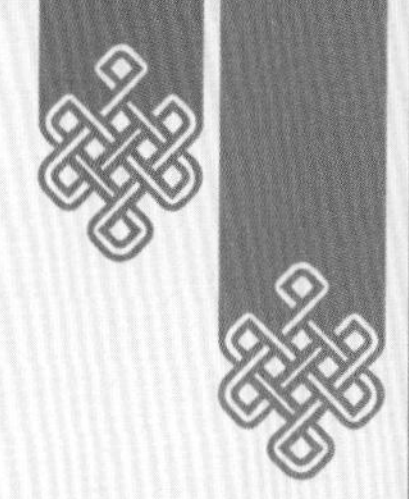

༄༅། །བོད་ཀྱི་གསོ་བ་རིག་པའི་གཞུང་ལུགས་མ་ལག་དང་ལུགས་གཞན་གྱི་སྲོལ་རྒྱུན་གསོ་དཔྱད་འཕེལ་རིམ་དབར་གྱི་ཁྱད་ཆོས་བསྡུར་ནས་དཔྱད་པ་གཡུ་ཐོག་ཞལ་ལུང་ཞེས་བྱ་བ་བཞུགས་སོ། །

བྱ་མདོ་ལྷ་བྱམས་རྒྱལ་དང་རིན་ཆེན་རྡོ་རྗེས་བརྩམས།

ཀྲུང་གོའི་བོད་རིག་པ་དཔེ་སྐྲུན་ཁང་།

དཀར་ཆག

སྐབས་གཉིས་པ། བོད་ཀྱི་གསོ་རིག་གི་གཞུང་ལུགས་མ་ལག་དང་རྒྱ་ནག་གསོ་རིག་གི་བསྡུར་དཔྱོད།

སྐབས་བཞི་པ། གྲངས་ཉུང་མི་རིགས་ཀྱི་གསོ་རིག

སྔོན་དུ་སྨྲོས་བའི་གཏམ།

༄ བོད་ཀྱི་གསོ་བ་རིག་པའི་གཞུང་ལུགས་མ་ལག་དང་ལུགས་གཞན་གྱི་སྲོལ་རྒྱུན་གསོ་དཔྱད་འཕེལ་རིམ་དབར་གྱི་ཁྱད་ཆོས་བསྡུར་ནས་དཔྱད་པ་གཡུ་ཐོག་ཞལ་ལུང་ཞེས་བྱ་བ། བཅོམ་ལྡན་འདས་དེ་བཞིན་གཤེགས་པ་དགྲ་བཅོམ་པ་ཡང་དག་པར་རྫོགས་པའི་སངས་རྒྱས་སྨན་གྱི་བླ་བཻ་ཌཱུརྱ་འོད་ཀྱི་རྒྱལ་པོ་ལ་ཕྱག་འཚལ་ཞིང་སྐྱབས་སུ་མཆིའོ། །

ཁ་བ་ཅན་གྱི་མེས་པོའི་ཕྱག་སྲོལ་ལས། །
འོངས་པའི་གསོ་དཔྱད་རྒྱ་གླུང་རིང་མོའི་རྒྱུན། །
འཛམ་གླིང་གསོ་རིག་འཛིན་མའི་མཛེས་རྒྱན་དུ། །
སྤེལ་ལ་སྒོ་གསུམ་དང་བས་ཅིས་མི་འཇུག །

ཇི་སྐད་དུ། ཉེ་དུས་ཀྱི་མཁས་པའི་དབང་པོ་མདོ་སྨད་པ་དགེ་འདུན་ཆོས་འཕེལ་གྱི་ཞལ་སྔ་ནས། སླུན་པོ་ཧྲོ་མཚར་བསྐྱེད་པའི་ཏར་གྱི་གཏམ། །ཆེན་པོའི་ཧོ་བསྒྲུང་བརྩེགས་པ་གཙམ་བུའི་ཚིག །དད་པའི་འཁྲུན་བུ་སློང་བའི་སྒྲུང་གཏམ་དག །རིང་དུ་སྤངས་ཏེ་དྲང་པོའི་ལམ་དུ་ཞུགས། །ཞེས་གསུངས་པ་ལྟར་གངས་ཅན་བོད་ཀྱི་གསོ་བ་རིག་པའི་གཞུང་ལུགས་ཀྱི་མ་ལག་དང་ལུགས་གཞན་གྱི་སྲོལ་རྒྱུན་གསོ་དཔྱད་གཞུང་ལུགས་འཕེལ་རིམ་དབར་གྱི་ཁྱད་ཆོས་སྐོར་རགས་ཙམ་བསྡུར་ཞིང་དཔྱད་པའི་ཁྱུལ་བཀྱི་བ་ལ། ཧྥ་རན་སིའི་ལོ་རྒྱུས་སྨྲ་བ་པུའུ་ལའོ་ཧྲི་(Cmar Bloch,1866-1944)མཆོག་ནས། གཤིབ་བསྡུར་བྱེད་པ་ནི་གཅིག་མཚུངས་མིན་པའི་སྤྱི་ཚོགས་ཁོར་ཡུག་ཅིག་གམ་ཁ་ཤས་ནང་དུ། སྣང་ཚུལ་འདྲ་བའི་བྱ་དངོས་གཉིས་སམ་དུ་མ་གདམ་གསེས་བྱས་ཏེ། དེ་དག་གི་འདྲ་བའི་ཆ་དང་མི་མཚུངས་པའི་ཕྱོགས་ལ་དབྱེ་ཞིབ་དང་། དེ་ལུགས་ཀྱི་རྒྱུ་མཚན་བཀྲོལ་བ་ལ་བྱ[1]ཞེས་གསུངས་པ་བཞིན། ང་ཚོས་བོད་ཀྱི་རིག་གནས་སྤྱི་དང་ཁྱད་

[1] 杜永彬著，《20世纪西藏奇僧—人文主义先驱更敦群培大师评传》，北京：中国藏学出版社，2000年，第1版, p.311

པར་དུ་གསོ་བ་རིག་པ་འདི་བཞིན་འཕེལ་རྒྱས་སུ་བཏང་ནས་མང་མང་གིས་ཚུར་བདེ་སྣ་ག་དང་དེའི་རིན་ཐང་རྣལ་མའམ་ལྷན་གྱི་རང་བཞིན་གསལ་རྗེན་དུ་མཐོང་ཐུབ་པའི་ཆེད་དུ། འཛམ་གླིང་གི་གྲགས་ཅན་དུ་བསྒྱི་བའི་གསོ་དཔྱད་གཞུང་ལུགས་ཁག་དབར་ཕན་ཚུན་བསྡུར་ཏེ་དཔྱད་གླིང་བྱེད་པར་འབད་དགོས་སྙམ། མ་གཞིར་བསྡུར་དཔྱོད་ནི་རིག་གཞུང་ཁག་དབར་གྱི་ཧེ་བག་འཚོལ་བྱེད་དང་ཧེ་བག་ནི་སྤོན་ཐོན་དང་རྗེས་ལུས་ཀྱི་རྣམ་པ་གསལ་བྱེད་ཡིན་པ་དེ་ཙམ་དུ་མ་ཟད། ཐུན་མིན་གྱི་སྙིར་ཆོས་དང་ཁྱད་འཕགས་ཀྱི་དགེ་མཚན་ཤེས་བྱེད་ཀྱང་ཡིན་ནོ། །

དེ་ལྟར་ཕན་ཚུན་བསྡུར་དཔྱོད་དང་ལྟོས་བཅས་ཀྱི་ཐབས་ལམ་བཀོལ་ནས་བྱ་དངོས་གང་གི་རིན་ཐང་ཉིད་ཚད་འཇལ་བྱས་ན་ནི་དྲང་བདེན་གྱི་ཆ་ངོ་མ་རང་ཉེད་ཐུབ་སྟེ། ཕའི་ཀུན་གྱིས། ང་ཚོས་ངེས་པར་དུ་ཤེས་རིག་གི་ལྟོས་བཅས་རིན་ཐང་ཐག་གཅོད་བྱེད་དགོས་ཞེས་གསུངས་པ་ལྟར། སྐྱིར་བཏང་མི་རྣམས་ཀྱི་ངག་ལས་ལེགས་ཉེས་དང་། མཁས་བླུན། མཐོ་དམན། བཟང་ངན། རིང་ཐུང་། སྐྱོན་ཡོན། ཡག་བཙོག་ཅེས་བསྙད་བཞིན་པ་ཐམས་ཅད་ལྟོས་ས་ལྟོས་འཛོག་གི་སྒོ་ནས་སླས་པ་ལས། མཐའ་གཅིག་ཏུ་དགེ་མཚན་ཁོ་ནས་བསྒྲུས་པའམ་ཡང་ན་སྐྱོན་འབའ་ཞིག་གིས་སྡུགས་པའི་བྱ་དངོས་ཞིག་འཛིག་རྟེན་ན་མ་མཆིས་པ་ཇི་བཞིན། རིག་གཞུང་ཚན་རིག་གང་ཞིག་ཡིན་ཡང་དེའི་རིན་ཐང་བརྗོད་པའི་སྐབས་སུ་ལྟོས་བཅས་ཀྱི་ཚད་གཞི་བཀོལ་ནས་སྐྱོན་ཡོན་འབྱེད་དགོས་པ་གཙིགས་པར་མཐོང་། དེ་ལྟར་མ་ཡིན་ཚེ་དཔེར་ན་མིའི་བྱ་སྤྱོད་ཞིག་གི་དབང་དུ་བྱས་ན། ཤར་ཕྱོགས་དང་ནུབ་ཕྱོགས། མི་རིགས་དང་ལུང་པ། རིག་གནས་དང་ཡུལ་སྲོལ་གོམས་འདྲིས་སོགས་མི་འདྲ་བས། ནུབ་གླིང་གི་སྤྱི་སྲོལ་མང་པོ་ཞིག་ཤར་གླིང་བས་འཆལ་སྤྱོད་དུ་མཐོང་ཞིང་། ཤར་གླིང་བའི་གོམས་འདྲིས་མང་པོ་ཞིག་ནུབ་གླིང་བས་འོས་མིན་དུ་མཐོང་བ་ལྟ་བུའོ། །

ཉེ་བའི་ལོ་ཉི་ཤུ་ལྷག་གི་རིང་། ཤར་ནུབ་གླིང་གཉིས་གའི་མཚན་ཉིད་རིག་པ་དང་། རྩོམ་རིག །དཔལ་འབྱོར། མཛེས་རིག་སོགས་ཀྱི་ཐད་ནས་བསྡུར་དཔྱོད་རིག་པའི་ཚན་ཁག་གང་མང་ཞིག་བྱུང་ཡོད་པ་དང་། དེའང་ཕན་ཚུན་བསྡུར་དཔྱོད་ལ་བརྟེན་ནས་ཁྱབ་ཁོངས་གསར་བའི་ཞིབ་འཇུག་གི་སྒོ་མོ་ཕྱེས་ཤིང་རིག་ཚན་སོ་སོའི་མ་འོངས་འཕེལ་རྒྱས་ལ་སྐྱོག་ཤེད་གསར་པ

བསྟོད་ཨུས་སུ་གདའ། ད་རེས་གསོ་རིག་འབུམ་རམས་པ་རིན་ཆེན་རྡོ་རྗེ་དང་ངེད་གཉིས་ནས་བོད་ཀྱི་གསོ་བ་རིག་པའི་གཞུང་ལུགས་མ་ལག་དང་ལུགས་གཞན་གྱི་གསོ་དཔྱད་འཕེལ་རིམ་དབར་གྱི་ཁྱད་ཆོས་བསྡུར་ནས་དཔྱད་པའང་དེ་དེ་བཞིན་ཏེ། རིག་གཞུང་སོ་སོའི་སྤྱི་སྐྱེར་གྱི་ཁྱད་ཆོས་དང་། ལེགས་ཉེས་ཀྱི་ཆ་ཤས་སོགས་བཅལ་ནས་གངས་ཅན་གསོ་རིག་གི་རིན་ཐང་རྣལ་མ་གསལ་ཚོར་གྱིས་རང་རེའི་ནོར་བུའི་ནོར་ཉམས་ཆོད་ཐུབ་པའི་ཕྱོགས་ལ་གསལ་འདེབས་ཀྱི་ཞབས་འདེགས་སུ་འགྱུར་ཨེ་ཐུབ་སེམས་པ་དང་། ཁྱད་པར་དུ་དེང་སང་རྒྱལ་ཁབ་ཕྱི་ནང་གི་གསོ་རིག་ལོ་རྒྱུས་སླ་བ་ཁ་ཅིག་གི་བཤད་ཚུལ་ལ། བོད་ཀྱི་གསོ་བ་རིག་པའི་གཞུང་མན་ངག་དང་བཅས་པ་འདི་ཉིད་གནའ་བོའི་རྒྱ་གར་ཚོའི་རིག་བྱེད་ལས་གྲུབ་པའི་ཡན་ལག་ཅིག་གམ། ཡང་ན་ཙི་ནའི་གསོ་དཔྱད་རིག་པ་ལས་བཤུ་ཕབ་བྱས་པར་འདོད་པ། དེ་མིན་སོག་པོ་སོགས་རྒྱལ་ནང་གི་ སྤུན་ཟླ་མི་རིགས་དག་གི་གསོ་རིག་དང་ཁྱད་མེད་པར་སྨམ་པ་སོགས་ལོག་རྟོག་ངན་པ་དེ་དག་འཇོམས་འདོད་ཀྱི་ཀུན་སློང་བརྟན་པོ་ལྡོག་མེད་དུ་སྐྱེས་པ་བཅས་ནི་རྩོམ་པ་པོའི་ངོས་ནས་བརྩམས་ཆོས་འདི་སྤེལ་བའི་ཐོག་མའི་སྐུལ་ཤུགས་ལྷ་བུར་གྱུར་ཡོད་དོ། །

གཅིག གསོ་བ་རིག་པའི་གོ་དོན།

གསོ་བ་རིག་པ་ནི་ལུས་ཀྱི་འབྱུང་བའི་ཁམས་མ་སྙོམས་པ་ལས་བྱུང་བའི་ནད་རིགས་སེལ་ཞིང་ཁམས་སྙོམས་པར་གསོ་བའི་ཐབས་སྟོན་པའི་རིག་པ་སྟེ། དེའི་གོ་དོན་ཐད་ལ་འཛམ་གླིང་གི་གནའ་དེང་གསོ་དཔྱད་མཁས་པ་རིམ་བྱོན་རྣམས་ཀྱི་བཞེད་དགོངས་ཚུ་བོ་གཅིག་ཏུ་འཁྱིལ་ཡོད་པ་དང་། ཤེས་རིག་དཔལ་ཡོན་དར་སྤྱ་བའི་མི་རིགས་གང་ཡིན་ཡང་མིའི་ལུས་ཁམས་ཀྱི་བདེ་ཐང་ལ་སྲུང་སྐྱོབ་བྱས་ཏེ་ནམ་རྒྱུན་མི་ན་བར་བྱེད་པ་དང་གནས་སྐབས་ན་བ་གསོ་བར་བྱེད་པའི་རིག་པ་ཞིག་ལ་བརྗོད། འོན་ཀྱང་གསོ་རིག་བྱུང་འཕེལ་གྱི་ལོ་རྒྱུས་དང་ནང་གསེས་དབྱེ་འབྱེལ་སོགས་ནི་གསོ་རིག་གླིང་དུ་ད་དུང་ཞིབ་དཔྱོད་གནང་བཞིན་པའི་རིག་གཞུང་གི་གནད་དོན་ཞིག་རེད།

དེ་ཡང་ལེགས་སྦྱར་སྐད་དུ་ཨཱ་ཡུར་བེ་ད་ཞེས་པ་སྟེ་ཚེ་སྲོག་ཡུན་རིང་དུ་བསྲིང་ཞིང་འཚོ་བར་བྱེད་པའི་ཐབས་སྟོན་ཞིང་རིག་པར་བྱེད་པས་ན་ཚེ་ཡི་རིག་བྱེད་ཅེས་བསྟན་པ་དང་། ཚེ་

དང་། སྲོག་དང་། འཚོ་བ་རྣམས་དོན་གཅིག་ཏུ་འཕྲུམས་པ་དང་། སྨན་བཅོས་ལག་ལེན་བྱུང་ཚུལ་གྱི་ངག་སྒོ་ལས་ཅུང་ཙམ་སྨྲས་ན་ནི། གང་ཞིག་མིའི་རིགས་ཡོད་པ་ནས་ནད་བྱུང་ཡོད་ངེས་པ་དང་ནད་རིགས་ཡོད་པས་ནི་སྨན་བཅོས་བྱེད་སྒོ་ཡོད་ངེས་པས་ན། མིའི་རིགས་ཀྱིས་ནད་རིགས་དང་འཐབ་རྩོད་བྱས་པ་ལས་ཐོན་པའི་ཐབས་ཤེས་སྤྱི་ཙམ་པོ་བ་ཞིག་ལ་གསོ་རིག་གི་ཐ་སྙད་དུ་བོས་ཆོག་ཏུ་ཟིན་ཀྱང་། ང་ཚོས་ཅུང་གཟབ་ནན་དང་ཚན་རིག་གི་ལྟ་བའི་སྒོ་ནས་བཤད་ན། སྨན་བཅོས་བྱེད་སྒོ་ཙམ་གྱིས་གསོ་བ་རིག་པ་དར་ཡོད་པས་མ་ཁྱབ་སྟེ། གསོ་བ་རིག་པ་ཞེས་བརྗོད་དུས་མ་མཐའ་ཡང་ལུས་ཀྱི་གནས་ལུགས་དང་། ནད་ཀྱི་རྒྱུ་རྐྱེན། སྨན་གྱི་ཕན་ནུས་སོགས་ལ་ཤེས་རྟོགས་ངེས་ཅན་བྱུང་ནས་ནད་ཐོག་ལག་ལེན་སྟེང་དུ་མཇུབ་སྟོན་ནུས་པའི་ཆེས་གཞི་རྩར་གྱུར་པའི་གཞུང་ལུགས་སམ་ཡང་ན་གསོ་དཔྱད་ཀྱི་དོན་སྟོན་པའི་གླེགས་བམ་ཞིག་ཏུ་གོ་དགོས། ཅིའི་ཕྱིར་ཞེ་ན། ཚང་མས་ཤེས་གསལ་ལྟར། གསོ་དང་གསོ་བ་ཞེས་པ་ནི་རྗེས་གྲུབ་ཀྱི་ཐ་སྙད་ཅིག་ཡིན་པ་དང་། ཐ་སྙད་འདིའི་འབྲུ་གདོང་གི་དོན་ནི་འཚོ་བར་བྱེད་པའམ་སོ་རུ་ཆུད་པར་བྱས་པའི་དོན་ཡིན་ཏེ། དཔེར་ན་རང་ཁ་གསོ། སྨན་པས་ནད་པའི་ནད་གཞི་གསོས། ངལ་གསོས་ནས་ཐང་ཆད་པ་དྭངས་ཞེས་པ་ལྟ་བུ་རེད། རིག་པ་ནི་གང་ཞིག་བསླབ་པར་བྱ་བའི་གཞིའམ་ཤེས་པར་བྱ་བའི་དོན་སྟོན་པའི་གཞུང་བསྟན་བཅོས་སོགས་ཀྱི་མིང་ཡིན་པ་ལ་ཐ་སྙད་དེ་གཉིས་གཅིག་ཏུ་སྦྱར་བས་གསོ་བ་རིག་པ་དང་ཚིག་བསྡུས་པས་གསོ་རིག་ཅེས་ཚེ་སྲོག་འཚོ་བར་བྱེད་པའི་རིག་པའོ། །དེས་ན་གསོ་བ་རིག་པ་ནི་མི་ན་བར་གནས་པ་དང་ན་བ་གསོས་ཏེ་ཚེ་བསྲིང་བར་བྱ་བའི་ཐབས་སྟོན་པའི་རིག་པ་ཞིག་ཏུ་འདོད་པ་ནི་དོན་དངོས་ཀྱི་སྟེང་ནས་གྲུབ་པའི་གནས་ལུགས་ཤིག་ཡིན་པས། འཛམ་གླིང་གི་ལུགས་མི་འདྲ་བའི་གསོ་རིག་སྨྲ་བ་སུ་དང་གང་ཡིན་ཡང་ཁས་འཆེས་པའི་གོ་དོན་ཞིག་རེད།

རང་རེའི་སྲོལ་རྒྱུན་ལྟར་ན། རིག་པའི་གནས་ཆེན་ལྔའི་ཡ་གྱལ། གཞན་རྗེས་འཛིན་གྱི་རིག་གནས་གཉིས་པ་ལུས་སྲོག་འཚོ་བར་བྱེད་པའི་རིག་པ་སྟེ། གསོ་བྱ་དང་། གསོ་བྱེད། གསོ་ཚུལ། གསོ་མཁན་བཅས་ཀྱི་རྣམ་གཞག་སྟོན་པའི་བསྟན་བཅོས་ལ་བྱ། ཟུར་སྲིད་རིན་པོ་ཆེས་མཛད་པའི་གསོ་བ་རིག་པའི་ཁོག་འབུགས་ལས། གསོ་བའི་རིག་པ་གང་ཞེ་ན། དེ་ནི་རྣམ་པ

བཞིར་བལྟ་བར་བྱ་སྟེ། འདི་ལྟ་སྟེ། ནད་ལ་མཁས་པ་དང་། ནད་ཅི་ལས་བྱུང་བ་ལ་མཁས་པ་དང་། ནད་བྱུང་བ་བསལ་བ་ལ་མཁས་པ་དང་། ནད་བསལ་ནས་ཕྱིས་མི་འབྱུང་བར་བྱ་བ་ལ་མཁས་པའོ། །མཁས་པ་འདི་དག་གི་རྣམ་པ་དབྱེ་བ་ནི་མདོ་ལས་ཇི་སྐད་འབྱུང་བ་ཁོ་ན་བཞིན་དུ་རིག་པར་བྱའོ། །ཞེས་གསུངས་པ་དང་། འདིར་ང་ཚོས་གསོ་བ་རིག་པའི་ངེས་ཚིག་ཅིག་བཀོད་ན། འབྱུང་ཁམས་འཕེལ་ཟད་འཁྲུགས་གསུམ་ལས་བྱུང་བའི་ནད་རྣམས་གསོ་བ་དང་ལུས་སྲོག་འཚོ་བར་བྱེད་པའི་ནང་དོན་སྟོན་པའི་རིག་པའི་ཚན་ཁག་ལ་བྱ་ཞེས་བསྟན་ནོ། །དགེ་ཀན་ཆེན་མོ་གོ་འཇོ་དབང་འདུས་ལགས་ཀྱིས་མཛད་པའི་གཡུ་ཐོག་དགོངས་རྒྱན་ལས། མི་ལུས་ཀྱི་འབྱུང་ཁམས་མི་སྙོམས་པ་རྣམས་སྙོམས་པར་གསོ་བའི་ཐབས་ཤེས་ཤིང་རིག་པས་ན་གསོ་བ་རིག་པ་ཞེས་གསལ་བ་དང་། དེ་བཞིན་ཁམས་མ་སྙོམས་པ་གསོ་ཞིང་སྙོམས་པར་བྱ་བའི་རྣམ་དཔྱད་ཡིན་པས་ན་གསོ་དཔྱད་ཅེས་kྱང་བརྗོད་དོ། །

གསོ་བ་རིག་པའི་བརྗོད་དོན་གྱི་དབང་དུ་བྱས་ན། འཛམ་གླིང་དུ་རྣམ་གྲངས་མང་བའི་གསོ་རིག་མ་ལག་གི་གཞུང་དང་གླེགས་བམ་བྲག་རི་ལྟར་བརྩིགས་པ་དེ་དག་ཀུན་ཀྱང་ནད་པ་གསོ་བའི་བྱ་བའི་ཐད་ནས་བཤད་ན་གཞི་རྟགས་གསོ་གསུམ་དུ་མ་འདུས་པ་ཅིག་ལོགས་སུ་ཡོད་མི་སྲིད་ལ། དེའི་གནད་ཀྱིས་དཔལ་ལྡན་རྒྱུད་བཞིའི་ཡོངས་གཏད་ཀྱི་ལེའུ་ལས། ནད་པའི་བྱ་བ་གཞི་བརྟག་གསོ་བ་གསུམ། །ཞེས་གསུངས་པའི་གཞི་ནི་ལུས་ལ་བྱུང་བའི་ནད་གཞི་དང་། བརྟག་ཅེས་པ་ནད་གཞི་ངོས་འཛིན་པའི་རྟགས། གསོ་ཞེས་པ་གཉེན་པོ་ཟས་སྤྱོད་སྨན་དཔྱད་ལ་བརྟེན་ནས་ནད་རིགས་ཇི་ལྟར་གསོ་བའི་ཚུལ་ལོ། །དེ་ནི་བསྟན་པར་བྱ་བའི་ཡུལ་གཅིག་པུའི་ངོས་ནས་ཞུས་པ་ཡིན་ལ། བསྟན་པ་པོ་དང་བཅས་ཏེ་འཆད་ན་ནི། ཇི་སྐད་དུ། གསོ་བ་རིག་པའི་དོན་རྣམས་མདོར་བསྡུ་ན། །གསོ་བྱ་གསོ་བྱེད་ཇི་ལྟར་གསོ་བ་དང་། །གསོ་བ་པོ་དང་རྣམ་པ་བཞི་རུ་བཤད། །ཅེས་གསུངས་པ་ལྟར། གསོ་བར་བྱ་བའི་ཡུལ་ལུས་དང་ནད་གཞི། གསོ་བྱེད་གཉེན་པོ་ཟས་སྤྱོད་སྨན་དཔྱད། ཇི་ལྟར་གསོ་བའི་ཚུལ་མི་ན་བར་གནས་པ་དང་རྣམ་གྱུར་ན་བ་གསོ་བར་བྱ་བ། དེ་གསུམ་གྱི་བྱེད་པོ་གསོ་བ་པོ་སྨན་པ་དང་བཅས་བཞིའོ། །དེ་མིན་ལམ་གྱི་རིམ་པ་ལ་བསྡོམས་ནས་བཤད་ན། གཞི་ལུས་ནད་གཉིས་དང་། ལམ་བརྟག་བཅོས་གཉིས། འབྲས་

བུ་ནད་མེད་ཚེ་རིང་གཉིས་ཏེ་གསོ་བ་རིག་པ་འདིའང་གཞི་ལམ་འབྲས་གསུམ་གྱི་རྣམ་གཞག་གི་རྣམ་གྲངས་ཆེན་པོ་དྲུག་ལ་བསྡུས་ནས་འཆད་ཀྱང་མི་འཐུང་བ་མེད་དོ། །

གཉིས། འཛིག་རྟེན་དུ་གསོ་དཔྱད་བསམ་བློ་ཇི་ལྟར་བྱུང་ཚུལ།

མིའི་འདུ་ཤེས་ཀྱི་བསམ་གཞིག་བརྒྱུད་ནས་བྱུང་བའི་ཕྱི་དོན་ཚུར་སྣང་(客观反映)གི་འབྲས་བུ་སྟེ། ཡུལ་ལ་དམིགས་པ་ལས་ཐོན་པའི་སེམས་བྱུང་ཞིག་ལ་སྐབས་འདིར་བསམ་བློ་ཞེས་བརྗོད། གནའ་བོའི་གདོད་མའི་སྨན་བཅོས་ཏེ་མེ་ཆུར་སྤྱོད་པ་ལས་ལུས་ཁམས་བསྲུང་ཞིང་ན་ཚ་འཇོམས་པ་དང་ལྷ་གསོལ་གཏོ་དཔྱད་ཀྱི་ཆོ་ག་བསྟར་བ་ལྟ་བུ་ནས་ཕྱིས་ཀྱི་གསོ་བ་རིག་པའི་གཞུང་ལུགས་ཀྱི་རྨང་རྗེ་སྟེ་བོད་ཀྱི་འབྱུང་ལྔ་རིག་པ་དང་། རྒྱ་ནག་གི་གདགས་སྲུབས་ཀྱི་བཤད་པ། ཧེ་ཕོ་ཁེ་རད་ཙིའི་(Hippocrates)ཁུང་གཤེར་བཞིའི་རྣམ་བཤད་ལྟ་བུ་སོགས་ཀུན་ཀྱང་གསོ་དཔྱད་ཀྱི་བསམ་བློར་འདུ་བ་མ་ཟད། དེང་གི་ཕྲ་ཕུང་ནད་ལུགས་རིག་པའི་ལྟ་ཚུལ་དང་ཆ་རྟུལ་སྐྱེ་དངོས་རིག་པའི་དགོངས་པ་བཅས་མཐའ་དག་ཀྱང་གསོ་དཔྱད་ཀྱི་བསམ་བློའི་ལྟ་བའི་ཁོངས་སུ་བསྡུས་ཆོག །དེས་ན་གསོ་དཔྱད་ཀྱི་བསམ་བློ་ཞེས་པའི་སྒྲའི་ཡངས་དོན་ནི། དུས་ཀྱི་ སྔ་ཕྱིའི་ཁྱད་པར་དང་རིགས་པའི་འཕྲུས་སྒོ་ཚང་མིན་ལ་མ་ལྟོས་པར་མི་རྣམས་ཀྱི་རིག་པའི་འཆར་སྒོའམ་བསམ་གཞིག་གི་ཉུས་པར་བརྟེན་ནས་ནད་རིགས་དང་འཐབ་རྩོད་བྱེད་པ་སྟེ་རང་འགྲུལ་ལམ་དམིགས་པ་ལྡན་པའི་སྒོ་ནས་གསོ་བཅོས་ཀྱི་ཐབས་ལ་བརྩོན་པ་ལས་བྱུང་བའི་བསམ་པའི་འདུ་ཤེས་ཤིག་ལ་གོའོ། །

འདས་ཟིན་པའི་མི་ལོ་ཆིག་སྟོང་དུ་མའི་རིང་། མིའི་རིགས་ཀྱི་མེས་པོ་གོང་མ་རྣམས་ཀྱིས་གསོ་རིག་གི་ཐོག་མའི་བྱུང་ཚུལ་གྱི་གནད་དོན་ལ་དོ་སྣང་འདྲ་མིན་མཛད་ཡོད་ལ་བཤད་རྒྱུན་ཡང་སྣ་ཚོགས་ཤིག་སྲིལ་ཡོད་དེ། རྒྱ་གར་གྱི་རིག་བྱེད་གཏམ་རྒྱུད་ལས། གང་ཕྱིར་ཚངས་པ་ཡི་ནི་ཞལ། །དབུས་མ་ནས་ནི་ཚེའི་རིག་བྱེད། །སྨན་ཚིག་ངེས་བརྗོད་མཆོད་སྦྱིན་རྣམས། །ཞལ་གཞན་ནས་ནི་གསུང་བ་མཛད། །ཅེས་དང་། ཨེ་ཅིབ་ལོ་རྒྱུས་སུ། ལྷ་ཐྲོ་སི་ཞེས་འབོད་པ་དེས་གསུངས་པའི་ཨེབ་འར་མའི་སྐྱི་བྱ་བའི་གཞུང་ལ་བམ་པོ་སུམ་བརྒྱ་དང་ཉེ་ཤུའི་བདག་ཉིད་ཅན་ཡོད་པ་ལས་བམ་པོ་དྲུག་ནི་སྨན་དཔྱད་ཀྱི་བསྟམས་ཆོས་ཡིན་པར་བཤད་པ། གནའ་བོའི་གྲི་

རིག་གི་ལྷ་སྒྲུང་དུ། གནམ་གྱི་ལྷ་ཨ་སི་ཁྲི་ལེ་ཕེས་སི་ཞེས་གྲགས་པས་མི་རྣམས་ལ་ནད་གསོ་སྨན་བཅོས་ཇི་ལྟར་བྱས་པའི་བཤད་རྒྱུན་དང་ལོ་རྒྱུས་མང་དུ་མཆིས་པ། རང་རྒྱལ་གྱི་གྲུང་ལུགས་གསོ་བ་རིག་པའི་སྔ་རབས་ཡིག་ཆ་རྣམས་སུ་འང་རྟོང་ཏི་དང་ཞིང་ལྷ་ཞེས་འབོད་པའི་ལྷ་དག་གིས་གསོ་དཔྱད་བསྟན་བཅོས་འབོར་ཆེན་གསུངས་པར་བཤད་ཡོད་པ་རེད། རང་རེའི་བོད་ཀྱི་ལུགས་ལྟར་ནའང་གོང་སྨོས་བཤད་རྒྱུན་དག་དང་ཆ་འདྲ་བའི་གཏམ་རྒྱུད་ཡིག་ཆར་བཀོད་པ་དུ་མ་མཆིས་པ་དང་། བོན་གཞུང་ལེགས་བཤད་མཛོད་ལས། བདུད་རྒྱལ་རམ་པ་དུག་འཁྱིད་ཀྱིས་སེམས་ཅན་རྣམས་ལ་ནད་ཀྱི་བསྐལ་བ་དར་བར་བྱེད་པ་ལ། ཞེས་སོགས་མིའི་ལུས་ཁམས་ལ་བྱུང་བའི་ནད་རིགས་དེ་རང་བྱུང་གི་སྟོབས་ལས་བརྒལ་བའི་ལྷ་འདྲེ་གང་ཞིག་གིས་བསམ་བཞིན་བསྐྱེད་པ་དང་། ནད་གང་གསོ་བའི་ཐབས་ཤེས་དང་གཉེན་པོ་སོགས་སྨན་བཅོས་ཀྱི་གདམས་པ་རྣམས་ཀྱང་ལྷའི་བཀའ་ལུང་ལྟ་བུ་ཞིག་ཏུ་ངོས་འཛིན་གནང་ཡོད་པ་ནི། མི་བརྒྱུད་ལྷ་ལ་འདེད་པ་དང་རྒྱུ་བརྒྱུད་གངས་ལ་གཏུགས་པའི་མིའི་རིགས་ཀྱི་ཐུན་མོང་གི་ལྟ་ཚུལ་ཞིག་རེད། གཞན་དེང་གི་གསོ་རིག་ལོ་རྒྱུས་གླེང་དུ་ནྲུང་ལྟར་གྲགས་པའི་བཤད་ཚུལ་ཞིག་སྟེ་ཨིན་གི་སིའི་ངལ་རྩོལ་གྱིས་མིའི་རིགས་གསར་བསྐྲུན་བྱས་པ་ཡིན་པའི་གཞུང་ལུགས་ལྟར། ངལ་རྩོལ་གྱིས་སྨན་བཅོས་ཤེས་བྱ་གསར་བསྐྲུན་མཛད་ཅེས་དང་། གང་ཞིག་མིའི་རིགས་བྱུང་བ་ནས་བརྩམས་ཏེ་སྨན་བཅོས་བྱེད་སྒོའང་དར་ཞེས་པ་སོགས་ཀྱང་ལོ་རྒྱུས་དངོས་གཙོ་སྨྲ་བའི་ལྟ་བའི་སྒོ་ནས་རགས་ས་ཞིག་ནས་བཤད་ན་མི་འགྲིག་པ་ཆེར་མེད་ཅིང་ཞིབ་པར་གཞིགས་ཚེ་རྩིང་པོའི་སྐྱོན་དུ་མ་ཤུགས་ཀྱིས་འབབ་བོ། །

ཅིའི་ཕྱིར་ན། མིའི་རིགས་སྲོག་ཆགས་གཞན་དང་མི་འདྲ་བའི་ཁྱད་པར་ཆེས་ཆེ་བ་དེ་ནི་བསམ་གཞིག་ཅེས་པ་དེ་ཡིན་ཞིང་། དེ་ལྟ་བུའི་བསམ་གཞིག་དེ་ནི་རང་བྱུང་ཁམས་དང་འབྲེལ་འདྲིས་ཀ་ཅང་ཡུན་རིང་བྱས་པའི་དུས་རིམ་ཁྲོད་ཐལད་པ་དང་ཐལད་པའི་པགས་རྒྱ(大脑皮质)འཕེལ་འགྱུར་བྱུང་བའི་ཆེས་མཐོ་བའི་འབྲས་བུ་ཞིག་ཡིན་པས། མིའི་རིགས་ལ་བསམ་གཞིག་གི་ནུས་པ་ངེས་ཅན་ཞིག་བྱུང་ཟིན་པའི་དུས་རིམ་ནང་མ་གཏོགས་རང་དང་གཞན་གྱི་ལུས་ཕུང་ལ་ནད་བྱུང་ཡོད་མེད་ཀྱི་ཁྱད་འབྱེད་དཀའ་ཞིང་ནད་དེ་སེལ་འདོད་ཀྱི་ཐབས་ལ་བརྩོན་པའི་བློ

དང་རིག་པའང་སྐྱེ་མི་སྲིད། དེ་བས། མིའི་བསམ་གཞིག་གི་ནུས་པར་བརྟེན་ནས་ནད་ཡོད་མེད་ཀྱི་ཁྱད་པར་ཤེས་ཤིང་རང་འགུལ་སྐོས་རང་གཞན་གྱི་ཉམས་མྱོང་ལས་སྨན་བཅོས་བྱ་བའི་ཐབས་ལ་ཞུགས་པའི་འདུ་ཤེས་ཡོད་ན་ནི་ད་གཟོད་སྨན་བཅོས་བྱེད་སྒོ་ཞེས་པའི་དོན་སྙིང་ལྡན་ཞིང་སྨན་བཅོས་འཕྲོད་བསྟེན་གྱི་ཤེས་བྱའི་རང་བཞིན་རྣལ་མའི་ཆ་བདོག་པ་རེད།

སྤྱིར་གནའ་རྫས་རྟོག་ཞིབ་མཁས་པས་སྲོག་ཆགས་ཀྱི་འགྱུར་རྡོ་ལ་བརྟག་དཔྱད་བྱས་པའི་འབྲས་བུ་ལས། ས་གཞི་རིལ་མོའི་སྟེང་དུ་མིའི་འགྲོ་བ་མ་ཆགས་པའི་གོང་ནས་རྩི་ཤིང་དང་སྲོག་ཆགས་རིགས་ཀྱི་ནད་བྱུང་ཡོད་པ་དང་། གང་ཞིག་མིའི་རིགས་བྱུང་བ་དང་བསྟུན་ནས་མིའི་ལུས་སེམས་ལ་བར་དུ་གཅོད་པའི་ན་ཚའང་དུས་མཉམ་དུ་བྱུང་ཟིན་པ་བཅས་དངོས་སུ་བདེན་དཔང་མཛད་ཡོད་སྐབས། དུས་ཕྱིས་ཀྱི་གསོ་རིག་ལོ་རྒྱུས་སྨྲ་བ་རྣམས་ཀྱིས་ན་ཚ་དང་སའི་གོ་ལ་གཉིས་དུས་མཉམ་དུ་བྱུང་ཞིང་མིའི་རིགས་དང་ནད་རིགས་གཉིས་ན་མཉམ་ཡིན་ཞེས་གསུངས་པའི་རྒྱུ་མཚན་ཡང་དེར་ཐུག་པ་རེད། འོན་ཀྱང་དེ་ནི་གསོ་དཔྱད་ཀྱི་བསམ་བློ་གསར་དུ་འབུས་པར་འགྱུར་བའི་གདོད་མའི་རྨང་གཞི་ལྟ་བུ་ཡིན་པ་ལས། འགྲོ་བ་མིའི་རིགས་ཀྱི་སྨན་དཔྱད་ཤེས་བྱ་ཐོག་མར་བྱུང་བའི་མཚོན་རྟགས་ཤིག་ག་ལ་ཡིན་ཏེ་ཡིན་མི་སྲིད་དོ། །

དེ་ཡང་གནའ་རྫས་རྟོག་ཞིབ་རིག་པ་དང་མིའི་རིགས་རིག་པའི་ཞིབ་འཇུག་ལྟར་ན། གང་ཞིག་དྲང་པོར་ལངས་ནས་འགྲོ་ཐུབ་ཅིང་ཡོ་བྱད་བཟོ་ཤེས་པ་ནི་མིའི་རིགས་ཀྱི་མཚོན་རྟགས་ཡིན་པ་དང་། མི་ལ་སྤྲེ་མི་(猿人)དང་། གནའ་མི།(古人) སར་མི་(新人)ཞེས་དུས་རིམ་གསུམ་དུ་དབྱེ་བཞིན་ཡོད་ཅིང་མིའི་རིགས་འཕེལ་འགྱུར་བྱུང་བའི་གོ་རིམ་ཡོངས་ལ་མི་ལོ་ས་ཡ་གསུམ་གྱི་ལོ་རྒྱུས་ལྡན། དེ་ལྟ་བུའི་ལོ་རྒྱུས་ཀྱི་དུས་ཡུན་རིང་མོའི་ཁྲོད་དུ། མི་རྣམས་ཀྱིས་འཚོ་གནས་དང་སྐྱེ་འཕེལ་གྱི་སླད་དུ་རྒྱུན་ཆད་མེད་པར་རང་བྱུང་ཁམས་དང་འཐབ་རྩོད་བྱས་པ་བརྒྱུད་ནས་རིམ་གྱིས་སྐད་བརྡ་དང་། དྲན་ཤེས། སྤྱི་མཚན་གྱི་བསམ་གཞིག་བཅས་བྱུང་ཞིང་རང་གི་ལྷན་ནུས་ལ་བརྟེན་ནས་སྨན་བཅོས་བྱེད་པའི་མྱོང་ཤེས་ཐོན་པ་དང་། ཤིང་ཏོག་དང་མ་རྨོས་པའི་ལོ་ཏོག་སོགས་ཟས་རིགས་འཚོལ་ཞིང་རི་དྭགས་རྔོན་པའི་གོ་རིམ་ནང་དུ་རྩི་ཤིང་དང་སྲོག་ཆགས་ལས་བྱུང་བའི་སྨན་རྫས་ཕྲན་བུའང་ཤེས་ཚོར་བྱུང་ལ། མིའི་རིགས་ཀྱི་ཀླད་པའི་ཁོངས་ཚད་དང་

གྲུབ་ཚུལ་གཉིས་ལ་མྱུ་མཐུད་འཕེལ་འགྱུར་བྱུང་ཏེ་རྡོ་ཆས་རྙིང་པའི་དུས་མཇུག(མི་ལོ་ལྔ་ཁྲི་ཡས་མས་ཀྱི་སྔོན)ཏུ་སླེབས་སྐབས་མིའི་འགྲོ་བ་དེ་གནའ་མི་ལས་སར་མི་རུ་གྱུར་པ་དང་། དུས་སྐབས་དེར་མིའི་བསམ་གཞིག་གི་ནུས་པ་གོང་དུ་འཕེལ་ནས་ལུས་པོར་ནད་བྱུང་ཡོད་མེད་ཀྱི་ཁྱད་པར་འབྱེད་ཤེས་པ་མ་ཟད། དམིགས་ཡུལ་དང་ཐབས་ཤེས་ངེས་ཅན་ལྡན་པའི་སྒོ་ནས་ན་ཚ་སེལ་བར་གློ་ཁ་ཕྱོགས་ཏེ་རིག་པའི་འཆར་སྒོ་ཇེ་ཆེར་གྱུར་པ་ལས་ནད་སེལ་གྱི་གཉེན་པོ་སྨན་དང་ལས་སླ་བོའི་སྨན་བཅོས་བྱེད་སྟངས་བྱུང་ཞིང་། རིམ་གྱིས་ལག་ལེན་ཉམས་མྱོང་མང་དུ་བསགས་པ་ལས་ནད་སྨན་གཉིས་དབར་གྱི་རགས་པའི་ཆོས་ཉིད་ཕྲ་མོ་ཤེས་རྟོགས་བྱུང་བ་སྟེ། མིའི་རིགས་ཀྱི་གསོ་དཔྱད་རིག་པའི་བསམ་བློའི་མྱུ་གུ་གསར་པ་འཛིག་རྟེན་དུ་འབུས་འགོ་བརྩམས་པ་དང་། མིང་དོན་མཚུངས་པའི་སྨན་བཅོས་བྱེད་སྒོ(正真意义上的医事活动)ཞེས་པའི་དྲི་ཟའི་རོལ་མོ་དང་པོའང་འདི་ནས་སྒྲིངས་པ་ཡིན་ནོ། །

གདོད་མའི་མི་རྣམས་ཀྱིས་ལག་ཏུ་རུས་འབིགས་དང་རྡོ་གྱི་འཆང་ནས་སིལ་ཏོག་དང་རྩི་ཤིང་སོགས་རང་བྱུང་གི་ཟས་རིགས་འཚོལ་ཞིང་གོས་སུ་ཤིང་ལོ་གྱོན་ནས་རི་དྭགས་རྔོན་པ་བཅས་འཚོ་བའི་ཆུ་ཚད་ཏ་ཅང་དམའ་བ་དང་ཐོན་སྐྱེད་ངལ་རྩོལ་རྫེས་ལུས་ཡིན་པའི་ཁོར་ཡུག་ཁྲོད་དུ་རྐང་ལག་ལ་ཚེར་མ་ཟུག་པ་དང་། ཤ་པགས་སུ་རྨ་ཁ་བཟོས་པ། རུ་རྒྱུས་ཆད་ཅིང་རུས་ཆག་འབྱུང་བ་སོགས་ཕྱིའི་མཚོན་རྨའི་རིགས་མཐོང་མང་ལ། དེ་ཉིད་པོ་མཆིན་གློ་སྙིང་སོགས་ཁོང་ནད་རིགས་ཀྱི་རྒྱུ་རྐྱེན་མངོན་ཚུལ་དང་བསྟུར་བས་ཤེས་ཚོར་བྱེད་སླ་བས། སྟབས་བདེ་བའི་ཡོ་ཆས་ལ་བརྟེན་ནས་ཚེར་མ་ཟུག་པ་འདོན་པ་དང་། རྣག་སྐྲངས་འབྱིན་པ། རྨ་ཁར་མཆིལ་མ་བསྐུ་ཞིང་རྩི་ཤིང་རིགས་ཀྱི་ལོ་འདབ་སྣུན་པ། ཡང་ན་གཟེར་སར་ཆུས་བྲན་ཞིང་མེར་བསྲོ་བ་སོགས་སྨན་དཔྱད་ཤེས་བྱའི་ཐོག་མ་རུ་ཕྱིའི་བཅོས་ཐབས་བྱུང་བ་ཡིན་ཚུལ་གནའ་དེང་ཕྱི་ནང་གི་ཡིག་ཆ་རྣམས་ལས་ཞལ་གསལ་བར་མཛད་འདུག་ལ་གསོ་རིག་བྱུང་འཕེལ་གྱི་ཆོས་ཉིད་དང་ཡང་མཚུངས་པར་སྣང་། རང་རེའི་གསོ་རིག་ལོ་རྒྱུས་ཡིག་ཆ་སྙེ་སྡེ་སྲིད་རིན་པོ་ཆེས་མཛད་པའི་གསོ་རིག་ཁོག་འབུགས་ལས་ཀྱང་། ཟས་ཕན་གནོད་ཤེས་པ་ཙམ་དང་། རྨ་གསར་པ་ལ་མར་ཁུ་བཏང་ནས་རྩ་ཁ་སྡོམ་པ། སྦྲང་མའི་འཛིབ་བྱེད་པ་སོགས་ཀློ་དང་བོད་དུ་མི་ཆགས

པ་ནས་བཟུང་ཡོད་ཅེས་གསུངས་པ་ལྟར་རོ། །དེ་དག་ལས་ང་ཚོས་ཕྱིའི་བཅོས་ཐབས་ཀྱི་ལག་ལེན་དེ་ཁོང་ནད་གསོ་ཐབས་ཀྱི་ཤེས་བྱ་ལས་ སྔ་བ་དང་། འགྲོ་བ་མིའི་གསོ་དཔྱད་རིག་པའི་བསམ་བློའི་མྱུ་གུའི་ཐོག་མ་ཏུ་ཕྱི་བཅོས་ལག་ལེན་གྱི་གོམ་སྟབས་སྤོ་བསྒྱུར་བྱས་པ་ཡིན་ཚུལ་ངང་གིས་ཤེས། ཕྱིས་སུ་མི་རྣམས་ཀྱི་ཤེས་པའི་ཆུ་ཚད་དང་ཐོན་སྐྱེད་སྟོབས་ཤུགས་སོགས་ཟམ་མ་ཆད་པར་གོང་འཕེལ་སོང་བར་བརྟེན་ནས་སྐབས་ཤིག་ན་རང་བྱུང་མཚན་ཉིད་རིག་པ་བྱུང་བ་དང་། ཡི་གེ་འབྲི་བའི་སྲོལ་མ་དར་གོང་གི་ངག་ཐོག་ནས་བརྒྱུད་པའི་སྒྲིར་བཏང་བབ་ཆགས་ཀྱི་ཤེས་བྱ་རྣམས་མཚན་ཉིད་རིག་པའི་ལམ་ནས་ཚད་མཐོན་པོའི་ངང་གནད་བསྡུས་བྱས་ཏེ་གསོ་རིག་གི་གཞུང་ལུགས་སུ་གྲུབ་པ་རེད།

ལོ་རྒྱུས་རིག་པའི་ངོས་ནས་ཞུ་ན། མི་ལོ་ལྔ་ཁྲི་ཡས་མས་ཀྱི་རྡོ་ཆས་རྙིང་པའི་དུས་མཇུག་ཏུ་སྨན་བཅོས་ཀྱི་འདུ་ཤེས་དངོས་སུ་བྱུང་འགོ་བཙམ་པ་ནས་དུས་ད་ལྟ་ལ་ཐུག་གི་བར་དུ་འཛམ་གླིང་དུ་གསོ་དཔྱད་བསྟན་པའི་འདུ་ཤེས་གང་མང་ཞིག་དར་རྒྱུད་བྱུང་ཡོད་པ་དང་། དེའང་ཁྱབ་ཆེ་བའི་དཔེ་མཚོན་ཙམ་ཏེ་བོད་དང་རྒྱ་གར་ནག་སོགས་ཤར་གླིང་མི་རིགས་ཀྱི་སྲོལ་རྒྱུན་གསོ་རིག་གཞུང་གི་གཞི་རྩའི་ལྟ་བ་སྤྱི་སྒྲི་ཡོངས་སྒྲ་བའི་(整体论)ལྟ་ཚུལ་ལ་མཚོན་ན། ཕྱི་རོལ་གྱི་སྣང་ཚུལ་འབྱུང་བ་ས་ཆུ་མེ་རླུང་ངམ་ཤིང་མེ་ས་ལྕགས་ཆུའི་ཁམས་བཅས་རང་བྱུང་གི་སྣང་ཚུལ་ཐད་ལ་མཐའ་གཅིག་ཏུ་བློ་ཁ་ཕྱོགས་ནས་ཕྱི་ནང་གི་བརྟན་གཡོ་དངོས་པོར་ཤེས་རྟོགས་དང་ལུས་ནད་དབར་གྱི་གནས་ལུགས་བསྒྲིལ་ཅི་ཐུབ་བྱེད་པ་ལྟ་བུ་དང་། ནུབ་གླིང་གི་ཕུང་གཤེར་ནད་ལུགས་རིག་པའི་(体液病理学)དགོངས་པར་མཚོན་ན། གདོད་མའི་མི་རྣམས་ཀྱིས་ལུས་ཁམས་ཀྱི་བཤང་གཅི་རྩུལ་དང་དབང་པོ་ལས་བབས་པའི་ཟགས་ཐོན་དངོས་པོའི་སྐོར་ལ་དོ་སྣང་ངམ་ལྟ་ཞིབ་མང་དུ་བྱས་པ་བརྒྱུད་གཞི་ནས་ཕུང་གཤེར་ནད་ལུགས་རིག་པའི་རྣམ་བཤད་བྱུང་ཞིང་། དེས་ཉེ་རབས་ཀྱི་ཕྲ་ཕུང་ནད་ལུགས་རིག་པ་དང་ནང་གི་ཟགས་ཐོན་གཤེར་སྨིན་གྱི་རྣམ་བཤད་སོགས་ལའང་སྐུལ་འདེད་དམ་རིག་པའི་འཆར་སྒོ་ཕྱེས་པའི་ནུས་པ་དངོས་བརྒྱུད་གང་རུང་ལས་ཐོན་ཡོད་པར་གྲགས་པ་མ་ཟད། སྤྱིར་གསོ་དཔྱད་ཀྱི་བསམ་བློས་དེང་གི་ཐུན་མོང་འཕྲོད་བསྟེན་གྱི་འདུ་ཤེས་དང་ཐ་ན་སྤྱི་ཚོགས་ཁྲིམས་འཛུགས་སོགས་ཀྱི་ཐད་ལའང་ཐག

གཅོད་རང་བཞིན་གྱི་ནུས་པ་ཐོན་བཞིན་ཡོད་སྐད། གཅིག་བྱས་ན་ལོ་རྒྱུས་ཀྱི་ཀྱོག་ལམ་རིང་མོ་ལས་བྱུང་བའི་གསོ་བ་རིག་པའི་བསམ་བློ་དེ་རྣམས་དགག་བཞག་དང་དཔྱད་རྩོད་དགོས་པའི་གཞི་འབབ་ཞིག་ཡིན་ཡང་སྲིད་མོད། འགྲོ་བ་མིའི་གསོ་རིག་བྱུང་འཕེལ་གྱི་ལོ་རྒྱུས་ཁྲོད་ཤིན་ཏུ་གལ་འགངས་ཆེ་ཞིང་བསྐྱུན་དུ་མེད་པའི་བྱེད་ནུས་ཐོན་ཡོད་པ་ལ་སུ་ཞིག་གིས་ཀྱང་བསྙོན་མི་ནུས་སོ། །

ཡར་ལོ་རྒྱུས་སྨྲ་བ་རྣམས་ཀྱིས་གསོ་རིག་གི་ཐོག་མའི་བྱུང་ཚུལ་སྤྱི་སྐབས་ནད་རིགས་དང་འཐབ་རྩོད་བྱས་པའི་ཉམས་མྱོང་བསགས་པ་ལས་བྱུང་བ་ཡིན་ཞེས་བམ་བཤད་ཙམ་གནང་པ་ལས་མིའི་རིགས་ཀྱི་སྨན་བཅོས་ཤེས་བྱའི་ཐོག་མའི་འབྱུང་ཁུངས་གང་ཡིན་སྐོར་ལ་འཇམ་གླིང་གསོ་རིག་གླིང་དུ་ཐུན་མོང་གིས་ཁས་ལེན་པའམ་ཚད་གཞིར་འཛིན་ཐུབ་པའི་བཤད་ཚུལ་ཞིག་ད་ལྟའི་བར་མ་བྱུང་བར་སྣང་ལ། གསོང་པོར་བརྗོད་ན། མིའི་རིགས་ཀྱི་ཆེས་སྔ་བའི་སྨན་བཅོས་ཚ་ག་ནི་གདོད་མའི་མིའི་རང་སྐྱོབ་བྱེད་པའི་ལྷན་སྐྱེས་ཀྱི་ནུས་པ་དག་ཡིན་དགོས་ལ། དུས་ཡུན་རིང་པོའི་ངལ་རྩོལ་ཁྲོད་མིའི་ཀླད་པར་འཕེལ་འགྱུར་ངེས་ཅན་བྱུང་རྗེས་ད་གཟོད་ལྷན་ནུས་ལ་བརྟེན་པའི་ཐབས་ལམ་རྣམས་ཤེས་བྱའི་རང་བཞིན་དུ་གྱུར་ཏེ་རིམ་གྱིས་སྨན་དཔྱད་ཀྱི་ཉམས་མྱོང་དུ་གྲུབ་པ་དང་། དེའང་ཕྱོག་ཏུ་མེད་པའི་ལོ་རྒྱུས་ཀྱི་འཁོར་འགྲོས་དང་བསྟུན་ནས་རང་བྱུང་ཁམས་དང་འབྲེལ་འདྲིས་ཡུན་རིང་བྱས་པ་ལས་རིམ་གྱིས་མེ་ཆུ་དང་། ཁང་ཁྱིམ། གྱོན་གོས་སོགས་ལ་སྤྱོད་པའི་སྲོལ་བྱུང་བ་བཅས་གདོད་མའི་འཚོད་བསྐྱེན་བདེ་སྲུང་གི་ཤེས་བྱ་གོང་འཕེལ་དུ་ཕྱིན་ནས་ཉམས་མྱོང་གསོ་རིག་གི་དུས་རབས་ཤིག་ལ་སླེབས། དེ་ལས་མེ་ལ་སྤྱོད་པའི་སྲོལ་བྱུང་བར་མཚོན་ན། མིའི་རིགས་ཀྱི་སྨན་དཔྱད་བྱུང་འཕེལ་གྱི་ལོ་རྒྱུས་ཁྲོད་དུ་གལ་འགངས་ཆེ་བའི་གོམ་པ་གཅིག་སྤོས་པ་ཡིན་ལ། སྣད་མར་མ་ཞུ་ཁོང་ནད་གསོ་ཞིང་ལུས་ཁམས་བདེ་སྲུང་བྱེད་པ་སོགས་ལ་ཆུ་བསྐོལ་བསྟེན་པའི་སྲོལ་ཕྱེས་པའང་ཡིན་པ་ནི། ཇི་སྐད་དུ། སློབ་དཔོན་རིན་པོ་ཆེ་བྱམས་པ་འཕྲིན་ལས་མཆོག་གིས། འཛིག་རྟེན་འདིར་མི་ཆགས་ནས་གདོད་མའི་སྤྱི་ཚོགས་བར་བཟའ་བཏུང་ལོངས་སུ་སྤྱོད་རྒྱུ་རགས་པའི་ཁ་ཟས་ཁོ་ན་ཡིན་པ་དེའི་དབང་གིས་མི་ཚོར་མ་ཞུ་བའི་ནད་ཐོག་རྒྱུ་ནི་ཤིན་ཏུ་མང་བ་དང་། རྗེས་སུ་མི་རྣམས་ཀྱིས་མེ་བཀོལ་སྤྱོད

ཀྱི་ཐབས་ཤེས་རྣེད་ནས་བཟའ་བཏུང་རྗེན་པ་དང་། གྲང་མོ་འཇུ་དཀའ་བའི་རིགས་རྣམས་མི་ལ་བསྒྲིགས་པ། ཡང་ན་བཙོས་པ། ཡང་ན་རྡོད་བཏགས་པ་སོགས་ཀྱི་ཐབས་ཤེས་བརྒྱུད་མ་ཞུ་བའི་ནད་རིགས་ཡོང་རྒྱུར་སྔོན་འགོག་ཐུབ་པ་མ་ཟད། རྒྱ་བསྐོལ་བའི་ལག་ལེན་ཤེས་རྗེས་ལུས་པོར་དྲོད་སྐྱེས་པ་དང་། ཁ་ཟས་འཇུ་བ། དེ་མིན་ནད་རིགས་གཞན་དག་ལའང་ཕན་པ་ཡོད་པ་ཤེས་ཚོར་བྱུང་བར་བརྟེན་སྨན་གྱི་ཐོག་མ་ཆུ་སྐོལ་ཡིན་པའི་ཤོད་ཚུལ་ཡང་དོན་དམ་པར་ངལ་རྩོལ་མི་དམངས་ཀྱིས་ནད་རིགས་དང་འཐབ་རྩོད་བྱས་པའི་སྐོར་ཡིན་པ་ལོ་རྒྱུས་ཀྱི་དོན་དངོས་ནས་གསལ་བཤད་བྱས་པས་མཚོན།[①] ཞེས་གསུངས་པའང་དོན་དེར་འབབ་བོ། །

ཆེས་གདོད་མའི་དུས་སུ། མི་རྣམས་ཀྱི་འཚོ་བའི་ཆུ་ཚད་ཏ་ཅང་དམའ་བ་དང་ཐོན་སྐྱེད་ངལ་རྩོལ་ཤིན་ཏུ་རྗེས་ལུས་ཡིན་པས། ཉི་ཟླ་དང་རླུང་ཆར་སོགས་རང་གི་མཐའ་འཁོར་གྱི་རང་བྱུང་སྣང་ཚུལ་དག་གིས་རང་གི་ཚེ་སྲོག་དང་འཚོ་གནས་ལ་རིན་ཐང་ག་འདྲ་ཐེབས་ཀྱི་ཡོད་པ་གསལ་པོ་མི་ཤེས་ལ། རང་བྱུང་ཁམས་ཀྱི་སྣང་ཚུལ་དང་སྟོབས་ཤུགས་དག་ལ་སྐྲབས་བཙལ་ནས་རང་ལ་རོགས་རམ་བྱེད་དགོས་པའི་སྨོན་འདུན་དང་བསམ་ཚུལ་ཡང་འཆར་མི་སྲིད་པས་ལྷ་གསོལ་གཏོ་དཔྱད་སོགས་གདོད་མའི་ཆོས་ལུགས་ཀྱི་བྱེད་སྒོའང་འབྱུང་མི་སྲིད། འགྲོ་བ་མིའི་སྤྱི་ཚོགས་ཀྱི་སྲིག་གཞི་གདོད་མའི་སྤྱི་ཚོགས་ནས་ཏུས་རྒྱུད་ཚོ་བར་འགྱུར་པའི་དུས་སྐབས་ཏེ། མི་ལོ་ཁྲི་ཚོ་གཅིག་གཉིས་སྔོན་གྱི་རྗེ་ཆས་གསར་པའི་དུས་འཁོར་ཀླིབས་ལ་ཉེ་དུས། མིའི་རིགས་ཀྱི་ཐོན་སྐྱེད་ཆུ་ཚད་དང་བསམ་གཞིག་གི་ནུས་པར་མཐོར་འདེགས་ངེས་ཅན་བྱུང་སྟེ་སྔོད་བཙུད་གཉིས་དབར་རམ་ཡང་ན་རང་བྱུང་ཁམས་དང་མི་གཉིས་དབར་དུ་འབྲེལ་བ་ཡོད་པ་ཤེས་ཚོར་བྱུང་བར་བརྟེན་ནས་རང་བྱུང་ཁམས་ཀྱི་སྣང་ཚུལ་གང་ལ་རེ་སེམས་དང་སྐྱབས་སུ་འཛིན་པའི་བསམ་བློ་སྐྱེས་པ་དང་ཆབས་ཅིག །ཉི་ཟླའི་འཆར་ནུབ་དང་། སྐྱེ་ཀ་ན་འཆི། སད་སེར་དང་གཅན་གཟན་གདུག་པོའི་གནོད་པ་སོགས་རང་བྱུང་གི་སྣང་ཚུལ་དེ་དག་ལ་ངོས་འཛིན་ཡང་དག་བྱེད་མ་ཐུབ་པར་འཕྲུལ་སྣང་གི་འདུ་ཤེས་ལས་རང་བྱུང་ཁམས་དང་ཡང་མེས་རྣམས་ལ་དད་མོས་དང་། དེའི་སྟོབས་ཀྱིས་ལྷ་འདྲེ་ཞེས་དངོས་པོ་ལས་འདས་པའི་སྣང་ཚུལ་བྱུང་བ་བཅས་རིམ་

① བྱམས་པ་འཕྲིན་ལས་ཀྱི་གསུང་རྩོམ་ཕྱོགས་བསྒྲིགས། ཀྲུང་གོའི་བོད་ཀྱི་ཤེས་རིག་དཔེ་སྐྲུན་ཁང་། 1996ལོའི་ཟླ་7པའི་པར་གཞི་དང་པོ། p.70

གྱིས་གསོལ་མཆོད་གཏོ་བྲ་སོགས་གདོད་མའི་ཆོས་སྤྱོད་དར་འགོ་བཙམས་པ་རེད། དེའང་སྔ་ས་ནས་བྱུང་བའི་རང་གི་ལྷན་ནུས་ལ་བརྟེན་པའི་གསོ་བཅོས་ཀྱི་ཐབས་ཤེས་དང་སྨན་བཅོས་ཉམས་མྱོང་རྣམས་གདོད་མའི་ཆོས་ལུགས་དང་གཞི་གཅིག་ཏུ་འདྲེས་ནས་ག་ལེར་འཚར་འཕེལ་བྱུང་བ་ལས་ལྷ་རིག་སྒྲ་བའི་གསོ་རིག(神灵医学或魔术医学)གི་དུས་རབས་ཤིག་ལ་སླེབས་ནས། གསོ་རིག་ལོ་རྒྱུས་སྙིང་ཆེད་གཉེར་གྱི་སྨན་པ་མ་བྱུང་བར་དུ་ལྷ་བ་དང་བྲ་མཁན་སོགས་སྨན་བཅོས་ཀྱི་མཁན་པོར་གྱུར་ཡོད་པ་མིག་སྔའི་དཔྱད་ཡིག་གང་མང་ལས་དཔག་ནུས་སོ། །དེ་བས་ལོ་རྒྱུས་སྨྲ་བ་སྐོར་ཞིག་གིས་གསོ་བ་རིག་པའི་འབྱུང་ཁུངས་གླེང་སྐབས། གསོ་དཔྱད་ནི་སྲོག་ཆགས་ཀྱི་ལྷན་ནུས་ལས་བྱུང་བ་ཡིན་ཞེས་དང་། ཡང་ན་གསོ་དཔྱད་ནི་ཆོས་ལུགས་ལས་བྱུང་བ་ཡིན་ཟེར་བའི་གནད་ཀྱང་གོང་སྨོས་ཀྱི་རང་བཞིན་ལོ་རྒྱུས་དག་ལ་ཐུག་པའོ། །དེ་ལྟར་གསུངས་པ་དག་ལ་གནས་ལུགས་མེད་པ་ནི་ག་ལ་ཡིན་སོད། ཞིབ་པར་དཔྱད་དགོས་པ་ཙུང་ཟད་ཡོད་དེ། སྔ་མ་ནི་ལྷན་ནུས་སྨྲ་བ(本能论)སྟེ་དམའ་རིམ་སྲོག་ཆགས་དང་མི་གཉིས་དབར་གྱི་ལྷན་ནུས་ལ་གཞི་རྩའི་ཆ་ནས་ཧེ་བག་ཡོད་པ་མ་ཤེས་པར་གཅིག་ཏུ་བཟུང་ཚོ། དམའ་རིམ་སྲོག་ཆགས་ཀྱི་ལྷན་ནུས་ནི་ནམ་ཡང་ལྷན་ནུས་ཏེ་དབང་རྩའི་ཚུར་སྣང(N反射)ཙམ་ལས་སྨན་བཅོས་ལག་ལེན་དུ་འཕེལ་མི་སྲིད་ཚུལ་མ་ཤེས་པའི་སྐྱོན་དུ་འགྱུར་རོ། །འདོད་ཚུལ་ཕྱི་མ་ནི་གསོ་རིག་ལོ་རྒྱུས་ལ་བློ་གྲོས་ཙུང་ཟད་རྒྱས་པ་ཞིག་ཡིན་ཕྱིན་ཡང་དག་མིན་པ་རྟོགས་སླ་སྟེ། ཆོས་ལུགས་ནི་མིའི་རིགས་ཀྱི་སྤྱི་ཚོགས་ཙུང་གོང་འཕེལ་དུ་སོང་བའི་ཐོན་དངོས་ཤིག་ཡིན་པ་དང་། གསོ་དཔྱད་སྔོན་ལ་བྱུང་ཞིང་ཆོས་ལུགས་ཕྱིས་སུ་དར་བ་ཞིག་རེད། གལ་སྲིད་ང་ཚོས་སྨན་དཔྱད་ཀྱི་ཐོག་མའི་འབྱུང་ཁུངས་གང་ཡིན་གྱི་སྐད་ཆ་ཞིག་ཁ་གསལ་བྱེད་དགོས་པའི་དབང་དུ་བཏང་ན། མིའི་རིགས་ཀྱི་ཆེས་ཐོག་མའི་རང་སྐྱོབ་བྱེད་པའི་ནུས་རྩལ་ཏེ་གང་ཟག་གི་ལྷན་ནུས་ལས་གསོ་དཔྱད་ཀྱི་ས་བོན་བྱུང་བ་ཡིན་ཞེས་སྨྲས་ཀྱང་འགལ་ཆ་ཆེར་མེད་སྙམ་པས་དཔྱད་པར་ཞུ། འདིར་གསོ་དཔྱད་ལོ་རྒྱུས་ཀྱི་དུས་རིམ་གོ་བདེ་བའི་མདའ་རྟགས་ཀྱི་གཟུགས་སུ་བྲངས་ན་འདི་ལྟ་སྟེ། མིའི་རིགས་ཀྱི་ལྷན་ནུས།→སྨན་བཅོས་ཉམས་མྱོང་།→ཆོས་ལུགས།→མཚན་ཉིད་ཀྱི་འདུ་ཤེས།→གཞུང་ལུགས་ཀྱི་རྣམ་བཤད་བཅས་སུ་གོང་དུ་འཕེལ་ནས་བྱུང་།

གནད་གཅིག་ཏུ་དྲིལ་ནས་བཤད་ན། རྒྱ་ཆེ་བའི་ངལ་རྩོལ་མི་དམངས་ཀྱིས་ནད་རིགས་དང་འཐབ་རྩོད་བགྱིས་པ་ལས་བསགས་པའི་ལག་ལེན་སྦྱོང་བརྩོན་རྣམས་རྣམ་དཔྱོད་བློ་གྲོས་ཀྱི་རྩལ་ལ་བརྟེན་ནས་གསོ་དཔྱད་ཀྱི་བསམ་བློར་གྲུབ་ཅིང་གཞུང་ལུགས་རིགས་ཤེས་ཀྱི་མཐོ་ཚད་དུ་འཇོག་མཁན་ནི་འདས་ཟིན་པའི་ལོ་རྒྱུས་ཀྱི་ཤོག་ སྙིའི་ངོར་བསྒུབ་མེད་དུ་འཁོད་ཡོད་པའི་སྐྱེ་བོ་དམ་པ་དག་སྟེ། རྒྱ་གར་བ་དྲང་སྲོང་རྒྱུན་ཤེས་ཀྱི་བུ་དང་འཚོ་བྱེད་གཞོན་ནུ་ལྟ་བུ་དང་། སྨི་རིག་པ་ཧེ་ཕོ་ཁེ་རད་ཆི་དང་ཟླ་ལེན་ལྟ་བུ། རྒྱ་ནག་པ་ཀྲང་ཀྲུང་ཅིན་དང་ལིས་ཧྲི་ཀྲུན་ལྟ་བུ། བོད་པ་བ་དཔྱད་བུ་ཁྲི་ཤེས་དང་གཡུ་ཐོག་རྙིང་མ་ཡོན་ཏན་མགོན་པོ་ལྟ་བུ་སོགས་ཀྱིས་མཚོན་པའི་སྔོན་ཐོན་མེས་པོ་རྣམས་རེད། དེ་ལས་དྲང་སྲོང་ཆེན་པོ་རྒྱུན་ཤེས་ཀྱི་བུ་ནི་རྒྱ་གར་དུ་རིག་བྱེད་དར་བའི་དུས་སྐབས་ནང་བྱོན་པ་དང་། ཁོང་གིས་དཔྱད་བཅོས་ལག་ལེན་གྱི་མི་ཚེའི་ཁྲོད་ནས་རིམ་བཞིན་ཕྱི་བཅོས་རིག་པའི་བསམ་བློའི་མྱུ་གུ་གསར་དུ་འབུས་ཏེ་འཛམ་གླིང་གི་ཕྱི་ནད་རིག་པའི་(外科学)སྲོལ་བཏོད་མཁན་པོ་ལྟ་བུར་གྱུར་པ་དང་། ཕྱིས་སུ་བསམ་གཞིག་གི་མཐོ་ཚླབས་དེ་ཨེ་ཤ་ཡའི་གླིང་ལས་བརྒལ་ཏེ་གནའ་བོའི་ཨེ་ཅིབ་དང་སྨི་རིག་སོགས་ཡོ་རོབ་གླིང་གི་ཁྱབ་ཁོངས་སུ་དར་བ་མ་ཟད། ཐ་ན་དེང་རབས་གསོ་རིག་གི་ཕྱི་ནད་རིག་པའི་འཕེལ་རྒྱས་ལའང་སྲོག་ཤེད་བསྣན་ཡོད་ཅེས་སྨྲས་ཀྱང་སྒྲོ་བཏགས་ཀྱི་ཆར་ཅི་ཡང་མི་འགྲོ་བའོ། །དེ་བཞིན་སྤྱི་ལོ་སྔོན་གྱི་དུས་རབས་ལྔ་པའི་ནང་ནུབ་ཕྱོགས་ཤེས་རིག་གི་ཕ་སར་གྱུར་པའི་གནའ་བོའི་སྨི་རིག་རྒྱལ་ཁབ་ཀྱི་སྨན་དཔྱད་རིག་པ་དེ་ཉིད་འཕེལ་རྒྱས་སུ་སོང་ནས་གསེར་ལྡན་གྱི་དུས་རབས་ཤིག་ལ་སླེབས་ཡོད་པ་དང་། དུས་དེར་མཚན་ལ་ཧེ་ཕོ་ཁེ་རད་ཆི་བྱ་བའི་དྲང་སྲོང་ཆེན་པོ་ཞིག་བྱོན་པ་དེས་དུས་རབས་གང་མང་གི་སྨན་དཔྱད་ཤེས་བྱ་རྣམས་ལ་ཕྱོགས་ཡོངས་ནས་དབྱེ་ཞིབ་ཀྱིས་ཕུང་གཤེར་ནད་ལུགས་རིག་པ་ཞེས་པས་མཚོན་པའི་རང་གི་ལྟ་ཚུལ་གསར་པ་དང་ཞིབ་འཇུག་གི་གྲུབ་འབྲས་གསར་པ་དག་བསྒྲུན་ཏེ་ནུབ་ཕྱོགས་གསོ་རིག་མ་ལག་གི་ཆེས་སྔ་བའི་གཞི་འདིང་པ་པོར་ལྐུན་གྱིས་མངའ་བཞེས་པ་ལྟ་བུ་རེད། རྒྱ་ནག་གསོ་བ་རིག་པའི་བསྟན་བཅོས་གྲགས་ཅན་ཚ་གྲང་གི་རྣམ་བཤད་(伤寒杂病论)ཅེས་པའི་མིང་འདི་མཐོང་འཕྲལ། རྒྱའི་སྨན་དཔྱད་རིག་པའི་ལོ་རྒྱུས་ལ་རྒྱུས་མངའ་ཙུང་ཟད་ལྡན་པའི་བློ་ལྡན་

ཞིག་ཡིན་ཚེ་གཞུང་དེའི་བྱེད་པོ་ཀྲང་ཀྲུང་ཅིན་ཞེས་པ་ཐུགས་ལ་གསལ་ལེར་འཆར་ངེས་ཡིན་པའི་གདེང་ཚོད་ང་ལ་མཆིས། ཀྲང་ཀྲུང་ཅིན་མཆོག་གིས་མཁས་དབང་སྔོན་མ་ཚོས་ཚ་གྲང་ནད་རིགས་སྐོར་ལ་ཞིབ་འཇུག་བྱས་པའི་རྨང་གཞིའི་སྟེང་ལུས་པོར་ཚ་བའི་ནད་བྱུང་སྐབས་ཀྱི་འགྱུར་ལྡོག་ལ་ལྟ་ཞིབ་དང་། ཚ་ནད་ལྡང་བའི་ཚོས་ཉིད་ལ་བསམ་གཞིག་གིས་ལྟ་ཚུལ་གསར་པའི་རིགས་མང་དུ་བཏོན་ནས་ཚ་གྲང་གི་རྣམ་བཤད་ཅེས་པར་སྤྱི་བསྡོམས་གནང་ཡོད་པ་ལས་ཁོང་གི་བསམ་བློ་གཙོ་བ་ནི་བརྟག་བཅོས་རྣམ་བཤད་(辨证论治法)སྨྲ་བའི་དགོངས་པ་རེད། ནུབ་ཕྱོགས་ལོ་རྒྱུས་གླིང་དུ་ཧེ་ཕོ་ཁེ་རད་ཊེར་གསོ་རིག་གི་ཕ་ཆེན་ཞེས་བསྔགས་བརྗོད་བྱེད་སྲོལ་ཡོད་པ་བཞིན། བོད་དུ་ནི་སྨན་པ་དཔྱད་བུ་ཁྲི་ཤེས་ལ་ཞང་བོད་གསོ་རིག་གི་ཉིན་བྱེད་དབང་པོ་ཞེས་ཚིག་གིས་བསྔགས་ཀྱང་ཐལ་མི་ཆེ་སྟེ། གངས་ལྗོངས་གསོ་རིག་བསྟན་པའི་ཉིན་བྱེད་རིམ་བྱོན་གྱི་རྣམ་ཐར་ཕྱོགས་བསྒྲིགས་ལས། སྔ་རབས་ཞང་ཞུང་གི་གསོ་རིག་བསྟན་པའི་སྒྲོན་མེ་དྲང་སྲོང་དཔྱད་བུ་ཁྲི་ཤེས་ཡིན་པར་ཁུངས་སྐྱེལ་བྱས་འདུག་ཅེས་གསུངས་པའི་ཕྱིར་རོ། །མིག་སྔའི་དཔྱད་ཡིག་ལས་བལྟས་ན། དཔྱད་བུ་ཁྲི་ཤེས་ནི་བོད་དུ་ཐོག་མར་གསོ་དཔྱད་ཀྱི་བསམ་བློའི་འདུ་ཤེས་སྤེལ་མཁན་དང་། དཔྱད་ལ་མཁས་པའི་སྨན་པ་སྔ་གྲས་ཤིག་རེད། ཁོང་གིས་མཛད་པའི་དུག་བཅོས་གཡུང་དྲུང་འཁྱིལ་བའི་ནང་འཁོད་པའི་དུག་འཇོམས་དབང་པོ་རིལ་བུའི་ལོ་རྒྱུས་དང་། ནང་གསེས་དབྱེ་བ། སོ་སོའི་ཕན་ཡོན་བཅས་ལ་ཞིབ་ཏུ་གཞིགས་ན། སྐབས་དེར་བོད་གནའ་རབས་ཀྱི་སྨན་དཔྱད་ཚུ་ཚད་སྤྱིར་བཏང་ཙམ་མ་ཡིན་པར་དུག་སྨན་དབར་གྱི་འབྲེལ་བ་ཤེས་ཤིང་དུག་ཀྱང་སྨན་དུ་བསྒྱུར་ཐུབ་པའི་ཚད་ལ་ཐོན་ཡོད་ཅིང་། གནའ་བོའི་རྫས་སྦྱོར་རིག་པའི་ཐབས་ཤེས་ལ་བརྟེན་ནས་ནད་རིགས་གསོ་བཅོས་བྱེད་པའི་བསམ་བློའི་ལྟ་བ་ཞིག་ངང་གིས་གྲུབ་ཡོད་པ་མཐོང་ཐུབ་བོ། །གོང་སྨོས་རྒྱ་མཚན་དག་ལས། ཀུན་ལ་གྲགས་པའི་བཤད་ཚུལ་ཏེ་གསོ་བ་རིག་པ་ནི་རྒྱ་ཆེ་བའི་ངལ་རྩོལ་མི་དམངས་ཀྱིས་རང་བྱུང་ཁམས་དང་འཐབ་རྩོད་བྱས་པའི་ཉམས་མྱོང་གསོག་འཇོག་གནང་པ་ལས་བསྐྲུན་པ་ཡིན་ཞེས་པ་ལའང་མཐའ་དཔྱོད་ཕྲན་བུ་ཞིག་འཕེན་པའི་དགོས་པ་མཆིས་ཏེ། གསོ་བ་རིག་པ་ཞེས་པའི་གོ་དོན་དེར་སྒྲ་དོག་འཇུག་གམ་ཙུང་ཟད་གཟབ་ནན་གྱི་སྒོ་ནས་བཤད་ན། གསོ་བ་རིག་པར་སོང་གཤིས་

ངེས་པར་དུ་གསོ་དཔྱད་ཀྱི་གཞུང་ལུགས་དང་ཡང་ན་གཞུང་ལུགས་ཀྱི་མཐོ་ཚད་དུ་གྲུབ་ཟིན་པའི་གསོ་དཔྱད་ཀྱི་བསམ་བློ་དང་། ལྟ་བ། འདུ་ཤེས་བཅས་ཡིན་དགོས་པའི་ཕྱིར་ན། རྒྱ་ཆེའི་ངལ་རྩོལ་མི་དམངས་ནི་ནད་ཐོག་ལག་ལེན་གྱི་ཉམས་མྱོང་གསོག་འཛོག་མཁན་དང་སྨན་བཅོས་འཕྲོད་བསྟེན་ཤེས་བྱའི་བརྒྱུད་པ་སྤེལ་མཁན་ཡིན་ཀྱི་ལྟ་བའི་འདུ་ཤེས་གསར་བཏོད་ཀྱི་བསམ་བློ་བའམ་སྨན་བཅོས་ཤེས་བྱ་སྤྱི་བསྡོམས་བྱེད་མཁན་གྱི་གཞུང་ལུགས་བྱེད་པོ་ནི་ཡིན་མི་སྲིད་དོ། །དེ་བས་ཚིག་གི་བརྗོད་སྟངས་ཐད་ཙམ་ཞིབ་ཆ་བཏང་ནས་བཤད་ན། གསོ་བ་རིག་པ་སྟེ་སྨན་བཅོས་ཤེས་བྱ་ནི་ལོ་རྒྱུས་ཀྱི་ཀྱིག་ལམ་རིང་མོའི་ཁྲོད་ངལ་རྩོལ་མི་དམངས་ཀྱིས་ནད་ཀྱི་དགྲ་བོ་ཆེ་དང་ཡང་ཡང་འཐབ་རྩོད་བྱས་པའི་འབྲས་བུ་དང་། གསོ་དཔྱད་ཀྱི་གཞུང་ལུགས་དང་བསམ་བློ་ནི་སྣ་མང་ཕུན་སུམ་ཚོགས་པའི་དམངས་ཁྲོད་ཀྱི་སྨན་བཅོས་ལག་ལེན་རྣམས་འཚོལ་ཞིབ་བྱས་པའི་རྨང་གཞིའི་སྟེང་དུ་རླབས་ཆེ་བའི་གསོ་དཔྱད་ཀྱི་བསམ་བློ་བ་རེ་ཟུང་གིས་གསར་གཏོད་མཛད་པ་ཡིན་ཞེས་སྨོས་ཆོ་མད་པར་འཕྲུམས་སོ། །

གསུམ། འཛམ་གླིང་གསོ་དཔྱད་མ་ལག་གི་གནས་སྟངས།

གསོ་དཔྱད་མ་ལག(医学体系)ཅེས་པ་ནི་གསོ་རིག་ལོ་རྒྱུས་ཀྱི་དཔྱད་ཡིག་དང་བསྟན་བཅོས་མང་དུ་མཆིས་ཤིང་། ནད་ཐོག་ལག་ལེན་གྱི་ཉམས་མྱོང་ཕུན་སུམ་ཚོགས་ལ། རིགས་པའི་གཞུང་ལུགས་ཀྱི་རྣམ་བཤད་ཅམ་ཡོད་པས་མི་ཚད། གཞུང་ལུགས་ཀྱི་རྩ་ལག་ཆ་ཚང་བར་གྲུབ་ཡོད་པའི་སྨན་དཔྱད་ཀྱི་རིག་པ་ཞིག་ལ་ཟེར། དེའང་འཛམ་བུ་གླིང་པ་འདིར་འཚོ་གནས་བྱེད་པའི་མི་རིགས་སོ་སོའི་ས་ཁམས་ཁོར་ཡུག་ལ་ཁྱད་པར་ཡོད་པ་དང་། རིག་གནས་བསམ་བློའི་འདུ་ཤེས་དང་སྐྱེ་ཚོགས་འཚོ་བའི་ཆ་རྐྱེན་སོ་སོ་ཡིན་པ། ཡུལ་སྲོལ་གོམས་འདྲིས་དང་ལོ་རྒྱུས་རྒྱབ་ལྗོངས་ཡན་གར་དུ་ཟད་ཅིང་། མཚན་ཉིད་རིག་པ་དང་ཆོས་ལུགས་ཀྱི་ཧེ་བག་བཅས་ཀྱིས་མི་ཚོས་ནད་འགོག་སྨན་བཅོས་བྱེད་སྟངས་མི་འདྲ་ལ་ཤེས་བྱའི་གནས་གང་ལ་འཇུག་པའི་བློ་དང་ཞིབ་འཇུག་བྱེད་སྟངས་ཀྱང་མི་མཚུངས་པའི་དབང་གིས་འཛིག་རྟེན་དུ་གསོ་དཔྱད་ཀྱི་རྣམ་གྲངས་མང་མང་ཞིག་བྱུང་ཡོད་པ་སྟེ། དུས་ཁྱད་ཀྱི་དབང་གིས། དུས་རབས་བར་མ་འཛིན་མཚམས་སུ་བྱུས་པ་དེའི་ཡས་མས་གཉིས་སུ་དར་བའི་གསོ་རིག་སྟེ་སྔ་མ་ནི་གནའ་བོའི་གསོ་རིག

གམ་སྐྱོལ་རྒྱུན་གསོ་རིག་ཏུ་གྲགས་པ་དེ་ཡིན་ཞིང་། ཕྱི་མར་བྱུང་བའི་སྨན་དཔྱད་ནི་ཕལ་ཆེ་བ་དེང་རབས་གསོ་རིག་ཏུ་གཏོགས་ཏེ། རྒྱུ་མཚན་ནི་དེང་རབས་གསོ་བ་རིག་པ་དེ་དུས་རབས་བར་མའི་རྗེས་ཀྱི་ཡོ་རོབ་གླིང་གི་རིག་རྩལ་བསྐྱར་དར་གྱི་རླབས་རྒྱུན་ལ་བརྟེན་ནས་བྱུང་བའི་རང་བྱུང་ཚན་རིག་སྐྱེ་རྫས་འགྱུར་དང་། དངོས་ཁམས། སྐྱེ་དངོས་སོགས་ཀྱི་རིག་པའི་རྨང་གཞིའི་སྟེང་། མགྱོགས་མགྱོགས་ཀྱིས་གོང་དུ་འཕེལ་ཞིང་གསར་དུ་བཞེངས་པའི་དེང་རབས་ཚན་རིག་གི་གཞུང་ལུགས་ཀྱི་མ་ལག་ཅིག་ཡིན་པས་སོ། །ས་གཞི་རིལ་མོ་འདི་བཞིན་ཤར་གླིང་གཉིས་སུ་ཕྱེས་ནས་འཆད་ནའང་། ཤར་གླིང་གསོ་རིག་གཙོར་བྱས་པའི་སྐྱོལ་རྒྱུན་གསོ་རིག་དང་ནུབ་གླིང་གསོ་རིག་རྨང་གཞི་ཡིན་པའི་དེང་རབས་གསོ་རིག་ཚན་རིག་སྐྱེ་ཆེས་སྔ་ས་ནས་འཛམ་གླིང་གི་གསོ་རིག་ཡོད་ཚད་མ་ལག་ཆེན་པོ་གཉིས་སུ་འདུའོ། །

གནའ་བོའི་སྐྱོལ་རྒྱུན་གསོ་རིག་དེའང་རྒྱལ་ཁོངས་དང་། ས་གནས། མི་རིགས་བཅས་མི་འདྲ་བའི་སྐབས་ཀྱིས་དབྱེ་བ་མང་དུ་ཡོད་དེ། མཚན་ཉིད་རིག་པའི་ལྟ་ཚུལ་གྱི་བསམ་བློའི་མྱུ་གུ་རྒྱས་པའི་ཨེ་ཅིབ་གསོ་རིག་དང་། སྒྱུ་འཕྲུལ་དང་ལྷའི་རིག་གི་རྣམ་པར་རྩེན་པའི་དབྱི་སི་རལ་གསོ་རིག །བསམ་གཞིག་གཏན་ཚིགས་ཀྱི་ཁོ་ལག་ཅུང་ཆེར་རྒྱས་པའི་ཧ་ཐིག་གསོ་རིག །རིག་པའི་རྣམ་བཤད་ཀྱི་མ་ལག་ཏུ་གྲུབ་པའི་རྒྱ་གར་ཚེའི་རིག་བྱེད། སྐྱེ་དངོས་རིག་པའི་བསམ་བློ་མངོན་པར་འཕགས་པའི་གྲི་རིག་གསོ་རིག །འཕྲོད་བསྟེན་ཁྲིམས་སྲོལ་གྱི་འདུ་ཤེས་ལྡན་པའི་རོམ་གསོ་རིག །དུས་རབས་བར་མའི་ནུབ་ཕྱོགས་གསོ་རིག་གི་སྒྲོན་མེར་གྲགས་པའི་ཨ་རབ་གསོ་རིག །གདུགས་སྲུབས་ཀྱི་རྣམ་བཤད་སྙིང་པོར་འཛིན་པའི་རྒྱ་ནག་གསོ་རིག །དེ་བཞིན་ནང་པའི་སྤྱོག་དབང་ཞུགས་ཤིང་མཐོ་སྒང་གི་སྙེར་ཚོས་མངོན་པར་གསལ་བའི་རང་རེའི་བོད་ཀྱི་གསོ་བ་རིག་པ་སོགས་མཆིས་པ་ལས། ལོ་རྒྱུས་ཡུན་རིང་ལྡན་ཞིང་གཞུང་ལུགས་ཆ་ཚང་ཡོད་པ། སྨན་བཅོས་ལག་ལེན་ཕུན་སུམ་ཚོགས་ཤིང་ཐུན་མིན་ཁྱད་ཆོས་བཅས་ལྡན་པའི་གཞུང་ལུགས་ཀྱི་མ་ལག་ཅན་དུ་གྲུབ་པའི་འཛམ་གླིང་གི་གྲགས་ཆེ་བའི་སྐྱོལ་རྒྱུན་གསོ་རིག་ནི་རྒྱ་གར་ནག་གིས་མཚོན་པའི་གྲི་རིག་གསོ་རིག་སོགས་ཡིན་ཚོད་དུ་འདུག་ཅིང་། དེང་སྐབས་དཔྱོད་ལྡན་ལ་ལས་འཛམ་གླིང་གི་སྐྱོལ་རྒྱུན་གསོ་རིག་ཆེན་པོ་བཞིའི་གྲས་སུ་བོད་ཀྱི་གསོ་བ་རིག་པའང་

ཚུད་ཡོད་པར་སྨྲ། དེ་མིན་རང་རྒྱལ་གྱི་སོག་པོའི་གསོ་རིག་དང་། ཡུ་གུར་གསོ་རིག །ཧིད་རིགས་གསོ་རིག་བཅས་གསུམ་དང་གངས་ཅན་གསོ་དཔྱད་རིག་པ་དང་པོར་བགྲང་པའི་བཞི་པོ་ལ་གྲུང་གོའི་མི་རིགས་གསོ་རིག་ཆེན་པོ་བཞི་ཞེས་པའི་མཚན་སྙན་སྒྲ་ས་ནས་གསོལ་ཡོད་པ་ཀུན་གྱིས་མཁྱེན་གསལ་རེད།

དེ་ལྟར་གསོ་དཔྱད་ཀྱི་རྣམ་གྲངས་ཇི་སྙེད་པ་ཀུན་གྱི་ཞིབ་འཇུག་གི་ཁ་གཏད་ཡུལ་ནི་འགྲོ་བ་གང་ཞིག་གི་ལུས་ཁམས་དང་ལུས་པོར་བྱུང་བའི་ནད་རིགས་གཉིས་སུ་མ་འདུས་པ་ཅི་ཡང་མེད་ནའང་། གསོ་རིག་གཞུང་ལུགས་ཀྱི་མ་ལག་མི་འདྲ་བའི་དབང་གིས་ལུས་ཁམས་ལ་ཞིབ་འཇུག་བྱེད་སྟངས་དང་། ནད་གཞི་ངོས་འཛིན་བྱེད་ལུགས། གསོ་བྱེད་ཀྱི་གཉེན་པོ་བསྟེན་ཚུལ་སོགས་ཀྱང་ཧ་མོག་མོག་གི་སྤྱུ་བཞིན་མི་འདྲ་བ་སྣ་ཚོགས་སྣང་། འཛམ་གླིང་གསོ་དཔྱད་རིག་པའི་གར་སྟེགས་སྟེང་དུ་ལོ་རྒྱུས་ཀྱི་ཐོབ་ཐང་ཆེན་པོ་དབང་སྒྱུར་བའི་གནའ་བོའི་སྐྱེ་རིག་གསོ་རིག་དང་། རོམ་གསོ་རིག །ཨེ་ཅིབ་གསོ་རིག་སོགས་སྤྱིལ་རྒྱུན་གསོ་རིག་སྐོར་ཞིག་ལ་ཆ་མཚོན་ན། ལོ་རྒྱུས་ཀྱི་ཆུ་རྒྱུན་རིང་མོའི་ཁྲིད་རིམ་གྱིས་འཕེལ་འགྱུར་བྱུང་ཏེ་ངོ་བོ་དང་རྣམ་པ་གཞན་ཞིག་ཏུ་གྱུར་པའམ་ཡང་ན་ལ་ལ་ཞིག་གཏན་ནུབ་ཏུ་གྱུར། ཨིན་ཡང་རྒྱ་གར་ནག་སོགས་ཤར་གླིང་གི་གསོ་རིག་ཁག་ཅིག་ནི་དེ་ལས་ལྡོག་སྟེ། གནའ་ནས་དུས་ད་ལྟའི་བར་འགྲོ་བ་མིའི་རིགས་ཀྱི་བདེ་ཐང་ལ་ཚད་མི་འདྲ་བའི་ལེགས་རྗེས་ཕུལ་དང་འབུལ་བཞིན་པ་དང་། ལྷག་པར་དུ་རང་རེའི་བོད་ཀྱི་གསོ་དཔྱད་ལ་ནི་འབུར་དུ་ཐོན་པའི་གཞུང་ལུགས་ཀྱི་ཁྱད་ཆོས་དང་། ཐུན་མིན་གྱི་རང་བྱུང་གསོ་ཐབས། ཁྱད་དུ་མཚར་བའི་ནད་ཐོག་གི་ཕན་སྐྱེད་སོགས་སྤྱ་ན་མ་མཆིས་པའི་སྲོག་ཤེད་ཅིག་ཡོད་པའི་དབང་གིས། ལོ་ངོ་སྟོང་ཕྲག་དུ་མའི་ལོ་རྒྱུས་ཀྱི་རྒྱ་སྐྱུང་རིང་མོ་ཞིག་བརྒྱུད་ནའང་དུས་ད་ལ་ཐུག་གི་བར་ཕལ་ཆེར་ཉམས་མེད་འགྱུར་མེད་ངང་གནས་ཐུབ་ཡོད་པ་རེད། དེ་བས། དེང་གི་དུས་ནའང་བོད་རིགས་ས་ཁུལ་དང་རང་རྒྱལ་ཅམ་མ་ཟད། རྒྱ་གར་དང་། བལ་པོ། འབྲུག་པ། ཀཤྨི་ར། སོག་ཡུལ་ཕྱི་ནང་དང་ཐ་ན་ཨ་རི་དང་། ཉི་ཧོང་། དབྱི་ད་ལི་སོགས་ཤར་ནུབ་ཀྱི་རྒྱལ་ཁབ་མང་པོ་ཞིག་གིས་བོད་ཀྱི་གསོ་བ་རིག་པའི་ལོ་རྒྱུས་དཔྱད་བསྡུར་དང་། སློབ་གསོ་དར་སྤེལ། གཞུང་ལུགས་ཞིབ་འཇུག །སྨན་རྫས་འདོན་

སྤེལ། ནད་ཐོག་སྨན་བཅོས་སོགས་ཀྱི་བྱ་བཞག་སྔོ་ཀུན་ནས་སྤེལ་བཞིན་པའི་གནས་ཚུལ་མང་ནས་མང་དུ་འགྲོ་བཞིན་གདའ་འོ། །

བཞི། བོད་དང་ལུགས་གཞན་གསོ་རིག་དབར་གྱི་བསྡུར་དཔྱོད་གནས་བབ།

བོད་ཀྱི་གསོ་བ་རིག་པ་ནི་གནའ་བོའི་སྲོལ་རྒྱུན་གསོ་རིག་གི་ཡ་གྱལ་ཡིན་པ་དང་། མི་ལོ་བརྒྱ་ཕྲག་ལྷག་གི་སྔོན་ནས་བཟུང་འཛམ་གླིང་གི་ཁྱབ་ཁོངས་སུ་དེ་ལ་དངོས་སུ་ཞིབ་འཇུག་བྱེད་པའི་མགོ་བརྩམས་ཤིང་རྒྱལ་ཁབ་ཕྱི་ནང་གི་མཁས་པ་མི་ཉུང་བ་ཞིག་གི་ཡིད་ཀྱི་བརྟན་པ་དབང་མེད་དུ་འཕྲོག་ཡོད། དེའང་བསྡུར་དཔྱོད་རིག་པའི་ལམ་ནས་བོད་ཀྱི་གསོ་རིག་ལ་ཞིབ་འཇུག་བྱེད་པའི་དབུ་ནི་ཉེ་བའི་ལོ་ངོ་སུམ་ཅུ་ལྷག་གི་ནང་ཐུང་མ་ཐག་པ་ཡིན་པས་ད་ལྟ་བར་དུ་ཞིབ་འཇུག་གི་འབྲས་བུ་གཟེངས་སུ་ཐོན་ཞིང་གསོ་རིག་གླིང་གིས་དོ་སྣང་བྱེད་ཡུལ་དུ་གྱུར་པའི་བརྩམས་ཆོས་ནི་ཆེར་མ་མཐོང་ལ། ཁ་ཤས་ཡོད་དུ་སྲིད་ཀྱང་མང་ཆེ་བ་ནི་གནད་དོན་གྱི་ཕྱོགས་གཅིག་གམ་ཆ་ཤས་བའི་གནས་ཚུལ་ལས་འདའ་མེད་དེ། ཆགས་ཚུལ་གྱི་སྤྱི་དོན་དང་། གནས་ལུགས་ཀྱི་ཐ་སྙད། རིག་པ་རྩའི་བརྟག་ཚུལ། ནད་རིགས་དུ་མའི་ངོས་འཛིན། དེ་བཞིན་རང་གཞན་གྱི་གནའ་དཔེ་ཕན་ཚུན་དབར་གྱི་འདྲ་མིན་ཙམ་དང་བོད་ལུགས་ཕྱོགས་ཀྱི་ཁྱད་ཆོས་བརྗོད་ཙེ་ཐུབ་ཕྱོགས་ལ་བློ་རྩེ་མཐའ་གཅིག་ཏུ་གཞོལ་ཡོད་པ་དག་རེད། སྤྱི་ལོ1986ལོར་བློ་མཐུན་ཀྲང་ཞིན་ཆན་དང་ཀྲང་ཧོས་ཞོན་གཉིས་ཀྱིས་ཀྲུང་ཧྭ་གསོ་རིག་ལོ་རྒྱུས་དུས་དེབ་སྟེང་དུ་སྤེལ་བའི་སོ་མ་ན་ཛ་དང་ཧོང་ཏིའི་གསུང་འབུམ་དབར་གྱི་གཤིབ་བསྡུར་ཞེས་པའི་དཔྱད་རྩོམ་དེ་ནི། བོད་ལུགས་གསོ་རིག་གི་བསྡུར་དཔྱོད་རིག་པའི་ལོ་རྒྱུས་སྟེང་མ་ཧྥ་ཙི་ནྭའི་སྨན་དཔྱད་དང་བོད་ལུགས་དབར་གྱི་གནའ་དཔེ་ཡིག་ཆ་དཔྱད་བསྡུར་བྱས་པའི་རྩོམ་ཡིག་ཐོ་གྲས་སུ་གཏོགས་པ་དང་། སྐུ་ཞབས་སྐལ་བཟང་འཕྲིན་ལས་ལགས་ཀྱིས་ཀྲུང་ཧྭ་གསོ་རིག་ལོ་རྒྱུས་དུས་དེབ་ཏུ་འགོད་པའི་སྨན་དཔྱད་ཟླ་བའི་རྒྱལ་པོ་དང་ཧོང་ཏིའི་གསུང་འབུམ་དབར་གྱི་དཔྱད་བསྡུར་ཞེས་པ་དང་། ཐང་ཅིན་ཀྲུང་གིས་བོད་ལྗོངས་ཞིབ་འཇུག་(རྒྱ་ཡིག)ཏུ་སྤེལ་བའི་རྒྱ་བོད་གསོ་རིག་གི་རྩ་བརྟག་རིག་པའི་བསྡུར་དཔྱོད་ཅེས་པའི་ཆེད་རྩོམ་དག་ཀྱང་རྒྱ་ཡིག་གི་ལམ་ནས་སྤྱར་བའི་བསྡུར་དཔྱོད་རིག་པའི་དཔྱད་འབྲས་ཐོ་ཤོས་སྔར་ཡིན་ལ། སློབ་དཔོན་ཆེན་མོ་བྱམས་པ་

འཕྲིན་ལས་མཆོག་དང་ཀྲུང་ཕིང་ཡོན་གཉིས་ཟུང་འབྲེལ་གྱིས་སྤེལ་བའི་སྦྲུམ་རྟེན་རིག་པའི་ལོ་རྒྱུས་མདོར་བསྡུས་དང་བོད་ལུགས་གསོ་རིག་གིས་དེའི་ཐད་ཕུལ་བའི་ལེགས་སྐྱེས་སྐོར་གླེང་བ་ཞེས་པའི་དཔྱད་རྩོམ་གྱི་བསྟན་དོན་ངོ་མ་ནི། བོད་ལུགས་གསོ་རིག་གི་མི་ལུས་ཆགས་ཚུལ་རིག་པའི་གཞི་རྩའི་ལྟ་བ་དང་དེང་རབས་སྦྲུམ་རྟེན་རིག་པའི་(胚胎学)ནང་དོན་གཙོ་བོ་གཉིས་དབར་ཕན་ཚུན་བསྡུར་དཔྱོད་མཛད་པ་ཞིག་དང་རིག་གཞུང་གི་རིན་ཐང་ཁྱད་དུ་འཕགས་པའི་གྲུབ་འབྲས་ཤིག་རེད། ཀྲུང་གོའི་ཀྲུང་ལུགས་གསོ་རིག་ཞིབ་འཇུག་ཁང་གི་བློ་མཐུན་ཀྲིན་ཡྭན་ལགས་ཀྱི་འབུམ་རམས་པའི་དཔྱད་རྩོམ་སྟེ་བོད་གནའ་རབས་ཀྱི་རྩ་བརྟག་རིག་པའི་བྱུང་འཕེལ་སྐོར་གྱི་ཞིབ་འཇུག་ཅེས་པའི་ནང་དུའང་རྒྱ་གར་ནག་དང་བོད་ལུགས་དབར་གྱི་བརྡ་སྦྱོར་འཕྲིན་པ་རྩའི་ཁྱད་ཆོས་ཁག་ཅིག་ལ་གཤིབ་བསྡུར་དང་མཐའ་དཔྱོད་གནང་བའི་བརྗོད་བྱ་མི་ཉུང་ཙམ་ཞིག་མཐོང་ཐུབ་པ་དང་། དེ་མིན་རང་རྒྱལ་གྱི་རྒྱ་རིགས་བློ་མཐུན་དང་རང་རིགས་བློ་ལྡན་ལ་ལས་ཀྲུང་བོད་ལུགས་དང་ཀྲུང་ལུགས། བོད་ལུགས་དང་ནུབ་ལུགས་བཅས་དབར་གྱི་རྩ་བརྟག་རིག་པ་དང་། གཤག་འཆད་རིག་པ། ནད་ཀྱི་ངོས་འཛིན། གསོ་བཅོས་བྱེད་ཐབས་སོགས་ཀྱི་ཐད་ནས་གཤིབ་བསྡུར་བྱས་པ་ཁ་ཤས་མཆིས་པ་རྣམས་ཕལ་ཆེ་བ་ནི་ཡིག་ཚང་རིག་པའི་ངོས་ནས་ཕན་ཚུན་དབར་གྱི་གནས་ཚུལ་བྱེ་བྲག་པ་ཁག་ཅིག་གི་འདྲ་མིན་ནམ་མཚུངས་ཆོས་བརྗོད་པ་ཙམ་ལས། རིགས་ལམ་གསར་བས་དབྱེ་ཞིབ་དང་རིག་གཞུང་གང་གི་གཞི་རྩའི་ཆོས་ཉིད་ལ་བློ་རྣལ་མས་དཔྱད་བསྡུར་བྱས་པ་ཉུང་ཉུང་རེད། འོན་ཀྱང་། གསོ་རིག་ལོ་རྒྱུས་ཡིག་ཆའི་ཞིབ་འཇུག་པ་ཆེན་མོ་ཚལ་ཅིན་ཧྲན་དང་ཧོང་བུའོ་ལིས་གཉིས་མཉམ་འབྲེལ་གྱིས་སྤེལ་ཞིང་1999ལོར་གླང་ཆེན་དཔེ་སྐྲུན་ཁང་གིས་པར་བསྐྲུན་གནང་བའི་གསོ་རིག་རྒྱུད་བཞིའི་འབྱུང་ཁུངས་གང་ཡིན་སྐོར་གྱི་ཞིབ་འཇུག་ཅེས་པར་མཆོན་ན། ཡིག་ཆ་བསྡུར་དཔྱོད་རིག་པའི་ཐབས་ལམ་གཙོ་བོར་བཟུང་ཏེ་དཔལ་ལྡན་རྒྱུད་བཞི་ལས་བསྟན་པའི་ལུས་ཀྱི་འཇིག་ལྟས་དང་། བྱ་བ་སྤྱོད་ལམ། ལུས་ཀྱི་ཆགས་ཚུལ། རིག་པ་རྩའི་སྐོར་གྱི་ནང་དོན་བཅས་དང་། རྒྱ་གར་ནག་གི་གསོ་དཔྱད་བསྟན་བཅོས་ཏེ་ལེགས་ཐོས་བསྡུ་བ་(妙闻集)དང་ཧོང་ཏིའི་གསུང་འབུམ་སོགས་ཀྱི་འབྲེལ་ཡོད་ནང་དོན་དབར་རེ་རེ་བཞིན་ཤན་སྦྱར་བའི་སྒོ་ནས་འདྲ་མིན་གཤིབ་བསྡུར་དང་། བརྗོད་བྱའི་

དོན་གྱི་སྙིང་པོར་དབྱེ་ཞིབ། ཕན་ཚུན་གྱི་འབྲེལ་བར་འཚོལ་ཞིབ་ཟབ་མོ་བཅས་གནང་ཡོད་པའི་ཚན་རིག་ཞིབ་འཇུག་གི་གྲུབ་འབྲས་ངེས་ཅན་ལྡན་པའི་ཆེད་རྩོམ་ཞིག་ཡིན་པར་སུས་ཀྱང་བསྙོན་དཀའ་བོ། །ཡིན་ནའང་། བོད་ཀྱི་གསོ་རིག་གཞུང་ལུགས་མ་ལག་དང་། རྒྱ་དཀར་ནག །ནུབ་ཕྱོགས་སྲོལ་རྒྱུན་གསོ་དཔྱད་སོགས་ཀྱི་བྱུང་འཕེལ་གྱི་གཞི་རྩའི་ཁྱད་ཆོས་དབར་ལ་ཕྱོགས་ཡོངས་ནས་དབྱེ་ཞིབ་དང་། གཤིབ་བསྡུར། བགྲོ་གླེང་། ཆེད་གཉེར་གྱི་ཞིབ་འཇུག །དེ་བཞིན་བོད་དང་ལུགས་གཞན་གསོ་དཔྱད་དབར་གྱི་ཞིབ་ཕྲའི་གནད་གསང་ངོ་མར་རྟོག་ཞིབ་གཏིང་ཟབ་གནང་ཡོད་པ་ནི་ཆེར་མི་མཐོང་བའི་ཚོད་དུ་འདུག

ཚན་རིག་ལག་རྩལ་གྱི་ཤེས་བྱ་རྣམས་ཆར་རྗེས་ཀྱི་ཤ་མོ་བཞིན་བརྗོད་ལ་ཞིང་ཁ་སང་གསར་དུ་རྟོགས་པ་དེ་རིང་རྙིང་པའི་ཚད་ལ་འགྱུར་བཞིན་པའི་ཆ་འཕྲིན་དར་བའི་ཉིན་མོ་འདིར། གངས་ཅན་སྣ་ལའི་སྨན་ལྗོངས་སུ་བྱོན་པའི་མེས་པོ་མཛངས་མི་རྣམས་ཀྱི་བཀའ་དྲིན་ལས་བྱུང་བའི་སྨན་དཔྱད་རིག་པ་འདིའི་སྲོག་དབང་གི་སྟོབས་ཤུགས་སྟར་ལས་ཆེས་ཆེར་རྒྱས་ཏེ། མིའི་རིགས་ཀྱི་ནད་མེད་ཚེ་བསྲིང་གི་བྱ་བཞག་ལ་སྲི་ཞུ་གང་ལེགས་བསྐྱུན་ཐུབ་པ་བྱ་རྒྱུ་ནི་བོད་ཀྱི་གསོ་དཔྱད་འཛིན་པ་ཝན་དར་གཞོན་གསུམ་ཐུན་མོང་གིས་རེ་བའི་མོས་འདུན་ཞག་གཅིག་ཡིན་པར་གོར་མ་ཆག་པས། འདིར་ང་ཚོས་བསྡུར་དཔྱོད་རིག་པའི་ཐབས་ལ་བརྟེན་ནས་བོད་ཀྱི་གསོ་བ་རིག་པའི་གཞུང་ལུགས་མ་ལག་དང་། འཛམ་གླིང་དུ་གྲགས་ཆེ་ཞིང་ལོ་རྒྱུས་ཏ་ཙང་རིང་བའི་རྒྱ་དཀར་ནག་སོགས་ཀྱི་གསོ་དཔྱད་མ་ལག་བྱུང་འཕེལ་གྱི་ཁྱད་ཆོས་དང་གཤིབ་བསྡུར་གྱིས་རང་གཞན་དབར་གྱི་དགེ་སྐྱོན་དང་། འདྲ་མིན། མཚུངས་ཆོས་སོགས་དང་། ལྷག་དོན་རང་རེའི་གསོ་རིག་གི་ཐུན་མིན་ཁྱད་ཆོས་དང་། དམིགས་བསལ་དགེ་མཚན། ནད་ཐོག་གི་རིན་ཐང་བཅས་འཚོལ་ཞིབ་བྱས་ཏེ་མི་རྣམས་ཀྱི་གསོ་རིག་ངོས་འཛིན་ལྷ་བའི་བསམ་བློར་འགྱུར་ལྡོག་ཐེབས་སུ་བཙུག་པ་བརྒྱུད་ནས་འཛམ་གླིང་ཁྱབ་ཁོངས་ནང་མང་མང་གིས་བོད་ལུགས་གསོ་རིག་དང་སྨན་རིག་ལ་དྲང་པོ་དྲང་བཞག་གིས་རྒྱུས་ལོན་དང་། དེར་མ་ཟད་འོ་སྐོལ་རྗེ་གཡུ་ཐོག་པའི་རིང་ལུགས་འཛིན་པར་རློམ་པ་རྣམས་ནས་ཀྱང་རང་རེའི་སྨན་དཔྱད་རིག་པའི་བུ་རམ་ཤིང་གི་སྙིང་པོར་ཚོར་དབང་གསར་པས་བསྐྱར་དུ་མྱངས་ཤིང་ངོས་འཛིན་གསལ་པོ་བྱས་ཐོག །བོད་

ཀྱི་གསོ་རིག་འདི་ཉིད་འཛམ་གླིང་སྲོལ་རྒྱུན་གསོ་བ་རིག་པའི་གར་སྟེགས་མཐོན་པོའི་བཀོད་ཁྲི་ལ་མངའ་གསོལ་ཏེ་རང་ལ་ཐོབ་འོས་པའི་ཐོབ་ཐང་བརྟན་པོ་ཞིག་རྙེད་པར་ནུས་པ་མི་དམན་པ་ཅམ་ཞིག་ཐོན་ཐུབ་ངེས་བཅས་དོན་སྙིང་གལ་ཆེན་ལྡན་པར་བསམ་དང་སེམས་བཞིན་ཡོད།

སྐབས་དང་པོ། བོད་ཀྱི་གསོ་རིག་གི་གཞུང་ལུགས་མ་ལག་དང་རྒྱ་གར་གསོ་དཔྱད་ཀྱི་བསྡུར་དཔྱད།

ལེའུ་དང་པོ། རྒྱ་གར་ཆེའི་རིག་བྱེད་གཞུང་གི་སྤྱི་བཤད།

དང་པོ། རྒྱ་གར་ཆེའི་རིག་བྱེད་ཀྱི་ བྱུང་རབས་མདོར་བསྡུས།

རྒྱ་གར་ནི་ཨེ་ཤ་ཡའི་གླིང་ལྷོ་མར་ཆགས་པའི་འཛམ་གླིང་གི་གནའ་བོའི་རིག་གནས་དར་སྤྱེ་བའི་རྒྱལ་ཁབ་ཅིག་ཡིན་པ་དང་། རིག་གནས་གཙོ་བོ་ནི་ཧིན་རྡུ་ཆུ་བོའི་འབབ་རྒྱུད་ཀྱི་དཔལ་ཡོན་ཏེ། གནས་དེར་སྤྱི་ལོ་སྔོན་གྱི་མི་ལོ་སུམ་སྟོང་ཡས་མས་ནས་ཟངས་ཆས་སྤྱོད་པའི་དུས་རབས་སུ་སླེབས་ཤིང་གྲོང་ཁྱེར་རང་བཞིན་གྱི་ཤེས་རིག་བྱུང་ཡོད་པར་བཤད། དེ་བཞིན་རྒྱ་གར་བའི་གསོ་དཔྱད་རིག་པ་ལའང་ལོ་ངོ་སུམ་སྟོང་ཙམ་གྱི་ཡིག་ཐོག་གི་ལོ་རྒྱུས་མཆིས་པ་དང་། གསོ་དཔྱད་བྱུང་འཕེལ་གྱི་རིག་གནས་རྒྱབ་ལྗོངས་མི་འདྲ་བར་གཞིགས་ཏེ་ཆེ་ས་ནས་བཤད་ན་སྐབས་ཆེན་པོ་བཞི་རུ་བསྡུས་ཆོག་པ་སྟེ།

གཅིག རིག་བྱེད་ཀྱི་དུས་སྐབས། (སྤྱི་ལོ་སྔོན་གྱི་ལོ་2000-1000)

སྔིར་རིག་བྱེད་ཅེས་པ་ནི་ཕྱི་ནང་ཐུན་མོང་བའི་རིག་གནས་མཐའ་དག་ལ་འཇུག་ཅིང་། རིག་བྱེད་ཀྱི་སྐད་དོད་ནི་བེདཿ(Veda)ཅེས་པ་རིག་པའམ་གསལ་བ་དང་ཤེས་བྱ་ལ་འཇུག་པ་དང་། བྱེ་བྲག་རིག་བྱེད་ཅེས་སྔོན་རྒྱ་གར་དུ་བྱུང་བའི་མུ་སྟེགས་པའི་ལྷ་བ་དང་གྲུབ་མཐའ་མང་དུ་ཡོད་པའི་ནང་གསེས་རིག་བྱེད་ཀྱི་གཞུང་ལ་ཟེར་ཞིང་། གནའ་བོའི་དུས་སུ་རྒྱ་གར་གྱི་རིག་གནས་མཐའ་དག་རིག་བྱེད་ཆེན་པོ་བཞིའི་ཁོངས་སུ་བསྡུས་ནས་སྟོན་པ་སྟེ། ཇི་སྐད་དུ། སྙན་ཚིག་མཆོད་སྦྱིན་སྲིད་སྲུང་དང་། །ངེས་བརྗོད་རིག་བྱེད་བཞི་ཞེས་བྱ། །ཞེས་སྙན་ཚིག་རིག

བྱེད་དང་། འཇིག་རྟེན་གྱི་ལུགས་བཟང་སྟོན་པ་སྲིད་སྲུང་གི་རིག་བྱེད། རིག་བྱེད་ཀྱི་སྟགས་ལ་བརྟེན་ནས་ནད་ཞི་བ། ཚེ་སྤེལ་བ། རིགས་རྒྱུད་སྤེལ་བ། ཀླུང་བསྒོམ་པ་སོགས་ངེས་བརྗོད་ཀྱི་རིག་བྱེད། ལྷ་ཚངས་པ་དང་དབང་ཕྱུག་སོགས་ལ་རྟ་དང་བ་གླང་ར་ལུག་མང་པོ་བསད་པའི་ཤ་ཁྲག་གི་མཆོད་པ་ཕུལ་བས་ལྷའི་ཞལ་མཐོང་བ་དང་དངོས་གྲུབ་ཐོབ་པའི་མཆོད་སྦྱིན་གྱི་རིག་བྱེད་ཅེས་བཞིའོ། །རིག་བྱེད་དེ་སུས་ཀྱང་མ་བྱས་པས་རྟག་པ། བྱ་རྩོལ་གྱིས་མ་བསླད་པས་རང་བྱུང་། ཐམས་ཅད་བརྗོད་དུ་རུང་བས་ཚད་མ་ཡིན་པ་ཞིག་ཏུ་འདོད། རྒྱ་གར་དུ་དེ་ལྟ་བུའི་རིག་བྱེད་དར་བའི་རིག་གནས་ལོ་རྒྱུས་ཀྱི་རྒྱབ་ལྗོངས་ཁྲོད་དུ་བྱུང་བའི་གསོ་དཔྱད་རིག་པ་ལ་ཚེ་ཡི་རིག་བྱེད་ཅེས་ལེགས་སྦྱར་སྐད་དུ་ཨཱཡུ་བེདཿ(Ayur-Veda)ཅེས་པ་སྟེ་བེདཿནི་གོང་དུ་སྨོས་མ་ཐག་པ་ལྟར་དང་ཨཱཡུ་(Ayur)ནི་ཚེའམ་སྲོག་གི་དོན་ནོ། །

རིག་བྱེད་ཆེན་པོ་བཞི་ལས་ཆེས་སྔ་བ་ནི་ངེས་བརྗོད་རིག་བྱེད་(Rio-Veda)དང་། དེའི་ནང་དུ་སོ་མ་ཤིང་སོགས་ཀྱི་སྨན་རྫས་བརྒྱ་ཕྲག་ལྷག་དང་། གསེར་དངུལ་ཟངས་ལྕགས་ཞ་ཉེ་སོགས་གཏེར་དངོས་སྨན་རྫས་བཀོད་པས་མི་ཚད། དག་གཙང་གི་ཆུ་ལ་ནད་གསོ་བའི་ཕན་འབྲས་མང་དུ་ཡོད་པར་ངོས་འཛིན་བྱས་ཡོད་པ་དང་། མཛེ་ནད་དང་འདུས་འབྲིལ་ནད་སོགས་ནད་རིགས་ཁག་ཅིག་གི་རྟགས་བཅོས་སོགས་ཀྱང་ཙུང་གསལ་བར་འཁོད་ཡོད། སྲིད་སྲུང་རིག་བྱེད་(Atharva-Veda)ལ་མན་ངག་གི་མཛོད་ཟེར་བ་དང་སྤྱི་ལོ་སྔོན་གྱི་དུས་རབས་བདུན་པར་བྱུང་བར་བཞེད་ལ། དེའང་ལྷའི་བསྟོད་པ་སོགས་མང་དུ་འབྱུང་མོད། གཙོ་བོ་མི་དང་དུད་འགྲོ་སོགས་ལ་ཕན་པའི་ཡམས་ནད་ཞི་བ་དང་། སྨན་སྦྱོར། བཅུད་ལེན་སྐོར། སྤྲུལ་སྲིན་རིགས་ཀྱི་དུག་ནད་དང་དེའི་བཅོས་ཐབས། རུས་པའི་རྣམ་གྲངས་སོགས་ལུས་ཀྱི་གནས་ལུགས། མན་ངག་གི་སྐོར་སྔ་ཚོགས་བཅས་ཡོད། དེ་མིན་ཚེ་ཡི་རིག་བྱེད་ཀྱི་བརྗོད་བྱ་ཁོ་ནར་གྱུར་པའི་བསྟན་བཅོས་དག་ཀྱང་བྱུང་ཡོད་དེ། བརྒྱད་པའི་སྙིང་བསྡུས་ལས། ཚངས་པས་ཚེ་ཡི་རིག་བྱེད་དྲན། །ཞེས་དང་། གང་ཕྱིར་ཚངས་པ་ཡི་ནི་ཞལ། །དབུས་མ་ནས་ནི་ཚེའི་རིག་བྱེད། །སྔན་ཚིག་ངེས་བརྗོད་མཆོད་སྦྱིན་རྣམས། །ཞལ་གཞན་ནས་ནི་གསུང་བ་མཛད། །ཅེས་པ་དག་ལས་རིག་བྱེད་ཆེན་པོ་བཞི་མ་ཡིན་པའི་ཚེའི་རིག་བྱེད་ཀྱི་གཞུང་ལུགས་ལོགས་སུ་བྱུང་

ཡོད་པ་གསལ་བ་དང་། ཚེའི་རིག་བྱེད་ཀྱི་བརྗོད་བྱར་ལུས་ཁམས་བདེ་ཐང་དང་། སྲུང་བཅོས། ཚེ་བསྲིངས་པའི་ཐབས་སྟོན་པ་གཙོ་བོར་བཟུང་ཡོད་ལ། རྒྱ་གར་དུ་རིག་བྱེད་ཀྱི་དུས་སྐབས་ནས་བཟུང་ཨྱུ་བེདཿའི་གསོ་དཔྱད་ཀྱི་ནང་དོན་ཀུན་གསོ་བྱ་ཡན་ལག་བརྒྱད་ཀྱི་སྒོ་ནས་མཚོན་པར་བྱས་ཡོད་པ་ལས། དཔྱད་བཅོས་དང་། དུག་བཅོས། ཚེ་བསྲིང་བཅུད་ལེན། རོ་ཙ་བཅས་ནི་བརྗོད་བྱ་གཙོ་བོའི་གྲས་རེད།

རྒྱ་གར་ནི་ཚ་བའི་ས་ཁུལ་དུ་གཏོགས་པས་ཚད་ནད་དང་། དུག་སྦྲུལ། གཅན་གཟན་གདུམ་པོ་སོགས་ཀྱིས་གནོད་པ་ཐེབས་སླ་བ་དང་། ཕྱི་ནང་ཁོར་ཡུག་གི་ཤུགས་རྐྱེན་ལས་སྨན་དཔྱད་གོང་འཕེལ་དུ་འགྲོ་བར་སྐུལ་འདེད་ཀྱི་ནུས་པ་ཐོན་ཡོད་པ་སྨོས་མ་འཚལ། དེ་ལྟར་རིག་བྱེད་དར་བའི་དུས་སྐབས་ཁྲོད་དུ་ཚེ་ཡི་རིག་བྱེད་གཞུང་གི་ཐོག་མའི་རྨང་བཏིངས་པ་ལ་བརྟེན་ནས་ཕྱིས་སུ་རིམ་གྱིས་བྲམ་ཟེ་དང་ནང་བསྟན་ཆོས་ལུགས་དར་བའི་གོ་རིམ་ནང་ཕྱི་ནང་དྲང་སྲོང་ཆེན་པོ་རྣམས་ཀྱི་བཀའ་དྲིན་ལས་རྒྱ་གར་གསོ་དཔྱད་རིག་པ་མ་ལག་ཅན་དུ་གྲུབ་སྟེ་ཚེ་ཡི་རིག་བྱེད་ཀྱི་རིགས་པའི་གཞུང་ལུགས་ལྷུ་ལག་ཚང་བ་ཞིག་ཏུ་གོང་མཐོར་ཕྱིན་པ་རེད།

གཉིས། བྲམ་ཟེ་ཆོས་ལུགས་ཀྱི་དུས་སྐབས། (སྤྱི་ལོ་སྔོན་གྱི་ལོ1000-500)

བྲམ་ཟེ་ཆོས་ལུགས་ནི་གནའ་བོའི་རྒྱ་གར་དུ་དར་ཆེ་བའི་གྲུབ་མཐའ་ཞིག་ཡིན་པ་དང་། དེའི་བྱུང་བ་ནི་ཧིན་རྡུ་ཆུ་བོའི་འབབ་རྒྱུད་ཀྱི་ཆེས་ཐོག་མའི་ཤེས་རིག་སྟེ་ཧྲ་ལྤ་ཕྤའི་ཤེས་རིག་དང་འབྲེལ་བ་དམ་པོ་ཡོད་ལ། བྲམ་ཟེ་ཆོས་ལུགས་ཀྱི་མཚན་ཉིད་རིག་པའི་རྩ་བའི་གཞུང་དོན་ཅུང་ཆ་ཚང་དུ་གྱུར་པའི་དུས་ནི་ཕལ་ཆེར་སྤྱི་ལོ་སྔོན་གྱི་ལོ་ཆིག་སྟོང་ཡས་མས་རེད། རིག་བྱེད་ཅེས་པའང་དོན་ལ་བྲམ་ཟེ་ཆོས་ལུགས་པས་དད་པ་བྱེད་ཡུལ་གྱི་ལྷ་ཆོས་ཤིག་ཡིན་པ་དང་། རིག་བྱེད་ཀྱི་ཆེས་ཐོག་མའི་དུས་སྐབས་སུ་ལྷ་མང་ལ་དད་པ་བྱེད་པ་ཡིན་ལ། ཕྱིས་སུ་སྤྱི་ཚོགས་འཕེལ་བའི་ལོ་རྒྱུས་ཀྱི་འགྲོས་དང་བསྟུན་ནས་རིམ་གྱིས་སྔར་གྱི་ལྷ་མང་ལ་དད་པ་བྱེད་པའི་སྲོལ་དེ་འགྱུར་ནས་ལྷ་གཙོ་བོར་དད་པ་བྱེད་པའི་སྲོལ་བྱུང་བ་དང་། བྲམ་ཟེ་རྣམས་ཀྱི་དད་པ་བྱེད་ཡུལ་གཙོ་བོ་ནི་ཚངས་པ་དང་། དབང་ཕྱུག །ཁྱབ་འཇུག །ཚོགས་བདག་བཅས་ཡིན་ཞིང་། ཚངས་པ་ནི་སྣང་སྲིད་ཀུན་གྱི་བདག་པོ་དང་ལྷ་ཐམས་ཅད་ཀྱི་སྤྲུལ་གཞི་

སྟེ་ཚེ་རིག་ལ་མཚོན་ན་འང་ཚངས་པས་ཚེ་ཡི་རིག་བྱེད་དྲན་ཞེས་པ་ལྟར་དང་། དབང་ཕྱུག་ནི་སྐྱེ་དགུ་དང་དངོས་པོ་ཐམས་ཅད་སྐྱེད་པར་བྱེད་པ་པོ། ཁྱབ་འཇུག་ནི་འཇིག་རྟེན་གནས་ཤིང་སྐྱོང་བར་བྱེད་པ་པོ། ཚོགས་བདག་ནི་དུས་ཀྱི་མཐའ་མར་འཇིག་རྟེན་འཇིག་པར་བྱེད་པ་པོ་བཅས་ཡིན་པར་བཤད།

བྲམ་ཟེ་རྣམས་ཆུང་དུས་ནས་གཉེན་སྒྲིག་མི་བྱེད་པར་རྩིས་དང་སྒྲ་རྩལ་སྨན་དཔྱད་བཅས་སློབ་ཅིང་བསྟི་གནས་སུ་དཀའ་ཐུབ་ལ་སོགས་པའི་ཚངས་སྤྱོད་དང་ཏིང་ངེ་འཛིན་ལ་གནས་པ་བཅས་ཀྱིས་རྒྱ་གར་སྤྱི་ཚོགས་སྟེང་གི་ཤེས་ལྡན་མི་སྣར་གྱུར་ནས། མི་ཕལ་བ་རྣམས་ཀྱིས་རང་ལ་ན་ཚ་འདྲ་བྱུང་ན་ཁོ་ཚོར་ཡོན་ཕུལ་ཏེ་སྨན་བཅོས་དང་རིག་བྱེད་འདོན་པ་སོགས་བྱེད་དུ་བཅུག་པས་སྤྱི་ཚོགས་ཀྱི་གོ་གནས་ཆེན་པོ་ཐོབ་ནས་རིམ་པ་མཐོ་བའི་རིགས་ཀྱི་གྲས་སུ་ཚུད་པ་དང་། དོན་ད་ཅང་རྟོགས་དཀའ་ཤིང་སྤྲས་དོན་ཟབ་མོར་རྙོམ་པའི་ངེས་བརྗོད་རིག་བྱེད་སོགས་ལ་བྲམ་ཟེ་རྣམས་ཀྱིས་འགྲེལ་པ་བྱེད་པའི་སྲོལ་བྱུང་བ་དང་རིམ་གྱིས་རིག་བྱེད་དེ་བྲམ་ཟེ་ཆོས་ལུགས་ཀྱི་ངོ་བོར་གྱུར་པ་དང་། ཚེ་ཡི་རིག་བྱེད་དེའང་བྲམ་ཟེ་ཆོས་ལུགས་པའི་དྲང་སྲོང་རྣམས་ཀྱིས་སྒོ་ཀུན་ནས་གོང་དུ་སྤེལ། བོད་ཀྱི་ལོ་རྒྱུས་ཡིག་ཚང་ལྟར་ན། བརྒྱ་བྱིན་ལ་སློབ་མ་སྐྱ་སེང་གི་བུ་ལྟར་ཕ་ལྟའི་དྲང་སྲོང་རྒྱུན་ཤེས་དང་། འོད་ཟེར་ཅན་དང་། འོད་ཡངས་དང་། ཡན་ལག་སྐྱེས་དང་། ལྷ་མིན་འཇོམས་དང་། མཆོད་སྦྱིན་ཅན་དང་། གནས་འཇོག་སྟེ་གཙུག་ཕུད་ཅན་བདུན་ཞེས་གྲགས་པ་དང་མ་མའི་བུད་མེད་ལ་བརྟེན་ནས་བྱུང་བ་ནི་རྒྱུན་ཤེས་ཀྱི་བུ་དང་། མེ་བཞིན་འཇུག་དང་། ཐང་ལ་འབར་དང་། དཀའ་གཉིས་སྤྱོད་དང་། སུ་ཁྲུད་འཛིན་དང་། འགྲོ་བ་སྐྱོང་གི་བུ་དང་། ནབས་སོ་སྐྱེས་དང་། གཎོལ་འགྲོ་སྐྱེས་དང་བརྒྱད་པོ་དེས་བརྒྱ་བྱིན་ལས་ཐོས་པའི་ཚེའི་རིག་བྱེད་ཀྱི་རྒྱུད་ལ་འཇུག་པའི་འགྲེལ་པ་རེ་རེ་བརྩམས་པ་ནི། དགོས་སྟོན་པའི་སྡེ་དང་། གཞི་གྲུབ་པའི་སྡེ། བདུད་རྩི་ཆེན་པོའི་སྡེ། མི་འཇིགས་མཚོན་ཆའི་སྡེ། བདུད་རྩི་སྒྲུབ་པའི་སྡེ། སྲོག་གི་སྲོམ་བུའི་སྡེ། གསོ་དཔྱད་སྨན་སྦྱོར་གྱི་སྡེ། སྦྱོང་བྱེད་ལས་ལྔའི་སྡེ་སྟེ་ལེའུ་བཞི་བརྒྱ་དང་ཉི་ཤུ་རྩ་ལྔའི་བདག་ཉིད་ཅན་ཙ་ར་ཀ་སྡེ་བརྒྱད་དུ་གྲགས།[①] ཞེས་

① སྡེ་སྲིད་སངས་རྒྱས་རྒྱ་མཚོ། སྡེ་སྲིད་གསོ་རིག་ཁོག་འབུགས། ལན་གྲུ། ཀན་སུའུ་མི་རིགས་དཔེ་སྐྲུན་ཁང་། 1982 p.88

འཕོད་འདུག་ལ། དྲང་སྲོང་ཤ་ལི་ཧོ་ཏྲ་དང་། ཞིགས་ཐོས་དང་། ཛ་ལས་རྒྱལ་ལ་སོགས་པ་རྣམས་ཀྱིས་ཀྱང་ཚེའི་རིག་བྱེད་ཀྱི་བསྟན་བཅོས་རྒྱ་ཆེ་ཞིང་གྲངས་མང་བ་བརྩམས་པ་ལས་དར་ཞིང་རྒྱས་པར་མཛད་ཡོད་པར་གསུངས། དེ་བཞིན་དེང་གི་འཛམ་གླིང་གསོ་རིག་ལོ་རྒྱུས་སྨྲ་བ་ཚོས་མིག་སྔའི་རྒྱ་གར་གསོ་རིག་ཡིག་ཚང་ལ་རྟོག་ཞིབ་བྱས་པར་གཞིགས་ན། སྐྱེ་དགུའི་བདག་པོ་མྱུར་བ་(Daksha,达克沙)དང་། Indraདང་། Bhrigu(因陀罗)དང་། Dhanvantari(毖哩拘)དང་། (德罕温塔里)དྲང་སྲོང་ཆེན་པོ་རྒྱུན་ཤེས་བུ་(Atreya'敢食)སོགས་ཀྱིས་ཨཱ་ཡུ་བེདཿའི་གསོ་དཔྱད་ཕྱོགས་ཡོངས་ནས་རྒྱུད་འཛིན་དར་སྤེལ་དུ་བཏང་བ་དང་། ཁྱད་པར་དྲང་སྲོང་ཆེན་པོ་མེ་བཞིན་འཇུག་(Agnivesa,如火氏)གིས་དྲང་སྲོང་རྒྱུན་ཤེས་ལུགས་ཀྱི་གསོ་དཔྱད་གྲུབ་མཐའ་ཀུན་ཕྱོགས་གཅིག་ཏུ་དྲིལ་ནས་རྒྱུན་ཤེས་ཆེན་པོའི་གཞུང་(Atreya Tantra,敢食集)ཞེས་པའི་བསྟན་བཅོས་ཤིག་མཛད་དེ་གསོ་བ་རིག་པ་འདི་བཞིན་ལྷ་སྲུང་གི་འདུ་ཤེས་དང་། རིག་བྱེད་ཆེན་པོ་བཞིའི་ཁོངས་ལས་ཡོངས་སུ་བཀྲལ་ནས་བྲམ་ཟེ་བའི་གསོ་དཔྱད་ཀྱི་ལུགས་སུ་སྤེལ་ཞིང་། རྒྱ་གར་ཚེ་ཡི་རིག་བྱེད་གཞུང་གི་སྒྲོམ་གཞི་ཡང་དུས་སྐབས་དེར་གཞི་ནས་བྱུང་བ་ཡིན་པར་ངོས་འཛིན་གནང་བཞིན་ཡོད།

དྲང་སྲོང་རྒྱུན་ཤེས་ཀྱི་གཞུང་དུ་ཚེ་ཡི་རིག་བྱེད་ཀུན་བརྗོད་བྱ་ཡན་ལག་བརྒྱད་དུ་དབྱེ་ནས་འཆད་ཡོད་དེ། ཁོང་ནད་དང་། ཕྱི་ནད། མགོ་དང་དབང་པོའི་ནད། དབང་རྩ་དང་གདོན་ནད། བྱིས་ནད། དུག་ནད། རྒས་པ་དང་མཚན་མ་གསོ་བ་བཅས་བརྒྱད་དོ། །གཞུང་འདིར་ད་དུང་ཐོ་སྨན་མང་པོ་ཞིག་གི་ནང་དོན་དང་། སྐྱེ་ལུགས་རིག་པའི་ཤེས་བྱ། རྟ་དང་བ་གླང་དང་གླང་ཆེན་སོགས་ཕྱུགས་རིགས་ཀྱི་ན་ཚའི་རྟགས་བཅོས་དང་ཁྱད་པར་དུ་གླང་ཆེན་གྱི་ནད་རིགས་སྐོར་འཕོད་པ་མང་དུ་སྣང་ལ། ཕྱིས་སུ་གཞུང་འདིའི་བརྗོད་བྱ་རྣམས་ཙ་ར་ཀའི་སྡེ་བརྒྱད་དུ་དྲངས་ཡོད་པར་སྨྲ། དུས་དེར་རྒྱ་གར་ཚེ་ཡི་རིག་བྱེད་གཞུང་གི་སྒྲོམ་གཞི་སྡེ། དབུགས་ཀྱི་རྒྱུ་བ་ཙམ་ལ་བལྟ་བའི་རླུང་དང་། སྟོད་ཀྱི་མཁྲིས་ཁུ་སེར་པོ། ཁ་ཆུ་བེ་སྣབས་སོགས་འགྱུར་བག་ཁོ་ན་ཙམ་ལ་བྱེད་པ་བད་ཀན་གསུམ་གྱི་བཤད་པ་ཐོག་མར་བྱུང་ཞིང་ལུས་ཟུངས་དྲི་མ་བཅས་ཀྱི་དབྱེ་སྒོ་འང་དར། ནད་ཀྱི་དབྱེ་བ་ལ་ལུས་སེམས་གཉིས་དང་རྐྱེན་ལ་ཕྱི་

ནང་གཉིས། ནག་གཞི་གསོ་བར་ཟས་སྐོམ་དང་སྨན་རྫས་དང་དུས་ཚིགས་གསུམ་གྱི་རྟོད་སྦྱབ་འབྲེལ་བ་སོགས་ཙུང་ཞིབ་རྒྱས་སུ་གསུངས་ཡོད། མཁྲིས་པ་དང་རླུང་དང་བད་ཀན་གསུམ་ནི་བྲམ་ཟེ་ཆོས་ལུགས་དར་བའི་དུས་སྐབས་ནས་བཟུང་རྒྱ་གར་གསོ་རིག་གཞུང་གི་རྩ་བར་གྱུར་པ་དང་། སྨི་རིག་གསོ་བ་རིག་པའི་འབྱུང་བཞིའི་བཤད་པ་ལའང་རྒྱ་གར་ཚེའི་རིག་བྱེད་ཀྱི་ཉེས་གསུམ་གྱི་ཤུགས་རྐྱེན་ཐེབས་པ་ལས་ཕུང་གཤེར་བཞི་ཞེས་པའི་རྣམ་བཤད་དུ་གོང་འཕེལ་ཕྱིན་ལ། དེ་བཞིན་སྨི་རིག་གི་ཕུང་གཤེར་བཞིའི་རྣམ་བཤད་ཀྱིས་སླར་ཡང་རྒྱ་གར་གྱི་ཉེས་གསུམ་ལ་ལྡོག་ནུས་ཐོན་ཏེ་ཁྲག་དང་ཆུ་སེར་སོགས་ཀྱི་བཤད་པ་བྱུང་བར་བཞེད། དེས་གསོ་བ་རིག་པའི་འཕེལ་རྒྱས་ནི་ཁོར་ཡུག་མི་གཅིག་པའི་ནང་དུ་འཕེལ་རྒྱས་ཀྱི་ཆོས་ཉིད་གཅིག་པ་ཡིན་ཚུལ་གསལ་བཤད་གནང་ཡོད་ཅིང་ཕན་ཚུན་ཤན་གྱིས་ཁྱབ་པའི་འབྲེལ་བ་རྟོགས་ནུས་སོ། །

བྲམ་ཟེ་ཆོས་ལུགས་པའི་ཤུགས་རྐྱེན་ལ་བརྟེན་ནས་རྒྱ་གར་དུ་མི་ཚོར་མཐོ་དམན་གྱི་ཁྱད་པར་སྟེ་བྲམ་ཟེའི་རིགས་དང་། རྒྱལ་རིགས། རྗེ་རིགས། དམངས་རིགས་བཅས་རིགས་ཆེན་པོ་བཞི་རུ་དབྱེ་བའི་སྲོལ་བྱུང་ཞིང་། འཚོ་བྱེད་སྨན་པ་ནི་དང་ཐོག་རིགས་བཞི་ལས་མཆོག་ཏུ་བརྩི་བའི་བྲམ་ཟེའི་གྲལ་དུ་གཏོགས་པ་དང་། དུས་དེའི་སྔ་གཞུག་ནས་སྨན་པར་ཕྱི་བཅོས་སྨན་པ་དང་། ཁོང་ནད། མོ་སྦྲ་བརྟག་མཁན་བཅས་གསུམ་དུ་བགར་ཡོད་ལ། ཕྲ་ཞིབ་ངང་གཤག་འབྱེད་རིག་པར་དངོས་སུ་ཞིབ་འཇུག་བྱེད་པའི་འགོ་བཙུམ་ནས་གཞང་འབྲུམ་གྱི་དཔྱད་དང་། ལྷང་པའི་རྡེའུ་སྒྲན་གྱི་དཔྱད། མིག་འགྲིབ་ཀྱི་དཔྱད་སོགས་ལག་ཏུ་བསྟར་བཞིན་པ་མ་ཟད། འཛམ་གླིང་ཕྱི་ནད་གཤག་བཅོས་ཀྱི་ལོ་རྒྱུས་སྟེང་ཆེས་སྔ་བའི་གདོང་དབང་མཛེས་བར་བཟོ་བའི་དཔྱད་(整容术)དེ་སྣ་དབྱིབས་གྲུབ་ཐབས་(鼻成形术)དང་། རྣ་ཤལ་མཛེས་བཟོའི་དཔྱད་སོགས་ཁྱད་དུ་མཚར་བའི་ལག་ཐབས་དེའི་རིགས་ཀྱིས་རྗེས་དུས་རྒྱ་གར་གསོ་རིག་གི་ཕྱི་བཅོས་རིག་པའི་དཔེ་མཚོན་རང་བཞིན་གྱི་བསྟན་བཅོས་གྲགས་ཅན་དྲང་སྲོང་ལེགས་ཐོས་སམ་མིང་གཞན་ཐང་ལ་འབར་གྱི་གཞུང་ཞེས་པ་ལེགས་འགྲུབ་ཡོང་བར་ལག་ལེན་གྱི་རྨང་གཞི་བརྟན་པོ་བཏིངས་པ་གོར་མ་ཆག །ཡིན་ནའང་། བྲམ་ཟེའི་དུས་མཇུག་ཏུ་སླེབས་སྐབས་སྨན་པའི་གོ་གནས་དམའ་རུ་སོང་བ་དང་བྲམ་ཟེ་བས་རང་ཉིད་མཆོག་ཏུ་བརྩི་ཞིང་མི་ལ་མཐོ་དམན་

ཀྱི་ཁྱད་པར་དང་འདྲ་མཉམ་མིན་པའི་ལམ་ལུགས་ཆེས་ཆེར་སྤེལ་བའི་སྟོབས་ཀྱིས་མང་མང་ནས་བྲམ་ཟེ་ཆོས་ལ་དགག་པ་བརྒྱབ་པ་སོགས་ལས་བྲམ་ཟེ་བའི་ཆོས་ལུགས་རྒྱབ་ལྗོངས་ཡིན་པའི་ཚེ་ཡི་རིག་བྱེད་འཕེལ་རྒྱས་སུ་འགྲོ་བ་ལ་འའང་ཚད་བཀག་ཐེབས་ནས་ཙུང་ཉམས་རྒུད་ཀྱི་ལམ་ཁར་གཏད་འགོ་བརྩམས། ཡིན་ནའང་ནང་པ་སངས་རྒྱས་པའི་ཆོས་ལུགས་དར་བ་དང་བསྟུན་ནས་རྒྱ་གར་གསོ་དཔྱད་རིག་པ་དེ་མ་ལག་ལྡན་པའི་རྣམ་བཤད་ཀྱི་ཕྱོགས་སུ་བསྐྱོད་དེ་མཐོ་རླབས་གསར་བའི་མཛེས་སྐྲིག་མངོན་ཐུབ་པ་བྱུང་། འོན་ཏེ་གནད་ཁ་ཤས་ནས་བཤད་ན། ནང་བསྟན་ཆོས་དར་བའི་རྐྱེན་ལས་སྲོག་ཆགས་དང་མིའི་བེམ་རོར་གཤག་འབྱེད་མི་རིགས་པའི་ལྟ་ཚུལ་སོགས་ཀྱི་དབང་གིས་རྒྱ་གར་གསོ་དཔྱད་པའི་ཕྱི་ནད་རིག་པ་དང་རྨ་བཅོས་ལག་ཐབས་སྐོར་ལ་ཉམས་གུད་ངེས་ཅན་ཐེབས་པ་རེད།

གསུམ། ནང་བསྟན་ཆོས་ལུགས་ཀྱི་དུས་སྐབས། (སྤྱི་ལོ་སྔོན་གྱི་ལོ500-སྤྱི་ལོ500)

སྤྱི་ལོ་སྔོན་གྱི་དུས་རབས་ལྔ་པར་ཤཱཀྱའི་རིགས་ལས་འཁྲུངས་པའི་རྒྱལ་སྲས་དོན་གྲུབ་ཀྱིས་ནང་བསྟན་ཆོས་ལུགས་གསར་གཏོད་གནང་རྗེས། བྲམ་ཟེ་བས་མི་ལ་མཐོ་དམན་འབྱེད་པའི་སྲོལ་ངན་ལ་མཐའ་གཅིག་ཏུ་སུན་འབྱིན་དང་སེམས་ཅན་ཐམས་ཅད་འདྲ་མཉམ་ཡིན་པའི་ལྟ་བ་རྒྱ་ཆེར་སྤེལ་བ་སོགས་མདོར་ན་ཤཱཀྱ་ཐུབ་པའི་ཆོས་ཀྱི་དགོངས་དོན་རྣམས་འབབས་ཡོངས་ཀྱི་འདོད་བློ་དང་མཐུན་ཞིང་རྒྱལ་རིགས་རྗེ་རིགས་རྣམས་ཀྱི་ཁེ་ཕན་དང་ཡང་འཚམ་པས། སངས་རྒྱས་ཆོས་ལུགས་དེ་མགྱོགས་མྱུར་ངང་གོང་འཕེལ་སོང་སྟེ་དམངས་ཡོངས་རང་བཞིན་གྱི་དད་མོས་བྱེད་ཡུལ་ཞིག་ཏུ་གྱུར་པ་དང་། དེ་དང་ཆབས་ཅིག་ཆོས་ལུགས་གྲུབ་མཐའ་ནང་བ་ཡིན་པའི་མཁས་དབང་རྣམས་ཀྱིས་གསོ་རིག་གཞུང་ལག་ལེན་དང་བཅས་པར་ཕྱོགས་ཡོངས་ནས་ཞིབ་འཇུག་ཆེན་པོ་གནང་པ་ལས་རྒྱ་གར་ཚེ་ཡི་རིག་བྱེད་ཉིད་རྒྱ་མཚོའི་རླབས་ཕྲེང་བཞིན་མཁའ་ནས་མཁའ་རུ་འཕྱུར་བའི་དུས་རབས་ཤིག་ཏུ་སླེབས།

རྒྱ་གར་ཚེའི་རིག་བྱེད་ཀྱི་དཔྱད་བཅོས་རིག་པའི་མཁན་པོར་གྱུར་པ་“Susruta”ཞེས་པ་ནི། རྒྱ་ནག་པའི་གནའ་ཡིག་ནང་“妙闻”ཞེས་འབྱུང་བ་དེ་ཡིན་ཞིང་། དྲང་སྲོང་འདི་བའི་མཚན་འདོགས་དང་བྱོན་པའི་དུས་ཚིགས་ཐད་ལ་མཁས་པ་རྣམས་ཞལ་བཞེད་ཙུང་མི་མཐུན་པ་འདུག

སྟེ། རྒྱ་ནག་གི་སྐད་དོད་"妙闻"ཞེས་པར་གཞིགས་ན་དྲང་སྲོང་ལེགས་ཐོས་ཡིན་པར་བསམ་པ་དང་། "Susruta"ཞེས་ལེགས་སྦྱར་སྒྲ་ལས་དྲངས་ན་སུ་སྲུ་ཏ་ཞེས་པར་འགྱུར་སྙམ་མོད། ཁོང་གིས་མཛད་པའི་གཞུང་དོན་བརྗོད་བྱ་ལྟར་ན་ཐང་ལ་འབར་གྱི་གཞུང་(妙闻集)ཡིན་ཤས་ཆེ་བས། རྒྱ་དཀར་ནག་གི་ཡིག་ཚང་ནང་དྲང་སྲོང་གང་གི་མཚན་ཤིན་ཏུ་གསལ་བར་བསྟན་པས་རྟོག་དྲ་ཅི་ཡང་མེད་ཀྱང་བོད་ཀྱི་ཡིག་ཆར་འདྲ་འདྲ་མང་པོ་ཞིག་སྣང་བས་འོལ་ཚོད་ཀྱིས་ཡིན་ཐག་གཅོད་དཀའ་བའི་གནས་སུ་གདའ། འོན་ཏེ་ཙུང་ཙམ་དཔྱད་ཚེ། ལེགས་སྦྱར་སྐད་དོད་ཏུ་མཚན་ལ་སུ་སྲུ་ཏ་ཞེས་པ་ཚུར་བོད་སྐད་དུ་བསྒྱུར་པས་ལེགས་ཐོས་ཀྱི་དོན་དུ་འགྱུར་བས་སུ་སྲུ་ཏ་དང་ལེགས་ཐོས་གཉིས་མི་གཅིག་ཏུ་བཞག་ཆོག་སྙམ་ལ། ཐང་ལ་འབར་ནི་"妙闻集"ཞེས་པའི་གཞུང་གི་ཐོག་མའི་བྱེད་པོ་སྟེ་དེ་ཕྱིན་པའི་ལོ་ཚིགས་སྐོར་ལ་ཁ་ཤས་ཀྱིས་སྤྱི་ལོ་སྔོན་གྱི་མི་ལོ་1000ཡན་ཡིན་པར་བཞེད་ལ། མཁས་དབང་མང་ཆེ་བས་སྤྱི་ལོ་སྔོན་གྱི་མི་ལོ་500ཡིན་པར་བཤད་པ་དང་། ཐང་ལ་འབར་ལུགས་ཀྱི་དཔྱད་ཀུན་ཁོང་གི་བརྒྱུད་པའི་སློབ་མ་སུ་སྲུ་ཏ་སོགས་ཀྱིས་རིམ་པས་འཕྲུས་སྐྱོ་ཚང་བར་མཛད་པ་ལས་ད་གཟོད་ཐང་ལ་འབར་གྱི་གཞུང་ཞེས་གྲགས་པར་འདོད་དེ། བཤད་རྒྱུན་ལ།[①] ཐང་ལ་འབར་རང་ནས་"Salyatantr"ཞེས་པའི་དཔྱད་ཀྱི་མ་ཡིག་ཅིག་མཛད་འདུག་བ་དེར་དུས་རབས་བཞི་པའི་མཇུག་ཏུ་རྒྱན་དྲུག་མཆོག་གཉིས་ཀྱི་ཐུ་བོར་གྱུར་པ་མགོན་པོ་ཀླུ་སྒྲུབ་(Nagarjune)མཆོག་གིས་བཟོ་བཅོས་དང་ཁ་སྣོན་བརྒྱབ་པ་ལས་ཐང་ལ་འབར་གྱི་གཞུང་(妙闻集)ཞེས་དངོས་སུ་མཚན་འདོགས་གནང་བ་དང་། བསྟན་བཅོས་དེར་ད་དུང་ཐང་ལ་འབར་གཞན་ཞིག་གིས་ཀྱང་(Susruta)ལེགས་སྒྲིག་བྱས་པར་བཞེད་པ་མ་ཟད། རྗེས་དུས་Jejjda Acharyaདང་། Gayadasaསོགས་མཁས་དབང་བཅུ་ཕྲག་ལོན་པ་ཞིག་གིས་རིམ་གྱིས་རྣམ་བཤད་དང་རྩོམ་སྒྲིག་གང་ལེགས་མཛད་པ་ལས་ད་གཟོད་ང་ཚོའི་མིག་ལ་མཐལ་དུ་ཡོད་པའི་ཐང་ལ་འབར་གྱི་གཞུང་འདི་བཞིན་ལེགས་འགྲུབ་བྱུང་བ་ཡིན་པས། ཐང་ལ་འབར་གྱི་གཞུང་ཞེས་པ་ནི་མི་གཅིག་གཉིས་ཙམ་གྱི་མཛད་རྗེས་དང་རིག་གཞུང་བསམ་བློ་ཙམ་གཏན་ནས་མ་ཡིན་པར་ཐུན་མོང་བའི་ཤེས་རབ་ཀྱི་ཉིང་བཅུད་དང་དུས་རབས་གང་འཚམ་ཞིག་གི་

① 《妙闻集》记载的古代印度外科学，《中华医史杂志》1988年第1期，p.40

དཔྱད་བཅོས་ཉམས་མྱོང་གི་ཕྱོགས་བསྡོམས་སུ་བཞེད་དོ། །ཐང་ལ་འབར་གྱི་དཔྱད་བཅོས་ལ་དམིགས་བསལ་གྱི་ཁྱད་ཆོས་མང་ཞིང་ཁོང་གིས་བློ་ཞིབ་མོས་རྣམ་པ་མི་འདྲ་བའི་ཆ་བྱད་སྣ་ཚོགས་བཟོས་ཏེ། སློབ་མ་རྣམས་ལ་དཔྱད་ཀྱི་ལག་རྩལ་སྐོར་བསླབ་དུས་ནམ་ཡང་སྔུན་ལ་འདྲ་གཟུགས་དང་དེ་ནས་སྦྲུག་ཆགས་ཀྱི་བེམ་རོའི་སྟེང་སྦྱོང་དུ་འཇུག་ལ་ཐ་མར་མིའི་ལུས་ཕུང་སྟེང་ནས་དམར་ཁྲིད་བྱེད་པ་དང་། སྐབས་དེའི་རྒྱ་གར་གསོ་དཔྱད་ཀྱི་གཤག་བཅོས་ཚུ་ཚད་དེ་ཨེ་ཅིབ་དང་གྲི་རིག་གསོ་རིག་སོགས་ལས་ཆེས་སྔོན་ཐོན་གྱི་ཚད་ལ་སླེབས་ནས་འཛམ་གླིང་གི་ཨང་དང་པོར་གྱུར་ཡོད་སྐད།

སྤྱི་ལོ་སྔོན་གྱི་དུས་རབས་ལྔ་པའི་ནང་སྟོན་པ་ཤཱཀྱ་ཐུབ་པ་དང་དུས་མཉམ་པར་རྒྱལ་པོ་གཟུགས་ཅན་སྙིང་པོར་སྲས་འཚོ་བྱེད་གཞོན་ནུ(Jivaka,嗜婆)འཁྲུངས་ཤིང་། སྐྱེས་བ་སྟ་མའི་བག་ཆགས་སད་པ་ལས་ཚེ་ཡི་རིག་བྱེད་ལ་བསླབ་ནས་མཁས་པར་གྱུར་པ་དང་། མགོའི་ཐོད་པ་དབྱེ་བའི་དཔྱད་མ་ཤེས་པར་རྗེ་འཛོག་གི་སྨན་པ་རྒྱུན་ཤེས་ཀྱི་བུ་ཞེས་བྱ་བ་ཚེའི་རིག་བྱེད་རྒྱ་མཚོ་ཆེན་པོའི་ཕ་རོལ་དུ་སོན་པ་དེ་ལ་སློབ་པར་ཞུས་པས་ཉུང་ཤས་ཙམ་ལས་མ་བསྟན་ཀྱང་ཁྱད་པར་དང་བཅས་ཏེ་ལོབས། ལོ་ངོ་བདུན་རིང་དུ་རྒྱུན་ཤེས་ཀྱི་བུའི་རྗེས་སུ་བསླབ་སྟེ་ཟླད་པའི་ཐོད་པ་དབྱེ་བའི་དཔྱད་བུམ་པ་གང་བྱིའི་ཚུལ་དུ་འཚོ་བྱེད་གཞོན་ནུ་ལ་བསྟུལ། རྒྱ་གར་ཡུལ་དབུས་སུ་གསོ་དཔྱད་ཀྱི་བསྟན་པ་རྒྱ་ཆེར་སྤེལ་ཞིང་འགྲོ་བ་ནད་པ་མང་པོ་ནད་ཀྱི་སྡུག་བསྔལ་ལས་གྲོལ་བ་དང་སྟོན་མཆོག་བུ་རམ་ཤིང་པ་ལའང་སྨན་བཅོས་གནང་པ་སོགས་སྨན་པའི་རྒྱལ་པོ་ཆེན་པོར་ལན་གསུམ་དུ་དབང་བསྐུར་བ་དང་། བྱིས་པའི་ནད་གསོ་བར་དེ་བས་མཁས་པར་གྱུར་ཏེ་ཁ་ཤྱ་བའི་སྡེ(Kasyapa Samhita)ཞེས་པའི་བྱིས་ནད་བཅོས་པའི་གསོ་དཔྱད་ཀྱི་གཞུང་ཞིག་ཀྱང་མཛད།

སྤྱི་ལོ་སྔོན་གྱི་དུས་རབས་བཞི་པར་མཽཪྻའི་རྒྱལ་རབས་ཀྱི་མགོ་ཚུགས་ཤིང་རྒྱལ་པོ་དང་པོར་ཙནྡྲ་གུཔྟར་གྲགས་ཤིང་གཅེར་བུ་བ་བླ་མར་འཛིན། རྒྱལ་པོ་འདིས་གྲི་རིག་གི་དམག་དཔོན་སྡིག་ཅན་ཨེ་ལེག་ཟན་དར(亚历山大)ཕམ་པར་བྱས་ཏེ་རྨ་བྱའི་རྒྱལ་རབས་བཙུགས་པ་དང་། དུས་སྐབས་དེར་རྗེ་འཛོག་སློབ་གྲྭ་ཆེན་མོ་ནི་སྐད་གྲགས་ཆེ་བའི་གསོ་རིག་སློབ་གླིང་ཞིག་ཡིན་ལ། རྗེ

འཇོག་གི་བྲམ་ཟེ་ཙ་ན་ཀ་བྱ་བས་སྲིད་སྐྱོང་ལུགས་ཀྱི་བསྟན་བཅོས་(Arthasatra,治国要术)ཞེས་གྲགས་སྙན་འབར་བ་ཞིག་མཛད་པར་མིང་གཞན་ཁྱབ་འཇུག་སྲས་པ་ཞེས་འབོད། དེར་རྒྱལ་ཐབས་རྣམས་སྐོར་ཚོ་བཅོ་ལྔར་བསྡུས་ནས་འཆད་ཡོད་པ་དང་སྲིད་སྐྱོང་ལུགས་དེང་གི་ནུབ་ཕྱོགས་རྒྱལ་ཁབ་དང་འདྲ་སེ་བ་ཞིག་བཤད་ཡོད། བསྟན་བཅོས་དེ་ནི་གསོ་དཔྱད་སྐོར་གྱི་ཆེད་གཉེར་གསུང་རབ་ཅིག་མ་ཡིན་ཡང་དེའི་ནང་དུ་ནད་ཀྱི་བཅོས་ཐབས་དང་སྦྱོ་སྨན་གྱི་སྐོར་མང་དུ་གསུངས་ཡོད་ཅིང་ཁྲིར་བཏང་གི་དཔྱད་དང་། བུ་བཙའ་བའི་ཐབས། དུག་བཅོས། དམག་དོན་གྱི་དཔྱད། སྨན་ཁྲིམས་ཀྱི་དཔྱད་ལ་སོགས་པའི་བརྗོད་བྱ་འཕོད་ཡོད་པས་མི་ཚད། འགོས་ནད་རིགས་ཀྱི་དོ་དམ་དང་། འཆི་བའི་སྨན་ཞུ་སྐོར་གྱི་གཏན་འབེབས་ལམ་ལུགས། མི་སྒེར་དང་ཁོར་ཡུག་གི་འཕྲོད་བསྟེན་ཇི་ལྟར་ཡིན་པ་སོགས་ཀྱང་མཚེས། ཕྱི་ལོ་སྔོན་གྱི་དུས་རབས་གསུམ་པ་ཆོས་རྒྱལ་མྱ་ངན་མེད་ཀྱི་རིང་ལའང་འཛམ་གླིང་ སུམ་གཉིས་ཆ་ཡི་དཀྱིལ་འཁོར་ལ་དབང་བསྒྱུར་ནས་སྲོག་ཆགས་གྲོག་སྦུར་ཡན་ཆད་ལ་བརྩེ་བས་ཐུགས་ཀྱིས་བསྐྱངས་ཤིང་། ཞབས་ཀྱིས་བཅག་པའི་ཡུལ་ཀུན་དུ་མི་ཕྱུགས་གཉིས་ཀྱི་ཆེད་གཉེར་སྨན་ཁང་བཙུགས་ནས་རྒྱ་གར་གསོ་བ་རིག་པའི་སྨན་བཅོས་ལག་ལེན་ཕྱོགས་ཀུན་ནས་དར་རྒྱས་ཆེན་པོ་བྱུང་།

ཆོས་རྒྱལ་མྱ་ངན་མེད་འདས་རྗེས་རིམ་གྱིས་མོ་རྱའི་རྒྱལ་རབས་སིལ་བུར་ཐོར་བ་དང་ཕྱི་ལོ་དུས་རབས་དང་པོར་སླེབས་དུས་རྒྱལ་པོ་ཀ་ནི་ཤ་ཀ་(Kanishka)བྱ་བས་ཁྲི་བཟུང་ཞིང་དྲང་སྲོང་ཙ་ར་ཀ་(Caraka,奢罗迦)དཔལ་ལྡན་ཕྲེང་བས་རྒྱལ་པོ་དེའི་བླ་སྨན་གནང་། དྲང་སྲོང་འདི་བས་མེ་བཞིན་འཇུག་གིས་མཛད་པའི་རྒྱུད་ཤེས་ཆེན་པོའི་གཞུང་(AtreyaTantra,敢食集)གི་སྙིང་བཅུད་བླངས་ནས་ཙ་ར་ཀའི་སྡེ་(Caraka Samhita,奢罗迦全集)ཞེས་རྒྱ་གར་ཚེའི་རིག་བྱེད་ལས་ཁོང་ནད་རིག་པའི་གཞུང་ཨ་མ་ལྷ་བུའི་བསྟན་བཅོས་གྲགས་ཅན་དེ་བརྩམས་པ་རེད། བསྟན་བཅོས་འདི་བཞིན་གོང་སྨོས་ཀྱི་ཙ་ར་ཀ་སྡེ་བརྒྱད་ཅེས་པ་ཡིན་མིན་གསལ་པོ་བཤད་དཀའ་ཡང་གང་ལྟར་གཞུང་དེའི་དགོངས་དོན་རྣམས་བསྡུས་ཡོད་པ་ནི་སྨོས་ཅི་འཚལ་ཏེ། ཇི་སྐད་དུ། ཙ་ར་ཀ་སྡེ་བརྒྱད་དུ་གྲགས་པ་དེ་དག་གི་འགྲེལ་པ་དྲང་སྲོང་དཔལ་ལྡན་ཕྲེང་བས་སྟོད་འགྲེལ་ཉི་ཟླ་བར་བཀབ་བམ་པོ་བརྒྱད་ཅུ། སྨད་འགྲེལ་འཕྲུལ་གྱི་ལྡེ་མིག་བམ་པོ་བཞི་བཅུ་སྟེ་ཁྲིན་བརྒྱ་

ཞི་ཤྲུ་ཞེས་པས་རྫོགས་ཟིན་སོ། །ཙ་ར་ཀའི་སྡེ་འདི་རྗེས་དུས་ཏ་ཟིག་གི་སྐད་དུ་འགྱུར་ཡོད་པ་དང་སྤྱི་ལོ་དུས་རབས་བདུན་པར་ཨ་རབ་ཀྱི་སྐད་དུའང་བསྒྱུར་འདུག །

1890ལོར་རྡོ་ཞེར་(Bower)ཞེས་པས་རང་རྒྱལ་ཞིན་ཅང་གི་མཐའ་ཁོངས་ཁའོ་ཁྲིག་སངས་རྒྱས་མཆོད་རྟེན་དུ་རྙེད་པའི་སཾ་སྐྲི་ཏའི་ཡི་གེ་ལས་བྲིས་པའི་དཔེ་དུམ་བདུན་ལ་ཞིབ་འཇུག་བྱས་པ་ལྟར་ན། སྤྱི་ལོ་སྔོན་གྱི་ལོ་350ཡས་མས་སུ་བརྩམས་པའི་དཔེ་རྙིང་དུ་འདོད་ཅིང་དེ་ལས་དུམ་བུ་གསུམ་ནི་གསོ་དཔྱད་ཀྱི་སྐོར་ཡིན་པ་ལ་དུམ་བུ་དང་པོ་སྒོག་པའི་ཕན་ཡོན་དང་། དུམ་བུ་གཉིས་པར་གནའ་བོའི་སྨན་སྦྱོར་གྱི་ཕྱག་ལེན་སྙིང་པོར་དྲིལ་ནས་གསུངས་པ་དང་ཆབས་ཅིག་རྒྱ་གར་གྱི་གསོ་དཔྱད་མཁས་པ་མང་པོ་ཞིག་གི་མཚན་དྲངས་ཡོད་པར་ཐང་ལ་འབར་(妙闻)མ་གཏོགས་གཞན་རྣམས་གསལ་ཆ་ཅི་ཡང་མི་འདུག་པས། རྒྱ་གར་ཚེའི་རིག་བྱེད་ཀྱི་ལོ་རྒྱུས་སུ་གནམ་གྱིས་ས་བཀབ་པ་ལྟ་བུའི་དྲང་སྲོང་མཁས་པ་མང་པོ་ཞིག་བྱོན་གནང་པ་ཐེ་ཚོམ་བྲལ་ལ། དུམ་བུ་གསུམ་པ་ནི་ཐང་ཕྱེ་རིལ་བུ་ལྡེ་གུ་སྨན་མར་བྱུག་པ་སོགས་ཀྱི་ལག་ལེན་རེད།

སྔོན་པ་ཤཱཀྱ་ཐུབ་པ་མྱ་ངན་ལས་འདས་ནས་ལོ་བཞི་བརྒྱ་ཙམ་ན་རྒྱ་གར་ལྷོ་ཕྱོགས་བེདརྦྷ་ཞེས་བྱ་བའི་ཡུལ་དུ་བྲམ་ཟེ་འབྱོར་ལྡན་ཞིག་གི་ཁྱིམ་དུ་འཁྲུངས་པའི་མགོན་པོ་ཀླུ་སྒྲུབ་ཀྱིས་མདོ་སྔགས་ཀྱི་ཆོས་འཁོར་རྒྱ་ཆེར་བསྐོར་ཞིང་། ཐེག་པ་ཆེན་པོའི་དབུ་མའི་ལྟ་བ་དར་སྤེལ་མཛད་དེ་གདུལ་བྱ་བགྲང་ལས་འདས་པ་ཐེག་པ་ཆེན་པོའི་ལམ་དུ་ཁྲིད་པ་སོགས་སངས་རྒྱས་བསྟན་པ་རིན་པོ་ཆེ་ཉིན་མོ་ལྟར་གསལ་བར་བགྱིས་ཏེ་ཤིང་རྟའི་སྲོལ་འབྱེད་ཆེན་པོར་གྱུར་པ་དང་། གསོ་བ་རིག་པའི་སྐོར་ལ་འཚོ་བའི་མདོ་ཚིགས་སུ་བཅད་པ་དང་། རྒྱ་ཤ་ཕའི་ཚོ་ག །སྦྱོར་བ་བརྒྱ་པའི་གསང་བ། སྨན་རིན་པོ་ཆེའི་རིམ་པ། དངུལ་ཆུའི་སྦྱོར་བ་རིན་ཆེན་ཕྲེང་བ། ལྗོག་པ་སྤྱན་བཞིའི་གཉན་བཅོས་སོགས་བརྩམས་པ་དང་། གོང་དུ་སྨོས་པའི་ཐང་ལ་འབར་ལུགས་ཀྱི་གཞུང་ལ་ཞུས་གཏན་འཐུས་ཚང་ཡང་གནང་ཡོད་ཚོད་འདུག །མགོན་པོ་ཀླུ་སྒྲུབ་ཡབ་སྲས་ཀྱི་སློབ་མར་གྱུར་པ་སློབ་དཔོན་དཔའ་བོ་(Vagbhatha,婆拜他氏)ནི། ཡོངས་གྲགས་ལོ་རྒྱུས་ལྟར་ན་འཕགས་ཡུལ་གྱི་ཆེན་པོ་བཞིའི་ཡ་གྱལ་སྡེ་མཚན་གཞན་ལ་དཔལ་ལྡན་ཕ་ཁོལ་དང་། གསུང་སྙན་པས་རྟ་དབྱངས་སུ་གྲགས་པ་དེ་ཡིན་ཞིང་། དགུང་ལོ་ཆུང་ངུའི་དུས་ནས་བྲམ་ཟེའི་ཆོས་

ལུགས་ཀྱི་རིག་བྱེད་ཁག་དང་ཁྱད་པར་དུ་ཚེ་ཡི་རིག་བྱེད་ཡན་ལག་བརྒྱད་པ་ལ་བྱང་ཆུབ་པའི་སྨན་པ་ཆེན་པོ་སེང་གེ་གསང་བ་སྟེ་ཡབ་ལས་གསོ་བ་རིག་པ་བསླབས་པས་ཚོགས་མེད་དུ་མཁྱེན་པ་དང་། མུ་སྟེགས་རྟག་པ་སྨྲ་བའི་ལུགས་ལ་མཁས་པར་གྱུར་ནས་རྒྱ་གར་ནུབ་ཕྱོགས་ཀྱི་ནང་པའི་པཎྜི་ཏ་རྣམས་དང་བརྩད་ནས་ཡོངས་སུ་ཕམ་པར་མཛད་དེ་ཕྱོགས་ལས་རྣམ་པར་རྒྱལ་པའི་མཁས་དབང་ཆེན་པོར་མངའ་བརྙེས་པ་དང་། དེ་ནས་ལྷོ་ཕྱོགས་སུ་རྩོད་པར་ཕེབས་པ་ལས་འཕགས་མཆོག་ཀླུ་སྒྲུབ་ཀྱི་སློབ་མ་འཕགས་པ་ལྷ་དང་བརྩད་པས་ཚུར་ཚར་བཅད་ཅིང་ནང་པའི་རིང་ལུགས་སུ་བསྒྱུར་ནས་དཔལ་མགོན་ཀླུ་སྒྲུབ་ཡབ་སྲས་ཀྱི་སློབ་མར་གྱུར་ལ་མཚན་དཀོན་ཅོག་འབངས་ཞེས་གྲགས། འདི་བ་གསོ་དཔྱད་ལ་འགྲན་ཟླ་དང་བྲལ་བར་གྱུར་པས་རྒྱ་གར་འཕགས་པའི་ཡུལ་དུ་བཤད་རྒྱུན་ལ། དེད་དཔོན་ཀུན་སྐྱོང་ནོར་གྱི་བདག །ཀཎྜི་ཀ་ནི་དམག་གི་བདག །མཛེས་མ་འོད་ལྡན་ཚལ་གྱི་བདག །དཔལ་ལྡན་ཕ་ཁོལ་སྨན་གྱི་བདག །ཅེས་པའི་མཚན་སྙན་མཆིས་པ་དང་། ཕྱིས་སུ་ཡོ་རོབ་གླིང་དུ་ཙ་ར་ཀ་དང་། ཐང་ལ་འབར། ཕ་ཁོལ་གསུམ་ལ་རྒྱ་གར་གྱི་ཚེ་རིག་འཛིན་པའི་དྲང་སྲོང་ཆེན་པོ་གསུམ་དུ་བཀུར་བར་མ་ཟད། ལྷག་པར་འདི་བ་ལ་ལེགས་སྦྱར་ཡུལ་གྱི་སྨན་པ་ཆེན་པོ་ཛཱ་ལུན་(Galen)ཞེས་ཀྱང་བསྔད་དོ། །

དཔལ་ལྡན་ཕ་ཁོལ་གྱིས་རིག་པའི་གནས་ལྔའི་གཞུང་མང་དུ་མཛད་པར་གྲགས་པ་ལས་གསོ་རིག་གི་སྐོར་ནས་ཡན་ལག་བརྒྱད་པ་ཆེན་པོ་དང་། ཡན་ལག་བརྒྱད་པ་ལ་འཇུག་པ། ཡན་ལག་བརྒྱད་པའི་སྙིང་པོ་བསྡུས་པ། བརྒྱད་པའི་སྙིང་བསྡུས་ཀྱི་རང་འགྲེལ་སོགས་ཡིན་པ་དང་། རྗེས་སོར་གཞུང་དེ་དག་ལེགས་སྦྱར་སྐད་ལས་དབྱིན་ཇི་སོགས་གཞན་སྐད་དུ་འགྱུར་བ་ཡོད་ཚོད་ཆེ་ལ། བོད་ཡིག་གི་འགྱུར་ནི་གངས་ལྗོངས་སུ་བསྟན་པ་ཕྱི་དར་ལ་སྐད་གཉིས་སྨྲ་བའི་དབང་ཕྱུག་དམ་པར་གྱུར་པའི་ཞུ་ཆེན་གྱི་ལོ་ཙཱ་བ་དགེ་སློང་རིན་ཆེན་བཟང་པོའི་སྐུ་དྲིན་ལས་བྱུང་བའི་ཡན་ལག་བརྒྱད་པའི་སྙིང་པོ་བསྡུས་པ་དང་ཤཱཀྱ་བློ་གྲོས་ཀྱིས་བསྒྱུར་པའི་དེའི་རང་འགྲེལ་གཉིས་སོ། །སློབ་དཔོན་དཔའ་བོའི་ཡང་སློབ་ཏུ་གྱུར་པ་ཁ་ཆེ་པཎྜི་ཏ་ཟླ་བ་མངོན་དགའ་ནི། རྒྱ་གར་ནུབ་ཕྱོགས་ཁ་ཆེའི་ཡུལ་དུ་སྐུ་འཁྲུངས་ཤིང་དགུང་ལོ་ཆུང་ངུའི་དུས་ནས་རིག་གནས་སྤྱི་དང་ཁྱད་པར་དུ་ཆགས་པ་མངོན་དགའ་བྱ་བ་སློབ་དཔོན་དུ་བསྟེན་ནས་

གསོ་བ་རིག་པ་ལ་མཁས་པར་སྦྱངས། སློབ་དཔོན་དཔའ་བོས་མཛད་པའི་ཡན་ལག་བརྒྱད་པ་ཆེན་པོ་དང་། དེ་ལ་འཇུག་པ། སྙིང་པོ་བསྡུས་པ་རྣམས་དང་། ཙ་ར་ཀ་འབུམ་སྡེ་སོགས་གསོ་རིག་གི་གཙུག་ལག་མཐའ་ཀླས་པར་བརྩེན་ཅིང་། རང་ཉིད་ཀྱི་རྣམ་པར་དཔྱོད་པའི་རིགས་ལམ་ནས་བྲངས་ཏེ་སྙིང་པོ་བསྡུས་པ་རྒྱས་པར་འགྲེལ་པ་ཚིག་དོན་ཟླ་ཟེར་དང་། དེའི་སྨན་མིང་ཟུར་དུ་བཀོད་པར་ཚིག་དོན་སྒྲ་སྦྱོར་ངེས་པ་སོགས་མཛད་དེ་འཕགས་ཡུལ་གྱི་གསོ་རིག་འཛིན་པ་རྣམས་ཀྱི་གཙུག་གི་ནོར་བུ་ལྟ་བུར་གྱུར་པར་སྔེ་སྲིད་རིན་པོ་ཆེའི་ཁོག་འབུགས་ལས་བཤད་དོ། །

བཞི། ཧིན་རྡུ་ཆོས་ལུགས་ཀྱི་དུས་སྐབས། (སྤྱི་ལོ་500-1200)

ཧིན་རྡུ་ཆོས་ལུགས་ལ་བྲམ་ཟེ་ཆོས་ལུགས་གསར་མ་ཞེས་ཀྱང་བྱ་བ་དང་། དེ་ནི་སྤྱི་ལོ་དུས་རབས་ལྔ་པའི་ནང་བྲམ་ཟེ་ཆོས་ལུགས་ཀྱི་དགོངས་དོན་རྨང་གཞི་བྱས་ཐོག །སངས་རྒྱས་ཆོས་ལུགས་དང་དུས་ཕྱིས་ཀྱི་ཁ་ཆེའི་ཆོས་ལུགས་བཅས་ཟུང་དུ་འབྲེལ་བ་ལས་བྱུང་བ་ཞིག་ཡིན་ཤས་ཆེ་ལ་དུས་ད་ལྟར་ཡང་རྒྱ་གར་བ་མང་ཆེ་བས་ཆོས་ལུགས་དེར་དད་པ་བྱེད། སྤྱི་ལོ་དུས་རབས་ལྔ་པ་ནས་བཟུང་རྒྱ་གར་དུ་སངས་རྒྱས་ཆོས་ལུགས་རིམ་གྱིས་ཉམས་འགོ་ཚུགས་པ་དང་བསྟུན་ནས་ཕྱི་ཕྱོགས་ས་གནས་དང་རྒྱལ་ཁབ་ཁག་སྟེ་ཨ་རབ་དང་། ཧྥི་རིག །རོམ། རྒྱ་ནག །འབྲས་ལྗོངས། ཧིན་རྡུ་ཉི་ཞི་ཡ། ཡོ་ནན། བོད་ཡུལ་རྣམས་སུ་དར་འགོ་བཙུགས་ལ། རྒྱ་གར་བའི་ཚེའི་རིག་བྱེད་ཀྱང་ནང་བསྟན་ཆོས་ལུགས་དར་རྒྱུད་ཀྱི་གོམ་སྟབས་དང་བསྟུན་ནས་རང་སར་རྒྱུད་ཅིང་གཞན་སར་དར་བའི་དུས་རབས་ཤིག་ལ་སླེབས་པ་དང་། རྒྱ་གར་བའི་འཚོ་བྱེད་སྨན་པ་རྣམས་ཀྱི་སྨན་གྲགས་ཕྱོགས་བཞིའི་རྒྱལ་ཁབ་སོ་སོར་ཁྱབ་ཅིང་ཁྱད་པར་ཏ་ཟིག་དང་གེ་སར་(罗马拜占庭)གྱི་ཡུལ་དུ་གདེང་འཇོག་ཆེན་པོ་གནང་བཞིན་ཡོད།

སྤྱི་ལོ་དུས་རབས་བརྒྱད་པར་མ་དྷ་པོ་ཧི་ལོ་བྱ་བས་བརྩམས་པའི་"Madhava-nidana"ཞེས་པའི་བསྟན་བཅོས་ནི་ནད་ལུགས་དང་ངོས་འཛིན་རྟགས་ལ་ཞིབ་འཇུག་གནང་པའི་བརྩམས་ཆོས་ཤིག་རེད། དེའི་ནང་དོན་ལས་སྐབས་དེའི་རྒྱ་གར་སྨན་པས་གསོ་དཔྱད་ཆེན་མོ་ཙ་ར་ཀའི་སྡེ་བྱ་བའི་ཁྲིད་ཀྱི་རྟགས་བསྟུན་བཅོས་ཐབས་ཉིད་གོམ་གང་མདུན་སྤོས་ཀྱིས་དར་སྤེལ་བཏང་བ་ཡིན་པ་མཚོན་ཐུབ་པ་དང་། བསྟན་བཅོས་དེ་ཕྱིས་སུ་ཐང་ལ་འབར་གྱི་གཞུང་དང་ཙ་ར་ཀའི་

སྦྱི་གཉིས་དང་ལྷན་དུ་ཨ་རབ་ཀྱི་ཡི་གེར་བསྒྱུར་ཡོད་པ་རེད། སྤྱི་ལོ་དུས་རབས་བཅུ་གཅིག་ནས་བཅུ་བཞིའི་བར་དུ་ཚ་ཁྲུ་ལོ་པན་ཟ་ཐོ་དང་རོ་ན་སོགས་ཀྱིས་མཛད་པའི་ཨཱཡུ་བེདཿའི་གསོ་དཔྱད་ཀྱི་གཞུང་འགྲེལ་ཆེན་མོར་གྲགས་པ་ཞིག་ཡོད་པར་ཟད་མོད། ནང་དོན་ཐད་ཐོད་བརྒལ་གསར་པ་ཅི་ཡང་མེད་ཅིང་ཚོའི་རིག་བྱེད་ཀྱི་གཞུང་སྙིང་ཀུན་ཕྱོགས་བསྒྲིགས་བྱས་པ་ཙམ་དུ་ཡིན་པར་ཟད།

སྤྱི་ལོ་དུས་རབས་བཅུ་པའི་མཇུག་ནས་བཟུང་བགས་བགོད་རྒྱུད་འཛིན་གྱི་མཐོ་རིམ་མི་སྣས་ཚེ་བསྲིངས་པའི་ཐབས་དང་རྣལ་ལུས་གཞོན་འགྱུར་དུ་འགྲོ་ཐུབ་པའི་ཐབས་ལ་མཐའ་གཅིག་ཏུ་སྙེག་པའི་རྒྱུ་རྐྱེན་ལ་བརྟེན་ནས་གཏེར་དངོས་སྨན་རིགས་ཀྱི་བཅོ་སྦྱངས་དང་། དངུལ་ཆུ་བཙོ་བཀྲུ། བཅུད་ལེན་སོགས་ལ་མཐོང་ཆེན་གནང་བས། རྒྱ་གར་ཚོའི་རིག་བྱེད་ཀྱི་སྨན་སྦྱོར་རིག་པའི་ནང་དོན་ཕུན་སུམ་ཚོགས་སུ་སོང་། སྤྱི་ལོ་དུས་རབས་བཅུ་གསུམ་པའི་ཡས་མས་སུ་སྣ་འོན་ཀ་ཐོ་ལོ་བྱ་བའི་སྨན་པ་མཁས་པས“Sarangadhara-Samghata”ཞེས་པའི་གཞུང་ཞིག་བརྩམས་པ་དང་། བརྗོད་བྱ་གཙོ་བོ་ནི་སྦོ་སྨན་གྱི་སྦྱོར་སྡེ་དང་རིན་པོ་ཆེའི་སྨན་གྱི་སྦྱོར་བའི་ལག་ལེན། དངུལ་ཆུ་བཙོ་བཀྲུའི་ལག་ལེན་སོགས་ཡིན་ལ། ལག་ལེན་དེ་དག་གི་མེས་པོ་ནི་དཔལ་མགོན་ཀླུ་སྒྲུབ་ཞབས་ཡིན་ཅིང་རྫས་འགྱུར་སྨན་རིགས་ཀྱི་ལག་ལེན་དེ་དག་ཡོ་རོབ་གླིང་གི་སྨན་པ་རྣམས་ལས་དུས་རབས་གཉིས་གསུམ་ཙམ་གྱིས་སྔ་བར་བཤད།

དུས་རབས་བཅུ་གཅིག་པའི་དཀྱིལ་ནས་བརྩམས་ཏེ། རྒྱ་གར་འཕགས་པའི་ཡུལ་དུ་ཀླ་ཀློས་དབང་བསྒྱུར་ནས་རྒྱལ་བསྟན་བསྣུབས་པར་བྱས་ཤིང་། ལྷག་པར་དུས་རབས་བཅུ་བཞི་པར་མོའི་ཀོ་སིས་(Moghuls)རྒྱ་གར་ལ་བཙན་འཛུལ་བྱས་པ་ནས་བཟུང་ཚེ་ཡི་རིག་བྱེད་ཀྱིས་མཚོན་པའི་རྒྱ་གར་གྱི་རིག་གནས་མཐའ་དག་ལ་གཏོར་བརླག་ཐེབས་པ་དང་། གསོ་དཔྱད་ཀྱི་བསྟན་བཅོས་མི་ཉུང་བ་ཞིག་རྩ་བརླག་ཏུ་སོང་བ་བཅས་མདོར་ན་ཉེ་བའི་དུས་རབས་ནས་བཟུང་རྒྱ་གར་ཚོའི་རིག་བྱེད་འདི་བཞིན་སོར་གནས་ཀྱི་གོམ་སྟབས་སྟེང་འཕེལ་མེད་ངང་བསྡད་པ་དང་། ཕྱོགས་དུ་མ་ཞིག་ནས་བཤད་ན་ད་དུང་ལྷབ་འགྱུར་གྱིས་ཉམས་རྒུད་དུ་སོང་ཡོད་པས། དུས་ད་ལྟའང་རྒྱ་གར་ཚེ་ཡི་རིག་བྱེད་ཀྱི་ཚེ་སྲོག་ཉིད་ཤིན་ཏུ་ཉག་ཕྲ་བའི་གནས་སུ་ལྷུང་ཡོད།

གཉིས་པ། རྒྱ་གར་ཚེའི་རིག་བྱེད་གཞུང་གི་སྤྱི་ཁོག་བསྟན་པ།

གཅིག ཚེ་ཡི་རིག་བྱེད་བྱུང་འཕེལ་གྱི་སྤྱི་ཚོགས་དང་ལོ་རྒྱུས་རྒྱབ་ལྗོངས།

གསོ་བ་རིག་པ་ནི་རིག་གནས་གཞན་དང་འདྲ་བར་མིའི་རིགས་ཀྱི་བསམ་པའི་དཔལ་ཡོན་གྱི་ཁོངས་སུ་གཏོགས་པ་དང་། བསམ་པའི་དཔལ་ཡོན་དང་དངོས་པོའི་དཔལ་ཡོན་གཉིས་ཀྱི་དབར་དུ་འབྲེལ་བ་ཧ་ཅང་དམ་པོ་ཡོད་སྟབས་ཤེས་རིག་གང་ལ་ཞིབ་འཇུག་བྱེད་པར་དུས་སྐབས་གང་གི་ཐོན་སྐྱེད་སྟོབས་ཤུགས་ལས་བྱུང་བའི་ཕྱི་དངོས་པོའི་ཆ་རྐྱེན་དང་། སྤྱི་ཚོགས་གནས་བབ། རང་བྱུང་ཁོར་ཡུག་སོགས་གང་འདྲ་ཡིན་མིན་ངེས་པར་དུ་ཤེས་དགོས་པ་དེ་བཞིན་དུ་ང་ཚོས་རྒྱ་གར་གསོ་དཔྱད་རིགས་པའི་གཞུང་ལུགས་ཀྱི་སྤྱི་ཁོག་ལ་གོ་བ་རྣལ་མ་ཞིག་ལེན་དགོས་ན་ཐོག་མར་གཞུང་ལུགས་གང་ཞིག་བྱུང་འཕེལ་གྱི་རྒྱབ་ལྗོངས་གནས་ཚུལ་ལ་རྒྱུས་ལོན་རགས་ཙམ་པ་ཞིག་བྱེད་དགོས་སེམས།

(1) རྒྱ་གར་གྱི་རང་བྱུང་ཁོར་ཡུག །སྤྱི་ལོ་སྔོན་གྱི་མི་ལོ་སུམ་སྟོང་ཙམ་ནས་བཟུང་ཧེན་ཏུ་ཆུ་བོའི་འབབ་རྒྱུད་དུ་ཞིང་ལས་ཐོན་སྐྱེད་དང་། ཟངས་ཆས་བཟོ་ལས། གྲོང་ཁྱེར་འཛུགས་སྐྲུན་བཅས་བྱུང་ཡོད། རྒྱ་གར་ནི་ཨེ་ཤ་ཡའི་ལྷོ་ཕྱོགས་ཀྱི་སྐམ་ས་ཆེན་པོའི་ཁོངས་སུ་གཏོགས་ཤིང་། བྱང་ཕྱོགས་སུ་རི་བོ་ཧི་མ་ལ་ཡ་ཡོད་པ་དང་། ཤར་ནུབ་ཀྱི་མཐའ་གཉིས་སུ་རི་རྒྱུད་ཀྱིས་ཚོད་ཡོད་ལ། ལྷོ་སྟེ་ནི་ཧིན་ཏུ་རྒྱ་མཚོ་ཆེན་པོའི་ཕྱེད་གླིང་ཆེན་པོར་ཟུག་ཡོད་ཅིང་། ཤར་མཐའ་ནི་ཧྥང་ག་ལའི་མཚོ་ཁུག་དང་། ནུབ་མཐའ་ནི་ཨ་རབ་རྒྱ་མཚོ་དང་འབྲེལ་ཡོད། ལྷོ་ཕྱོགས་ནས་བལྟས་ན་སེང་ག་ལ་མཐོང་ཐུབ་ཅིང་། དེ་གཉིས་ཀྱི་བར་དུ་པོ་ཁིའི་མཚོ་འགག་ཡོད་པ་བཅས་རྒྱལ་ཁབ་ཀྱི་མཐའ་མཚམས་ཧྲིལ་པོ་རི་སྣང་དང་མཚོ་མོས་བསྐོར་ཡོད། གནའ་བོའི་རྒྱ་གར་ལ་ས་གནས་ཁག་ཆེན་པོ་གསུམ་ཡོད་དེ། གཅིག ནུབ་བྱང་ཁུལ་གྱི་རི་ཚོགས་རྣམས་ཧི་མ་ལ་ཡའི་རི་རྒྱུད་ཀྱི་ལྷོ་ངོས་སུ་གཏོགས་པ་དང་སློབ་དཔོན་པདྨ་འབྱུང་གནས་ཀྱི་འཁྲུངས་ཡུལ་ཨུ་རྒྱན་ཡུལ་ཞེས་དེང་སང་གི་ཨ་ཧྥུ་ཧན་ཡང་གནའ་བོའི་རྒྱ་གར་གྱི་ནུབ་ཕྱོགས་སུ་གཏོགས་པ། གཉིས། ཧེན་ཏུ་ཆུ་བོའི་འབབ་རྒྱུད་དང་གངྒཱའི་འབབ་ཡུལ་གཉིས་ནི་ཡུལ་དབུས་ཀྱི་ཁུལ་ཡིན་པ་དང་

བདག་ཅག་གི་སྟོན་པ་ཐོག་མར་སངས་རྒྱས་པའི་གནས་ཏེ་རྒྱ་གར་རྡོ་རྗེ་གདན་ཡོད་ས་དེའང་ཡུལ་དབུས་ཡིན་ལ། དེའི་ཤར་ཕྱོགས་ནི་གནྡྷའི་འབབ་ཡུལ་ཡིན་པས་ས་གཤིན་ཞིང་། གནའ་བོའི་རྒྱ་གར་རིག་གནས་ཀྱི་འབྱུང་ཁུངས་ཀྱང་ཡིན། དབུས་ཁུལ་གྱི་ནུབ་ཕྱོགས་སྟེ་ཧིན་རྡུ་ཆུ་བོའི་འབབ་རྒྱུད་ནི་ཕལ་ཆེ་བ་ཟ་སོང་གི་རྒྱབ་དང་འདྲ་བའི་མྱ་ངམ་གྱི་ཐེ་ཐང་དུ་གནོགས་པ་ཡིན། གསུམ། ལྷོ་ཕྱོགས་ཀྱི་རྒྱ་གར་ཕྱེད་གླིང་ནི་མང་ཆེ་བ་མཐོ་སྒང་གིས་ཟིན་ཡོད་པ་དང་འཛམ་གླིང་མཛེས་པར་བྱེད་པའི་རྒྱན་དྲུག་སྟེ་སློབ་དཔོན་ཀླུ་སྒྲུབ་དང་ཐོགས་མེད་ཡབ་སྲས་ཀྱིས་ནང་བསྟན་སྤེལ་བའི་གནས་གཙོ་བོའང་རྒྱ་གར་ལྷོ་ཕྱོགས་ཀྱི་ཁུལ་ཡིན།

ས་ཁམས་ཁོར་ཡུག་མི་འདྲ་བའི་རྒྱུ་རྐྱེན་མང་པོ་ཞིག་ལ་བརྟེན་ནས་གནས་གཅིག་ཏུའང་ཚ་ཁུལ་དང་། རྡོད་ཁུལ། གྲང་བའི་ཁུལ་བཅས་རིགས་གསུམ་ཏུ་གནོགས་པའི་མཁའ་དབུགས་བཙལ་རྟེན་ཐུབ་པ་ནི་ཇི་སྐད་དུ། མཁས་དབང་དགེ་ཆོས་ཀྱིས་མཛད་པའི་གཏམ་རྒྱུད་གསེར་གྱི་ཐང་མ་ལས། ཉིན་མ་གཅིག་ལ་འབབ་འཇོགས་བྱས་པ་ཙམ་གྱིས་བསིལ་འདོད་ན་ནི་རི་རྩེའི་གྲང་བའི་ཡུལ་དུ་སླེབས། དྲོ་འདོད་ན་ནི་ལུང་མཐིལ་ཚ་བའི་ཡུལ་དུ་སླེབས། ཡུལ་གཞན་དུ་ནི་ལ་གཅིག་གི་མགོ་མཇུག་རྫོགས་པ་ལ་སའི་རྣམ་པ་དེ་ཙམ་བརྗེས་མི་སྲིད་སོད། རྒྱ་གར་ཕྱོགས་ཀྱི་རི་འདི་དག་ནི་རི་རྩེ་ཤིན་ཏུ་བསིལ་བ་དགུན་ཁ་བ་ཡང་བག་རེ་འབབ་ས་ཞིག་ནས་མར་ལ་ཚ་ལམ་གཅིག་ཙམ་སོང་ཚེ་དྲོ་གྲང་དེ་ཙམ་དུ་བརྗེས། དེ་ན་སྐྱེས་པའི་ཤིང་རིགས་དང་མེ་ཏོག་ཐམས་ཅད་ཀྱང་རི་རྩེ་ན་ཡེ་མེད། བྱ་བྱེའུ་ཐམས་ཅད་ཀྱང་བརྗེས། དེ་ནས་མར་ལ་ཛ་ཡུན་ཙམ་སོང་བས་སྔར་གྱི་དེ་ཐམས་ཅད་བརྗེས་པ་སོགས་ཉིན་གཅིག་པོ་དེ་ལ་རྨི་ལམ་གྱི་སྣང་བ་འཆར་བ་ཞིག་འོངས། ཞེས་དང་། ཡང་། དཔྱིད་ཀྱི་ཟླ་བ་རྣམས་ལ་ནི་བསིལ་དྲོད་སྙོམས། ནམ་མཁའ་བཻཌཱུ་རྱའི་མདོག་ལྟར་དྭངས། རླུང་དྲི་བཟང་ཅན་གྱིས་ནགས་ཚལ་ཀུན་ཁྱབ་ཅིང་གནས། ཧོར་ཟླ་བཞི་པ་ཙམ་ནས་ཨ་རབ་རྒྱ་མཚོ་ལས་ཆུ་སྤྲིན་ལངས་ཏེ་བྱང་ཕྱོགས་སུ་འགྲོ་ཞིང་བྱང་ནས་གངས་ཀྱི་རི་བོ་ནམ་མཁའི་ཀ་བ་དང་འདྲ་བ་དག་ལ་ཐོགས་ཏེ་བོད་ཀྱི་ཡུལ་དུ་ཆེར་མི་འགྲོ་བར་ལྷོའི་ནགས་ལྗོངས་རྣམས་སུ་ཆར་པའི་རྒྱུན་ཆེན་པོ་བདུན་ཕྲག་དུ་མའི་བར་དུ་སྦྲེལ་བ་འབབ་བས། དགུན་རི་རྩེ་མཐོ་ས་རྣམས་ལ་ཁ་བ་ཡང་བག་རེ་འབབ། རླུང་ཤུགས་ཆེན་མེད་ཀྱང་

གྲང་ངད་བཟི་ཡོང་བ་སློག་པའི་གོས་ཀྱང་གྱོན་ན་དགའ་སྐམ་པ་ཙམ་དུ་འོངས།[①] ཞེས་གསལ་པོར་བྲིས་ཡོད་པ་ལྟར། གཏྣའི་འབབ་ཡུལ་གྱི་གནམ་གཤིས་ནི་དུས་ཚིགས་རང་བཞིན་ལྡན་པའི་ཚ་བ་ཆེ་བའི་ས་ཁུལ་གྱི་ནགས་ཚལ་གནམ་གཤིས་ལ་གཏོགས་པ་དང་། ཧིན་རྡུ་ཆུ་བོའི་འབབ་རྒྱུད་ཀྱི་བདེ་ཐང་ནི་ཚ་བ་ཆེ་བའི་ས་ཁུལ་གྱི་རྩྭ་ཐང་དང་བྱེ་ཐང་གི་གནམ་གཤིས། རྒྱ་གར་ཕྱེད་གླིང་ཕལ་ཆེར་ནི་ཚ་བ་ཆེ་བའི་ས་ཁུལ་གྱི་རྩྭ་ཐང་གི་གནམ་གཤིས་སུ་གཏོགས་ཤིང་། ལོ་རེའི་ཟླ་གསུམ་པ་ནས་དྲུག་པའི་བར་ནི་ཚ་བའི་དུས་དང་། བདུན་པ་ནས་དགུ་པའི་བར་ཆར་བའི་དུས། བཅུ་པ་ནས་སང་ལོའི་ཟླ་གཉིས་པའི་བར་ནི་གྲང་བའི་དུས་ཡིན།

དེ་ལྟར་རྣོག་འཛིང་སྣ་མང་གི་རང་བྱུང་ཆ་རྐྱེན་དང་དམིགས་བསལ་ཁོར་ཡུག་དག་ལས་ཐུན་མོང་མ་ཡིན་པའི་གནའ་བོའི་རྒྱ་གར་གྱི་རིག་གནས་དང་བསམ་བློ་འགྲུབ་པ་ལ་ཤུགས་རྐྱེན་ངེས་ཅན་ཐེབས་ཡོད་ཅིང་། མཁས་པའི་དབང་པོ་དགེ་ཆོས་མཆོག་གི་ཞལ་ནས། ཧྲ་ར་ཧ་ཧ་དང་། ཀཱ་ཏ་མ། ངན་སྤྱོངས་ལ་སོགས་པའི་སྔོན་གྱི་དྲང་སྲོང་གྲགས་པ་ཅན་ཕལ་ཆེར་གྱི་བསྟི་གནས་ཀྱང་ཕྱོགས་འདི་རིགས་པར་རི་འདིའི་ཁོངས་ཤ་སྟག་ཏུ་མཆིས་ཤིང་། རྩ་བ་དང་། འབྲས་སྣ་ཚོགས་པ་ཉིད་སླ་བས། འཚོ་བའི་སྡུག་བསྔལ་མེད་ལ་ཐ་ན་ལྷུང་ཆང་སོགས་ཀྱང་སྤྱོར་བ་ལ་མ་བལྟོས་པར་ཤིང་ལས་བྱུང་།[②] ཞེས་པ་ལྟར་བྲམ་ཟེ་དང་སངས་རྒྱས་པས་དཀའ་ཐུབ་སྤྱོད་པ་དང་། ཏིང་ངེ་འཛིན་ལ་མཉམ་པར་འཇོག་པ། དགེ་སྦྱོང་བྱེད་པ་སོགས་ཀྱི་ཆེས་མཆོག་ཏུ་གྱུར་པའི་བསྟི་གནས་སུ་ལྷུན་གྱིས་གྲུབ་པ་མ་ཟད། སྔ་མོ་ནས་སྙན་ཚིག་རིག་བྱེད་སོགས་དར་བ་འཕང་རང་བྱུང་གི་ཆ་རྐྱེན་ཤིག་ཏུ་རང་གར་སྣང་བས། གསེར་གྱི་ཐང་མ་ལས། ལར་རྒྱ་གར་ཕྱོགས་ཀྱི་རི་ལྗོན་ཉམས་དགའ་བ་འདི་དག་མཐོང་བ་ཙམ་གྱིས་ཀྱང་རྣམ་པ་སྣ་ཚོགས་པའི་སྣང་བ་དག་སེམས་ལ་སྤྲིན་པར་བྱེད་པས། ཕྱོགས་འདི་ལ་རོ་ཉམས་བརྒྱ་དང་ལྡན་པའི་དབྱངས་ཀྱིས་མགྲིན་པ་མཛེས་པའི་སྐྱན་དངགས་པ་ཆེན་པོ་དག་ཟམ་མ་ཆད་དུ་བྱུང་བ་ཡིན་ནོ། །[③]ཞེས་གསུངས་པ་ལས་ཀྱང་རྟོགས་སླ་བ་དང་། དེ་མིན་ཚེ་ཡི་རིག་བྱེད་ལ་མཚོན་ནའང

① དགེ་འདུན་ཆོས་འཕེལ་གྱི་གསུང་རྩོམ། དེབ་དང་པོ། ལྷ་ས། བོད་ལྗོངས་བོད་ཡིག་དཔེ་རྙིང་དཔེ་སྐྲུན་ཁང་། 1990 p.43-45

② དགེ་འདུན་ཆོས་འཕེལ་གྱི་གསུང་རྩོམ། དེབ་དང་པོ། ལྷ་ས། བོད་ལྗོངས་བོད་ཡིག་དཔེ་རྙིང་དཔེ་སྐྲུན་ཁང་། 1990 p.47

③ དགེ་འདུན་ཆོས་འཕེལ་གྱི་གསུང་རྩོམ། དེབ་དང་པོ། ལྷ་ས། བོད་ལྗོངས་བོད་ཡིག་དཔེ་རྙིང་དཔེ་སྐྲུན་ཁང་། 1990 p.45

གོང་གི་ཆ་རྐྱེན་ལས་གཞན་སྟག་དང་སླང་ཆེན་མ་ཏེ་སོགས་རི་དྭགས་སྲོག་ཆགས་རིགས་ཚང་བར་གནས་ཤིང་། རི་དང་ནགས་དང་ཐང་སོགས་སུ་ནུས་སྟོབས་མི་འདྲ་བའི་སྨན་ཅི་རིགས་སྣ་ཚོགས་སྐྱེས་པ་ཚ་བསིལ་བཏང་སྙོམས་གསུམ་གྱི་བདག་ཉིད་ཅན་སོ་སོ་ནས་མ་འདྲེས་པར་ཡོད་པ། གཙན་གཟན་རིགས་ཀྱི་གནོད་པ་དང་ཁྱད་པར་"དུག་སྦྲུལ་ནི་དཀྱུས་མའི་ཁྲོད་ན་ཆེས་མང་ལ། སྦྲུལ་ནག་ཕྲ་མོ་སྨུག་ནག་ཁ་གྲག་ལོང་ཡང་མེད་པར་འཆི་བའང་ཡོད་། ཡུལ་གང་པོ་བསྐོམས་ན་ལོ་རེ་ལ་མི་ལྔ་སྟོང་ལྷག་རེ་སྦྲུལ་གྱིས་གསོད་སྐད་"①དང་། ཡུལ་ཕལ་མོ་ཆེ་ནི་ཚ་བ་ཤིན་ཏུ་ཆེ་བའི་ཡུལ་དུ་གཏོགས་པས་ནད་ཡམས་གང་མང་ཞིག་འགོས་མཆེད་བྱེད་པ་མྱུར་བ་སོགས་ལས་རྒྱ་གར་བའི་ས་ཁམས་ཁོར་ཡུག་རང་བཞིན་གྱི་གསོ་དཔྱད་སྨན་རིག་ཅིག་དར་བར་ཤུགས་རྐྱེན་ཟབ་མོ་བཟོས་ཡོད།

(2) གནའ་བོའི་རྒྱ་གར་གྱི་སྤྱི་ཚོགས་གནས་ཚུལ། མིག་སྔའི་དཔྱད་ཡིག་ལ་གཞིགས་ན། གནའ་བོའི་རྒྱ་གར་བའི་བསྟན་བཅོས་རང་བཞིན་གྱི་ཤེས་རིག་གི་ཐོག་མ་ཏུ་རིག་བྱེད་བརྩི་བ་དང་། དུས་ཀྱི་སྒོ་ནས་བཤད་ན་རིག་བྱེད་དར་བའི་དུས་སྐབས་ལ་སྔ་མ་དང་ཕྱི་མ་གཉིས་ཡོད་པ་ལས་རིག་བྱེད་སྔ་མ་ནི་སྤྱི་ལོ་སྔོན་གྱི་ལོ་ཉིས་སྟོང་ཡས་མས་ཀྱི་དུས་སྐབས་ཡིན་པ་དང་། རིག་བྱེད་ཕྱི་མ་ནི་བྲམ་ཟེ་ཆོས་ལུགས་ཀྱི་དུས་སྐབས་ཡིན། དེའང་རིག་བྱེད་ཀྱི་ཆེས་ཐོག་མའི་དུས་སྐབས་སུ། ཧིན་ཇུ་ཆུ་བོའི་འབབ་རྒྱུད་དུ་གཞིས་ཆགས་པའི་ཨཱ་ཪྻའི་མི་རྣམས་ཀྱིས་ས་གཡོ་བ་དང་། གློག་འཁྱུག་པ། ཐོག་འཕེན་པ། འཇའ་ཤར་བ་སོགས་འབྱུང་བའི་རང་གཟུགས་ལ་བརྟེན་པའི་འཇིགས་པ་དང་སྣང་ཚུལ་རྣམས་ལྷའི་ཆོ་འཕྲུལ་དུ་སེམས་ནས། འཇིགས་པ་ལས་གྲོལ་བ་དང་རང་གི་བསམ་དོན་འགྲུབ་པའི་ཆེད་དུ། ལྷ་རྣམས་ལ་བསྟོད་པ་དང་གསོལ་བ་འདེབས་པའི་ཚིགས་སུ་བཅད་པ་མང་དུ་བརྩམས་ཏེ་ཕྱོགས་བསྒྲིགས་བྱས་པ་ལས་རིག་བྱེད་ཀུན་གྱི་དང་པོ་ངེས་བརྗོད་རིག་བྱེད་ཅེས་པ་བྱུང་ཞིང་། དེར་ལྟར་བསྟོད་པའི་གསོལ་ཚིགས་མང་པོ་ཞིག་འབོད་པ་དང་ལྷན་དུ་རིམ་གྱིས་ཨཱ་ཪྻའི་མི་རྣམས་ཀྱིས་ནད་རིགས་དང་འཐབ་རྩོད་བྱས་པའི་ཉམས་མྱོང་དག་སྐྱེ་ནད་ཞི་བ་དང་། རིགས་རྒྱུད་སྤེལ་བ། རླུང་བསྒོམ་པ། སྦོ་

① དགེ་འདུན་ཆོས་འཕེལ་གྱི་གསུང་རྩོམ། དེབ་དང་པོ། ལྷ་ས། བོད་ལྗོངས་བོད་ཡིག་དཔེ་རྙིང་དཔེ་སྐྲུན་ཁང་། 1990 p.49

སྨན། ཚེ་བསྲིངས་ཞིང་སྲིལ་བའི་གཏེར་དངོས་ཀྱི་སྨན། ནད་རིགས་ཁག་ཅིག་གི་རྟགས་བཅས་སོགས་ཀྱང་བཀོད་པར་བརྟེན་ནས་ཚེ་ཡི་རིག་བྱེད་ཀྱི་ཐོག་མའི་ཤེས་བྱ་རིག་བྱེད་བསྟན་བཅོས་སུ་འཁོད་འགོ་བཙུགས། ཡིག་ཚང་ལྟར་ན་སྐབས་དེའི་རྒྱ་གར་གྱི་སྤྱི་ཚོགས་འཚོ་བ་ཅུང་གོང་འཕེལ་དུ་ཕྱིན་ནས་ཟངས་ཆས་ཀྱི་དུས་རབས་ལ་སླེབས་ཡོད་པ་དང་། ལྕགས་ཆས་ཡོངས་སུ་བེད་སྤྱོད་ཅིང་ཐོན་སྐྱེད་ཡོ་བྱད་ཇེ་བཟང་དུ་སོང་བར་བརྟེན་ནས་རིག་གནས་ཚན་རིག་མཐོར་འདེགས་སུ་འགྲོ་བར་སྐུལ་འདེད་ཀྱི་ནུས་པ་ཐོན་ཞིང་། གནམ་དཔྱད་དང་། རྩིས་རིག །གསོ་རིག་གིས་མཚོན་པའི་རང་བྱུང་དང་སྤྱི་ཚོགས་གཉིས་ཀྱིས་བསྡུས་པའི་རིག་གནས་ཚན་རིག་གང་ཡང་དུས་སྐབས་དེའི་འཛམ་གླིང་གི་མི་རིགས་གཞན་དང་བསྡུར་བས་སྔོན་ཐོན་གྱི་ཚད་ལ་སླེབས་ཡོད་པར་བསྟན་འདུག །

དེ་ནས་རིམ་པས་སྔན་ཚིག་རིག་བྱེད་དང་། མཆོད་སྦྱིན་རིག་བྱེད། སྲིད་སྲུང་རིག་བྱེད་བཅས་བྱུང་ནས་རིག་བྱེད་ཕྱི་མའི་དུས་ལ་སླེབས་ཤིང་རིག་བྱེད་དེ་དག་ཆོས་ལུགས་ཀྱི་ངོ་བོར་གྱུར་ཏེ་གནའ་བོའི་རྒྱ་གར་དུ་ཤུགས་རྐྱེན་ཤ་ཚ་ཆེ་བའི་བྲམ་ཟེ་ཆོས་ལུགས་བྱུང་། མ་གཞི་བྲམ་ཟེ་ཆོས་ལུགས་ནི་གནའ་བོའི་རྒྱ་གར་དུ་དར་བའི་གདོད་མའི་ཆོས་ལུགས་ཀྱི་གྲུབ་མཐའ་ཞིག་ཡིན་པར་འདུག་མོད། བྲམ་ཟེ་བ་ནི་རིག་པ་སྦྱངས་ཤིང་དགེ་སྦྱོང་དཀའ་ཐུབ་སོགས་ལ་ཞུགས་པར་ཤ་ཚ་དང་དོད་བྱེད་པ་ཞིག་ཡིན་སྟབས། མི་ཚེ་གཅིག་ལ་དང་པོ་ཚངས་སྤྱོད་ཀྱི་གནས་སྐབས་དང་། གཉིས་པ་ཁྱིམ་གྱི་གནས་སྐབས། གསུམ་པ་ནགས་སུ་རབ་ཏུ་གནས་པའི་གནས་སྐབས། བཞི་པ་རྣལ་འབྱོར་གྱི་གནས་སྐབས་བཅས་གོ་རིམ་བཞི་པོ་དེ་ངེས་པར་དུ་བརྒྱུད་དགོས་ཤིང་། དེ་ལས་ལྷག་པར་དུ་དང་པོའི་གནས་སྐབས་ཏེ་བྲམ་ཟེ་གཞོན་ནུ་རྣམས་སློབ་དཔོན་གྱི་དྲུང་དུ་སོང་སྟེ་ལོ་བཞི་བཅུ་ཙམ་དུ་ཡི་གེ་དང་། རྩིས། སྒྲ་རྩལ་སོགས་སློབ་ཅིང་རབ་ཏུ་བྱུང་བའི་ཆས་གོས་ཀྱང་གྱོན་ནས་ཚངས་སྤྱོད་དུ་གནས་པ་ནི་སྲོལ་ལྟ་བུ་ཞིག་ཏུ་གྱུར་ཡོད་པས། ཚེ་ཡི་རིག་བྱེད་ལ་ཤུགས་ཆེན་པོས་སློབ་སྦྱོང་བྱེད་མཁན་ཀྱང་མང་དུ་བྱུང་ཞིང་། བྲམ་ཟེ་བས་ལྷ་ཚངས་པ་གཙོ་བྱས་པའི་རིག་བྱེད་ཀྱི་ལྷ་མང་ལ་རྟ་དང་བ་གླང་ར་ལུག་སོགས་སྲོག་ཆགས་མང་པོ་དང་ཐ་ན་མི་བསད་པའི་ཤ་ཁྲག་གི་མཆོད་པ་ཕུལ་བ་སྟེ་མཆོད་སྦྱིན་རྒྱ་ཆེར་བྱེད་པའི་སྲོལ་

ལས་མི་ལུས་ཀྱི་གནས་ལུགས་དང་གཤག་འབྱེད་སྐོར་གྱི་ཤེས་བྱ་མང་དུ་འཕེལ་ལ། ལྷག་པར་བྲམ་ཟེ་ཆོས་ལུགས་དར་བའི་དུས་མཇུག་ཏུ་རྒྱ་གར་ས་ཆར་རྒྱལ་ཕྲན་སིལ་མ་མང་དུ་བྱེས་པ་ལས་ཕན་ཚུན་བར་གྱི་འཐབ་རྩོད་དམག་འཁྲུག་ཟམ་མ་ཆད་པར་བྱུང་ཞིང་སྐབས་དེའི་ཚེ་རིག་འཛིན་པ་ཚོར་ཕྱི་ནད་གཤག་བཅོས་ཀྱི་ལག་ལེན་ལ་འཇུག་པའི་སྐབས་སྒྲིགས་གསར་པ་མ་སྐྱབ་ངང་གིས་བྱུང་བ་དང་། གཞན་མངའ་ཁོངས་ཀྱི་ཁྲིམས་སྲོལ་དང་ཆོས་ཁྲིམས་ལ་འགལ་བའི་མིར་ཉེས་ཆད་དུ་སྣ་གཅོད་པ་ལས་སྣ་བཅད་སྦྱོར་བའི་ལག་ཐབས་དར་བ་སོགས་ནི་རྒྱ་གར་ཚེའི་རིག་བྱེད་ཀྱི་དཔྱད་བཅོས་ལག་ལེན་གོང་མཐོར་འགྲོ་བའི་སྤྱི་ཚོགས་ལོ་རྒྱུས་ཀྱི་འབྱུང་རྐྱེན་མི་དམན་པ་དག་ཏུ་གྱུར་ཡོད་དོ། །

སྤྱི་ལོ་དུས་རབས་དྲུག་པའི་ཡས་མས་ནས་བཟུང་རྒྱ་གར་དུ་སངས་རྒྱས་ཤཱཀྱ་ཐུབ་པའི་ཆོས་ལུགས་དར་བ་དང་བསྟུན་ནས། སངས་རྒྱས་ཆོས་ལུགས་པ་རྣམས་ཀྱིས་མི་ཚེ་གང་པོ་མཇུག་རྫོགས་པའི་བར་དུ་ནང་བསྟན་རིག་གནས་གཙོ་བྱས་པའི་ཤེས་བྱའི་གནས་མཐའ་དག་ལ་བསླབ་བཅད་བཏང་གསུམ་དང་ཞིབ་འཇུག་ལྷ་ལྷག་བྱས་པར་བརྟེན་ནས་སངས་རྒྱས་ཆོས་ལུགས་རྒྱབ་ལྗོངས་སུ་གྱུར་པའི་རྒྱ་གར་གྱི་རིག་གནས་ཡོད་ཚད་དབྱར་གྱི་མཚོ་མོ་བཞིན་དར་རྒྱས་ཆེན་པོ་བྱུང་། སངས་རྒྱས་པས་བྲམ་ཟེ་སོགས་གྲུབ་མཐའ་གཞན་ལྟར་རང་གི་ལྷ་བ་ཡང་དག་དང་རང་ཉིད་མཆོག་ཏུ་བརྩི་བའི་བསམ་བློར་མཐའ་གཅིག་ཏུ་དགག་བཞག་དང་སེམས་ཅན་ཐམས་ཅད་འདྲ་མཉམ་ཡིན་པའི་ལྟ་བ་རྒྱ་ཆེར་སྤེལ་ཞིང་། དགེ་སློང་དག་གམ་མཁས་རྣམས་ཀྱིས། །བསྲེག་བཅད་བརྡར་བའི་གསེར་བཞིན་དུ། །ལེགས་པར་བརྟགས་ལ་ང་ཡི་བཀའ། །བླངས་པར་བྱ་ཡི་གུས་ཕྱིར་མིན། །ཞེས་ནང་བའི་སྟོན་པས་མཁས་བརྒྱ་འགྲན་གླེང་བྱེད་དགོས་པའི་ཁ་གཡང་སྒྲོག་པ་སོགས་ཀྱིས་ཁོང་གི་རྗེས་འཇུག་པ་མང་པོས་ནང་བསྟན་གཞུང་ལ་ཤ་ཐང་ཐང་དུ་འབད་པའི་ཞོར་དུ་དེའི་ཡན་ལག་ཏུ་གྱུར་པའི་ཐ་སྙད་རིག་གནས་ཀུན་ཀྱང་སངས་རྒྱས་ཆོས་ལུགས་ཀྱི་འཕྲོས་དང་བསྟུན་ཏེ་ཕྱོགས་ཡོངས་ནས་གོང་དུ་འཕེལ་ལ། ཚེ་ཡི་རིག་བྱེད་ཀྱི་རྣམ་བཤད་དང་ལྟ་བ་གཙོ་བོར་གྱུར་པའི་རིགས་པའི་གཞུང་ལུགས་ཀྱི་ཤེས་བྱ་དར་རྒྱས་སུ་སོང་ནས། རྗེས་དུས་ཁོང་ནད་རིག་པའི་དཔེ་མཚོན་རང་བཞིན་གྱི་བསྟན་བཅོས་ཆེན་པོ་ཙ་ར་ཀའི་སྡེ་དང་། དེ་

མིན་ཡན་ལག་བརྒྱད་པ་སོགས་གཞུང་ལུགས་ཀྱི་སྒྲོས་རྩལ་ཁྱད་དུ་འཕགས་པའི་བརྩམས་ཆོས་དེ་དག་ལེགས་འགྲུབ་བྱུང་བའི་འབྱུང་རྐྱེན་དུ་གྱུར་རོ། །

གཉིས། གཞུང་ལུགས་ཀྱི་སྒྲོམ་གཞི།

ལོ་རྒྱུས་ཡིག་ཚང་རིག་པའི་ངོས་ནས་རྒྱ་གར་ཚོའི་རིག་བྱེད་གཞུང་ལུགས་ཀྱི་ཆེས་རྩ་བར་གྱུར་པའི་སྒྲོམ་གཞི་ཙམ་འགོད་པར། གསོ་དཔྱད་ཡན་ལག་བརྒྱད་དང་། ཕུང་གཤེར་གསུམ་གྱི་བཤད་པ། འབྱུང་བཞི་རིག་པ། གཟུགས་ཀྱི་གྲུབ་བྱ་བདུན་སོགས་ནི་གནའ་བོའི་ཚོའི་རིག་བྱེད་ཀྱི་རྩ་བའི་གཞུང་དོན་ལྟ་བུར་གྱུར་ཡོད་དོ། །

(1) ཡན་ལག་བརྒྱད། གསོ་བྱ་ནད་ཀྱི་རིག་ཚན་ཡན་ལག་བརྒྱད་དུ་བགར་ནས་འཆད་པ་ནི་རྒྱ་གར་སྲོལ་རྒྱུན་གསོ་རིག་གི་འཆད་སྲོལ་རྨ་མེད་པ་ཞིག་ཡིན་པར་སུས་ཀྱང་བསྙོན་དུ་མེད། འཆད་སྟངས་འདི་བཞིན་ཐོག་མར་གནའ་བོའི་ཚོའི་རིག་བྱེད་ལས་བྱུང་ཞིང་ཕྱིས་བོད་རིགས་རྩོད་པའི་ཡུལ་གྲུ་གཞན་གྱི་མི་རིགས་གསོ་བ་རིག་པ་ལའང་ཤུགས་རྐྱེན་ཐེབས་ཡོད་ངེས་པ་དང་། དེ་ཡང་སྤྱི་ལོ་སྔོན་གྱི་ལོ་ཉིས་སྟོང་ཡས་མས་ཀྱི་དུས་སྐབས་ཏེ་ཚོའི་རིག་བྱེད་ཐོག་མར་དར་བའི་དུས་ནས་བྱུང་བའི་རིགས་ལམ་ཞིག་ཡིན་ཞིང་། དུས་དེར་ཡན་ལག་བརྒྱད་ཅེས་པ་ད་ལྟ་བདག་ཅག་གི་བློ་ངོར་སྣང་བ་ནང་བཞིན་སྡེ་གཅིག་པའི་གསོ་བྱའི་ནད་རིགས་སྣ་ཚོགས་ཕོགས་སུ་སྡེ་ཚན་གོང་བུ་གཅིག་ཏུ་དྲིལ་བ་སྡེ་བྱེས་པའི་ནད་རིགས་གསོ་བའི་སྡེ་དང་བུད་མེད་ཀྱི་ནད་རིགས་གསོ་བའི་སྡེ་ཞེས་པ་ལྟ་བུ་ཞིག་མ་ཡིན་པར། རྒྱུ་རྐྱེན་རྟགས་བཙོས་སོགས་མི་མཚུངས་པའི་ནད་རིགས་བྱེ་བྲག་པ་རེ་རེ་བ་ཙམ་གྱི་མིང་ཏེ་བྱེས་ནད་ག་གེ་མོ་ཞིག་དང་མོ་ནད་གཙོ་བོར་གྱུར་པ་ཞིག་ཏུ་ངོས་འཛིན་བཞིན་ཡོད་ལ། རྗེས་དུས་རིག་བྱེད་ཕྱི་མ་དར་བའི་དུས་དང་། བྲམ་ཟེ་ཆོས་ལུགས། ནང་པ་སངས་རྒྱས་དར་བའི་དུས་སྐབས་བཅས་ལོ་རྒྱུས་ཀྱི་དཀྱིལ་མཚམས་རིང་མོའི་ཁྲིད་རིམ་གྱིས་ཡན་ལག་བརྒྱད་ཀྱི་རིགས་ལམ་གྲུབ་ཅིང་ཚོའི་རིག་བྱེད་གཞུང་གི་སྒྲོམ་ལྟ་བུ་ཞིག་ཏུ་གྱུར་པ་རེད།

ལྷག་པར་ནང་བ་སངས་རྒྱས་པའི་བསྟན་པ་ཆེས་ཆེར་དར་རྒྱས་སུ་འགྲོ་བའི་སྐབས་ཏེ་རྒྱན་དྲུག་མཆོག་གཉིས་བྱོན་པའི་དུས་རབས་ནང་དུ་སྨན་དཔྱད་ཀྱི་གསོ་བའི་ཆ་ག་ཐམས་ཅད་ཡན

ལག་བརྒྱད་ཀྱི་སྒོ་ནས་འཆད་སྲོལ་བྱེད་སྲོལ་ཞིག་དར་ཡོད་པ་ནི། སློབ་དཔོན་དཔའ་བོའམ་མཚན་གཞན་ལ་ཕ་ཁོལ་དུ་གྲགས་པས་མཛད་པའི་ཡན་ལག་བརྒྱད་པ་ཆེན་པོ་དང་། ཡན་ལག་བརྒྱད་པ་ལ་འཇུག་པ། ཡན་ལག་བརྒྱད་པའི་སྙིང་པོ་བསྡུས་པ། བརྒྱད་པའི་སྙིང་བསྡུས་ཀྱི་རང་འགྲེལ་བྱ་བ་སོགས་འཛམ་གླིང་གསོ་རིག་ལོ་རྒྱུས་སུ་སྐད་གྲགས་འབར་བའི་བསྟན་བཅོས་དག་གི་མཚན་བྱང་ལས་ཀྱང་རྟོགས་ཐུབ་ལ། དེར་མ་ཟད་ཡན་ལག་བརྒྱད་པ་གཞུང་མཚན་དུ་བཏགས་པའི་བསྟན་བཅོས་དེ་དག་གི་ནང་དུ་རྒྱ་གར་ཚེའི་རིག་བྱེད་ཀྱི་ཁོང་ནད་གསོ་བ་དང་ཕྱི་ནད་དཔྱད་བཅོས་གཉིས་ཀྱི་དཔེ་མཚོན་རང་བཞིན་གྱི་བསྟན་བཅོས་ཆེན་པོ་ཙ་ར་ཀའི་སྡེ་དང་ཐང་ལ་འབར་གྱི་གཞུང་གཉིས་ཀའི་ནང་དོན་ཀྱང་འདུས་ཡོད་པར་སྨམ་སྟེ། ཡན་ལག་བརྒྱད་པའི་ཚིག་དོན་ཟླ་ཟེར་བྱ་བའི་མཇུག་ཏུ།[①] གལ་ཏེ་སྨན་པ་ཙ་ར་ཀ་འབའ་ཞིག་བསླབས་ཤིང་བྱང་པར་གྱུར་པ་དེས་ནི་དྲང་སྲོང་ལེགས་ཐོས་ཀྱིས་བྱས་པ་ལ་སོགས་པའི་གཞུང་ལས་བཤད་པའི་ནད་ཀྱི་ཚོགས་ནད་ཕྲན་ཚེགས་དང་། མགོ་བོའི་ནད་དང་། མིག་གི་འབྲས་བུ་དཀར་ནག་དང་། རབ་རིབ་ཀྱི་ནད་དང་། རྣ་བ་དང་། སྣའི་ནད་རྣམས་ཀྱི་མིང་གི་ཐ་སྙད་ཙམ་ཡང་ཤེས་པར་འགྱུར་བ་མ་ཡིན་ཞིང་། དེ་ཡང་ཕྱི་རོལ་དུ་གྱུར་པ་ཡིན་ནོ། །གལ་ཏེ་ཙ་ར་ཀ་བྱ་བའི་གཞུང་ལ་མ་བསླབས་ཤིང་ཤེས་པར་མ་གྱུར་ཀྱི། ལེགས་ཐོས་ཀྱིས་བཤད་པ་ལ་སོགས་པའི་གཞུང་འབའ་ཞིག་ཙམ་བསླབས་པར་གྱུར་ན་ནི། ནད་གཞི་དང་ལུས་ཟུངས་ལ་སོགས་པ་གཙོད་པར་བྱ་བ་དང་། ཡུལ་དང་། དུས་དང་། ལུས་དང་། ཁ་ཟས་དང་། སྙིང་སྟོབས་དང་། རང་བཞིན་ལ་སོགས་པ་དང་འབྲེལ་བའི་གསོ་བའི་བྱ་བ་ལ་མ་གོམས་ཤིང་མི་ཤེས་པ་ཡིན་པས། དེའི་ཕྱིར་ཉོན་མོངས་པའི་ཤེས་པ་དང་མི་ལྡན་པའི་སྨན་པ་ངན་པ་དེས་ནད་ཀྱིས་གཟིར་བའི་ནད་རྣམས་ལ་གསོ་བ་ཇི་ལྟར་བྱ་སྟེ། དེ་ལྟ་བུས་ཀྱང་ནད་བསལ་བའི་བྱ་བ་ཅི་ཡང་བྱ་བར་མི་ནུས་ཏེ། གསོ་བའི་བྱ་བ་ལ་མ་བསླབས་པའི་ཕྱིར་རོ། །ཡན་ལག་བརྒྱད་པའི་སྙིང་པོའི་སྙིང་པོ་འདིར་ནི་དེ་གཉིས་ཀའི་དོན་སྟོན་པ་ཡིན་པས་འདི་ལ་བསླབས་པས་ནི་ངེས་པར་ནད་གསོ་བར་ནུས་པ་ཡིན་ནོ། །ཞེས་གསུངས་པས་སོ། །

① བསྟན་འགྱུར་ནང་གི་གསོ་བ་རིག་པའི་དཔེ་ཚོགས། དེབ་གཉིས་པ། པེ་ཅིན། མི་རིགས་དཔེ་སྐྲུན་ཁང་། 1992

གཞན་དུ་ན། ཡན་ལག་བརྒྱད་ཅེས་པའི་རྣམ་གྲངས་འདྲེན་དུས་བདག་ཅག་བོད་སྨན་པ་རྣམས་ཀྱི་ངོར། ལུས་ནད་དང་། བྱིས་ནད། མོ་ནད། གདོན་ནད། མཚོན་རྨ། དུག་ནད། རྒས་པའི་ནད། རོ་ཙ་བ་བཅས་བརྒྱད་ཡིན་པར་ཐེ་ཚོམ་ཅི་ཡང་མེད་མོད། ཡན་ལག་བརྒྱད་ཀྱི་རིགས་ལམ་བྱུང་བའི་བརྒྱུད་རིམ་ཁྲིད་ངོས་འཛིན་བྱེད་ཚུལ་མི་མཐུན་པ་བྱུང་པའམ་ཡང་ན་བོད་གཞུང་དུ་བཤད་པའི་ཡན་ལག་བརྒྱད་པ་དང་མི་གཅིག་ཚུལ་ནི་ཇི་སྐད་དུ། བརྒྱད་པའི་རང་འགྲེལ་ལས། ནམ་ཚོང་མན་ཆད་ལུས་ཀྱི་ནད་སྣ་ཚོགས་གསོ་བའི་དཔྱད་དང་། བྱིས་པ་ཆུང་ངུའི་དཔྱད་དང་། གདོན་ནད་སྣ་ཚོགས་ཀྱི་དཔྱད་དང་། ནམ་ཚོང་ཡན་ཆད་མིག་དང་རྣ་བ་དང་སྣ་དང་ཀླད་པའི་ནད་སྣ་ཚོགས་གསོ་བའི་དཔྱད་དང་། མཚོན་གྱིས་རྨས་པའི་རྣག་གསོ་བའི་དཔྱད་དང་། སྡིག་སྦྲུལ་ཐོས་དུག་དང་སྦྱར་དུག་གིས་ཕོག་པའི་དཔྱད་དང་། རྒས་སུ་ཞིང་ཚེ་རིང་བར་བྱ་བའི་དཔྱད་དང་། བུད་མེད་ལ་ཕོད་པར་བྱ་བའི་དཔྱད་དང་བརྒྱད་དོ། །ཅེས་པར་མཚོན་ན། ལུས་བྱིངས་ལས་ནམ་ཚོང་ཡན་གྱི་མགོ་བོའི་ནད་ཉིད་ཡན་ལག་གཅིག་ཏུ་བགྲང་ནས་མོ་ནད་ཡན་ལག་བརྒྱད་དུ་བཞག་མེད་པ་ལྟ་བུའོ། །ང་ཚོས་ཚེའི་རིག་བྱེད་ཀྱི་ལོ་རྒྱུས་ལས་བལྟས་ཚེ་ཡན་ལག་བརྒྱད་ལས་དུག་ནད་གསོ་བ་དང་རྒས་གསོ་རོ་ཙ་བཅུད་ལེན་གྱི་སྐོར་རྣམས་ཡན་ལག་བརྒྱད་ཀྱི་བརྗོད་བྱ་གཙོ་བོར་གྱུར་ཡོད་ཅིང་། ལུས་བྱིངས་ཀྱི་ནད་སྤྱི་དང་སྒོས་སུ་དོན་ལྟ་སྟོད་དབུག་སོགས་ཁོང་ནད་སྐོར་དེ་འདྲ་གཙོ་བོར་བཟུང་མེད་པའང་རྟོགས་ནུས་པ་དང་། དེའི་རྒྱུ་མཚན་སོགས་གསལ་དུ་འཆད་འགྱུར་གྱི་ཚེའི་རིག་བྱེད་ཀྱི་ཁྱད་ཆོས་སྐབས་ཤེས་པར་འགྱུར་བས་འདིར་ཡིག་ཚོགས་མི་སྤྲོ་ལ། གང་ལྟར་ཡན་ལག་བརྒྱད་ཀྱི་རིགས་སྒོ་ལ་བརྟེན་ནས་ནད་རིགས་གསོ་བཅོས་ཀྱི་ཐབས་སྟོན་པ་ནི་གནའ་དུས་ནས་དར་བའི་རྒྱ་གར་ཚེའི་རིག་བྱེད་གཞུང་གི་རིགས་སྲོལ་ཞིག་དང་ཡན་ལག་བརྒྱད་འདི་བཞིན་ཚེའི་རིག་བྱེད་གཞུང་གི་སྒྲོམ་གཞིར་གྱུར་ཡོད་པ་ནི་སྨོས་མ་དགོས་སོ། །

(2) ཕུང་གཤེར་གསུམ་གྱི་བཤད་པ། ཁ་བོར་ནི་ལེགས་སྦྱར་སྐད་ལས་བསྒྱུར་བ་པའི་ཚེའི་རིག་བྱེད་ཀྱི་བསྟན་བཅོས་ལ་མཇལ་བའི་གོ་སྐབས་མ་ལྡན་ཞིང་ཁྱད་པར་སཾསྐྲྀཏའི་ཡི་གེ་ཀློག་པའི་མིག་གཉིས་རབ་ཏུ་ལོང་བས་ན། དབྱིན་ཡིག་དང་རྒྱ་ཡིག་ཏུ་འགྱུར་ཡོད་པའི་ཚེའི་རིག

བྱེད་ཀྱི་ཡིག་ཚང་ཐར་ཐོར་ལག་སོན་བྱུང་བའི་སྟེང་ནས་ཕུང་གཞིར་གསུམ་ཞེས་ཐད་བསྒྱུར་བྱས་པ་ཡིན་ལ། དོན་དོ་མར་རླུང་མཁྲིས་བད་ཀན་གསུམ་གྱི་མིང་སྟེ་རང་རེའི་མེས་པོ་ལོ་པཎ་རྣམས་ཀྱིས་དོན་གྱི་ངོ་བོའི་སྒོ་ནས་ཉེས་པ་རླུང་མཁྲིས་བད་ཀན་ཞེས་བསྒྱུར་ནས་བོད་ཀྱི་གསོ་རིག་རང་གི་ཁྱད་ཆོས་མངོན་པར་གསལ་བའི་ཆེད་སྐྱུན་ཐ་སྙད་ཅིག་ཏུ་སྤྱ་ས་ནས་གྱུར་ཡོད་པ་དེ་བཞིན་རེད། ཆོའི་རིག་བྱེད་ནང་འཁོད་པའི་ཕུང་གཞིར་གསུམ་གྱི་ཐོག་མའི་གོ་དོན་ནི་ཁ་སྣ་ནས་གཏོང་བའི་དབུགས་ཀྱི་རྒྱུ་བ་ཙམ་ལ་བཤད་པའི་རླུང་(Vitta)དང་། སྨོད་ཀྱི་མཁྲིས་ཁུ་སེར་པོ། (Pitta)ཁ་ཆུ་བེ་སྣབས་སོགས་འབྱུར་བག་ཁོ་ན་ཙམ་ལ་འདོད་པའི་བད་ཀན་(Kapha)ཏེ། དེའང་དང་པོར་ནད་ལུགས་རིག་པར་འགྲེལ་བཤད་བྱས་པ་བརྒྱུད་ནས་ཐ་སྙད་དེ་བྱུང་བ་དང་དུས་ཕྱིས་ཆོའི་རིག་བྱེད་ཀྱི་གཞུང་ལུགས་མ་ལག་ཡོངས་སུ་གྲུབ་ཟིན་པའི་དུས་ནའང་གཙོ་བོ་འཕེལ་ཟད་དུ་གྱུར་པའི་ནད་ལ་འགྲེལ་བཤད་གནང་བྱེད་ཀྱི་རིགས་ལམ་ཞིག་ཡིན་པ་ནི། ད་ལྟ་ང་ཚོའི་མིག་ལ་མངལ་དུ་ཡོད་པའི་བོད་འགྱུར་ཡན་ལག་བརྒྱད་པའི་སྙིང་པོ་བསྡུས་པར་ལན་ཙམ་དཔྱད་པས་ཀྱང་མཐོང་ཐུབ་ཏེ། ཉེས་གསུམ་གྱི་བྱེད་ལས་དང་ནང་གསེས་ཀྱི་དབྱེ་བ་སོགས་རྒྱས་པར་བཤད་པའི་སྐབས་ནི་སྙིང་པོ་བསྡུས་པ་ལས་ནད་དང་ནད་ཀྱི་བྱེ་བྲག་ཤེས་པར་བྱ་བའི་ལེའུ་ལས་བསྟན་ཡོད་པ་དེ་ལྟར་དང་། འཛམ་གླིང་གསོ་རིག་ལོ་རྒྱུས་ལས། ཆོའི་རིག་བྱེད་དུ་བཤད་པའི་ཕུང་གཞིར་གསུམ་ནི་ཆེས་སྔ་བའི་ཕུང་གཞིར་ནད་ལུགས་རིག་པ་ཞིག་སྟེ། གྲི་རིག་གསོ་རིག་གི་ཕུང་གཞིར་བཞི་ལས་ཀྱང་དུས་རབས་ཁ་ཤས་ཀྱིས་སྔ་བར་བལྟས་ཆོག[①] ཅེས་པ་ལྟར་རོ། །ཕུང་གཞིར་གསུམ་གྱི་ཐོག་མའི་ངོས་འཛིན་ཐད་ནས་བཤད་ན། གནའ་བོའི་རྒྱ་གར་མི་དམངས་ཀྱིས་ནད་རིགས་དང་འཐབ་རྩོད་བྱས་པ་ལས་རྙེད་པའི་ནད་འགྱུར་གྱི་སྣང་ཚུལ་ཞིག་ལ་འདོད་པའི་ལྟ་བ་ཞིག་ཡིན་ཞིང་བྱུང་བའི་དུས་ནི་རིག་བྱེད་སྔ་མའི་སྐབས་ཡིན་ཤས་ཆེ་སོད། ལྟ་བ་དེ་རིགས་པའི་འཕྲུལ་སྒོ་ཅན་དུ་གྱུར་ནས་ནད་ཁམས་དང་ལུས་པོར་འགྲེལ་བརྒྱབ་པ་ནི་བྲམ་ཟེ་ཆོས་གཞུང་གི་གནའ་བོའི་མཚན་ཉིད་རིག་པའི་རིགས་ལམ་སྟེ་འབྱུང་བའི་རྣམ་བཤད་དང་ཕན་ཚུན་སྦྱར་བ་ལས་གྲུབ་པ་ཞིག་རེད་བསམ་ལ། དེ་ནས་བཟུང་ཕུང་གཞིར་གསུམ་གྱི་

① 《世界医学史》,商务印书馆,1986年,第1版, p.94

རྣམ་བཤད་དེ་རྒྱ་གར་ཚེའི་རིག་བྱེད་ཀྱི་རྩ་བའི་གཞུང་དོན་དུ་གྱུར་ཡོད་པ་དང་། ཕྱིས་སུ་ཚེའི་རིག་བྱེད་ལས་བཤད་པའི་ཕུང་གཞིར་གསུམ་གྱི་བཤད་པ་དེ་ཨ་རབ་བརྒྱུད་ནས་ནུབ་ཕྱོགས་སྨྲི་རིག་ཏུ་དར་བ་དང་ཡོ་རོབ་གླིང་དུ་སྐད་གྲགས་ཡོད་པའི་ཧེ་པོ་ཁེ་རད་ཚིའི་ཕུང་གཞིར་བཞིའི་རིག་པ(ཁྲག་དང་། འབྱར་རྩི། མཁྲིས་ཁུ་སེར་པོ། མཁྲིས་ཁུ་ནག་པོ།)ལེགས་འགྲུབ་ཡོང་བར་ཡང་ཤུགས་རྐྱེན་ཆེན་པོ་ཐེབས་ཡོད་ཚོད་འདུག དེ་དང་ཆབས་ཅིག་སྨྲི་རིག་པས་བཤད་པའི་ཁྲག་ཉིད་མིའི་ལུས་ཁམས་ཀྱི་གཞིར་ཁུ་གལ་ཆེན་ཞིག་ཏུ་བཟུང་ནས་རྒྱ་གར་གསོ་རིག་ཏུ་ཚུར་སྟུད་ལེན་གྱིས་ནད་ཀྱི་རྒྱུ་རྩ་འཛོག་པའི་སྲོལ་བྱུང་བ་སྟེ། ཡན་ལག་བརྒྱད་པའི་སྙིང་པོ་བསྡུས་པ་ལས། ཉེས་པ་གཞན་ལྟར་ཁྲག་དག་གི། །གཞན་གྱི་དབང་གིས་ཉེས་མིན་ཀྱང་། །དེ་ནི་ཏིལ་མར་ཚིག་པ་ལྟར། །ནད་ཀྱི་རྒྱུ་རུ་བཞག་པ་ཡིན། །ཞེས་པ་ལས་ཀྱང་ཤེས་ནུས།

(3) འབྱུང་བཞི་རིག་པ། རྒྱ་ནག་དང་། སྨྲི་རིག །དེ་བཞིན་རང་རེའི་བོད་གཞུང་སོགས་དང་མཚུངས་པར་འབྱུང་བའི་བཤད་པ་འདི་བཞིན་རྒྱ་གར་ཚེའི་རིག་བྱེད་གཞུང་གི་རྩ་བའི་གཞུང་དོན་ཞིག་ཏུ་ཆེས་སྔ་མོ་ནས་གྱུར་ཡོད་པ་ཚང་མས་མཁྱེན་གསལ་རེད། ཕྱི་ནང་གི་བརྟན་གཡོ་དངོས་པོ་ཐམས་ཅད་རྡུལ་གཅིག་པོ་ནས་མ་གྲུབ་པར་རྩ་བའི་རྡུལ་བཞི་སྟེ། ས་རྡུལ་དང་། ཆུ་རྡུལ། མེ་རྡུལ། རླུང་རྡུལ་བཅས་བཞི་ལ་བརྟེན་ནས་གྲུབ་ཚུལ་བཤད་ཡོད་པ་དེ་ནི་རིག་གནས་དཔལ་ཡོན་དར་སྤྱ་བའི་འཛམ་གླིང་མི་རིགས་ཁག་གི་གཅིག་གྱུར་གྱི་བཤད་ཚུལ་ཞིག་རེད་ལ། དེའང་འབྱུང་བ་ས་ཆུ་མེ་རླུང་བཞིའི་ངོས་འཛིན་ཉིད་ཐོལ་བྱུང་དུ་གྲུབ་པ་ཞིག་མ་ཡིན་པར་མཚན་ཉིད་རིག་པའི་མཁས་དབང་རིམ་བྱོན་གྱིས་གནའ་བོའི་ཤེས་རིག་འཕེལ་རྒྱས་ཀྱི་ལོ་རྒྱུས་ཁྲོད་འབྱུང་བ་དེ་དག་གིས་མིའི་ཚེ་སྲོག་དང་རང་བྱུང་ཁམས་ལ་ནུས་པ་དང་རིན་ཐང་ཐོན་ཚུལ་མི་འདྲ་བ་ཡོད་པ་དག་ཤེས་རྟོགས་བྱུང་བ་ནས་སྤྱ་ཕྱི་རིམ་པར་བྱུང་བ་ཞིག་སྟེ། ཁ་ཊེ་གསལ་དུ་བཏང་ནས་བཤད་ན། གནའ་བོའི་མཚན་ཉིད་སླ་བ་ཁ་ཅིག་གིས། ཆུ་ནི་ཚེ་སྲོག་གི་འབྱུང་རྩ་དང་། དངོས་རྒྱུ་ཡོད་ཚད་ཆུར་བརྟེན་ནས་བྱུང་བ་ཡིན་པར་ངོས་འཛིན་གྱིས་ཆུའི་བཤད་པ་ཐོག་མར་བྱུང་ཞིང་དེ་རྗེས་རིམ་གྱིས་མེ་དང་རླུང་སོགས་ཀྱི་རིན་ཐང་ག་ཚོད་ཡིན་པ་ཤེས་རྟོགས་ཀྱིས་འབྱུང་བའི་བཤད་པ་བྱུང་བ། ལ་ཤས་ཀྱིས་སྐྱེ་དངོས་ཐམས་ཅད་ཀྱི་ཆེས་ཐོག

མའི་འབྱུང་ཁུངས་ནི་མེ་ཡིན་ལ་དངོས་པོའི་འགྱུར་བའང་མེར་རག་ལས་པར་བཞེད་པ། ཡང་ལ་ལས། སྟོད་བཅུད་ཀྱི་དངོས་པོ་རྣམས་ལས་ཆུ་དང་མེ་གཉིས་གཙོ་བོ་མ་ཡིན་ཏེ། རླུང་ངམ་མཁའ་དབྱུགས་ནི་ཚེ་སྲོག་གི་སྣང་ཚུལ་གཙོ་བོ་ཞིག་ཡིན་སྐབས་རླུང་གི་བཤད་པ་དང་པོར་བྱུང་བ་དང་། དེ་ནས་རིམ་གྱིས་ཆུ་དང་མེ་དང་ས་བཅས་འབྱུང་བ་གཉིས་དང་གསུམ་དང་བཞི་རུ་གོང་འཕེལ་དུ་སོང་བ་ཡིན་པར་བསྙད་དོ། །

གོང་དུ་སྨོས་མ་ཐག་པའི་ཕྱུང་གཞེར་གྱི་རྣམ་བཤད་དང་ཁྱད་པར་འབྱུང་བཞི་རིག་པའི་བསམ་བློར་མཚོན་ན་ཤེས་རིག་གླིང་དུ་ངའི་ཡིན་པ་ལས་ཁྱེད་ཀྱི་མིན་པ་དང་། ང་སྔ་ཞིང་ཁྱོད་འཕྱི་བ། ཕན་ཚུན་ཤན་ཞུགས་ཚུལ་སོགས་རིག་གཞུང་རྩོད་གཞིགས་དུ་མ་མཆིས་མོད། བསམ་གཞིགས་ཙུང་ཟད་གནང་ཚེ་རྩོད་དཔྱད་ཆེར་བྱེད་མི་དགོས་སྙམ་སྟེ། མིའི་རིགས་ཀྱི་ཤེས་རིག་བྱུང་འཕེལ་གྱི་ལོ་རྒྱུས་ཁྲིད་བསམ་བློ་དང་རིགས་པ་ཁག་ཅིག་ནི་ཕན་ཚུན་གཅིག་ལ་གཅིག་གིས་ཤན་ཞུགས་པ་ལས་བྱུང་བ་ཡིན་ཤས་ཆེ་མོད། མཐའ་དག་དེ་ལྟར་ཡིན་པའི་ངེས་པའང་མ་མཆིས་ཏེ། མིའི་རིགས་ལ་ཐུན་མོང་དུ་གྱུར་པའི་བསམ་གཞིག་དང་རྗེས་དཔག་གི་ཚད་མ་ཡོད་པ་ཡིས་ཁོར་ཡུག་ཐད་དེ་མི་གཅིག་པའི་ནང་གི་བྱ་དངོས་ཀྱི་རང་བཞིན་གཅིག་ལ་འཛིན་པའི་ལྟ་ཚུལ་གང་ཞིག་ཕན་ཚུན་ཤན་ཅི་ཡང་མ་ཞུགས་པར་མཐའ་འཇུག་གི་དཔྱད་འབྲས་གཅིག་ཏུ་སྣང་བ་ནི་སྤྱི་མཐུན་གྱི་ཆོས་ཉིད་ཅིག་རེད། དེ་བས་ཉེ་དུས་ཀྱི་མཁས་དབང་རྒྱ་གར་བ་D. Mཇ་ཐས། ནུབ་ཕྱོགས་ཀྱི་བསམ་བློ་དང་། རྒྱ་གར་གྱི་བསམ་བློའི་བར་དུ་མཚུངས་ཆོས་མངོན་གསལ་ཡོད་པའི་རྒྱུ་མཚན་ནི་མི་ལ་རྗེས་དཔག་ཡོད་པ་དང་། རྗེས་དཔག་ནི་མིའི་རིགས་སྤྱི་མཐུན་གྱི་རྒྱུ་ནོར་དང་མཚན་ཉིད་རིག་པའི་གཞིགས་རྩོད་ཀྱི་བྱ་ཐབས་གཙོ་བོའང་རེད། དེ་བས་ནུབ་ཕྱོགས་དང་རྒྱ་གར་གྱི་བསམ་བློའི་དབར་དུ་གཞི་མཐུན་གྱི་མཚུངས་ཆོས་ཡོད་ལ། སྣང་ཚུལ་དེར་ཧ་ལས་དགོས་དོན་སྤུ་ཙམ་ཡང་མི་འདུག་ཅེས་གསུངས་པ་ལྟར། རྒྱ་གར་ནག་དང་ཧྲི་རིག །དེ་བཞིན་རང་རེའི་ཞང་བོད་ཤེས་རིག་ལོ་རྒྱུས་རྣམས་སུ་འབྱུང་བའི་ཁམས་ཀྱི་བཤད་སྲོལ་སྐོར་སྔ་ས་ནས་མང་དུ་དར་ཡོད་པ་དེ་དག་གཅིག་ལས་གཅིག་ཏུ་བརྒྱུད་ཅིང་སུས་སུར་ཤུགས་རྐྱེན་ཐེབས་ཡོད་ཚུལ་ཚིག་གཅིག་གཉིས་ཙམ་ལ་བརྟེན་ནས་བཤད་རྒྱུ་ཙུང་ཁག་པོ་འདུག །

རྒྱ་གར་དུ་སངས་རྒྱས་ཆོས་ལུགས་མ་དར་བའི་ཡར་སྔོན་གྱི་བྲམ་ཟེ་སོགས་ཕྱི་རོལ་བའི་ལུགས་དར་བ་ནས་བཟུང་འབྱུང་བའི་བཤད་པ་སོགས་བྱུང་ཡོད་དེ། དཔེར་ན་རྒྱ་གར་གྱི་ཕྱི་རོལ་རྒྱང་འཕེན་པ་ལྟ་བུར་མཚོན་ན། འཇིག་རྟེན་གྱི་རྩ་བའི་གྲུབ་ཆའི་སྐོར་གླེང་སྐབས། འཇིག་རྟེན་གྱི་རྩ་བའི་གྲུབ་ཆ་དེ་མཐར་གཏུགས་ན་འབྱུང་བ་ཆེན་པོ་བཞིའི་ཁམས་འབའ་ཞིག་ཡིན་པ་དང་། འབྱུང་བ་ཆེན་པོའི་ཁམས་རྣམས་ལྷན་ཅིག་ཏུ་འདུས་ཤིང་འཕྲོད་པ་ལས་རི་རབ་ གླིང་ཤིང་སོགས་ཕྱི་སྣོད་ཀྱི་འཇིག་རྟེན་དང་ནང་སེམས་ཅན་གྱི་ཤ་རུས་གདོས་བཅས་པའི་གཟུགས་ཕུང་གྲུབ་པར་བཞེད་ལ། དེར་མ་ཟད། རྣམ་པར་ཤེས་པའི་སྐོར་གླེང་སྐབས། རྣམ་པར་ཤེས་པ་ཡང་འབྱུང་བ་ཆེན་པོའི་ཁམས་ལས་གྲུབ་པར་འདོད་དེ། རྣམ་པར་ཤེས་པ་ཉིད་ལུས་ལ་བརྟེན་ནས་དངོས་སུ་བྱུང་བ་དང་། ལུས་འབྱུང་བ་ཆེན་པོ་ཁམས་ལས་བྱུང་བར་བཞེད་པའི་ཕྱིར་རོ། །དེ་བས་ཆང་ལས་མྱོས་བྱེད་དང་། མེ་ཤེལ་ལས་མེ་འབྱུང་བ་བཞིན་དུ་སེམས་མེད་པའི་འབྱུང་བའི་ཁམས་ལས་རྣམ་པར་ཤེས་པ་གློ་བུར་བ་འབྱུང་བའི་མཐུན་དཔེ་ཡི་རྟགས་འདིས་སྐྱེ་བ་སྔ་ཕྱི་མེད་པར་བསྒྲུབས་པ་ལྟ་བུའོ། །ཕྱིས་སུ་ནང་པ་སངས་རྒྱས་པའི་ཆོས་ལུགས་དར་བ་དང་བསྟུན་ནས་ཤེས་པ་ནི་འདུས་བྱས་ཀྱི་ཆོས་སུ་མི་སྣང་ཞིང་གསལ་རིག་གི་ཆ་ནས་གཟུགས་སུ་མ་གྲུབ་པར་བཞེད་དེ་སྐྱེ་བ་སྔ་ཕྱི་མེད་པའི་བལྟ་བར་མཐའ་གཅིག་ཏུ་དགག་བཞག་མཛད་ཡོད། འོན་ཀྱང་གཟུགས་སུ་གྲུབ་པའི་དངོས་པོ་མཐའ་དག་གི་རྒྱུ་ཉིད་ས་ཆུ་མེ་རླུང་སྟེ་འབྱུང་བའི་ཁམས་ཡིན་པ་དང་འབྱུང་བ་བཞིར་བརྟེན་ནས་ལུས་ནད་ལ་འགྲེལ་བཤད་རྒྱག་པའི་སྲོལ་དེ་སྔར་ལས་འཕྲུས་སྙོ་ཚང་བའི་ཕྱོགས་སུ་གོང་མཐོར་སོང་ནས་ཚོའི་རིག་བྱེད་ཀྱི་རྩ་བའི་གཞུང་དོན་ཞིག་ཏུ་གྱུར་ཡོད་པར་ཐེ་ཚོམ་ཅི།

གཞན་ཡང་གྲུབ་བྱ་བདུན་སོགས་ཀྱི་ཐད་ནས་བཤད་ན། དྭངས་མ་དང་། ཁྲག་ཤ་ཚིལ། རུས་པ། རྐང་། ཁུ་བ་བཅས་གྲངས་བདུན་དང་དྲི་མ་བཤང་གཅི་རྔུལ་སོགས་ཀྱི་དབྱེ་སྒོ་ཕྱེས་ཏེ་ལུས་ཁམས་འགྲུབ་བྱེད་ཀྱི་དངོས་པོ་ཡིན་པས་གྲུབ་བྱ(ASD)ཞེས་བརྗོད་པ་དང་། བོད་ཀྱི་གསོ་རིག་ཏུ་བཤད་པ་འདི་ཚུར་དྭངས་ནས་ལུས་ཟུངས་དང་རྟེན་དང་གནོད་བྱ་ཞེས་པ་སོགས་ཀྱི་ཐ་སྙད་བཏགས་ཏེ། གོམ་གང་མདུན་སྤོས་ངང་གནོད་བྱ་འབྱུང་བའི་རྒྱུ་གཙོ་བོ་མི་དྲོད་ཞེས་པའི་

སྟོབས་ལ་བརྟེན་ནས་ལུས་ཟུངས་དྲི་མ་རྣམས་རང་རང་སོ་སྡོད་ཀྱིས་སྨིན་པའི་ཚུལ་དང་། དྭངས་མ་ཁྲག་ཤ་སོགས་སྨ་ཕྱི་རིམ་པར་ཇེ་ལྷར་འགྱུར་བའི་ཚུལ། གནོད་བྱ་ཁམས་ཀྱི་བྱེད་ལས་སོགས་གཏན་ཚིགས་དང་རྒྱུ་མཚན་ལྡན་པའི་སྒོ་ནས་རྣམ་བཤད་སྤྲོས་ཏེ་བོད་ཀྱི་ཁྱད་ཆོས་ལྡན་པའི་བརྡ་ཆད་(གནོད་བྱ་ཁམས། རྟེན་དང་བརྟེན་པ། ལུས་ཟུངས་དྲི་མ)དང་རིགས་ལམ་ཞིག་ཏུ་མངོན་པར་བརྗོད་ཡོད་པ་མཁྱེན་གསལ་ལོ། །ཡིན་ནའང་། གཟུ་བོའི་བློས་དཔྱད་ན་བཤད་པ་འདིའི་ཐོག་མའི་ཁུངས་རྒྱ་གར་བའི་ཚེའི་རིག་བྱེད་ཡིན་ཞིང་གཞུང་དེའི་རྩ་བའི་ཤེས་བྱར་གྱུར་ཡོད་པར་བདག་ཅག་རྣམས་ཀྱིས་ཁས་མི་འཆེ་རང་འཆེ་ཡིན་ནོ། །

གསུམ། ཚེའི་རིག་བྱེད་ཀྱི་རྩ་བའི་ཁྱད་ཆོས་སྐོར།

མི་ལོ་དྲུག་སྟོང་ལྷག་གི་གོང་རོལ་ནས་དར་འཕེལ་བྱུང་བའི་རྒྱ་གར་ཚེ་ཡི་རིག་བྱེད་ལ་རང་གི་ཐུན་མོང་མ་ཡིན་པའི་ཁྱད་ཆོས་ནི་ཧ་ཅང་མང་དུ་ཡོད་སྲིད་ཀྱང་། འདིར་ལག་སོན་བྱུང་བའི་དཔྱད་ཡིག་ལ་གཞིགས་ནས་ཐར་ཐོར་ཙམ་གླེང་བ་ལ།

(1) ཆེས་ཁྱད་དུ་འཕགས་པ་ཕྱི་ནད་ཀྱི་དཔྱད། གོང་དུ་སྨོས་མ་ཐག་པའི་ཐང་ལ་འབར་གྱི་གཞུང་(妙闻集)དུ་མིག་ནད་དབྱེ་འབྱེད་དང་། རྗེའུ་སྨན། གསུམ་ཕོག་ནད་རིགས། མཚོན་གྱིས་རྨས་པའི་ནད། གདོང་དཔྱད་མཛེས་བཟོ་(整容术)སོགས་ཕྱི་ནད་དཔྱད་བཅོས་ཀྱི་སྐོར་མང་མང་ཞིག་གསུངས་ཡོད་པ་མ་ཟད། གཤགས་བཅོས་ཀྱི་གོ་རིམ་དང་། ཐབས་རྩལ། དེ་བཞིན་རྫ་རྟུལ་ཉིས་ལྡན་གྱི་ཆ་བྱད་གྲངས་ཉིས་བརྒྱ་ཉེར་གཅིག་ཙམ་ཞིག་ཞིབ་གསལ་དུ་འཁོད་འདུག་པ་དག་གིས་དུས་སྐབས་དེའི་རྒྱ་གར་གསོ་རིག་གི་ཕྱི་ནད་གཤགས་བཅོས་ཀྱི་ཤེས་བྱ་དང་ལག་རྩལ་ཉིད་འཛམ་གླིང་གི་གསོ་དཔྱད་གཞན་ལས་ཆེས་ཁྱད་དུ་འཕགས་ཤིང་ཧ་ཅང་སྔོན་ཐོན་གྱི་ཚད་དུ་སླེབས་ཡོད་པ་རྟོགས་ཐུབ། དེའང་རྣ་བ་དབུག་པ་དང་སྣ་དབྱིབས་གྲུབ་ཐབས་(鼻成形术)ལྟ་བུར་མཚོན་ན་ནི་འཛམ་གླིང་གསོ་དཔྱད་ལོ་རྒྱུས་སྟེང་གི་ཆེས་སྔ་བའི་གདོང་བྱད་མཛེས་བཟོའི་ལག་ཐབས་སུ་གཏོགས་པ་སྟེ། གནའ་བོའི་རྒྱ་གར་སྤྱི་ཚོགས་སུ་མི་མིན་གྱིས་གནོད་པ་བསྐྱུང་ཞིང་བྱད་བཞིན་ཡིད་དུ་འོང་བར་དམིགས་ནས་བྱིས་པའི་སྣ་དང་རྣ་བ་དབུག་ཅིང་རྣ་ཤལ་རིང་དུ་གཏོང་བའི་སྲོལ་ཡོད་པ་དང་། དེའི་རྐྱེན་གྱིས་སྦྱོང་བརྡར་དང་ལག་རྩལ་ངེས་ཅན་

ལྡན་པའི་སྨན་པ་རྣམས་ཀྱིས་ལག་ཐབས་དེ་རིགས་རྒྱུན་དུ་སྤྱོད་བཞིན་མཆིས་ལ། སྨན་པའི་ལག་དགྲའི་དབང་གིས་རྣ་ཤལ་གཤགས་ཆད་སོགས་ཀྱི་ཉེས་པའང་མང་དུ་བྱུང་བར་བརྟེན་ནས་རྣ་ཤལ་མཐུད་སྦྱོར་དང་སླར་བཟོའི་ལག་ལེན་མི་བྱེད་རང་བྱེད་ཡིན་པ་དང་། དེ་དག་རྣ་དབུག་དང་རྣ་ཤལ་མཛེས་བཟོའི་ལག་རྩལ་གོང་དུ་འགྲོ་བའི་གལ་ཆེ་བའི་ཆ་རྐྱེན་དུ་གྱུར། ང་ཚོས་ནན་གྱིས་བལྟས་ཚེ་ཐང་ལ་འབར་གྱི་གཞུང་དུ་བསྟན་པའི་རྣ་ཤལ་སྒོ་སྦྱོར་གྱི་བཟོ་ཐབས་ནི་དེང་རབས་ཕྱི་ནད་རིག་པའི་ཚད་ལྡན་གྱི་གཤག་ཐབས་ཏེ་“移植体残端悬垂物”ཞེས་པ་དང་གཅིག་མཚུངས་རེད། དེ་མིན་ཕྱིས་གཞུང་ཡན་ལག་བརྒྱད་པའི་སྙིང་པོ་བསྡུས་པ་ལས། དགུན་གྱི་དུས་སུ་རྣ་བ་དབུག །ཕྲུ་གུའི་དང་པོ་གཡས་པ་དབུག །བུ་མོའི་གཡོན་པ་དབུག་པར་བྱ། །སྨན་པས་ཁབ་ནི་གཡས་པས་གཟུང་། །གཡོན་པས་རྣ་ཤལ་བཟུང་ནས་ནི། །རྣ་བའི་ཁྱོན་གྱི་དབུས་ལས་ནི། །མཁུར་ཚོས་ཀྱི་ནི་ཕྱོགས་དག་ཏུ། །པགས་པ་དག་ནི་ཕུག་ནས་སུ། །ཉི་མའི་འོད་ཟེར་སྣང་བ་རུ། །མི་འགྱུར་བརྟན་པོར་བཟུང་ནས་ནི། །རྒྱ་སྐྱེགས་ཀྱི་ནི་ཁུ་བུས་བསྐུ། །དབུས་སུ་རང་བཞིན་གྱིས་གྲུབ་པའི། །བུ་ག་དྲང་པོར་ཅིག་ཅར་དབུག །དེ་ནས་རྩ་ནི་གཡས་པའི་ཕྱིར། །སྟེང་འོག་ངོས་གཉིས་གཏང་མི་བྱ། །ནག་པོ་གནད་འདྲ་དམར་པོ་སྟེ། །རྩ་དེ་ཕུག་ན་དམར་ཞིང་ན། །སྐྲངས་ཤིང་ཚ་ལ་སྲ་བ་དང་། །གཉེའུ་རེངས་གཞན་དབང་ཅན་ནད་སྐྱེད། །དེ་རྣམས་ནད་གཞི་ཇི་བཞིན་དུ། །གསོ་བ་དག་ནི་མྱུར་དུ་བྱ། །གནད་དུ་ཕུག་ན་ཁྲག་མེད་ཅིང་། །ནད་དང་དམར་སོགས་འབྱུང་མི་འགྱུར། །ཁབ་རྗེས་སྐྲང་པ་སྐྲུམ་ཅན་ནི། །རྗེས་སུ་གཞུག་པ་ཉིད་དུ་བྱ། །ཞེས་པ་དག་ལས་ཀྱང་སྐབས་དེར་རྣ་དབུག་ལག་རྩལ་དར་རྒྱས་བྱུང་ཡོད་པ་ཤེས་སོ། །

ལྷག་པར་སྣའི་དབྱིབས་གྲུབ་ཐབས་ནི་སྣ་རྩེ་གཅོད་པའི་ཁྲིམས་ཆད་ལས་བྱུང་བ་ཞིག་སྟེ། གནའ་བོའི་རྒྱ་གར་དུ་ལོག་གཡེམ་བྱེད་པ་ནི་ཆེས་ཐ་ཤལ་ཞིག་ཏུ་བརྩི་ཞིང་དེའི་ཉེས་ཆད་དུ་རྣ་བ་དང་སྣ་གཅོད་པའི་ཁྲིམས་ཐག་སྦྱོར་ལ། མི་རྣམས་ཀྱིས་རྣ་སྣ་མེད་མཁན་ཚོར་མཐོང་ཆུང་བྱེད། དེ་བས་སྣ་མེད་མཁན་ཚོས་སྨན་པ་བཙལ་ནས་ཐབས་བརྒྱ་ཇུས་སྟོང་གིས་སྣ་ཆད་མཐུད་སྦྱོར་དང་ཡང་ན་སྣ་ཉིད་བསྐྱར་བཟོ་བྱེད་པའི་ཐབས་ལ་འབད་ཅིང་དེའི་ཤུགས་ལས་སྣའི་དབྱིབས་གྲུབ་ཐབས་ཀྱི་ལག་རྩལ་རིམ་གྱིས་བྱུང་། ལག་ཐབས་འདིའི་གོ་རིམ་ཐང་ལ་འབར་གྱི

གཞུང་ལས་བཀོད་པ་འདི་ལྟ་སྟེ། “苏斯鲁塔讲解了手术的过程：先从一种植物上取下与割掉的鼻子大小相同的一片叶子，放置于病人面颊上，以叶子为模子顺着边割下一块同样大小的皮肤，然后外科大夫把这片皮肤帖在断线鼻残根上，取走皮肤的部位被缝合上。随后，还要对着鼻孔放置两根中空的芦苇，让病人能正常地呼吸。”①ཞེས་པ་ལྟར་རོ། །དེ་བཞིན་ཡན་ལག་བརྒྱད་པའི་སྙིང་བསྡུས་སུ། དེ་ནས་ན་ཚོད་ལྡན་པ་ཡི། །སྦྱང་བ་བྱས་ནས་རྣ་ཆད་གསོ། །སྣ་དང་མཉམ་པའི་ཤ་ལྷགས་ནི། །སྲབ་མོ་ཉིད་དུ་བཞར་བར་བྱ། །དེ་ནས་རས་བལ་བཅས་པ་ཡི། །ཁབ་ཀྱིས་མཁུར་བ་བཙེམ་པར་བྱ། །སྣ་བཅད་མཚོན་གྱིས་བཞར་ནས་ནི། །མཁུར་ཚོས་ལས་བཅད་པགས་པ་ཡིས། །སྣ་ནི་ལགས་མོར་བཙེམ་པར་བྱ། །ཁ་ཡི་དབུགས་ནི་དབྱུང་བའི་ཕྱིར། །སྣར་ནི་སྨྱུ་གུ་ཅན་གཞུག་བྱ། །དེ་རྗེས་ཏིལ་མར་སྙོན་པར་བསྐུ། །རྩ་ནི་སྤྲང་ཅིར་སྦྱར་བས་བསྐུ། །ཁྲག་བཅད་པ་ཡི་སྨན་གཞན་ཡང་། །ཞིབ་ཏུ་བཏགས་པའི་ཕྱེ་མས་གདབ། །དེ་ནས་མར་དང་སྤྲང་རྩིས་བསྐུ། །བཙིངས་ལ་སྦྱོང་བ་བསྟེན་པར་བྱ། །དེ་ནས་གནས་སྐབས་ཤེས་བྱས་ནས། །རྩ་གསར་གསོ་བའི་ཆོ་ག་བྱ། །རྩ་འཕྱོར་སྣ་ཡི་ཉེ་འཁོར་གྱི། །ཤ་ལྷག་ལེགས་པར་བཅད་པར་བྱ། །དེ་ནས་ཤིན་ཏུ་ཞིབ་ཏུ་བཙེམ། །དམའ་བ་དག་ཀྱང་བསྐྱེད་པར་བྱ། །བཅད་མ་ཐག་ལ་ཅི་རིགས་པར། །བཞག་སྟེ་ཆོ་ག་འདི་ཉིད་བྱ། །མཆུ་བཅད་པ་ལ་སྨྱུ་གུ་དག། མ་གཏོགས་སྣ་སྦྱར་བཞིན་དུ་བྱ། །ཞེས་གསུངས་པ་ཐང་ལ་འབར་གཞུང་དང་གཅིག་ཏུ་སྣང་ཞིང་། ད་དུང་ཐང་ལ་འབར་གཞུང་དུ་རྒྱུན་སྲོལ་གྱི་གཤགས་བཅོས་དང་། གཞང་འབྲུམ་གཤགས་འདོར། ཟ་ཟིན་དང་རྣག་སྐྲངས་རིགས་ཀྱི་གཅོད་འབྱིན། ཡན་ལག་སྤོ་འཇུགས་སོགས་ཕྱི་ནད་གཤགས་བཅོས་ཀྱི་སྐོར་ཡང་མང་དུ་བསྟན་ཡོད་དོ། །

(2) ཕུན་སུམ་ཚོགས་པའི་སྨན་རྫས་ཤེས་བྱ། ཇི་སྐད་དུ། རྒྱ་གར་ཡུལ་དུ་སྨན་གྱི་སྦྱོར་བ་གསུངས། །ཞེས་པ་ལྟར་རྒྱ་གར་གསོ་དཔྱད་དུ་སྨན་གྱི་སྦྱོར་བའི་སྐོར་གྱི་ལོ་རྒྱུས་ཡུན་རིང་ལྡན་ཏེ། རིག་བྱེད་བཞིའི་ཐོག་མ་ངེས་བརྗོད་རིག་བྱེད་ནང་དུ་ཐོ་སྨན་བརྒྱ་ཕྲག་ལྷག་གི་བྱེད་ནུས་དང་ཚ་ནི་ནད་བརྒྱ་སྨན་གཅིག་ཡིན་པའི་རྒྱུ་མཚན་འཕོད་པ་སོགས་ནི། འཛམ་གླིང་སྨན་རྫས་རིག་

① (英)罗伯待•玛格塔著，李城译，《医学的历史》，希望出版社，2003年第一版, p.21

པའི་ལོ་རྒྱུས་སྙིང་དུ་ཐེངས་དང་པོར་ཚན་རིག་དང་མཐུན་པའི་སྒོ་ནས་སྨན་རྫས་ཤེས་བྱ་ཡི་གེར་འཁོད་པའི་བསྟན་བཅོས་སུ་གཏོགས་པར་སྨྲ། རྒྱ་གར་ཚེའི་རིག་བྱེད་ལས་ཁོང་ནད་གསོ་བའི་གཞུང་ཨ་མ་ལྷ་བུར་གྲུར་པའི་ཙ་ར་ཀའི་སྡེ་ཚིད་དུ་གསོ་བྱེད་སྨན་སྦྱོར་སྐོར་མང་དུ་གསུངས་ཡོད་པ་སྟེ། ལེའུ་བརྒྱ་དང་ཉི་ཤུའི་བདག་ཉིད་ཅན་གྱི་གཞུང་དེར་སྦྱོར་བ་སྨན་དང་འབྲེལ་བའི་ནང་དོན་སྐོར་ལེའུ་ཉི་ཤུ་ཟིན་པར་རྩེ་ཤིང་གི་སྨན་སྔོང་ཕྲག་གཉིས་ཙམ་དང་། གཏེར་དངོས་དང་སྲོག་ཆགས་ཀྱི་སྨན་ཡང་མི་ཉུང་བ་ཞིག་བསྟན་པ་ཙམ་དུ་མ་ཟད། སྨན་དེ་དག་གི་རོ་དང་། ཟོ་བོ། ཕན་ནུས། བཏུ་དུས། སྦྱར་ཐབས་བཅས་རྒྱས་པར་གསུངས་ཤིང་གསེར་དངུལ་ཟངས་ལྕགས་ཞ་ཉེ་འཁར་བ་སོགས་སྲོལ་རྒྱུན་གྱི་ལུགས་སུ་གཏོགས་པའི་རྫས་འགྱུར་སྨན་རིགས་ཀྱང་གང་འཚམ་ཞིག་འཁོད་པ་བཅས། དེས་ཕྱིས་སུ་ནུབ་ཕྱོགས་གླིང་གི་སྨན་རྫས་རིག་པའི་ཕྱོགས་ལའང་ཤུགས་རྐྱེན་ཐེབས་ཡོད་པ་ནི། དཔེར་ན་སྐྱེ་རིག་པ་ཧེ་ཕོ་ཁེ་རད་ཚིའི་གཞུང་དུ་བ་གླང་གི་དྲི་ཆུས་གསང་གནས་བཀྲུ་བས་མོ་ནད་སེལ་ནུས་པ་དང་། བ་གླང་མཁྲིས་པས་མཆོན་རྨ་དང་གྲོད་ཁོག་བཤལ་བར་ཕན་ཐོགས་པར་གསུངས་པ་སོགས་བ་ལས་བྱུང་བའི་ཟགས་ཐོན་རྫས་རིགས་ལ་བརྟེན་པའི་ནད་གཞི་གསོ་ཐབས་དུ་མ་ཡོད་པ་རྣམས་ལས་རྒྱ་གར་གསོ་རིག་གི་ཤུགས་རྐྱེན་ཐེབས་པ་གསལ་ཞིང་། ཅིའི་ཕྱིར་གནའ་བོའི་རྒྱ་གར་དུ་བ་གླང་ལྷ་ལྟ་བཀུར་བའི་འདུ་ཤེས་ལས་བ་བྱུང་གི་གསོ་ཐབས་དང་གོམས་སྲོལ་མང་པོ་ཞིག་བྱུང་བ་ཡིན་པར་འཛམ་གླིང་གསོ་རིག་ལོ་རྒྱུས་སྨྲ་བ་རྣམས་ཀྱི་ངག་ལ་ཐུང་ལྷར་གྲགས་པས་སོ། །

གཞན་གནའ་བོའི་རྒྱ་གར་གྱི་མངའ་ཁུངས་ལ་མཆོན་ན། དེང་གི་བལ་ཡུལ་དང་། ཨ་ཧྥུ་ཧན་སོགས་རྒྱལ་ཁབ་དུ་མ་ཞིག་ཀྱང་འདིའི་ཁོངས་སུ་གཏོགས་ཤིང་ས་རྒྱ་ཧ་ཅང་ཆེ་ལ་ཨ་ཤ་ཡའི་ལྷོ་ཕྱོགས་ཀྱི་ཚ་བ་ཆེ་བའི་ས་ཁུལ་ཡིན་པ་བཅས་ཐུན་མིན་གྱི་ཁོར་ཡུག་དེ་རྣམས་ཕུན་སུམ་ཚོགས་པའི་རང་བྱུང་སྨན་རྫས་ཀྱི་ཐོན་ཁུངས་བཟང་པོ་ཞིག་ཏུ་གྱུར་ཡོད་པས། རྒྱ་གར་སྲོལ་རྒྱུན་སྨན་རིག་གི་བྱུང་འཕེལ་ལ་དངོས་པོའི་རྨང་གཞི་མཁོ་སྤྲོད་གནང་ཡོད་པ་སོགས། མདོར་ན་ང་ཚོས་རྒྱུས་ལོན་བྱུང་བའི་ཡིག་ཆ་ལས་སྤྱི་ལོ་སྔོན་གྱི་ལོ་1000ཡས་མས་ནས་བཟུང་གནའ་བོའི་རྒྱ་གར་གྱི་སྨན་རྫས་རིག་པ་གོང་འཕེལ་ངེས་ཅན་བྱུང་ཡོད་པ་རྟོགས་ཐུབ་ཅིང་། འཛམ་གླིང་

སྙིང་དུ་ཆེས་སྔ་མོ་ནས་སྨན་རིགས་མང་པོར་ངོས་འཛིན་དང་ནད་རིགས་གསོ་བཅོས་ཀྱི་གཉེན་པོ་གཙོ་བོར་རྩི་ཤིང་སྨན་རྫས་བེད་སྤྱོད་བྱེད་པ་ཞིག་དང་། བོད་ཀྱི་གསོ་རིག་ལས་གཞན་རྒྱ་ནག་དང་ཧྥི་རིག་སོགས་གནའ་བོའི་ཤར་ནུབ་ས་གནས་ཁག་གི་སྲོལ་རྒྱུན་གསོ་རིག་ལ་ཤུགས་རྐྱེན་དང་འཛམ་གླིང་སྨན་རྫས་རིག་པའི་འཕེལ་རྒྱས་ལ་མཛད་རྗེས་བླ་མེད་སྒྲུབ་ཡོད་པའང་ཤེས་ནུས་སོ། །

(3) འཕྲོད་བསྟེན་གྱི་འདུ་ཤེས། རྒྱ་གར་བས་ལུས་པོའི་འཕྲོད་བསྟེན་ཉིད་འགངས་ཆེན་དུ་བརྩི་བ་དང་གནམ་གཤིས་མཁའ་དབུགས་སོགས་ལས་ཁྲུས་ཀྱི་ཕྱོགས་ལ་ལྷག་གེར་ནན་གྱིས་བཤད་པ་དང་། རྟག་ཏུ་མིག་དང་། གདོང་དང་། ལུས་སོགས་ལ་ཁྲུས་དང་གཙང་སྦྲ་བྱེད་ཅིང་། བུད་མེད་ཆོར་ཟླ་མཚན་འབབ་པའི་དུས་དང་ཕྲུ་གུ་བཙས་པའི་རྗེས་རྣམས་སུ་ཞུང་གཟབ་གྲས་ཡིན་པའི་འཕྲོད་བསྟེན་སྐོར་གྱི་དམིགས་བསལ་གཏན་འཁེལ་ཀྱང་ཡོད། ཙ་ར་ཀའི་སྡེ་ལས། ཁྲུས་ཀྱིས་ལུས་ཀྱི་དྲི་མ་མི་གཙང་བ་རྣམས་དག་པ་དང་། ཤེད་སྟོབས་རྒྱས་པ་དང་། ཐང་ཆད་པ་དྭངས་བ་དང་། ཚེ་རིང་དུ་གཏོང་བ་དང་། རྟུལ་དྲི་སེལ་ཞིང་ཚེ་སྟོབས་འབར་བར་བྱེད།[①] ཅེས་དང་། གཞན་དེའི་ནང་དུ་ཁྲུས་དང་། འཕུར་མཉེ། སོ་བཀྲུ་ཐབས། སྐྲ་བཤལ་བཅས་ཀྱི་བྱེད་ལས་འཕོད་པའི་ལེའུ་གཅིག་ཀྱང་ལོགས་སུ་མཆིས་ལ། མི་ན་བར་གནས་པར་བྱ་བའི་ཐབས་སུ་ཁ་ནང་བཤལ་བ་དང་། སོ་བཙར་བ། ལྕེ་སྙིང་འབྲད་པ། སྨན་གྱི་ཐིགས་པ་མིག་ཏུ་བླུགས་པ་སོགས་གཙང་སྦྲར་བརྟེན་པའི་ཐབས་མང་པོ་ཞིག་གསུངས་ཡོད། དེ་ལྟར་གཙང་སྦྲ་དང་འཕྲོད་བསྟེན་གྱི་སྐོར་ལ་གཙིགས་ཆེར་འཛིན་པ་ནི་ཚེ་ཡི་རིག་བྱེད་ཀྱི་བསམ་བློའི་གཙོ་ཁྲིད་ཅིག་ཏུ་གྱུར་འདུག་པ་དང་། དེའང་བྲམ་ཟེ་བ་རྣམས་ཁྲུས་དང་གཙང་སྦྲར་དང་དོད་ཧ་ཅང་ཆེ་བ་ཞིག་ཡིན་པའི་ལུགས་ལའང་འབྲེལ་བ་ཟབ་པོ། །བྲམ་ཟེའི་ཆོས་གཞུང་དུ་འཕྲོད་བསྟེན་གྱི་སྒྲིག་སྲོལ་ལ་མཐོང་ཆེན་དང་ནམ་རྒྱུན་ཁྲུས་བྱེད་པ་ནི་ཆོས་ལུགས་དད་མོས་ཀྱི་གཞི་རྩའི་གནད་དོན་ཞིག་ཏུ་བརྩིས་ནས་བསྟན་བཅོས་སུ་བཀོད་ཡོད། གཞན་དུ་ན། རྒྱ་གར་གསོ་དཔྱད་དུ་སྨན་ཁྲུས་མཁྲུར་དགང་བ་དང་། སྣ་སྨན་གཏོང་བ། སྐྱུགས་སྨན་གཏོང་བ། ལྟོ་བ་བཤལ་

---

① 国外古代护理史，《中华医史杂志》1987年第2期, p.117

བ། ཁྲག་གཏར་བ། སྨན་མས་ནས་གཏོང་བ་སོགས་བཀྲུ་བྱེད་ཀྱི་སྦྱོར་བ་རྣམས་ཀྱང་གཅིག་བྱས་ན་རྒྱ་གར་བའི་གཙང་སྦྲ་དང་ཁྲུས་བྱེད་པའི་འགྲོད་བསྟེན་གྱི་འདུ་ཤེས་ལ་འབྲེལ་བ་ངེས་ཅན་ཡོད་སྙམ་པ་དང་། ཙ་ར་ཀའི་སྡེ་ནང་དུ་འབྲུ་སྨན་གྱི་སྡེའི་ལེའུ་ཞིག་ཡོད་པར་བཀྲུ་སྨན་རྐྱང་རྐྱང་དྲུག་བརྒྱ་ཙམ་འཁོད་པར་གཞིགས་ཆོ། དྲི་མ་ཆུ་ཡིས་དག་པ་ཇི་བཞིན་དུ་ནད་རིགས་སྦྱོང་གིས་དག་པར་འགྱུར་ངེས་པའི་བསམ་བློ་མཚོན་ཡོད་དོ། །

(4) རྐས་སུ་ཞིང་ཚེ་བསྲིང་བར་བྱ་བའི་ཐབས། ལེགས་སྦྱར་སྐད་དོད་ཨཱཡུ་(Ayur)ཞེས་པ་ནི་ཚེ་སྲོག་དང་། འཚོ་སྟོབས། ཡང་ན་ཚེ་རིང་བ་ཞེས་པའི་དོན་ཡིན་པ་དང་། ང་ཚོས་ཨཱཡུ་བེདཿ(Ayurveda)སྟེ་ཚེ་ཡི་རིག་བྱེད་ཅེས་པའི་མིང་གཅིག་པུའི་སྟེང་ནས་མཇོ་བསམ་ཐྲན་བུ་བྱས་པས་ཀྱང་། ཚེ་ཡི་རིག་བྱེད་ལུགས་ཀྱི་གསོ་དཔྱད་འདིའི་བརྗོད་བྱ་གཙོ་བོ་ཚེ་བསྲིངས་པར་བྱ་བའི་ཐབས་ཉིད་ཡིན་ཚུལ་རྟོགས་དཀའ་བ་ཞིག་མ་ཡིན་ལ། དབྱིན་ཇིའི་སྐད་དུ་འགྱུར་བའི་ཙ་ར་ཀའི་གཞུང་གི་ཐོག་མའི་ལེའུར་ཚེ་ཇི་ལྟར་བསྲིངས་ཚུལ་ཞུས་པ་ཞེས་འཁོད་ཡོད་ཅིང་། དེ་ལས་ཚེ་རིང་བར་འདོད་པ་དང་། ལང་ཚོ་མི་ཉམས་པར་འདོད་པ། དབང་པོ་དང་དྲན་པ་གསལ་བར་འདོད་པ། མི་ན་བར་གནས་པར་འདོད་པ། མདངས་དང་ལྡན་པར་འདོད་པ། ལུས་སྟོབས་རྒྱས་པར་འདོད་པ་རྣམས་ཀྱིས་ངེས་པར་ཚེའི་རིག་བྱེད་བསྟེན་དགོས་པར་གསུངས་ཡོད་པ་དང་། དེ་བཞིན་བོད་འགྱུར་བརྒྱད་པའི་སྙིང་བསྡུས་ཀྱི་དང་པོ་མདོ་གནས་ཀྱི་ཐོག་མར་ཚེ་རིང་བར་འདོད་པའི་ལེའུ་དང་། དེ་ནས་ཉིན་རེ་བཞིན་སྤྱོད་པའི་ལེའུ། དུས་སུ་སྤྱོད་པའི་ལེའུ། ནད་མི་འབྱུང་བར་བྱ་བའི་ལེའུ་བཅས་རིམ་པར་འཁོད་པ་མ་ཟད། རྐས་གསོ་བཅུད་ལེན་སྐོར་གྱི་ཕན་ཡོན་རྒྱ་ཆེར་གསུངས་ཡོད་པ་ལས་རེ་གཉིས་ཙམ་དྲངས་ན། ཇི་སྐད་དུ། ཚེ་རིང་དྲན་དང་ཡིད་གཞུང་དང་། །ནད་མེད་གཞོན་དང་ལང་ཚོ་དང་། །གཟུངས་བཟང་མདོག་དང་སྐད་གསལ་དང་། །ལུས་དང་དབང་པོའི་སྟོབས་སྐྱེད་ཅིང་། །ཚིག་གྲུབ་རོ་ཙ་མདངས་ལྡན་པ། །བཅུད་ཀྱིས་ལེན་གྱིས་འཐོབ་པར་འགྱུར། །ཞེས་དང་། ནད་དང་རྒས་པ་དག་ལས་འདས་པ་དང་། །སྙོམ་དང་ངལ་དུབ་སེལ་བྱེད་ལོ་བརྒྱར་འཚོ། །དཔལ་དང་གཟི་བརྗིད་མདངས་དང་ལྡན་པར་འགྱུར། །ཞེས་པ། ལུས་རྒྱས་ཐོས་པ་འཛིན་པ་དང་། །ལོ་ནི་སུམ་བརྒྱར་འཚོ་

བར་འགྱུར། །ཞེས་པ། ཆོས་དང་གྲགས་དང་ཚེ་རིང་དང་། །འཛིག་རྟེན་གཉིས་ཀའི་བཅུད་ལེན་འགྱུར། །ཞེས་པ་སོགས་ལས་སྙིང་བསྡུས་ཀྱིས་མཚོན་པའི་ཚེ་ཡི་རིག་བྱེད་གཞུང་དུ་ཚེ་རིང་བར་བྱ་བའི་ཐབས་སུ་བཅུད་ཀྱིས་ལེན་པའི་ཆོ་གའི་སྐོར་མང་དུ་གསུངས་ཡོད་ཅིང་། རྣམ་གསོ་བཅུད་ལེན་འདི་བཞིན་ཚེ་ཡི་རིག་བྱེད་ཀྱི་བསྟན་དོན་འགངས་ཆེན་ཞིག་ཏུ་དོན་གྱིས་གྲུབ་ཡོད་པ་རྟོགས་ནུས་སོ། །

འོ་ན་གནའ་བོའི་རྒྱ་གར་གསོ་རིག་གི་བསྟན་བྱའི་སྙིང་པོར་རྣམ་གསོ་བཅུད་ལེན་ནམ་ཚེ་རིང་བར་བྱ་བའི་ཐབས་ཇི་ལྟར་གྱུར་པ་ཡིན་ཞེས་འདྲི་ན། ཕྲན་གྱིས་འདི་ལྟར་འདོད་དེ། གནའ་བོའི་བྲམ་ཟེ་དྲང་སྲོང་རྣམས་ནི་མི་མེད་དབེན་སའི་ནགས་ཚལ་བསྟི་གནས་སུ་སོང་ནས་དཀའ་ཐུབ་ལ་སོགས་པའི་ཚངས་སྤྱོད་ཅི་རིགས་ལ་བརྩོན་ཞིང་ཏིང་ངེ་འཛིན་གྱིས་དུས་འདའ་བར་བྱེད་པ་ཞིག་ཡིན་པས། བཅུད་ཀྱིས་ལེན་པའི་ཟས་སྨན་གྱི་སྦྱོར་བ་དང་སྤྱོད་ལམ་ཁྱད་པར་བ་ལ་བརྟེན་ནས་ལུས་སྲོག་དཀའ་ཐུབ་ཀྱི་རྒྱ་ལས་གྲོལ་ཐུབ་ཅིང་ཚེ་རིང་དུ་བསྲིངས་པས་ཆོས་ཉོར་བདེ་བ་བསྒྲུབ་པའི་ལོང་ཡོད་པ་སོགས་ཀྱིས་ཚེ་ཡི་རིག་བྱེད་གོང་མཐོར་འགྲོ་བར་ནུས་པ་གལ་ཆེན་ཐོན་ཡོད་ངེས། འོ་སྐོལ་གྱི་སྟོན་པ་རྒྱལ་བུ་དོན་གྲུབ་ཀྱིས་ཏིང་ངེ་འཛིན་ལ་མཉམ་པར་བཞག་ཅིང་ལོ་དྲུག་ལ་དཀའ་བ་སྤྱད་ནས་སྐུ་ལུས་ཤིན་ཏུ་རིད་པ་འོ་བཅུད་ཀྱིས་གསོས་ཤིང་མཚན་དཔེ་འབར་བར་གྱུར་པའི་ལོ་རྒྱུས་ཀྱང་དོན་ལ་སྐབས་དེའི་རྒྱ་གར་དུ་སྤྱོད་སྲོལ་ཡོད་པའི་བཅུད་ལེན་གྱི་སྦྱོར་བ་ཞིག་ལའང་རག་ལས་ཡོད་སྙམ།

ཚེ་ཡི་རིག་བྱེད་དར་འཕེལ་གྱི་གོ་རིམ་ཁྲོད་དུ་རྣམ་སྲ་ཚེ་བསྲིང་གི་ཆ་ག་འདི་བཞིན་གསོ་བྱ་ཡན་ལག་བརྒྱད་ཀྱི་ཡ་གྲལ་ཞིག་ཏུ་གྱུར་པ་མ་གཏོགས། ཐོག་མའི་དུས་སུ་ཚེ་རིག་གི་བརྗོད་བྱ་ཁྱིངས་ལ་ཁྱབ་པའི་ནང་དོན་གཙོ་བོའི་གྲས་ཡིན་པ་ནི། བརྒྱད་པའི་སྙིང་བསྡུས་ལས། བཅུད་ཀྱིས་ལེན་འདི་ཚངས་པས་བཤད། །དགེ་ཞིང་དཔལ་ཡོན་ཅན་ཡིན་ཞིང་། །མཁའ་ལ་གནས་དང་ཁྱིས་པ་རྩེ། །དེ་བཞིན་དཀའ་ཐུབ་པས་བསྟེན་བྱས། །ལུས་སྟོམ་ངལ་དང་སྐྲ་དཀར་དང་། །གཉེར་མའི་སྐྱོན་ནི་སྤང་འགྱུར་ཞིང་། །ཡིད་གཞུངས་དྲན་དང་སྟོབས་ལྡན་ཞིང་། །ཚེ་རིང་བར་ཡང་འགྱུར་བ་ཡིན། །ཞེས་པའི་ཚིགས་བཅད་ལ་བརྟག་ཅིང་དཔྱད་པས་རྒྱབ་ལྗོངས་

དང་བཅས་པའི་རྒྱུ་མཚན་རགས་མོ་ཞིག་དཔག་ཐུབ་པོ། །དེ་ལྟར་རྣམ་པ་སྣ་ཞིང་ཚེ་རིང་བར་བྱ་བའི་ཐབས་ཀྱི་ཡན་ལག་ནི་གནའ་བོའི་རྒྱ་གར་ཚེའི་རིག་བྱེད་གཞུང་གི་བསྟན་དོན་གཙོ་བོའི་གྲས་དང་ཚེ་ཡི་རིག་བྱེད་ལུགས་ཀྱི་དམིགས་བསལ་ཁྱད་ཆོས་ཤིག་རེད།

(5) དུག་གིས་ཕོག་པ་གསོ་བའི་ཐབས། ཚེ་ཡི་རིག་བྱེད་ཀྱི་ལོ་རྒྱུས་ལས་བལྟས་ན། སྤྱིར་རྒྱ་གར་བའི་ལུགས་འདིས་ནད་གསོ་བ་དང་འགོག་པ་གཉིས་ལས་ཕྱི་མ་སྟེ་རྣམ་སྲུ་ཚེ་བསྲིང་སོགས་མི་ན་བར་གནས་པར་བྱ་བ་གཙོ་བོར་བཟུང་ཡོད་པར་མངོན་ལ། ནད་གསོ་བའི་ངོས་ནས་བཤད་ན་ཡན་ལག་བརྒྱད་ལས་དུག་ནད་དེ་ སྡིག་སྦྲུལ་གྱིས་ཟིན་པ་དང་། སྲིན་བུའི་དུག །ཁྱི་བའི་དུག །ཨ་ལཾ་ཀའི་དུག་དང་། རྫི་དུག་གིས་ཕོག་པ་སོགས་གཙིགས་སུ་བཟུང་ཡོད་པར་བདག་གིས་འདོད་དོ། །

རིག་བྱེད་སྤྱི་ལ་ཡོངས་སུ་གྲགས་པའི་གཏམ་རྒྱུད་དེ་གསོ་བ་རིག་པ་ལྷ་ལས་དར་ཚུལ་བཤད་པའི་སྐབས། སྔོན་དུས་སུ་ལྷ་དང་ལྷ་མ་ཡིན་གཉིས་ཀྱིས་རྒྱ་མཚོ་ཆེན་པོ་བསྲུབས་པ་ལས་སྔོན་དུ་ཚེ་ལ་བར་དུ་གཅོད་པའི་དུག་དང་རྗེས་སུ་དུག་གི་མགོ་གནོན་བདུད་རྩི་བུམ་པ་བྱུང་བའི་ལོ་རྒྱུས་མཆིས་པ་ཀུན་གྱིས་མཁྱེན་གསལ་ལྟར་རེད། སྨེ་སྲིད་རིན་པོ་ཆེའི་གསོ་རིག་ཁོག་འབུགས་ལས། དེ་ནས་ཡང་བསྲུབས་པས་ཤིན་ཏུ་འཇིགས་སུ་རུང་བའི་དུག་གི་སྐྱེས་བུ་ནག་པོ་བརྩེགས་པ་ཞེས་བྱ་བ་གདོང་དགུ་པ་སྐྲ་སེར་མིག་ནས་མེ་འབར་བ་ཞིག་བྱུང་བ། ཁྱབ་འཇུག་གིས་མིད་པས་ཞུ་བར་མ་གྱུར་ནས་དྲན་པ་སྟོར་ཏེ་ས་ལ་འགྱེལ་ཅིང་མི་སྨྲ་བར་གནས་པ་དང་། ལྷ་ཆེན་པོས་དེ་ལས་དྲངས་ཏེ་མགྲིན་པར་བཞག་པས་དེས་དེའི་མགྲིན་པ་སྔོན་པོར་སོང་བ་སོགས་ཀུན་གྱིས་མ་ཐུལ་བ་ལྷ་ཚངས་པར་གསོལ་བ་བཏབ་པས། ཚངས་པ་ལ་སྔོན་སངས་རྒྱས་ཤཱཀྱ་ཐུབ་པ་ཆེན་པོས་སྐྱེས་བུ་དེ་འདྲ་བ་བྱུང་བའི་ཚེ་ཧཱུྃ་ཞེས་པའི་རིགས་སྔགས་ཀྱིས་ཐུལ་ཞིག་པའི་ལུང་བསྟན་ཡོད་པ་དྲན་ཏེ། ཧཱུྃ་ཞེས་བརྗོད་ཅིང་སྡིགས་མཛུབ་གདེངས་པས་དེའི་ལུས་ཞིག་ནས་དུག་སྦྲུལ་དང་ཁྱི་དང་སྲིན་བུ་ལ་སོགས་པ་རྒྱུ་བ་དང་། བོང་ང་ཐང་ཕྲོམ་ལ་སོགས་པ་མི་རྒྱུ་བའི་དུག་གཉིས་ལ་ཐིམ།

དེའི་འོག་ཏུ་བདུད་རྩི་བྱུང་བ་ན་སྟོད་ཆེན་པོ་བརྒྱད་གང་བ། ཞེས་དང་། སྙིང་པོ་བསྡུས་པ

ལས། སྔོན་ནི་ལྷ་དང་ལྷ་མ་ཡིན། །བདུད་རྩི་འདོད་པས་བསྲུབས་པ་ན། །བདུད་རྩི་འབྱུང་བའི་སྔོན་རོལ་དུ། །སྐྱེས་བུ་ཤིན་ཏུ་འཇིགས་པའི་གཟུགས། །མཆེ་བ་བཞི་པ་གཟི་བརྗིད་འབར། །སྐྲ་སེར་མིག་ནི་མེ་འབར་བ། །དེ་མཐོང་འགྲོ་བ་སྡུག་བསྔལ་གྱུར། །དེས་ན་འདི་ནི་དུག་ཅེས་བྱ། །ཚངས་པས་ཧཱུྃ་ཞེས་བརྗོད་པ་དང་། །བསླུ་བའི་བདག་ཉིད་ཅན་སྤངས་ཏེ། །གཟུགས་དེ་རྒྱུ་དང་མི་རྒྱུ་བའི། །གཟུགས་ལ་དེ་ནི་ཞུགས་པར་གྱུར། །བརྟན་དུག་ནུས་པ་མི་བཟད་པར། །སྡོང་བུ་ལ་ནི་གནས་པ་གང་། །ཀ་ལ་ཀུ་ཊ་དབང་པོའི་བུ། །བཙན་དུག་ཏ་ལ་ཏ་ལ་སོགས། །རྒྱུ་བའི་དུག་ནི་མི་བཟད་གྱུར། །སྦྲུལ་དང་ཕག་དང་མཆེ་བ་ཅན། །རྒྱུ་བ་དང་ནི་མི་རྒྱུ་བའི། །བཅོས་མ་མ་ཡིན་དུག་ཏུ་བཤད། །ཅེས་གསུངས་པ་སོགས་ཀྱི་ཤུགས་ལས་གནའ་བོའི་རྒྱ་གར་དུ་རང་བྱུང་སྨན་རྫས་སོགས་ཀྱི་དབང་གིས། སྐྱེས་པའི་ལུས་སྲོག་ལ་གནོད་པར་བྱེད་པའི་དུག་གམ་ནད་ཀྱི་ཐོག་མ་ཏུ་སྡིག་སྦྲུལ་སོགས་རྒྱུ་བ་དང་རྩི་དུག་སོགས་མི་རྒྱུ་བའི་དུག་གི་ནད་རིགས་བྱུང་ཞིང་དེའི་རྟགས་བཅོས་སྐོར་ལ་སྔ་ས་ནས་མྱོང་བྱུང་གང་མང་བསགས་ཡོད་པའང་ངང་གིས་དཔགས་ཐུབ་སྟེ། དུག་གིས་ལུས་སྲོག་ལ་ཇི་ལྟར་གནོད་པར་འགྱུར་བའི་གོ་རིམ་སོགས་འཕོད་ཡོད་པ་དཔེར་ན། སྙིང་པོ་བསྡུས་པ་ལས། མི་རྒྱུའི་དུག་ནི་བཏང་གྱུར་ན། །ཐེ་གནག་ལུས་ནི་རེངས་པ་དང་། །བརྒྱལ་དང་སྐྱོན་དང་སྤངས་དང་ངལ། །གནས་སྐབས་དང་པོར་འབྱུང་བར་འགྱུར། །གཉིས་པར་འདར་ཞིང་རྡུལ་བ་དང་། །ཚ་ཞིང་ལྐོག་མ་ན་བ་དང་། །དུག་གིས་མ་ཞུའི་གནས་ཕྱིན་ན། །སྙིང་ནི་ན་བར་བྱེད་པར་འགྱུར། །གསུམ་པར་ཁན་ནི་བསྐམས་པ་དང་། །མ་ཞུའི་གནས་སུ་ཤིན་ཏུ་གཟེར། །དེའི་མིག་ཉམ་ཆུང་སེར་བ་དང་། །སྐྲངས་པ་ཉིད་དུ་འགྱུར་བ་དང་། །ཞུ་བའི་གནས་ཕྱིན་ཟུག་པ་དང་། །སྐྱིགས་བུ་ལུད་པ་རྒྱ་མ་འབྲུག། དུག་གི་ཤུགས་ནི་བཞི་པ་ལ། །མགོ་བོ་ལྷག་པར་ལྕི་བར་འགྱུར། །ལྔ་པར་མཆིལ་སྣབས་འཛག་པ་དང་། །ལྷུ་ཚིགས་ན་བ་འབྱུང་འགྱུར་ལ། །མདོག་མི་སྡུག་ཅིང་ནད་ཀུན་འབྲུག །ཞུ་བའི་གནས་ཀྱི་འོག་ཏུ་ན། །དྲུག་པར་འདུ་ཤེས་ཉམས་པ་དང་། །ཤིན་ཏུ་འབྲུལ་བར་བྱེད་པར་འགྱུར། །བདུན་པར་ཕྲག་གོང་སྐལ་ཚིགས་དང་། །དཔྱི་ཚིགས་བྲེ་ན་འཆི་འགྱུར་ཡིན། །དུག་གི་ཤུགས་ནི་དང་པོ་ལ། །སློན་ཞིང་ཆུ་གྲང་དག་གིས་གཏོར། །མར་དང་སྦྲང་རྩིར་བཅས་པ་ཡི། །དུག་གི་སྨན་ནི་

སྦྱར་དུ་བླུད། །གཉིས་པར་སྐྱུག་སྨན་བཀྲུ་སྨན་གཏང་། །ཕྱི་མ་བཞིན་དུ་དུག་སྨན་བླུད། །གསུམ་པར་དུག་གི་སྨན་བླུད་ཅིང་། །དེ་བཞིན་མིག་སྨན་སྣ་སྨན་གཏང་། །བཞི་པར་སྣུམ་དང་བཅས་པ་ཡི། །དུག་གི་སྨན་ནི་བཏང་ན་ཕན། །ལྔ་པར་ཤིང་མངར་ཁུ་བ་དང་། །སྦྲང་རྩིར་སྦྱར་བ་བླུད་ན་ཕན། །དྲུག་པར་འབྲུ་བ་ལྷ་བུར་གསོ། །བདུན་པར་སྣ་སྨན་དུད་པ་དང་། །ཕྱི་བོར་རྒྱ་གྲམ་བྱས་ནས་ནི། །ཤ་འམ་ཁྲག་ནི་གཞུག་པར་བྱ། །ཞེས་མི་རྒྱུ་བའི་དུག་ཤུགས་ཇི་ལྟར་རྒྱས་ཤིང་གསོ་བའི་ཚུལ་དང་། ཡང་རྒྱུ་བའི་དུག་ནི། སྦྲུལ་གྱི་དུག་ནི་ཁྲག་དག་ལ། །མ་བརྟེན་ལུས་ལ་གནོད་མི་བྱེད། །ཁྲག་ནི་ཙུང་ཟད་ལ་བརྟེན་ཡང་། །ཏིལ་མར་ཐིགས་པ་བཞིན་དུ་མཆེད། །ཅེས་དང་། མདོར་ན་ས་ཡི་སྟེང་ན་སྦྲུལ། །གསུམ་སྟེ་གདེངས་ཀ་ཅན་ལུས་འཁྱིལ། །ཁྲ་བོ་ཡིན་ཏེ་དེ་ཡི་ནི། །ཞེས་དུག་སྦྲུལ་གྱི་རིགས་དང་དབྱེ་བ་ཐོག་མར་བཀོད་ཅིང་། དེ་ནས་རིམ་གྱིས་དུག་ཤུགས་ཆེ་ཆུང་ངམ་མཆེད་ཚུལ་དང་། དུག་སྦྲུལ་མི་འདྲ་བས་ཟིན་པའི་མི་ནོར་བའི་ནད་རྟགས། དེ་དག་གི་གསོ་ཐབས་སོགས་ཙུང་ཞིབ་ཕྲར་འཁོད་ཡོད་པས་མི་ཚད། སྲིན་སྣ་ཚོགས་དང་བྱི་བ་ཨ་ལཾ་ཀ་སོགས་རྒྱུ་བའི་དུག་གི་རྟགས་བཅོས་མང་མང་ཞིག་གསུངས་ཡོད། དེ་ལྟར་རྒྱ་གར་གྱི་རང་བྱུང་ཁོར་ཡུག་དང་དམིགས་བསལ་མཁའ་དབུགས་ལས་གཙན་གཟན་གཏུམ་པོ་འམ་ཁྱད་པར་སྦྲུལ་སྲིན་སྡིག་ཙན་སོགས་ཆ་ཁྱེལ་སྡོག་ཆགས་སྣ་ཚོགས་གང་སར་རང་དགར་རྒྱུ་བཞིན་ཡོད་པ་དག་གིས་གནོད་པ་ཐེབས་སླ་བ་སོགས་ཀྱི་དབང་གིས་ཚེ་ཡི་རིག་བྱེད་གཞུང་དུ་རྒྱུ་བ་དང་མི་རྒྱུ་བའི་གཙོས་པའི་དུག་ནད་གསོ་བའི་ཡན་ལག་ནི་ན་བ་གསོ་བར་བྱ་བའི་ནང་གི་བསྟན་བྱ་གཙོ་བོ་ཞིག་ཏུ་གྱུར་ཡོད་དོ། །

བཞི། གཙོ་ཆེ་བའི་གསུང་རབ་བསྟན་བཅོས་དང་སྨན་དཔྱད་མི་སྣ།

ཚེ་ཡི་རིག་བྱེད་ཀྱི་གཞུང་ཆེན་ཏེ་ཐང་ལ་འབར་གྱི་གཞུང་དང་། ཙ་ར་ཀའི་གཞུང་། ཡན་ལག་བརྒྱད་པའི་སྙིང་པོ་བསྡུས་པ་ཞེས་བྱ་བ་གསུམ་ནི་རྒྱ་གར་གསོ་དཔྱད་རིག་པའི་གསུང་རབ་བསྟན་བཅོས་གྲགས་ཅན་གྱི་གྲས་ཡིན་ཞིང་། གནའ་བོའི་རྒྱ་གར་གྱི་གསོ་དཔྱད་རིག་པ་ཉིད་འཐུས་སྒོ་ཚང་ཞིང་མ་ལག་ཅན་དུ་འགྲུབ་བྱེད་ཀྱི་གཞུང་ལུགས་བསྟན་བཅོས་གཙོ་བོ་གསུམ་ཀྱང་རེད། ཕྱིས་སུ་རྒྱ་གར་གསོ་དཔྱད་རིགས་པའི་གཞུང་ལུགས་ཨ་རབ་མི་བརྒྱུད་ནས་ནུབ་ཕྱོགས་སུ་དར་

འགོ་བརྩམ་པ་དང་། ཡ་རོབ་གླིང་དུ་གཞུང་དེ་གསུམ་གྱི་བྱེད་པོ་ཙ་ར་ཀ་དང་། ལེགས་ཐོས། ཕ་ཁོལ་གསུམ་ལ་རྒྱ་གར་ཡུལ་གྱི་སྨན་པ་ཆེན་པ་གསུམ་དུ་འབོད་ལ། དེ་ལས་ཐང་ལ་འབར་གཞུང་དང་ཙ་ར་ཀའི་སྡེ་གཉིས་ནི་དེང་གི་སྲོལ་རྒྱུན་གསོ་རིག་ཞིབ་འཇུག་པ་རྣམས་ཀྱི་མིག་བསོད་དུ་གྱུར་པའི་ཆེ་ཡི་རིག་བྱེད་ཀྱི་གཞུང་ལུགས་རྙིང་ཤོས་གྲས་ཡིན་སྐད།

(1) དྲང་སྲོང་ཆེན་པོ་ལེགས་ཐོས་དང་ཐང་ལ་འབར་གྱི་གཞུང་ཆེན་སྐོར། དྲང་སྲོང་ལེགས་ཐོས། དྲང་སྲོང་འདི་བའི་མཚན་ལ་ལེགས་སྦྱར་སྐད་དོད་དུ"Susruta"ཞེས་པ་དང་། རྒྱ་ནག་གི་ཡིག་རྙིང་དུ"妙闻"ཞེས་པ་དེ་རེད། བོད་ཀྱི་ཡིག་ཚང་དུ་ཐང་ལ་འབར་དང་། ལེགས་ཐོས། སུ་སྲུ་ཏ་ཞེས་མི་འདྲ་བ་དག་འབྱུང་བ་ལས། ཐང་ལ་འབར་ནི་གསོ་རིག་རྒྱུད་བཞི་དང་སྡེ་སྙིད་གསོ་རིག་ཁོག་འབུགས་རྣམས་སུ་བཤད་པའི་དྲང་སྲོང་ཆེན་པོ་བརྒྱད་ཀྱི་ཡ་གྱལ། ཐང་ལ་འབར་གཞུང་(妙闻集)གི་ཐོག་མའི་བྱེད་པོ་སྟེ་དང་པོ་ལྷའི་སྨན་པ་ཡིན་ལ་དེ་ནས་ལྷ་ལས་མི་གྲལ་དུ་ལྷུང་བ་རིམ་གྱིས་ཡུལ་ཕྲན་གྱི་རྒྱལ་པོར་བཀུར་བ་ཐ་མར་སྤྲུལ་དུག་གིས་བསྒྲོངས་པའི་ལོ་རྒྱུས་ཡོད་པ་དེ་རེད། འདི་བའི་འཁྲུངས་འདས་ཀྱི་ལོ་ཚིགས་ཆེར་མི་གསལ་ཞིང་མཁས་པ་རྣམས་ཞལ་བཞེད་མི་མཐུན་པར་སྤྱི་ལོ་སྔོན་གྱི་མི་ལོ་500ཡས་མས་ཤིག་ཡིན་པར་བཤད་མོད། རྒྱ་གར་ལོ་རྒྱུས་སྨྲ་བའི་དབང་པོ"Mnkhopadhyaya"ཡིས་དཔྱད་ཞིབ་བྱས་པ་ལྟར་ན། སྤྱི་ལོ་སྔོན་གྱི་མི་ལོ་1000ཡན་ཡིན་པར་ཕྱོགས་མང་པོ་ནས་ར་འཕྲོད་ཅིང་དྲང་སྲོང་ཙ་ར་ཀ་དཔལ་ལྡན་ཕྲེང་བ་ལས་དུས་རབས་ཁ་ཤས་ཀྱིས་སྔ་བར་བཤད་ཡོད་ལ། དེ་བཞིན་སྤྱི་ལོ1981ལོར་རྒྱ་གར་ནས་པར་དུ་བསྐྲུན་པའི་ཐང་ལ་འབར་གཞུང་དབྱིན་འགྱུར་མ"Kavirajkunjalal Bhishagrataa The Sushruta Samhita"ཞེས་པའི་འགོ་བརྗོད་དུའང་གོང་བཞིན་གྱི་བཤད་སྒྲོས་སྤེལ་ཏེ་དྲང་སྲོང་ཙ་ར་ཀ་དཔལ་ལྡན་ཕྲེང་བ་ལས་སྔ་བ་ཡིན་ཚུལ་ཆེད་དམིགས་ཀྱིས་གསུངས་ཡོད།

ལེགས་ཐོས་དང་སུ་སྲུ་ཏ་ཞེས་པ་གཉིས་ནི་དྲང་སྲོང་གཅིག་གི་མཚན་ཏེ། ལེགས་སྦྱར་སྐད་དོད"Susruta"ཞེས་པ་ཚུར་བོད་སྐད་དུ་སྒྲ་བསྒྱུར་པས་སུ་སྲུ་ཏ་དང་དོན་བསྒྱུར་བྱས་པས་ལེགས་ཐོས་སུ་འགྲོ་ཞིང་། ཕ་ཁོལ་གྱིས་མཛད་པའི་སྙིང་པོ་བསྡུས་པ་དང་དེའི་རང་འགྲེལ་གཉིས་ཀྱི་མཇུག་བྱང་སོ་སོར་ཙ་ར་ཀ་དང་ལེགས་ཐོས་ཞེས་དང་ཙ་ར་ཀ་དང་སུ་སྲུ་ཏ་ཞེས་མི་འདྲ་བ

གཉིས་འབྱུང་བ་དོན་ལ་མི་གཅིག་ཏུ་སྣང་བ་ཤེས་ཐུབ་པ་ལྟར་རོ། །དེས་ན་དྲང་སྲོང་ཞིགས་ཐོས་སམ་སྨྲ་སྨྲ་ཏ་ཞེས་པ་ནི་ཐང་ལ་འབར་གཞུང་གི་ཐོག་མའི་བྱེད་པོ་དྲང་སྲོང་ཐང་ལ་འབར་ལས་འཕྲི་ཞིང་བདག་ཅག་གི་སྟོན་པ་ཤཱཀྱ་ཐུབ་པ་ལས་སྔ་བ་སྟེ། སྔ་སྲིད་ཀྱི་གསོ་རིག་ཕོག་འབྱུགས་ལས། བདག་ཅག་གི་སྟོན་པའི་སྔོན་ནས་འཛིག་རྟེན་དུ་བྱུང་བའི་དྲང་སྲོང་རྣམས་དང་། ཤ་ཞི་ཧོ་ཏྲ་དང་། ཞིགས་ཐོས་དང་། ཛ་ལས་རྒྱལ་ལ་སོགས་པ་རྣམས་ཀྱིས་ཀྱང་ཚེའི་རིག་བྱེད་ཀྱི་བསྟན་བཅོས་རྒྱ་ཆེ་ཞིང་གྲངས་མང་བ་བརྩམས་པ་ལས་དར་ཞིང་རྒྱས་ཏེ། ཞེས་གསུངས་པའི་གྲལ་གྱི་ཞིགས་ཐོས་ཞེས་པ་དེ་ཡིན་ལ། འདི་ནི་ཐང་ལ་འབར་ལུགས་ཀྱི་གསོ་དཔྱད་གྲུབ་མཐའ་འཛིན་སྐྱོང་སྲིལ་གསུམ་བྱེད་མཁན་ཞིག་དང་ད་ལྟ་ང་ཚོའི་མིག་ལ་མངལ་དུ་ཡོད་པའི་ཐང་ལ་འབར་གྱི་གཞུང་འདིའི་བྱེད་པོ་གཙོ་བོའི་གྲས་ཤིག་ཀྱང་ཡིན་ནོ། །

ཐང་ལ་འབར་གཞུང་གི་འཕེལ་རིམ་དང་བརྗོད་བྱ་གཙོ་བོ།

ཐང་ལ་འབར་གྱི་གཞུང་ཆེན་འདི་ནི་དུས་ཚོད་ཐུང་ངུའི་ནང་བྱུང་བའི་བསྟན་བཅོས་དང་མི་རེ་གཉིས་ཙམ་གྱི་རིག་གཞུང་བསམ་བློ་ཞིག་གཏན་ནས་མ་ཡིན་པར། དྲང་སྲོང་ཆེན་པོ་བརྒྱད་ཀྱི་ཡ་གྱལ་དང་གཞུང་འདིའི་ཐོག་མའི་བྱེད་པོ་ཐང་ལ་འབར་ནས་བརྩམས་ཏེ། ཞིགས་ཐོས་སོགས་དུས་རབས་རིམ་བྱོན་གྱི་བརྒྱུད་པའི་སློབ་མ་ཚོས་ཐུན་མོང་གི་བློ་གྲོས་ལ་བརྟེན་ནས་བྱུང་པའི་ཕྱི་ནད་རིག་པའམ་ཟླ་གསོ་དཔྱད་བཅོས་ཀྱི་ཉིང་བཅུད་གང་མང་འདུས་པའི་གཞུང་ལུགས་འགངས་ཆེན་ཞིག་རེད། འདིར་ཐང་ལ་འབར་གྱི་གཞུང་ཆེན་དབྱིན་འགྱུར་མ་ལྟར་བརྗོད་བྱ་གཙོ་བོའམ་གཞུང་གང་གི་སྤྱི་ཁོག་ཙམ་འགོད་པར། གཞུང་འདི་སྐབས་ཆེན་པོ་དྲུག་དང་ལེའུ་བརྒྱ་དང་སུམ་དྲུག་གི་བདག་ཉིད་ཅན་ཞིག་ཏུ་མངོན་ཏེ། སྐབས་དང་པོ་མདོ་དོན་ལ་ལེའུ་བཞི་བཅུ་ཞེ་དྲུག །སྐབས་གཉིས་པ་ནད་གཞིར་ལེའུ་བཅུ་དྲུག །སྐབས་གསུམ་པ་ལུས་ཀྱི་གནས་ལུགས་ལ་ལེའུ་བཅུ་ཐམ་པ། སྐབས་བཞི་པ་ནད་གསོ་བར་ལེའུ་བཞི་བཅུ་ཐམ་པ། སྐབས་ལྔ་པ་དུག་ལ་ལེའུ་བརྒྱད། སྐབས་དྲུག་པ་ཕྱི་མའི་གནས་ལ་ལེའུ་དྲུག་ཅུ་རེ་དྲུག་གོ། །

སྐབས་དང་པོ་མདོ་དོན་ལ་ལེའུ་བཞི་ཅུ་ཞེ་དྲུག་ཡོད་པ་སྟེ། དང་པོ་ཚེའི་རིག་བྱེད་བྱུང་ཚུལ་དང་། གཉིས་པ་ཚེའི་རིག་བྱེད་ཀྱི་རྗེས་འཇུག་པ། གསུམ་པ་ཚེའི་རིག་བྱེད་ཀྱི་རྣམ་གྲངས།

བཞི་པ་སྨན་དཔྱད་ཀྱི་མདོ་བསྟུ་བ། ལྔ་པ་ཕྱི་ནད་ཀྱི་དཔྱད་ཇི་ལྟར་བྱ་བ། དྲུག་པ་དུས་ཚིགས་དང་སྦྱར་བའི་བདེ་སྲུང་དང་སྨན་རྫས་སོགས་ཀྱི་ཚོ་ག །བདུན་པ་དཔྱད་ཀྱི་ཆ་བྱད་དང་བཟོ་རྩལ་སོགས། བརྒྱད་པ་ཆ་བྱད་སོ་སོའི་མིང་དང་སྤྱོད་སྟངས་སོགས། དགུ་པ་དཔྱད་ཀྱི་ལག་ལེན། བཅུ་པ་གསོ་བའི་ལས་ལ་དངོས་སུ་མ་ཞུགས་སྔོན་གྱི་སྨན་པའི་ཆ་རྐྱེན། བཅུ་གཅིག་པ་འདྲལ་གཅོད་འཕྲིན་པ་སོགས་ཀྱི་དཔྱད། བཅུ་གཉིས་པ་མེས་བསྲེག་པའི་ཐབས། བཅུ་གསུམ་པ་སྲིན་བུ་པདྨའི་ཚོ་ག །བཅུ་བཞི་པ་རྩབས་དང་འོ་མ་སོགས་ཀྱི་དཔྱད། བཅོ་ལྔ་པ་ལུས་བྲུངས་དང་དྲི་མ་རྣམས་ཀྱི་འཕེལ་ཟད་སྐོར། བཅུ་དྲུག་པ་རྣ་བ་དབུག་པའི་ཚོ་ག །བཅུ་བདུན་པ་རྣག་སྨིན་དང་མ་སྨིན་གྱི་ཁྱད་པར་བརྟག་པ། བཅོ་བརྒྱད་པ་རྣག་རྨ་གསོ་བའི་ཚོ་ག །བཅུ་དགུ་པ་རྨ་སྐྲངས་བའི་ནད་གཡོག་ཇི་ལྟར་བྱ་བ། ཉི་ཤུ་པ་ལུས་སྦྱོང་གི་ཚོ་ག ཉེར་གཅིག་པ་རླུང་མཁྲིས་ལས་བསྐྱེད་པའི་རྨའི་དམིགས་ཤེས་པར་བྱ་བ། ཉེར་གཉིས་པ་གཡན་པ་དང་རྨའི་ཆུ་སེར་སྐོར། ཉེར་གསུམ་པ་སྐྲངས་རྨའི་ཡོག་གནོན་གྱི་ཚོ་ག །ཉེར་བཞི་པ་ཕྱི་དང་ཁོང་གི་ནད། ཉེར་ལྔ་པ་དཔྱད་མི་འདྲ་བ་བརྒྱད་ཀྱི་ཚོ་ག །ཉེར་དྲུག་པ་ལུས་གཏིང་དུ་གནས་པའི་ཟུག་རྔུ་བརྟག་ཐབས། ཉེར་བདུན་པ་ཟུག་རྔུ་དབྱུང་ཐབས། ཉེར་བརྒྱད་པ་རྨའི་ཡོག་གནོན་ལས་བྱུང་བའི་ལེགས་ཉེས་ཀྱི་ཚོ་ག ཉེར་དགུ་པ་ཕོ་ཉ་དང་མཚན་ལྟས་སོགས་ལ་བརྟག་པའི་ཚོ་ག སུམ་ཅུ་པ་དབང་པོའི་འགྱུར་བ་ལས་བྱུང་བའི་ལེགས་ཉེས་ཀྱི་མཚན་ལྟས། སོ་གཅིག་པ་བྱེ་བྲག་པའི་དམིགས་ཤེས་པར་བྱ་བ། སོ་གཉིས་པ་ལུས་བྱིངས་ཀྱི་འགྱུར་བ་ལས་བྱུང་བའི་ལེགས་ཉེས་ཀྱི་མཚན་མ་བརྟག་ཐབས་སོགས། སོ་གསུམ་པ་རྩ་དཀར་གྱི་ནད་དང་། གཅིན་ལམ་ནད། མཛེ་ནད། གཞང་འབྲུམ་སོགས་ཀྱི་ནད་གཞི། སོ་བཞི་པ་དམག་འཐབ་སྐོར་གྱི་རྒྱལ་སྲས་བཅུད་ལེན་སྐོར། སོ་ལྔ་པ་ནད་ཀྱི་རྟགས་ལ་དཔྱད་པའི་ཚོ་ག །སོ་དྲུག་པ་སྐྲངས་རྨའི་གསོ་ཐབས་གཞན་པ། སོ་བདུན་པ་སྦྲོ་སྨན་འདེབས་འཇོག་ཀྱི་ཚོ་གའི་སྐོར། སོ་བརྒྱད་པ་ཕན་འབྲས་ལ་ལྟོས་པའི་སྨན་གྱི་དབྱེ་བའི་སྐོར། སོ་དགུ་པ་མས་བཏང་དང་བཀྲུ་བའི་སྨན་གྱི་སྐོར། བཞི་བཅུ་པ་སྨན་གྱི་རོ་ནུས་ཞུ་རྗེས་སོགས་ཀྱི་སྐོར། ཞེ་གཅིག་པ་སྨན་གྱི་ཡོན་ཏན་སྐོར། ཞེ་གཉིས་པ་རོ་ཡི་མཚན་ཉིད། ཞེ་གསུམ་པ་སྐྱུགས་པར་བྱ་བའི་ཚོ་ག ཞེ་བཞི་པ་སྦྱོང་བྱེད་སྦྱོར་བའི་སྐོར། ཞེ་ལྔ་པ་ལྡེ་གུའི་སྦྱོར་

བའི་ཚོ་ག །ཞེ་དྲུག་པ་ཟས་སྐོམ་གྱི་དམིགས་མི་འདྲ་བ་བཅས་སོ། །

སྐབས་གཉིས་པ་ནད་གཞི་བཤད་པ་ལ་ལེའུ་བཅུ་དྲུག་སྟེ། དང་པོ་རྩ་དཀར་སྐོར་གྱི་ནད་གཞི་བཤད་པ། གཉིས་པ་གཞང་འབྲུམ་བཤད་པ། གསུམ་པ་ཆུ་རྗེའི་ནད་བཤད་པ། བཞི་པ་ཧྲིག་རླུགས་ཀྱི་ནད་བཤད་པ། ལྔ་པ་པགས་པའི་ནད་བཤད་པ། དྲུག་པ་གཅིན་ལམ་གྱི་ནད་བཤད་པ། བདུན་པ་འོར་དང་དམུ་ཆུའི་ནད་བཤད་པ། བརྒྱད་པ་ཕྲུ་གུ་བཙའ་དཀའ་བ་སོགས་བཤད་པ། དགུ་པ་སྐྲངས་པ་རྣག་ཏུ་སྨིན་པའི་ནད། བཅུ་པ་མེ་དབལ་དང་། ཧྲིག་རླུགས། ནུ་རྨེན་གྱི་ནད་བཤད་པ། བཅུ་གཅིག་པ་རྨེན་བུ་དང་འབྲས་སོགས་བཤད་པ། བཅུ་གཉིས་པ་ཧྲིག་པ་སྐྲངས་པ་དང་། མཚན་བར་བརྗོལ་བ། སླང་ཤུ་སོགས་བཤད་པ། བཅུ་གསུམ་པ་བྱིས་པའི་ནད་བཤད་པ། བཅུ་བཞི་པ་སྲིན་བུའི་ནད། བཅོ་ལྔ་པ་དུས་ཆག་དང་ཚིགས་ཤོར། བཅུ་དྲུག་པ་ཁའི་ནད་རིགས་སྐོར་བཤད་པའོ། །

སྐབས་གསུམ་པ་ལུས་ཀྱི་གནས་ལུགས་ལ་ལེའུ་བཅུ་སྟེ། དང་པོ་མདོའི་སྐོར་བཤད་པ། གཉིས་པ་ཁྲུ་ཚུ་སོགས་ཀྱི་སྐོར་བཤད་པ། གསུམ་པ་བྱིས་པ་ཉམ་དུ་ཆགས་པའི་སྐོར་བཤད་པ། བཞི་པ་མངལ་གནས་འཕེལ་བའི་སྐོར་བཤད་པ། ལྔ་པ་ལུས་ཀྱི་གནས་ལུགས་སྐོར་བཤད་པ། དྲུག་པ་གཉན་པ་གནད་ཀྱི་སྐོར་བཤད་པ། བདུན་པ་རྒྱུ་ལམ་བུ་གའི་དབྱིབས་དང་རྣམ་གྲངས་སོགས་བཤད་པ། བརྒྱད་པ་ཁྲག་རྩའི་ཁ་དབྱེ་བའི་སྐོར་བཤད་པ། དགུ་པ་འཕར་རྩ་དང་རྩ་དཀར་སོགས་ཀྱི་སྐོར་བཤད་པ། བཅུ་པ་སྨྲུམ་མའི་ནད་གཡོག་སྐོར་བཤད་པ་བཅས་སོ། །

སྐབས་བཞི་པ་ནད་གསོ་བར་ལེའུ་གྲངས་བཞི་བཅུ་སྟེ། དང་པོ་གཉན་ཚད་རིགས་གཉིས་ལས་བྱུང་བའི་ཟགས་རལ། གཉིས་པ་མཚོན་རྨ་སོགས་ནད་གསོ་བའི་ཚོ་ག །གསུམ་པ་དུས་ཆག་དང་ཚིགས་ཤོར་གསོ་བ། བཞི་པ་རྩ་དཀར་སྐོར་གྱི་ནད་རིགས་གསོ་བའི་ཚོ་ག །ལྔ་པ་རླུང་ནད་གསོ་བའི་ཚོ་ག །དྲུག་པ་གཞང་འབྲུམ་གསོ་བའི་ཚོ་ག །བདུན་པ་ཆུ་རྗེའུ་ནད་གསོ་བའི་ཚོ་ག །བརྒྱད་པ་གཞང་ལུག་པ་གསོ་བའི་ཚོ་ག །དགུ་པ་པགས་ནད་སྤྱི་གསོ་བའི་ཚོ་ག །བཅུ་པ་པགས་ནད་ཕྲེ་བའི་རིགས་གསོ་བའི་ཚོ་ག །བཅུ་གཅིག་པ་གཅིན་ལམ་གྱི་ནད་གསོ་བའི་ཚོ་ག །བཅུ་གཉིས་པ་རྣག་སྐྲངས་གསོ་བའི་ཚོ་ག །བཅུ་གསུམ་པ་གཅིན་སྙི་ཟ་ཁྲུ་གསོ་བའི་ཚོ་

ག །བཅུ་བཞི་པ་ཚ་སྐྲངས་ཀྱི་ནད་གསོ་བའི་ཆོ་ག །བཅོ་ལྔ་པ་བཙའ་དཀའ་བའི་གསོ་ཐབས། བཅུ་དྲུག་པ་སྐྲན་ནད་གསོ་བའི་ཆོ་ག །བཅུ་བདུན་པ་སུར་ཡ་དང་། མཚན་བར་བརྫོལ་བ། ནུ་ཟྲེན་གྱི་ནད་གསོ་བའི་ཆོ་ག །བཅོ་བརྒྱད་པ་ཁྲག་ཏུལ་དང་། འབྲས་སྐྲན་སོགས་གསོ་བའི་ཆོ་ག །བཅུ་དགུ་པ་ཧྲིག་ཧྲུགས་སོགས་ཀྱི་ནད་གསོ་བའི་ཆོ་ག །ཉི་ཤུ་པ་བྱིས་པའི་ནད་གསོ་བའི་ཆོ་ག །ཉེར་གཅིག་པ་རྨ་དང་པོ་མཚན་ནད་ཀྱི་གསོ་ཐབས། ཉེར་གཉིས་པ་ཁའི་ནད་གསོ་བའི་ཆོ་ག །ཉེར་གསུམ་པ་རྨ་སྐྲངས་གསོ་བའི་ཆོ་ག །ཉེར་བཞི་པ་འཕྲོད་བསྟེན་དང་ནད་འགོག་པའི་ཆོ་ག །ཉེར་ལྔ་པ་རྣ་བའི་ནད་གསོ་བ། །ཉེར་དྲུག་པ་ཟུངས་ཟད་བསྐྱེད་པའི་ཐབས། ཉེར་བདུན་པ་ཞུན་མར་གྱི་སྦྱོར་བ་དང་། རྒས་གསོ་བཅུད་ལེན་གྱི་སྦྱོར་བའི་སྐོར། ཉེར་བརྒྱད་པ་ཞུན་མར་སོགས་སྨན་གྱི་སྦྱོར་བའི་ཆོ་ག །ཉེར་དགུ་པ་འཚོ་བཅུད་ཀྱི་སྦྱོར་བ་སོགས་བཤད་པ། སུམ་ཅུ་པ་སེམས་ཞུམ་ཞིང་ལུས་རིད་པ་གསོ་བའི་ཆོ་ག །སོ་གཅིག་པ་སྨུམ་འཚོས། སོ་གཉིས་པ་རྡོད་དུགས་དང་བགྲུ་སྨན། སོ་གསུམ་པ་སྐྱུགས་སྨན་དང་བཤལ་སྨན། སོ་བཞི་པ་བཤལ་སྐྱུགས་ལས་བྱུང་བའི་ནད་རིགས་གསོ་བའི་ཆོ་ག །སོ་ལྔ་པ་སྦྱོང་བྱེད་ལས་ལ་སྦྱོད་པའི་ཆ་བྱད་ཀྱི་བེད་སྤྱོད་སྐོར། སོ་དྲུག་པ་ཆ་བྱད་སྤྱད་ཉེས་ལས་བྱུང་བའི་ནད་ཀྱི་གསོ་ཐབས། སོ་བདུན་པ་ནི་རུ་ཧའི་ཆོ་ག །སོ་བརྒྱད་པ་འཇམ་རྩིའི་ཆོ་ག །སོ་དགུ་པ་ཡི་མུག་ནད་གསོ་བའི་ཆོ་ག །བཞི་བཅུ་པ་བདུག་སྨན་དང་མཁུར་དགང་བ་སོགས་ཀྱི་ཆོ་ག་བཅས་སོ། །

སྐབས་ལྔ་པ་དུག་ལ་ལེའུ་བརྒྱད་དེ། དང་པོ་ཟས་སྐོམ་གྱི་བདག་གཉེར་དང་དུག་གིས་མི་ཐུགས་པ་བྱ་བའི་ཐབས། གཉིས་པ་ཟོ་ཆོད་སོགས་ལ་དུག་གིས་ཐུགས་པ་བརྟག་པའི་ཆོ་ག །གསུམ་པ་སྲོག་ཆགས་ལས་བྱུང་བའི་དུག །བཞི་པ་སྦྲུལ་དུག་གི་ནད། ལྔ་པ་སྦྲུལ་དུག་གི་ནད་གསོ་བ། དྲུག་པ་བྱི་བའི་དུག །བདུན་པ་སྦྲ་སྨན་སོགས་ལ་བརྟེན་ནས་དུག་ནད་གསོ་བའི་ཐབས། བརྒྱད་པ་སྲིན་བུའི་རིགས་ཀྱི་དུག་གོ། །

སྐབས་དྲུག་པ་ཕྱི་མའི་གནས་ལ་ལེའུ་དྲུག་ཅུ་རེ་དྲུག་ཡོད་པར། དང་པོ་མིག་གི་སྐོར་བཤད་པ། གཉིས་པ་མིག་གི་ནད་བཤད་པ། གསུམ་པ་མིག་ལྤིབས་ཀྱི་ནད་བཤད་པ། བཞི་པ་མིག་གི་གྲོ་མོའི་ནད་བཤད་པ། ལྔ་པ་མིག་འབྲས་ནག་པོའི་ནད་བཤད་པ། དྲུག་པ་མིག་ནད་ཐམས་

ཅད་ཀྱི་དམིགས་བཤད་པ། བདུན་པ་མིག་གི་རྒྱལ་མོའི་ནད་བཤད་པ། བརྒྱད་པ་མིག་ནད་ཀྱི་དབྱེ་བ་དང་གསོ་ཐབས། དགུ་པ་མིག་ཚད་ཀྱི་གསོ་ཐབས། བཅུ་པ་མིག་གི་སྲུར་ཡ་གསོ་བའི་ཆོ་ག །བཅུ་གཅིག་པ་རྩ་སྦྲུབས་དབྱེ་བར་བརྟེན་ནས་མིག་དཔྱད་བྱེད་པ། བཅུ་གཉིས་པ་མིག་ནད་ཀྱི་རྡོད་དུགས་གསོ་བའི་ཆོ་ག །བཅུ་གསུམ་པ་རྨ་ཤུལ་གསོ་བའི་ཆོ་ག །བཅུ་བཞི་པ་གཤག་འབྱེད་ཀྱི་དཔྱད། བཅོ་ལྔ་པ་གཙོད་འཁྱིན་གྱི་དཔྱད། བཅུ་དྲུག་པ་མིག་ལྤིབས་དང་ཐྀ་མའི་ནད་ཀྱི་གསོ་ཐབས། བཅུ་བདུན་པ་རྒྱལ་མོ་དང་སྐྲར་གཟུགས་ནད་ཀྱི་གསོ་ཐབས། བཅོ་བརྒྱད་པ་མིག་ནད་ཀྱི་སྤྱིར་བཏང་གི་གསོ་ཐབས་དང་སྨན་སྦྱོར། བཅུ་དགུ་པ་མིག་ལ་མཆོན་ཕོག་པ་གསོ་བའི་ཐབས། ཉི་ཤུ་པ་རྣ་བའི་ནད་ཀྱི་རྒྱུ་རྐྱེན་དང་ནད་རྟགས། ཉེར་གཅིག་པ་རྣ་བའི་ནད་ཀྱི་གསོ་ཐབས། ཉེར་གཉིས་པ་སྣའི་ནད་ཀྱི་རྒྱུ་རྐྱེན་དང་ནད་རྟགས། ཉེར་གསུམ་པ་སྣ་ནད་གསོ་བའི་ཆོ་ག །ཉེར་བཞི་པ་སྣ་ནད་བྱེ་བྲག་པ་གསོ་བའི་ཆོ་ག །ཉེར་ལྔ་པ་མགོ་བོའི་ནད་བཤད་པ། ཉེར་དྲུག་པ་མགོ་ནད་གསོ་བའི་ཆོ་ག །ཉེར་བདུན་པ་གཟའ་ནད་རིགས་དགུའི་གསོ་ཐབས། ཉེར་བརྒྱད་པ་གཟའ་ནད་གསོ་བའི་ཆོ་ག །ཉེར་དགུ་པ་གདོན་ནད་གསོ་བ། སུམ་ཅུ་པ་གདོན་ནད་བྱེ་བྲག་པ་གསོ་བ། སོ་གཅིག་པ་བྱིས་གདོན་གསོ་བའི་ཆོ་ག །སོ་གཉིས་པ་གདོན་ནད་ཀྱི་དམིགས་བཤད་པ། སོ་གསུམ་པ་གདོན་ནད་བྱེ་བྲག་པའི་ཆོ་ག །སོ་བཞི་པ་གདོན་གྱི་ནད་སོ་སོར་བཤད་པ། སོ་ལྔ་པ་གདོན་ནད་བྱེ་བྲག་པའི་གསོ་ཐབས། སོ་དྲུག་པ་གདོན་ནད་ཀྱི་དམིགས་བཤད་པ། སོ་བདུན་པ་གཟའ་ནད་རིགས་དགུ་ཇི་ལྟར་བྱུང་བའི་ལོ་རྒྱུས། སོ་བརྒྱད་པ་བུད་མེད་ཀྱི་མཚན་མའི་ནད་དང་གསོ་ཐབས། སོ་དགུ་པ་ཚ་བའི་ནད་ཀྱི་གསོ་ཐབས། བཞི་བཅུ་པ་འབྲུ་བ་གསོ་བ། ཞེ་གཅིག་པ་ཟད་བྱེད་ནད་གསོ་བའི་ཆོ་ག །ཞེ་གཉིས་པ་ཕོང་སྐྲན་གྱི་རྟགས་དང་གསོ་ཐབས། ཞེ་གསུམ་པ་སྙིང་ནད་གསོ་བའི་ཆོ་ག །ཞེ་བཞི་པ་མཁྲིས་པ་མིག་སེར་གྱི་གསོ་ཐབས། ཞེ་ལྔ་པ་ཁྲག་ཟགས་པ་གསོ་བའི་ཆོ་ག །ཞེ་དྲུག་པ་བརྒྱལ་འཐོག་གི་རྟགས་དང་གསོ་ཐབས། ཞེ་བདུན་པ་ཆང་དུག་གིས་ཕོག་པའི་རྟགས་དང་གསོ་ཐབས། ཞེ་བརྒྱད་པ་སྐོམ་དད་ཀྱི་ནད་རྟགས་དང་གསོ་ཐབས། ཞེ་དགུ་པ་སྐྱུགས་པའི་ནད་ཀྱི་རྟགས་བཅས། ལྔ་བཅུ་པ་སྐྱིགས་བུའི་རྟགས་བཅས། ང་གཅིག་པ་དབུགས་མི་བདེ་བའི་ནད་ཀྱི་རྟགས་

བཅོས། ང་གཉིས་པ་གློ་ལུའི་རྟགས་བཅོས། ང་གསུམ་པ་སྐྲད་འགགས་ཀྱི་རྟགས་བཅོས། ང་བཞི་པ་སྐྱིན་ནད་ཀྱི་རྟགས་བཅོས། ང་ལྔ་པ་སྐོམ་སོགས་བཀག་དྲགས་པ་ལས་བྱུང་བའི་ནད་ཀྱི་རྟགས་བཅོས། ང་དྲུག་པ་ཚད་འབྲུའི་རྟགས་བཅོས། ང་བདུན་པ་ཟས་བསྒམ་པ་ལས་བྱུང་བའི་ནད་ཀྱི་རྟགས་བཅོས། ང་བརྒྱད་པ་གཅིན་བཀག་པ་ལས་བྱུང་བའི་ནད་ཀྱི་རྟགས་བཅོས། ང་དགུ་པ་གཅིན་སྙིའི་ནད་ཀྱི་རྟགས་བཅོས། དྲུག་ཅུ་པ་ཤེས་པ་ལས་བྱུང་བའི་ནད་ཀྱི་རྟགས་བཅོས། རེ་གཅིག་པ་བརྫེད་བྱ་ནད་ཀྱི་རྟགས་བཅོས། རེ་གཉིས་པ་སེམས་ནད་ཀྱི་རྟགས་བཅོས། རེ་གསུམ་པ་རོ་དྲུག་གི་སྦྱོར་བ། རེ་བཞི་པ་མི་ན་བར་བྱ་བའི་ཚ་ག །རེ་ལྔ་པ་མཇུག་དོན་བསྟན་པ། རེ་དྲུག་པ་ཉེས་གསུམ་གྱི་རྣམ་འགྱུར་བཅས་སོ། །

(2) དྲང་སྲོང་ཙ་ར་ཀ་དཔལ་ལྡན་ཕྲེང་བ་དང་ཙ་ར་ཀའི་གཞུང་ཆེན་སྐོར།

དྲང་སྲོང་ཙ་ར་ཀ་དཔལ་ལྡན་ཕྲེང་བ།

དྲང་སྲོང་ཙ་ར་ཀ་དཔལ་ལྡན་ཕྲེང་བ་(Caraka'奢罗迦)ནི་སྤྱི་ལོ་དུས་རབས་དང་པོའི་ནང་མགོན་པོ་ཀླུ་སྒྲུབ་དང་དུས་མཉམ་དུ་འབྲུངས་པའི་དྲང་སྲོང་ཆེན་པོ་ཞིག་ཡིན་པ་དང་། ཆོས་རྒྱལ་མྱ་ངན་མེད་འདས་རྗེས་ཀྱི་མི་རིང་བའི་དུས་སུ་བྱོན་པའི་རྒྱལ་པོ་ཀ་ནི་ཤ་ཀའི་(Kanishka) ལྷ་སྨན་ཀྱང་མཛད་མྱོང་བར་བཤད། ཁ་ཤས་ཀྱིས་སྤྱི་ལོ་སྔོན་གྱི་ལོ་1000ཡས་མས་ཏེ་ཐང་ལ་འབར་ལས་སྔ་བར་བཤད་མཁན་ཀྱང་མཆིས། དྲང་སྲོང་འདི་བ་ནི་དྲང་སྲོང་ཆེན་པོ་བརྒྱད་ཀྱི་ཐོག་མ་རྒྱུན་ཤེས་བུའི་གསོ་དཔྱད་རིང་ལུགས་འཛིན་མཁན་ཞིག་སྟེ་དྲང་སྲོང་ཆེན་པོ་རྒྱུན་ཤེས་ཀྱི་བུར་(Atreya)གསོ་དཔྱད་ཀྱི་སློབ་མ་ཞེས་པའི་བསྔགས་བརྗོད་དང་། རྒྱུན་ཤེས་བུས་མཛད་པའི་ཙ་ར་ཀ་སྡེ་བརྒྱད་ཀྱི་ཐོག་མ་དགོས་སྟོན་པའི་སྡེ་ཞེས་པའི་ནང་གི་ལུང་ཚིག་མི་ཉུང་བ་ཞིག་གཞུང་འདི་གར་ཟིན་ཡོད་ཅིང་ཕྲིས་སྙིང་པོ་བསྡུས་པ་སོགས་སུའང་དྲངས་ཡོད། དེས་ན་རྒྱུན་ཤེས་བུའི་ལུགས་ཀྱི་གསོ་དཔྱད་གྲུབ་མཐའ་དེ་ཇི་ལྟ་བུ་ཞིག་ཡིན་ཞེས་འདྲི་ན། རྒྱུན་ཤེས་བུས་ཨཱཡུར་བེདཿའི་གསོ་དཔྱད་ཉིད་ཐམ་ཟེ་བའི་རིག་བྱེད་ཀྱི་ངོ་མཚར་རྟོག་བཏགས་ལས་རྣམ་པར་བཀྲལ་ཏེ། ནད་ཀྱི་རྒྱུ་རྐྱེན་དང་མཁྲིས་པ་དང་བད་ཀན་གསུམ་ལྷ་དང་ཀླུའི་གནོད་པ་ཁོ་ནའི་རྒྱུ་ལས་བྱུང་བའི་ལྟ་བ་དོར་ནས་རླུང་ནི་ཁ་སྣའི་ལམ་ན་རྒྱུ་བའི་དབུགས་ཙམ་དང་། མཁྲིས་པ་

ནི་སྟོད་ཀྱི་མཁྲིས་ཁུ་སེར་པོ། བད་ཀན་ནི་མཆིལ་མ་འབྱུར་བག་ཅན་ལ་ངོས་འཛིན་པ་བཅས་གསོ་དཔྱད་རིག་པ་དྲང་སྲོང་ལུགས་སུ་སྤེལ་མཁན་དང་རྣམ་གྱུར་ནད་ཀྱི་རྒྱུ་ཉིད་ཕུང་པོ་དངོས་ཀྱི་སྙིང་ནས་བཙལ་མཁན་དྲང་སྲོང་སྔ་ཤོས་ཀྱི་གྲས་རེད། དུས་ཕྱིས་སུ་མེ་བཞིན་འཇུག་དང་ལྷག་ཏུ་ཙ་ར་ཀ་དཔལ་ལྡན་ཕྲེང་བ་སོགས་ཁོང་གི་རྗེས་འཇུག་རིམ་བྱོན་རྣམས་ཀྱིས་ལྷ་བ་དེ་དག་གོམ་གང་མདུན་སྐྱོད་ཀྱིས་རྒྱུན་འཛིན་བྱས་ཐོག །ཉེས་གསུམ་སྙོམས་མ་སྙོམས་ལས་རྣམ་པར་གྱུར་མ་གྱུར་གྱི་རིགས་པའི་གཞུང་ལུགས་ཀྱི་དབྱེ་སྲོལ་ཡང་ཚེའི་རིག་བྱེད་གཞུང་དུ་རིམ་གྱིས་དར་རྒྱས་སུ་བཏང་བ་ཞིག་རེད། ཐོ་བཙུན་དྲང་སྲོང་ཙ་ར་ཀ་དཔལ་ལྡན་ཕྲེང་བས་རྒྱུན་ཤེས་ཀྱི་བུ་དང་མེ་བཞིན་འཇུག་སོགས་སྔ་རབས་དྲང་སྲོང་རྣམས་ཀྱིས་མཛད་པའི་གྲགས་ཆེ་བའི་སྨན་དཔྱད་གཞུང་ལ་ཐོས་བསྒོམ་དཔྱིས་ཕྱིན་པ་བགྱིས་ཤིང་ནད་ཐོག་ལག་ལེན་ཡུན་རིང་གནང་ཏེ། རྒྱ་གར་ཚེའི་རིག་བྱེད་གཞུང་ལས་ཁོང་ནད་གསོ་བའི་ཨ་མ་ལྟ་བུར་གྱུར་པའི་བསྟན་བཅོས་གྲགས་ཅན་ཙ་ར་ཀའི་གཞུང་(Caraka Samhita'奢罗迦全集)ཞེས་བྱ་བ་མཛད་དེ། ཨཱ་ཡུར་བེདཿའི་གསོ་དཔྱད་མ་ལག་འཕྲུས་ཚང་ཅན་དུ་གྱུར་ཞིང་རིགས་པའི་གཞུང་ལུགས་ཀྱི་རྩ་བའི་རྨང་གཞི་འདིང་པའི་ཕྱོགས་ལ་རླབས་ཆེའི་འཕྲིན་ལས་བསྐྲུངས།

ཙ་ར་ཀའི་གཞུང་གི་འཕེལ་རིམ་དང་བརྗོད་བྱ་གཙོ་བོ།

རྒྱུན་ཤེས་བུ་སོགས་དྲང་སྲོང་ཆེན་པོ་བརྒྱད་ཀྱིས་ཚེའི་རིག་བྱེད་ཀྱི་རྒྱུད་ལ་འཇུག་པའི་འགྲེལ་པ་རེ་རེ་བརྩམས་པ་སྟེ་ཙ་ར་ཀ་སྡེ་བརྒྱད་དུ་གྲགས་པ་དང་སྐབས་བབས་ཀྱི་ཙ་ར་ཀའི་གཞུང་གཉིས་ནི་གཅིག་པ་མ་ཡིན་མོད། གཞུང་དེའི་དགོངས་དོན་རྣམས་བསྡུས་ཡོད་པར་གོར་མ་ཆག་སྟེ། སྡེ་སྲིད་གསོ་རིག་ཁོག་འབུགས་ལས། ཙ་ར་ཀ་སྡེ་བརྒྱད་དུ་གྲགས་པ་དེ་དག་གི་འགྲེལ་པ་དྲང་སྲོང་དཔལ་ལྡན་ཕྲེང་བས་སྟོད་འགྲེལ་ཉི་ཟླ་བར་བཀབ་བམ་པོ་བརྒྱད་ཅུ། སྨད་འགྲེལ་འཕྲུལ་གྱི་ལྡེ་མིག་བམ་པོ་བཞི་བཅུ་སྟེ་ཁྱོན་བརྒྱ་ཉི་ཤུ། ཞེས་པས་ཤེས་སོ། །དེ་བས་གསོ་རིག་གཞུང་ལུགས་འཕེལ་རྒྱས་ཀྱི་ཆོས་ཉིད་ལྟར་ཙུང་གཟབ་ནན་གྱིས་བཤད་ན། གཞུང་འདིའང་ཐང་ལ་འབབ་ཀྱི་གཞུང་ནང་བཞིན་དུས་སྐབས་གཅིག་ནང་མི་གཅིག་གིས་མཛད་པའི་བསྟན་བཅོས་ཤིག་མ་ཡིན་པར་དྲང་སྲོང་འདི་བས་མེ་བཞིན་འཇུག་གིས་མཛད་པའི་རྒྱུན་ཤེས་ཆེན་

པོའི་གཞུང་(Atreya Tantra,敢食集)ཉིད་གཙོ་བོའི་རྨང་གཞིར་བཟུང་ཡོད་པ་ནི། བསྟན་བཅོས་འདིའི་ལེའུ་རེ་རེའི་མཇུག་ཏུ་མི་བཞིན་འཇུག་གིས་བྱས་པ་ཙ་ར་ཀ་དཔལ་ལྡན་ཕྲེང་བས་ལེགས་བསྒྲུས་གནང་ཞེས་གསལ་བས་རྟོགས་སླ་ལ། གཞུང་ཆ་ཚང་ལ་དྲང་སྲོང་རྡ་ཌྷ་ལྦས་(Drdha-bala) མཆོན་པའི་ཕྱིས་བྱོན་དྲང་སྲོང་རྣམས་ཀྱིས་ཞུ་དག་ལེགས་སྒྲིག་གནང་བ་བརྒྱུད་ནས་ད་གཟོད་རྒྱ་གར་ཚོའི་རིག་བྱེད་ལས་ཁོང་ནད་རིག་པའི་གཞུང་ཨ་མ་ལྟ་བུའི་བསྟན་བཅོས་གྲགས་ཅན་དུ་གྱུར་པ་ཡིན་པ་ལོ་རྒྱུས་ལས་དཔྱད་པས་རྟོགས་སླའོ། །

ཙ་ར་ཀའི་གཞུང་གི་བརྗོད་བྱ་ནི་སྐབས་ཆེན་པོ་བརྒྱད་དམ་ལེའུ་བརྒྱ་དང་ཉི་ཤུའི་བདག་ཉིད་ཅན་ཞིག་སྟེ། སྤྱིར་བཤད་པ་ལ་ལེའུ་སུམ་ཅུ་དང་། ལུས་ཀྱི་གནས་ལུགས་ལ་ལེའུ་བརྒྱད། ལུས་ཀྱི་མཚན་ཉིད་ལ་ལེའུ་བརྒྱད། ནད་གཞི་བཤད་པར་ལེའུ་བརྒྱད། སྨན་གྱི་མདོར་ལེའུ་བཅུ་གཉིས། གསོ་བའི་ཆོ་གར་ལེའུ་སུམ་ཅུ། ལུས་འཇིག་པའི་ལྟས་ལ་ལེའུ་བཅུ་གཉིས། བགྲུ་སྨན་གྱིས་གསོ་བའི་ཆོ་གར་ལེའུ་བཅུ་གཉིས་བཅས་དང་། དེ་ལ་དབྱིན་ཡིག་ཏུ་འགྱུར་ཟིན་པའི་ཙ་ར་ཀའི་གཞུང་གི་སུམ་ཆའི་གཉིས་ཙམ་གྱི་སྤྱི་ཁོག་སྟེ་དཀར་ཆག་ལྟ་བུ་ཞིག་འགོད་པ་ལ། སྐབས་དང་པོར་ལེའུ་སུམ་ཅུ་ཡོད་པ་ལས། དང་པོ་ཚེ་ཇི་ལྟར་བསྲིངས་པ་ཞུས་པའི་ལེའུ་དང་། གཉིས་པ་བཤལ་སྨན་གྱི་ཆོ་ག །གསུམ་པ་དོང་གའི་ཆོ་ག །བཞི་པ་བགྲུ་སྨན་དྲུག་བརྒྱ་ལྔག་གི་དམིགས་ཤེས་པར་བྱ་བ། ལྔ་པ་ཟས་ཚོད་ཤེས་པར་བྱ་བ། དྲུག་པ་ཟས་ཚུལ་ཤེས་པར་བྱ་བ། བདུན་པ་འདོད་པ་སོགས་རང་དགར་མི་འགོག་པའི་ཆོ་ག །བརྒྱད་པ་དབང་པོའི་སྐོར་བཤད་པ། དགུ་པ་གསོ་ཐབས་བཞི་སྤྱིར་བཤད་པ། བཅུ་པ་གསོ་ཐབས་བཞི་རྒྱས་པར་བཤད་པ། བཅུ་གཅིག་པ་ཉོན་མོངས་དུག་གསུམ། བཅུ་གཉིས་པ་རླུང་ནད་བཤད་པ། བཅུ་གསུམ་པ་སྣུམ་འཚོས་བཤད་པ། བཅུ་བཞི་པ་རྔོད་དུགས། བཅོ་ལྔ་པ་སྨན་པའི་སྣང་བྱ། བཅུ་དྲུག་པ་ཚད་ལྡན་སྨན་པའི་འགན་འཁྲི། བཅུ་བདུན་པ་མགོ་བོའི་ནད་བཤད་པ། བཅོ་བརྒྱད་པ་འོར་དང་སྐྲ་ཐབ་དམུ་རྫིང་གི་ནད། བཅུ་དགུ་པ་བྱང་ཁོག་སྨད་ཀྱི་ནད་གཞི་བརྒྱད་བཤད་པ། ཉི་ཤུ་པ་ནད་རྟགས་གཙོར་བཤད་པའི་ལེའུ། ཉེར་གཅིག་པ་རང་བཞིན་ཞན་པའི་མི་ལུས་བཤད་པ། ཉེར་གཉིས་པ་གསོ་ཐབས་གཉིས་བཤད་པ། ཉེར་གསུམ་པ་དབང་པོ་གསལ་བར་གཏང་

བའི་ལུས་སྲུང་གི་ཚོ་ག །ཉེར་བཞི་པ་ཁྲག་གི་འགྱུར་ཚུལ་དང་ལུས་སྲུང་གི་ཚོ་ག །ཉེར་ལྔ་པ་མི་ལུས་ཀྱི་ཆགས་ཚུལ་དང་ནད་རིགས། ཉེར་དྲུག་པ་དྲང་སྲོང་ཆེན་པོ་རྒྱུན་ཤེས་ཀྱི་བུ་དང་Bhadrakapyaསོགས་ཀྱི་ཞུས་ལན། ཉེར་བདུན་པ་ཟས་སྐོམ་གྱི་རང་བཞིན་སྐོར། ཉེར་བརྒྱད་པ་ཟས་སྐོམ་གྱི་རྣམ་གྲངས། ཉེར་དགུ་པ་འཚོ་བའི་ཐབས་མི་འདྲ་བ་བཅུ་བཤད་པ། སུམ་ཅུ་པ་སྙིང་ལས་གྲོས་པའི་རྩ་སྦུབས་བཅུ་བཤད་པ་བཅས་སོ། །

ནད་གཞི་བཤད་པར་ལེའུ་བརྒྱད་དེ། དང་པོ་དམིགས་ཤེས་པར་བྱ་བ། གཉིས་པ་ཕོ་བའི་མཚན་ཉིད་བཤད་པ། གསུམ་པ་རིམས་ནད་བཤད་པ། བཞི་པ་ནད་ངོས་བཟུང་བའི་འགག་མདོ་བཤད་པ། ལྔ་པ་འཕོར་རྒྱུན་བུ་ག་བཤད་པ། དྲུག་པ་ནད་ཀྱི་མཚན་ཉིད་བཤད་པ། བདུན་པ་ནད་པའི་ཁམས་བཤད་པ། བརྒྱད་པ་གསོ་བའི་དམིགས་བཤད་པའོ། །

ལུས་ཀྱི་མཚན་ཉིད་ལ་ལེའུ་བརྒྱད་དེ། དང་པོ་བག་ཆགས་དང་རྣམ་ཤེས་སྐོར་བཤད་པ། གཉིས་པ་རུམ་དུ་ཞུགས་པ་ཆགས་པའི་ལེའུ། གསུམ་པ་མངལ་ཆགས་འཕེལ་བའི་སྐོར་བཤད་པ། བཞི་པ་མངལ་ཆགས་འཕེལ་བའི་སྐོར་བཤད་པ། ལྔ་པ་སྟོད་བཅུད་ཁམས་བཤད་པ། དྲུག་པ་མི་ལུས་ཀྱི་རང་བཞིན་བཤད་པ། བདུན་པ་མི་ལུས་དབང་པོའི་སྐོར་བཤད་པ། བརྒྱད་པ་མངལ་ལེན་པའི་སྐོར་བཤད་པའོ། །

ལུས་འཇིག་པའི་ལྟས་ལ་ལེའུ་བཅུ་གཉིས་ཀྱིས་བསྟན་པ་སྟེ། དང་པོ་གདོང་དང་སྒྲ་གདངས་ཕོ་ལྡོག་ཏུ་གྱུར་པའི་ལྟས་ལ་བརྟག་པ། གཉིས་པ་དྲི་དང་རོ་སོགས་འགྱུར་བའི་ལྟས་ལ་བརྟག་པ། གསུམ་པ་རེག་བྱའི་འགྱུར་ལྟས་ལ་བརྟག་པ། བཞི་པ་དབང་པོ་འགྱུར་བའི་ལྟས་ལ་བརྟག་པ། ལྔ་པ་ཉེ་བའི་འཆི་ལྟས། དྲུག་པ་ལུས་པོའི་དམིགས་བསལ་གྱི་འཆི་ལྟས། བདུན་པ་མིག་གི་རྒྱལ་མོའི་ཉེ་བའི་འཆི་ལྟས། བརྒྱད་པ་ལུས་ཀྱི་གྲིབ་མ་ལ་བརྟག་པའི་འཆི་ལྟས། དགུ་པ་མིག་མདངས་ལ་བརྟག་པའི་འཆི་ལྟས། བཅུ་པ་གློ་བར་དུ་འཆི་བའི་ སྔ་ལྟས། བཅུ་གཅིག་པ་ལུས་དྲོད་ལ་བརྟག་པའི་འཆི་ལྟས། བཅུ་གཉིས་པ་བ་སྤུང་ཀློ་བར་བརྟག་པའི་ལྟས་བཅས་སོ། །

གསོ་བའི་ཚོ་གར་ལེའུ་སུམ་ཅུ་ཡོད་པ་ལས་དཔྱིན་ཡིག་གི་འགྱུར་མ་བཅུ་བཞི་མཆིས་ཏེ། དང་པོ་རྐས་པ་གསོ་བ། གཉིས་པ་རོ་ཙའི་སྐོར། གསུམ་པ་གཞན་ཚད་གསོ་བའི་ཚོ་ག །བཞི་པ་

མཁྲིས་པའི་ཚ་བ་གསོ་བའི་ཆོ་ག །ལྔ་པ་འབྲས་སྐྲན་གསོ་བ། དྲུག་པ་གཅིན་སྙི་ཟ་ཁུ་སོགས་གསོ་དཀའ་བའི་ནད་གཞི་བཤད་པ། བདུན་པ་མཛེ་ནད་སོགས་གསོ་དཀའ་བའི་ནད་གཞི་བཤད་པ། བརྒྱད་པ་སྨྱོ་གཙོང་གི་ནད་གསོ་བ། དགུ་པ་གདོན་ནད་གསོ་བ། བཅུ་པ་བརྒྱལ་གཟེར་ནད་གསོ་བའི་ཆོ་ག །བཅུ་གཅིག་པ་ཟད་བྱེད་ཆེན་པོའི་ནད་གསོ་བ། བཅུ་གཉིས་པ་དམུ་རྫིང་གི་ནད་གསོ་བའི་ཆོ་ག །བཅུ་གསུམ་པ་སྦྲོས་བརྒྱངས་སོགས་གསུས་པའི་ནད་གསོ་བའི་ཆོ་ག །བཅུ་བཞི་པ་གཞང་འབྲུམ་གསོ་བའི་ཆོ་ག་བཅས་བསྡོམས་ལེའུ་དགུ་བཅུ་གོ་དྲུག་ཡོད་པ་འདིས་ཙ་ར་ཀའི་གཞུང་གི་སྤྱི་ཁོག་ཕལ་ཆེར་བདག་ཅག་གི་ཕྱོར་ངེས་ཐུབ་བོ། །

(3) སློབ་དཔོན་དཔའ་བོ་དང་ཡན་ལག་བརྒྱད་པའི་སྙིང་པོ་བསྡུས་པའི་སྐོར།

སློབ་དཔོན་དཔའ་བོ།

སློབ་དཔོན་དཔའ་བོ་(Vagbhatha,婆拜他)ནི། སྤྱི་ལོ་དུས་རབས་ལྔ་དྲུག་གི་ཡས་མས་སུ་འཁྲུངས་ཤིང་མཚན་གྱི་རྣམ་གྲངས་ཅུང་མང་སྟེ། ཕ་དང་མ་ལ་གྲུས་པས་ཕ་ཁོལ་དང་། མ་ཁོལ། གསུང་སྙན་པས་རྟ་དབྱངས། ནང་བའི་མཚན་ལ་དཀོན་མཆོག་འབངས། དེ་བཞིན་མ་ཧེ་ཙི་ཊི་སོགས་འབོད། དགུང་ལོ་ཆུང་ངུའི་དུས་ནས་ཡབ་སེང་གེ་གསང་བ་ལས་གསོ་བ་རིག་པ་བསླབས་པས་ཚོགས་མེད་དུ་མཁྱེན་ཞིང་མཁས་པའི་དབང་པོར་གྱུར་པས་དཔལ་ལྡན་ཕ་ཁོལ་སྨན་གྱི་བདག་ཅེས་པའི་མཚན་སྙན་མཆིས་ལ། ཕྱིས་སུ་ཡོ་རོབ་གླིང་དུ་ལེགས་སྦྱར་ཡུལ་གྱི་སྨན་པ་ཆེན་པོ་ག་ལུན་ཞེས་པའི་གྲགས་པ་འབར། སོ་སྲིད་གསོ་རིག་ཁོག་འབུགས་སུ། སློབ་དཔོན་འདི་སྔར་ཕྱི་རོལ་བའི་དབང་ཕྱུག་རྟག་པར་སྨྲ་བའི་གྲུབ་མཐའ་འཛིན་པར་བཤད་ཀྱང་ཕྱིས་རྫུས་སྐྱེས་ཨཪྻ་དེ་ཝས་རྩོད་པས་ཕམ་པར་བྱས་ཏེ་ནང་པར་གྱུར། ལུས་ཀྱི་ཐིག་བཤགས་སུ་ཡན་ལག་བརྒྱད་པ་ཆེན་པོ་དང་། ཡན་ལག་བརྒྱད་པ་ལ་འཇུག་པ། ཡན་ལག་བརྒྱད་པའི་སྙིང་པོ་བསྡུས་པ། བརྒྱད་པའི་སྙིང་བསྡུས་ཀྱི་རང་འགྲེལ་དང་བཞི་མཛད་ཅེས་གསོ་དཔྱད་བསྟན་བཅོས་བརྩམས་གནང་ཡོད་པར་གཞིགས་ན། འདི་བ་གསོ་དཔྱད་ཀུན་ཡན་ལག་བརྒྱད་པའི་ལུགས་ལ་བརྟེན་ནས་དར་སྤེལ་བྱེད་མཁན་གྱི་ནང་པའི་སློབ་དཔོན་ཞིག་ཡིན་པ་ཤེས་ཐུབ་བོ། །

སྙིང་པོ་བསྡུས་པའི་འཕེལ་རིམ་དང་བརྗོད་བྱ་གཙོ་བོ།

གསོ་དཔྱད་ཀྱི་གཞུང་ཐམས་ཅད་ལས་ཁྱད་པར་དུ་གྱུར་ཅིང་ཡན་ལག་བརྒྱད་པ་ཆེན་པོ་ལ་སོགས་པ་གསོ་རིག་གི་གཞུང་མང་པོའི་ལེགས་ཆ་ཕྱོགས་གཅིག་ཏུ་བསྒྲིགས་པའི་སྙིང་པོ་བསྡུས་པ་ཞེས་བྱ་བ་ནི། གྲུབ་མཐའ་ཕྱི་ནང་གཉིས་ཀྱི་དྲང་སྲོང་དག་གིས་མཛད་པའི་གསོ་དཔྱད་ཀྱི་ལུགས་དང་ལེགས་ཐོས་གཞུང་དང་ཙ་ར་ཀའི་གཞུང་ལྔ་བུས་མཚོན་པའི་ཕྱི་ནང་གི་ནད་སོགས་མཐའ་དག་འདུས་པའི་ཚོའི་རིག་བྱེད་ཀྱི་རྒྱ་མཚོ་ལས་ཕྱུང་བའི་སྙིང་པོ་ཞིག་རེད། ཇི་སྐད་དུ། འདི་ནི་ཚེ་ཡི་རིག་བྱེད་རྒྱ་མཚོ་ཡི། །སྙིང་པོ་ལས་ནི་སྙིང་པོ་བླངས་ནས་ནི། །རྣམ་པར་སྦྱར་ལས་དགེ་བ་གང་ཐོབ་པ། །དེ་ཡིས་འགྲོ་བས་དེ་ཉིད་མཐོང་བར་ཤོག །ཅེས་བརྒྱད་པའི་སྙིང་བསྡུས་ཀྱི་མཇུག་བྱང་དུ་གསལ་བ་དང་། ཁ་ཆེ་ཟླ་བ་མངོན་དགའི་ཞལ་ནས། ཡན་ལག་བརྒྱད་པའི་སྙིང་པོའི་སྙིང་པོ་འདིར་ནི་དེ་གཉིས་ཀའི་དོན་(ཐང་ལ་འབར་གཞུང་དང་ཙ་ར་ཀའི་སྡེ)སྟོན་པ་ཡིན་པས་འདི་ལ་བསླབས་པས་ནི་ངེས་པར་ནད་གསོ་བར་ནུས་པ་ཡིན་ནོ། །ཞེས་གསུངས་པ་ལྟར། སྙིང་པོ་བསྡུས་པར་ལྟ་ཀློག་དང་། སློབ་སྦྱོང་། ཞིབ་འཇུག་བཅས་བྱེད་མཁན་གྱི་བློ་ལྡན་ཞིག་ཡིན་ཚེ་གཞུང་འདིའི་བརྗོད་བྱ་དངོས་ཀྱི་སྟེང་ནས་དཔྱད་པས་ཚེའི་རིག་བྱེད་ཀྱི་ནང་དོན་ཇི་སྙེད་རྩིང་ཞིབ་རན་པའི་སྒོ་ནས་འདུས་ཡོད་པ་མཐོང་ཐུབ་ལ། གཞུང་འདི་རྗེས་སོར་ཞུ་ཆེན་གྱི་ལོ་ཙཱ་བ་དགེ་སློང་རིན་ཆེན་བཟང་པོའི་སྐུ་དྲིན་ལས་བོད་ཡིག་ཏུ་བསྒྱུར་བ་བསྟན་འགྱུར་ནང་བཞུགས་པ་དེ་ག་རེད།

གཞུང་འདི་ད་ལྟ་མི་རིགས་དཔེ་སྐྲུན་ཁང་གིས་འཕྲུལ་པར་གྱི་ལམ་ནས་ཡོངས་སུ་བཀྲམས་ཤིང་ཀུན་གྱིས་མཐོང་གསལ་ལགས་པས་འདིར་འགོད་པའི་དགོས་པ་ཆེར་མེད་ཀྱང་། གོང་སྨོས་ཀྱི་གཞུང་གཉིས་དང་གཤིབ་བསྡུར་གྱི་ཚུལ་དུ་དཀར་ཆག་ཙམ་བཀོད་ན། དང་པོ་མདོའི་གནས་ལ་ལེའུ་སུམ་ཅུ་ཐམ་པ་དང་། གཉིས་པ་ལུས་ཀྱི་གནས་ལ་ལེའུ་དྲུག །གསུམ་པ་ནད་གཞིའི་གནས་ལ་ལེའུ་བཅུ་དྲུག །བཞི་པ་གསོ་བའི་གནས་ལ་ལེའུ་ཉེར་གཉིས། ལྔ་པ་ལུས་གསོ་བའི་ཚེ་ག་གྲུབ་པའི་གནས་ལ་ལེའུ་དྲུག །དྲུག་པ་ཕྱི་མའི་གནས་ལ་ལེའུ་བཞི་བཅུ་ཐམ་པ་སྟེ་བསྡོམས་གནས་དྲུག་གམ་ལེའུ་བརྒྱ་དང་ཉི་ཤུའི་བདག་ཉིད་ཅན་ཞིག་ཡིན་ནོ། །

དེའི་དང་པོ་མདོ་གནས་ལ་ལེའུ་སུམ་ཅུ་ཐམ་པ་ཡོད་པ་ནི། དང་པོ་ཚེ་རིང་བར་འདོད་པ

དང་། གཉིས་པ་ཉིན་རེ་བཞིན་དཔྱད་པ། གསུམ་པ་དུས་སུ་སྤྱོད་པ། བཞི་པ་ནད་མི་འབྱུང་བར་བྱ་བ། ལྔ་པ་བྱེ་བྲག་ཤེས་པར་བྱ་བ། དྲུག་པ་ཟས་ཀྱི་ཚུལ་བརྟག་ཅིང་ཤེས་པར་བྱ་བ། བདུན་པ་ཁ་ཟས་བསྲུང་བ། བརྒྱད་པ་ཁ་ཟས་ཀྱི་ཚོད་རན་པར་བཟའ་བ། དགུ་པ་སྨན་ལ་སོགས་པའི་བྱེ་བྲག་ཤེས་པར་བྱ་བ། བཅུ་པ་རོ་ཐ་དད་པར་ཤེས་པར་བྱ་བ། བཅུ་གཅིག་པ་ནད་པ་སོགས་ཀྱི་ཚུལ་ཤེས་པར་བྱ་བ། བཅུ་གཉིས་པ་ནད་ཀྱི་བྱེ་བྲག་ཤེས་པར་བྱ་བ། བཅུ་གསུམ་པ་ནད་གསོ་བའི་ཐབས། བཅུ་བཞི་པ་གསོ་བའི་ཐབས་རྣམ་པ་གཉིས་བསྟན་པ། བཅོ་ལྔ་པ་སྦྱང་བ་ལ་སོགས་པ་སྨན་གྱི་སྡེ་ཚན་འདུས་པ། བཅུ་དྲུག་པ་སྨུམ་གྱི་ཚོ་ག །བཅུ་བདུན་པ་དུགས་ཀྱི་ཚོ་ག །བཅོ་བརྒྱད་པ་སྐྱུགས་སྨན་དང་བཤྲུ་སྨན་གཏང་བའི་ཚོ་ག །བཅུ་དགུ་པ་མས་གཏོང་བའི་ཚོ་ག །ཉི་ཤུ་པ་སྨན་སྣ་ནས་གཏོང་བའི་ཚོ་ག །ཉེར་གཅིག་པ་སྨན་གྱི་དུད་པ་གཏོང་བའི་ཚོ་ག །ཉེར་གཉིས་པ་སྨན་ཁུས་མཁུར་བ་དགང་བ་ལ་སོགས་པའི་ཚོ་ག །ཉེར་གསུམ་པ་སྨན་གྱི་ཐིགས་པ་མིག་ཏུ་བླུགས་པ་སོགས་ཀྱི་ཚོ་ག །ཉེར་བཞི་པ་མིག་བཏྲ་བའི་ཚོ་ག །ཉེར་ལྔ་པ་ཆ་བྱད་ཀྱི་ཚོ་ག །ཉེར་དྲུག་པ་གཏར་སྤྱད་ཀྱི་ཚོ་ག །ཉེར་བདུན་པ་གཏར་ག་གདབ་པའི་ཚོ་ག །ཉེར་བརྒྱད་པ་ཟུག་རྔུ་དབྱུང་བའི་ཚོ་ག །ཉེར་དགུ་པ་གཏར་ག་གདབ་པའི་ལས་ཀྱི་ཚོ་ག །སུམ་ཅུ་པ་ཐལ་སྨན་རྣོན་པོ་དང་མེ་བཙའ་གདབ་པའི་ཚོ་ག་བཅས་སོ། །

གཉིས་པ་ལུས་ཀྱི་གནས་ལ་ལེའུ་དྲུག་ཡོད་པ་ལས། དང་པོ་ལུས་ཀྱི་རྩམ་དུ་ཞུགས་པ། གཉིས་པ་ལུས་ཀྱི་རྩམ་དུ་ཞུགས་པའི་ནད་ཀྱི་བྱེ་བྲག་བཤད་པ། གསུམ་པ་ལུས་ཀྱི་ཡན་ལག་གི་བྱེ་བྲག་བསྟན་པ། བཞི་པ་ལུས་ཀྱི་གནད་ཀྱི་བྱེ་བྲག་བཤད་པ། ལྔ་པ་ལུས་ཀྱི་འགྱུར་བའི་བྱེ་བྲག་ཤེས་པར་བྱ་བ། དྲུག་པ་ལུས་ཀྱི་གནས་ཀྱི་ཕོ་ཉ་ལ་སོགས་པ་བཤད་པའོ། །

གསུམ་པ་ནད་གཞིའི་གནས་ལ་ལེའུ་བཅུ་དྲུག་ཡོད་དེ། དང་པོ་ནད་ཐམས་ཅད་ཀྱི་ནད་གཞི་བཤད་པ། གཉིས་པ་རིམས་ནད་ཀྱི་ནད་གཞི་བཤད་པ། གསུམ་པ་ཁྲག་དང་མཁྲིས་པ་སོགས་ཀྱི་ནད་གཞི་བཤད་པ། བཞི་པ་དབུགས་མི་བདེ་བ་སོགས་ཀྱི་ནད་གཞི་བཤད་པ། ལྔ་པ་གློ་གཅོང་ཆེན་པོ་ཟད་བྱེད་བཤད་པ། དྲུག་པ་ཆང་ནད་ཀྱི་ནད་གཞི་བཤད་པ། བདུན་པ་གཞང་འབྲུམ་གྱི་ནད་གཞི་བཤད་པ། བརྒྱད་པ་ཚད་པས་འབྲུ་བ་དང་པོ་བའི་ནད་གཞི་བཤད་

པ། དགུ་པ་གཅིན་འགགས་པའི་ནད་གཞི་བཤད་པ། བཅུ་པ་གཅིན་སྙི་བ་ཟ་ཁུའི་ནད་དམིགས་བཤད་པ། བཅུ་གཅིག་པ་ཧོང་འབྲས་རྒྱུ་རླུགས་དང་སྐྲན་ནད་བཤད་པ། བཅུ་གཉིས་པ་དམུ་ཛིང་གི་ནད་གཞི་བཤད་པ། བཅུ་གསུམ་པ་སྐྱ་རབ་དང་འོར་ནད་སོགས་ཀྱི་ནད་གཞི་བཤད་པ། བཅུ་བཞི་པ་མཛེ་ནད་དང་ཤ་བཀྲ་སོགས་ཀྱི་ནད་གཞི་བཤད་པ། བཅོ་ལྔ་པ་རླུང་ནད་ཀྱི་ནད་གཞི་བཤད་པ། བཅུ་དྲུག་པ་དྲེག་ནད་ཀྱི་ནད་གཞི་བཤད་པའོ། །

བཞི་པ་གསོ་བའི་གནས་ལ་ལེའུ་ཉེར་གཉིས་ཡོད་པ་སྟེ། དང་པོ་རིམས་ནད་གསོ་བ་དང་། གཉིས་པ་ཁྲག་མཁྲིས་གསོ་བ། གསུམ་པ་ལུད་པ་གསོ་བ། བཞི་པ་སྐྱིགས་བུ་དང་དབུགས་མི་བདེ་བ་གསོ་བ། ལྔ་པ་གཙོང་ནད་ཆེན་པོ་གསོ་བ། དྲུག་པ་སློན་ནད་དང་སྙིང་ནད་སོགས་གསོ་བ། བདུན་པ་ཆང་ནད་གསོ་བ། བརྒྱད་པ་གཞང་འབྲུམ་གསོ་བ། དགུ་པ་འབྲུ་བ་གསོ་བ། བཅུ་པ་ཕོ་བའི་ནད་གསོ་བ། བཅུ་གཅིག་པ་གཅིན་འགགས་པ་གསོ་བ། བཅུ་གཉིས་པ་གཅིན་སྙི་བ་ཟ་ཁུ་གསོ་བ། བཅུ་གསུམ་པ་ཧོང་འབྲས་དང་རྒྱུ་རླུགས་གསོ་བ། བཅུ་བཞི་པ་སྐྲ་གསོ་བ། བཅོ་ལྔ་པ་དམུ་ཛིང་གསོ་བ། བཅུ་དྲུག་པ་སྐྱ་རབ་ཀྱི་ནད་གསོ་བ། བཅུ་བདུན་པ་འོར་ནད་གསོ་བ། བཅོ་བརྒྱད་པ་མེ་དབལ་གསོ་བ། བཅུ་དགུ་པ་མཛེ་ནད་གསོ་བ། ཉི་ཤུ་པ་ཤ་བཀྲ་དང་སྲིན་བུའི་ནད་གསོ་བ། ཉེར་གཅིག་པ་རླུང་ནད་གསོ་བ། ཉེར་གཉིས་པ་དྲེག་ནད་གསོ་བ་བཅས་སོ། །

ལྔ་པ་ལུས་གསོ་བའི་ཆོ་ག་གྲུབ་པའི་གནས་ལ་ལེའུ་དྲུག་སྟེ། དང་པོ་སྨྱུག་སྨན་གྱི་ཆོ་ག །གཉིས་པ་བཀྲུ་སྨན་བྱ་བའི་ཆོ་ག །གསུམ་པ་སྨྱུག་སྨན་དང་བཀྲུ་སྨན་གྱི་ཉེས་པ་གྲུབ་པའི་ཆོ་ག །བཞི་པ་སྨན་མས་གཏོང་བའི་ཆོ་ག །ལྔ་པ་སྨན་མས་གཏོང་བའི་ཆོ་གས་ནད་ཕྱིན་ཏེ་སོས་པར་བྱ་བ་བའོ། །

དྲུག་པ་ཕྱི་མའི་གནས་ལ་ལེའུ་བཞི་བཅུ་ཐམ་པ་སྟེ། དང་པོ་བྱིས་པ་གསོ་བ་དང་། གཉིས་པ་བྱིས་པའི་ནད་གསོ་བ། གསུམ་པ་བྱིས་པའི་གདོན་གསོ་བ། བཞི་པ་འབྱུང་པོའི་གདོན་གྱི་ནད་དམིགས་ཞེས་པ་བཤད་པ། ལྔ་པ་གདོན་ནད་གསོ་བ་བཤད་པ། དྲུག་པ་སྨྱོ་བྱེད་གསོ་བ། བདུན་པ་བརྗེད་བྱེད་གསོ་བ། བརྒྱད་པ་མིག་མཆུའི་ནད་དམིགས་ཞེས་པར་བྱ་བ། དགུ་པ

མིག་མཆུའི་ནད་གསོ་བ། བཅུ་པ་མིག་ཟྲུར་དང་མིག་གི་འབྲས་བུ་དཀར་ནག་གི་ནད་དམིགས་བརྟག་པ། བཅུ་གཅིག་པ་མིག་ཟྲུར་དང་མིག་འབྲས་དཀར་ནག་གི་ནད་གསོ་བ། བཅུ་གཉིས་པ་མཐོང་བར་བྱེད་པའི་མིག་ནད་ཀྱི་ནད་དམིགས་ཤེས་པར་བྱ་བ། བཅུ་གསུམ་པ་རབ་རིབ་གསོ་བ། བཅུ་བཞི་པ་མཐོང་བ་ཉམས་པ་གསོ་བ། བཅོ་ལྔ་པ་མིག་ནད་ཐམས་ཅད་ཀྱི་ནད་དམིགས་བརྟག་པ། བཅུ་དྲུག་པ་མིག་ནད་ཐམས་ཅད་གསོ་བ། བཅུ་བདུན་པ་རྣ་བའི་ནད་ཀྱི་དམིགས་ཤེས་པར་བྱ་བ། བཅོ་བརྒྱད་པ་རྣ་བའི་ནད་གསོ་བ། བཅུ་དགུ་པ་སྣ་ནད་ཀྱི་དམིགས་ཤེས་པར་བྱ་བ། ཉི་ཤུ་པ་སྣ་ནད་གསོ་བ། ཉེར་གཅིག་པ་ཁ་ནད་ཀྱི་དམིགས་ཤེས་པར་བྱ་བ། ཉེར་གཉིས་པ་ཁ་ནད་གསོ་བ། ཉེར་གསུམ་པ་མགོ་བོའི་ནད་དམིགས་ཤེས་པར་བྱ་བ། ཉེར་བཞི་པ་མགོ་བོའི་ནད་གསོ་བ། ཉེར་ལྔ་པ་རྨ་གསོ་བ། ཉེར་དྲུག་པ་འཕྲུལ་དུ་བྱུང་བའི་རྨ་གསོ་བ། ཉེར་བདུན་པ་ཆག་ཞུགས་གསོ་བ། ཉེར་བརྒྱད་པ་མཚན་བར་རྩོལ་བ། ཉེར་དགུ་པ་རྨེན་བུ་དང་ཐོར་བུ་རྐང་བམ་འབྲས་ཕྲིང་རྣམས་ཀྱི་ནད་དམིགས་ཤེས་པར་བྱ་བ། སུམ་ཅུ་པ་རྨེན་བུ་ལ་སོགས་པའི་ནད་གསོ་བ། སོ་གཅིག་པ་ནད་ཕྲ་མོའི་དམིགས་ཤེས་པར་བྱ་བ། སོ་གཉིས་པ་ནད་ཕྲ་མོ་གསོ་བ། སོ་གསུམ་པ་གསང་བའི་ནད་ཀྱི་དམིགས་ཤེས་པར་བྱ་བ། སོ་བཞི་པ་གསང་བའི་གནས་ཀྱི་ནད་གསོ་བ། སོ་ལྔ་པ་དུག་ནད་གསོ་བ། སོ་དྲུག་པ་སྦྱོལ་གྱིས་ཟིན་པ་གསོ་བ། སོ་བདུན་པ་སྲིན་བུའི་དུག་ནད་གསོ་བ། སོ་བརྒྱད་པ་བྱི་བ་དང་ཨ་ལཾ་གའི་དུག་གསོ་བ། སོ་དགུ་པ་བཅུད་ཀྱིས་ལེན་པ། བཞི་བཅུ་པ་རོ་ཙ་གསོ་བ་བཅས་སོ། །

དེ་ལྟར་ཡན་ལག་བརྒྱད་པའི་སྙིང་པོ་བསྡུས་པ་བྱ་བའི་གཞུང་ལུགས་ཀྱི་སྤྱི་ཁོག་གྲུབ་སྟངས་ཐད་ནས་བལྟས་ན་ཐང་ལ་འབར་གཞུང་དང་འདྲ་སེ་བ་མང་དུ་འདུག་ལ། ལྷག་པར་མིག་སྣ་སོགས་དབང་པོ་དང་མཚོན་རྨའི་སྐོར་གྱི་ཕྱི་ནད་དཔྱད་བཅོས་རིགས་ཕལ་ཆེར་ཇི་བཞིན་བཀོད་ཡོད་ཚོད་སྣང་། གཞན་ཉེས་གསུམ་གྱི་རྣམ་གཞག་དང་ནད་གཞིའི་བཤད་པའི་སྐོར་ནི་ཙ་རཀའི་གཞུང་གི་སྙིང་བཅུད་བླངས་ཡོད་པའང་ལེགས་པར་དཔྱད་པས་མཐོང་ཐུབ་བོ། །

ལེའུ་གཉིས་པ། བོད་ཀྱི་གསོ་བ་རིག་པ་དང་རྒྱ་གར་ཚེའི་རིག་བྱེད་གཉིས་བསྡུར་ནས་དཔྱད་པ།

དང་པོ། རིག་སྔོ་གཉིས་ལས་གསུངས་པའི་འབྱུང་བ་བཞིའི་སྐོར་གྱི་དཔྱད་གླེང་།

འབྱུང་བའི་སྐོར་གྱི་བཤད་པ་ནི། འཛམ་གླིང་གི་ཤེས་རིག་དཔལ་ཡོན་དར་སྤེ་བའི་མི་རིགས་ཁག་གི་གཅིག་གྱུར་གྱི་བཤད་ཚུལ་ཞིག་སྟེ། ཕྱི་ནང་གི་སྐྱེ་དངོས་ཡོད་རྒྱུ་རང་བྱུང་ཁམས་ཀྱི་འབྱུང་རྣལ་ཕྲ་མོས་གྲུབ་པར་འདོད་པའི་ལྟ་ཚུལ་ལས་བྱུང་ཞིང་། རིག་གནས་ཀྱི་རྒྱབ་ལྗོངས་དང་། ས་ཁམས་ཁོར་ཡུག་བྱུང་འཕེལ་གྱི་ལོ་རྒྱུས་སོགས་མི་གཅིག་པའི་གནའ་བོའི་སྲོལ་རྒྱུན་གསོ་རིག་དག་གི་སྤྱི་ཡོངས་འདུ་ཤེས་སྨྲ་བའི་གཅིག་གྱུར་གྱི་འདུ་ཤེས་ལས་བྱུང་བའི་རྣམ་བཤད་ཅིག་རེད། ནུབ་ཕྱོགས་ཤེས་རིག་གླིང་གི་ལོ་རྒྱུས་སུ། འབྱུང་བ་ས་ཆུ་མེ་རླུང་བཞིའི་ངོས་འཛིན་ཉིད་ཐོལ་བྱུང་དུ་གྲུབ་པ་ཞིག་མ་ཡིན་པར་མིའི་ཚེ་སྲོག་དང་རང་བྱུང་ཁམས་ལ་ནུས་པ་དང་རིན་ཐང་ཐོན་ཚུལ་མི་འདྲ་བ་ཡོད་པ་ཤེས་རྟོགས་ཀྱིས་འབྱུང་བ་གཅིག་གཉིས་གསུམ་བཞི་བཅས་སུ་ཕྱི་རིམ་པར་ངོས་འཛིན་བྱུང་བ་ཡིན་ཚུལ་བཤད་པ་ནི་ཤིན་ཏུ་མད་པར་སེམས་ཤིང་། འབྱུང་བཞིའི་སྐོར་གྱི་བྱུང་འཕེལ་ལོ་རྒྱུས་ལ་ཞིབ་འཇུག་བྱས་པ་ལས་ཐོན་པའི་གྲུབ་འབྲས་ཁྱད་པར་བ་ཞིག་རེད།

སྤྱིར་ན་འབྱུང་བའི་བཤད་པ་ནི་གསོ་བ་རིག་པ་གཅིག་པོ་མ་ཡིན་པར་ཕྱི་ནང་རིག་གནས་སྤྱི་ལ་ཁྱབ་པའི་རིག་པ་ཞིག་ཡིན་ཞིང་། ཆེ་ས་ནས་བཤད་ན་རྒྱ་གར་ཚེའི་རིག་བྱེད་གཞུང་ནས་བཤད་པའི་འབྱུང་བ་དང་བོད་ལུགས་གསོ་རིག་གིས་སྨྲ་བའི་འབྱུང་བ་གཉིས་ཀ་གཅིག་པར་བལྟས་ཆོག །རྒྱུ་མཚན་ནི་རིག་སྔོ་དེ་གཉི་གས་ས་ཆུ་མེ་རླུང་ཞེས་རང་བྱུང་ཁམས་ཀྱི་སྣང་ཚུལ་ལ་བརྟེན་ནས་ལུས་ཁམས་ཀྱི་གྲུབ་ཚུལ་སོགས་གསོ་བ་རིག་པའི་གཞི་རྩའི་བརྗོད་དོན་ལ་འགྲེལ་བཤད་བྱེད་པ་དང་། དེའང་ཕྱི་ནང་གི་སྣོད་བཅུད་ཁམས་མཐའ་དག་འབྱུང་བ་ས་ཆུ་མེ་རླུང་གི་ཕྲ་རྡུལ་ལས་གྲུབ་པར་བཞེད་ཅིང་། ཕྱིའི་ནམ་ཟླའི་འགྱུར་ལྡོག་དང་དབྱིད་དབྱར་སྟོན་དགུན་སོགས་དུས་ཀྱི་ཁྱད་པར་ལས་ནང་སེམས་ཅན་གྱི་ལུས་སེམས་ལ་འཕོ་འགྱུར་དང་འབྱུང་

ཁམས་འཕེལ་ཟད་གང་རུང་དུ་འགྲོ་བ་དང་། ལུས་ཀྱི་འབྱུང་ཁམས་སྙོམས་མ་སྙོམས་ལས་རྣམ་པར་གྱུར་མ་གྱུར་གྱི་ཚུལ་ལ་འགྲོ་ལྡོག་བྱེད་པ་མ་ཟད། ཁམས་མ་སྙོམས་པ་སྙོམས་པར་བྱེད་པའི་གཉེན་པོ་སྨན་ཡང་འབྱུང་བའི་རང་བཞིན་ལ་རག་ལས་པར་བཤད་པ་བཅས་འབྱུང་བ་བཞིའི་སྒོ་ནས་ལུས་ནད་གཉེན་པོ་ལ་འགྲེལ་བཤད་རྒྱག་པའི་རིགས་སྲོལ་འདི་ནི། འཛིག་རྟེན་དུ་ཆགས་ནས་དར་བའི་གསོ་བ་རིག་པ་སྐྱེ་གངས་ཅན་གསོ་དཔྱད་རིག་པ་དང་རྒྱ་གར་ཚེའི་རིག་བྱེད་གཞུང་གི་རྩ་བའི་གཞུང་དོན་ཞིག་གམ་བཤད་ལུགས་ཀྱི་ཡ་ཆས་ཤིག་ཏུ་གྱུར་ཡོད་པ་ཀུན་གྱིས་མཁྱེན་གསལ་ལོ། །

བྱེ་བྲག་ཏུ་བཤད་ན། བོད་ཀྱི་གསོ་རིག་དང་ཚེའི་རིག་བྱེད་གཞུང་གི་འབྱུང་བ་བཞིའི་བཤད་སྟངས་དང་། ཚིག་འགྲོས། ངོས་འཛིན་གྱི་གཏིང་ཟབ་ཚད་དང་། རྒྱ་ཆེ་ཚད། ཁ་གསལ་ཚད་སོགས་ཀྱི་ཐད་ནས་མི་འདྲ་སའམ་ཡང་ན་ཁྱད་པར་དུ་མ་མཆིས་ཏེ། བོད་ལུགས་སུ་འབྱུང་བས་གསོ་རིག་གཞུང་ལ་ཐོན་པའི་ནུས་པའམ་འབྱུང་བ་སྦྱི་ལ་ཇི་ལྟར་ངོས་འཛིན་གྱི་མདོ་དོན་ནི། རྒྱུད་བཞིའི་མཇུག་དོན་ལས། འགྲོ་བའི་ལུས་འདི་འབྱུང་བ་བཞི་ལས་གྲུབ། །གསོ་བྱའི་ནད་ཀྱང་འབྱུང་བ་བཞི་ཡིས་བསྐྱེད། །གཉེན་པོའི་སྨན་ཡང་འབྱུང་བཞིའི་ངོ་བོ་ཉིད། །ལུས་ནད་གཉེན་པོ་བདག་ཉིད་གཅིག་པུར་འབྲེལ། །ཞེས་གང་གསོ་བའི་གཞི་ལུས་དང་། གང་ཞིག་གསོ་བར་བྱ་བའི་ལས་ནད། གང་གིས་གསོ་བྱེད་ཀྱི་གཉེན་པོ་སྨན་ཏེ་གསོ་རིག་གི་བརྗོད་དོན་མཐའ་དག་དྲིལ་བས་གསུམ་དུ་འདུ་བ་ལ། ཇོ་རྗེ་ལྟར་བརྟན་ཞིང་བརླིང་ལ་གདིང་ཆོགས་ཡང་དག་དང་ལྡན་པའི་སྒོ་ནས་ལུས་ནད་གཉེན་པོ་གསུམ་གྱི་ངོ་བོ་བདག་གཅིག་གི་རང་བཞིན་ཟབ་གསལ་དུ་བཀྲལ་བ་དེ་ལྟར་དང་། ཚེའི་རིག་བྱེད་ལུགས་སུ་ཉུང་བས་མི་ཤོད་ཅིང་མང་བས་ལྷག་པར་འགྱུར་བའི་སྲོམ་ཚིག་ཆེན་པོ་དེ་འདྲ་ནི་བོད་དུ་འགྱུར་རོ་ཅོག་གི་ཚེའི་རིག་བྱེད་ཀྱི་བསྟན་བཅོས་ཏེ་སྙིང་པོ་བསྡུས་པ་དང་། བརྒྱད་པའི་རང་འགྲེལ། འགྲེལ་པ་ཟླ་ཟེར། སྦྱོར་བ་བརྒྱ་པ་སོགས་སུ་བརྒྱ་བྱིན་མིག་གིས་བཙལ་ཡང་རྙེད་པའི་གོ་སྐབས་ཡེ་ནས་དབེན་པས་ན། རྒྱ་བོད་ལུགས་གཉིས་ཀྱིས་འབྱུང་བའི་གོ་དོན་ལ་ངོས་འཛིན་གྱི་གཏིང་ཟབ་ཚད་མ་འདྲ་བའི་གཞི་རྩའི་ཁྱད་པར་ཞིག་རེད་ཅེས་སྨྲས་ཚིག་སྨྲམ།

ལུས་ཁམས་ཅོས་འཛིན་གྱི་ཐད་ནས་བཤད་ན། བོད་ལུགས་གསོ་རིག་ཏུ་ལུས་ཐོག་མར་ཆགས་པའི་སྐབས་སུ། དང་པོ་ཕ་མའི་ཁུ་ཁྲག་སྐྱོན་མེད་པ། །རྣམ་ཤེས་ལས་དང་ཉོན་མོངས་ཀྱིས་བསྐུལ་ནས། །འབྱུང་ལྔ་ཚོགས་པ་མངལ་དུ་ཆགས་པའི་རྒྱུ། །ཞེས་རྒྱུ་རྐྱེན་ཡན་ལག་འཚོགས་དགོས་པར་གསུངས་པ་དང་། ས་ལས་ཤ་དང་རུས་པ་སྣ་དྲི་སྐྱེད། །ཆུ་ལས་ཁྲག་དང་ལྕེ་རོ་རྣན་པ་སྐྱེད། །མེ་ལས་དྲོད་དང་མདོག་གསལ་མིག་གཟུགས་སྐྱེད། །རླུང་ལས་དབུགས་དང་པགས་པ་རེག་བྱ་སྐྱེད། །མཁའ་ལས་བུ་ག་རྣ་བ་སྒྲ་སྐྱེད་འགྱུར། །ཞེས་རྒྱུན་ལྡན་ལྟར་གྱི་རྒྱུ་ལས་འབྲས་བུ་ཁམས་དབང་དང་བཅས་པ་ཇི་ལྟར་སྐྱེ་ཚུལ་གསལ་པོར་གསུངས་ཤིང་འབྱུང་བ་དེ་ལྟར་མ་འཛོམས་པའི་སྐྱོན་ནི། ཇི་སྐད་དུ། ས་མེད་མི་འགྲུབ་ཆུ་མེད་སྡུད་མི་ནུས། །མེ་མེད་མི་སྨིན་རླུང་མེད་འཕེལ་མི་འགྱུར། །ནམ་མཁའ་མེད་པར་འཕེལ་བའི་གོ་མི་ཕྱེད། །ཅེས་སོ། །བར་དུ་ལུས་ཁམས་གནས་པའི་སྐབས་ནའང་འབྱུང་བའི་ངོ་བོ་མི་མཚུངས་པའི་ས་ཆུ་མེ་རླུང་བཞི་ག་རྟེན་འབྲེལ་གྱི་དབང་གིས་གཅིག་གྲོགས་གཅིག་གམ་ཅིག་ཤོས་ཅིག་ལ་བརྟེན་ནས་གནས་པའི་ཚུལ་རྒྱུད་དང་རྒྱུད་འགྲེལ་རྣམས་སུ་རྗོད་གྲུབ་ཀྱི་རིག་པ་བཀོལ་ནས་གསུངས་ཡོད་པ་དང་། །ཐ་མ་ལུས་ཁམས་འཇིག་པའི་དུས་སུའང་འབྱུང་བ་ཁོ་ནར་རག་ལས་ཏེ། ས་ནུས་ཆུ་ལ་ཐིམ་པས་གཟུགས་མི་མཐོང་། །ཆུ་ནུས་མེ་ལ་ཐིམ་པས་བུ་ག་སྐམ། །མེ་ནུས་རླུང་ལ་ཐིམ་པས་དྲོད་རྣམས་སྡུད། །རླུང་ནུས་མཁའ་ལ་ཐིམ་པས་ཕྱི་དབུགས་ཆད། །ཅེས་ཕྱི་སྣོད་འཇིག་རྟེན་གྱི་ཆགས་གནས་འཇིག་གསུམ་ཇི་བཞིན་ནང་ལུས་ཁམས་ཉིད་སྐྱེ་སྲིད་འཆི་གསུམ་ཇི་ལྟར་བྱེད་ཚུལ་གཏན་ཚིགས་ཀྱི་རིགས་སྒོ་དང་མཐུན་པར་ཁ་གསལ་དམར་རྗེན་དུ་གསུངས་ཡོད་པ་རེད། རྒྱ་གར་བའི་ལུགས་ལ་སྙིང་པོ་བསྡུས་པར། སྒྲ་དང་རེག་བྱ་གཟུགས་རོ་དྲི། །གོ་རིམ་བཞིན་དུ་ནམ་མཁའ་རླུང་། །མེ་ཆུ་ས་ཡི་ཡོན་ཏན་ཡིན། །ཡོན་ཏན་རེ་རེས་ཕྱི་མ་སྐྱེད། །དེ་ལ་མཁའ་ལས་ལུས་བུ་ག །རྣ་བ་སྒྲ་དང་ཁོང་སྟོང་ཉིད། །རླུང་ལས་རེག་པ་ལྤགས་དབུགས་འབྱིན། །མེ་ལས་མིག་དང་གཟུགས་འཇུ་ཉིད། །ཆུ་ལས་ལྕེ་དང་རོ་དང་གཤེར། །ས་ལས་སྣ་དྲི་རུས་པ་ཡིན། །ཞེས་ལུས་ཀྱི་ཡན་ལག་གི་བྱེ་བྲག་བསྟན་པའི་ལེའུ་རུ་འབྱུང་བའི་རྒྱུ་ལས་འབྲས་བུ་ཁམས་དབང་སྐྱེད་ཚུལ་ཙམ་གསུངས་པ་མ་གཏོགས་གོ་རིམ་ཚང་བའི་སྒོ་ནས་ལུས་པོའི་ཆགས་

གནས་འཛིག་གསུམ་སྐོར་བསྟན་ཡོད་པ་མི་མཐོང་ངོ་། །

ནད་ཁམས་སྐོར་ནས་བཤད་ན། རྒྱ་གར་བའི་ལུགས་ཀྱི་ཚེའི་རིག་གི་སྙིང་པོར་གྱུར་པའི་བརྒྱད་པའི་སྙིང་བསྡུས་སུ། ནད་བྱེ་བྲག་པའི་དམིགས་ཀྱི་རྟགས་བཅས་མང་དུ་བསྟན་ཀྱང་ས་ཆུ་མེ་རླུང་གི་བཤད་སྒྲོས་བཀོལ་ཏེ་རིགས་པའི་གཞུང་ལུགས་ཀྱི་མཐོ་ཚད་ནས་ནད་གཞིར་བཤད་པ་གནང་བ་ཆེར་མ་མཐོང་ལ། བོད་ལུགས་ལྟར་ན་རྒྱུད་ལས། མཁྲིས་པ་འཁྲུགས་པས་ལུས་ཟུངས་བསྲེག་པར་བྱེད། །འདི་ནི་མེ་ཡི་རང་བཞིན་ཚ་བས་ན། །སྨད་ན་གནས་ཀྱང་སྟོད་དུ་འབར་བར་བྱེད། །ཚ་བའི་ནད་ཀུན་འདི་ལས་མ་སྐྱེས་མེད། །བད་ཀན་འཁྲུགས་པས་ལུས་ཀྱི་མེ་དྲོད་འཇོམས། །འདི་ནི་ས་ཆུའི་རང་བཞིན་ལྕི་ལ་བསིལ། །སྟོད་ན་གནས་ཀྱང་སྨད་དུ་ལྷུང་བར་བྱེད། །གྲང་བའི་ནད་ཀུན་འདི་ལས་མ་སྐྱེས་མེད། །རླུང་ནི་ཚ་གྲང་གཉིས་ཀའི་ཁྱབ་བྱེད་དེ། །ཞེས་སོགས་འབྱུང་བའི་བཤད་པའི་སྒོ་ནས་ནད་ཁམས་ཀྱི་ངོ་བོར་འགྲེལ་བཤད་དང་རྣམ་འགྱུར་ནད་ཀྱི་རང་བཞིན་མཐའ་དག་ཚ་གྲང་གཉིས་ཀྱི་ངོར་མདོར་དྲིལ་ཡོད་པ་དེ་བཞིན་ནོ། །

གཉིན་པོ་སྨན་ལྟར་ན་ནི་རྒྱ་བོད་ལུགས་གཉིས་དབར་དུ་ཁྱད་པར་ཆེར་མི་མཐོང་ཞིང་ཕལ་ཆེར་གཅིག་པར་བལྟ་སྟེ། དཔེ་ཙམ་བཀོད་ན་ཇི་སྐད་དུ། སྨན་རྣམས་ཉིད་ཀྱི་རོ་ལ་སོགས། །དེ་ནི་དེ་ལ་བརྟེན་པས་མཆོག། དེ་ཡང་འབྱུང་ལྔའི་བདག་ཉིད་ཅན། །ས་ལ་བརྟེན་ཏེ་སྐྱེ་བ་ཡིན། །ཆུ་ནི་སྐྱེ་གནས་མེ་དང་རླུང་། །ནམ་མཁའ་རྣམས་ནི་ཚོགས་པ་ལས། །དེ་སྐྱེས་གྱུར་དང་ཁྱད་པར་བྱུང་། །ཞེས་དང་། མངར་བ་ལ་སོགས་རོ་སྐྱེ་བ། །ས་ཆུ་མེ་ས་ཆུ་དང་རླུང་། །མཁའ་རླུང་མེ་རླུང་ས་དང་རླུང་། །གཉིས་གཉིས་ཤས་ཆེ་ལས་རིམ་འབྱུང་། །ཞེས་གསུངས་པ་དང་། བོད་ལུགས་སུའང་། རྟེན་ནི་འབྱུང་བ་ལྔ་ལས་སྐྱེ་འགྱུར་ཏེ། །ས་ཡིས་གཞི་རྟེན་ཆུས་རླན་མེ་ཡིས་དྲོད། །རླུང་གིས་བསྐྱོད་བྱེད་ནམ་མཁས་གོ་ཕྱེ་བས། །དེས་བསྐྱེད་གྱུར་ཀྱང་ཤས་ཆེར་རོ་གཅིག་མིན། །ས་ཆུ་མེ་ས་ཆུ་མེ་ཆུ་དང་རླུང་། །མེ་རླུང་ས་རླུང་གཉིས་ཀྱིས་རོ་དྲུག་སྐྱེད། །ཅེས་པ་དག་ལས་སྤྱིའི་རིག་བབ་ཚོར་ཐུབ་ལ། ཞིབ་པའི་ཁྱད་པར་ཕྲ་མོ་ནི་འོག་ཏུ་སྤྲོ་པར་འགྱུར་བས་འདིར་མ་བཀོད་དོ། །

དེ་ལྟར་འབྱུང་བའི་བཤད་པ་འདི་བཞིན་རྒྱ་བོད་ལུགས་གཉིས་ཀྱི་གསོ་དཔྱད་ཀྱི་གཞི་རྩའི་

དགོངས་དོན་ཞིག་ཏུ་གྱུར་ཡོད་པ་ནི་སྨོས་མ་དགོས་སོ། ཆེད་དུ་གསལ་བཤད་ཞུ་དགོས་པ་ཞིག་ལ། བོད་ཀྱི་གསོ་རིག་གཞུང་དུ་འབྱུང་བཞིའི་རྣམ་བཤད་དེ་ཉིད་གཞི་འཛིན་དང་རིམ་པ་མང་བའི་ངོས་འཛིན་བྱེད་སྟངས་ཤིག་ཏུ་གྱུར་ཡོད་ཅིང་ལུས་ནད་གཉེན་པོ་གསུམ་གྱི་ངོ་བོ་བདག་ཉིད་གཅིག་ཏུ་འབྲེལ་བ་ཁོ་ནར་བརྗོད་བཞིན་པ་དང་། འབྱུང་བའི་བཤད་པས་བོད་ལུགས་གསོ་རིག་གི་གཞུང་དུ་ཆེས་མཐོ་བའི་གོ་གནས་ཟིན་ཡོད་ཅིང་ཁྲོན་ཡོངས་རང་བཞིན་གྱི་གཞུང་ལུགས་ཤིག་ཏུ་གྱུར་པ་དང་ལྷན་དུ་འབྱུང་བཞིའི་རྣམ་བཤད་ཀྱི་རིན་ཐང་རང་གར་མཐོ་རུ་མངོན་འདུག །གཞན། རྒྱ་བོད་གཞུང་དུ་གསལ་བའི་འབྱུང་བ་བཞིའི་བཤད་པ་འདི་དང་ཐོག་གང་ནས་དར་ཞིང་ཕན་ཚུན་ཤན་ཞུགས་ཀྱི་གླིང་སོལ་བྱེད་རྒྱུ་ནི་ཅུང་ཁག་པོ་ཞིག་སྟེ། ས་གཞི་མིའི་རིགས་ཀྱི་ཤེས་རིག་བྱུང་འཕེལ་ལོ་རྒྱུས་ཁྲིད་བསམ་བློ་དང་རིགས་པ་ཁག་ཅིག་ནི་ཕན་ཚུན་གཅིག་ལ་གཅིག་གིས་ཤན་ཞུགས་པ་ལས་བྱུང་བ་ཡིན་ཤས་ཆེ་སོད། མིའི་རིགས་ལ་ཐུན་མོང་དུ་གྱུར་པའི་བསམ་གཞིག་དང་རྗེས་དཔག་གི་ཚད་མ་ཡོད་པའི་སྤྱི་མཐུན་གྱི་ཆོས་ཉིད་ཀྱིས་མཐའ་དག་དེ་ལྟར་ཡིན་པའི་ངེས་པ་མ་མཆིས་ལ། གཅིག་བྱས་ན་རྒྱ་གར་ཤེས་རིག་གི་འབྱུང་བའི་རིགས་ལམ་སྤྱི་ལོ་དུས་རབས་དྲུག་པའི་ཡས་མས་སུ་སངས་རྒྱས་ཆོས་ལུགས་ཀྱི་དར་རྒྱུན་ལ་བརྟེན་ནས་བོད་ཀྱི་གསོ་རིག་ཏུ་གདན་འདྲེན་བྱས་པ་ཡིན་ཡང་སྲིད་ཅིང་། གཞན་དུ་ན་གནའ་བོའི་ཞང་ཞུང་བོན་ལུགས་ཀྱི་ཐུན་མིན་བཤད་ཚུལ་འབྱུང་བ་སྣ་ལྔའི་སྙིང་པོ་ལས་སྲིད་པ་ཆགས་ཀྱི་སྒོ་ང་གྲོལ་ཚུལ་གྱི་བཤད་པ་སོགས་ལས་འབྱུང་ལྔའི་འཆད་ལུགས་རིམ་གྱིས་བརྒྱུད་དེ་རང་རེའི་གསོ་རིག་ཏུ་བཀོལ་ཞིང་དུས་རབས་དྲུག་བདུན་ཡས་མས་ནས་རྒྱ་གར་བའི་འབྱུང་བཞིའི་བཤད་པ་གཉིས་གཞི་གཅིག་ལ་འདྲེས་པ་ཡིན་ཡང་སྲིད་དོ། །

གཉིས་པ། རིག་སྒོ་གཉིས་ལས་གསུངས་པའི་ཉེས་པ་གསུམ་སྐོར་གྱི་དཔྱད་གླེང་།

འཛམ་གླིང་གསོ་རིག་ལོ་རྒྱུས་རྣམས་སུ་གསལ་བའི་རྒྱ་གར་ཚེའི་རིག་བྱེད་ཀྱི་རྩ་བའི་མིང་བཏ་སྟེ་ཉེས་གསུམ་གྱི་ཐ་སྙད་ཉིད་རྒྱ་ཡིག་དང་དབྱིན་ཡིག་གི་ལམ་ནས་འཕོད་ཡོད་པ་ལྟར་ན། ལེགས་སྦྱར་རང་གི་མ་སྐད་ཀྱི་གདོད་མའི་གོ་དོན་ནི་ཕུང་གཤེར་གསུམ་ཞེས་པའི་དོན་དུ

ཐད་ཀར་འགྱུར་བ་དང་དེའི་ཐོག་མའི་ངོས་འཛིན་ནི། ཁ་སྟ་ནས་གཏོང་བའི་དབུགས་ཀྱི་རྒྱུ་བ་ཙམ་དང་། སྟོད་ཀྱི་མཁྲིས་ཁུ་སེར་པོ། ཁ་མཆུ་བེ་སྣབས་སོགས་འབྱར་བག་ཅན་ཙམ་ལ་བཤད་ཅིང་། གནའ་བོའི་རྒྱ་གར་མི་དམངས་ཀྱིས་ནད་རིགས་དང་འཐབ་རྩོད་བྱེད་པའི་བརྒྱུད་རིམ་ཁྲོད་ནད་འགྱུར་གྱི་སྣང་ཚུལ་ལ་ལྟ་ཞིབ་བྱས་པ་ལས་ཐ་སྙད་དེ་གསུམ་བྱུང་བ་དང་། དུས་ཕྱིས་རིམ་གྱིས་མཚན་ཉིད་རིག་པའི་རིགས་ལམ་སྟེ་འབྱུང་བའི་བཤད་པ་དང་ཟུང་འབྲེལ་གྱིས་ཚོའི་རིག་བྱེད་གཞུང་གི་རྩ་བའི་མིང་བརྡའམ་རྣམ་བཤད་ཅིག་ཏུ་གྱུར་ནས་རྒྱ་ནག་དང་ཕྱི་རིག་ལྷག་པར་བོད་ཀྱི་གསོ་རིག་ལ་ཤུགས་རྐྱེན་ཆེན་པོ་ཐེབས། བོད་ལུགས་ལྟར་ན། མེས་པོ་ཕོ་པཎ་དམ་པ་རྣམས་ཀྱིས་དོན་གྱི་ངོ་བོར་གཞིགས་ཏེ་ཉེས་པ་རླུང་མཁྲིས་བད་ཀན་གསུམ་ཞེས་བསྒྱུར་ནས་བོད་ཀྱི་གསོ་རིག་རང་གི་ཁྱད་ཆོས་མངོན་པར་གསལ་བའི་ཆེད་སྐྱུན་ཐ་སྙད་ཅིག་ཏུ་སྤྱ་ས་ནས་གྱུར་ཡོད་པ་དང་། དེའང་འགྲུབ་བྱེད་ལུས་ཀྱི་འབྱུང་བའི་རྒྱུ་ཡི་ཆ་ནས་འབྱུང་བཞི་དང་། གྲུབ་ཟིན་འབྱུང་གྱུར་འབྲས་བུའི་ཆ་ནས་ཉེས་གསུམ་ཞེས་འབྱུང་བའི་རྣམ་བཤད་དང་ཉེས་གསུམ་གྱི་རྣམ་གཞག་བྱུང་ཞིང་རིགས་ལམ་བཤད་ལུགས་དང་ལུས་ནད་ངོས་འཛིན་བྱེད་པའི་གཏིང་ཟབ་ཚད་སོགས་ཀྱི་ཐད་ནས་ཐོད་བརྒལ་ཆེན་པོ་བྱུང་ཡོད་ལ། དེར་གོམ་པ་ཆེར་བསྐྱོད་ཀྱིས་ངོས་འཛིན་དང་ཞིབ་འཇུག་བྱས་པ་བརྒྱུད་ནས་འདུ་བ་དང་། ཉེས་པ། ནད། རྟེན་དང་བརྟེན་པ། གནོད་བྱ་གནོད་བྱེད་སོགས་བོད་རང་གི་གསར་དུ་སྤྲུབ་པའི་བརྗ་ཆད་དང་རིག་པ་བྱུང་སྟེ་ལྷུ་ལག་ཚང་བའི་གཞུང་ལུགས་ཀྱི་གསེར་སྒྲོམ་ལྟ་བུ་ཞིག་ཏུ་གྱུར།

ཡར་ཉེས་གསུམ་གྱི་རྣམ་གཞག་འདི་བཞིན་རྒྱ་གར་དང་བོད་ཀྱི་གསོ་རིག་གི་རིགས་པའི་གཞུང་ལུགས་ཀྱི་ཆེས་རྩ་བར་གྱུར་ཞིང་གལ་ཆེ་བའི་རྨང་གཞིའི་གཞུང་ལུགས་ཤིག་ཡིན་པ་འདྲ་ནའང་། འོ་སྐོལ་རིག་པ་སྨྲ་བ་རྣམས་ཀྱིས་ཞིབ་ཏུ་བརྟགས་པས་ཕན་ཚུན་དབར་གྱི་ཁྱད་པར་དང་མི་མཚུངས་བའི་ཆ་མང་དུ་རྙེད་དེ། དཔྱེ་ཡུ་ཅག་གི་མིག་བསོད་དུ་ཤར་བའི་ཚོའི་རིག་བྱེད་གཞུང་གི་སྙིང་པོར་གྱུར་ཞིང་རྒྱ་གར་གསོ་དཔྱད་ཀྱི་ཚད་ལྡན་ཡིག་ཆ་སྟེ་བརྒྱད་པའི་སྙིང་བསྡུས་ལྟར་ན། ཚོ་རིག་གཞུང་དུ་ཉེས་གསུམ་གྱི་མིང་དང་། ཡང་རླུབ་སོགས་ཉེས་པའི་མཚན་ཉིད་ནི་ཤུའི་གྲངས་དང་། ཉེས་པའི་རང་བཞིན་དང་གནས་དང་བྱེད་ལས་དེ་བཞིན་དབྱེ་བ་སོགས

ཉེས་གསུམ་ཐད་ཀྱི་གཞུང་ལུགས་སུ་གཏོགས་པའི་རྣམ་གཞག་སྐོར་གྱི་ནང་དོན་དུ་མ་མཚིས་ཀྱང་བོད་ལུགས་ཀྱི་བརྗོད་བྱ་དང་བསྡུར་བས་སིལ་བུར་དང་། ཐར་ཐོར། འཚོལ་འབྲུགས་ཀྱི་རྣམ་པར་སྣང་ཞིང་། གཅིག་བྱས་ན་ཚིག་བབ་ཀྱི་བརྗོད་སྟངས་སོགས་ཁ་ཤས་ཤིག་ནི་རང་སྐད་ཀྱིས་བརྩམས་པ་དང་གཞན་སྐད་ནས་འགྱུར་པའི་ཁྱད་པར་ཡིན་ཡང་སྲིད་མོད། གང་ལྟར་མི་འདྲ་ས་ཞིག་ཡོད་པ་ནི་ཉེས་གསུམ་གྱི་བརྗོད་གཞི་རྣམས་རིགས་པའི་གཞུང་ལུགས་ཀྱི་མ་ལག་ཅན་དང་གཏན་ཚིགས་རིག་པའི་གོ་རིམ་ཅན་དུ་གྲུབ་མེད་པ་ཀུན་གྱིས་མཐོང་གསལ་དང་། ཉེས་གསུམ་གྱི་གྲངས་དང་གོ་རིམ་ངེས་པའི་རྒྱུ་མཚན་གཏན་ཚིགས་དང་བཅས་ཁ་གསལ་དུ་འཁོད་ཡོད་པ་སོགས་ནི་བོད་ལུགས་ཀྱི་དམིགས་བསལ་ཁྱད་ཆོས་དག་རེད། གཞན་ཐང་ལ་འབར་གྱི་གཞུང་ཆེན་དང་ཙ་ར་ཀའི་སྡེ་སོགས་ཀྱི་སྦྱི་ཕོག་དཀར་ཆག་ལྟར་ན་འང་ཚེ་རིག་གཞུང་དུ་རྣམ་པར་གྱུར་དང་མ་གྱུར་གཉི་གའི་སྐབས་སུ་ཉེས་གསུམ་གྱི་རྣམ་གཞག་ཆ་ཚང་དུ་བཀོད་པ་ཞིག་ཡེ་ནས་མི་འཚོར་རོ། །དེ་མིན་འཕེལ་འགྲིབ་ནད་ཀྱི་སྐོར་བཤད་སྐབས། ཚེ་རིག་གཞུང་དུ་ཉེས་གསུམ་གྱི་འཕེལ་ཟད་འཁྲུགས་གསུམ་ལས་ སྔ་མ་གཉིས་ཀྱི་རྟགས་ཙམ་ལས་ནད་ཀྱི་འབྲས་བུ་གཙོ་བོ་སྟེ་འཁྲུགས་པའི་རྟགས་ཤིག་མིག་སྔའི་དཔྱད་ཡིག་ཏུ་མི་གསལ་བ་དང་། ནད་ཀྱི་རྒྱུ་དང་རྐྱེན་དང་འཇུག་ཚུལ་མཚན་ཉིད་དབྱེ་བ་སོགས་གཏན་ཚིགས་དང་མཐུན་པའི་སྒོ་ནས་ཆ་ཚང་དུ་བཀོད་པ་ནི་དེ་བས་ཀྱང་དཀོན། ནད་རྒྱུ་མ་རིག་པའི་བཤད་པ་དང་ཁྱད་པར་འདོད་ཆགས་དང་། ཞེ་སྡང་། གཏི་མུག་གསུམ་གོ་རིམ་བཞིན་དུ་རླུང་མཁྲིས་བད་ཀན་གསུམ་ལ་སྦྱར་བའི་རིག་པ་ནི་བོད་བརྒྱུད་ནང་བསྟན་དང་འབྲེལ་བའི་བོད་ལུགས་གསོ་རིག་གི་ཐུན་མིན་བཤད་སྲོལ་ཞིག་ཡིན་པ་ལས་སྙིང་པོ་བསྡུས་པ་སོགས་ཚེ་རིག་གཞུང་ནང་དུ་གོ་རིམ་ངེས་པའི་གསལ་ཁ་བཏོན་མེད་ལ། ནད་ཀྱི་འཇུག་སྒོ་དྲུག་དང་། རྒྱུ་ལམ་བཅོ་ལྔ། ལྡོག་རྒྱུ་བཅུ་གཉིས། སྨྲོག་གཅོད་ནད་དགུའི་རྣམ་གྲངས་དག་ལ་མཚོན་ན་འང་བོད་ལུགས་རང་སྟེང་ནས་གོང་འཕེལ་དུ་ཕྱིན་པའི་གསོ་རིག་གི་གོ་དོན་ཀྲུང་རེད།

དེ་མིན་ཞང་བོད་གསོ་རིག་གི་བཤད་པ་ལྟར་ན། མདོ་དྲི་མེད་གཟི་བརྗིད་ལས། མ་རིག་ཉོན་མོངས་ལུས་སེམས་འབྲེལ་བ་ལ། །དུག་གསུམ་ཉོན་མོངས་ནད་ཀྱི་རྒྱུ་རུ་ལྡང་། །ཞེས་

དང་། འབྱུང་བཞི་ཆ་སྙོམས་འདུ་བ་རྣམ་བཞི་འགྲུགས། །ཚ་གྲང་འདུ་བ་རླུང་མཁྲིས་བད་ཀན་ཁྲག །དུག་གསུམ་ཉེས་པའི་ཚ་གྲང་འདུ་གསུམ་ལྡང་། །ཞེས་པ་དང་། ཚ་བའི་ནད་ནི་ཞེ་སྡང་མེ་ལྟར་འབར། །གྲང་བའི་ནད་ནི་འདོད་ཆགས་ཆུ་ལྟར་འགྲུགས། །གཉིས་འདུས་པ་ནི་ས་གཡོས་མུན་ལྟར་གཏིབས། །ཞེས་དང་། འབྱུང་བཞི་ཕུང་པོ་སྡུག་བསྔལ་རྒྱུ་བཞི་ལ། །རླུང་མཁྲིས་བད་ཀན་འདུ་བ་རྣམ་བཞི་འགྲུགས། །རླུང་ནི་འཕྲོར་བྱེད་རླུང་གི་ཁམས་སུ་འགྲུགས། །མཁྲིས་པ་འབར་བ་མེ་ཡི་ཁམས་སུ་འགྲུགས། །བད་ཀན་སྲ་འཐིབས་ས་ཡི་ཁམས་སུ་འགྲུགས། །ཁྲག་ནི་སྡུད་བྱེད་ཆུ་ཡི་ཁམས་སུ་འགྲུགས། །ཞེས་དང་། དང་པོ་ནད་ཀྱི་རྒྱུ་རྐྱེན་མ་རིག་པ། །མ་རིག་ཉོན་མོངས་དུག་ལྔ་དུག་གསུམ་སྟེ། །དུག་གསུམ་རྒྱུ་ལ་ནད་ཀྱི་རྒྱུ་བཞི་ལྡང་། །རླུང་མཁྲིས་བད་ཀན་ཁྲག་ནད་འདུ་བ་བཞི། །ཞེ་སྡང་མེ་ལྟར་འབར་བའི་རྒྱུ་རྐྱེན་ལས། །མཁྲིས་པ་ལས་གྱུར་པརྒྱ་དང་རྩ་གཅིག་ལྡང་། །འདོད་ཆགས་ཆུ་ལྟར་འཁོལ་བའི་རྒྱུ་རྐྱེན་ལས། །ཁྲག་ལས་གྱུར་པའི་བརྒྱ་དང་རྩ་གཅིག་ལྡང་། །གཏི་མུག་མུན་ལྟར་གཏིབ་པའི་རྒྱུ་རྐྱེན་ལ། །བད་ཀན་ལས་གྱུར་བརྒྱ་དང་རྩ་གཅིག་ལྡང་། །ང་རྒྱལ་རླུང་ལྟར་འཚུབས་པའི་རྒྱུ་རྐྱེན་ལས། །རླུང་ལས་གྱུར་པའི་བརྒྱ་དང་རྩ་གཅིག་ལྡང་། །དེ་ལྟར་འདུ་བ་བཞི་བརྒྱ་རྩ་བཞི་སྟེ། །ཞེས་རྒྱུ་མ་རིག་པ་ལས་དུག་གསུམ་འདུ་བ་བཞི་བསྐྱེད་ཅིང་དེ་ལས་འདུ་བ་རླུང་མཁྲིས་བད་ཀན་ཁྲག་གི་ནད་རིགས་བཞི་བརྒྱ་རྩ་བཞི་བསྐྱེད་ཚུལ་སོགས་སྤྱིར་བཏང་གི་ཉེས་པའི་བཤད་པ་དང་ཡེ་ནས་མི་མཚུངས་པའི་ཐུན་མིན་གྱི་བཞེད་ཚུལ་བསྟན་ཡོད་པ་དེའང་བོད་ཀྱིས་ཉེས་གསུམ་ལ་ངོས་འཛིན་གནང་བའི་དམིགས་བསལ་གྱི་རིགས་ལམ་ཞིག་ཏུ་བཞག་ཆོག་གོ། །

ལྷག་པར་བོད་ལུགས་སུ་མིའི་ལུས་ཁམས་ཀྱི་ཉེས་པ་གསུམ་ཤས་ཆེ་ཆུང་དབང་གིས་མིའི་གཤིས་ཀ་དང་། ཁམས་དབང་། སེམས་ཁམས། སྨན་དཔྱད་ཀྱི་སྦྱོང་ཚོར། ཁྲག་གི་རང་བཞིན། ཐ་མལ་རྣེན་གྱི་རྩ་རྒྱུད། ཚ་གྲང་གི་དྲི་ཆུ། ཕོ་མོ་མ་ནིང་གི་ཉུས་པ། མགོ་དབྱིབས་དང་གླད་རིགས། ན་ཚོད། དབང་པོའི་ཁྱད་པར་སོགས་ཆེ་བ་ཤ་ཉུས་པགས་པ་ནས་ཆུང་བ་རྐྲ་སེན་བ་སྤུ་སོགས་ཀྱིས་མཚོན་པའི་ལུས་ཁམས་ཀྱི་གྲུབ་ཚུལ་དང་བྱེད་ལས་མཐའ་དག་ཉེས་གསུམ་ལ་རག་ལས་ཚུལ་གྱི་རྒྱུ་མཚན་གསལ་པོ་གཏན་ཚིགས་དང་མཐུན་པར་སྟོས་པ་ཡིས། ཉེས་གསུམ་གྱི་

བཤད་པ་དེ་ཚེ་རིག་གཞུང་གི་སྤྱིར་བཏང་གི་བཤད་སྒྲོས་ལས་བརྒལ་ཏེ་རིགས་ཤེས་རྣམ་གཞག་གི་མཐོ་ཚད་གསར་པ་ཞིག་ཏུ་སླེབས་ཡོད་དོ། །དེའི་ཕྱིར་ཐུན་གྱི་དཔྱད་སྣང་ལས་དཔེ་མཚོན་འདི་འདྲ་ཞིག་བློ་ལ་ཡང་ཡང་སྐྱེས་ཏེ། ཚེ་རིག་གཞུང་གི་འབྱུང་བ་དང་ཉེས་གསུམ་གྱི་བཤད་པ་དེ་ཆེར་མ་རྒྱས་པའི་སྨྱུ་གུ་ཕྲ་མོ་ཞིག་ཡིན་པའི་དབང་དུ་བཏང་ན། བོད་ལུགས་གསོ་རིག་གི་འབྱུང་བཞིའི་ངོས་འཛིན་དང་ཉེས་གསུམ་གྱི་རྣམ་གཞག་ནི་སྨྱུ་གུ་རྒྱས་ནས་མེ་ཏོག་བཞད་ཅིང་འབྲས་བུ་སྨིན་པའི་མཐོ་སྒང་གི་ཁྱད་ཆོས་ལྡན་པའི་གསོམ་སྡོང་སྡོན་མོ་ཞིག་ཏུ་འགྱུམས་པར་སེམས། འོན་ཀྱང་འོ་སྐོལ་རྣམས་ལོ་རྒྱུས་དངོས་གཙོ་སྨྲ་བ་དག་ཡིན་པའི་ཐད་ནས་ཚན་རིག་གི་ལྟ་བས་གཟབ་ནན་ངང་བཤད་ན། བོད་གཞུང་དུ་དྲངས་པའི་ཉེས་གསུམ་ལུགས་ཀྱི་ངོ་བོའི་ཆར་འགྱུར་ལྡོག་བྱུང་མེད་པ་དེ་དང་། ཉེས་གསུམ་རྣམ་གཞག་གི་ཆེས་ཐོག་མའི་ཁུངས་ཚེ་ཡི་རིག་བྱེད་ཡིན་ཞིང་རྒྱ་གར་གསོ་དཔྱད་ལུགས་ཀྱི་རྩ་བའི་དགོངས་དོན་ལགས་པ་རྣམས་ཁས་མི་ལེན་རང་ལེན་བྱེད་དགོས་སྙམ།

གསུམ་པ། རིག་སྒོ་གཉིས་ལས་གསུངས་པའི་ཡན་ལག་བརྒྱད་སྐོར་གྱི་དཔྱད་གླེང་།

སྤྱིར་ཡན་ལག་བརྒྱད་ཅེས་པ་ནི་གསོ་བྱའི་ཡུལ་སྤྱི་ལ་བལྟོས་ནས་བཤད་པ་ཞིག་སྟེ། སྨན་པས་གསོ་བར་བྱ་བའི་ཡུལ་གྱི་ནད་དེ་རྩ་བ་ལུས་ཀྱི་ཚུལ་དུ་བཞག་ཅིང་ནད་ཀྱི་སྡེ་ཚན་མི་འདྲ་བ་རྣམས་ལུས་ལས་གྱེས་པའི་ཡན་ལག་གི་ཚུལ་དུ་བཀོད་པ་དང་། དེའང་ཡན་ལག་གི་གྲངས་གཅིག་ལས་མི་ཉུང་ཞིང་ཕྱེད་ལས་མི་མང་བར་བརྒྱད་ཅེས་ངེས་པ་ཅན་དུ་ཕྱེས་པ་ནི་གནའ་བོའི་རྒྱ་གར་རིག་གནས་ཀྱི་རྒྱབ་ལྗོངས་ལ་འབྲེལ་བ་ཡོད་པར་འདོད་དེ། ཚེ་རིག་གཞུང་དུ་ནད་ཀྱི་རྣམ་འགྱུར་ཕྲ་མོ་དང་། སྨན་གྱི་སྦྱོར་བའམ་ཚད་གཞི་སོགས་གྲངས་བརྒྱད་ལ་སྦྱར་བ་ཤིན་ཏུ་མང་ཚུལ་བརྒྱད་པའི་སྙིང་བསྡུས་ལ་ལན་ཅམ་མཇལ་བས་ཀྱང་རྟོགས་ཐུབ་པའི་ཕྱིར། རྒྱ་གར་དུ་ཆེས་སྔ་མོའི་རིག་བྱེད་ཀྱི་དུས་ནས་བཟུང་ནད་སྡེ་ཡན་ལག་བརྒྱད་དུ་ཕྱེས་ནས་འཆད་པ་ནི་འཛམ་གླིང་གསོ་དཔྱད་རིག་པའི་སྔོན་ཐོན་གྱི་ཆ་ཞིག་སྟེ། དེང་རབས་གསོ་རིག་ཚན་རིག་ལ་ཐོད་བརྒལ་གསར་པ་འབྱུང་བཞིན་པའི་ད་ལྟའི་དུས་ནའང་ནད་རིགས་ལ་ནང་གསེས་དང་ཡང་

གསེས་ཀྱི་ཁྱད་པར་དང་དེ་བཞིན་བྱེ་བྲག་ཕྲ་མོ་བཀར་དང་དགར་བཞིན་པ་རྣམས་དོན་གྱི་ངོ་བོའི་སྙིང་ནས་བཤད་ན་ནད་ལ་སྨེ་ཚན་ཕྱེས་པའི་རིགས་སྲོལ་ལས་འདའ་ཐུབ་མེད་པས་སོ། །

ཡན་ལག་བརྒྱད་ནི་རྒྱ་གར་དུ་སྤྱི་ལོ་སྔོན་གྱི་ལོ་ཉིས་སྟོང་ཡས་མས་ཀྱི་དུས་སྐབས་ཏེ་ཚོའི་རིག་བྱེད་ཐོག་མར་དར་བའི་དུས་སྐབས་ནང་བྱུང་བའི་རིགས་ལམ་ཞིག་དང་རྒྱ་གར་གསོ་དཔྱད་ཀྱི་སྲོག་ཤིང་ལྟ་བུ་ཞིག་ཏུ་གྱུར་ཡོད་ཚོད་སྐད། མིག་སྔའི་དཔྱད་ཡིག་ལྟར་ན་ཚོའི་རིག་བྱེད་ལས་གསུངས་པའི་ཡན་ལག་བརྒྱད་ཀྱི་གྲངས་འདྲེན་ལུགས་ཀྱང་དཔལ་ལྡན་རྒྱུད་བཞི་དང་ཧེ་བག་ཙུང་ཟད་མཆིས་ཏེ། ཇི་སྐད་དུ། སྙིང་པོ་བསྡུས་པར། ལུས་དང་བྱིས་པ་གདོན་ལུས་སྟོད། །མཚོན་དང་མཆེ་བ་རྒས་རོ་ཙ། །གསོ་དཔྱད་གང་ལ་གནས་པ་ཡི། །ཡན་ལག་བརྒྱད་དུ་དེ་བཤད་དོ། །ཞེས་བོད་ལུགས་ཀྱི་མོ་ནད་གསོ་བའི་ཚབ་ཏུ་ལུས་སྟོད་ཀྱི་ནད་རིགས་བགྲང་ཡོད་པ་མ་ཟད། ནམ་སྟོང་ཡན་ཆད་གཏོགས་པའི་ནད། །ཉིས་བརྒྱ་སུམ་ཅུ་རྩ་གཅིག་ཡིན། །དེ་དག་ཕན་ཚུན་མ་འདྲེས་པར། །རྒྱ་ཆེར་རབ་ཏུ་བཤད་པ་ཡིན། །དྲང་སྲོང་རྣམས་ཀྱིས་སྐྱེས་བུའི་མགོ། །རྩ་བ་འོག་ནི་ཡལ་གར་བཤད། །དེ་ཕྱིར་རྩ་བ་ལ་གནོད་པའི། །ནད་ནི་མྱུར་དུ་གསོ་བར་བྱ། །གང་ལ་དབང་པོ་ཀུན་རྟེན་ཞིང་། །གང་ལ་སྲོག་ནི་གནས་བྱེད་པས། །དེས་ན་ཡན་ལག་དམ་པ་ཡི། །སྲུང་བ་ལ་ནི་འབད་པར་བྱ། །ཞེས་སྙིང་པོ་བསྡུས་པའི་ལུས་སྟོད་གསོ་བའི་མཇུག་བྱང་གི་ཚུལ་དུ་མགོ་ནད་གསོ་དགོས་པའི་དོན་སྙིང་ངམ་ཡན་ལག་གཞན་ལས་གལ་ཆེན་ཡིན་ཚུལ་ཆེས་ཁ་གསལ་དུ་གསུངས་པ་ལྟར་རོ། །བོད་ལུགས་གསོ་རིག་ཏུའང་རྒྱ་གར་བའི་ཡན་ལག་བརྒྱད་ཀྱི་སྲོལ་ཤུགས་ལས་ཡན་ལག་བརྒྱད་ཅེས་པའི་མིང་ལ་བརྟེན་ནས་གསོ་རིག་གི་བསྟན་བྱ་སྟོན་ཁུལ་བྱས་ཡོད་པ་རྒྱུད་ལས། རྒྱུད་བཞི་བསྡོམས་པས་བརྒྱ་དང་ལྔ་བཅུ་བཞི། །མཇུག་དོན་ཡོངས་སུ་གཏད་དང་ལྔ་བཅུ་དྲུག །དེ་དག་ཡན་ལག་བརྒྱད་དུ་འདུས་པ་སྟེ། །ལུས་ལ་བདུན་ཅུ་བྱིས་པ་མོ་ནད་དང་། །དུག་གསུམ་གདོན་ལྔ་རྨ་ལྔ་བཅུད་ལེན་གཅིག། རོ་ཙ་ལ་གཉིས་རྒྱུད་གསུམ་སྤྱི་ཁྱབ་ཡིན། །ཞེས་པ་ལྟར་དང་། དེའི་ཚིག་ཟིལ་ལ་བལྟས་པས་ཡན་ལག་བརྒྱད་བོད་ལུགས་གསོ་དཔྱད་ཀྱི་སྲོམ་གཞི་ལྟ་བུ་ཞིག་ཏུ་གྱུར་ཡོད་པར་སྣམ་ཡང་དོན་སྙིང་ནས་དཔྱད་པས་ཡན་ལག་བརྒྱད་ཀྱི་ངོ་བོར་འགྱུར་ལྡོག་ཐེབས་ཏེ་རྣམ་པ་གཞན་ཞིག་ཏུ་

གྱུར་འདུག་པ་ག་ལེར་ཤེས་ཏེ། ཡན་ལག་བརྒྱད་ནི་གསོ་བྱ་ནད་ཀྱི་སྒོ་ནས་གསུངས་པ་ཡིན་ལ། བོད་ལུགས་སུ་རྒྱུད་ལས་ནད་གསོ་བ་ནི་གསུམ་པ་མན་ངག་རྒྱུད་ཡིན་པ་དང་། མན་ངག་རྒྱུད་ནི་དངོས་བསྟན་དུ་ཉེས་གསུམ་གསོ་བ་སོགས་སྐབས་བཅོ་ལྔའི་སྒོ་ནས་གསུངས་པ་ཤ་སྟག་ལགས་པས། རྒྱ་གར་བའི་ཡན་ལག་བརྒྱད་ཀྱི་བཤད་སྲོལ་དེ་བོད་ཀྱི་གསོ་བ་རིག་པའི་ནང་དུ་རང་སའི་དོན་དངོས་དང་བསྟུན་འབྲེལ་བརྒྱུད་བོད་ལུགས་ཀྱི་ཁྱད་ཆོས་ལྡན་པའི་སྐབས་བཅོ་ལྔའི་ཕྱོགས་སུ་གོང་མཐོར་ཕྱིན་ཅིང་། དེ་ནས་བཟུང་རྒྱུད་འགྲེལ་མན་ངག་དང་བཅས་པའི་ལག་ལེན་གྱི་སྐབས་གང་ནའང་ནད་ཐོག་གི་བརྗོད་བྱ་རྣམས་སྐབས་བཅོ་ལྔའི་སྒོ་ནས་འཆད་པའི་སྲོལ་ཤུགས་ཆེ་རུ་སོང་བ་དང་། རིགས་པའི་གཞུང་ལུགས་ཀྱི་བརྗོད་བྱ་རྣམས་གནས་བཅུ་གཅིག་གམ་ཡང་ན་རྩ་བ་བཞི་དང་ཡན་ལག་བཅུ་གཅིག །དམར་ཁྲིད་ལག་ལེན་གྱི་སྐོར་རྣམས་མདོ་བཞི་རུ་བསྡུས་པའི་འཆད་ལུགས་བྱུང་བ་སོགས་ཡན་ལག་བརྒྱད་ཀྱི་རིགས་ལམ་ལ་རང་བཞིན་གྱིས་ཚད་བཀག་ཐེབས་ནས་དང་ངམ་ཤུགས་སུ་ཙུང་མོག་མོག་པོའི་ཚུལ་དུ་གྱུར་འདུག་པར་བལྟས་ཆོག་སྙམ།

དུས་ཕྱིས་བོད་ལུགས་སུ་རྒྱ་གར་བའི་ཤུགས་རྐྱེན་ལ་བརྟེན་ནས་ཡན་ལག་བརྒྱད་ཀྱི་དབྱེ་ཚུལ་མི་འདྲ་བ་དག་ཀྱང་བྱུང་ཡོད་དེ། དགེ་རྒན་ཆེན་མོ་དབང་འདུས་མཆོག་གིས་མཛད་པའི་གསོ་བ་རིག་པའི་ཚིག་མཛོད་གཡུ་ཐོག་དགོངས་རྒྱན་ལས། གཞན་ཡང་སྨན་ལ་ཡན་ལག་བརྒྱད་དང་། ནད་ལ་ཡན་ལག་བརྒྱད། གསོ་དཔྱད་ལ་ཡན་ལག་བརྒྱད་དུ་དབྱེ་ཚུལ་ཡང་མཆིས་ཏེ། སྔར་རྗེ་བཙུན་གཡུ་ཐོག་སྙིང་མ་ཡོན་ཏན་མགོན་པོ་ལ་དོལ་པོའི་སྨན་པ་ཁྲིམ་མ་རུ་རྩེས་ཞུས་པ། གསོ་བ་རིག་པ་ལ་སྨན་ཡན་ལག་བརྒྱད། ནད་ཡན་ལག་བརྒྱད། གསོ་དཔྱད་ཡན་ལག་བརྒྱད་པ་ཟེར་བ་གང་ཡིན་ཞུས་པས། གཡུ་ཐོག་ཆེན་པོས་འདི་སྐད་ཅེས་གསུངས་སོ། །གསོ་བ་ཕན་དང་ནད་སེལ་དང་། །སྦྱོར་བ་སྨན་དང་རྩི་དང་ནི། །ཞི་བར་བྱེད་དང་ཐུགས་སླས་དང་། །འདི་དག་སྨན་གྱི་ཡན་ལག་བརྒྱད། །ལུས་དང་བྱིས་པ་མོ་ནད་གདོན། །རོ་ཙ་མཚོན་རྨ་དུག་ནད་དང་། །རྒས་པ་ནད་ཀྱི་ཡན་ལག་བརྒྱད། །ལུས་ནད་གསོ་དང་བྱིས་པ་གསོ། །མོ་ནད་གདོན་དང་མཚོན་རྨ་གསོ། །རྒས་དང་རོ་ཙ་དུག་ནད་གསོ། །གསོ་དཔྱད་ཡན་ལག་བརྒྱད་པའོ། །ཞེས་གསུངས་པ་སོགས་མདོར་ན་ཡན་ལག་བརྒྱད་ཀྱི་རིགས་སྒོ་ལ་བརྟེན་ནས་ནད་རིགས་གསོ་བཅོས་

ཀྱི་ཐབས་སྟོན་པ་ནི་གནའ་དུས་ནས་དར་བའི་རྒྱ་གར་ཚོའི་རིག་བྱེད་གཞུང་གི་སྒྲོམ་གཞི་ཞིག་ཡིན་པ་དང་། བོད་ལུགས་སུ་རིགས་པའི་གཞུང་ལུགས་སྐབས་བཏགས་པ་མིང་གི་ངོས་ནས་གསོ་བྱ་ནད་སོགས་ཡན་ལག་བརྒྱད་དུ་བསྡུ་སྲོལ་ཡོད་པ་ཙམ་མ་གཏོགས་དོན་དངོས་སུ་དེ་འདྲ་གཙིགས་ཆེན་ཞིག་ཏུ་བཟུང་མེད་པར་འདོད་པས་སླད་དཔྱོད་ལྡན་རྣམས་ཀྱིས་དཔྱད་པར་འཚལ།

བཞི་པ། རིག་སྒོ་གཉིས་ལས་བསྟན་པའི་སྨན་རྫས་རིག་པའི་སྐོར་གྱི་གཤིབ་བསྡུར།

སྨན་རྫས་རིག་པ་ནི་གསོ་རིག་གི་བརྗོད་བྱ་གཙོ་བའི་གྲས་དང་སྲོལ་རྒྱུན་གསོ་རིག་ཅིག་ལ་མཚོན་ན་ནད་གསོ་བའི་གཉེན་པོ་མེད་ཐབས་བྲལ་བ་ཞིག་རེད། རྒྱ་གར་ཚོའི་རིག་བྱེད་དང་བོད་ཀྱི་གསོ་དཔྱད་གཉིས་ལས་བསྟན་པའི་སྨན་རྫས་རིག་པའི་ནང་དོན་སྐོར་ལ་རོ་ནུས་སོགས་རིགས་པའི་གཞུང་ལུགས་དང་ཞི་སྦྱང་སོགས་སྦྱོར་ཐབས་ལག་ལེན་བཅས་ཕྱོགས་ཀུན་ནས་བལྟས་ཀྱང་ཆེ་ས་ནས་འདྲ་བའི་ཆ་ཤིན་ཏུ་མང་བ་ཞིག་འདུག་པ་དང་། ཆུང་ས་ནས་ཕྲུང་ཞིབ་ཏུ་བརྟགས་ན་མི་འདྲ་བའི་ཆའང་ཡོད་པར་སྣམ་ནས་འདིར་རིག་སྒོ་གཉིས་ལས་བསྟན་པའི་སྨན་རྫས་རིག་པའི་སྐོར་གྱི་གཤིབ་བསྡུར་ཞེས་པའི་ས་བཅད་འདི་བཀོན་པ་ལགས་ལ། རིག་སྒོ་གཉིས་ཀྱི་ནང་དོན་གང་ཞིག་གཤིབ་བསྡུར་བྱེད་དགོས་ན། ང་ཚོའི་མིག་སྔའི་ལག་སོན་གྱི་ཡིག་ཆའི་དབང་གིས་ཐང་ལ་འབར་གཞུང་དང་ཙ་ར་ཀའི་སྡེ་གཉིས་གཙོས་ཚེ་རིག་རྒྱ་མཚོའི་སྙིང་པོ་འདུས་པར་སྒྲ་བའི་དྲང་སྲོང་ཕ་ཁོལ་གྱི་སྙིང་པོ་བསྡུས་པ་དང་བསྡུར་པ་མ་གཏོགས་ཐབས་གཞན་མེད་པས་གཙོ་བོ་རོ་ནུས་སོགས་སྨན་སྦྱོར་གཞུང་ལུགས་ཐད་ནས་བསྡུར་པའི་ཁྲུལ་བཀྲིས་པ་ལ།

གཅིག རོའི་རྟེན་དང་ངོ་བོ་སོགས་ཀྱི་སྐོར།

ཡན་ལག་བརྒྱད་པའི་སྙིང་བསྡུས་སུ་འཁོད་པའི་སྨན་རྫས་རིག་པའི་བརྗོད་བྱ་ནི། གནས་དང་པོ་མདོའི་གནས་ལ་ལེའུ་སུམ་ཅུ་ཡོད་པ་ལས་ལེའུ་བཅུ་གཉིས་ཙམ་ཞིག་སྨན་རྫས་ཀྱི་གཞུང་ལག་ལེན་གཉིས་ཀྱིས་བསྡུས་པའི་བརྗོད་བྱ་དང་། གནས་ལྔ་པ་ལུས་གསོ་བའི་ཚ་ག་གྲུབ་པ་ཞེས་བྱ་བར་བཀྲུ་སྨུག་སྨན་གྱི་ཚ་ག་སོགས་བསྡོམས་ལེའུ་དྲུག་ཡོད་པའི་ནང་དོན་མཐའ་དག་སྨན་གྱི་ལག་ལེན་སྐོར་གྱིས་ཟིན་ཡོད། གཞན་གནས་དང་པོ་མདོའི་གནས་ཀྱི་ཆེ་རིང་བར་འདོད་

པའི་ལེའུ་རྣམས་སུ་འང་སྨན་གྱི་ཡོན་ཏན་དང་རོའི་དབྱེ་བ་སོགས་ཐར་ཐོར་གྱི་ནང་དོན་ཐུན་བུ་མཆིས་ལ། སྨན་གྱི་གཞུང་ལུགས་སྐོར་གྱི་ནང་དོན་སྡེབས་གཅིག་ཏུ་བཀོད་ནས་བཤད་པའི་སྐབས་ནི་མདོའི་གནས་ཀྱི་དགུ་པ་སྨན་ལ་སོགས་པའི་བྱེ་བྲག་ཤེས་པར་བྱ་བའི་ལེའུ་དང་། བཅུ་པ་རོ་ཐ་དད་པར་ཤེས་པར་བྱ་བའི་ལེའུ་གཉིས་ཡིན་པ་དང་། དེ་ཡི་གེའི་གྲངས་འབོར་གྱི་ཆ་ནས་བལྟས་ན་ཆེར་མ་མཆིས་ཏེ་ལེའུ་དགུ་པར་བདུན་ཚིག་ཏུ་བྱས་པའི་ཚིག་རྐང་བརྒྱ་དང་བཅོ་ལྔ་དང་ལེའུ་བཅུ་བར་རྐང་པ་བརྒྱ་དང་བདུན་ཙུ་དོན་ལྔ་ལས་མི་འདུག་མོད། ནང་དོན་གྱི་ཐད་ནས་བཤད་ན། རོ་དང་ཞུ་རྗེས་ནུས་པ་སྦྱར་ཐབས་བཅས་ཀྱིས་བསྡུས་པའི་སྦྱོར་བ་སྨན་གྱི་རིགས་པའི་གཞུང་ལུགས་ཀྱི་བྱིངས་ཀྱི་བརྗོད་གཞི་རྣམས་ཕལ་ཆེར་ཆ་ཚང་དུ་མངོན་འདུག་ལ། འདིར་ལེའུ་དེ་གཉིས་ག་དཔྱད་པའི་དམིགས་སུ་གཏད་ནས་འཆད་པར་འདོད་དོ། །

དེ་ལ་སྙིང་བསྡུས་སུ་འབྱུང་བ་ལྔ་ག་སྨན་གྱི་སྤྱིའི་རྟེན་དུ་གསུངས་པ་ནི། སྨན་རྣམས་ཉིད་ཀྱི་རོ་ལ་སོགས། །དེ་ནི་དེ་ལ་བརྟེན་པས་མཆོག །དེ་ཡང་འབྱུང་ལྔའི་བདག་ཉིད་ཅན། །ས་ལ་བརྟེན་ཏེ་སྐྱེ་བ་ཡིན། །ཆུ་ནི་སྐྱེ་གནས་མེ་དང་རླུང་། །ནམ་མཁའ་རྣམས་ནི་ཚོགས་པ་ལས། །དེ་སྐྱེས་གྱུར་དང་ཁྱད་པར་བྱུང་། །ཞེས་འབྱུང་བ་ལྔའི་བདག་ཉིད་ཅན་གྱི་རྟེན་ས་ཆུ་མེ་རླུང་ནམ་མཁའ་བཅས་འཚོགས་ཤིང་འདུས་པ་ལས་བྱུང་བའི་སྨན་ནི་རོ་གཅིག་མིན་པར་ཤས་ཆེ་ཆུང་དབང་གིས་མངར་སྐྱུར་ལན་ཚྭ་སོགས་ཀྱི་ཁྱད་པར་བྱུང་བ་དང་། འདིར་འབྱུང་བ་ལྔ་པོ་སྨན་གྱི་རྟེན་དུ་གསུངས་པ་ཙམ་ལས་ས་ཡིས་གཞི་རྟེན་བྱེད་པ་དང་། ཆུས་བརླན་པ། མེས་སྨིན་བསྐྱེད་པ། རླུང་གིས་བསྐྱོད་དེ་འཕེལ་བར་བྱེད་པ། ནམ་མཁས་ཆེར་སྐྱེ་བའི་གོ་འབྱེད་པ་སོགས་རྟེན་ཇི་ལྟར་བྱེད་པའི་ཚུལ་ཚིག་གདོང་དུ་རེ་རེ་བཞིན་ཞིབ་གསལ་དུ་འཀོད་མེད་པ་ནི་དཔལ་ལྡན་རྒྱུད་དང་བསྡུར་བས་གཞུང་འདིའི་སྙིང་པའི་རྣམ་པ་ཞིག་ཏུ་འཁུམས།

རོ་ཞེས་པའི་ངོ་བོ་སྤྱིར་བསྟན་པ་ནི། དེ་ལ་གསལ་བ་རོ་ཞེས་བཤད། །མི་གསལ་རོ་རྗེས་མཐའ་མར་ནི། །ཙུང་ཟད་གསལ་བ་དག་ཏུའང་འདོད། །ཅེས་དབང་ཤེས་དང་བཅས་པའི་ལྕེ་ལ་གསལ་བར་གྲོ་བས་རོ་ཞེས་བྱ་ལ། དེའང་རོ་གྲོ་བ་དང་། མཇུག་ཏུ་གྲོ་བ། ཙུང་ཟད་གྲོ་བ་བཅས་གསུམ་དུ་བཀར་ཡོད་པ་སྟེ། བརྒྱད་པའི་རང་འགྲེལ་ལས། དེ་ལ་སྨན་གྱི་རོ་ཅི་གྲོ་བ་རོ་

གསལ་པོར་བྱེ་བྲག་ཕྱེད་པར་བྲོ་བ་ནི། སྨན་གྱི་རོ་བྲོ་བ་ཞེས་བྱའོ། །སྨན་གྱི་རོ་འཕྲལ་དུ་ཅི་བྲོ་བ་བྱེ་བྲག་མི་ཕྱེད་ལ་མྱང་མྱང་པའི་རྗེས་ལ་ཕྱིས་སྤྱངས་སུ་རོ་བྱེ་བྲག་པ་དེ་ནི་མཇུག་ཏུ་བྲོ་བ་ཞེས་བྱ་སྟེ། དེའི་མཐའ་མར་རོ་ཙུང་ཟད་བྲོ་བར་བྱེ་བྲག་ཅེས་བྱའོ། །ཞེས་པ་ལྟར་རོ་ཡི་སྤྱིའི་ངོ་བོར་ནང་གསེས་སུ་དབྱེ་བ་གསུམ་བཀར་བ་ནི་ཕྱིར་བཏང་བ་ལ་དམིགས་ཀྱིས་བསལ་བའི་སྙིང་བསྡུས་གཞུང་གི་ཐུན་མིན་གྱི་ཁྱད་ཆོས་ཤིག་ཏུ་བདག་ཅག་གིས་མཐོང་སྣང་། །དེ་བཞིན་རོ་སོ་སོ་འབྱུང་བའི་རྒྱུ་དང་དེ་དག་གི་ངོ་བོ་ནི། མངར་བ་ལ་སོགས་རོ་སྐྱེ་བ། །ས་ཆུ་མེ་ས་ཆུ་དང་རླུང་། །མཁའ་རླུང་མེ་རླུང་ས་དང་རླུང་། །གཉིས་གཉིས་ཤས་ཆེ་ལས་རིམ་འབྱུང་། །དེ་ལས་རོ་ནི་མངར་བ་དག། གང་ཞིག་མྱངས་པའི་ཚེ་ན་ནི། །ཁ་ལ་ཆགས་ཤིང་ལུས་ཀྱང་ནི། །ཚིམ་བྱེད་དབང་པོ་རབ་དང་བྱེད། །གྲོག་མ་ལ་སོགས་དགའ་བ་ཡིན། །སྐྱུར་བ་ཁ་ནས་ཆུ་འཛག་ཅིང་། །སོ་བཙེ་སྨུ་ནི་ལྷང་བ་དང་། །མིག་དང་སྨིན་མ་འཛུམ་པར་བྱེད། །ལན་ཚྭ་ཁར་ནི་མཆིལ་མ་འདུ། །མཁུར་བ་གྲོ་བ་ཚ་བར་བྱེད། །ཁ་བ་ཁ་ཡི་དྲི་མ་སྦྱང་། །ལྕེ་ནི་འཛོམས་པར་བྱེད་པ་ཡིན། །ཚ་བ་ལྕེ་རྩེ་སྐྲོ་བྱེད་ཅིང་། །ཙག་ཙག་བྱེད་པར་འགྱུར་བ་དང་། །ཁ་མིག་སྣ་ལས་འཛག་བྱེད་ཅིང་། །མཁུར་བ་སྲིག་པར་བྱེད་པ་ཡིན། །བསྐ་བས་ལྕེ་ནི་བེམ་པོར་བྱེད། །གྲི་བ་རྩ་སྤུབས་འགགས་པར་བྱེད། །ཅེས་གསུངས་པར་དམིགས་བསལ་ཞིག་ཡོད་པ་ནི། དཔལ་ལྡན་རྒྱུད་བཞི་དང་གང་དེའི་འགྲེལ་བཤད་མཁན་པོ་རྣམས་ཀྱིས་ནི་རོ་སོ་སོ་བསྐྱེད་པའི་རྒྱུ་འཆད་སྐབས་འབྱུང་ལྔ་ལས་ནམ་མཁའ་སྤྱི་ཁྱབ་ཏུ་བཞག་ནས་ས་ཆུ་མེ་རླུང་བཞི་པོ་ཕན་ཚུན་གཉིས་གཉིས་འཕྲད་པ་ལས་རོ་དྲུག་པོ་འབྱུང་བར་བཤད་ཀྱང་། འདིར་འབྱུང་བ་ལྔ་པོ་གཉིས་གཉིས་ལྡན་པ་ལས་རོ་རེ་རེ་འབྱུང་བར་བཤད་པ་སྟེ། དྲང་ཐད་དུ་བརྗོད་ན་རོ་ཁ་བ་འབྱུང་བའི་རྒྱུ་རུ་མཁའ་རླུང་གཉིས་བཞག་ཡོད་པ་དེ་ནི་བོད་ལུགས་ཀྱི་བཞེད་བསྒྲོས་དང་མི་མཐུན་པའི་བཤད་ཚུལ་ཞིག་རེད། ཡང་སྨན་གྱི་རོ་བྱེ་བྲག་པའི་སྐབས། རོ་དྲུག་ལས་སྐྱུར་བ་དང་། ལན་ཚྭ་བ། བསྐ་བ་གསུམ་ནི་གཞུང་འདི་དང་རྒྱུད་ནས་གསུངས་པ་གཉིས་ཚིག་གི་རྗོད་སྟངས་དང་ཟུར་མི་འདྲ་བ་ཙམ་ལས་དོན་གྱི་སྙིང་པོ་ནི་གཅིག་ཏུ་བབས་འདུག་མོད། འདིར་རོ་མངར་བའི་མཚན་ཉིད་དུ་ཚིམ་བྱེད་དབང་པོ་རབ་དང་བྱེད་ཅེས་རྣམ་གང་མྱངས་པས་དབང་པོ་ཚིམ་པ་དང་། ཁ་བས་

ལྷེ་ནི་འཛོམས་པ་ཞེས་རོ་གཞན་འཛིན་པར་བྱེད་པའི་ནུས་པ་འཛིག་པར་བྱེད་པ། ཚ་བས་ལྷེ་རྩེ་སྐྱོ་བ་ཞེས་ན་ཚུར་ཚུར་དུ་གཏོང་བ་བཅས་ནི་རྒྱུད་ལས་གསལ་ཁ་མ་ཐོན་ཞིང་རོ་བྱེ་བྲག་པ་གང་དག་གི་མཚན་མ་དེ་ཁོ་ན་ཉིད་མཚོན་པར་ནུས་པའི་བཤད་ཚུལ་གནད་ལ་འཁེལ་བ་ཞིག་རེད་སྙམ། རོའི་དབྱེ་བ་དང་གོ་རིམ་གྲུབ་ཚུལ་སྐབས། རོ་ནི་མངར་སྐྱུར་ལན་ཚྭ་དང་། །ཚ་དང་ཁ་དང་བསྐ་བ་སྟེ། །ཟས་དྲུག་ལ་གནས་དེ་དག་ཀྱང་། །གོ་རིམ་བཞིན་དུ་སྟོབས་ཆེན་ཡིན། །ཞེས་རོ་དྲུག་པོ་དེ་དག་བསྐ་བ་ནས་མངར་བའི་བར་མས་འཛེག་ཏུ་རིམ་བཞིན་ལུས་སྲོག་འཚོ་བར་བྱེད་པའི་སྟོབས་ཆེན་ཡིན་ཏེ། ས་ཆུ་སོགས་རྒྱུ་འབྱུང་བའི་སྟོབས་མི་འདྲ་བའི་དབང་གིས་མངར་བ་སོགས་འབྲས་བུ་རོའི་སྟོབས་ཀྱང་མི་མཚུངས་པ་འབྱུང་ཞིང་། བསྐྱེད་བྱ་ལུས་སྲོག་འཚོ་བ་ལ་ལྟོས་ནས་སྐྱེད་བྱེད་ཀྱི་སྨན་ཡང་མངར་བ་ནས་རིམ་པ་བཞིན་བཞག་པ་ལ། རྒྱུད་སོགས་ལས་རོ་ནི་མངར་སྐྱུར་ལན་ཚྭ་ཁ་ཚ་བསྐ་ཞེས་པའི་གསུངས་ཚུལ་དང་ཅུང་མི་འདྲ་སྟེ། ཁ་ཚ་གཉིས་གོ་རིམ་ལྡོག་ཡོད་པས་དེ་གཉིས་ཀྱི་འཚོ་སྟོབས་ཀྱི་ནུས་པ་ཀྱང་ཁ་བ་ལས་ཚ་བ་ཉིད་ཆེ་བ་ཡིན་པར་རང་བཞིན་གྱིས་གྲུབ་ཅ་ན། སླད་དཔྱོད་ལྡན་དག་གིས་ཁ་ཚ་གཉིས་ཀྱི་དངོས་ཡོད་ཀྱི་འཚོ་སྟོབས་གང་ཆེ་བ་ལ་བོད་ལུགས་སྨན་རྩིས་ཀྱི་རིགས་ལམ་དང་དེང་གི་རྩིས་འགྱུར་གྲུབ་ཆའི་དབྱེ་ཞིབ་ལ་བརྟེན་ནས་ར་སྤྲོད་བྱེད་ཐུབ་ན་ལེགས་པར་སེམས།

དེ་བཞིན་འབྱུང་བ་ལས་བྱུང་བའི་རོའི་རང་བཞིན་དང་བྱེད་ལས་ནི། དེ་ལ་སའི་སྨན་ལྕི་དང་སྙོམ། །སྲ་ཞིང་དྲི་ཡི་ཤེས་རབ་ཆེ། །ལྕི་ཞིང་བརྟན་དང་འདུས་པ་དང་། །ཉེ་བར་འཕེལ་བར་བྱེད་པ་ཡིན། །ཆུ་ཡི་གཤེར་དང་ལྕི་བསིལ་སྣུམ། །རྟུལ་ཞིང་བསྐ་ལ་རོ་ཤས་ཆེ། །འཇམ་ཞིང་བད་ཀན་འདྲ་བ་ལ། །འབྲུལ་ཞིང་ཚིམ་བྱེད་སྟུད་པར་བྱེད། །མེ་ཡི་རྩུབ་རྣོ་ཚ་ཞིང་སྐམ། །ཡྲ་ཞིང་གཟུགས་ཀྱི་ཡོན་ཏན་ཆེ། །ཚ་ཞིང་འབར་ལ་མདོག་སྐྱེད་ཅིང་། །གསལ་ཞིང་སྨིན་པའི་བདག་ཉིད་ཅན། །རླུང་གི་རྩུབ་ཅིང་ཁྲབ་ལ་ཡང་། །རེག་པའི་ཡོན་ཏན་ཤས་ཆེ་ཡིན། །རྩུབ་ཅིང་ཡང་ལ་དྲི་མ་སེལ། །རྣམ་དཔྱོད་ན་བར་བྱེད་པ་ཡིན། །ནམ་མཁའི་ཡྲ་ཞིང་དྭངས་ལ་ཡང་། །སྒྲ་ཡི་ཡོན་ཏན་ཤས་ཆེ་སྟེ། །ཁོང་སྟོང་ཡང་བར་བྱེད་པ་ཡིན། །ཞེས་པ་དང་། རྒྱུད་ལས། ས་སྨན་ལྕི་བརྟན་རྟུལ་འཇམ་སྣུམ་ལ་སྐམ། །མཁྲང་ལ་བརྟས་དང་སྟུད་བྱེད་རླུང་ནད་སེལ། །ཆུ་སྨན་

སླ་བསིལ་ལྗི་རྟུལ་སྣུམ་ལ་མཉེན། །བརྟན་ཞིང་འཇམ་ལ་སྟུད་བྱེད་མཁྲིས་ནད་སེལ། །མེ་སྨན་ཚ་རྣོ་སྐམ་རྩུབ་ཡང་སྣུམ་གཡོ། །དྲོད་སྐྱེད་སྨིན་ཅིང་མདོག་བྱེད་བད་ཀན་སེལ། །རླུང་སྨན་ཡང་གཡོ་གྲང་རྩུབ་སྐྱ་ལ་སྐམ། །སྲ་ཞིང་བསྐྱོད་དང་ཁྲབ་བྱེད་བད་མཁྲིས་སེལ། །ནམ་མཁའ་འབྱུང་བཞིའི་སྨན་ལ་ཁྱེར་ཁྱབ་སྟེ། །སོང་སྟོང་ཡངས་པའི་གོ་འབྱེད་འདུས་ནད་སེལ། །ཞེས་གསུངས་པ་གཉིས་བསྡུར་པས་དེ་གཉིས་ཀྱི་འདྲ་ས་དང་མི་འདྲ་ས་མཐོང་ཐུབ་ལ་ཁྱད་ཆོས་དང་དམིགས་བསལ་གྱི་རང་བཞིན་ཡང་ཆོར་ཐུབ་པ་སྟེ། དཔེར་ན། ས་སྨན་གཅིག་པུའི་ངོས་ཐད་ནས་བཤད་ན། སྙིང་བསྡུས་ལས་དེའི་ཡོན་ཏན་དུ་ལྗི་བ་དང་སྲོམ་པ་སྲ་བ་གསུམ་མ་གཏོགས་བགྲང་མེད་ཀྱང་རྒྱུད་ལས་ལྗི་བརྟན་རྟུལ་འཇམ་སྣུམ་སྐམ་སྟེ་ཡོན་ཏན་དྲུག་གསུངས་ཤིང་དེའང་ཡོན་ཏན་ལྗི་བ་ཁོ་ན་ཙམ་ལས་དེ་གཉིས་དབར་འདྲ་བའི་ཆ་མི་འདུག་སྟེ། སྙིང་བསྡུས་ཀྱི་སྲོམ་སྲ་གཉིས་དང་རྒྱུད་ཀྱི་བརྟན་འཇམ་སྣུམ་སྐམ་བཞི་སྦྱོར་ཐབས་མེད་ལ། དེ་བཞིན་ས་སྨན་གྱི་ལས་ཀྱང་གཞུང་དེ་གཉིས་ནང་གསུངས་པ་ཙུང་མི་མཚུངས་ཏེ། ཅིག་ཤོས་ཀྱིས་ལྡན་འདུས་རྐྱང་གསུམ་ལས་ནད་བྱེ་བྲག་པ་ཅིག་སེལ་བ་གཙོར་བྱས་པའི་རླུང་གཞིའི་སྟེང་། བྱེ་བྲག་ཏུ་ཡན་ལག་སོགས་མཁྲང་ཞིང་ཁམས་བརྟས་ལ་གོང་བུར་སྟུད་པར་བྱེད་པ་བསྟན་པ་དང་། བརྒྱུད་པ་མཁན་པོས་ལུས་ཁམས་ལྗི་ཞིང་ལུས་ཟུངས་འཕེལ་བར་བྱེད་པ་ཉིད་གཙོར་བཟུང་བ་མཐོང་གསལ་ལོ། །གཞན་སྙིང་བསྡུས་ཀྱི་འབྲུ་གདོང་ལས་དངོས་སུ་ས་སྨན་ལ་དྲིའི་ཡོན་ཏན་ཤས་ཆེ་བར་བཤད་པ་ནི་རྒྱུད་ཀྱི་ཚིག་ངོས་ལས་ཟིན་པར་མ་བསྟན་པའི་དྲང་སྲོང་པ་ཁོལ་བའི་སྐྱེར་ཆོས་ཤིག་ཏུ་གྲུབ། དེ་ལྟར་ཆུ་མེ་སོགས་འབྱུང་བ་གཞན་ལའང་རིགས་བསྒྲེས་ནས་དཔྱད་ཚེ་གཅིག་ཤེས་ཀུན་གྲོལ་གྱི་གནས་ལུགས་སུ་ཤར་བས་རེ་རེ་བཞིན་སྨྲ་བར་མི་བྱ་ལ། གཞན་རྫས་ཀུན་སྨན་དུ་སྒྱུར་ཚུལ་ལམ་འབྱུང་བ་སྨན་དུ་གྱུར་པའི་ནུས་པ་ནི་རྒྱུད་དང་སྙིང་བསྡུས་གཉིས་གཅིག་པ་སྟེ། དེ་ལྟར་འགྲོ་ན་དོན་དང་ནི། །སྦྱོར་བ་སྣ་ཚོགས་དབང་གིས་ནི། །སྨན་མིན་ཅི་ཡང་ཡོད་མ་ཡིན། །དེ་ལ་སྨན་ནི་གྱེན་དུ་འགྲོ། །ཕལ་ཆེར་མེ་དང་རླུང་ཤས་ཆེ། །ཐུར་དུ་འགྲོ་བ་ཕལ་ཆེར་ནི། །ས་ཆུའི་ཡོན་ཏན་ཤས་ཆེར་ཡིན། །ཞེས་ཚིག་གི་རྐང་པའི་རིང་ཐུང་ཙམ་ལས་དོན་གྱི་གནས་ལུགས་དང་ཐ་ན་ཚིག་གི་སྤྱིལ་སྤངས་ཀྱང་རྒྱུད་དང་གཅིག་མཚུངས་སུ་གྱུར་འདུག

གཉིས། རོ་ཡི་ལས་དང་སྡེ་ཚན་སོགས་ཀྱི་སྐོར།

དེ་ཡང་རོ་སོ་སོའི་སྡེ་ཚན་དང་ལས་བསྟན་པའི་ནང་དོན་ནི་ལེའུ་བཅུ་པ་སྨན་གྱི་རོ་ཐ་དད་པར་ཤེས་པར་བྱ་བ་ཞེས་པའི་ནང་འཁོད་ཡོད་པ་དང་། དེས་མང་ཉུང་ཐད་ལེའུ་བཅུ་པའི་བརྗོད་བྱ་ཡོངས་ཀྱི་བརྒྱ་ཆའི་དྲུག་ཅུ་ལྷག་ཟིན་ཡོད་པ་དང་། བརྗོད་བྱའི་ནང་དོན་ཐད་དམིགས་བསལ་གྱི་ཁྱད་པར་འདྲ་ཆེར་མ་མཐོང་བས་འདིར་སྙིང་བསྡུས་ཀྱི་བསྟན་དོན་རྣམས་ཇི་བཞིན་དུ་མ་བཀོད་ལ། ཞིབ་པར་བལྟས་པས་མི་འདྲ་བའི་ཆ་ཕྲན་བུའང་དུ་མ་མཆིས་ཏེ། དཔེར་ན་སྙིང་བསྡུས་ནང་སྐྱུར་བའི་རོའི་ལས་སུ། བད་ཀན་བེ་སྣབས་སམ་ལྷན་ལྷེན་འཁྱུར་བག་ཅན་གཅོད་པར་བྱེད་པའི་ལས་མ་གསུངས་པ་དེ་ནི་ཡིག་འབྲུ་གཅིག་ཙམ་ཡིན་ཡང་སྐྱུར་བའི་ལས་གཙོ་བོ་ཞིག་ལགས་པས་སྐབས་བབས་བརྗོད་བྱའི་ཆད་མཐའ་ཞིག་ཏུ་བལྟས་ཆོག་སྙམ་ལ། གཞན་བད་ཀན་ཁྲག་མཁྲིས་རྒྱས་པར་གསུངས་པ་དེ་སྙིང་བསྡུས་སུ་རོ་སྐྱུར་བའི་དྲང་ཕྱོགས་ཀྱི་བྱེད་ལས་དང་རྒྱུད་དུ་དྲགས་སྐྱོན་དུ་གསུངས་པ་འདི་གཉིས་ནི་འགལ་འཛོལ་དུ་གྱུར་པའི་ལས་ཤིག་ཏུ་ངེས་ན་བོད་ཀྱི་སྨན་རྫས་ཞིབ་འཇུག་གི་ལས་ཀ་གནང་མཁན་བློ་ལྡན་རྣམས་ཀྱིས་དོ་སྣང་བྱེད་རྒྱུ་གལ་ཆེ་བར་སེམས། རོ་ལན་ཚྭ་བ་གསུངས་པའི་སྐབས་ལན་ཚྭའི་ལས་གཙོ་བོ་ཞིག་སྐྲེ་གཅོད་ཅིང་ཁ་གཉིས་སུ་འབྱེད་པ་ཞེས་པ་ནི་གཞུང་འདིའི་གནད་ལ་ཐོག་པའི་བཤད་ཚུལ་ཞིག་དང་། དེ་མིན་བསྟེན་དྲགས་པའི་ལས་སུ་རླུང་ཁྲག་སྐྱེད་པར་གསུངས་པ་ནི་བདག་ཅག་ཨེམ་ཆི་ཐ་མལ་བ་རྣམས་ཀྱི་དཔྱད་ངོར་མི་འཚམ་པའི་བཞེད་སྲོལ་ཞིག་རེད། དེ་བཞིན་རོ་ཁ་བའི་ལས་སུ་བད་ཀན་འཇོམས་ཞེས་པར་ཉུང་ཟད་དཔྱད་པའི་དགོས་པ་མཆིས་ཏེ། གཉེན་པོ་གང་གིས་ལར་རྩེ་ཞིང་ཚ་བའི་མཁྲིས་པ་མེ་ཡི་རང་བཞིན་ཉིད་འཇོམས་ན་ནི་ས་ཆུའི་རང་བཞིན་གྱི་བད་ཀན་འཇོམས་མི་སྲིད་དེ། དེར་ཐལ། ངོ་བོ་བསིལ་ཞིང་རྣུལ་བ་ཡིན་པའི་ཕྱིར། ཐ་མའི་རོ་བསྐ་བ་བཤད་སྐབས། རོ་བསྐ་བའི་དྲང་ཕྱོགས་ཀྱི་ལས་སུ་བད་ཀན་སེལ་བར་བྱེད་པ་དང་བེ་སྣབས་འཁྱིལ་ཞིང་བཤང་བ་སྒྲི་བར་བྱེད་པ་ཞེས་དང་། དྲགས་སྐྱོན་དུ་རྩ་སྒོ་འགགས་ཤིང་དྲི་མ་སྒྲི་བར་བྱེད་པ་ཞེས་པ་གཉིས་ལ་བདག་གིས་མ་ཤེས་པ་མིན་ན་སྔ་ཕྱི་འགལ་བའི་ལྟོག་སྐྱོན་ཞིག་ཏུ་ཉུང་ཟད་མཐོང་བ་དང་། གཞན་རོ་བསྐ་བ་བསྟེན་དྲགས་པའི་སྐྱོན་དུ་སྐྱེས་བུའི་མཐུ་

ཉམས་ཞིང་ཁུ་བ་ཟད་པར་འགྱུར་ཚུལ་གསུངས་ཡོད་པ་ནི་ཐུན་མིན་གྱི་བཤད་ཚུལ་ཞིག་རེད།

སྔོ་ཚན་དང་སྦྱར་བའི་རོ་དག་གི་དམིགས་བསལ་གྱི་ལས་ནི། འབྲས་སྙིང་ནས་སྙིང་གྲོ་སྙིང་དང་། །སུང་ག་སྤྲང་རྩི་ཤ་ཀ་ར། །སྐམ་སའི་ཤ་རྣམས་མ་གཏོགས་པའི། །མངར་བ་ཕལ་ཆེར་བད་ཀན་སྐྱེད། །སྒྲུ་རུ་སེ་འབྲུ་མ་གཏོགས་པའི། །སྐྱུར་བ་ཕལ་ཆེར་མཁྲིས་པ་སྐྱེད། །རྒྱམ་ཚ་ལྕེ་མྱང་ཚ་མ་གཏོགས། །ལན་ཚྭ་ཕལ་ཆེར་མིག་ལ་གནོད། །སློ་ཏིས་པ་ཏོ་ལ་བཙའ་སྨ། །སྒོག་སྐྱ་པི་པི་ལིང་མ་གཏོགས། །ཁ་དང་ཚ་བ་ཕལ་ཆེར་ནི། །རོ་ཙ་འཁྲི་ཞིང་རླུང་སྐྱེད་ཡིན། །བསྐ་ལས་ཨ་རུ་ར་མ་གཏོགས། །ཕལ་ཆེར་བསིལ་ཞིང་སྒྲིབ་པར་བྱེད། །ཅེས་རོ་དྲུག་པོའི་མདོར་བསྡུས་ཀྱི་ལས་དམིགས་བསལ་དུ་བརྗོད་ཡོད་པ་སྟེ། དང་པོའི་རོ་ནི་སྨན་གྲངས་ཀྱི་མང་ཉུང་ཙམ་མ་གཏོགས་རྒྱུད་དང་ཕལ་ཆེར་གཅིག་མཚུངས་སུ་སྣང་བ་དང་། རོ་གཉིས་པ་སྐྱུར་བའི་སྔོ་ནང་སྒྲུ་རུ་ར་ལས་གཞན་ད་དུང་སེ་འབྲུ་ལའང་མཁྲིས་པ་སེལ་པའི་དམིགས་བསལ་གྱི་ལས་ཡོད་པར་བསྟན་པ་ནི་རྒྱུ་མཚན་འཆད་དཀའ་བའི་ངོས་འཛིན་སྟངས་ཞིག་ཏུ་འདོད་ལ། རོ་གསུམ་པ་ལན་ཚྭའི་རིགས་རྣམས་སྤྱིར་བཏང་མིག་ལ་གནོད་ཀྱང་རྒྱམ་ཚ་དང་ལྕེ་མྱང་ཚ་གཉིས་མིག་ལ་ཕན་པར་བཤད་པ་དེའང་རྒྱུད་ལས་གསུངས་པའི་མཁྲིས་པ་སེལ་བའི་ལས་དང་བསྡུར་བས་རྒྱུའི་ངོ་བོའི་ཆ་ནས་འགྲེལ་བཤད་བྱེད་ཐུབ་ཀྱང་ཕྱིའི་འབྲས་བུའི་ཆ་ནས་བཤད་ན་ཅུང་ཁག་པོ་ཡིན་པར་སེམས་པ་དང་། དེ་བཞིན་རོ་བཞི་ལྔ་གཉིས་ཀྱི་སྐབས་སུ་དམིགས་བསལ་གྱི་ལས་དང་ལྡན་པའི་སྨན་རྫས་མང་དུ་བསྟན་ཡོད་པ་དང་། རོ་དྲུག་པ་བསྐ་བའི་ལས་སུ་ཨ་རུ་ར་གཅིག་པུ་མ་གཏོགས་བ་རུ་ར་ཉིད་བད་རླུང་གཉིས་སེལ་བའི་གཉེན་པོར་མ་གསུངས་པ་ནི་སླེང་བསྡུས་ཀྱིས་བསྡུས་པའི་ཁྱད་ཆོས་ཤིག་ཏུ་མངོན།

གཞན། རོ་ཚ་བ་དང་། སྐྱུར་བ། ལན་ཚྭ་བ་གསུམ་རིམ་བཞིན་དུ་ཚ་ཞིང་དྲོ་བའི་ནུས་པ་དང་ལྡན་པ་ལ། དེ་ཡང་ཚ་བ་ནི་ཚ་བ་དང་། སྐྱུར་བ་ནི་རབ་ཏུ་ཚ་བ། ལན་ཚྭ་ནི་མཆོག་ཏུ་ཚ་བ་ཡིན་ནོ། །རོ་ཁ་བ་དང་། བསྐ་བ། མངར་བ་རྣམས་རིམ་པ་མ་འཚོལ་བར་ཡས་བབས་སུ་བསིལ་བའི་ནུས་པ་དང་ལྡན་པ་ཡིན་ཀྱི་ཁ་བ་ནི་བསིལ་བ་དང་། བསྐ་བ་ནི་རབ་ཏུ་བསིལ་བ། མངར་བ་ནི་མཆོག་ཏུ་བསིལ་བའོ། །རོ་ཁ་བ་དང་། ཚ་བ། བསྐ་བ་དག་རིམ་པས་ནུས་

པ་རྩུབ་ཅིང་གཞན་དྲི་མ་སྲི་བའི་བྱེད་ལས་ཀྱང་ཡོད་པར་བསྟན་པ་སྟེ། ཁ་བ་ནི་རྩུབ་ཅིང་དྲི་མ་སྲི་བར་བྱེད་པ་དང་། ཚ་བ་ནི་རབ་ཏུ་རྩུབ་ཅིང་རབ་ཏུ་དྲི་མ་སྲི་བ། བསྐ་བ་ནི་མཆོག་ཏུ་རྩུབ་ཅིང་མཆོག་ཏུ་དྲི་མ་སྲི་བ་བཅས་སོ། །རོ་ལྡན་ཚྭ་བ་དང་། སྐྱུར་བ། མངར་བ་གསུམ་རིམ་བཞིན་ཡས་བབས་སུ་ནུས་པ་སྨུམ་པ་དང་། བཤང་གཅི་སོགས་ཐུར་སེལ་གྱི་དབུགས་འབྱིན་པར་བྱེད་པའི་ནུས་པ་ལྡན་ཚུལ་ཀྱང་གསུངས་ཡོད་པ་སྟེ། དེའང་རོ་ལྡན་ཚྭ་བ་ནི་སྨུམ་ཞིང་ཐུར་དབུགས་འབྱིན་པར་བྱེད་པ་དང་། སྐྱུར་བ་ནི་རབ་ཏུ་སྨུམ་ལ་ཐུར་དབུགས་རབ་ཏུ་འབྱིན་པ། མངར་བ་ནི་མཆོག་ཏུ་སྨུམ་ལ་ཐུར་དབུགས་མཆོག་ཏུ་འབྱིན་པར་བྱེད་པ་བཅས་སོ། །རོ་ལྡན་ཚྭ་བ་དང་། བསྐ་བ། མངར་བ་གསུམ་རིམ་པ་བཞིན་དུ་ལྕི་བ་དང་། རབ་ཏུ་ལྕི་བ། མཆོག་ཏུ་ལྕི་བའི་ནུས་པ་དང་ལྡན་པའོ། །རོ་སྐྱུར་བ་དང་། ཚ་བ། ཁ་བ་དག་ནི་རིམ་པར་ཡང་བ་དང་། རབ་ཏུ་ཡང་བ། མཆོག་ཏུ་ཡང་བ་བཅས་ཀྱི་ནུས་པ་ལྡན་པ་ཡིན་ནོ། །ཞེས་སྙིང་བསྡུས་མཁན་པོས་རོའི་ཁྱད་པར་གྱི་ནུས་པ་བརྗོད་སྐབས་དྲོ་བ་དང་། བསིལ་བ། རྩུབ་པ། སྨུམ་པ། ལྕི་བ། ཡང་བ་སྟེ་དྲུག་ལས་ནུས་པ་བརྒྱད་པོ་ཆ་ཚང་བར་བསྟན་མེད་པ་མ་ཟད་ནུས་པ་ཚ་བའི་ཚབ་ཏུ་ཡོན་ཏན་གྱི་དྲོ་བ་བཞག་ཡོད་པ་དང་། ཁ་བསྐ་མངར་གསུམ་གྱི་ནུས་པ་ཉིད་རིམ་བཞིན་བསིལ་བར་གསུངས་པ་དེ་རྒྱུད་དང་བསྡུར་བས་ཁྱད་པར་ཅུང་མཆིས་ཏེ་རྒྱུད་ལས་བསྐ་ཁ་མངར་གསུམ་བསིལ་ཞེས་གསལ་བ་ལྟར་དང་། ཁ་ཚ་བསྐ་གསུམ་རྩུབ་པ་དང་སྐྱུར་ཚ་ཁ་གསུམ་ཡང་བ་ཞེས་པར་རྒྱུད་དུ་སྐྱུར་ཚ་ཁ་གསུམ་རིམ་བཞིན་ཡང་ལ་རྩུབ་པའི་ནུས་པ་སྟེ་གཉིས་ཆ་ལྡན་པར་གསུངས་པ་དང་ཧེ་བག་འདུག་གོ། །

གཞན་སྙིང་བསྡུས་ཀྱི་གཞུང་འདིར་ཡང་རྩུབ་སོགས་སྨན་གྱི་མཐུ་ནུས་ཀྱི་ཁྱད་པར་རང་སྟོབས་པ་དང་ཆབས་ཅིག་ད་དུང་དྲི་མ་སྲི་ལ་དབུགས་འབྱིན་པ་སོགས་ཀྱི་བྱེད་ལས་བསྟན་པ་ནི་བརྗོད་ཚུལ་ཡན་གར་བ་ཞིག་རེད།

དེ་ནས་རོ་བསྡེབས་སྦྱོར་བ་ནི། སྙིང་བསྡུས་ནང་དུ་རོ་གཉིས་སུ་སྦྱར་བ་བཅོ་ལྔ་དང་། རོ་གསུམ་དུ་སྦྱར་བ་ཉི་ཤུ། རོ་བཞི་རུ་སྦྱར་བ་བཅོ་ལྔ། རོ་ལྔ་རུ་སྦྱར་བ་དྲུག རོ་དྲུག་ཏུ་སྦྱར་བ་གཅིག་སྟེ་རོ་སྡེབ་སྦྱོར་བ་ལྔ་བཅུ་རྩ་བདུན་དང་། དེའི་སྟེང་རྐྱང་པ་དྲུག་སྟེ་བརྟག་པ་དྲུག་ཅུ

རྩ་གསུམ་དུ་འབྱུང་བར་གསུངས་པ་ནི་དཔལ་ལྡན་རྒྱུད་བཞིའི་དགོངས་པ་དང་གཅིག་རང་ཏུ་འཁེལ་འདུག་ལ། དེ་མིན་ནུས་པར་སྦྱར་ལ་ཞི་དང་སྦྱང་བ་གཉིས་ཞེས་གསུངས་པའི་ཐང་ཕྱེ་རིལ་བུ་སོགས་ཞི་བྱེད་སྦྱོར་བའི་ནང་དོན་སྐོར་ཐར་ཐོར་ཕྲན་བུ་ཙམ་ལས་བོད་ལུགས་ནང་བཞིན་མ་ལག་ཅན་དུ་གྲུབ་མེད་པ་དང་། སྦྱོང་བྱེད་ཀྱི་ལས་དང་ལྷག་པར་དུ་བསྒྲུ་སྨན་སོགས་བོད་ལུགས་དང་བསྡུར་བས་ཤ་ཙང་མང་བའི་ཚོད་དུ་འདུག །དེས་ནི་ཡན་ལག་བརྒྱད་པའི་སྙིང་པོ་བསྡུས་པའི་གཞུང་འདི་ལ་རྒྱ་གར་བའི་ཐུ་རབས་བསྟན་བཅོས་གྲགས་ཅན་ཙ་ར་ཀའི་གཞུང་ཆེན་གྱིས་ཤུགས་རྐྱེན་ཐེབས་པ་གཏིང་ཟབ་ཚུལ་ཤེས་ཐུབ་སྟེ། ཅིའི་ཕྱིར་ཙ་ར་ཀའི་གཞུང་ནི་གནའ་བོའི་རྒྱ་གར་གསོ་དཔྱད་ཀྱི་ཁོང་ནད་གསོ་བའི་དཔེ་མཚོན་རང་བཞིན་གྱི་གསུང་རབ་གྲགས་ཅན་ཡིན་པ་ལ། ཁོང་ནད་གསོ་བའི་གཉེན་པོ་ནི་མཐའ་གཅིག་ཏུ་སྨན་རྫས་ཡིན་ཕྱིར་གཞུང་དེའི་ནང་དུ་སྨན་གྱི་མདོར་ལེའུ་བཅུ་གཉིས་དང་། བསྒྲུ་སྨན་གྱིས་གསོ་བའི་ཚོ་གར་ལེའུ་བཅུ་གཉིས། བསྒྲུ་སྨན་དྲུག་བརྒྱ་ལྷག་གི་ནུས་པ་བསྟན་པའི་ལེའུ་སོགས་ཀྱི་སྨན་རྫས་སྐོར་གྱི་ཆེད་དམིགས་ལེའུ་མང་དུ་མཆིས་ཤིང་། ད་དུང་རྩི་ཤིང་གི་སྨན་སྡོང་ཕྲག་གཉིས་ཙམ་དང་གཏེར་དངོས་དང་སྲོག་ཆགས་ཀྱི་སྨན་མིང་པོ་ཞིག་བསྟན་ནས་སྨན་དེ་དག་གི་རོ་དང་ངོ་བོ་དང་ཕན་ནུས་དང་བདུ་དུས་དང་སྦྱར་ཐབས་སོགས་རྒྱས་པར་གསུངས་ཡོད་པ་དང་། སྙིང་བསྡུས་ཀྱི་སྨན་རྫས་བཤད་པའི་སྐབས་འདིར་སྨན་མཐུ་ཙ་ར་ཀས་བཤད་པ་ཞེས་པ་སོགས་ཀྱི་ལུང་དྲངས་པའང་མང་དུ་མཐོང་བས་སོ། །དེ་བས་ཕྲན་གྱིས་རྫོངས་བློའི་དཔྱད་ངོར་ནི། སྙིང་པོ་བསྡུས་པའི་བརྗོད་བྱ་ཡོངས་དང་ཚིག་ཟུར་ས་བཅད་སོགས་གང་ཐད་ནས་བལྟས་ཀྱང་ཙ་ར་ཀའི་གཞུང་ཆེན་གྱི་ཤུགས་རྐྱེན་ཐེབས་པ་ཆེ་བ་ནི་སྨན་དང་སྨན་གྱིས་གསོ་བའི་ཚོ་ག་སོགས་ཡིན་པར་མཐོང་ལ། ཐང་ལ་འབར་གཞུང་གིས་ཤན་གྱིས་ཁྱབ་ཚུལ་ཆེ་བ་ནི་དཔྱད་བཅོས་རིགས་དང་ལྷག་ཏུ་མགོ་དང་མིག་སྣ་སོགས་ལུས་སྟོད་དབང་པོ་གསོ་བའི་ཚོ་གའི་སྐོར་ཡིན་པ་གསལ་བར་མངོན་ནོ། །

གསུམ། ཞུ་རྗེས་དང་ཡོན་ཏན་སོགས་ཀྱི་སྐོར།

སྤྱིར་སྨན་གྱི་ཞུ་རྗེས་ཞེས་བྱ་བ་ནི། རོ་དྲུག་ཏུ་གཏོགས་པའི་རྫས་གང་རུང་ཞིག་མེ་དྲོད་གསུམ་གྱིས་སྨུགས་བཞུས་དྭངས་སྙིགས་ཕྱེས་པའི་གནས་སྐབས་དེའི་རོ་ཇི་ལྟར་གྱུར་པ་ལས་དེ་

དང་ལྡན་ཅིག་འབྱུང་བའི་མཚན་ཉིད་ཀྱི་ལས་བྱེད་པའི་ནུས་པ་སྟོབས་ཅན་དེ་ལ་བྱ་ཞིང་། སྙིང་བསྡུས་སུ། མངར་དང་ལན་ཚྭའི་ཞུ་རྗེས་མངར། །སྐྱུར་བའི་ཞུ་རྗེས་སྐྱུར་བ་ཡིན། །ཁ་དང་བསྐ་དང་ཚ་བ་རྣམས། །ཞུ་རྗེས་ཕལ་ཆེར་ཚ་བ་ཡིན། །ཞེས་པ་དེ་ནི་ལྷ་རྗེ་ཆེན་པོ་སྐྱེམས་པ་ཚེ་དབང་མཆོག་གིས། གཞུང་འདིར་ཁ་ཚ་བསྐ་གསུམ་གྱི་ཞུ་རྗེས་ཚ་བར་བཤད་པ་ནི། དང་པོ་རོ་མངར་བ་ཕྱིས་ཀྱང་ས་ཆུ་རང་བཞིན་དུ་ཞུ་བས་མངར་བ་དང་། ལན་ཚྭ་བ་ནི་མེ་ཆུ་ལས་འདུས་པས་མངར་བའོ། །སྐྱུར་བ་ས་མེ་ལྡན་པ་རང་དུ་ཞུ་བས་སྐྱུར་བ་སྟེ། དེ་གསུམ་ས་ཆུ་མེ་གསུམ་དུ་ཞུ་བ་ལས། རྗེས་མ་ཁ་ཚ་བསྐ་བ་གསུམ་གྱིས། ཁ་བའི་ནམ་མཁའ་རླུང་དུ་འདུས། །བསྐ་བའི་ས་རླུང་དུ་འདུས། འཇུ་བྱེད་ཀྱི་མེ་ཁམས་ཀྱི་དྲོད་དང་འཕྲད་པས་མཐར་མེ་རླུང་གི་རང་བཞིན་ཚ་བར་ཞུ་སྟེ། རོའི་རྗེན་ནམ་རྒྱུ་འབྱུང་བ་གཙོར་མཛད་པར་སྣང་། ཞེས་པ་ལྟར་རྒྱུའི་དབང་དུ་བྱས་ནས་ཚ་བར་འགྱུར་བར་གསུངས་པ་སྟེ། བོད་ལུགས་སུ་འབྲས་བུའི་སྐབས་ལ་དགོངས་ནས་ཁ་ཚ་བསྐ་གསུམ་ཁ་ཞེས་པ་དང་མི་གཅིག་ཚུལ་དེ་རེད།

སྨན་གྱི་ཡོན་ཏན་ནི། སྙིང་བསྡུས་ལས། ཡོན་ཏན་ལྕི་རྟུལ་བསིལ་དང་སྣུམ། །འཇམ་དང་བསྐ་བ་མཉེན་དང་བརྟན། །ཕྲ་དང་བཅས་ཤིང་སྐམ་བག་ཅན། །དེ་བཟློག་པ་དང་ཉི་ཤུ་ཡིན། །ཞེས་པར་འགྲེལ་པ་ཟླ་ཟེར་ལས། དེ་ལ་རྫས་ཀྱི་ཡོན་ཏན་ནི། ལྕི་བ་ལ་སོགས་པ་བཅུ་ཡིན་ལ། དེ་ལས་བཟློག་པ་དང་ཉི་ཤུ་ཡིན་པར་ཤེས་པར་བྱ་སྟེ། འདི་དག་རིམ་གྱིས་བཟློག་པ་ནི་ཡང་བ་དང་། རྣོ་བ་དང་། ཚ་བ་དང་། རྩྙ་བ་དང་། རྩུབ་པ་དང་། སླ་བ་དང་། སྲ་བ་དང་། གཡོ་བ་དང་། སྦོམ་པ་དང་། སླ་བག་ནལ་ནལ་པོ་ཡིན་ནོ། །ཞེས་ལྕི་བ་དང་། ཡང་བ། རྟུལ་བ། རྣོ་བ། བསིལ་བ། ཚ་བ། སྣུམ་པ། རྩྙ་བ། འཇམ་པ། རྩུབ་པ། སྐ་བ། སླ་བ། མཉེན་པ། སྲ་བ། བརྟན་པ། གཡོ་བ། ཕྲ་བ། སྦོམ་པ། སྐམ་བག་ཅན། སླ་བག་ཅན་སྟེ་ཡོན་ཏན་ཉི་ཤུ་ཙ་མཛད་ཡོད་པ་འདི་ལ། ཐོག་མར་གྲངས་ཀྱི་སྟེང་ནས་ཡོངས་གྲགས་ཀྱི་ཡོན་ཏན་བཅུ་བདུན་དང་བསྡུར་བས་གྲངས་གསུམ་གྱིས་མང་བ་དང་། བར་དུ་ནང་དོན་གྱི་སྒོ་ནས་དཔྱད་པས་ཡོན་ཏན་རྡོ་གྲང་སྐམ་པ་གསུམ་མེད་ཅིང་སྐ་བ་དང་། སྲ་བ། ཕྲ་བ། སྦོམ་པ། སྐམ་བག་ཅན། སླ་བག་ཅན་བཅས་དྲུག་ནི་ཡོངས་སུ་མ་གྲགས་པའི་ཡོན་ཏན་འབའ་ཞིག

རེད། ཐ་མ་བསལ་བྱ་ནད་ཀྱི་མཚན་ཉིད་ཉེ་ཤུ་འཛོམས་ཚུལ་ཐད་ནས་བཤད་ནའང་དམིགས་བསལ་ཡིན་པ་རང་བཞིན་གྱིས་ཤེས་ཐུབ་བོ། །

འོན་ཀྱང་བརྒྱད་པ་མཁན་པོས་གསུངས་པའི་སྣ་སྲ་ཕྲ་སྦོམ་དང་། སྣུམ་བག་ཅན། སླ་བག་ཅན་བཅས་ཡོན་ཏན་དྲུག་པོ་དེར་དཔྱད་པ་ཅུང་ཟད་ཀྱི་དགོས་པ་མཆིས་ཏེ། སྣ་བ་དང་སྣུམ་བག་ཅན་གཉིས་ཅུང་ཟད་སྣུམ་པ་ཡིན་པས་སྣུམ་པའི་ཁོངས་སུ་འདུ་བ་དང་། སྲ་བ་མཁྲང་བའི་ཁམས་འཛིན་པ་དང་སྦོམ་པ་ཕྲ་མོར་མི་འཇུག་པས་དེ་གཉིས་རྟུལ་བའི་ཁོངས་སུ་བསྡུས། ཕྲ་བས་རྟུལ་བ་སེལ་བའི་ནུས་པ་དང་ལྡན་པས་རྣོ་བའི་ཁོངས་སུ་བསྡུས། སླ་བག་ཅན་ཅུང་ཟད་སླ་བའི་རང་བཞིན་ཡིན་པས་སླ་བའི་ཁོངས་སུ་བསྡུས་པ་དང་། གཞན་ཚ་བ་དང་བསིལ་བ་ལ་སྟོབས་ཆེ་ཆུང་གི་ཁྱད་པར་ཆེ་བར་དགོངས་ནས་དྲོ་བ་དང་གྲང་བ་གཉིས་སུ་དགར་ནས་རིམ་པར་རླུང་གི་མཚན་ཉིད་ཀྱི་གྲང་བ་དང་མཁྲིས་པའི་མཚན་ཉིད་ཀྱི་རྣམ་བཅས་སེལ་བར་དམིགས་པ་དང་། དེ་བཞིན་སྨན་གྱི་ཡོན་ཏན་རྣམ་པ་གཅིག་ཕྱུས་ནད་ཀྱི་མཚན་ཉིད་སྲ་ཕྲ་གཉིས་འཛོམས། སྣུམ་པས་འབྲུ་གཤེར་གཉིས་འཛོམས། རྩུབ་པས་འཇམ་འཇྲུར་གཉིས་འཛོམས་པར་གསུངས་ཤིང་། དེ་ལྟར་ནད་ཀྱི་མཚན་ཉིད་ཉི་ཤུ་འཛོམས་པ་ལ་སྨན་གྱི་ཡོན་ཏན་བཅུ་བདུན་ལས་མང་མི་དགོས་ལ་ཉུང་ན་མི་འདུ་བའི་ཁྱད་པར་དང་ལྡན་པར་མཛད་པ་འདི་ལས་འོས་པ་ཞིག་གཏན་ནས་མི་འདུག་སྙམ། རྗེ་བཙུན་གཡུ་ཐོག་པའི་ཐུགས་མཚོ་ལས་འཁྲུངས་པའི་བླ་མེད་ཀྱི་དགོངས་པ་ཉག་གཅིག་ཡིན་པར་སེམས་སོ། །

དེ་མིན་གསལ་བཤད་ཅིག་ལ། རྒྱ་གར་གྱི་ཚད་ལྡན་བསྟན་བཅོས་སུ་གྲགས་པའི་སྙིང་པོ་བསྡུས་པ་བྱ་བའི་གཞུང་འདིར་སྨན་རྫས་རྐྱང་བའི་རོ་ནུས་འཆད་པའི་སྐབས་སུ་བོད་ཟལ་མོ་སྒང་པའི་དམིགས་བསལ་གྱི་ཐོན་ཁུངས་ཡིན་ཞིང་ཁ་ཟས་གཙོ་བོར་གྱུར་པའི་འབྲུ་རིགས་ནས་དང་། རྒྱ་མཚོ་ངོས་ལས་སླེབས་ལྷ་སྟོང་ཡས་མས་ཀྱི་མཐོ་སར་སྐྱེས་པའི་སྤོ་སྨན་སྟོང་རི་ཟིལ་བ་དང་ལུག་ཏུ་སེར་པོ། ཐ་རབས་བོད་ཀྱི་རིག་གནས་དར་ཡུལ་གྱི་ལྟེ་བར་གྱུར་པའི་ཞང་ཞུང་གི་སྐད་བརྡ་སྟེ་སླེ་ཏྲེས་ལ་སོགས་པའི་སྨན་མིང་མི་ཉུང་བ་ཞིག་བཀོད་ཡོད་པ་དག་ནི། གནའ་བོའི་རིག་གནས་སྤེལ་རེས་ཀྱི་བརྒྱུད་རིམ་ནང་བོད་ཀྱི་གསོ་རིག་གི་ཤན་ཕར་རྒྱ་གར་ཚོའི་རིག

བྱེད་ནང་དུ་ཞུགས་པ་ཡིན་པ་ཤེས་སླའོ། །

དེ་ལྟར་རོ་ནུས་ཞུ་རྗེས་སོགས་རིགས་པའི་གཞུང་ལུགས་ཀྱི་ཁྱབ་ཚེ་ས་ནས་བཤད་ན། བོད་ལུགས་གསོ་རིག་ཏུ་གསུངས་པའི་སྦྱོར་བ་སྨན་གྱི་ནང་དོན་དང་སྙིང་བསྡུས་གཉིས་དབར་ཁྱད་པར་ཆེར་མ་མཆིས་སོད། འོན་ཀྱང་སྙིང་བསྡུས་སུ་འཁོད་པའི་བརྗོད་གཞིའམ་ནང་དོན་དེ་རིགས་དཔལ་ལྡན་རྒྱུད་བཞི་ནས་གསུངས་པ་བཞིན་གོ་རིམ་ངེས་ཤིང་ས་བཅད་བཙན་པ། བརྗོད་བྱའི་བསྟན་དོན་གྲངས་གཅིག་གིས་མི་ཁུང་ལ་ཆ་མྲན་བུས་མི་མང་བ། རྗོད་བྱེད་འགྲེལ་ཚགས་ལ་རྡོ་རྗེ་ལྷ་བུའི་ཚིག་སྦྱོར་འབབ་ཞིག་ལས་གྲུབ་པ་ཁོ་ན་ཞིག་མ་ཡིན་པར། བརྗོད་བྱ་ཐར་ཐོར་ཅན་དང་། ནང་དོན་སིལ་བུ་བ། རྒྱུད་དང་བསྡུར་བས་བརྗོད་གཞི་རྣམས་རིགས་པའི་གཞུང་ལུགས་ཀྱི་མ་ལག་ཅན་དང་ཆ་ཚང་ཅན་དུ་གྲུབ་མེད་པ་དེ་རེད།

ལྔ་པ། གཞུང་ལུགས་ཀྱི་རྩ་བའི་རིགས་ལམ་ཐོག་ནས་རིག་སྐོ་གཉིས་ཀྱི་འབྲེལ་བ་བརྗོད་པ།

གངས་ཅན་སྣ་ལའི་ལྗོངས་ཀྱི་གསོ་དཔྱད་རིག་པ་དང་རྒྱ་གར་ཚེའི་རིག་བྱེད་གཉིས་ཀ་འཛམ་གླིང་གི་ཤར་ཕྱོགས་རིག་གནས་སུ་གཏོགས་པ་དང་སྲོལ་རྒྱུན་གསོ་རིག་ཡིན་པས་མི་ཚད། རིག་སྐོ་གཉི་གའི་གཞུང་ལུགས་ཀྱི་རྒྱབ་ལྗོངས་སངས་རྒྱས་ཆོས་ལུགས་ལ་འབྲེལ་ཞིང་ལོ་རྒྱུས་སྟེང་རྒྱ་གར་དང་བོད་མི་བར་ཤེས་རིག་བརྗེ་སྤྲེལ་གྱི་འབྲེལ་འདྲིས་ཟབ་པ་སོགས་ཀྱི་དབང་གིས། བོད་དང་རྒྱ་གར་གསོ་དཔྱད་གཉིས་ལ་གཞན་དང་མི་མཚུངས་པའི་འབྲེལ་བ་ཡོད་པ་ནི་མང་མང་གིས་ཁས་འཆེ་བའི་དོན་དངོས་ཀྱི་གནས་ཚུལ་ཞིག་རེད། དེ་དང་ཆབས་ཅིག་བོད་དང་རྒྱ་གར་གཉིས་ཀྱི་ས་ཁམས་ཁོར་ཡུག་དང་། བསམ་བློའི་འདུ་ཤེས། འཚོ་བའི་གོམས་སྲོལ། ནད་ཀྱི་རིགས་དབྱེ། སྨན་བཅོས་ཐབས་ལམ་སོགས་མི་གཅིག་པའི་སྟབས་ཀྱིས་རང་རང་སོ་སོའི་ཐུན་མིན་གྱི་ཁྱད་ཆོས་དང་། རང་སྐྱ་ཐེར་བའི་རིགས་ལམ། ནད་བརྟག་སྨན་དཔྱད་ཀྱི་ཁྱད་པར་བཅས་ཡོད་པའང་སྨོས་མ་དགོས། འདིར་གཞུང་ལུགས་གཉིས་ཀྱི་རྩ་བའི་རིགས་ལམ་སྟེང་ནས་རིག་སྐོ་གཉིས་ཀྱི་འབྲེལ་བ་རགས་ཙམ་བརྗོད་པར་བྱ་སྟེ། ཅིའི་ཕྱིར་བོད་ཀྱི་གསོ་བ་རིག་པའི་གཞུང་མན་ངག་ཀུན་གྱི་ཕྱི་མོར་གྱུར་པ་དཔལ་ལྡན་རྒྱུད་བཞིའི་ངོས་ནས་བཤད་ན། རྒྱ་གར་

ཚོའི་རིག་བྱེད་གཞུང་དང་མཐུན་ས་མང་ཞིང་འབྲེལ་བ་ཟབ་ས་ནི་རིགས་པའི་གཞུང་ལུགས་ཀྱི་དོན་རྒྱས་པར་སྟོན་པའི་བཤད་པ་སྐུའི་རྒྱུད་ལགས་པས། གཞུང་ལུགས་གཉིས་ཀྱི་འབྲེལ་བ་ཞེས་པའི་ས་བཅད་བརྟན་པ་ཡིན་ལ་དེའང་གཙོ་བོ་འབྱུང་བཞིའི་རྣམ་བཤད་ཐད་ནས་བྱིངས་ཀྱི་མཚུངས་ཆ་མཆིས་པ་དང་། ཞིབ་ཏུ་བསྡུར་བས་དེ་དག་བར་མི་འདྲ་སའང་ཡོད་ཚུལ་གོང་དུ་རང་རང་ལུགས་ཀྱི་རྩ་བའི་གཞུང་དོན་སྐོར་ལ་གསལ་བས་འདིར་དེ་གཉིས་ཀྱི་འབྲེལ་བ་ལས་གཞན་ཁྱད་པར་དམིགས་ཀྱིས་མི་སྤྲོ། དེའང་འབྱུང་བའི་བཤད་པ་ནི། གསོ་དཔྱད་རིག་པ་དར་སྤེ་བའི་འཛམ་གླིང་གི་ཤར་ནུབ་མི་རིགས་གང་ཡིན་ཡང་གསོ་བ་རིག་པའི་བསྟན་དོན་ལ་འགྲེལ་བྱེད་ཀྱི་ལག་ཆ་གཙོ་ཞིག་ཏུ་གྱུར་ཡོད་པ་དང་། རྒྱ་གར་ཚོའི་རིག་བྱེད་གཞུང་དང་བོད་ལུགས་གསོ་རིག་གཉིས་ཀ་མཚུངས་པར་ཐོག་མར་ལུས་ཀྱི་ཕུང་པོའི་ཁམས་འབྱུང་བའི་ཆ་རྟུལ་ལས་གྲུབ་པར་ངོས་འཛིན་དང་དེ་ནས་གཉེན་པོ་སྨན་སོགས་ལའང་སྦྱར་ཡོད་ལ། དེ་ལྟ་བུའི་འབྱུང་བའི་གྲངས་འཇོག་སྟངས་ཀྱང་ཤིང་མེ་ས་ལྕགས་ཆུ་བཅས་རྒྱ་ནག་གི་ཁམས་ལྔའི་བཤད་པ་སོགས་དང་མི་གཅིག་པར་ས་ཆུ་མེ་རླུང་ནམ་མཁའ་སྟེ་ལྔ་དང་དེ་ལས་ནམ་མཁའ་ནི་འབྱུང་བ་གཞན་ལ་སྤྱི་ཁྱབ་ཚུལ་གྱིས་གནས་པའི་དབང་གིས་སྤྱིར་བཏང་འབྱུང་བ་བཞི་རུ་བསྡུས་སྲོལ་ཡོད་པ་བཅས་ནི་རྒྱ་གར་དང་བོད་གཉིས་ཀྱི་འདྲ་ས་དང་འབྲེལ་བ་ཡིན་པ་མ་ཟད། འབྲེལ་བ་དེ་ནི་སྤྱི་ལོ་དུས་རབས་བདུན་པའི་ཡས་མས་ནས་རྒྱ་གར་གྱི་སངས་རྒྱས་ཆོས་ལུགས་ཁྲོན་ཡོངས་ནས་བོད་ལ་ནང་འདྲེན་བྱེད་པའི་དུས་སྐབས་ནང་གནའ་བོའི་ཞང་བོད་ལུགས་ཀྱི་འབྱུང་བའི་བཤད་པར་ཤུགས་རྐྱེན་ཆེན་པོ་ཐེབས་ཏེ་ནང་པའི་ལུགས་ཀྱི་འབྱུང་བའི་རྣམ་བཤད་ཅིག་ཏུ་གྱུར་པ་དང་ཆབས་ཅིག་བོད་ཀྱི་གསོ་དཔྱད་ཏུ་བཀོལ་སྤྱོད་བྱས་པ་ཡིན་པ་ནི་རྗེས་དཔག་རིག་པའི་སྒྲང་ལ་འཇལ་ནས་དཔྱད་ཚེ་དེ་འདྲའི་རྟོགས་དཀའ་བ་ཞིག་ག་ལ་ཡིན།

དེ་མིན་མིག་སྔའི་དཔྱད་ཡིག་དང་པོ་རྒྱུས་ཡིག་ཚང་ལྟར་ཉེས་གསུམ་རྣམ་གཞག་གི་ཐོག་མའི་འབྱུང་ཁུངས་ཐད་ནས་བཤད་ན། ཉེས་གསུམ་གྱི་རིགས་ལམ་འདི་བཞིན་རྒྱ་གར་བས་དང་ཐོག་ནད་ཁམས་ཀྱི་གནས་ལུགས་ལ་འགྲེལ་བཤད་བརྒྱུད་ནས་བྱུང་བ་དང་། བོད་ལུགས་སུའང་། ཉེ་རྒྱུ་རླུང་དང་མཁྲིས་པ་བད་ཀན་གསུམ། །རྣམ་པར་མ་གྱུར་ནད་ཀྱི་རྒྱུར་འགྱུར་

ལ། །རྣམ་འགྱུར་མ་སྙོམས་ནད་ཀྱི་ངོ་བོ་ཡིན། །ཞེས་པ་བཞིན་ནད་ཀྱི་རྒྱུ་དང་ངོ་བོ་གཉིས་ག་ཉེས་གསུམ་སྟེང་བཞག་ཡོད་པ་དེ་ལྟར་དང་། བོད་དང་རྒྱ་གར་ལུགས་གཉིས་ཀས་ཉེས་གསུམ་གྱི་བྱེད་ལས་དང་ནང་གསེས་ཀྱི་དབྱེ་བ་སོགས་གསུངས་སྐབས་གཅིག་ཏུ་འཕྲུམས་པ་ནི། ཇི་སྐད་དུ་སྙིང་པོ་བསྡུས་པ་ལས། དེ་རླུང་དབུགས་འབྱུང་དབུགས་རྩུབ་དང་། །བསྐྱོད་དང་ལས་སྤྱོད་ཤུགས་འཕྲིན་དང་། །ལུས་ཟུངས་ལེགས་པར་རྒྱུ་བ་དང་། །དབང་པོ་རྣམས་ནི་གསལ་བ་དག །མི་གནོད་པ་ནི་རྗེས་འཛིན་ཡིན། །མཁྲིས་པ་འཇུ་དྲོད་མཐོང་བྱེད་དང་། །བཀྲེས་སྐོམ་ཟས་ལེན་མདངས་ཡིད་གཞུངས། །བློ་ལྡན་དཔའ་སྙིང་ལུས་འཇམ་པས། །བད་ཀན་བརྟན་ཞིང་སྣུམ་ཉིད་དང་། །ཚིགས་འབྲེལ་བཟོད་ལ་སོགས་པ་ཡིན། །ཞེས་དང་། ཉེས་གསུམ་བྱེ་བྲག་གི་བྱེད་ལས་ནི། རླུང་ནི་སྲོག་སོགས་དབྱེ་བ་ཡིན། །ལྟེ་ཡི་བདག་ཉིད་འདིར་སྲོག་ནི། །སྤྱིར་གནས་བྲང་དང་གྲེ་བར་རྒྱུ། །བློ་དང་དབང་པོ་སེམས་འཛིན་བྱེད། །མཆིལ་འདོར་སྦྲིད་འབྱུང་སྦྲིགས་པ་འདོན། །དབུགས་རྩུབ་ཟས་ནི་མིད་པར་བྱེད། །གྱེན་རྒྱུའི་གནས་ནི་བྲང་ཡིན་ཏེ། །སྣ་དང་ལྕེ་དང་ལྐོག་མར་རྒྱུ། །ཚིགས་འཕྲིན་འབད་རྩོལ་མདངས་དང་ནི། །སྟོབས་དང་ཁ་དོག་དྲན་ལས་བྱེད། །ཁྱབ་བྱེད་སྙིང་གནས་ལུས་ཀུན་ལ། །མ་ལུས་ཁྱབ་ཅིང་རབ་ཏུ་མགྱོགས། །འགྲོ་དང་འདེགས་དང་འཛོག་པ་དང་། །མིག་འབྱེད་འཛུམས་པ་ལ་སོགས་པ། །ལུས་ཅན་བྱ་བ་ཕལ་ཆེར་ནི། །དེ་ལ་རག་ནི་ལས་པ་ཡིན། །མཉམ་གནས་མེ་དྲོད་ཉེ་བར་གནས། །ནང་གྲོལ་ཀུན་ཏུ་རྒྱུ་བ་ཡིན། །བྱ་བ་ཟས་ལེན་འཇུ་བ་དང་། །དྭངས་སྙིགས་འབྱེད་ཅིང་འདོར་བར་བྱེད། །ཐུར་སེལ་གཞང་གནས་འདོང་མོ་དང་། །ལྐང་པ་ཕོ་མཚན་བརླ་ནང་རྒྱུ། །བྱ་བ་ཁུ་བ་ཟླ་མཚན་དང་། །བཤང་གཅི་མངལ་གནས་འབྱིན་པར་བྱེད། །ཞེས་དང་། ཟས་ནི་འཇུ་དང་དེ་བཞིན་དུ། །དྭངས་མ་ཚིགས་མ་འབྱེད་པར་བྱེད། །དེར་གནས་བཞིན་དུ་མཁྲིས་པ་ནི། །ལྷག་མ་རྣམས་ཀྱི་གྲོགས་བྱེད་པས། །སྟོབས་བསྐྱེད་པ་ཡིས་བྱེད་འགྱུར་བས། །དེ་ནི་འཇུ་བྱེད་ཅེས་བཤད་དོ། །མཁྲིས་པ་མ་ཞུའི་གནས་ལ་བརྟེན། །དངས་མདོག་བསྒྱུར་བས་དམར་བསྒྱུར་ཡིན། །མཁྲིས་པ་སྒྲུབ་བྱེད་སྙིང་ལ་གནས། །བློ་དང་ཡིད་གཞུངས་ང་རྒྱལ་སོགས། །མངོན་འདོད་དོན་ནི་སྒྲུབ་བྱེད་པས། །མིག་ལ་གནས་ཏེ་གཟུགས་མཐོང་བྱེད། །མཐོང་བྱེད་ཅེས་བཤད་མདོག་གསལ་

ནི། །པགས་མདོག་གསལ་བྱེད་པགས་པར་གནས། །ཞེས་དང་། བད་ཀན་ལྷག་མའི་གནས་གྱུར་པའི། །རྟེན་ནི་གང་ཕྱིར་བྱེད་གྱུར་པས། །དེ་ཕྱིར་རྟེན་བྱེད་ཅེས་བཤད་དོ། །གང་ཞིག་མ་ཞུའི་གནས་ལ་གནས། །དེ་ནི་ཟས་སོགས་འཇུལ་བྱེད་པས། །མྱགས་བྱེད་ཅེས་ནི་བཤད་པ་ཡིན། །མྱོང་བྱེད་ལྕེར་གནས་རོ་ཚོར་བྱེད། །ཚུས་བྱེད་མགོར་གནས་དབང་པོ་ནི། །ཚིམ་པོར་བྱེད་དེ་འཁྱོར་བྱེད་ནི། །ཚིགས་ལ་གནས་ནས་འཁྱོར་པར་བྱེད། །ཅེས་གསུངས་པ་སྟེ། གོང་དུ་འཁོད་པའི་རིགས་འགྲོས་དེ་དག་ལས་རྒྱ་གར་དང་བོད་གཉིས་ཀྱི་རྣམ་པར་གྱུར་མ་གྱུར་སྐབས་ཀྱི་ཉེས་གསུམ་ངོས་འཛིན་གྱི་དགོངས་པའི་ཆུ་བོ་གཅིག་ཏུ་འདྲེས་ཤིང་ཕན་ཚུན་ཤན་ཞུགས་ཀྱི་འབྲེལ་བ་དེ་སྤྱིར་བཏང་ཙམ་མ་ཡིན་ཚུལ་ཚོར་ནུས་སོ། །

དེ་བཞིན་རྒྱ་བོད་གཞུང་གཉིས་སུ་གསུངས་པའི་ཡན་ལག་བརྒྱད་ཀྱི་རིགས་ལམ་དང་། ལུས་ཟུངས་བདུན་དང་དྲི་མ་གསུམ་གྱི་ངོས་འཛིན། ལུས་ཁམས་ཆགས་ཚུལ་ལས་ཁུ་ཁྲག་སེམས་གསུམ་གྱི་བཤད་པ། ནད་རིགས་འཕེལ་ཟད་ཀྱི་དབྱེ་སྒོ། སྨན་གྱི་རོ་ནུས་བཤད་པའི་གཏན་ཚིགས། ཐ་མལ་ནད་མེད་སྐོར་གྱི་ཙ་དོན་སོགས་ཕྱོགས་མང་པོ་ཞིག་ནས་རིག་སྒོ་གཉིས་དབར་དུ་མཚུངས་ཆོས་དང་གཞན་ལ་མེད་པའི་འབྲེལ་བ་ཟབ་མོ་མཆིས་པ་ཕྱོག་མེད་ཀྱི་བདེན་དོན་ཞིག་ཏུ་གྲུབ་འདུག་པར་བདག་གིས་འདོད་དོ། །འོན་ཀྱང་ཙ་བའི་རིགས་ལམ་དེ་དག་བར་དམིགས་ཀྱིས་སེལ་ནུས་ཚེ་ཞིབ་ཟིང་གི་ཁྱད་པར་དང་། རྒྱུས་བསྡུས་ཀྱི་ཧེ་བག འཕྲུས་སྐྱོན་བྱུང་ཡོད་མེད་ཀྱི་བར་ཁྱད་ཀྱང་མང་དུ་སྣང་བ་སོགས། མདོར་ན་དེང་རབས་གསོ་རིག་གི་ཐོག་མའི་ཕ་ས་དེ་ཧྥི་རིག་ཡིན་ཀྱང་དུས་ཕྱིས་ཆེས་ཆེར་འཕེལ་འགྱུར་བྱུང་ནས་དེང་རབས་གསོ་རིག་ཚན་རིག་གི་ངོ་བོར་འགྱུར་ས་དེ་རོམ་དང་དབྱིན་ཇི་སོགས་ཡོ་རོབ་རྒྱལ་ཁབ་གཞན་ཡིན་པའི་དཔེ་དེ་བཞིན་དུ། རྒྱ་གར་ནས་བྱུང་བའི་ཉེས་གསུམ་སོགས་སྤྱིལ་རྒྱུན་གསོ་དཔྱད་ཀྱི་ཙ་བའི་རིགས་ལམ་སྐོར་བོད་དུ་ཐར་མེད་ཀྱི་དར་རྒྱས་དང་འགྱུར་ལྡོག་བྱུང་སྟེ་རྒྱ་བོད་གཉིས་འདྲེས་ཀྱི་མདོ་དབུས་མཐོ་སྒང་རང་བཞིན་གྱི་རིགས་པའི་གཞུང་ལུགས་ཤིག་ཏུ་གྱུར་འདུག་ཅེས་འོ་སྐོལ་

རྣམས་ཀྱིས་མཁྱེན་པ་གཟིངས་སུ་བཏེགས་ནས་བརྗོད་ཆོག་ཆོག་ཡིན་སྙམ།

ཟུར་པ། བརྟག་བཅོས་ལག་ལེན་གྱི་ཁྱད་ཆོས་ཐད་ནས་རིག་སྒོ་གཉིས་ཀྱི་ཁྱད་པར་བརྗོད་པ།

འབྲུས་སྒོ་ཚང་བའི་གཞུང་ལུགས་གང་ཞིག་ཡིན་ཡང་ཐོག་མར་ལག་ལེན་ལས་བྱུང་བ་ཆོས་ཉིད་ཡིན་པ་དང་། ལྷག་པར་གསོ་བ་རིག་པ་ནི་ལག་ལེན་གྱི་རང་བཞིན་ཆེས་ཆེར་ལྡན་པའི་རིག་ཚན་ཞིག་ལགས་པས། དེའི་རིན་ཐང་རྣལ་མའང་མདོ་གཏད་ནས་བཤད་ན་ནད་ཐོག་ལག་ལེན་གྱི་ཕན་འབྲས་དང་སྨན་བཅོས་ཕན་འབྲས་ཀྱི་བཟང་ངན་ལ་རག་ལས་ཡོད་དོ། །བོད་ཀྱི་གསོ་བ་རིག་པ་ནི་གཞུང་གི་རྩ་བའི་རིགས་ལམ་ཐད་ནས་གནའ་བོའི་རྒྱ་གར་གསོ་དཔྱད་ཀྱི་ཤུགས་རྐྱེན་ཐེབས་པ་མངོན་གསལ་ཡིན་ཡང་། བོད་རིགས་ངལ་རྩོལ་མི་དམངས་ཀྱིས་མདོ་དབུས་མཐོ་སྒང་དུ་རང་སར་མཐོང་མང་བའི་ནད་རིགས་དང་འཐབ་རྩོད་བྱས་པའི་འབྲས་བུ་ནི་གཞུང་གང་ལེགས་འགྲུབ་ཡོང་བའི་ཆེས་འགག་གནད་ཀྱི་རྨང་གཞི་ཡིན་པ་གོར་མ་ཆག །དེའང་བོད་ལུགས་གསོ་རིག་ཏུ་གཞུང་ལུགས་ཀྱི་རྨང་རྗེ་བརྟན་ཞིང་ལག་ལེན་གྱི་སྦྱོད་སྒོ་ཡངས་པའི་བརྟག་པ་རྩ་ཆུ་ལྟ་བུར་མཚོན་ན། རྒྱུད་བཞིའི་མཇུག་དོན་བསྡུས་པའི་ལེའུར། བོད་ཀྱི་ཡུལ་དུ་རྩ་ཆུའི་བརྟག་པ་བསྟན། །ཞེས་ལྟེ་ཚུར་བལྟ་བའི་མཐོང་བ་ཡུལ་རིག་གི་བརྟག་པ་དང་། སོར་མོས་རེག་པའི་དཔྱོད་པ་དོན་རིག་གི་བརྟག་པ་གཉིས་ཀྱི་ལོ་རྒྱུས་འབྱུང་ཁུངས་དང་བཅས་གསལ་ཁ་བརྗོད་ནས་སྨོས་པ་སྟེ། རྩ་ཆུའི་བརྟག་པ་འདི་ནི་གནའ་དེང་ཕྱི་ནང་གི་གསོ་རིག་ལོ་རྒྱུས་སྐྱ་བ་རྣམས་ཕལ་ཆེར་ཞལ་མཐུན་པར་བོད་ལུགས་གསོ་རིག་གི་ཐུན་མོང་མ་ཡིན་པའི་ཁྱད་ཆོས་ལྡན་ཞིང་ཚན་རིག་རང་བཞིན་ཅན་གྱི་བརྟག་ཐབས་རང་སྐྱ་ཐེར་བ་ཞིག་ཏུ་བལྟ་བ་ནི་དོན་ལ་གནས་པ་ཞིག་རེད། ཇེ་ཞིབ་ཏུ་བཏང་ན། ཕྱི་རྒྱུད་ལས། དང་པོ་རེག་པ་རྩ་ལ་བརྟག་པ་ནི། །ནད་དང་སྨན་པ་བརྡ་སྤྲོར་འཕྲིན་པ་རྩ། །སྔོན་འགྲོ་ཟས་སྤྱོད་བསླབ་དང་བལྟ་དུས་བསྟན། །བལྟ་གནས་མནན་ཚད་བལྟ་ཚུལ་ཤེས་པ་ཡིས། །ཕ་མལ་རྩ་ལ་རྩ་རྒྱུད་གསུམ་དུ་བརྟག །དུས་བཞིའི་རྩ་ལ་ཁམས་ལྔ་འབྱུང་བ་རྟེ། །ངོ་མཚར་རྩ་བདུན་ནད་མེད་མི་ལ་བལྟ། །ནད་དང་ནད་མེད་འཕར་བའི་གྲགས་ལས་དཔགས། །སྲི་དང་ཐེ་བྲག་རྩ་ཡིས་ནད་ངོས་བཟུང་། །འཆི་རྩ་གསུམ་གྱིས་འཚོ་འཆི་ཁ་དམར་གདགས། །གདོན་རྩ་སློ་བུར་ཡེ་འདྲོག་རིམ་གྲོ་འབོགས། །ཚེ་རྟགས་

བླ་ཡི་རྩ་ལ་བརྟག་པ་སྟེ། །སྤྱི་དོན་བཅུ་གསུམ་རིག་པའི་མདོར་བསྟན་ཡིན། །ཞེས་རིག་པ་རྩའི་བརྟག་ཐབས་ཀྱི་བརྗོད་བྱ་ཆ་ཚང་ཞིང་གཏན་ཚིགས་དང་མཐུན་ལ་རྗོད་བྱེད་རིགས་ལམ་གྱི་གོ་རིམ་མ་འཚོལ་བར་བསྟན་པ་དང་། དྲི་ཆུའི་བརྟག་པའང་སྔོན་འགྲོའི་ཟས་སྤྱོད་བསླབ་ཚུལ་དང་། བལྟ་དུས། བལྟ་སྣོད་ཀྱི་ཁྱད་པར། དྲི་ཆུའི་གྱུར་ཚུལ་གྱི་གནས་ལུགས། ཐ་མལ་བའི་དྲི་ཆུ། ནད་ཅན་གྱི་དྲི་ཆུ། དེ་བཞིན་འཆི་ཆུ་དང་གདོན་ཆུའི་བརྟག་ཐབས་སོགས་གསལ་བར་བསྟན་པ་མ་ཟད། ནད་ཆུའི་སྐབས། སྤྱི་ལ་བརྟག་པའི་དུས་གསུམ་བརྟག་ཚུལ་དགུ། །དུས་གསུམ་ཚན་དེ་ངད་ཡལ་གྲང་བ་གསུམ། །ཚན་དེའི་དུས་སུ་མདོག་ལྦངས་དྲི་མེ་ཧོག །ངད་ཡལ་དུས་སུ་ཀུ་ཡ་སྤྲིས་མ་བརྟག །གྲང་ནས་ལྡོག་དུས་ལྡོག་ཚུལ་ལོག་རྗེས་བརྟག །ཅེས་ནད་པའི་དྲི་ཆུར་བལྟ་དུས་ཐོག་མཐའ་བར་གསུམ་དུ་སྤྱོད་བཞིན་པའི་ཐབས་ལམ་འདི་འདྲ་བ་ནི་རྒྱ་གར་ནག་གསོས་པའི་གྲགས་ཆེ་བའི་འཛམ་གླིང་སྲོལ་རྒྱུན་གསོ་དཔྱད་རྣམས་སུ་བརྒྱ་ཕྱིན་མིག་གིས་བལྟས་ཀྱང་བཙལ་རྙེད་ཀྱི་སྐབས་དབེན་པ་དང་། བརྟག་ཐབས་འདི་ཚུལ་བཞིན་བྱས་པས་ནོར་འཁྲུག་མི་འབྱུང་བའི་བརྒྱ་ཆའི་ཚད་ཀྱིས་དེང་རབས་གསོ་རིག་གི་གཅིན་པའི་རྫས་འགྱུར་བརྟག་ཐབས་ཀྱི་དཔྱད་འབྲས་ལའང་ཆ་དུ་མ་ཞིག་ནས་འགྲན་བཟོད་ནུས་སོ་ཞེས་སྨོས་ཀྱང་མི་རིགས་པ་ཆེར་མེད་སྙམ།

གཞན་མན་རྒྱུད་དུ་འབྲུལ་གཞི་གལ་འགག་བཞི་ཡིས་དཔྱད་འཕྲང་བསལ་ཚུལ་བསྟན་པ་ནི། གསོ་བ་པོ་སྨན་པས་ནད་རིགས་ངོས་འཛིན་དང་ལྷག་ཏུ་གསོ་བཅོས་སྐབས་སུ་ནད་གཞིའི་དབྱེ་རྣམ་དཔག་ཏུ་མེད་པ་མཐའ་དག་ཚ་གྲང་གཉིས་སུ་དྲིལ་ནས་ངོས་འཛིན་གནང་དགོས་ཚུལ་གྱི་ཐུན་མིན་རིགས་ལམ་ཞིག་སྟེ། རྟགས་དང་ངོ་བོ་གཉིས་ཀ་གྲང་བ་དང་། །རྟགས་དང་ངོ་བོ་གཉིས་ཚ་བ་དང་། །ཕྱི་རྟགས་ཚ་ཡང་ངོ་བོ་གྲང་བ་དང་། །ངོ་བོ་ཚ་ཡང་ཕྱི་རྟགས་གྲང་བ་ཡིན། །ཞེས་གལ་འགག་བཞི་དང་། གལ་འགག་བཞིའི་འབྲུལ་སོ་བསལ་ཚུལ་གྱི་མདོ་དོན་བསྡུས་པས་ཇི་སྐད་དུ། ནད་གཞིའི་ལྟར་སྣང་འབྲུལ་སོ་རྟགས་ཀྱིས་བསལ། །རྟགས་ཀྱི་ལྟར་སྣང་འབྲུལ་སོ་བཅོས་ཀྱིས་བསལ། །བཅོས་ཀྱི་ལྟར་སྣང་འབྲུལ་སོ་གོམས་པས་བསལ། །གོམས་པའི་ལྟར་སྣང་འབྲུལ་སོ་སྙིང་གྱིས་བསལ། །བཅོས་སྙིང་ལྟར་སྣང་འབྲུལ་སོ་ཆུ་ཡིས་བསལ། །ཆུ་

མདོག་ལྟར་སྣང་འཁྲུལ་སོ་ཀུ་ཡས་བསལ། །དེ་ལ་ནོར་བ་ནམ་ཡང་འབྱུང་མི་སྲིད། །དེ་དག་ལྟར་སྣང་ལྷ་ཕྱུགས་ཞེས་བྱ་སྟེ། །འཁྲུལ་མེད་ཚ་གྲང་གནད་ཀྱི་གལ་མདོ་ཡིན། །དེ་ལྟར་མན་ངག་ལྡན་པས་རྟོགས་འགྱུར་གྱི། །དཀྱུས་ཙམ་འཛིན་པ་རྣམས་ཀྱིས་ཤེས་མི་འགྱུར། །ཞེས་པ་ལྟར་རོ། །དེ་མིན་ནད་ཐོག་ཏུ་ཕྱི་ལ་འཇབ་པ་དང་། སྤྱི་ལ་དར་འཕྱར། ཧ་ཀོད་དཀྱུས་འཇུད། སྐྱུར་མོ་ཉ་ལེན། མི་ཤ་འཕྲང་ཐྲད། སྐས་གདང་མས་འཛོག དཔའ་བོས་དགྲ་འདུལ། དམེ་ཤོར་འཁྲུག་རླུམས། མཛོ་ཁལ་ལུག་ཁལ་སྟེ་གསོ་ཚུལ་དགུ་ཡིས་ནད་དང་གཉེན་པོ་སྦྱོར་ཚུལ་ལ་མཚོན་ན་རྒྱ་གར་སོགས་ལུགས་གཞན་གྱི་གསོ་དཔྱད་ལ་ཡེ་ནས་མེད་པའི་བོད་ལུགས་ནད་ཐོག་སྨན་བཅོས་ཀྱི་ཆེས་ཐུན་མིན་ལས་ཀྱང་ཐུན་མིན་དུ་གྱུར་པའི་གསོ་ཚུལ་གྱི་རིགས་ལམ་ཞིག་ཡིན་པ་ཚང་མས་མཁྱེན་གསལ་དང་། མདོ་དབུས་མཐོ་སྒང་གི་ཡུལ་ས་དང་འཚོ་བའི་གོམས་སྲོལ་སོགས་ལས་འབྱུང་སླ་ཞིང་མང་བའི་ནད་གཞི་སྟེ་མ་ཞུ་པོ་ནད་ལྟ་བུར་མཚོན་ན། གངས་ཅན་མེས་པོ་དྲང་སྲོང་རྣམས་ཀྱིས་གསོ་བཅོས་ལག་ལེན་གང་མང་བརྒྱུད་ནས་ཁོང་ནད་ཀུན་གྱི་རྒྱུ་མ་ཞུ་བར་བཟུང་ཞིང་མ་ཞུ་ནད་རིགས་གསོ་ཚུལ་སྐོར་ལ་སྟོམ་ཚིག་བཀོད་ཡོད་པ་ནི། མན་རྒྱུད་དུ། རྒྱུ་མ་བཅོས་པར་འབྲས་བུ་གསོ་འདོད་པ། །དུག་རྩ་མ་ཕྱུངས་ལོ་མ་བཅད་སྐྱུར་འདྲ། །ཁོང་ནད་ཐམས་ཅད་མ་ཞུས་སྐྱེད་པའི་ཕྱིར། །མ་ཞུའི་གསོ་དཔྱད་མཁས་པ་ཤིན་ཏུ་གཅེས། །རྒྱུ་ཉིད་གྲོལ་ན་འབྲས་བུ་ག་ལ་འབྱུང་། །ཞེས་པ་དང་། ཕོ་བ་ཟས་འཇུ་བྱེད་པའི་གཞི་ཡིན་པས། །ཟས་སྤྱོད་དྲོད་བསྐྱེན་སེ་འབྲུ་ད་ལིས་ཤེས། །ཞེས་དང་། ཁོང་ནད་ཀུན་གྱི་རྩ་བ་བད་ཀན་བྱེད། །ཤ་ལྷགས་ཙ་ཚོགས་ཕྱི་རུ་བྱེར་བ་ཙུང་། །རང་གི་གནས་ལས་གཞན་དུ་ཞུགས་པ་དཀོན། །ཕལ་ཆེར་མ་ཞུ་པོ་བར་རྒྱས་པའི་ས། །དེ་ཕྱིར་ཕོ་བའི་ཁ་འཛིན་གཅེས་པ་ཡིན། །ཞེས་མ་ཞུ་པོ་ནད་བཅོས་པའི་གསོ་ཚུལ་གྱི་རྩ་དོན་གསུངས་པ་དང་། ཐ་མལ་ནད་མེད་སྐབས་སུའང་ཕོ་བའི་མེ་དྲོད་བསྲུང་དགོས་ཚུལ་གལ་ཆེར་གདམས་པ་སྟེ། མ་ཞུ་དྭངས་སོགས་རྒྱས་པར་མི་འགྱུར་ཕྱིར། །ཟས་སྐོམ་སྤྱོད་ལམ་ཡང་ལ་དྲོ་བ་ཡིས། །འབད་དེ་མེ་དྲོད་བསྲུང་བར་གནས་གྱུར་ན། །ལུས་ཀྱི་སྟོབས་དང་ཚེ་ནི་གནས་པར་འགྱུར། །ཞེས་གསུངས་སོ། །

དེ་ལྟར་རིག་སྒོ་གཉིས་ཀྱི་བརྟག་བཅོས་ལག་ལེན་དབར་ཞིབ་ཏུ་བསྡུར་བས་ད་དུང་ཧེ་བག་

དེ་ཙམ་གྱིས་མི་ཚད་དེ། བོད་ལུགས་གསོ་རིག་གིས་སྨན་གྱི་སྦྱོར་བའི་ནང་དུ་ནད་གཞི་གསོ་བའི་སྦྱོར་བ་མང་དུ་བསྟན་ཅིང་། རྒྱ་གར་གསོ་དཔྱད་དུ་རོ་ཙ་བཅུད་ལེན་སོགས་རྣས་སྲ་ཚེ་བསྲིང་གི་སྦྱོར་བ་གཙོ་བོར་འཛིན། དེ་བཞིན་བོད་ལུགས་སུ་ནད་གཞི་གསོ་བའི་སྨན་བཅོས་ཀྱི་རྩ་དོན་ཏེ་བཅོས་ཚུལ་ཉིད་གཙོ་བོར་བྱེད་ལ། རྒྱ་གར་བས་ནད་སྔོན་དངོས་སུ་སྤྱོད་པའི་གསོ་ཐབས་ཀྱི་ཚོ་གའི་རིགས་ཡང་ཡང་འཆད། བོད་ལུགས་པས་ཁམས་དབང་གི་ཁྱད་པར་དང་ཟླ་མཚན་སོགས་ལས་བྱུང་བའི་བུད་མེད་ཁོ་ནར་འབྱུང་བའི་མོ་ནད་རིགས་གཙོགས་སུ་བཟུང་ཏེ་གསོ་བྱ་ཡན་ལག་བརྒྱད་ཀྱི་དཔྱད་གྲལ་དུ་བཞག་ཅིང་རྒྱ་གར་བས་རང་སའི་ཁོར་ཡུག་གི་རྐྱེན་པས་སྦྲུལ་དང་སྲིན་བུ་སོགས་ཀྱིས་འཚེ་བའི་དུག་ནད་ཉིད་ཡན་ལག་བརྒྱད་ཀྱི་གཙོ་གྲལ་དུ་འཛུག །ཡན་ལག་གི་ཚིགས་གཞིར་འབབ་པའི་ནད་གཅིག་གི་ངོས་ཐད་ནས་བལྟས་ཀྱང་བོད་ལུགས་སུ་མ་སྐྱིན་ཆུ་སེར་གྱིས་ཤུགས་ཆེར་བསྐྱེད་པའི་གྲུམ་བུ་གཙོ་བོར་སྨྲ་ལ། རྒྱ་གར་བས་ཁྲག་གི་ངོ་བོ་ཤས་ཆེར་འགྲུགས་པའི་དྲེག་ནད་འགངས་ཆེར་བཤད། བོད་ལུགས་སུ་དོན་སྣོད་སྐོར་གྱི་ན་ཚ་དང་གསོ་ཚུལ་ལ་རྟོགས་འཇུག་བྱས་པ་ཟབ་ཀྱང་རྒྱ་གར་ཚེ་རིག་གཞུང་དུ་མིག་སྣ་སོགས་ནམ་ཚོང་ཡན་གྱི་ནད་གཞིའི་ཚོ་གར་ཞིབ་འཇུག་གནང་བ་དྲགས་པ་སོགས་བོད་དང་རྒྱ་གར་གསོ་དཔྱད་ཀྱི་བརྟག་བཅོས་ལག་ལེན་དབར་ཞིབ་ཕྲའི་ཁྱད་པར་བགྲང་གིས་མི་ལངས། མདོར་ན་རིག་སྒོ་གཉིས་དར་འཕེལ་བྱུང་བའི་དུས་ཚོད་ཐོག་སྔ་ཕྱི་ཡོད་པ་དང་། འཕེལ་རྒྱས་བྱུང་བའི་ཡུལ་སོ་སོ་ཡིན་པ། རྟགས་བཅོས་ལག་ལེན་གྱི་ཁྱད་ཆོས་ཁ་ཁ་ཡིན་པ་བཅས་ཀྱིས་བོད་ལུགས་གསོ་བ་རིག་པ་དང་རྒྱ་གར་གསོ་དཔྱད་བར་དུ་ཕྱོགས་ཀུན་ནས་བསྡུར་ཡང་ཁྱད་པར་དང་ཧེ་བག་ཆེན་པོ་མཆིས་སོ། །

བདུན་པ། དཔལ་ལྡན་རྒྱུད་བཞི་དང་ཡན་ལག་བརྒྱད་པའི་སྙིང་པོ་བསྡུས་པ།

རྒྱ་གར་ནུབ་ཕྱོགས་སུ་འཁྲུངས་པའི་མཁས་པ་ཆེན་པོ་དྲང་སྲོང་ཆེན་པོ་ཕ་ཁོལ་གྱིས་སྤྱི་ལོ་དུས་རབས་དྲུག་པའི་ཡས་མས་ནང་མཛད་པའི་ཚེ་རིག་བྱེད་ཀྱི་གཞུང་ལུགས་ཚད་ལྡན་ལེགས་སྦྱར་སྐད་དུ་ཨཥྚ་ཨཾ་ག་ཧྲི་ད་ཡ་ཞེས་བྱ་བ་བོད་སྐད་དུ་ཡན་ལག་བརྒྱད་པའི་སྙིང་པོ་བསྡུས་པ་

དང་། བོད་ཡུལ་དབུས་ཀྱི་སྟོད་ལུང་སྙིད་སྣར་འཁྲུངས་པའི་རྗེ་བཙུན་གཡུ་ཐོག་སྙིང་མ་ཡོན་ཏན་མགོན་པོས་སྤྱི་ལོ་དུས་རབས་བརྒྱད་པར་བརྩམས་ཤིང་བོད་གངས་ཅན་པའི་ཡུལ་དུས་དབང་པོའི་སྒོ་དང་ཉེ་བར་འཚམ་པའི་དཔལ་ལྡན་རྒྱུད་བཞི་གཉིས་ནི། གནའ་བོའི་རྒྱ་གར་དང་བོད་རིགས་མི་དམངས་ཀྱིས་འཛམ་གླིང་གསོ་དཔྱད་འཕེལ་རྒྱས་ལ་བཞག་པའི་ནུབས་ཆེན་གྱི་ཕྱག་རྗེས་ལགས་པ་དང་གཞུང་དེ་གཉིས་ཀ་འཛམ་གླིང་སྤྱོལ་རྒྱུན་གསོ་རིག་གི་གསུང་རབ་བསྟན་བཅོས་གྲགས་ཅན་ཡིན་པ་ཕལ་ཆེར་འདྲ་འདྲ་རེད། འོན་ཀྱང་གཞུང་དེ་གཉིས་བརྩམས་གྲུབ་བྱུང་བའི་དུས་རབས་དང་ཡུལ་ཁམས་ཁོར་ཡུག་གི་ཆ་ནས་བཤད་ན་ཧེ་བག་དང་བར་ཐག་ཡོད་པ་མ་ཟད། བྱེ་བྲག་གི་རྗོད་བྱེད་དང་ཞིབ་ཕྲའི་ནང་དོན་ཐད་ནས་འདྲ་ས་དང་མི་འདྲ་ས་ཡང་ན་ཁྱད་པར་ཕྲ་མོ་མང་མང་ཞིག་འབྱུང་མོད། འདིར་རྒྱ་ཆེའི་ཤློག་པ་པོ་རྣམས་ཀྱི་བློ་ངོར་བག་ཆགས་རྗོག་པོ་མ་ཞིག་འཇོག་ཨེ་ཐུབ་ཆེད་དུ་གཞུང་དེ་གཉིས་གའི་སྤྱི་ཁོག་གྲུབ་ཚུལ་གྱི་སྐོར་ནས་ཙུང་ཙམ་གླེང་བའི་ལས་ལ་ཞུགས་པའོ། །

དེ་ལ་དཔལ་ལྡན་རྒྱུད་བཞི་ནི་སྐབས་ཆེན་པོ་བཞིའི་སྒོ་ནས་འཆད་ཡོད་པ་སྟེ། དང་པོ་རྩ་བ་ཐུགས་ཀྱི་རྒྱུད་ཅེས་བོད་ཀྱི་གསོ་བ་རིག་པའི་སྙིང་པོ་ནི་དཔལ་ལྡན་རྒྱུད་བཞི་དང་དེའི་སྙིང་པོར་གྱུར་པ་རྩ་བའི་རྒྱུད་དེ་གསོ་བ་རིག་པའི་དོན་ཀུན་དང་སྡོམས་སུ་རྒྱུད་ཕྱི་མ་གསུམ་གྱི་ནང་དོན་ས་བོན་གྱི་ཚུལ་དུ་ཚད་མཐོན་པོས་གནད་བསྡུས་བྱས་ནས་ལེའུ་དྲུག་གམ་བརྗོད་བྱ་དངོས་ལེའུ་གསུམ་(གནས་ལུགས་ནད་གཞི། ངོས་འཛིན་རྟགས། གསོ་བྱེད་ཐབས)གྱིས་བསྟན་པ་ཡིན་ལ། དེ་ཡང་ཇི་སྐད་དུ། དང་པོ་རྩ་རྒྱུད་མདོ་ཡི་གནས་བསྟན་པ། །རྩ་བ་གསུམ་ལ་འཕྲིལ་བའི་སྡོང་པོ་དགུ། གྲེས་པའི་ཡལ་ག་བཞི་བཅུ་རྩ་བདུན་ཏེ། །ལོ་འདབ་ཉིས་བརྒྱ་རྩ་བཞིར་རྒྱས་པ་ཡིན། །གསལ་བའི་མེ་ཏོག་འབྲས་བུ་ལྔ་ཏུ་སྨིན། །འདི་དག་རྩ་བའི་རྒྱུད་ཀྱི་སྡོམས་སུ་བཤད། །ཅེས་གསོ་རིག་གི་བརྗོད་བྱ་ཕ་རོལ་བས་རྟོགས་སླ་ཞིང་སྦྲོ་བ་སྐྱེད་པ་སོགས་ཀྱི་དགོས་པར་དམིགས་ནས་དཔེ་མྱུ་ངན་མེད་པའི་ལྗོན་ཤིང་དང་སྦྱར་ནས་བསྟན་པའི་ཐབས་ཚུལ་ཞིག་སྟེ། སྙིང་པོ་བསྡུས་པས་མཚོན་རྒྱ་གར་ཚེའི་རིག་བྱེད་ཕར་ཞོག་རྒྱ་ནག་དང་ཕྱི་རིག་སོགས་འཛམ་གླིང་སྤྱོལ་རྒྱུན་གསོ་དཔྱད་གཞན་ཀུན་ལ་འདང་མེད་པའི་བོད་ལུགས་ཀྱི་ཁྱད་ཆོས་

ཤིག་རེད། གཉིས་པ་བཤད་པ་སྐུ་ཡི་རྒྱུད་ཅེས་གསོ་བ་རིག་པའི་དོན་ཀུན་རིགས་ལམ་བཤད་ལུགས་ཀྱི་སྒོ་ནས་རྩ་བ་བཞི་དང་ཡན་ལག་བཅུ་གཅིག་(ལེའུ་སུམ་ཅུ་སོ་གཅིག)ཏུ་བསྡུས་ནས་བསྟན་པ་སྟེ། གྲུབ་པ་ལུས་དང་། འཕེལ་འགྲིབ་ནད། བྱ་བ་སྤྱོད་ལམ། འཚོ་བ་ཟས། སྦྱོར་བ་སྨན། ཆ་བྱད་དཔྱད། ཐ་མལ་ནད་མེད། ངོས་བཟུང་རྟགས། གསོ་བྱེད་ཐབས། བྱ་བྱེད་སྨན་པ་བཅས་བཅུ་གཅིག་དང་དེའང་གསོ་བྱ་གསོ་བྱེད་ཇི་ལྟར་གསོ་བ་གསོ་བ་པོ་བཅས་རྩ་བའི་གྲངས་བཞི་རུ་མདོ་དྲིལ་ཡོད། གསུམ་པ་མན་ངག་ཡོན་ཏན་གྱི་རྒྱུད་ཅེས་གསོ་བ་རིག་པའི་མན་ངག་ནད་ཐོག་ལག་ལེན་གྱི་སྐོར་ཏེ་སྤྱི་གཙུག་ནས་རྐང་མཐིལ་བར་གྱི་ནད་རིགས་ཚང་མ་རེ་རེ་ནས་རྒྱུ་དང་རྐྱེན་དང་དབྱེ་བ་དང་ནད་རྟགས་དང་བཅོས་ཐབས་བཅས་རིམ་པར་མི་ཧྲག་གི་ཚུལ་དུ་གསལ་བར་སྐབས་བཅོ་ལྔས་(ལེའུ་དགུ་བཅུ་གོ་གཉིས)བསྟན་པ་སྟེ། ཉེས་གསུམ་དང་། ཕོང་ནད། ཚད་པ། ལུས་སྟོད། དོན་སྣོད། གསང་ནད། ཐོར་ནད། ལྷན་སྐྱེས་རྒྱ། བྱིས་པ། མོ་ནད། གདོན་ནད། མཚོན་རྨ། དུག་ནད། རྒས་པ། རོ་ཙ་བཅས་སོ། །ང་ཚོས་དེར་བལྟས་མ་ཐག་ཏུ་ཡན་ལག་བརྒྱད་ཀྱིས་ཤན་ཞུགས་ཡོད་པ་མཐོང་སླ་ལ་དེ་བཞིན་ཡན་ལག་བརྒྱད་ཉིད་ཕལ་ཆེར་གྲངས་ལྡབ་གཅིག་གིས་འཕར་ཏེ་སྐབས་བཅོ་ལྔ་རུ་འཕེལ་རྒྱས་སམ་ཇེ་ཞིབ་ཏུ་སོང་བ་ཡིན་པའང་ཚོར་ཐུབ། བཞི་པ་ཕྱི་མ་འཕྲིན་ལས་རྒྱུད་ཅེས་མདོ་བཞིའི་(ལེའུ་ཉི་ཤུ་རྩ་ལྔ)སྒོ་ནས་ནད་ཐོག་ལག་ལེན་གྱི་བཀོལ་སྤྱོད་བྱེད་དགོས་པའི་ནང་དོན་རྣམས་ཤིན་ཏུ་ཁྱེར་བདེ་བའི་ཚུལ་དུ་བཀོད་པ་སྟེ། བརྟག་པ་རྩ་ཆུའི་མདོ་དང་། ཞི་བྱེད་སྨན་གྱི་མདོ། སྦྱོང་བྱེད་ལས་ཀྱི་མདོ། འཇམ་རྩུབ་དཔྱད་ཀྱི་མདོ་བཅས་སོ། །

བརྒྱུད་པའི་སྙིང་བསྡུས་ནི། མདོ་གནས་དང་། ལུས་ཀྱི་གནས། ནད་གཞིའི་གནས། གསོ་བའི་ནད། ལུས་གསོ་བའི་ཚ་ག་གྲུབ་པའི་གནས། ཕྱི་མའི་གནས་བཅས་སྐབས་ཆེན་པོ་དྲུག་གིས་བསྟན་ཡོད་པ་དང་། དེའི་དང་པོ་མདོ་གནས་ནི་བརྟགས་པ་མིང་ལ་བལྟས་པ་ཙམ་གྱིས་རྩ་བའི་རྒྱུད་དང་འདྲ་ས་སྣང་ཡང་དོན་གྱི་ཐད་ནས་གཞིགས་ཚེ་བོད་ལུགས་ཀྱི་བཤད་པའི་རྒྱུད་ཀྱི་བརྗོད་བྱ་དང་ཁག་ཅིག་མཚུངས་ལ། དེར་ཟས་སྤྱོད་དང་ཐ་མལ་སྐོར་གྱི་ནང་དོན་ལེའུ་བརྒྱད་ཡོད་པ་དང་། སྨན་གྱི་རོ་ནུས་དང་ཞི་སྦྱང་སྐོར་ལེའུ་བཅུ་གཅིག །རྣམ་པར་གྱུར་མ་གྱུར་གཉིས་

ཀ་ཚུད་པའི་ནད་ཀྱི་སྐོར་ལེའུ་གཉིས། ཆ་བྱད་དཔྱད་ཀྱི་སྐོར་ལེའུ་དྲུག མིག་བཏྲ་བའི་ཚོ་ག་ལེའུ་གཅིག་བཅས་བསྡོམས་ལེའུ་སུམ་ཅུ་ཐམ་པ་ཡོད་ལ་དེ་ལས་ཟས་སྤྱོད་དང་། སྦྱོར་བ་སྨན། ཆ་བྱད་བཅས་ཀྱི་ནང་དོན་ཁག་ཅིག་བཤད་རྒྱུད་དང་འདྲ་བའི་ཆ་དུ་མ་མཚིས་སོ། །གཉིས་པ་ལུས་ཀྱི་གནས་ལ་ལེའུ་དྲུག་གིས་བསྟན་ཡོད་པ་ལས་མང་ཆེ་བའི་ནང་དོན་འཆི་ལྟས་དང་མཚན་ལྟས་སོགས་ལ་བརྟག་པས་ཟིན་ཅིང་ལུས་ཀྱི་ཆགས་ཚུལ་དང་རང་བཞིན་དང་མཚན་ཉིད་སྐོར་གྱི་ནང་དོན་ཡང་དུ་མ་མཚིས་ལ་གནས་ལུགས་དང་རྩ་འཁོར་གྱི་ཐ་སྙད་སྐོར་ཤིན་ཏུ་ཉུང་ཞིང་ལུས་ཀྱི་འདྲ་དཔེའི་ཐད་ཀྱི་བརྗོད་བྱ་ནི་ཉིན་མོའི་སྐར་མའི་ཚོད་དུ་གདའ། གསུམ་པ་ནད་གཞིའི་གནས་ལ་ལེའུ་བཅུ་དྲུག་གི་སྒོ་ནས་བསྟན་པ་ལས། ལེའུ་དང་པོ་ནད་ཐམས་ཅད་ཀྱི་གཞི་བཤད་པ་ཞེས་པ་ནི་གནས་གསུམ་པའི་སྤྱི་བཤད་ལྟ་བུ་ཞིག་ཏུ་མངོན་ཏེ། ནད་སྤྱིའི་རྒྱུ་དང་གཞི་དང་སྐྱེ་མཆེད་དང་རྐྱེན་སོགས་བཤད་ཡོད་པ་དང་། དེའི་འཕྲོ་མའི་ལེའུ་བཅོ་ལྔའི་ནང་དུ་བསྡོམས་ནད་རིགས་གྲངས་ཉེར་དྲུག་ལྷག་གི་བྱེ་བྲག་གི་རྒྱུ་རྐྱེན་དང་ལྷག་པར་ནད་རྟགས་མངོན་ཚུལ་གཙོ་བོར་འཆད་ཡོད་ལ། དེ་དག་ནི་རིམས་ནད་དང་། ཁྲག་ནད། མཁྲིས་ནད། ལུད་པའི་ནད། དབུགས་མི་བདེ་བ། སྐྱིགས་བུ། སློ་གཅོང་ཆེན་པོ་ཟད་བྱེད། ཆང་ནད། གཞང་འབྲུམ། ཚད་འབྲུ། ཕོ་ནད། གཅིན་འགགས། གཅིན་སྙི་ཟ་ཁྲུ། ཁོང་འབྲས། རྒྱུ་ཏྲུགས། སྐྲན་ནད། དམུ་རྫིང་། སྐྱ་རབས། འོར་ནད། མེ་དབལ། ཀླུང་ནད། དྲེག་ནད་བཅས་རིམ་པར་བཤད་ཡོད་ལ། གནས་འདིའི་བརྗོད་བྱ་ཡན་ལག་བརྒྱད་ཀྱི་དབང་དུ་བཏང་ན་དང་པོ་ལུས་གསོ་བའི་ཡན་ལག་ཡིན་པ་ཕྱི་མའི་གནས་ཀྱི་ནང་དོན་དང་བསྡུར་བས་ཤེས་ནུས། བཞི་པ་གསོ་བའི་གནས་ནི་གོང་སྨོས་ནད་ཉེར་དྲུག་ལྷག་གི་གསོ་ཐབས་བཤད་པའི་གནས་འབའ་ཞིག་ཡིན་ཅིང་བསྡོམས་ལེའུ་ཉེར་གཉིས་ཀྱི་སྒོ་ནས་བསྟན་འདུག །དེ་ལྟར་གནས་གསུམ་པ་དང་བཞི་པ་གཉིས་ནི་བཏགས་པ་མིང་དང་བརྗོད་བྱའི་དོན་གང་ནས་བལྟས་ཀྱང་རིགས་འགྲོས་ཀྱི་ངོས་ནས་བཤད་ན་མན་ངག་རྒྱུད་དང་མཚུངས་ཤས་ཆེ་མོད། མན་ངག་རྒྱུད་དུ་སྤྱི་ཕྱིངས་ནས་ནད་རིགས་དགུ་བཅུ་ལྷག་ཙམ་གྱི་ལེའུ་གསལ་བ་དེ་ལྟར་དང་། འདིར་དྲུག་པ་ཕྱི་མའི་གནས་ཀྱི་ལེའུ་ཡོངས་བསྟན་པས་ཀྱང་ནད་གསོ་བའི་ལེའུ་རྐྱང་བ་ལྔ་བཅུ་ཙམ་ལས་མེད་པས་ཕལ་ཆེར་ལྟབ་གཅིག་གིས་ཉུང་

བ་ལྷ་བུའོ། །ལྟེ་པ་ལུས་གསོ་བའི་ཆོ་ག་གྲུབ་པའི་གནས་ནི་སྦྱོང་བྱེད་སྐོར་གྱི་ནང་དོན་ལྡན་པའི་བཟོད་བྱ་ཡིན་པ་དང་བསྒོམས་ལེའུ་དྲུག་མཆིས་ལ། ཕལ་ཆེར་ཕྱི་མ་རྒྱུད་ཀྱི་སྦྱོང་བྱེད་ལས་ཀྱི་མདོ་དང་གཅིག་པར་བསྡུས་ཚོག་སྐམ། དྲུག་པ་ཕྱི་མའི་གནས་ཞེས་ནད་དང་ནད་གསོ་བའི་ཆོ་ག་གཉིས་ཚང་བ་དང་བསྒོམས་ལེའུ་བཞི་བཅུ་ཐམ་པ་སྟེ་ལེའུ་ཆེས་མང་བའི་གནས་གཅིག་པུ་དེ་རེད། གནས་འདིའི་མིང་ལ་བསམ་པས་ཕྱི་མ་རྒྱུད་དང་འདྲ་བར་འདོད་ཀྱང་དོན་གྱི་སྙིང་པོ་ནི་ཐད་དེ་ཁ་ཁ་སྟེ། ནད་ཡན་ལག་བརྒྱད་ལས་དང་པོ་ལུས་གསོ་བ་ཕུད་པའི་བྱིས་པ་དང་། གདོན། མཚོན། ལུས་སྟོད། དུག རས་པ། རོ་ཙ་བཅས་བདུན་གྱི་བཟོད་བྱ་གཙོ་བོར་བཟུང་ནས་དངོས་སུ་བསྟན་ཡོད་པ་ཧ་ཅང་གསལ། དེ་ལ་ནམ་ཚོང་ཡན་ཆད་མིག་དང་རྣ་བ་སྣ་སོགས་གསོ་བར་ལེའུ་བཅུ་བདུན་ཡོད་པ་ལས་མིག་ནད་དབྱེ་བའི་དཔྱད་དམ་གསོ་བའི་ཆོ་ག་གཅིག་པུར་ལེའུ་དགུ་ཟིན་པ་དང་གསོ་བའི་ཐབས་ཚུལ་དང་བཟོད་བྱའི་མང་ཉུང་སོགས་གང་ནས་བལྟས་ཀྱང་ཐང་ལ་འབར་གཞུང་གི་ཤན་གྱིས་ཁྱབ་ཡོད་ཚུལ་ལྷུན་གྱིས་ཤེས་སོ། །དེ་མིན་བྱིས་པ་གསོ་བར་ལེའུ་གསུམ། གདོན་ནད་གསོ་བར་ལེའུ་གསུམ། རྨ་གསོ་བར་ལེའུ་དྲུག ནད་ཕྲ་མོ་གསོ་བར་ལེའུ་གཉིས། ཕོ་མོའི་མཚན་མ་སྟེ་གསང་གནས་ཀྱི་ནད་གསོ་བར་ལེའུ་གཉིས། དུག་ནད་གསོ་བར་ལེའུ་བཞི། བཅུད་ལེན་ལ་ལེའུ་གཅིག རོ་ཙར་ལེའུ་གཅིག་བཅས་སོ། །

དེ་ལྟར་ང་ཚོས་བོད་གཞུང་དཔལ་ལྡན་རྒྱུད་བཞི་དང་རྒྱ་གཞུང་སྙིང་པོ་བསྡུས་པ་གཉིས་ཀྱི་གཞུང་གི་སྤྱི་ཁོག་ལ་ཧོབ་ལྟ་བྱས་པས། དཔལ་ལྡན་རྒྱུད་བཞི་ནི་སྐབས་ཆེན་པོ་བཞི་དང་། སྙིང་པོ་བསྡུས་པ་དྲུག་གིས་གྲུབ་པ་དང་། ལེའུའི་གྲངས་སུ་མ་ལེའུ་བརྒྱ་དང་ལྔ་བཅུ་ང་དྲུག་དང་ཕྱི་མ་བརྒྱ་དང་ཉི་ཤུ་རྩ་ཡིན་པ་བཅས་ཀྱི་ཁྱད་པར་མཐོང་ལ། གཞུང་དེ་གཉིས་ཀ་གྲུབ་པའི་རྒྱབ་ལྗོངས་ལ་བསམ་ན་གཞུང་གི་བྱེད་པོ་གང་གཉིས་ཀ་ནང་པ་སངས་རྒྱས་པ་ཡིན་ཞིང་སྤྱི་ཕྱིའི་དུས་རབས་སུ་རྒྱ་གར་དང་བོད་དུ་སངས་རྒྱས་ཀྱི་བསྟན་པ་སྒོ་ཀུན་ནས་དར་རྒྱས་ཆེན་པོ་འབྱུང་བཞིན་པའི་སྤྱི་ཚོགས་ནང་བརྩམས་གྲུབ་བྱུང་བ་བཅས་གཅིག་པར་སྣང་བ་མ་ཟད། གཞུང་མཚན་གྱི་ཐད་ནས་བཤད་ནའང་གཉིས་ཀའི་མཚན་བྱང་དུ་ཡན་ལག་བརྒྱད་པ་ཞེས་དང་སྙིང་པོ་ཞེས་མཆིས་པ་འདྲ་འདྲ་རེད།

འོན་ཏེ་ཙུང་ཞིབ་ཏུ་བརྟང་ན། གཞུང་ཆེན་དེ་གཉིས་ཀྱི་སྤྱི་ཆིངས་དང་། ས་བཅད། ལེའུ་གྲངས་སོགས་ལ་ཁྱད་པར་མཆིས་པ་མ་ཟད། ད་དུང་གནད་ཆེ་བ་ཞིག་ལ་བརྗོད་བྱའི་ཁྱབ་ཁོངས་ཐད་ནས་མི་འདྲ་ས་མང་དུ་སྣང་སྟེ། ཐོག་མར་ལུས་ནད་སོགས་ཀྱི་གཞུང་ལུགས་སྐོར་ལ་མཚོན་ན། རྩ་རྒྱུད་ནི་གཞི་རྟགས་གསོ་གསུམ་གྱི་དགོངས་དོན་ཚུད་ཅིང་སྡོང་འགྲེམས་ཀྱི་ལམ་ནས་སྤེལ་བའི་བོད་ཀྱི་གསོ་བ་རིག་པའི་བརྗོད་བྱ་ཇི་སྙེད་འདུས་པའི་སྡོམ་ཆིངས་སམ་དཀར་ཆག་ཀུན་གསལ་མ་ཞིག་ཏུ་བལྟས་ཆོག་པས། སྙིང་པོ་བསྡུས་པར་དེ་ལྟ་བུའི་ཕྱི་རྣམ་ཙམ་ཡང་མི་སྣང་བ་དང་། བཤད་རྒྱུད་ལས་གྲུབ་པ་ལུས་འཆད་སྐབས་བདུན་ཕྲག་སོ་བརྒྱད་ཀྱི་ཞིབ་ཕྲའི་འཕེལ་ཚུལ་དང་གནས་སྐབས་གསུམ་གྱི་བསྟན་དོན་སོགས་དང་། རྩ་འཕོར་སོགས་གནས་ལུགས་ཀྱི་གསང་གནད་སྐོར་བརྒྱད་པ་མཁན་པོས་ཆིག་མགོ་ཙམ་ཡང་གླེང་མེད་ལ། དེ་བཞིན་འཕེལ་འགྲིབ་ནད་ལས་ནད་ཀྱི་རྒྱུ་གསུམ་དང་རྐྱེན་བཞི་དང་འཇུག་སྒོ་དྲུག་དང་ལྡོག་རྒྱུ་བཅུ་གཉིས་དང་ནད་ཀྱི་མཚན་ཉིད་ལས་འཁྲུགས་པའི་རྟགས་སོགས་སྙིང་བསྡུས་སུ་མི་སྣང་བ་དང་། གསོ་བྱེད་ཐབས་སྐོར་ནས་སྤྱི་དང་བྱེ་བྲག་ཁྱད་པར་གསུམ་གྱིས་བསྡུས་པའི་གསོ་ཚུལ་གྱི་ཤེས་བྱ་རྣམས་ནི་བོད་ལུགས་ཀྱི་ཐུན་མོང་མ་ཡིན་པའི་སྨན་བཅོས་རྩ་དོན་དུ་མངོན་ཅིང་། སྙིང་བསྡུས་སུ་གསོ་ཐབས་དངོས་ཀྱི་གཉེན་པོ་དང་བཅོས་པའི་ཚོ་ག་མང་དུ་ཡོད་པར་ཁ་ཤས་ནི་ཕྱི་བཅོས་ཀྱི་ཚོ་ག་དང་མང་ཆེ་བ་སྨན་གྱི་སྦྱོར་བ་རེད་ལ། དེ་ལས་ནད་རིགས་སྔོན་འགོག་དང་བཅུད་ལེན་རོ་ཙ་སྐོར་གྱི་སྦྱོར་བ་ཏ་ཅང་མང་བའི་ཚོད་དུ་འདུག་ཀྱང་གཏན་ཚིགས་ཀྱི་རང་བཞིན་ལྡན་པའི་གསོ་ཚུལ་གྲས་ཆེར་མི་མཐོང་། གཞན་བྱ་བྱེད་སྨན་པ་ནི་རང་རེའི་རྒྱུད་དུ། གསོ་བྱ་གསོ་བྱེད་ཇི་ལྟར་གསོ་བ་དང་གསོ་བ་པོ་སྟེ་གསོ་རིག་གི་མདོ་དོན་རྩ་བ་བཞིར་བསྡུས་པའི་ཡ་གྱལ་ཤིག་ཏུ་བཞག་ཅིང་། སྙིང་རྗེ་བྱམས་པ་བཅས་ཚད་མེད་བཞི་དང་དམ་ཚིག་ལྡན་པ་སོགས་ནང་རིག་གི་ལྟ་བ་དང་སྦྱར་ནས་འཚོ་བྱེད་སྨན་པའི་ཆ་རྐྱེན་དང་ལས་དང་དབྱེ་བ་སོགས་ཞིབ་རྒྱས་སུ་བསྟན་ཡོད་མོད་བརྒྱད་པའི་སྙིང་བསྡུས་ནང་དེའི་སྐོར་གྱི་གྲིབ་མ་ཙམ་ཡང་མི་སྣང་ངོ་། །

ནད་ཐོག་ལག་ལེན་གྱི་སྐོར་ནས་བཤད་ན། ནད་ཀུན་གྱི་སྣ་འདྲེན་དུ་གསུངས་པའི་རླུང་ནད་ཉིད་སྙིང་པོ་བསྡུས་པར་ནད་གཞི་དང་གསོ་བའི་གནས་ཀྱི་མཇུག་ཏུ་བསྟན་ཡོད་པ་

དང་། གཞན་མཁྲིས་པ་དང་ལྷག་ཏུ་བད་ཀན་ནད་གསོ་བའི་ནང་དོན་ལོགས་སུ་ལེའུ་བྱས་ནས་གསུངས་མེད་ཚུལ་སོགས་ལ་གཞིགས་ན་ཚེ་རིག་གཞུང་དུ་ཉེས་གསུམ་གསོ་བའི་གཞུང་ལུགས་ཆ་ཚང་མིན་ཞིང་གཏན་ཚིགས་སུ་གྲུབ་མེད་པ་ངང་གིས་ཤེས་ཤིང་། དེ་བཞིན་ཚད་པ་གསོ་བ་དང་། དོན་སྣོད་གསོ་བ། མོ་ནད་གསོ་བ་བཅས་ཀྱི་བཙོད་བྱའང་ཆད་འདུག་པ་བཅས་ཀྱི་སྟེང་ནས་རྒྱ་གཞུང་སྙིང་པོ་བསྡུས་པ་དང་བོད་ལུགས་དཔལ་ལྡན་རྒྱུད་བཞི་གཉིས་ཀྱི་ནད་གསོ་སྨན་བཅོས་དབར་དུ་ཧེ་བག་ཆེན་པོ་ཡོད་ཚུལ་རྟོགས་ནུས་ལ། མན་ངག་ཡོན་ཏན་རྒྱུད་ནང་དུ་ནད་རེ་རེའི་རྒྱུ་རྐྱེན་དང་། དབྱེ་བ། རྟགས། བཅོས་ཐབས། ཕྱི་རྗེས། ལོག་གནོན། ཐ་ན་སྲུང་འགོག་དང་བཅས་གོ་རིམ་མ་འཚོལ་བར་སྡེབ་གཅིག་ཏུ་བཀོལ་བ་ནི་དེང་རབས་གསོ་རིག་ཚན་རིག་གི་ནད་ཐོག་རིགས་ལམ་ལའང་ཅོ་འདྲི་བའི་ཚད་དུ་སླེབས་འདུག་ཕྱིར། ཡན་ལག་བརྒྱད་པའི་སྙིང་བསྡུས་ཀྱི་ནད་གསོ་བའི་བརྗོད་བྱ་དང་བསྡུར་བས་རིག་འགྲོས་དང་། རྗོད་སྟངས། སྒྲི་ཁོག་བཅས་ཕྱོགས་གང་ཐད་ནས་ཐོད་བརྒལ་གསར་པ་བྱུང་འདུག །

ལྷག་ཏུ་ཕྱི་རྒྱུད་ཀྱི་བརྟག་པ་རྩ་ཆུའི་མདོ་ལྟ་བུར་མཚོན་ན། བོད་ཀྱི་ཡུལ་དུ་རྩ་ཆུའི་བརྟག་པ་བསྟན། །ཞེས་གསུངས་པ་ལྟར། སྨན་པའི་རྣམ་དཔྱོད་ཕྲ་མོའི་ཐབས་རྩལ་དང་ཉམས་མྱོང་ཟུང་འབྲེལ་གྱིས་བརྟག་པའི་རྩ་དང་། དུས་གསུམ་བརྟག་ཚུལ་དགུ་སོགས་དཔྱད་པའི་དྲི་ཆུའི་བརྟག་ཐབས་གཉིས་ནི་ནམ་ཡང་བོད་ལུགས་གསོ་རིག་གི་ཐུན་མིན་ཁྱད་ཆོས་ཤིག་ཏུ་ལྟ་སྟེ། སྙིང་པོ་བསྡུས་པ་གཙོས་རྒྱ་གར་ཚེའི་རིག་སྐོར་གྱི་གཞུང་དང་མན་ངག་ལོ་རྒྱུས་སོགས་གང་དུའང་མཇལ་བའི་གོ་སྐབས་ཡེ་ནས་དབེན་པའི་ཕྱིར་རོ། །གཞན་ཞི་བྱེད་སྨན་གྱི་མདོར་ཐང་ཕྱི་རིལ་བུ་སོགས་སྔ་ཕྱི་རིམ་པས་གཏན་ཚིགས་སུ་གྲུབ་སྟངས་དང་། མེ་བཙའ་དང་རྩ་སྦྱོངས་དང་ལུམས་བཅོས་སོགས་གསལ་ཁ་ལྡན་ཞིང་ལྷུ་ལག་ཚང་བར་བསྟན་ཡོད་པ་དག་ཀྱང་རྒྱུད་ཀྱི་རྒྱལ་པོ་གསང་བ་མན་ངག་གི་རྒྱུད་འདིའི་དགེ་མཚན་ཞིག་སྟེ་བརྒྱད་པ་མཁན་པོའི་གཞུང་དུ་ཆད་པའི་མཐའ་རུ་ལྷུང་བ་མངོན་གསལ་ལོ། །དེ་མིན་གཞུང་ཆེན་གཉིས་ཀྱི་སྒྲི་ཁོག་རྩོམ་སྒྲིག་གི་ཁྱད་པར་ནི། གཅིག་ནི་བརྗོད་བྱ་གཅིག་ཏུ་མ་ངེས་ཤིང་གཏན་ཚིགས་ཀྱི་གོ་རིམ་འཚོལ་བ་དང་། དོན་ལ་བསྒྱུར་ཟློས་མང་ཞིང་ནང་དོན་ཐར་ཐོར་བ། རིགས་པའི་གཞུང་ལུགས་ཀྱི་རང་

བཞིན་དམན་པ་སོགས་ཀྱི་ཞན་ཆ་མཆིས་མོད། ཅིག་ཤོས་ནི་དེ་ལས་ལྡོག་སྟེ་གཞི་རྟགས་གསོ་གསུམ་དང་ལུས་ནད་གཉེན་པོ་སོགས་གང་གི་སྐབས་ནའང་གཏན་ཚིགས་ལྡན་ཞིང་རིགས་ལམ་གསལ་བ། བརྗོད་བྱ་ཆ་ཚང་ཞིང་ཅི་ཡང་མི་བཟླས་ལ་རྗོད་བྱེད་ཚགས་དམ་ཞིང་ཚིག་བསྡིང་བ། གཞུང་ལུགས་རང་བཞིན་དང་མ་ལག་རང་བཞིན་ཆེས་ཆེར་ལྡན་པའི་གསུང་རབ་བསྟན་བཅོས་ཤིག་ཏུ་མངོན་པས་ན་འདས་པའི་འཛམ་གླིང་སྟོལ་རྒྱུན་གསོ་དཔྱད་ཀྱི་གཞུང་ལུགས་ཁྲོད་དུ་དོ་ཟླ་མེད་པ་ཤུང་བར་སྣང་།

སྐབས་གཉིས་པ། བོད་ཀྱི་གསོ་རིག་གི་གཞུང་ལུགས་མ་ལག་དང་རྒྱ་ནག་གསོ་རིག་གི་བསྡུར་དཔྱད།

ལེའུ་གསུམ་པ། རྒྱ་ནག་གི་གསོ་རིག་སྤྱིའི་རྣམ་གཞག

དང་པོ། གསོ་རིག་ལོ་རྒྱུས་ཀྱི་འཕེལ་འགྱུར་ཆེན་པོ་རྣམས་སྤྱི་བབ་ཏུ་བརྗོད་པ།

གཅིག གདོད་མའི་སྤྱི་ཚོགས་ཀྱི་སྨན་བཅོས་བྱེད་སྒོ། (སྤྱི་ལོའི་སྔོན་གྱི་དུས་རབས་21གི་སྔོན)

གདོད་མའི་སྤྱི་ཚོགས་ཀྱི་སྨན་བཅོས་བྱེད་སྒོའི་ཐད་དུ་ཡིག་ཆར་ཕབ་པའི་གནའ་བོའི་ལྷ་སྲུང་དང་ངག་རྒྱུན་ལ་བརྟེན་ནས་རྩི་ཤིང་དང་སྲོག་ཆགས། གཏེར་དངོས་བཅས་ལས་བྱུང་བའི་སྨན་འགའ་ཞིག་གདོད་མའི་དུས་སྐབས་སུ་འང་མི་རྣམས་ཀྱིས་ཁོང་དུ་བསྟེན་ཡོད་པར་འདོད་པ་དང་། གཞན་ཡང་མི་དང་གཅན་གཟན་ལྷན་དུ་འཚོ་ཞིང་ཉེན་ཁ་ཆེ་བའི་ཁོར་ཡུག་ཁྲོད་ཁ་ཟས་འཚོལ་བའི་གནས་སྐབས་སུ་འཇིགས་རུང་གཅན་གཟན་ལ་འཐབ་འཛིང་བྱེད་པའམ་རྡུས་རྒྱུད་ཚ་ཤིག་བར་རྟག་པར་འཕྲོག་རྩོད་འབྱུང་དུས་ལུས་ལ་རྨ་དང་ན་ཟུག་ཕོག་པ་རྒྱུན་ལྡན་དུ་སྣང་ཞིང་། དེར་བརྟེན་རྨ་ཁའི་ཁྲག་གཅོད་པ་ལ་ས་སྨུག་དང་ཤིང་ཤུན་སོགས་སྤྱད་ལ། རིམ་པར་རྡོ་སྟོང་ལོ་འབྲས་གང་ཞིག་གི་ཁྲག་གཅོད་ཕན་ནུས་གཞན་ལས་མངོན་གསལ་ཡིན་པ་མཐོང་ནས་དེ་ཡི་གཉེན་པོར་ངོས་བཟུང་བ་སོགས་རང་རེའི་བཅད་འཁྱེར་བྱུང་བའི་ངག་རྒྱུན་དང་འདྲ་བར་བཞེད། དེ་བཞིན་ཇབས་རྣའི་འཛིབ་བྱེད་པ་དང་སྲེར་ཚེར། ཕིར་གྱི་རྡུས་པ། གཅན་གཟན་རྡུས་པ། ཉ་རྡུས་སོགས་ཀྱིས་རྣག་ཐུམ་དྲལ་ལ་ཁྲག་གཏར་བ། རྡོ་གྲི་ཡིས་ཡན་ལག་གཅོད་པ། གསུས་པ་དྲལ་ནས་བཙའ་བ། སྣ་དང་རྣ་བ། ཀླད་རྡུས་བཅས་འབུག་པ་སོགས་འདྲལ་གཅོད་ཀྱི་ལག་ཐབས་མགོ་བརྩམས་ཡོད་ཅེས་རྗེས་དཔོག་བྱེད།

ཁྱད་པར་དུ་དཔྱད་བཅོས་ཀྱི་སྐོར་ལ་རྡོ་ཞེབ་(砭石)ཀྱིས་ཕུར་ཞིང་བཙེག་པའི་ཐབས་ནི་སྔ་བའི་དུས་ནས་བྱུང་ཚུལ་གནའ་བོའི་ཡིག་ཆ་དང་གནའ་དཔྱད་རིག་པའི་འབྲས་བུ་ལས་ཁུངས་སྐྱེལ་བྱེད་ཅིང་། དེ་ནས་རིམ་པར་ཉུས་པ་དང་སྐྱུག་མ། ཟ་སོགས་ལས་བཟོས་པའི་ཁབ་ཀྱིས་ན་བའི་གནས་སམ་ཐེ་འབྲས། རྣག་ཐུམ་སོགས་གཙག་པའི་ཐབས་སུ་འཕེལ་རྒྱས་བྱུང་བ་མ་ཟད། རྡོ་ཡི་ཧྲོད་དུགས་ནས་སྨྲ་མེ་འཛོག་པའི་བར་གྱི་འཕོ་འགྱུར་ཡང་ཤིན་ཏུ་སྔ་བའི་དུས་ནས་བྱུང་བར་བཞེད།

གདོད་མའི་དུས་སྐབས་འདིར་རྒྱ་ནག་གསོ་རིག་གི་རྒྱང་འདིང་མཁན་དུ་མ་ཞིག་བྱོན་པར་གྲགས་སྟེ། དེ་ལ་ཧྥུ་ཤི་(伏羲)ནི་ཕལ་ཆེར་ད་ནས་ཡར་བསྐྱེས་པའི་ལོ་10000ནས་4000བར་ཡིན་ཞིང་། གདོད་མའི་ཉ་ལས་རྗོན་ལས། ཕྱུགས་ལས་བཅས་ཀྱི་མཚོན་བྱེད་དུ་འཛིན་པ་མ་ཟད། སྔོ་སྨན་བརྒྱ་ཕྲག་གི་རོ་ནུས་རྟོགས་པ་དང་རྡོ་ཞེབ་ཀྱི་ཕུར་མཉེའི་ལམ་ནས་ནད་བཅོས་མཛད་པར་གྲགས། ཤེ་ནོང་(神农)ལ་མཚན་གཞན་དུ་ཡན་ཏི་(炎帝)ཞེས་ཀྱང་འབོད་ཅིང་ཀྱང་ཡོན་མི་རིགས་སུ་གཏོགས་ཤིང་སྐབས་དེ་ཤེད་དུ་ཉ་ལས་རྗོན་ལས་ལ་གཙོ་ཆེར་བརྟེན་པས་ཁོང་གིས་མི་རྣམས་ལ་ཞིང་ལས་ཐོན་སྐྱེད་ཀྱི་ཐབས་བསླབས་པས་ཀུན་གྱིས་ཞིང་བདག་(神农)ཏུ་འབོད་ཅིང་ཞིང་ལས་ཀྱི་འཁྲུངས་ཚབ་པར་གྱུར། ཁོང་གིས་སྔོ་སྨན་བརྒྱ་ཕྲག་གི་རོ་ནུས་ལ་བརྟག་སྟེ་སྨན་རྫས་གསར་དུ་རྟོགས་ནས་ཀུན་ལ་ནད་བཅོས་མཛད་ཚུལ་བསྟན་པའི་སྐོར་གྱི་ངག་རྒྱུན་ནི་གནའ་བོའི་ཡིག་ཆ་དུ་མའི་ཁྲོད་བཀོད་ཡོད་པ་དང་། སྨན་རྫས་གསར་བརྟོད་མཛད་པའི་ངག་རྒྱུན་ལ་བརྟེན་ནས་ད་ཡོད་སྔོ་འབུམ་ཡིག་ཆ་ཆེས་ཐོག་མ་ལའང་ཁོང་གི་མཚན་གསོལ་ཏེ་ཤེ་ནོང་སྔོ་འབུམ་(《神农本草经》)ཞེས་འབོད། ཧོང་ཏི་(黄帝)ནི་ཡན་ཏི་སོགས་ཉུས་རྒྱུད་ཚོ་ཤོག་ཕམ་པར་མཛད་ནས་ཀྱང་ཡོན་གཅིག་གྱུར་མཛད་མཁན་ཡིན་ལ། ཕྱིས་བྱུང་རྣམས་ཀྱིས་ཧྭ་ཞྭ་མི་རིགས་ཀྱི་མེས་པོར་འཛིན། གནའ་རབས་ཀྱི་ཡིག་ཆ་རྣམས་སུ་ཧོང་ཏི་དང་ལི་ཀོང་། ཆེ་པོ་སོགས་ཀྱིས་སྨན་གྱི་ལམ་སྲོལ་ཕྱིས་ཚུལ་བཀོད་ཡོད་ལ། རྒྱ་ནག་གསོ་རིག་གི་ད་ཡོད་ཆེས་སྔ་བའི་སྨན་གཞུང་ཧོང་ཏིའི་བཀའ་འབུམ་(《黄帝内经》)ཞེས་པའང་ཧོང་ཏི་དང་ཆེ་པོ། ལི་ཀོང་སོགས་ཀྱིས་སྨན་གྱི་རྣམ་གཞག་བཀའ་བགྲོས་པའི་ཚུལ་དུ་ཡི་གེར་ཕབ་པ་ཞིག་ཡིན། འདི་བ

རྣམས་ནི་རྒྱ་ནག་གི་ངག་རྒྱུན་ཁྲོད་སྨན་དཔྱད་ཀྱི་བྱེད་པོར་འཛིན་ལ། འདི་ལྟ་བུའི་ངག་རྒྱུན་ཁྲོད་ཀྱི་སྨན་དཔྱད་མི་སྣ་ནི་ད་དུང་ཡང་ཤིན་ཏུ་མང་པོ་བརྗོད་དུ་ཡོད།①

གཉིས། ཞྭ་ནས་ཁྲུན་ཆིའུ་བར་གྱི་གསོ་རིག (སྤྱི་ལོའི་སྔོན་གྱི་དུས་རབས་21ནས་སྔོན་གྱི་ལོ་476བར)

དེ་ནས་སྤྱི་ལོའི་སྔོན་གྱི་དུས་རབས་21པར་སླེབས་པ་ན་རྒྱ་ནག་གི་ཆེས་མཛུག་མཐའི་ཚོ་ཤོག་མནའ་འབྲེལ་གྱི་མགོ་བདག་ཡུས་(禹)བྱ་བ་ཤི་རྗེས། དེའི་བུ་ཆི་(启)བྱ་བས་པ་ཤུལ་བཟུང་ནས་ཞྭ་རྒྱལ་རབས་(夏朝)བཙུགས་པ་དང་སྐབས་འདི་ནས་གྲལ་རིམ་སྤྱི་ཚོགས་ཀྱི་མགོ་ཚུགས་ཞེས་བཤད། ཐན་གཡོག་ལམ་ལུགས་ཀྱི་རྒྱལ་སྲིད་འདི་ཕལ་ཆེར་སྤྱི་ལོའི་སྔོན་གྱི་དུས་རབས་16པར་ཧྲང་ཐང་(商汤)གིས་བནྣགས་པའི་མུར་ཧྲང་རྒྱལ་རབས་(商朝)བཙུགས་ལ་འདི་ནི་ཐན་གཡོག་ལམ་ལུགས་སྔར་བས་འཕེལ་རྒྱས་སུ་ཕྱིན་པའི་དུས་སྐབས་ཡིན། དེ་རྗེས་ཕལ་ཆེར་སྤྱི་ལོའི་སྔོན་གྱི་དུས་རབས་11པར་གྲལ་རིམ་འགལ་འཁྲུག་ཇེ་དྲག་ཏུ་གྱུར་པར་བརྟེན་ཀྲུག་ལྱུའུ་ཝང་(周武王)གིས་མཐའ་བཞིའི་རྒྱལ་ཕྲན་དང་དཔུང་བསྡེབས་ནས་ཧྲང་གི་རྒྱལ་ས་ཕབ་སྟེ་ཀྲུག་རྒྱལ་རབས་(周王朝)བཙུགས། འདི་ཡི་དུས་སྟོད་ལ་ཞི་ཀྲུག་(西周)ཅེས་འབོད་པ་དང་དུས་སྨད་དམ་སྤྱི་ལོའི་སྔོན་གྱི་ལོ་771ལ་རྒྱལ་ས་སྔར་གྱི་ཀའོ་(镐)བྱ་བ་སྟེ་དེང་གི་ཧྲན་ཞི་ཞིང་ཆེན་ཁྲང་ཨན་ཁུལ་(陕西长安)ནས་ཤར་ཕྱོགས་ཀྱི་ལའོ་ཡི་(雒邑)སྟེ་ད་ལྟའི་ཧོ་ནན་ལའོ་ཡང་(河南洛阳)དུ་གནས་སྤར་ནས་ཏུང་ཀྲུག་(东周)ཅེས་པ་བྱུང་ལ། ཕྱིས་སུ་དུས་སྐབས་ཕྱི་མ་འདི་ལ་ཁྲུན་ཆིའུ་(春秋)ཅེས་ཀྱང་འབོད། སྐབས་འདིར་ཐན་གཡོག་སྤྱི་ཚོགས་རྒུད་པའི་ཕྱོགས་སུ་ལྷུང་བ་དང་ཐོན་སྐྱེད་ནུས་ཤུགས་འཕེལ་རྒྱས་བྱུང་བར་བརྟེན་བགས་བགོད་བརྒྱུད་འཛིན་གྱི་ཐོན་སྐྱེན་འབྲེལ་བ་ཁད་ཀྱིས་ཚུགས་པར་གྱུར་ཅེས་སྨྲ།

དེ་ལྟ་བུའི་ཐན་གཡོག་སྤྱི་ཚོགས་ཀྱི་དུས་རིམ་གསུམ་གའི་ནང་ཞིང་ལས་ཡོ་བྱད་རིམ་པར་

① གོང་མ་དེ་དག་ལ་བརྟེན་ནས་རྩ་དཔྱད་དང་ཁམས་ལྔ་སོགས་ཀྱི་རྣམ་གཞག་ཐེ་མཁན་ཅུག་ཏི་ཅེས་(僦贷季) རྗོང་ཏིའི་བློན་ཆེན་དང་བླ་སྨན་བྱུང་འཇུག་ཆེ་པོ་(歧伯) རྗོང་ཏིའི་བློན་པོ་དང་གཙུག་བུའི་ལག་ལེན་ལ་བྱང་ཁོམས་ཐོན་པ་ལེ་ཀོང་(雷公) རྗོང་ཏིའི་བློན་པོ་དང་སྨན་རྫས་ལ་མཁས་པ་ཐོང་ཅོན་(桐君) དེ་བཞིན་ཡང་རྗོང་ཏིའི་བློན་དུ་གྱུར་ཅིང་རྩ་དཔྱད་དང་ཁམས་ལྔའི་རྣམ་གཞག་གསར་དུ་ཐེ་མཁན་ཀོས་ཡུ་ཆུ་(鬼臾区) སྨན་ཁྲ་དང་གཙག་དཔྱད་སོགས་ལ་བྱང་བ་ཡུ་ཧྥུ་(俞跗) གཙག་དཔྱད་མཁན་ཧྲོ་ཡུ་(少俞) རྩའི་རྒྱུན་འབྲེལ་ལ་མཁས་པ་པོ་ཀོ་(伯高) ད་དུང་ཚ་གའི་ལམ་ནས་ནད་གསོ་ནུས་པའི་མཐའ་འབྲེལ་མི་རིགས་སུ་གཏོགས་པ་མོ་ཧྥུ་(苗父)དང་བུ་ཞན་(巫咸) སོགས་མང་ངོ་།།

རྫོ་ཆས་ནས་ལི་ཆས་སྤྱོད་པའི་ཕྱོགས་སུ་ཐོད་བརྒལ་བྱུང་ཞིང་། ཤྲུག་གམ་ཁྲིན་ཆའོ་དུས་སྐབས་ནས་ལྕགས་འདུལ་ལག་རྩལ་བྱུང་སྟེ་ལྕགས་ཆས་སྤྱོད་ཐུབ་པར་གྱུར་ནས་ཞིང་ལས་འཕེལ་རྒྱས་ལ་ཡོ་བྱད་ཀྱི་རམ་འདེགས་ཆེ་ཏུ་བྱུང་། དེ་མ་ཟད་ལག་ཤེས་བཟོ་ལས་གཞི་རྒྱ་ཆེ་བར་གྱུར་ཏེ་ཞིང་ལས་ཐོན་སྐྱེད་ལས་ལོགས་སུ་གྱེས་ནས་ལི་ཆས་བཞུ་འདུལ་གྱིས་མཚོན་པའི་ཚོང་ལས་དར་རྒྱས་སུ་ཕྱིན། ཁྱད་པར་དུ་ལོ་3000ལྷག་གི་ཡར་སྔོན་དུ་བྱུང་བའི་རུས་སྐོགས་ཡི་གེ་(甲骨文)ནི་ཧྲང་རྒྱལ་རབས་ཀྱི་རིག་གནས་གྲུབ་འབྲས་ཆེན་པོར་གྱུར་པ་མ་ཟད་ཐོག་མའི་ཡི་གེ་ཡིས་འཚོ་བའི་ཉམས་མྱོང་གི་ཤེས་བྱ་ཟིན་ཐོར་བཀོད་ནས་ཉར་ཚགས་བྱ་བ་དང་། ཚན་རིག་རིག་གནས་འཕེལ་རྒྱས་ལ་སྐུལ་འདེད་ཆེན་པོ་ཐེབས། དེ་བཞིན་ཞིང་ལས་ནི་ནམ་ཟླ་དུས་ཚིགས་ལ་འབྲེལ་བ་ཟབ་མོ་ཡོད་པར་བརྟེན་སྐབས་འདིར་གཟའ་སྐར་གྱི་འཁོར་བགྲོད་དང་དུས་ཚིགས་ཀྱི་འགྱུར་བ་ལ་ངོས་འཛིན་སྔར་བས་གསལ་པོ་བྱུང་།

འཚོ་བའི་འདུ་འགོད་ཡོད་ཚད་གནམ་བསྐོས་ལྷ་ཡིས་དབང་བྱེད་པའི་ལྷ་འདྲེའི་འདུ་ཤེས་ཤུགས་དྲག་པོ་ནས་མིའི་རང་བཞིན་དུ་གྲུབ་པའི་ནུས་སྟོབས་ཁས་འཆེ་བར་གྱུར་པ་དང་། ད་དུང་འགའ་ཞིག་ལྷ་འདྲེའི་ནུས་མཐུ་ཁས་མི་ལེན་པར་རང་བྱུང་ཁམས་ཀྱི་ངོ་བོའི་གཤིས་ལུགས་རྟོགས་ཐབས་ལ་འབད་པ་དང་། སྤྱི་ཚོགས་འཕོ་འགྱུར་དང་འཚམ་པའི་བསམ་བློ་དང་གཞུང་ལུགས་འཚོལ་ཞིབ་བགྱིས་ཏེ། དངོས་གཙོའི་རང་བྱུང་ལྟ་བ་ཕལ་བར་གཏོགས་པའི་གདུགས་སྲིབས་དང་ཁམས་ལྔའི་ཐོག་མའི་ལྟ་བའང་ཧྲང་དང་ཤྲུག་གི་སྐབས་འདི་ནས་བྱུང་བར་བཞེད།

ཁྱད་པར་དུ་སྤྱི་ལོ་1899ལོ་ནས་དུས་རབས་འདིའི་མགོའི་བར་དུ་ཧོ་ནན་ཨན་ཡང་ཞོ་ཧྲུན་ཐི་བའི་ཡིན་ཞུ་(殷墟)གནའ་ཤུལ་ནས་ས་ཁར་དོན་པའི་རུས་སྐོགས་ཡི་གེ་གྲངས་ལས་འདས་པའི་སྙིང་ལུས་ཀྱི་གྲུབ་ཆ་དང་། དབང་པོ། ཁོང་ནད། རྨ། མོ་ནད། བྱིས་པའི་ནད་སོགས་ཀྱི་ཐ་སྙད་མང་དུ་བྱུང་བ་མ་ཟད། གསོ་ཐབས་ཀྱི་ཐད་དུ་གཅག་དཔྱད་དང་ཕུར་མཉེ། མེ་བཙས་གསང་བསྲེག་པ། སོ་འབལ་བ། སྨན་རྫས་ཀྱིས་བཅོས་པ་སོགས་དུ་མ་བྱུང་ཡོད། དེ་བཞིན་སྐབས་འདིར་དམིགས་བསལ་བའི་སྨན་གྱི་ཡིག་ཆ་བྱུང་མེད་མོད། གནའ་རབས་ཡིག་ཆ་སྤྱོར་ཐང་(«周易»)དང་གནའ་དཔེ་(«尚书»)། སྙན་ངག་གི་མདོ་(«诗经»)། བསྟན་པའི་མདོ་

(«周礼») རི་ཆུའི་སྙིང་(«山海经»)སོགས་ལས་སྐབས་འདིའི་སྨན་དཔྱད་དང་འཕྲོད་བསྟེན་གྱི་སྣང་བརྙན་དུ་མ་ཞིག་མཐོང་ནུས་པར་བཤད་དེ། ཡིག་ཆ་འདི་དག་ལས་ནད་མང་པོ་ཞིག་དང་དེ་དག་བརྟག་བཅོས་བྱ་བའི་ཐབས་ཚུལ་དུ་མ་ཐོན་ཡོད་ལ། དེ་བས་ཀྱང་སྨན་རྫས་ཀྱི་རིགས་དང་རྣམ་གྲངས་མང་དུ་ཐོན་ཡོད། སྐབས་འདིར་ད་དུང་ཆང་བསྐོལ་ནས་སྨན་དུ་སྤྱོད་ཡོད་དེ། ཆང་གིས་སྨན་རྫས་འདུལ་སྦྱོང་དང་ཡང་ན་དེ་ལས་བཟོས་པའི་སྨན་ཆང་སྣ་མང་ཡོད་ལ། "ཆང་ནི་སྨན་བརྒྱའི་གཙོ་བོ་ཡིན"པའི་བཤད་སྲོལ་བྱུང་ཞིང་། རྒྱའི་ཡིག་རྙིང་ལས་སྨན་གྱི་དོན་སྟོན་པའི་ཡི་གེ་ཡུས་(醫)ཞེས་པའི་འོག་ཏུ་ཆང་གི་དོན་ལ་འཇུག་པའི་ཡི་གེ་ཡུའུ་(酉)ཡོད་པ་ལས་དོན་ལ་ཆང་གིས་སྨན་བཅོས་བྱེད་སྔོའི་ཁྲིད་གོ་གནས་ག་འདྲ་ཞིག་བཟུང་ཡོད་པ་རྟོགས་ནུས། དེ་བཞིན་ད་དུང་སྨན་ཁུའམ་ཐང་བཟོ་བའི་སྲོལ་ཡང་སྔ་དུས་འདི་ནས་བྱུང་ཡོད།

སྐབས་འདིར་ནད་ཀྱི་རྒྱུ་རྐྱེན་ལ་སྔར་གྱི་ལྷ་འདྲེའི་ནུས་མཐུས་བྱས་པར་ལྟ་བ་ལས་འགྱུར་ཏེ། རིམ་པར་ནམ་ཟླའི་འགྱུར་བ་དང་སེམས་ཀྱི་དགའ་སྐྱོ། ཁ་ཟས་དང་བྱ་སྤྱོད། འཚོ་གནས་སོགས་ལ་འབྲེལ་བ་ཡོད་པར་ཤེས་ཤིང་། དེ་ཙམ་མ་ཟད་ནད་མེད་ཚེ་རིང་དུ་གནས་པ་དང་། ལུས་ནི་རླུང་གི་དྭངས་མ་(精气)དང་ཚོར་ཤེས་(神)། རླུང་ཁྲག་(气血)སོགས་ལ་བརྟེན་ནས་རྒྱུན་བསྲིང་བཞིན་པ་སོགས་ཀྱི་ངོས་འཛིན་གྱི་མྱུ་གུ་འབུས་ཡོད་ཅེས་བཤད། དེ་བཞིན་འདི་དུས་ད་དུང་ཁ་ལག་མགོ་རྐང་སོགས་ལུས་པོ་ཁྲུས་བྱ་བ་དང་ཁ་ཟས་ལའང་ནམ་ཟླ་དང་བསྟུན་ནས་རོའི་ཁྱད་པར་ཕྱེ་བ་སོགས་མི་སྣེར་གྱི་གཙང་སྦྲ་དང་ཟས་སྐོམ་གྱི་རོ་བྲོ་འབྱེད་པ། མི་ཕྱུགས་གཉིས་ཁ་ཕྲལ་དུ་གནས་པ་དང་སྲིན་སོགས་མི་གཙང་བ་སེལ་བའི་ཐབས་ལ་གཞོལ་བར་བྱ་བ། དེ་བས་ཀྱང་གླིང་རིན་ཡོད་པ་ཞིག་ནི་བསྟུན་པའི་མདོ་ཞེས་པ་ཏུ་སྨན་ལ་ཟས་ཀྱི་སྨན་དང་ཤིང་ནད་ཀྱི་སྨན། རྫ་ཡི་སྨན། ཕྱུགས་ཀྱི་སྨན་བཅས་སྣེ་ཚན་བཞིར་ཕྱེས་ཡོད་པ་མ་ཟད། ཅུང་ཟད་འཕྲུས་སྒོ་ཚང་བའི་སྨན་དོན་ལམ་ལུགས་བཙུགས་པ་དང་། བརྟག་བཅོས་འབྲས་བུ་ལ་ཞིབ་བཤེར་བྱས་པའི་སྒོ་ནས་སྨན་པར་ཐོབ་ཐང་བཀར་བའི་སྲོལ་ཕྱེས་ཡོད་པ་བཅས་ཀྱིས་སྐབས་འདིར་ཕྱུར་མཁན་གྱི་བཅིངས་པ་ལས་གྲོལ་ཏེ་སྨན་དཔྱད་རྐྱང་བའི་ལམ་ནས་ཉམས་མྱོང་བསྡུ་གསོག་དང་དག་སྒྲིག །སྤྱི་སྡོམ་བཅས་བྱ་བའི་ཕྱོགས་སུ་འཕེལ་རྒྱས་ཆེན་པོ་བྱུང་བར་བཤད། ཡིན་

ནའང་། སྐབས་འདིར་ད་དུང་སྨུར་མཁན་གྱིས་སྨན་དོན་བྱེད་པའི་སྣང་ཚུལ་ཡང་མ་ཉམས་པར་གནས་ཡོད།

གསུམ། ཀྲན་གོ་ནས་ཧན་ཤར་མའི་བར་གྱི་གསོ་རིག (སྤྱི་ལོའི་སྔོན་གྱི་ལོ་475ནས་སྤྱི་ལོ་265བར)

ཁྲུན་ཆིའུ་དུས་མཇུག་ནི་སྤྱི་ཚོགས་ལ་གཡོ་འགྲུལ་ཆེན་པོ་ཐེབས་པའི་དུས་སྐབས་ཤིག་ཡིན་ལ། ཏུང་ཀྲུག་གི་དབང་བསྒྱུར་བ་ཀྲུག་ཐེན་ཙི(周天子)མིང་གི་ལྷག་མར་གྱུར་ནས་རྒྱལ་ཁག་གཞན་རྣམས་སིལ་མར་གནས་ལ། ཆིས(齐国)དང་ཁྲུའུ། (楚国) ཡན། (燕国) ཧན། (韩国) ཀྲོ། (赵国) ཝེ། (魏国) ཆིན(秦国)བཅས་རྒྱལ་ཕྲན་བདུན་དུ་གྱུབ། དེ་ལྟར་སྤྱི་ལོའི་སྔོན་གྱི་ལོ475ནས་སྔོན་གྱི་ལོ221བར་དུ་ཀྲན་གོའི(战国)དུས་སྐབས་ཞེས་འབོད། འདིའི་དུས་མགོར་ཆིན་རྒྱལ་ཕྲན་གྱིས་ཧྲང་ཡང་ཁྲིམས་འགྱུར(商鞅变法)ལག་ཏུ་བསྟར་ནས་ཞིང་ལས་དང་འཁེལ་འཐབ། །དམག་འཐབ་སོགས་ལ་གཟེངས་བསྟོད་ཀྱིས་དར་རྒྱས་བྱུང་བར་བརྟེན། སྤྱི་ལོའི་སྔོན་གྱི་ལོ་221ལོར་སླེབས་པ་ན་ཆིན་རྒྱལ་ཡིན་ཀྲུན(嬴政)གྱིས་དངོས་སུ་རྒྱལ་ཕྲན་རྣམས་གཅིག་གྱུར་མཛད་ནས་རྒྱའི་ལོ་རྒྱུས་སྟེང་ཐོག་དང་པོའི་གཅིག་བསྡུས་ཅན་གྱི་བཀས་བཀོད་བརྒྱུད་འཛིན་དབང་སྒྱུར་རྒྱལ་ཁབ་སྟེ་ཆིན་རྒྱལ་རབས(秦朝)བཙུགས། ཡིན་ནའང་མངའ་འབངས་ལ་བཙུ་གནོག་ཆེར་ཐེབས་པའི་དབང་གིས་རིང་པོ་མ་སོང་བའི་ཆིན་རབས་གཉིས་པའི་སྐབས་ཏེ་སྤྱི་ལོའི་སྔོན་གྱི་ལོ་209ལོར་རྒྱའི་ལོ་རྒྱུས་སྟེང་ཐེངས་དང་པོའི་ཞིང་པའི་ཁིང་ལོག་ཆེན་པོ་བྱུང་སྟེ་ཆིན་རྒྱལ་རབས་ཀྱི་སྲིད་དབང་མཇུག་བསྡུས།

སྤྱི་ལོའི་སྔོན་གྱི་ལོ་202ལོར་ལྱུའོ་པང(刘邦)གིས་ལོ་ལྔའི་ཁྲུའུ་ཧན་འཐབ་འཁྲུག(楚汉战争)བརྒྱུད་རྗེས་ཞང་ཡུས(项羽)བཏུལ་ནས་ཁྲང་ཨན་དུ་རྒྱལ་སར་འཁོད་དེ་ཞིས་ཧན(西汉)བཙུགས། ཞིས་ཧན་དུས་མཇུག་ཏུ་ཕོ་བྲང་ནང་ཚུལ་སུངས་སུ་གྱུར་ནས་འཛིག་ཉེན་ལ་ཐུག་ཅིང་། ཡང་སྤྱི་ལོ་9ལོར་ཝང་མང(王莽)གིས་རྒྱལ་སྲིད་འཕྲོག་ནས་ཧན་གསར་པ་བཙུགས་ཏེ་སྲིད་ལ་བསྒྱུར་བཅོས་བྱས་ནས་འབངས་ལ་སྡུར་བས་གོད་ཆག་ཐེབས་ཏེ་ཞིང་པའི་ཁིང་ལོག་ཆེན་པོ་བྱུང་། སྤྱི་ལོ་23ལོར་ཝང་མང་པམ་ཞིང་སྤྱི་ལོ་25ལོར་ལྱུའོ་ཞུག(刘秀)དངོས་སུ་རྒྱལ་

སྲིད་དུ་འཕོད་ནས་ཧུང་ཧན(东汉)ཚུགས། ཧུང་ཧན་དུས་མཇུག་ཏུ་ཞིང་བདག་རྣམས་ཀྱི་ཤེད་ཤུགས་ཆེ་རུ་རྒྱས་ཤིང་མངའ་འབངས་དབུལ་མཐར་ལྷུང་སྟེ་ཞིང་པའི་ཁྲང་ལོག་ཆེན་པོ་བྱུང་ནས་ཧུང་ཧན་མིང་གི་ལྷག་མར་གྱུར། དམག་ཕྱོགས་སོ་སོ་སིལ་མར་བཅད་བཟུང་གི་འཁྲུག་འཛིང་དང་གནས་ཤིང་། ཕྱིས་སུ་རིམ་པར་ཝེ(魏)དང་ཧྲུའུ(蜀) ཝུའུ(吴)གསུམ་དབང་བཙན་པའི་རྣམ་པ་སྟེ་རྒྱལ་ཁབ་གསུམ(三国)གྱི་དུས་སྐབས་ཞེས་པ་བྱུང་ནས། སྤྱི་ལོ་265ལོར་ཞིས་ཛིན(西晋)རྒྱལ་རབས་བཙུགས་ཏེ་སྤྱི་ལོ་280ལ་སླར་ཡང་གཅིག་གྱུར་གྱི་སྲིད་དབང་བཙུགས་པའི་བར་དུ་བསྒྲིངས།

ཀྲན་གོའི་དུས་སྐབས་སུ་བཀས་བཀོད་བརྒྱུད་འཛིན་སྤྱི་ཚོགས་སུ་ཕྱིན་ནས་ཐོན་སྐྱེད་འཕྲེལ་བ་ལ་འཕོ་འགྱུར་ཆེན་པོ་བྱུང་ཞིང་ཐོན་སྐྱེད་ནུས་ཤུགས་ཀྱང་སྔར་བས་ཡར་རྒྱས་སུ་ཕྱིན་ལ། ཡི་གེ་གཅིག་གྱུར་མཛད་པ་སོགས་ཀྱིས་ཆབ་སྲིད་དཔལ་འབྱོར་དང་ཚན་རིག་རིག་གནས་བཅས་ཡར་སྐྱེལ་ལ་ནུས་པ་ཆེན་པོ་ཐོན། ཞིས་ཧན་དུས་སྐབས་སུ"ཝེན་ཅིན་བདེ་འཇམ"(文景之治)ཅེས་པའི་ཞི་འཇགས་འབྱོར་ཕྱུག་གི་དུས་སྐབས་བྱུང་ལ། ཧན་ཝུའུ་ཏི(汉武帝)ཡིས་མཐའ་མཚམས་ས་ཁུལ་ཏེ་ནུབ་ལྗོངས་ལ་འབྲེལ་བ་ཟབ་མོ་བཙུགས་ནས"དར་གོས་འགྲུལ་ལམ"(丝绸之路)བརྟོད་ཅིང་། ནང་ལོགས་ནས་མཐའ་མཚམས། ཧན་རྒྱལ་རབས་དང་ཡ་གླིང་དབུས་ནུབ་བཅས་ཀྱི་བར་ལ་དཔལ་འབྱོར་རིག་གནས་ཀྱི་འབྲེལ་འདྲིས་བྱུང་། དེ་རྣམས་ཀྱི་རྨང་གཞིའི་སྟེང་ཧུང་ཧན་དུས་སྐབས་སུ་ལྕགས་འདུལ་དང་ལི་རྟུང་། འཕེལ་འཐག་སོགས་ལག་ཤེས་བཟོ་ལས་ལ་སྔར་བས་འཕེལ་རྒྱས་བྱུང་བ་མ་ཟད་ཤོག་བུའི་བཟོ་རྩལ་གོང་འཕེལ་དང་ཁྱབ་བརྡལ་དུ་ཕྱིན།

དུས་སྐབས་འདིའི་སྐྱེ་ཕྱིར་གནམ་རིག་དང་ས་དཔྱད། གྲངས་རིག །ཞིང་རིག །གསོ་རིག །ད་དུང་རྩོམ་རིག་དང་ལོ་རྒྱུས་རིག་པ་སོགས་ཕྱོགས་གང་ཐད་ནས་གྲུབ་འབྲས་ངེས་ཅན་བླངས་ཡོད་དེ། རྩིས་རིག་གི་ཕྱོགས་ལ་ཞིས་ཧན་དུས་རབས་ཀྱི་གནམ་ཁེབས་རྩིས་རིག(《周髀算经》)དང་ཧུང་ཧན་དུས་ཀྱི་བརྩི་ཐབས་དགུ་ཚན་མ། (《九章算术》) གནམ་རིག་གི་ཐད་དུ་སྤྱི་ལོའི་སྔོན་གྱི་དུས་རབས4བར་མཛད་པའི་གཟའ་སྐར་གྱི་བཤད་པ(《星经》)དང་གནམ་རིག(《天文》)གཉིས་ཏེ་ཕྱིས་སུ་ལྷན་དུ་བསྒྲིགས་ནས་ཀན་ཧྲིའི་གཟའ་སྐར་གྱི་བཤད་པ(《甘石

星经»)ཞེས་འབོད་པ། ད་དུང་ཁྲང་ཧྲའི་མ་བང་ཏུས་ཏན་དུར་ཨང་གསུམ་པ་(马王堆三号汉墓)ནས་ས་ཁར་དོན་པའི་ཤིང་ལྷགས་ཆུ་མེ་ས་བཅས་གཟའ་ལྔའི་སྐར་དཔྱད། (《五星占》)ཞིང་ལས་རིག་གནས་ཐད་དུ་ཞིས་ཏན་དུས་ཀྱི་ཟེ་ཧྲིན་ཏྲིའི་ཞིང་ཡིག་(《汜胜之农书》) རྩོམ་རིག་དང་ལོ་རྒྱུས་ཀྱི་ཕྱོགས་ནས་ཀྲན་གོའི་དུས་ཀྱི་ཆོས་ཡོན་(屈原)གྱིས་མཛད་པའི་གྲེས་གདུང་(《离骚》)དང་ཞིས་ཏན་དུས་ཀྱི་ཟེ་མ་ཆན་(司马迁)གྱི་རྒྱལ་རབས་(《史记》)དང་པན་ཀུའུ་(班固)ཡི་ཏན་གྱི་རབས་(《汉书》)བྱ་བ་སོགས་ཤུགས་རྐྱེན་ཆེ་བའི་དཔེ་མང་དུ་བྱུང་།

མཚན་ཉིད་རིག་པའི་ཐད་དུ་ཀྲན་གོའི་དུས་སྐབས་སུ་མཁས་བརྒྱ་འགྲན་གླེང་(百家争鸣)གི་རྣམ་པ་བྱུང་ནས་ཤེའུ་(儒家)དང་དོའུ།(道家) མོའུ།(墨家) ཧྥའུ།(法家) མིང་དོན་འབྱེད་པ།(名辩家) གདགས་སྦྱིབས།(阴阳家) ཛོར་བུ(杂家)སོགས་རིག་གཞུང་གྲུབ་མཐའ་མི་འདྲ་བ་དུ་མས་ཕན་ཚུན་རྩོད་གླེང་མཛད་ཅིང་། ཕོང་རྣམས་རང་བྱུང་ལྷ་བའི་ཐད་ནས་གནམ་ནི་མངོན་ཤེས་དང་བྱིན་མཐུ་ཅན་གྱི་ལྷ་ཡིན་མིན། ནད་དང་དབུལ་ཕོངས་ཀུན་དེར་འབྲེལ་བ་ཡོད་མེད་སོགས་ཡིན་ལ། རིམ་པར་གནམ་བསྒོས་སམ་རང་བྱུང་སྣང་ཚུལ་ལ་ཚོད་འཛིན་དང་བེད་སྤྱོད་(制天命而用之)བྱ་དགོས་པའི་རང་བྱུང་དབང་བསྒྱུར་(戡天)གྱི་བསམ་བློ་བྱུང་བར་བཞེད།

ཧན་ཕྱིའི་སྲིད་འགྱུར་ལ་བརྟེན་ནས་དོའུ་ཡི་ཞི་གནས་དམིགས་མེད་(清静无为)དང་ཤེའུ་གཙོ་བོར་བྱས་ནས་ལུགས་གཞན་དོར་བྱར་འཛིན་པ།(罢黜百家，独尊儒术) ཡང་ཤེའུ་ལ་ཆོས་ལུགས་རྫོངས་དད་ཀྱི་འགྲེལ་བཤད་བྱེད་པ།(谶纬神学) ད་དུང་བརྟེན་ལུགས་གསུམ་དང་སྤྱོད་ལུགས་ལྔ་(三纲五常)དད་སོས་ཅན་དུ་གཏོང་བ་སོགས་སེམས་གཙོ་སྨྲ་བའི་འདོད་ཚུལ་ཤུགས་ཇེ་དྲག་ཏུ་ཕྱིན་ལ། ཕྱིས་སུ་ཝང་ཁྲུང་(王充)གིས་བདེན་པའི་རྣམ་བཤད་(《论衡》)ཅེས་པ་མཛད་དེ་གནམ་བསྒོས་དང་ལྷ་འདྲེ་སོགས་ལ་སུན་ཕྱུང་ནས་དངོས་གཟུགས་ཐམས་ཅད་རླུང་གིས་བསྐྱེད་པ་དང་མི་ཡང་དེ་ལས་མ་འགོངས་པའི་འདོད་ཚུལ་བཏོན།

དུས་སྐབས་འདི་རིག་གཞུང་ལྷ་བའི་གྲུབ་མཐའ་མི་འདྲ་བ་དག་གིས་གསོ་རིག་བསམ་བློ་དང་གཞུང་ལུགས་ལ་ཤུགས་རྐྱེན་ཐོག་ཡོད་དེ། དེ་རྣམས་ལས་ཀྱང་ཤུགས་རྐྱེན་ཆེས་ཆེ་བ་ནི་ཤེའུ་དང་དོའུ། གདགས་སྦྱིབས་སྨྲ་བ་བཅས་ཡིན་ལ། ཤེའུ་ཡི་གནམ་བསྒོས་འདོད་ཚུལ་ནི་

སེམས་གཙོ་དང་དགེ་མཚན་མེད་པར་འཛིན་སོད། དེ་ཡི་བྱམས་སྙིང་དྲང་བདེན་ནམ་ཚུལ་འཇམ་མཉེས་གཤིན་(仁义道德)གྱི་ལྟ་བ་དགེ་མཚན་ཅན་གྱིས་གནའ་རབས་སྨན་པའི་ཀུན་སྤྱོད་ལ་ཤན་ཆེན་པོ་ཐེབས་ལ། དོའུ་ཡི་ཚེ་སྲོག་དང་རླུང་དྭངས་མ། ཚོར་ཤེས། སྲོག་འཚོའི་གཞུང་ལུགས་དག་སྨན་གྱི་ཁྱབ་ཁོངས་སུ་ཇི་བཞིན་གནས་སྐར་ཏེ། རྒྱ་ནག་གསོ་རིག་གི་གཞི་རྩའི་གཞུང་ལུགས་ཀྱི་གྲུབ་ཆ་གལ་ཆེན་དུ་གྱུར། དེ་བས་ཀྱང་གདགས་སྲིབས་དང་ཁམས་ལྔའི་འདོད་ཚུལ་ནི་ཀྲན་གོའི་དུས་ཀྱི་ཙུག་ཡན་(邹衍)གྱིས་གཅིག་ཏུ་སྒྲིར་ནས་རང་བྱུང་དང་སྤྱི་ཚོགས་ཀྱི་སྣང་ཚུལ་ཀུན་ལ་འགྲེལ་བཤད་བྱེད་པ་ལ། སྐབས་དེར་དངོས་སུ་འགྲུབ་བཞིན་པའི་རྒྱ་ནག་གསོ་རིག་གཞུང་ལུགས་མ་ལག་ལ་ཤན་ཤུགས་གཏིང་ཟབ་པར་ཐེབས་ནས་དེ་ཡི་མཇུབ་སྟོན་བསམ་བློ་དང་གཞུང་ལུགས་རྨང་གཞི་རུ་གྱུར།

དུས་སྐབས་འདིའི་གསོ་དཔྱད་ཡིག་ཆ་ཕལ་ཆེར་ཞིག་ནི་སྨྱུག་མའི་སམ་ཏ་དང་དར་གོས་ཀྱི་སྟེང་དུ་ཕབ་ནས་ཉར་ཚགས་བྱས་ཡོད་ལ། དེ་ལས་ཁྲང་ཧྲའི་མ་བང་ཧྥུས་ཧན་དུར་ཨང་གསུམ་པ་ནས་ས་ཁར་དོན་པའི་སྨན་དཔྱད་སྨྱུག་མའི་སམ་ཏ་དང་དར་དཔེ་ནི་ཕལ་ཆེར་ཆེན་ཡར་སྔོན་གྱི་སྨན་དཔེ་ཡིན་ལ། དེར་ནད་ཐོག་ཉམས་མྱོང་དང་རྒྱུན་རྩའི་(经脉)རྒྱུ་ལམ་དང་གསང་མིག་གི་ཕན་ནུས། ལུས་སྦྱོང་གི་སྒོ་ནས་ནད་གསོ་བ། རྩ་དཔྱད་ཀྱིས་ནད་བརྟག་ཚུལ། བདེ་སྲུང་སྨན་སྦྱོར་དང་རླུང་སྦྱོར་བདེ་སྲུང་། ད་དུང་རོ་ཙའི་བདེ་སྲུང་སོགས་ཀྱི་སྐོར་མང་། དེ་བཞིན་ཆེན་དུས་སྐབས་ཀྱི་སྨྱུག་མའི་སམ་ཏ་ས་ཁར་དོན་པའི་ཁྲོད་ཁྲིམས་ལུགས་གསོ་རིག་གི་ནང་དོན་ཕུན་སུམ་ཚོགས་ཤིང་། ཧན་དུས་སྐབས་ཀྱི་སྨྱུག་མའི་སམ་ཏ་ས་ཁར་དོན་པའི་སྟེང་དུའང་ནད་ཐོག་ཉམས་ཡིག་དང་སྨན་རྫས་རིག་པ། གཅག་ཁབ་རིག་པ། ད་དུང་སྦྱོར་སྡེ་མང་དུ་བསྟན་པ་སོགས་སྨན་དཔྱད་ནང་དོན་ཤིན་ཏུ་མང་པོ་བཀོད་ཡོད།

དེ་བས་ཀྱང་ཀྲན་གོ་ནས་ཆེན་ཧན་གྱི་བར་འདིར་རྒྱ་ནག་གསོ་རིག་གི་གཞི་རྩའི་གཞུང་ལུགས་གྲུབ་ཐུབ་པར་བྱས་ལ། ལག་ལེན་ཉམས་མྱོང་མང་དུ་བསགས་ཤིང་ཕུན་སུམ་ཇེ་ཚོགས་སུ་གྱུར་རྗེས་སྨན་དཔྱད་ཀྱི་གཞུང་ཕྱི་མོ་འགའ་ཞིག་རིམ་པར་བརྩམས་ནས་གྲུབ་ཡོད། དེ་ལས་རྒྱ་ནག་གསོ་རིག་གི་གཞུང་གྲགས་ཅན་ཧོང་ཏིའི་བཀའ་འབུམ་(《黄帝内经》)ཞེས་པ་གྲུབ་པས་

ནི་རྒྱ་ནག་གསོ་རིག་གི་གཞི་རྩའི་གཞུང་ལུགས་ཚུགས་ཤིང་། སྨན་པ་མཁས་པ་ཀྲང་ཀྲུང་ཅིན་(张仲景)གྱི་བ་བརྩམས་པའི་ཚ་གྲང་ཐོར་ནད་རྣམ་བཤད་(《伤寒杂病论》)ཅེས་པ་མཛད་པས་ནི་རྒྱ་ནག་གསོ་རིག་གི་བརྟག་བཅོས་རིགས་ལམ་གྱི་རྩ་གནད་གཏན་ལ་ཕབ་ལ། སྔོ་འབྲུམ་སྨན་གཞུང་བྱུང་བས་ནི་སྨན་རྫས་རིག་པའི་གཞུང་ལུགས་ལ་སྤྱི་བསྡོམས་མཛད་པ་ཡིན་པས། འདི་རྣམས་ཀྱིས་རྒྱ་ནག་གསོ་རིག་གི་གཞུང་ལུགས་མ་ལག་རྩ་བའི་ཆ་ནས་འཛུགས་གྲུབ་པར་གྱུར་ཡོད་དེ། ལུས་ཕུང་སྤྱི་ཡོངས་ལྟ་སྟངས་(整体观念)དང་གདགས་སྲིབས་ཁམས་ལྔ་སྨྲ་བ།(阴阳五行学说) ནང་ཁྲོལ་ཕྱི་མངོན་དང་རྒྱུན་འབྲེལ་སྨྲ་བ།(藏象经络学说) ནད་ཀྱི་རྒྱུ་རྐྱེན་གྱུར་ཚུལ་སྨྲ་བ། བརྟག་ཐབས་དང་གསོ་ཚུལ་སྨྲ་བ། བདེ་སྲུང་བཅུད་ལེན་གྱི་བསམ་བློ། ཁམས་དུས་ཉེར་སྤྱོད་སྨྲ་བ།(运气学说) ཚ་གྲང་ནད་ལ་རྒྱུན་དྲུག་རྣམ་གཞག་(六经辨证)དང་དོན་སྟོད་ཀྱི་བཤད་པ། ད་དུང་སྨན་གྱི་རིགས་དབྱེ་དང་རོ་ནུས་སྦྱོར་ཐབས་ཀྱི་རིགས་ལམ་སོགས་གསོ་དཔྱད་བསམ་བློ་དང་གཞུང་ལུགས་གཙོ་བོ་དག་སྐབས་འདི་ནས་བྱུང་ཞེས་བཞེད།

བཞི། ཝེ་ཇིན་དང་ཁྲི་སྟོ་བྱང་སྐབས་ཀྱི་གསོ་རིག (སྤྱི་ལོ་220ནས་581བར)

སྤྱི་ལོ་220ལོར་ཚའོ་ཚའོ་(曹操)འདས་ནས་བུ་ཚའོ་ཕེས་(曹丕)ཝེ་ཡི་རྒྱལ་པོ་དང་ཧན་སྲིད་བློན་དུ་གྱུར། ཟླ་10བར་ཧན་ཞན་ཏི་(汉献帝)ཡི་ཚབ་ཏུ་གོང་མ་མཛད་ལ་རྒྱལ་ས་ལའོ་ཡང་(洛阳)དུ་བྱས། སྤྱི་ལོ་221ལོར་ལིུག་པེས་(刘备)ཀྱིས་ཡིས་ཀྲིག་(益州)སྡེ་དེང་གི་སི་ཁྲོན་ཁྲིན་ཏུའུ་རྒྱལ་ས་རུ་བྱས་པའི་ཧྲུའུ་ཧན་(蜀汉)གྱི་བའི་རྒྱལ་ཁབ་བཙུགས་ནས་གོང་མར་བཞུགས། སྤྱི་ལོ་229ལོར་སུན་ཆོན་(孙权)གོང་མར་བཞུགས་ནས་ཅན་ཡེ་(建业)སྡེ་དེང་གི་ཅང་སུའུ་ནན་ཅིན་རྒྱལ་སར་བྱས་ནས་ཝུའུ་རྒྱལ་ཁབ་(吴国)བཙུགས་ཏེ་རྒྱལ་ཁབ་གསུམ་ཁ་གཏད་ཀྱིས་ལངས་པའི་རྣམ་པ་བྱུང་། ཡང་སྤྱི་ལོ་263ལོར་སི་མ་ཀྲོ་(司马昭)ཡིས་ཧན་ཕབ། 265ལོར་སི་མ་ཀྲོ་འདས་རྗེས་བུ་སི་མ་ཡན་(司马炎)ཀྱིས་ཝེ་རྒྱལ་ཚའོ་ཧྭན་(曹奂)བཏུལ་ནས་རང་ཉིད་གོང་མར་བསྐོས་ཤིང་ཞིས་ཇིན་(西晋)གྱི་བའི་རྒྱལ་ཁབ་བཙུགས། སྤྱི་ལོ་280ལོར་ཇིན་གྱིས་ཝུའུ་བསྒྱུབས་ནས་ནང་ལོགས་ལ་དུས་ཡུན་ཐུང་ངུའི་གཅིག་གྱུར་བྱུང་། ཞིས་ཇིན་གཅིག་གྱུར་གྱི་སྐབས་སུ་ཞིང་འཛིན་ལམ་ལུགས་(占田制)ཏེ་སྲིད་གཞུང་གི་ཡོང་འབབ་ཁག་ཐེག་ཡོད་པའི་སྟེང་དཔོན་རིགས་ཀྱི་དམིགས་

བསལ་དབང་ཆ་སྒྲུང་སྐྱོབ་བྱེད་པའི་ཞིང་སའི་ལམ་ལུགས་ལག་ཏུ་བསྟར་ཅིང་། ཕོ་བྲང་དང་དཔོན་རིགས་ཀྱི་དབང་སྒྱུར་ཇེ་དམ་དུ་གཏོང་ཆེད་བགས་བཀོད་བརྒྱུད་འཛིན་ལམ་ལུགས་(分封制)བསྐྱར་གསོ་བྱས་ཏེ་གྲལ་རིམ་བར་གྱི་འགལ་བ་ཇེ་དྲག་ཏུ་གྱུར་ཁར། གྲུང་ཡོན་དུ་ཐོན་པའི་གྲངས་ཉུང་མི་རིགས་ཀྱང་ཞིས་ཛིན་ལ་ངོ་རྒོལ་བྱེད་པའི་ཕྱོགས་ཁག་ཏུ་ཞུགས་ནས་དཔུང་སྟོབས་ཆེ་བ་ཞིག་ཏུ་གྲུབ་ལ། མཐོ་རིམ་མི་སྣ་འགའ་ཤས་ཀྱིས་མི་རིགས་འགལ་བ་དེ་བེད་སྤྱད་དེ་ཁོང་ཚོའི་དམག་ཤུགས་ལ་དཔུང་བཙོལ་ནས་གཡུལ་བཀྲིས་ཤིང་སྲིད་དབང་བཙུགས། སྤྱི་ལོ་316ལོར་ཞུང་ནུའུ་(匈奴)ཡི་སྐུ་དྲག་ལུག་ཡོ་(刘耀)ཡིས་ཁྲང་ཨན་ལ་དམག་དྲངས་ཏེ་ཞིས་ཛིན་ཕབ་བོ། །འདི་ནས་བཟུང་སྟེ་བྱང་གི་མི་རིགས་ཀྱི་དབང་སྒྱུར་བས་ཕན་ཚུན་རྩོད་རེས་བྱས་ཏེ་སྟོབས་ཤུགས་རྒྱ་བསྐྱེད་ཅིང་སྔ་ཕྱིར་སྲིད་དབང་མང་པོ་ཞིག་བཙུགས་ལ་རྒྱལ་ཁག་16ཏུ་སིལ་མར་གནས་ཞེས་བཤད། སྤྱི་ལོ་439ལོར་པེ་ཝེ་ཡིས་བྱང་རྒྱུད་གཅིག་གྱུར་མཛད་པ་སྤྱི་ལོ་534ལོར་སླེབས་པ་ན་ཏུང་ཝེ་(东魏)དང་ཞིས་ཝེ་(西魏)གཉིས་སུ་ཆད་དེ་འདི་ལ་པེ་ཁྲོ་(北朝)ཞེས་བྱ། སྤྱི་ལོ་317ལོར་ཟི་མ་རེས་(司马睿)ཀྱིས་ཅན་ཁང་(健康)སྟེ་དེང་གི་ཅང་སུའུ་ནན་ཅིན་ནས་བསྐྱར་དུ་སྲིད་དབང་བཙུགས་པ་ལ་ཏུང་ཛིན་(东晋)ཞེས་བྱ་ཞིང་། སྤྱི་ལོ་420ལོའི་རྗེས་སུ་སུང་(宋)དང་ཆིས།(齐) ལྱང་།(梁) ཁྲིན་(陈)བཅས་རབས་བཞི་རིམ་པར་བཙུགས་ཤིང་སྤྱི་ལོ་589ལོར་ཁྲིན་འཛིག་པའི་བར་ལ་ནན་ཁྲོ་(南朝)ཞེས་འབོད།

དུས་སྐབས་འདིར་ཡུན་རིང་སིལ་བུར་གནས་ཤིང་འཐབ་འཁྲུག་བསྟུད་མར་བྱུང་རྐྱེན་དཔལ་འབྱོར་ལ་ཉམས་ཉེས་ཆེན་པོ་ཐེབས། ཡིན་ནའང་། ཚན་རིག་ལག་རྩལ་ནི་འཕེལ་རྒྱས་ཆེན་པོ་བྱུང་ཡོད་པར་སྨྲ་སྟེ། གྲངས་རིག་གི་ཕྱོགས་སུ་སྔར་བྱུང་གི་གཞུང་ལ་འགྲེལ་པ་མཛད་ནས་དོན་གསལ་དུ་བཏང་ཞིང་། ཁྱད་པར་དུ་དབྱིབས་རྩིས་ལ་འཕེལ་རྒྱས་ཆེན་པོ་བྱུང་། ས་དཔྱད་ཀྱི་ཕྱོགས་ནས་ཞིས་ཛིན་སྐབས་ཀྱི་པེ་ཞུག་(裴秀)གིས་ས་ཁྱུལ་ས་ཁྲ་(《禹贡地域图》)ཞེས་སྲིད་འཛིན་ས་ཁོངས་དང་རི་ཐང་ཆགས་ལུགས་གསལ་བའི་དཔེ་རིས་མཛད་ནས་ས་ཁྲ་འབྲི་བའི་རྩ་དོན་དྲུག་གཏན་ལ་ཕབ་པ་དང་། དེ་བཞིན་པེ་ཝེ་ཡི་ལིས་ཏོ་ཡོན་(郦道元)གྱིས་ཆུ་བསྟན་པའི་གཞུང་གི་འགྲེལ་པ་(《水经注》)ཞེས་གཙང་བོ་དག་འབབ་པའི་ཡུལ་དང་དེ་རྣམས་ཀྱི་ས་

བབས་ཁྱད་ཆོས་ཞིབ་པར་སྤྲོས་པ་ཞིག་མཛད།

གཞན་ཡང་དུས་ཡུན་རིང་པོའི་ཞིང་ལས་ཐོན་སྐྱེད་ཀྱི་ཐབས་ཇུས་ཉམས་མྱོང་གསོག་འཇོག་བྱས་པའི་སྟེང་། པེ་ཝེའི་དུས་སུ་ཀྲ་སི་ཞེ་(贾思勰)ཡིས་རང་ཉིད་ཀྱི་ཞིབ་འཇུག་དང་སྦྲགས་ནས་མི་སེར་ཐབས་ཇུས་(«齐民要术»)ཞེས་པ་མཛད་ཅིང་། དེར་ཞིང་རྫོ་སློག་ནས་ས་བོན་འདེམས་པ་དང་། འབྲུ་རྣམ་ལྔ། ཚལ། སྨྱུག་མ། སྡོང་པོ། ཤིང་ཏོག །ཀུབ་སོགས་འདེབས་འཛུགས། ལྷུམ་རའི་ལག་ཇུས། ད་དུང་སྒོ་ཕྱུགས། ཁྱིམ་བྱ། ཉ་སོགས་འཚོ་སྐྱོང་། ཆང་སྦྱར་ཟས་རིགས་སྣོལ་བཟོ་སོགས་མི་རྣམས་ཀྱིས་ཞིང་ལས་ཐོན་སྐྱེད་ལག་ཇུས་ཐད་བླངས་པའི་གྲུབ་འབྲས་གལ་ཆེན་ཞིག་ཡིན་ལ། རྒྱའི་ལོ་རྒྱུས་ཐོག་ཆེས་སྔ་ཞིང་ཆེས་འཕུས་ཚང་གི་ཞིང་དཔེ་ཡིན་ནོ། །ད་དུང་ཝེ་ཡི་མ་ཅོན་(马钧)བྱ་བས་འཁེལ་འཐག་འཕྲུལ་ཆས་ལེགས་བཅོས་མཛད་པ་དང་། དེ་བཞིན་ཆུ་འཁོར་རང་འཐག །སྒྲིགས་འཁོར་བཟོ་བ། ཤོག་བཟོ་སོགས་ལ་འཕེལ་རྒྱས་ཆེན་པོ་བྱུང་།

སྐབས་འདིར་དར་རྒྱས་ཆེས་ཆེ་བའི་ཆོས་ལུགས་ནི་སངས་རྒྱས་ཀྱི་ཆོས་ཡིན་ལ། དེའི་འཕྲོར་དོའུ་ཡིན། སངས་རྒྱས་ཀྱི་ཆོས་ནི་ཞིས་ཧན་དུས་མཇུག་ནས་རྒྱར་དར་ཞིང་། ཏུང་ཧན་སྐབས་ནས་འཕེལ་རྒྱས་སུ་ཕྱིན་ལ་རྒྱལ་ཁབ་གསུམ་དང་ཛིན་གཉིས་ཁྲི་ལྷོ་བྱང་གི་སྐབས་སུ་རྒྱ་ཆེར་དར། དོའུ་ཡང་སྐབས་འདིར་དར་རྒྱས་ཆེ་བ་མ་ཟད་ཤེའུ་དང་སངས་རྒྱས་པའི་ཆོས་ཀྱི་ལྟ་དགོངས་དུ་མ་རང་སྟེང་དུ་བླངས་ཡོད། ད་དུང་དཔག་དཀའི་རིག་པ་(玄学)ཞེས་པ་ནི་ཝེ་ཛིན་སྐབས་ཀྱི་མཚན་ཉིད་རིག་པའི་ལུགས་གལ་ཆེན་ཞིག་ཡིན་ལ་དོའུ་དང་ཤེའུ་ཡི་བསམ་བློ་དུ་མ་དང་མཉམ་འབྲེལ་སྨོས་བདག་མེད་(贵无)སོགས་ཀྱི་ལྟ་བ་བཏོན་ནས་སྐབས་དེའི་བཀས་བཀོད་བརྒྱུད་འཛིན་དབང་སྒྱུར་གྲལ་རིམ་ལ་ཞབས་ཞུ་བྱེད་པ་ཞིག་ཡིན། འདི་རིགས་ལ་དམིགས་ནས་དངོས་གཙོ་སྨྲ་བའི་འདོད་ལུགས་ཀྱང་དུ་མ་བྱུང་སྟེ་རྗེ་མེད་སྨྲ་བ་(«无君论»)དང་ལྷ་མེད་སྨྲ་བ་(«神灭论»)སོགས་བྱུང་ནས་རྗེ་རྒྱལ་གྱི་ཐོབ་དབང་ལ་ཟུར་ཟ་དང་སངས་རྒྱས་པའི་ལྷ་རྟག་པ་སྨྲ་བ་ཐེར་འདོན་བྱས་ཡོད་ཅེས་ཟེར།

སྐབས་འདིར་གསོ་བ་རིག་པར་ཡང་གཞི་རྩའི་གཞུང་ལུགས་དང་སྨན་རྫས་རིག་པ། སྨན་སྦྱོར་གྱི་གཞུང་། བདེ་སྲུང་གི་ཐབས་ལམ། གསོ་རིག་སློབ་གསོ། གསོ་རིག་ཕྱི་འབྲེལ་སོགས་

ཕྱོགས་ཡོངས་ནས་སྤར་མེད་པའི་དར་རྒྱས་བྱུང་ཡོད་དེ། སྐབས་འདིར་རྒྱ་ནག་གསོ་རིག་གི་བརྟག་བཅོས་རིག་པའི་ཐད་ཁྱད་ཆོས་མངོན་པར་གསལ་བའི་ཕྱོགས་གཉིས་ཏེ་རྩའི་བརྟག་ཐབས་དང་གཅག་ཁབ་བཅོས་ཐབས་གཉིས་ཀྱི་ཐད་ནས་འཕེལ་རྒྱས་ཆེར་བྱུང་ཡོད་དེ། ཝང་ཧྲུའུ་ཧི་(王叔和)ཡི་རྩ་དཔྱད་རིག་པ་(《无君论》)དང་ཧྭང་ཕུ་མིས་(皇甫谧)ཀྱི་གཅག་ཁབ་ལག་ལྡང་གསལ་བའི་མདོ་(《针灸甲乙经》)ཞེས་པ་གཉིས་སྐབས་འདིར་བྱུང་ནས་སྔར་གྱི་རྩའི་བརྟག་ཐབས་དང་གཅག་ཁབ་ལག་ལེན་གྱི་གཞུང་ཀུན་ཕྱོགས་བསྡུས་ཀྱི་སྒོ་ནས་མཁས་པ་འདི་གཉིས་རང་གི་རྣམ་དཔྱོད་ཀྱི་རྩལ་ལ་བརྟེན་ནས་ལག་ལེན་གང་དེའི་གཞུང་ལུགས་འཁྲུས་ཚང་ཅན་དུ་བཏང་ཞིང་། དོན་སྙིང་ཐུགས་སྟོན་གྱི་མདོ་(《中藏经》)ཞེས་པའི་གཞུང་གིས་དོན་སྙིང་གདགས་སྲིབས་ཀྱི་རྣམ་གཞག་ཐད་སྤར་བས་གོམ་གང་མདུན་སྤོས་བྱས་ཡོད་ཅེས་ངོས་འཛིན་བྱེད། ཁྲུའུ་ལས་བརྒྱུད་པའི་གཞུང་(《褚氏遗书》)ཞེས་པར་ཧོང་ཧིའི་བཀའ་འབུམ་ལ་གོ་བ་ཐོགས་ཐོན་པའི་འགྲེལ་བཤད་མཛད་ནས་གཞུང་ལུགས་འཕེལ་རྒྱས་ལ་ནུས་ཤུགས་ཐོན་ཡོད།

སྐབས་འདིར་ད་དུང་སྨན་རྫས་རིག་པའི་ཐད་དུ་འཕེལ་རྒྱས་ཆེན་པོ་བྱུང་ཡོད་དེ། སྨན་རྫས་ཀྱི་ཡིག་ཆ་རིགས་70ལྷག་བྱུང་ཡོད་ཅིང་། དེ་ཡང་ཀུན་འདུས་རང་བཞིན་གྱི་སྡེ་འབུམ་དང་འབྲིངས་དཔེ། དཔེ་རིས། འདེབ་འཛུགས། བཏུ་སྦྱབ། འདུལ་སྦྱོང་། སྨན་ནུས། ཟས་སྐོམ་གྱི་བཅོས་ཐབས་སོགས་ནང་དོན་དམིགས་བསལ་བའི་སྡེ་འབུམ་བཅས་བྱུང་ཡོད་ལ། སེའུ་རབས་ལས་དཔེའི་དཀར་ཆག་(《隋书·经籍志》)ཅེས་པར་ཚེ་ཡོང་སྡེ་འབུམ་(《蔡邕本草》)པོད་བདུན་དང་ཝུའུ་ཕུ་སྡེ་འབུམ་(《吴普本草》)པོད་དྲུག །ཐོ་ཡུན་ཅུའུ་སྡེ་འབུམ་(《陶隐居本草》)པོད་བཅུ། ལིས་ཏང་ཛི་སྡེ་འབུམ་(《李当之本草》)པོད་གཅིག །ལིས་ཏང་ཛི་ཡི་སྨན་རྫས་དཀར་ཆག་(《李当之药录》)པོད་དྲུག །ཆིན་ཁྲིན་ཙུའུ་སྡེ་འབུམ་(《秦承祖本草》)སོགས་བྱུང་ཞིང་འདི་དག་གིས་ས་གནས་སོ་སོའི་དམངས་ཁྲོད་ཀྱི་སྨན་བཀོལ་ཉམས་མྱོང་བསྡུ་རུབ་བྱས་ཤིང་འདིའི་ཡར་སྔོན་གྱི་སྨན་རྫས་རིག་པའི་གྲུབ་འབྲས་ལ་སྤྱི་བསྡོམས་མཛད། དེ་བཞིན་འདུལ་སྦྱོང་གི་ཕྱོགས་ལ་ལེ་གོང་འདུལ་སྦྱོང་གི་རྣམ་བཤད་(《雷公炮炙论》)བྱ་བས་རྒྱ་སྨན་གྱི་འདུལ་སྦྱོང་ཉམས་མྱོང་ལ་རིགས་དབྱེ་དང་ཕྱོགས་སྡོམ་བྱས་པར་བརྟེན་མ་ལག་ཅན་གྱི་རྒྱ་སྨན་འདུལ་སྦྱོང་

ཐབས་ལམ་དང་གཞུང་ལུགས་གྲུབ་པར་བྱས་ཤིང་། དུས་སྐབས་འདིར་ད་དུང་རྫོ་སྨན་བསྟེན་པ་དང་མཚལ་འདུལ་གྱི་ལག་ལེན་ཆེར་དར་ལ། མཚལ་འདུལ་མཁན་པོ་དང་མཚལ་འདུལ་ལག་ལེན་གྱི་བརྩམས་ཆོས་དུ་མ་བྱུང་།

དམིགས་བསལ་དུ་དོད་དྲག་ནད་ཀྱི་བརྟག་ཐབས་གསལ་པོར་བསྟན་ཅིང་དེའི་སྦྱོར་སྡེ་བསྟན་པའི་ཉམས་ཡིག་སྐེ་རྒྱུན་འཁྱེར་མྱུར་སྐྱོབ་སྨན་སྦྱོར་(《肘后救卒方》)ཞེས་པ་དང་། ལྷན་སྐྱེས་ཀྱི་རྨའི་བཅོས་ཐབས་ཞིབ་ཅིང་རྒྱས་པར་བསྟན་པའི་ཉམས་ཡིག་ལེའུ་ཅོན་ཙི་ཡི་འདྲེས་བཞག་སྦྱོར་སྡེ།(《刘涓子鬼遗方》) ནད་རིགས་སྣ་ཚོགས་བཅོས་པའི་སྨན་སྦྱོར་ཕྱོགས་བསྡུས་བྱས་པའི་སྦྱོར་བའི་གཞུང་བསྡུས་པ་(《小品方》)སོགས་བྱུང་།

སྐབས་འདིར་དོའུ་ལུགས་ལ་བདེ་སྲུང་གི་ལྷ་བ་དང་ཐབས་ལམ་བྱུང་ནས་བདེ་སྲུང་རིག་པ་གསར་དུ་འཕྱེད་པ་ལ་གཞུང་ལུགས་ཀྱི་གཞི་འཛིན་ས་དང་དམིགས་བསལ་ཐབས་ལམ་གསལ་པོར་མཛད་ཡོད་དེ། ཁོང་ཚོས་བདེ་སྲུང་གི་ཐབས་ལམ་གཉིས་བསྟན་པ་ནི་འཁོར་སྤོང་(避世)[①]དང་རང་སྟོབས་གསོ་བ་(养真)ཞེས་པ་ཡིན་ལ། དེ་ལས་སེམས་གཙོའི་ལྟ་བ་མ་འདྲེས་པའི་ཆ་རྣམས་ཀྱིས་ཧོང་ཧྲིའི་བཀའ་འབུམ་སོགས་ལའང་ཤུགས་རྐྱེན་ཐེབས་ཡོད་པར་སྨྲ་སྟེ། ཀུ་ཧོང་(葛洪)སོགས་ཀྱིས་རླུང་སྦྱོང་དང་ལུས་སྦྱོང་། རོ་ཙ་གསོ་བ། སྨན་ཁོང་དུ་བསྟེན་པ།(饵药) མཚལ་བཏུལ་རིལ་བུ་བསྟེན་པ་སོགས་རྣམ་གཞག་རྒྱས་པར་ཕྱེས།

གསོ་རིག་སློབ་གསོའང་སུ་དུས་ཁྲིམ་བརྒྱུད་དམ་སློབ་དཔོན་གཅིག་ནས་སློབ་མ་གཅིག་ལ་བརྒྱུད་དེ་འོང་ཞིང་། སྐབས་འདི་སྤྱི་ལོ་443ལོར་སླེབས་པ་ན་ལྷུག་སོང་(刘宋)གི་བླ་སྨན་ཆེན་ཁྲིན་ཚེའུ་(秦承祖)ཡིས་སྙེ་ཁྲིད་དེ་གསོ་རིག་སློབ་གསོ་རྒྱ་ཁྱབ་ཏུ་སྤེལ་བ་ཡིན། འདི་དུས་མཐའ་མཚམས་རྒྱལ་ཁབ་ཀྱི་བར་ལ་ཚོང་ལམ་ཕྱེས་པ་དང་མཉམ་དུ་སངས་རྒྱས་ཀྱི་ཆོས་རྒྱ་ནག་ལ་དར་བ་དང་། ད་དུང་རྒྱལ་ཁབ་གཞན་དག་བར་ལ་ཕོ་ཉ་འགྲོ་འོང་བྱུང་བར་བརྟེན་རྒྱ་དང་མཐའ་འཁོར་རྒྱལ་ཁབ་བར་ལ་རིག་གནས་བརྗེ་རེས་བྱེད་པའི་ཁྲོད་གསོ་བ་རིག་པས་ཀྱང་གོ་གནས་ངེས་ཅན་ཞིག་བཟུང་ཡོད་དེ། རྒྱ་གར་གྱི་སྨན་སྦྱོར་དང་བཀའ་བསྟན་ལས་བྱུང་བའི་

① ཡང་ན་བྱ་བྲལ་ལམ་དབེན་སྡོད་ཅེས་ཀྱང་བསྒྱུར་ཆོག

སྨན་གྱི་ནང་དོན་མང་པོ་རྒྱ་ནག་ལ་འགྱུར་ཞིང་། ཐ་ན་སྐབས་འདིའི་རྒྱའི་མཁས་པས་མཛད་པའི་བརྩམས་ཆོས་ཀྱི་མཚན་འགོད་སྟངས་ལའང་རྒྱ་གར་གྱི་ཤན་ཐེབས་ཡོད། དེ་བཞིན་རྒྱའི་གཙུག་ཁབ་ཀྱི་ལག་ལེན་བྱང་ཁོ་རེ་ཡ་དང་འཛར་པན་ལ་དར་ཞིང་། ཡ་གླིང་ལྷོ་མའི་རྒྱལ་ཁབ་ཏུ་མ་ཞིག་སྟེ་ཧིན་རྡུ་ཉེ་ཞི་ཡ་དང་མ་ལེ་ཞི་ཡ། ཁ་ལི་མན་ཏན་བྱང་ཕྱོགས་སོགས་ལ་འབྲེལ་ཟམ་བཙུགས་ཏེ་བཟང་སྤྱོས་ལ་སོགས་སྐྱེས་སུ་ཕུལ་ཏེ་འགྲོ་འོང་ཇེ་ཟབ་ཏུ་ཕྱིན་ནོ། །

ལྔ། སེའུ་ཐང་རབས་ལྔའི་སྐབས་ཀྱི་གསོ་རིག (སྤྱི་ལོ་581ནས་960བར)

སྤྱི་ལོ་581ལོར་པེ་ཀྲུག་གི་ཞང་པོ་དང་བློན་ཆེན་ཡང་ཅན་(杨坚)གྱིས་སྲིད་འཕྲོག་ནས་སེའུ་རྒྱལ་རབས་(隋朝)བཙུགས་ཤིང་ཁྲང་ཨན་རྒྱལ་སར་བྱས། ཁོས་དབུས་ཀྱི་དབང་སྒྱུར་ནུས་སྟོབས་ཇེ་བརྩན་དུ་གཏོང་ཆེད་ལྷེ་རྗིན་དང་ནན་པེ་ཁྲོ་ཡི་ཆབ་སྲིད་ལམ་ལུགས་དང་སྲིད་འཛིན་ལས་ཁུངས་ལ་ལེགས་སྒྲིག་དང་བཅོས་བསྒྱུར་བཏང་། ཞིང་ཆེན་གསུམ་བཙུགས་ནས་ས་གནས་སྲིད་འཛིན་ལས་ཁུངས་སྟབས་བདེར་བཏང་བ་དང་ས་གནས་མགོ་ཁྲིད་ལ་དབང་འཛིན་ནན་ཏུ་མཛད་ནས་ཚན་བཤེར་ལམ་ལུགས་(科举制度)ཞེས་བསླབ་ཚན་དུ་མར་བགོས་ནས་རྒྱུགས་བཤེར་བྱས་ཏེ་མགོ་ཁྲིད་འདེམ་པའི་ལམ་ལུགས་བཙུགས་པ་དང་། ཁྱིམ་ཁྲལ། ཞིང་བགོད་①དང་ཞིང་ཁྲལ། ཆུ་ལག་འདྲེན་པ་སོགས་དཔལ་འབྱོར་བྱེད་སྒོ་དུ་མ་ལག་ཏུ་བསྟར་ནས་སྤྱི་ཚོགས་བརྟན་འཇགས་དང་རྒྱལ་ཁབ་ཀྱི་སྟོབས་ཤུགས་ཆེར་བསྐྱེད། རྒྱལ་སྲིད་གཅིག་གྱུར་ལ་རྨང་གཞི་བཏིང་། སྤྱི་ལོ་589ལོར་སེའུ་ཡིས་ཁྲིན་(陈)བཏུལ་ཏེ་ཏུང་ཧན་དུས་མཇུག་ནས་སེའུ་ཡི་དུས་སྐོར་ལ་ཐུག་གི་བར་གྱི་ལོ་400ལ་ཉེ་བའི་སིལ་བུའི་རྣམ་པ་མཇུག་བྲིལ་ཏེ་རྒྱལ་སྲིད་ཁག་གཅིག་གྱུར་མཛད།

སེའུ་ཡི་དུས་མགོར་ཆབ་སྲིད་བསྒྱུར་བཅོས་དང་དཔལ་འབྱོར་སྲིད་ཇུས་དུ་མ་ལག་ཏུ་བསྟར་ནས་ཞིང་བའི་ཁུར་པོ་ཇེ་ཡང་དང་སྐུ་དྲག་གི་དབང་ཤུགས་ཇེ་གཉོམ་དུ་བཏང་སྟེ། དཔལ་འབྱོར་རིག་གནས་བཅས་མགྱོགས་པོར་འཕེལ་རྒྱས་སུ་ཕྱིན་ཅིང་ཐང་རྒྱལ་རབས་(唐朝)ཀྱི་བྱུང་འཕེལ་ལ་རྨང་གཞི་བརྟན་པོ་ཆགས། སེའུ་ཡང་གོང་མའི་(隋炀帝)སྐབས་སུ་སླེབས་པ་

① བློན་འབངས་ལ་ཞིང་ས་རིས་ཅན་བགོད་པའི་ལམ་ལུགས་ཤིག

ན་ཁོངས་རྒྱབ་སྐྱོད་ཀྱི་སྒོ་ནས་རྫོང་མཁར་མང་དུ་བརྩིགས་པ་དང་། འབྲུམ་གཡེང་རྩེ་དཀར་རོལ་ཞིང་གཞན་ལ་དམག་དྲངས་རྒྱར་སྤྲོ་བ། ཐོན་སྐྱེད་ལ་བཀག་འགོག་བཟོས་ཏེ་སྤྱི་ཚོགས་དཔལ་འབྱོར་ལ་གནོད་བཤིག་ཚབས་ཆེན་ཐེབས་ནས་གྲལ་རིམ་བར་གྱི་འགལ་ཟླ་ཇེ་དྲག་ཏུ་གྱུར་ལ། མཐར་ཞིང་བས་བསྣུན་མ་ཚུགས་པར་ཁང་ལོག་ཆེན་པོ་བྱུང་།

སྤྱི་ལོ་618ལོར་ལིས་ཡོན་(李渊)དང་ལིས་ཧྲི་མིན་(李世民)ཕ་བུ་གཉིས་ཀྱིས་ཞིང་བའི་ཁང་ལོག་དམག་མིའི་གྲུབ་འབྲས་གཡོ་འཁྲོལ་བྱས་ཏེ་ཐང་རྒྱལ་རབས་བཙུགས། ཐང་རྒྱལ་རབས་ནི་རྒྱའི་ལོ་རྒྱུས་སྟེང་བཀས་བཀོད་བརྒྱུད་འཛིན་ལམ་ལུགས་ཡུན་རིང་ཀྲུག་ཀྲོག་གི་སྒོ་ནས་འཕེལ་རྒྱས་ཀྱི་རིམ་པ་ཆེས་མཐོན་པོར་སླེབས་པ་ཞིག་ཡིན་ལ། ཐང་གི་དུས་མགོར་དབང་བསྒྱུར་བས་སེའུ་རྒྱལ་རབས་ཀྱི་འཇིག་རྐྱེན་ལ་ཡོངས་སུ་ངོ་འཕྲོད་དེ། གྲལ་རིམ་འགལ་བ་ཇེ་ལྷོད་དང་ཞིང་བའི་ཁུར་པོ་ཇེ་ཡང་། དཔལ་འབྱོར་གོང་སྤེལ་བཅས་ཀྱི་ཐབས་ཇུས་ལག་བསྟར་མཛད་ནས་མགྱོགས་མྱུར་གྱིས་དཔལ་འབྱོར་རིག་གནས་སྣར་གསོ་དང་འཕེལ་རྒྱས་བྱུང་། “ཨན་ཧྲི་ཟིང་འཁྲུག”(安史之乱)ལ་མ་ཐོན་པའི་སྔོན་དུ་ཆབ་སྲིད་གཅིག་གྱུར་དང་རྒྱལ་ཁབ་སྟོབས་ལྡན། མི་གྲངས་ཇེ་མང་། རྒྱུ་ནོར་ཕྱུག་ཅིང་གོང་ཐང་དམའ་བའི་རྣམ་པ་བྱུང་ནས་རྒྱ་ནག་བཀས་བཀོད་བརྒྱུད་འཛིན་སྤྱི་ཚོགས་ཀྱི་རྩེ་མོའི་དུས་སྐབས་ལ་ཐོན་པ་མ་ཟད། སྐབས་དེར་འཛམ་གླིང་གི་ཆེས་འབྱོར་ཕྱུག་དང་དཔལ་ཡོན་ལྡན་པའི་རྒྱལ་ཁབ་ཆེན་པོར་གྱུར། འོན་ཏེ་སྤྱི་ཚོགས་དཔལ་འབྱོར་གོང་འཕེལ་འགྲོ་བ་དང་མཉམ་དུ་དབང་སྒྱུར་གྲལ་རིམ་གྱིས་མི་དམངས་ལ་བཤུ་བཞོག་བྱེད་པ་ཚབས་ཇེ་ཆེར་སོང་བ་དང་། ཆབ་སྲིད་རིམ་པར་ཉལ་སུངས་སུ་གྱུར་ནས་ཨན་ཧྲི་ཟིང་འཁྲུག་བསླངས། དེ་རྗེས་ཐང་རྒྱལ་རབས་ཀྱི་ཡུལ་དབུས་དབང་ཤུགས་སྟོབས་ཉམས་ཇེ་ཞན་དང་ས་གནས་བཙན་བཟུང་རྣམ་པ་ཇེ་མང་། ཤུག་ཏུམ་པས་ཕོ་བྲང་གི་སྲིད་དབང་བཟུང་ནས་ཆབ་སྲིད་སྟར་བས་ནང་ཏུལ་དུ་གྱུར་ཏེ། རྒྱ་ཆེའི་འབངས་མི་ཉིན་བཞིན་དབུལ་ཕོངས་སུ་ཕྱིན་ནས་མཐར་ཞིང་བའི་ཁང་ལོག་ཆེན་མོ་བྱུང་སྟེ་ཐང་གི་དབང་བསྒྱུར་མཇུག་དྲིལ། དེ་ནས་བཟུང་རབས་ལྔ་དང་རྒྱལ་ཁབ་བཅུའི་(五代十国)ཆབ་སྲིད་རྣམ་པ་བྱུང་།

སྐབས་འདིའི་འདུ་ཤེས་འཛིན་སྟངས་གཙོ་ཆེ་བ་ནི་ཤེའུ་དང་ནང་བ། དའོ་གསུམ་གས་

ཕན་ཚུན་བཀག་འགོག་དང་ལྷན་འདྲེས་བྱུང་བ་ཞིག་ཡིན་ལ། སངས་རྒྱས་ཀྱི་ཆོས་ཧན་རྒྱལ་རབས་སྐབས་ནས་རྒྱ་ནག་ཏུ་དར་ཏེ་སེའུ་ཐང་གི་སྐབས་སུ་སླེབས་པ་ན་འཕེལ་རྒྱས་གསར་པ་བྱུང་ཞིང་། ནང་པའི་གཞུང་མང་པོ་རྒྱར་བསྒྱུར་ནས་དབང་སྒྱུར་གྲལ་རིམ་གྱིས་ཁྱབ་སྤེལ་ཆེན་པོ་བྱུང་། དེ་ལྟ་ནའང་འགའ་ཞིག་ཤེས་པའི་རྒྱུན་མི་འགག་པ་དང་རྒྱུ་ལས་འབྲས་བུ་ཚུད་མི་ཟ་བ། སྐྱེ་བ་སྔ་ཕྱི་སོགས་ཀྱིས་གསོ་རིག་ལ་ལྡོག་ཕྱོགས་ཀྱི་ནུས་པ་ཐོན་ཡོད་ཅེས་འདོད།

ཤེའུ་ནི་བཀས་བཀོད་བརྒྱུད་འཛིན་དབང་བསྒྱུར་བའི་བསམ་བློའི་རྟེན་གཞི་ཡིན་པས་དུས་རྣམ་ཀུན་ཏུ་ལྟ་གྲུབ་གཙོ་བོར་འཛིན་ལ། སེའུ་ཡི་སྐབས་སུ་ལྷོ་བྱང་གཅིག་གྱུར་མཛད་པས་ཤེའུ་ལྷོ་བྱང་གི་ལུགས་གཅིག་ཏུ་འདྲེས། ཐང་གི་སྐབས་སུ་ཁུང་ཙི་ལ་དད་མོས་དང་ཤེའུ་གཞུང་བསྡུ་སྒྲིག་གི་སྒོ་ནས་ཤེའུ་ཡི་སློབ་གསོ་ལ་མཐོང་ཆེན་མཛད་དེ་འཕེལ་རྒྱས་ཆེར་བྱུང་། ཤེའུ་ཡིས་ཚེ་འདི་སྣང་པོ་ནས་ཆོག་ཤེས་པར་བྱ་བ་ལས་ཚེ་ཕྱི་མ་དོན་དུ་མི་གཉེར་ཞིང་། ཇི་ལྟར་མི་ཆོས་དང་ཀུན་སྤྱོད་བཅོས་ཚུལ་ལ་བསམ་གཞིག་བྱེད་པས་ན་དེ་ཡི་ཀུན་སྤྱོད་དང་གུས་སྲོལ་གྱིས་སྨན་པ་ལ་ཤུགས་རྐྱེན་ཆེ་ཙམ་ཐེབས་ཡོད། དེ་བཞིན་ཐང་གི་གོང་མས་དོའུ་སིའི་ཆོས་ལུགས་བརྩི་འཛུགས་ཆེ་སྟེ། དོའུ་ལུགས་ཆོས་པ་མང་པོས་མཚལ་འདུལ་དང་སྨན་གྱི་ལག་ལེན་དུ་མ་སྤེལ་ཞིང་། ལར་ན་ཁོང་ཚོས་རང་ངོས་ནས་རང་ཉིད་ཀྱི་ཚེ་རིང་དུ་གནས་ཐབས་ལ་འབད་ཀྱང་། ཞོར་དུ་གནའ་རབས་རྫས་འགྱུར་དང་སྨན་རྫས་རིག་པ་འཕེལ་རྒྱས་ལ་རིན་ཐང་ཅན་གྱི་ཚན་རིག་རྒྱུ་ཆ་མང་དུ་གསོག་ཉར་མཛད་འདུག །

འདི་དུས་དངོས་གཙོ་སྨྲ་བའི་ལུགས་ཙུང་ཟད་ཆེ་ཙ་དར་ཏེ། ཧྥུ་ཡིས་(傅奕)ལ་སོགས་ཀྱིས་ནང་བསྟན་གྱི་ལས་འབྲས་ལྟ་བ་ཤུགས་ཆེར་བཀག་ཅིང་། ལུས་ཚེ་(吕才)ཡིས་རྒྱ་ནག་གི་གདགས་སྲིབས་ལྟ་བ་རྩོངས་དད་ཏུ་བརྩིས་ཤིང་ལོ་རྒྱུས་དངོས་བྱུང་དོན་རྐྱེན་ལས་སྤྲ་རྩིས་དང་ས་དཔྱད་ནི་བསླུ་བྲིད་ཀྱི་བྱེད་སྒོ་ཡིན་ཚུལ་གསལ་འབྱིན་བྱས་ཟེར། ལིའུ་ཙོང་ཡོན་(柳宗元)དང་དེའི་རྗེས་འབྲངས་པ་ལིའུ་ཡི་ཞིས་(刘禹锡)གཉིས་ཀྱིས་ལྷ་དང་གནམ་གྱིས་མིའི་སྐྱེ་འཆི་འཚོ་གནས་ལ་དབང་བྱེད་པའི་འདོད་ཚུལ་ལ་སུན་ཕྱུང་ནས་ཡོད་ཚད་ལས་དབང་(宿命论)ལ་སྐྱབས་འཚའ་བའི་ཆོས་ལུགས་ལྟ་བ་བཀག་པས་གསོ་རིག་འཕེལ་རྒྱས་ལ་ནུས་པ་གལ་ཆེན་

ཐོན་ཡོད་པར་སྣང་།

འདི་དུས་རྩིས་དང་ལོ་ཐོ། གནམ་རིག་བཅས་ལ་འཕེལ་རྒྱས་བྱུང་སྟེ་སེའུ་ཡི་ལོའུ་ཀྲོ(刘焯)ཡིས་བྱས་པའི་ཧོང་ཅི་ལོ་ཐོ(«皇极历»)ཞེས་པ་དང་། རྩིས་ཀྱི་གཞུང་ཝང་ཞོ་ཐོང(王孝通)གིས་མཛད་པའི་གནའ་རྩིས་བསྡུས་གཞུང་། («辑古算经») ད་དུང་ལྟས་བརྟག་པ(«垂象志»)ཞེས་པའི་གནམ་རིག་གི་གཞུང་སོགས་བྱུང་ལ། ས་དཔྱད་ཀྱི་ཐད་ནས་ཀྱང་ཀྲ་ཏན(贾耽)གྱིས་མཛད་པའི་ནང་ལོགས་རྒྱ་ཕྱིའི་བཀོད་པ(«海内华夷图»)ཞེས་པ་རྒྱ་ཡུལ་དང་མཐའ་མཚམས་ཀྱི་ས་རྒྱུས་སྟོན་པའི་ས་ཁྲ་དང་དེའི་བཤད་པ། ལི་ཅིས་ཧྥུ(李吉甫)ཡིས་མཛད་པའི་ཡོན་ཧི་ཁུལ་རྫོང་གནས་ཚུལ(«元和郡县志»)ཧྲི་ཐང་རྒྱལ་རབས་ཀྱི་ཁུལ་སོ་སོའི་དུད་ཁ་དང་རྒྱུ་ནོར། ཁུལ་རྫོང་གི་བྱུང་འཕེལ། རི་ཆུའི་བཀོད་པ་སོགས་སྟོན་པའི་ཡིག་ཆ་མཛད་ནས་དེ་རིགས་ལ་སྔར་བས་འཕེལ་འགྱུར་བྱུང་། དེ་བཞིན་ཆེས་འཕྱི་ནའང་ཐང་གི་དུས་མགོར་རྒྱ་ལ་ཤིང་པར་གྱི་ལག་རྩལ་བྱུང་ཡོད་པས་དེས་རིག་གནས་འཕེལ་རྒྱས་དང་ཁྱབ་སྤེལ་གྱི་ནུས་ཤུགས་ཆེན་པོ་ཐོན་ཡོད།

སྐབས་འདིར་ལིས་པེ(李白)དང་ཏུའུ་ཧྥུའུ(杜甫) པེ་ཅིས་ཡིས།(白居易) ལོའུ་ཡེ་ཤིས་སོགས་འཆར་ཡན་དང་དངོས་ཡོད་རིང་ལུགས་ཀྱི་སྙན་ངག་མཁན་པོ་མང་དུ་བྱུང་ནས་རྒྱའི་རྩོམ་རིག་ལ་དབུགས་དབྱུང་བསྐྱལ་ཅིང་། ཐང་གི་རི་མོ་དང་འབུར་སྐོས། ཡིག་གཟུགས། རོལ་མོ་བཅས་འཕེལ་རྒྱས་ཀྱི་རྩེར་སོན་ནས་ཕྱི་ནང་ཀུན་ལ་སྐད་གྲགས་ཆེའོ། །

སེའུ་ཐང་རབས་ལྔའི་སྐབས་འདིར་དབང་བསྒྱུར་བ་རྣམས་ཐད་ཀར་སྨན་བཅོས་དང་འཕྲོད་བསྟེན་བྱ་བཞག་ཁྲིད་ཞུགས་ནས། གསོ་བ་རིག་པ་ཡར་རྒྱས་འགྱུར་བའི་ལམ་ལུགས་དང་ཐབས་ཤུས་དུ་མ་ཞིག་ལག་ཏུ་བླངས་ནས་གསོ་རིག་དར་རྒྱས་ལ་ཕན་ཤུགས་ཆེན་པོ་ཐེབས། མ་གཞི་དུས་སྐབས་འདིར་དཔལ་འབྱོར་དང་རིག་གནས་ལ་གསོན་ཤུགས་ཆེན་པོ་རྒྱས་ཡོད་པས། གསོ་རིག་གཞུང་ལུགས་དང་སྨན་རྫས་རིག་པ། སྨན་སྦྱོར་རིག་པ། ད་དུང་ནད་ཐོག་གི་ཚན་ཁག་སོ་སོ་བཅས་ཕྱོགས་ཡོངས་ནས་དར་རྒྱས་ཆེ་རུ་བྱུང་།

༡ སྐབས་འདིར་གསོ་དཔྱད་གཞུང་ཉིང་ལེགས་སྒྲིག་དང་དེར་འགྲེལ་པ་མཛད་མཁན་མང་

ད་བྱུང་ཡོད་ལ། དེ་ལས་སྨན་པ་མང་པོ་ཞིག་གིས་གཞུང་བཀའ་འབུམ་ཞེས་པ་ལ་འགྲེལ་པ་མཛད་ཡོད་ཅིང་། དེ་ལས་གྲགས་ཆེ་བ་གཉིས་ནི་ཡང་ཧྲང་ཧྲན་(杨上善)དང་བང་པིན་(王冰)བྱ་བ་ཡིན། དེ་ལ་དང་པོ་སེའུ་ཐང་སྐབས་ཀྱི་ཡང་ཧྲང་ཧྲན་གྱིས་གཏུག་མའི་ཧོང་ཏི་བཀའ་འབུམ་(《黄帝内经太素》)ཞེས་པ་མཛད་ནས་ཧོང་ཏི་བཀའ་འབུམ་ལ་རིགས་ཕྱེས་ཏེ་འགྲེལ་པ་མཛད་ཅིང་། རྩ་གནད་(《灵枢》)དང་གཤིས་འདྲི་(《素问》)བྱ་བའི་བཀའ་འབུམ་གཉིས་ཀྱི་ལེའུ་162སོ་སོར་ཕྱེས་ཏེ་རྣམ་གྲངས་19ལ་བསྡུས་ཤིང་། རྣམ་གྲངས་སམ་རིགས་ཆེ་བ་རེ་རེའི་འོག་ཏུ་ཆུང་བ་དུ་མ་ཕྱེས་ཏེ་རྩ་འཛིན་ཡོད་པའི་སྒོ་ནས་གཞུང་ཚིག་ཧྲིལ་པོ་མ་ལག་ཅན་དུ་མཛད། ཐང་དུས་དཀྱིལ་གྱི་བང་པིན་གྱིས་ཧོང་ཏི་བཀའ་འབུམ་གཤིས་འདྲིའི་ཡང་འགྲེལ་(《补注黄帝内经素问》)ཞེས་པ་མཛད་ལ། དེ་ཡང་ཆུང་ངུ་ནས་གཤིས་འདྲི་བྱ་བ་སྨན་དཔྱད་ཀྱི་གཞུང་ཀུན་གྱི་མཆོག་ཏུ་མཐོང་ནས་སྦྱངས་པ་དཔྱིས་ཕྱིན་པར་མཛད་ཀྱང་། སྐབས་དེ་དུས་སུ་གཞུང་འདི་ལྷ་ཕྱི་འཁྲུགས་ཤིང་གོ་རིམ་མི་གསལ་བ། དོན་གོ་དཀའ་བ་བཅས་ཀྱིས་ཁོང་གིས་དུས་ཡུན་ལོ་12རིང་དཀའ་བ་སྤྱད་མཐར་སྤྱི་ལོ་762ལོར་བསྒོམས་ལེའུ་81དང་པོད་24བདག་ཉིད་ཅན་དུ་རྩོམ་སྒྲིག་ལེགས་པར་མཛད། ཁོང་གིས་ད་དུང་བཀའ་འབུམ་གྱི་མ་ཡིག་ལ་ཞུས་དག་མཛད་དེ། ལྷག་པ་དོར་ནས་ཆད་པ་ཁ་བསྐང་ལ་ཉོས་པ་བསྡེབས་ཤིང་གོ་རིམ་བསྒྱུར་དུ་བསྒྲིགས། དེ་ཙམ་མ་ཟད་ཁོས་འགྲེལ་པའི་སྐབས་སུ་གདགས་སྲིབས་ཕན་ཚུན་གྱི་རྩ་བར་གྱུར་ཚུལ་(阴阳互根)ལ་འགྲེལ་བཤད་གནད་དུ་སྨིན་པ་མཛད་པ། ད་དུང་མེ་ཆུའི་རྣམ་གཞག་གི་སྟེང་ནས་ནད་ཀྱི་གྱུར་ཚུལ་དང་གསོ་ཚུལ་གཏན་ལ་ཕབ་པ། ཁྱད་པར་དུ་ཁོང་གི་སློབ་དཔོན་གྱིས་ཉར་བའི་གསང་བའི་པར་གཞི་ལ་གཞི་བཅོལ་ནས་རླུང་རྒྱུ་བའི་རྣམ་གཞག་ལེའུ་བདུན་ཁ་བསྐངས་ནས་ཕྱིས་ཀྱི་ཁམས་དུས་སྦྱོར་བའི་(运气学说)ལུགས་བཅོལ་དུ་གྱུར་པ་སོགས་རྒྱ་ནག་གསོ་རིག་གི་གཞི་རྩའི་གཞུང་ལུགས་གཙོ་གནད་ཅན་འགའ་ཞིག་གི་དོན་གསལ་བར་མཛད།

འདི་བཞིན་ཐང་གི་སྨན་པ་མཁས་པ་སོན་སི་མྱའོ་(孙思邈)ཡིས་ཚ་གྲང་གི་རྣམ་བཤད་(《伤寒论》)ཅེས་པའི་གཞུང་ལེགས་བསྒྲིགས་མཛད་དེ། རྩ་བའི་སྨན་སྦྱོར་དང་རྩ་བའི་ནད། རྩ་བའི་བཅོས་ཚུལ་(方、证、治)བཅས་གསུམ་གྱི་སྒོ་ནས་གཞུང་འདིའི་དོན་རྟོགས་པར་བྱ་བའི་

ཐབས་ཚུལ་བསྟན།

༢ ནད་རྒྱུ་དང་མངོན་རྟགས་ལ་སྤྱི་བསྡོམས་མཛད་དེ་ཁྲོ་ཡོན་ཧྥང(巢元方)གྱི་བས་ནད་སྣ་ཚོགས་ཀྱི་རྒྱུ་རྐྱེན་དང་མངོན་ཚུལ་བཤད་པ་(«诸病源候论»)ཞེས་པའི་གཞུང་མཛད་ལ། དེར་ནད་དུ་མ་ཞིག་ནི་ཐོ་ན་མ་གྲགས་པའི་རྒྱུ་རྐྱེན་དམིགས་བསལ་བ་ལས་བསྐྱེད་ཚུལ་དང་། ནད་གཞི་འགའ་ཞིག་གི་མངོན་རྟགས་ཤིན་ཏུ་ཐིག་པོར་བསྟན་ཏེ། དུས་རབས7པའི་ཡར་སྔོན་གྱི་ནད་རྒྱུ་དང་མངོན་ཚུལ་སྐོར་ལ་འཐུས་ཚང་གི་སྤྱི་བསྡོམས་མཛད་པའི་གཞུང་ཞིག་ཏུ་གྱུར། དེ་ལྟར་ནད་རྒྱུ་དང་མངོན་ཚུལ་སྟོན་པའི་ཡིག་ཆ་ལས་གཞན་གཞུང་ཕྱི་མོ་འགའ་ཞིག་ཀྱང་སྐབས་འདིར་བྱུང་ཡོད་དེ། དེ་ལ་སྨན་པ་མཁས་པ་སོན་སི་མྱའོ་(孙思邈)ཡིས་རིན་ཆེན་དཔྱིག་(«千金要方»)གྱི་བ་དང་རིན་ཆེན་དཔྱིག་གི་ལྷན་ཐབས་(«千金翼方»)ཞེས་པའི་ཡིག་ཆ་གྲགས་ཆེན་གཉིས་མཛད་ལ། ལོ་ངོ་མང་པོར་ནད་ཐོག་གི་ཉམས་མྱོང་རྩ་ཆེན་གསོག་འཇོག་མཛད་པའི་སྨན་པ་སོན་སི་མྱའོ་ཡིས་ཕྱོགས་ཡོངས་ནས་ཐང་ཡར་སྔོན་གྱི་སྨན་དཔྱད་གྲུབ་འབྲས་ལ་སྤྱི་སྡོམ་མཛད་དེ་ཐང་གི་དུས་མགོའི་སྨན་གཞུང་གི་དྭངས་མར་ཟུར་ལྷ་བགྱིས་ཁར། ཐུབ་ལྡོངས་གསོ་རིག་གམ་ཁྱད་པར་དུ་རྒྱ་གར་གསོ་རིག་གི་ལེགས་ཆ་བླངས་ཤིང་། དམངས་ཁྲོད་ཀྱི་ཉམས་མྱོང་གི་སྦྱོར་ཐབས་མ་ལུས་པར་བསྡུས་ནས་ཕྱོགས་བསྡུས་ཀྱི་གཞུང་གཉིས་མཛད་པ་འདི་ཐང་གི་དུས་སྐབས་ཀྱི་ཚུ་ཚད་མཚོན་བྱེད་དུ་གྱུར་པ་མ་ཟད་ཕྱིས་ཀྱི་སྨན་དཔྱད་དར་རྒྱས་ལ་སྐུལ་འདེད་ཆེན་པོ་ཐེབས་ཡོད།

ཝང་ཐོ་(王焘)གྱི་བས་སྔོན་གྱི་ནད་སྣ་ཚོགས་ཀྱི་རྒྱུ་རྐྱེན་དང་མངོན་ཚུལ་བཤད་པ་དང་རིན་ཆེན་སྦྱོར་བ་ལ་སོགས་གཞིར་བཟུང་ནས་ཡིག་ཆ་རིན་ཐང་ཅན་ཕེ་ཐེ་གསང་བསྡུས་(«外台秘要»)ཅེས་པ་མཛད་ཅིང་། འདིར་ཡང་ནད་གཞི་དུ་མའི་ངོས་འཛིན་དང་དམིགས་བསལ་གྱི་བཅོས་ཐབས་ཐོར་མེད་པ་དང་། ནད་དུ་མའི་སྦྱོར་སྡེ་ཁྱད་པར་བ་བསྟན་པ་ཡིས་ཀྱང་ཐོར་བྱུང་ནད་ཐོག་སྨན་གཞུང་མང་པོ་ཞིག་ལ་སྤྱི་བསྡོམས་མཛད་ཡོད་དོ། །

ཐང་གི་དུས་སྐབས་འདིར་སྨན་རྫས་རིག་པར་འཕེལ་འགྱུར་ཤིན་ཏུ་ཆེན་པོ་བྱུང་སྟེ། དེ་ཡང་སེའུ་ཡི་རྒྱང་གཞིའི་སྙིང་ཐང་གི་སྐབས་སུ་དཔལ་འབྱོར་རིག་གནས་འཕེལ་ཞིང་འགྲིམ་

འགྱུལ་སྐབས་བདེར་གྱུར་སྐབས་སྨན་རྫས་ཤེས་བྱ་རིམ་པར་གསོག་ཉར་ཐུབ་པར་གྱུར་ནས་སྨན་རྫས་གསར་པ་དང་ཕྱི་ནས་ཐོན་པའི་སྨན་རྫས་མང་དུ་བྱུང་ལ། ཐོ་ཧོང་ཅིན་(陶弘景)གྱིས་མཛད་པའི་སྔོ་འབུམ་བསྡུས་འགྲེལ་(《本草经集注》)ཞེས་པའི་ནང་དོན་ལའང་མི་འདང་བ་དུ་མ་འདུག་པ་རྒྱ་ཆེན་དུ་བྱས་ནས། སྔོ་འབུམ་ལ་ཕྱོགས་ཡོངས་ནས་ལེགས་སྒྲིག་དང་ཞུས་གཏན་བྱ་བའི་འོས་བབས་ཆེ་བས་ན་སྤྱི་ལོ་657ལོར་སྨན་པ་མཁས་པ་སུའུ་ཅིན་(苏敬)གྱིས་ཐང་གི་ཕོ་བྲང་ལ་རེ་འདུན་ཞུས་པ་བཞིན་ཀྲང་སོན་བུའུ་ཅིས་(长孙无忌)དང་ལིས་ཅིས་(李勣)གཉིས་ཀྱིས་སྣེ་ཁྲིད་དེ་སུའུ་ཅིན་སོགས་མི་སྣ་20ལྷག་མཉམ་དུ་ཚོགས་ནས་རྒྱལ་ཁབ་སྨན་མཛོད་(国家药典)དུ་གྲགས་ཤིང་སྨན་རྫས་ཀྱི་རོ་ནུས་དང་འབྱུངས་དཔེ། རིས་འགྲེལ་བཅས་འདུས་པའི་སྔོ་འབུམ་གསར་བསྒྲིགས་(《新修本草》)①བྱ་བ་རྩོམ་འབྲི་མཛད། རྩོམ་སྒྲིག་གོ་རིམ་ཁྲིད་སྲིད་གཞུང་གིས་རྒྱལ་ཡོངས་ལ་རང་རང་ས་གནས་ན་དམིགས་བསལ་དུ་སྐྱེས་པའི་སྨན་རྫས་བཏུས་ཏེ་སྐྱེལ་དགོས་པའི་བཀའ་རྒྱ་ཕབ་པ་དང་། དེ་དག་དམར་དཔེར་བཟུང་ནས་རི་མོར་ཕབ། སྔོ་འབུམ་བསྡུས་འགྲེལ་དུ་མ་བྱུང་བ་མང་པོ་ཁ་གསབ་བགྱིས་ཤིང་དེའི་ནོར་འཁྲུལ་གྱི་ཆ་རྣམས་དག་ཐེར་མཛད་དེ་སྤྱི་ལོ་659ལོར་གྲུབ་པར་བགྱིས་ནས་སྲིད་གཞུང་གིས་རྒྱལ་ཡོངས་ལ་འགྲེམས་སྤེལ་བྱས། དེ་ལས་གཞན་འདི་དུས་ད་དུང་དམངས་ཁྲོད་ཀྱི་སྔོ་འབུམ་ཡིག་ཆའང་མང་པོ་ཞིག་བྱུང་ཡོད་དེ། སྔོ་འབུམ་གསར་བསྒྲིགས་ཀྱི་ཆད་སྐྱོན་ལ་གཙོ་ཆེར་དམིགས་ནས་མཛད་པའི་སྔོ་འབུམ་ཆད་བསྐང་(《本草拾遗》)དང་སྔོ་འབུམ་གསར་བསྒྲིགས་ལ་བསྟན་བཅོས་མཛད་པའི་ཧྲུའུ་ཡི་སྔོ་འབུམ།(《蜀本草》) གཙོ་ཆེར་ཕྱི་ནས་ཐོན་པའི་སྨན་རྫས་ཀྱི་སྐོར་བཤད་པ་སྟེ་པར་སིག་གི་མི་རྒྱུད་དུ་གཏོགས་པ་ལིས་ཞོན་(李珣)གྱིས་མཛད་པའི་ཕྱི་ཐོན་སྔོ་འབུམ།(《海药本草》) ཟས་སྐོམ་གྱི་བཅོས་ཐབས་དང་བསྟེན་ཐབས་གཙོ་བོར་བསྟན་པའི་ཟས་བཅོས་སྔོ་འབུམ་(《食疗本草》)དང་ཟས་ཐབས་སྔོ་འབུམ་(《食性本草》)སོགས་དམངས་ཁྲོད་ཀྱི་སྨན་པ་མཁས་པས་མཛད་པའི་སྔོ་འབུམ་ཡང་གྲགས་ཆེ་བ་མང་དུ་བྱུང་ནས་སྔ་ཕྱིའི་ཆད་པ་ཁ་སྐོང་དང་། ནོར་འཁྲུལ་བསྐྱར་བཅོས་སོགས་ཀྱིས་སྨན་རྫས་རིག་པ་དར་ཞིང་རྒྱས་པར་གྱུར།

① འདི་ལ་ཐང་གི་སྔོ་འབུམ་(《唐本草》)ཞེས་ཀྱང་འབོད།

གོང་གི་སྨན་དཔྱད་ཡིག་ཆ་དག་ལས་ཁོང་ནད་དང་ལྷན་སྐྱེས་རྒྱ། ཁྱད་པར་དུ་ཏུས་ཆག་སོགས་མཆོན་རྒྱ། མོ་ནད་དང་བཙའ་ཐབས། བྱིས་ནད། དབང་པོ་ལྔ་ལ་སོགས་པའི་ནད་ཐོག་ཚན་ཁག་རེ་རེའི་ནང་དོན་མང་པོ་ཞིག་དང་། གཙག་ཁབ་དང་ཕུར་མཉེའི་དཔྱད་བཅོས་ཀྱི་ཐབས་བཅས་རྒྱས་པར་བསྟན། དེ་ལས་གཞན་དུ་སྐབས་འདིའི་སྨན་དཔྱད་ཡིག་ཆ་རྣམས་སུ་དམིགས་བསལ་བདེ་སྲུང་གི་སྐོར་ལའང་ཁྱད་པར་བའི་ཐབས་ཚུལ་མང་དུ་བསྟན་ཡོད་དེ། སོན་སི་མྲོའོ་ཡིས་བདེ་སྲུང་གི་སྒོ་ནས་འཆི་མེད་སྒྲུབ་པ་ནི་སྟོང་བསམ་ཞིག་ཡིན་ཡང་འདི་རང་ཚུལ་བཞིན་བསྟེན་ན་ཚེ་རིང་དུ་གནས་པ་བསྐྱོན་མེད་ཡིན་པ་དང་། བདེ་སྲུང་ཞེས་པ་ནི་མི་ན་བར་གནས་པའམ་(治未病)ནད་མི་ལྡང་བར་གནས་པ་(消未患)ལ་བྱ་བ་ཡིན་ཚུལ་བསྟན་ཅིང་། སེམས་ཞི་བར་གནས་པ་དང་ཁུ་སྲུང་། རླུང་སྦྱོང་། ཟས་སྦྱོར་སོགས་ཀྱི་སྒོ་ནས་བདེ་སྲུང་ཐབས་ལམ་སྔ་ན་མ་མཆིས་པ་མང་དུ་བསྟན། དེ་བཞིན་ནད་སྣ་ཚོགས་ཀྱི་རྒྱུ་རྐྱེན་དང་མངོན་ཚུལ་བཤད་པ་ལས་ཀྱང་ཟས་སྐོམ་དང་སྤྱོད་ལམ། སྣེར་གྱི་འཕྲོད་བསྟེན། ལུས་སྦྱོང་སོགས་ཀྱི་ལམ་ནས་བདེ་སྲུང་བྱ་བ། གཞན་སྐབས་འདིའི་དོའུ་སིའི་ཡིག་ཆ་དུ་མར་ཡང་རླུང་སྦྱོང་དང་ལུས་སྦྱོང་གི་ཐབས་ལ་བསྟེན་ཏེ་བདེ་བར་གནས་ཐབས་རྒྱས་པར་བསྟན།

གསོ་རིག་སློབ་གསོའི་སྐོར་ནས་ཀྱང་འཕེལ་འགྱུར་བྱུང་ཡོད་དེ། སེའུ་ཡི་སྐབས་སུ་བླ་སྨན་འགག་(太医署)ཅེས་པ་བཙུགས་ནས་ཆེས་མཐོ་བའི་གསོ་རིག་སློབ་གསོའི་སྡེ་ཁག་ཏུ་གྱུར་ལ། ཐང་གི་སྐབས་སུའང་ཕལ་ཆེར་སེའུ་ཡི་ལམ་ལུགས་བརྒྱུད་འཛིན་བྱས་ནས་ཁྱབ་ཧེ་ཆེ་དང་འཐུས་ཚང་དུ་བཏང་བ་ཡིན་ཏེ། སྤྱི་ལོ་624ལོར་ཐང་རྒྱལ་ལིས་ཡོན་གྱི་རིང་ལ་དངོས་སུ་བླ་སྨན་འགག་བཙུགས་པ་དང་འདི་ནི་རྒྱའི་ལོ་རྒྱུས་སྟེང་ཤུགས་རྐྱེན་ཆེས་ཆེ་བའི་རྒྱལ་གཉེར་གསོ་རིག་སློབ་གྲྭ་ཡིན། ཐེ་ཁྲང་དགོན་(太常寺)དུ་གཏོགས་ཤིང་སྲིད་འཛིན་མི་སྣ་ལས་གཞན་རྣམས་ལ་གསོ་བ་རིག་པ་དང་སྨན་རྫས་རིག་པ་སྐོར་ཚན་གཉིས་སུ་ཕྱེ་བཞིན་ཡོད། དེ་ཡང་ཅུང་ཟད་ཞིབ་པར་སྨྲས་ན་སྲིད་གཉེར་དོ་དམ་པ་ལ་བླ་སྨན་འགག་གི་མགོ་ཁྲིད་མི་2བསྐོ་བཞག་བྱས་པ་ཡིས་སྨན་བཅོས་བཅའ་ཁྲིམས་ལ་བདག་དམ་བྱེད་པ་སྟེ་བླ་སྨན་འགག་གི་ཆེས་མཐོ་བའི་སྲིད་འཛིན་མགོ་ཁྲིད་ཡིན་པ་དང་དེ་ལ་ལག་རོགས་མི་2བསྐོས་ཡོད། ལྷ་རྟོག་པ་མི་4དང་བདག་དམ་པ

མི་8བཅས་ཀྱིས་སློབ་ཁྲིད་ལ་ངོ་དམ་བྱེད། སྨན་པ་རིག་པའི་སྐོར་ལ་སྨན་བཅོས་དང་གཙག་ཁབ། ཕུར་མཉེ། ཐུགས་སྦོམ་བཅས་ཚན་ཁག་4དང་། ཚན་ཁག་རེར་འབུམ་རམས་པས་སློབ་ཁྲིད་བྱེད་པ་ཡིན། སྨན་རྫས་རིག་པའི་སྐོར་ལ་སྨན་རྫས་བདག་དམ་བྱེད་པའི་མི་2དང་། ཡིག་ཆར་བདག་བྱེད་མཁན་མི་4ཡོད་པ། སྨན་རྫས་སྦྱོར་མཁན་གཙོ་བོ་མི8དང་། དེར་ལག་རོགས་བྱིས་པ་24བཅས་ཡོད། དེ་ལ་སློབ་ཡུན་ནི་ཁོང་ནད་ཕྱོགས་ལ་ལོ་7དང་བྱིས་ནད་ཕྱོགས་ལ་ལོ་5 རྨ་སྐྲངས་ཕྱོགས་ལ་ལོ་5 རྣ་མིག་ཁ་སོའི་ཕྱོགས་ལ་ལོ་4 ཟབས་ཏུའི་བཅོས་ཐབས་ཕྱོགས་ལ་ལོ3བཅས་ཡིན། སློབ་གྲྭར་ཞུགས་དུས་རྒྱུགས་འཕྲོད་དགོས་པ་དང་སློབ་ཞུགས་བྱས་རྗེས་ཟླ་རེ་དང་དུས་ཚིགས་རེ། ལོ་རེ་བཅས་ལ་རྒྱུགས་བཤེར་བྱེད་དགོས་ལ། ལོ་9ཡི་རྗེས་སུ་ད་དུང་རྒྱུགས་མི་འཕྲོད་ཚེ་སློབ་གྲྭ་ལས་ཕྱིར་འབུད་དགོས། ཁྱད་པར་དུ་ཁ་ཕྱོགས་སོ་སོར་སྐབས་བབས་བསླབ་བྱའི་ནང་དོན་ཞིབ་ཕྲ་འབྱེད་དུ་ཡོད་ཅིང་ཡིག་ཐོག་གི་སློབ་སྦྱོང་མཇུག་རྫོགས་རྗེས་ནད་ཐོག་དངོས་ཀྱི་ལག་ལེན་སློབ་སྦྱོང་གི་རིམ་པ་ལའང་མཐོང་ཆེན་བྱས་འདུག་པ་སོགས་མདོར་ན་གསོ་རིག་སློབ་གསོ་སྡེ་ཁག་ཕྱོགས་ཡོངས་ནས་འཐུས་སྒྲིག་ཚང་བས་འཛམ་གླིང་སྟེང་ཙུང་ཟད་སྔ་ཤས་ཡིན་པར་འདོད་ལ། ཐང་གི་སྐབས་འདིར་དབུས་ཀྱིས་ཀླ་སྨན་འགག་བཙུགས་པ་ལས་གཞན་ད་དུང་ཁུལ་སོ་སོར་ཀྱང་ས་གནས་རང་བཞིན་གྱི་སྨན་གྱི་སློབ་གསོ་སྡེ་ཁག་ཀྱང་བཙུགས་ཡོད།

གསོ་རིག་ཕྱི་འབྲེལ་གྱི་ལས་དོན་ཡང་ཡར་རྒྱས་བྱུང་ལ། ཐོག་མར་རྒྱ་དང་བྱང་ཀོ་རེ་ཡའི་བར་ལ་འབྲེལ་བ་ཧ་དམ་དུ་སོང་ཞིང་། བྱང་ཀོ་རེ་ཡའི་མི་རྣམས་རྒྱ་ཡུལ་དུ་ཕྱི་འགྲིམ་སློབ་གཉེར་ལ་ཕྱིན་ནས་རྒྱའི་སྨན་དཔྱད་ཡིག་ཆ་གལ་ཆེ་བ་མང་པོ་དང་ནད་ཐོག་ཉམས་མྱོང་སོགས་ནང་འདྲེན་བྱས་ཤིང་། དུས་མཉམ་དུ་བྱང་ཀོ་རེ་ཡའི་ནད་གཞི་འགའི་ངོས་འཛིན་དང་སྨན་རྫས་ལ་སོགས་རྒྱ་ཡུལ་དུ་ཐོན་ཡོད། དེ་བཞིན་རྒྱ་ནག་དང་འཇར་པན་གྱི་གསོ་རིག་འབྲེལ་བ་ནི་དེ་བས་ཀྱང་རྒྱུན་ལྡན་དུ་གྱུར་ཡོད་དེ། སྐབས་དེར་འཇར་པན་ནས་ལྟ་ཕྱིར་མི་སྣ་མང་པོ་རྒྱ་ཡུལ་ལ་མངགས་ཏེ་སྨན་བསླབས་རྗེས་ཁོང་ཚོའི་ཡུལ་དུ་སྨན་གཞུང་གལ་ཆེན་ཁྱེར་བ་མ་ཟད་རྒྱ་ནག་ལ་ལད་མོ་བྱས་ཏེ་སྨན་སློབ་གཉེར་དང་འབྲེལ་བའི་ལམ་ལུགས་དུ་མ་ཞིག་གཏན་ལ་ཕབ་པ་དང་། ཁྱད་པར་དུ་འཇར་པན་གྱིས་གདན་ཞུས་པ་ལྟར་ཧྭ་ཤང་ཅན་ཀྲིན(鉴真)སོགས་

འཛར་པན་དུ་ལན་མང་ཕེབས་ནས་ཆོས་དང་སྨན་སྤེལ་བས་འཛར་པན་ལ་ཤན་ཤུགས་ཆེན་པོ་ཐོག་ཅིང་། ཁྲིམས་སུའང་འཛར་པན་གྱི་མི་སྣ་དུ་མ་རྒྱ་ནག་ཏུ་སླེབས་ནས་སྨན་དཔྱད་བསླབས་ཏེ་ཕྱིར་ལོག །དེ་ལས་གཞན་རྒྱ་གར་གྱི་བར་ལའང་གསོ་དཔྱད་འགྲོ་འོང་མང་དུ་བྱུང་སྟེ། ལར་ན་རྒྱ་གར་དང་རྒྱ་ནག་བར་ལ་འབྲེལ་བ་བྱུང་བ་ནི་སྤྱི་ལོའི་སྔོན་གྱི་ལོ425ནས་སྔོན་གྱི་ལོ375བར་ལ་མགོ་བརྩམས་ཡོད་ཅིང་། སེའུ་ཐང་གི་སྐབས་སུ་དེ་བས་རྒྱུན་ལྡན་དུ་གྱུར་ལ། ཁྱད་པར་དུ་ནང་བསྟན་རྒྱ་ཡུལ་དུ་དར་བར་བརྟེན་གསོ་དཔྱད་ཀྱི་ཕྱོགས་ལའང་ཤུགས་རྐྱེན་ཆེན་པོ་ཐེབས། ཐང་གི་བཙུན་པ་ཡི་ཙང་(义净)སྤྱི་ལོ་671ནས་695ལོའི་བར་ལ་རྒྱ་གར་དུ་ཕེབས་ཤིང་། ཁོང་གིས་རྒྱ་ནག་གསོ་རིག་གི་ཁྱད་ཆོས་གཙོ་བོ་དག་རྒྱ་གར་ལ་ངོ་སྤྲོད་བགྱིས་ཡོད་ལ། སྐབས་དེ་ཤེད་དུ་རྒྱ་གར་གྱི་སྨན་གྱི་གཞུང་ལུགས་དང་སྨན་བཅོས་ལག་ལེན་མང་པོ་རྒྱ་ནག་ལ་དར་ནས་སེའུ་རབས་དང་ཐང་གི་རབས་ལས་རྒྱ་གར་གྱི་སྨན་གཞུང་མི་འདྲ་བ་11ལྷག་བསྟན་ཡོད་པ་དང་། རྒྱ་གར་གྱི་སྨན་པ་རྒྱ་ཡུལ་དུ་སླེབས་པའི་ཁྲོད་མིག་བཅོས་ལ་མཁས་པ་དང་མཚལ་བསྒྱུར་དྲང་སྦྱོང་སོགས་མང་ལ། སེའུ་ཐང་སྐབས་སུ་བྱུང་བའི་རྒྱ་ནག་གི་སྨན་གཞུང་དག་ཏུ་རྒྱ་གར་གྱི་འབྱུང་བ་ཆེན་པོ་བཞི་དང་བསྐུ་བྱུག་ལ་སོགས་པའི་ཤུགས་རྐྱེན་མང་དུ་ཐོག་ཡོད། རྒྱ་ནག་དང་ཡིད་ནམ་(越南)བར་འབའང་སྔ་དུས་ཧན་བྲུའུ་ཧྲིའི་སྐབས་ནས་འབྲེལ་བ་བྱུང་སྟེ་ཡིད་ནམ་སྨན་དཔྱད་ལ་རྒྱ་ནག་ལུགས་དང་ཡིད་ནམ་ལུགས་ཞེས་ལུགས་ཆེ་བ་གཉིས་སུ་གྱུར་ཡོད་པ་དང་། སེའུ་ཐང་གི་སྐབས་ནས་ཀྱང་སྨན་དཔྱད་ཡིག་ཆ་དང་སྨན་རྫས། མི་སྣ་སོགས་ཀྱི་ཐད་ནས་འགྲོ་འོང་བརྗེ་རེས་བྱུང་ཞིང་། དེ་བཞིན་ཡ་གླིང་ཤར་ལྷོའི་ཡུལ་ཧྲིན་རྒྱ་ཏེ་ཞི་ཡ་སོགས་ཡུལ་གཞན་དུ་མར་ཡང་འབྲེལ་འདྲིས་བྱུང་། འདི་དུས་ད་དུང་ཡུལ་གཞན་ཞིག་སྟེ་ཨ་རབ་པའི་རྒྱལ་ཁབ་དག་དང་དེའི་ཡར་སྔོན་གྱི་གནའ་བོའི་པར་སིག་གི་བར་འབའང་རྒྱ་དང་ཚབ་སྲིད་ཀྱི་ཐོ་ཉའི་འགྲོ་འོང་ཐེངས་མང་པོར་བྱུང་བར་བརྟེན་ཁྱད་པར་སྨན་རྫས་ཀྱི་འབྲེལ་བ་སྔ་ན་མེད་པ་བྱུང་ཡོད།

དྲུག སུང་ཅིན་ཡོན་དུས་སྐབས་ཀྱི་གསོ་རིག (སྤྱི་ལོ་960ནས་1368བར)

སྤྱི་ལོ་960ལོར་ཧའུ་ཀྲུག་(后周)གི་འཁོར་སྲུང་དམག་སྤྱི་ཀྲོ་ཁྲང་ཡིན་(赵匡胤)གྱིས་ཁྲུན་

ཆེན་ཡིས་(陈桥驿)བྱ་བ་དེང་གི་ཧོ་ནན་ཞིང་ཆེན་གྱི་ཁེ་ཧྥུན་(开封)བྱང་ཁུལ་དུ་དམག་ངོ་ལོག་ནས་ཧྲའོ་ཀྲུག་གི་སྲིད་དབང་བཟླགས། རང་ཉིད་གོང་མར་བསྐོས་ཅིང་མཚན་སུང་ཐའེ་ཙུའུ་(宋太祖)ཞེས་གསོལ་ལ། པན་ལིང་(汴梁)ཞེས་དེང་གི་ཁེ་ཧྥུན་རྒྱལ་སར་བྱས་པ་ལ་པེ་སུང་(北宋)ཞེས་སུ་འབོད། སྤྱི་ལོ་963ནས་976ལོའི་བར་ཀྲོ་ཁྲང་ཡིན་གྱིས་སྔ་ཕྱིར་ཅིན་ནན་(荆南)དང་ཧུའུ་ནན།(湖南) ཧྲའུ་ཧྲུའུ།(后蜀) ནན་ཧན།(南汉) ནན་ཐང་(南唐)སོགས་རིམ་པར་ཕབ་ཅིང་སྤྱི་ལོ་978ལོར་ཝུའུ་ཡེ་(吴越)རྒྱལ་པོ་བཙན་གྱིས་དབང་འོག་ཏུ་བཙུད་དེ། འབྲུ་ཆུའི་ལྷོ་རྒྱུད་ཀྱི་སིལ་བུའི་རྣམ་པ་མཇུག་རྫོགས་པར་བྱས། སྤྱི་ལོ་979ལོར་སུང་ཐེ་ཙོང་ཀྲོ་ཀྭང་ཡིས་(赵光义)དངོས་གྱིས་ཐེ་ཡོན་(太原)ལ་དཔུང་དྲངས་ཏེ་པེ་ཧན་(北汉)བཟླགས་ནས་རབས་ལྔ་དང་རྒྱལ་ཁབ་བཅུའི་སིལ་འཐོར་གྱི་རྣམ་པ་མཇུག་དྲིལ། འོན་ཏེ་པེ་སུང་རྒྱལ་རབས་ཀྱིས་རྒྱ་ནག་ཡོངས་སུ་གཅིག་གྱུར་མཛད་མ་ཐུབ་ལ། སྐབས་དེར་པེ་སུང་དང་ཁ་གཏད་དུ་ལངས་པ་ནི་བྱང་ཕྱོགས་སུ་ལའོ་རྒྱལ་རབས་(辽朝)ཡོད་ཅིང་། ནུབ་ཕྱོགས་སུ་ལྡོང་སྨྱུང་བས་བཙུགས་པའི་མི་ཉག་(西夏)རྒྱལ་རབས་མཆིས། སྤྱི་ལོ་1115ལོར་སོང་ཧྭ་གཙང་པོའི་འགྲམ་གྱི་(女真)རིགས་ཀྱིས་ཅིན་རྒྱལ་ཁབ་(金国)བཙུགས་ནས་སྤྱི་ལོ་1125ལོར་ལའོ་རྒྱལ་རབས་ཕབ་ཅིང་། སྤྱི་ལོ་1126ལོར་ལྷོ་ཡི་པན་ལིང་རྐོལ་བས་བླངས་པས། སུང་གི་ཁོ་བྲང་ལིན་ཨན་(临安)ཏེ་ད་ལྟའི་ཧང་ཀྲུག་(杭州)ཏུ་དབང་མེད་ངང་གནས་སྤར་ཏེ་ནན་སུང་(南宋)བྱ་བ་བཙུགས། འདི་ནས་བཟུང་སྟེ་ནན་སུང་དང་ཅིན་གཉིས་ཀྱིས་ཅང་ཧྭེས་(江淮)ས་མཚམས་སུ་བྱས་ནས་ལོ་ངོ་བརྒྱ་ཐག་ལྷག་ལ་ཁ་གཏད་དུ་ལངས་བསྡད་དོ། །སྤྱི་ལོ་1234ལོར་བྱང་དུ་སོག་པོ་ཆེར་རྒྱས་ཏེ་ཅིན་ཕབ་པ་དང་། སྤྱི་ལོ་1271ལོར་ཡོན་རྒྱལ་རབས་བཙུགས་ནས་རྒྱལ་ས་ཏཱ་ཏུའུ་(大都)སྟེ་དེང་གི་པེ་ཅིན་བྱས། དེ་རྗེས་དུས་ཡུན་ཐུང་ངུའི་ནང་རྒྱ་ཆེ་བའི་ཡོ་ཡའི་སྐམ་ས་བདག་གིར་མཛད་ཅིང་། སྤྱི་ལོ་1279ལོར་དཔུང་ཁ་ཕྱིར་འཁོར་ནས་ནན་སུང་བཅོམ་ཏེ་ཀྲུང་གོ་ཡང་བསྐྱར་གཅིག་གྱུར་བྱུང་ལ། འདི་ནི་ཐང་རྒྱལ་རབས་རྗེས་སུ་ཀྲུང་གོའི་ལོ་རྒྱུས་སྟེང་སྔར་མེད་པའི་མངའ་ཐང་རྒྱ་ཆེན་པོ་ལ་དབང་བྱས་པའི་གཅིག་གྱུར་ཡིན།

ལར་ན་སུང་ཅིན་ཡོན་གྱི་དུས་སྐབས་སོ་སོ་དང་ས་ཁུལ་སོ་སོའི་སྲིད་དབང་གནས་བབ་མི་

འདྲ་ཞིང་དཔལ་འབྱོར་གྱི་འཕེལ་རྒྱས་ཚུ་ཚད་མི་མཐུན་ནའང་། སྤྱིའི་ཆ་ནས་སྤྱི་ཚོགས་ཐོན་སྐྱེད་ལ་འཕེལ་འགྱུར་ཆེན་པོ་བྱུང་ཡོད་པ་དང་། ཁྱད་པར་དུ་སུང་གི་དུས་མགོར་ལྟོས་བཅས་ཀྱིས་སྤྱི་ཚོགས་བརྟན་འཇགས་ཡིན་པས་ཞིང་ལས་དང་ལག་ཤེས་བཟོ་ལས་དར་རྒྱས་བྱུང་བ་དང་། དེར་བརྟེན་ཚོང་ལས་ཀྱང་ཡར་རྒྱས་བྱུང་ནས་གྲོང་ཁྱེར་ཆེ་ཁག་འགའ་རེར་ཚོང་གྲུ་གླིང་(市舶司)བྱ་བ་བཙུགས་ནས་ཆེད་དུ་ཕྱི་འབྲེལ་ཚོང་གཉེར་ལ་དོ་དམ་བྱེད་བཞིན་ཡོད་པ་དང་། ལས་རིགས་མཐུན་ཚོགས་བྱུང་བ་དང་ཤོག་སྐོར་བཀྲམ་པ་སོགས་རྒྱའི་བཀས་བཀོད་བརྒྱུད་འཛིན་དཔལ་འབྱོར་གྱི་རིམ་པ་གསར་པ་ཞིག་ཏུ་སླེབས། དཔལ་འབྱོར་གོང་འཕེལ་དང་འགྲོགས་ནས་ཚན་རྩལ་ཡང་དར་རྒྱས་བྱུང་སྟེ། གསར་གཏོད་ཆེན་པོ་གསུམ་སྐབས་འདིར་ལེགས་པར་གྲུབ་པ་ནི་ཚན་རྩལ་གོང་འཕེལ་གྱི་ཚབ་མཚོན་གཙོ་བོ་ཡིན་པར་བཞེད། སྤྱི་ལོ1041ནས་1048ལོའི་བར་དུ་པིས་ཧྲིན(毕升)གྱིས་སྣི་འཁྱིག་འབྲུ་སྒྲིག་པར་འདེབས(胶泥活字排版印刷)གསར་བཏོད་མཛད་ཅིང་འདི་ནི་འཛམ་གླིང་སྟེང་ཆེས་སྔ་བའི་འབྲུ་སྒྲིག་པར་འདེབས་ལག་རྩལ་ཡིན། ཡོན་རྒྱལ་རབས་སྐབས་སུ་གཤའ་དང་ཤིང་གི་འབྲུ་སྒྲིག་པར་འདེབས་ཀྱང་བྱུང་། དུས་རབས11པར་ཕྱོགས་སྟོན་འཁོར་ལོ་བཟོས་ནས་མཚོ་འགྲུལ་ལ་སྤྱད་པ་དང་རྒྱ་དང་ཕྱི་ཕྱོགས་བར་གྱི་དཔལ་འབྱོར་རིག་གནས་བརྗེ་རེས་ལ་སྐུལ་འདེད་ཐེབས། དེ་བཞིན་པེ་སུང་དུས་མགོར་འབར་རྫས་ཀྱི་མཚོན་ཆ་དུ་མ་བཟོས། ནན་སུང་དང་ཡོན་གྱི་སྐབས་སུ་ལྕགས་བཟོས་འགག་རྫས་དང་རྒྱུ་ལྕགས་ཟངས་ལས་གྲུབ་པའི་བོའུ་སོགས་བཟོས་ནས་བེད་སྤྱད། པེ་སུང་དུས་མགོའི་ཧྲིན་ཀོ(沈括)ཡིས་བྲིས་པའི་མེན་ཞི་གཞིས་ཀའི་རིག་ཟིན(«梦溪笔谈»)ཞེས་པར་གནམ་རིག་དང་ལོ་ཐོ། ས་དཔྱད། ས་རྒྱུས། གྲངས་རིག །དངོས་ལུགས། རྫས་འགྱུར། གསོ་རིག །སྐྱེ་དངོས། ལོ་རྒྱུས། གནའ་དཔྱད་ལ་སོགས་པའི་ཕྱོགས་ཀྱི་ཚན་རྩལ་གྲུབ་འབྲས་ལེགས་པར་བསྡུས་ནས་གྲུབ་ཡོད་ཅིང་གནའ་བོའི་ཚན་རྩལ་སྐོར་གྱི་ལོ་རྒྱུས་རང་བཞིན་ལྡན་པའི་ཡིག་ཆ་གལ་ཆེན་དུ་གྱུར། དེ་བཞིན་ཡོན་གྱི་གནམ་རིག་པ་ཀོའོ་ཧྲུག་ཅིན(郭守敬)གྱིས་གཞུང་བསྒྲིགས་ལོ་ཐོ(«授时历»)བྱ་བ་སྤེལ་བ་དང་། ཝང་ཀྲུན(王祯)གྱིས་ཐར་གྱི་ཡིག་ཆ་དང་ཞིང་བའི་ལག་ལེན་ཉམས་མྱོང་། རང་གི་དཔྱད་ཞིབ་བཅས་སྤེལ་བའི་སྒོ་ནས་ཞིང་དཔེ་རྩ་ཆེ་བ་ཞིག་བསྒྲིགས་པ

ནི་པེ་ལྷེའི་མི་སེར་ཐབས་རྩལ་བྱ་བའི་རྗེས་སུ་བྱུང་བའི་ཞིང་དཔེ་རྩ་ཆེ་བ་ཞིག་ཡིན།

སུང་རྒྱལ་རབས་ཀྱིས་ཡུལ་དབུས་དབང་སྒྱུར་ནུས་སྟོབས་ཇེ་བཙན་དུ་གཏོང་ཆེད་ཞི་དཔོན་དབང་བསྒྱུར་(文官统治)འཕེལ་རྒྱས་སུ་ཕྱིན་ཅིང་། རྒྱལ་ས་རུ་ཆེས་མཐོའི་སློབ་གྲྭ་(国子学)དང་གཞུང་གཉེར་སློབ་ཆེན།(太学) ཁྲིམས་ཀྱི་སློབ་གྲྭ། རྩིས་ཀྱི་སློབ་གྲྭ། སྨན་གྱི་སློབ་གྲྭ་བཅས་དུ་མ་ཞིག་བཙུགས་ནས་ཆེད་ལས་སོ་སོའི་མི་སྣ་སྐྱེད་སྲིང་བྱས། པེ་སུང་གི་དབུལ་གཙོམ་བསྒྱུར་བའི་ཝང་ཨན་ཧྲི་སྲིད་འགྱུར་(王安石变法)བྱུང་རྗེས་སློབ་གྲྭའི་ལམ་ལུགས་དང་སློབ་ཁྲིད་ནང་དོན་ལ་འགྱུར་བ་བྱུང་ཞིང་། ཡོན་ཏན་པ་མང་དུ་སྐྱེད་སྲིང་བྱས་ནས་ཚན་རིག་རིག་གནས་འཕེལ་རྒྱས་བྱུང་ལ། དེ་ལས་ཡོན་ཏན་པ་མང་ཆེ་བ་གསོ་རིག་ལས་སྦྱོར་ཞུགས་ཏེ་གསོ་དཔྱད་མི་སྣའི་ཤེས་ཡོན་ཚད་ཇེ་མཐོར་སོང་ནས་དེ་དུས་སུ་ཤེས་ཡོན་པས་གསོ་རིག་སྦྱོང་བ་ནི་སྲོལ་ཞིག་ཏུ་གྱུར་ཏེ། ཤེས་ཡོན་པས་སྨན་རྗོགས་པ་དང་ཞིའུ་སྨན་པ་(儒医)ལ་སོགས་བྱུང་བ་འདིས་གསོ་རིག་གཞི་རྩའི་གཞུང་ལུགས་འཕེལ་རྒྱས་དང་ནད་ཐོག་ལག་ལེན་གྱི་བསྒོམས་བཅས་ལ་ནུས་ཤུགས་ཐོན་ཡོད།

དུས་སྐབས་འདིའི་འདུ་ཤེས་དང་འཁྲིར་སོ་གཙོ་བོ་ནི་གཤིས་ལུགས་སྨྲ་བ་(理学)[①]ཞེས་པ་ཡིན་ལ། ཀྲུག་ཏོན་ཡུས་(周敦颐)ཀྱིས་སྔར་ཡོད་པའི་གཤིས་ལུགས་སྨྲ་བའི་རྣམ་གཞག་རྒྱས་པར་ཕྱེས། ཁྲིན་ཧོ་(程颢)དང་ཁྲིན་ཡུས་(程颐)གཉིས་ཀྱིས"གཤིས་ལུགས"(理)སམ"གནུག་གཤིས"(天理)ཀྱི་སེམས་གཙོ་སྨྲ་བའི་ཆ་ཟུར་འདོན་བྱས། ཀྲུའུ་ཞིས་(朱熹)ཡིས་སྔ་བ་དག་གི་བཞེད་པའི་རྒྱུན་བཟུང་ཞིང་དེ་བས་ཀྱང་སྨིན་པར་མཛད་ལ། ཁོང་རྣམས་ཀྱིས་གཤིས་ལུགས་ཞེས་པ་ནི་ཆོས་ཐམས་ཅད་འབྱུང་བའི་གཞི་ཡིན་ཞིང་། གཤིས་ལུགས་དེ་ཆད་མེད་དང་གཡོ་སྐྱོམ་བྱས་པར་བརྟེན་རླུང(གདགས་རླུང་དང་སྲིབས་རླུང)དང་ཁམས་ལྔ་རུ་གྱུར་ལ། དེ་ནས་ཆོས་ཐམས་ཅད་བསྐྱེད་ཅེས་སྨྲ། དེར་བརྟེན་མི་ཡང་གཤིས་ལུགས་དང་རླུང་ལྡན་འདྲེས་(理与气合)ཀྱི་གྲུབ་རྫས་ཤིག་ཡིན་པར་འདོད། གཤིས་ལུགས་སྨྲ་བ་འཕེལ་རྒྱས་སུ་ཕྱིན་པ་ཡིས་གསོ་རིག་གི་སྔེས་

① ལམ་གྱི་རིམ་པ་(理学)ཞེས་ཀྱང་འབོད་ལ། རྒྱའི་གནའ་རབས་ཀྱི་ཆེས་ཞིབ་ཅིང་ཆེས་འབྲུས་ཚང་བའི་རིགས་པའི་གཞུང་ལུགས་ཤིག་ཡིན་པས་ཤུགས་རྐྱེན་རྒྱ་ཆེ་ལ་གཏིང་ཟབ། གཤིས་ལུགས་སྨྲ་བས་བཤད་པའི་གནས་ལུགས་ནི་ཀུན་སྤྱོད་ལམ་དུ་འཁྱེར་ཚུལ་ཡིན་པ་མ་ཟད། ཤིའུ་ཡི་ལྷའི་གོ་ཐོབ་དང་རྒྱལ་པོའི་དབང་ཆ་བླ་ན་མེད་པའི་ཁྲིམས་མཐུན་གྱི་གཞི་འཛིན་སའང་ཡིན།

ཁམས་ལྔ་དུས་དྲུག་(五运六气)ལ་དབྱེ་ཞིབ་བྱེད་པར་སྐུལ་འདེད་ཐེབས་ནས་སྐབས་འདིར་ཁམས་དུས་སྨྲ་བ་དར་རྒྱས་སུ་ཕྱིན།

དེ་བཞིན་ཕང་ཨན་ཧྲི་སོགས་ཀྱིས་སྨེ་ཁྲིད་པའི་དངོས་གཙོ་སྨྲ་བའི་འཐུས་ཚབ་དག་གིས"རིག་གསར"(荆公新学)ཞེས་པའི་སྲོལ་ཕྱེས་ནས་ཆོས་ཐམས་ཅད་ཁམས་ལྔའི་འགྱུར་བ་ལ་བརྟེན་ཏེ་བྱུང་ཞིང་། འགྱུར་བ་བྱུང་དོན་ནི་ཆོས་རང་སྟེང་གི"ཟུང་འབྲེལ"དང"ཆ་མཐུན"གྱི་དབང་གིས་ཡིན་ཞེས་སྨྲ། ལུགས་འདིས་གཤིས་ལུགས་སྨྲ་བ་ནི་སྟོང་བཤད་ཙམ་དུ་ངོས་བཟུང་ནས་སུན་འབྱིན་བྱེད་ཅིང་། དངོས་ཡོད་དང་ཁེ་ཕན་ནི་ད་གཟོད་གཙོ་བོར་འཛིན་ཏེ་བློ་སྤོབས་ལྡན་པའི་སྒོ་ནས་འདོད་ཚུལ་རྙིང་བ་དགག་པར་བྱེད་པས་ན། འདི་ལྟ་བུའི་གསར་བརྗེའི་བསམ་བློ་ཡིས་ཐད་ཀར་གསོ་རིག་ལའང་ཤན་ཞུགས་ནས་གསར་བརྗེའི་བསམ་བློ་ཅན་གྱི་སྨན་དཔྱད་མཁས་པ་མང་དུ་བྱུང་ཞེས་བཤད།

༧ སུང་རྒྱལ་རབས་སྐབས་སྨན་བཅོས་ལས་དོན་གྱི་དོ་དམ་དང་བཅོས་བསྒྱུར་བྱ་བ་དུ་མ་སྤེལ་ཡོད་ཅིང་། སྨན་དོན་སྲིད་གཉེར་དང་གསོ་རིག་སློབ་གསོ་གཉིས་སོ་སོར་ཕྱེས་ནས་སྨན་པ་སྐྱེད་སྲིང་དང་རྒྱུགས་བཤེར་གྱི་ལམ་ལུགས་དུ་མ་གཏན་འཁེལ་མཛད། དེ་དུས་ཧན་ལིན་སྨན་བདག་གླིང་(翰林医官院)བྱ་བས་སྨན་གྱི་བཀའ་ཁྲིམས་དང་སྨན་བཅོས་ལས་དོན་ལ་དོ་དམ་བྱེད་པ་དང་། ཐའི་སྨན་ཞིང་(太医局)གིས་གསོ་རིག་སློབ་གསོ་བདག་དམ་བྱེད། སྨན་བདག་གླིང་གི་ནང་རོལ་དུ་ལས་གནས་མང་དུ་ཕྱེས་ཡོད་ཅིང་། དེར་སྐབས་རེར་ལས་བྱེད་མི་སྣ་བརྒྱ་ཕྲག་རེ་ཡོད་ལ་ཆེས་མང་དུས་དོ་དམ་པ་1096བྱུང་སྲོང་། འདི་ཡི་ལས་བྱེད་མི་སྣ་ས་ཁུལ་སོ་སོར་ཁྲབ་ནས་བསྡུས་པ་ཡིན་ལ་ཆེད་ལས་ཚན་ཁག་རེ་རེའི་ཐད་དུ་རྒྱུགས་བཤེར་བྱས་པ་བརྒྱུད་ཚུ་ཚད་མཐོན་པོའི་རིགས་སྨན་བདག་གླིང་དུ་བླངས་ནས་ལས་ཀ་གཉེར་བར་བྱེད་པ་མ་ཟད། མི་སྣའི་གདམ་གསེས་དང་རྒྱུགས་བཤེར་ལ་ཤིན་ཏུ་གཟབ་ནན་བྱེད། དེར་མ་ཟད་སྨན་བཅོས་དང་སྦྱིན་གཏོང་ལས་ཁུངས་ཡང་དུ་མར་བཙུགས་ཡོད་དེ། དམངས་ཁྲོད་ཀྱི་ནད་པ་དབུལ་ཕོངས་གསོ་བའི་བདེ་སྐྱོར་ཁང་(安济坊)དང་ཕོ་བྲང་ནང་གི་ནད་པ་གསོ་བའི་ཚེ་དབང་ཞི་འཇགས་ཁང་།(保寿粹和馆) ཕྱོགས་ཀྱི་ནད་པ་གསོ་བའི་སྐྱོར་གསོ་གླིང་།(养济

院）ནད་འཁོགས་དང་ཡུགས་ཚང་གསོ་བའི་བདེ་སྐྱིད་གླིང་།(福田院) དྭ་ཕྲུག་དང་དབུལ་ཕོངས་གསོ་བའི་ཕྲུ་གུ་གསོ་སྐྱོང་ལྷིང་།(慈幼局) གཤིན་ལས་བྱེད་པའི་གནས་འདས་ཚོག་གླིང་(漏泽园)སོགས་མང་དུ་བྱུང་། དེ་ལ་ཅིན་གྱི་སྐབས་སུ་བླ་སྨན་གླིང་གིས་སྨན་སྲིད་དང་གསོ་རིག་སློབ་གསོ་གཉིས་ལ་དོ་དམ་བྱེད་ཅིང་ཡོན་གྱི་སྐབས་སུའང་འདི་དང་འདྲ། གོང་གི་སྲིད་ཁྲིམས་དང་ཐབས་ཇུས་འདི་དག་གིས་སྨན་དཔྱད་ཆུ་ཚད་མཐོར་འདེགས་དང་མི་སྣ་སྐྱེད་སྲིང་གི་ཕྱོགས་སུ་ཕན་ནུས་གལ་ཆེན་ཐོན་ཡོད།

༢ སྐབས་འདིའི་གསོ་རིག་སློབ་གསོ་ནི་ཐང་གི་དུས་སྐབས་ལས་ཀྱང་འཕེལ་རྒྱས་བྱུང་ཡོད་དེ། གོང་དུ་བཤད་པ་བཞིན་སྟར་ཐེ་ཁྲང་དཀོན་དུ་གཏོགས་པའི་བླ་སྨན་ལྷིང་གིས་སྐབས་འདིར་སྨན་སྲིད་ཀྱི་ལས་འགན་བཞག་ནས་གསོ་རིག་སློབ་གསོའི་ཆེད་དོན་ལས་ཁུངས་སུ་གྱུར་བ་མ་ཟད། སྤྱི་ལོ་1069ལོའི་བང་ཨན་ཧྲིའི་སྲིད་འགྱུར་གྱི་རྗེས་སུ་གསོ་རིག་སློབ་གྲྭའི་གོ་གནས་ཇེ་མཐོར་སོང་སྟེ་ཐེ་ཁྲང་དཀོན་ལས་ཀྱང་ལོགས་སུ་ཕྱུང་ལ། སྐད་གྲགས་ཅན་གྱི་རིམ་གསུམ་ཁྲིམས་(三舍法)གསོ་རིག་སློབ་གསོའི་ཁྲབ་ཁོངས་སུའང་ལག་བསྟར་མཛད། རྒྱའི་ལོ་རྒྱུས་སྟེང་གསོ་རིག་སློབ་གྲྭ་ཐོག་དང་པོར་དངོས་སུ་རྒྱལ་ཁབ་ཀྱི་དཔོན་རིག་མ་ལག་གི་ཁྲོད་དུ་བཞག་པ་ཡིན། བླ་སྨན་ལྷིང་ལ་ཐོག་མའི་དུས་སུ་སློབ་མ་200ནས་300བར་ཡོད་ཅིང་ཕྱིས་སུ་ཇེ་ཞུང་དུ་གྱུར། ཆེད་ལས་སྣ་དགུ་ནས་གསུམ་དུ་བསྡུས་ལ་དེའི་ཕྱིས་སུ་ཡང་དགུ་རུ་ཕྱེས་པ་དང་བསླབ་བྱའི་གསུང་རབ་ཀྱང་གཏན་འཁེལ་བྱས་ཡོད། རྒྱུགས་བཤེར་ནང་དོན་དྲུག་དང་རྒྱུགས་འབྲས་རིམ་པ་གསུམ། ད་དུང་ལག་ལེན་སྦྱོང་བརྡར་སོགས་ཚགས་དམ་པོའི་སྒོ་ནས་སྤེལ་བཞིན་ཡོད་པས་གསོ་རིག་སློབ་གསོ་ཡར་རྒྱས་ཀྱི་ལམ་དུ་བཙུད། རིམ་བཞིན་ས་ཁུལ་དང་ རྫོང་དག་གིས་ཀྱང་དབུས་ལ་ལད་མོའི་སྒོ་ནས་བླ་སྨན་ལྷིང་བཙུགས་ལ། ཕྱིས་ཀྱི་ཅིན་དང་ཡོན་གྱི་དུས་སྐབས་ནའང་སུང་ལ་ལད་མོའི་སྒོ་ནས་ལས་སྒོ་དེའི་རྒྱུན་བསྲིངས་ལ། ཡོན་གྱི་སྐབས་སུ་ད་དུང་ སྟ་ཕྱིར་ཚན་ཁག་13དང་10རུ་ཕྱེས་པ་ཡོད།

༣ སྨན་དཔྱད་ཡིག་ཆ་ཞུས་གཏན་ཁང་བཙུགས་ཚུལ་ནི། སུང་རྒྱལ་རབས་སྐབས་པར་སྐྲུན་དང་ཤོག་བཟོའི་ལག་རྩལ་དར་རྒྱས་བྱུང་བར་བརྟེན་སྨན་གྱི་ཡིག་ཆའི་འགྲེམས་སྤེལ་ལའང་

མཐུན་རྐྱེན་ལེགས་པར་འགྱོར་ཏེ། ཆེད་དམིགས་སྒོས་མི་སྣ་ཚ་འཛུགས་བྱས་ནས་སྔ་གཞུང་མང་པོ་ཞུས་གཏན་མཛད་ཅིང་། སྤྱི་ལོ་1057ལོར་སྲིད་གཞུང་གིས་དངོས་སུ་སྨན་དཔྱད་ཡིག་ཆ་ཞུས་གཏན་ཁང་(校正医书局)བྱ་བ་བཙུགས་ཏེ་ཀྲང་ཡུས་ཞིས་(掌禹锡)ལ་སོགས་པའི་མཁས་པ་མང་པོ་ལྷན་དུ་བསྡུས་ནས། སྔ་རབས་ཀྱི་སྨན་གཞུང་གལ་ཆེན་འཚོལ་སྡུད་དང་ལེགས་སྒྲིག །ཁུངས་སྐྱབ། ཞུས་གཏན་སོགས་མཛད་ལ། ད་ལམ་སྤྱི་ལོ་1068ནས་1077ལོའི་བར་དུ་རིམ་པར་ཧོང་ཏི་བཀའ་འབུམ་གྱི་གཤིས་འདྲི། ཚ་གྲང་གི་རྣམ་བཤད་སོགས་སྨན་གཞུང་མང་པོ་ཞིག་པར་སྐྲུན་དང་འགྲེམས་སྤེལ་བགྱིས། འདི་ཡིས་སྔོན་ཡར་སྔོན་གྱི་སྔ་གཞུང་དག་ཉར་ཚགས་དང་ཁྱབ་སྤེལ་གཏོང་བ་ལ་ནུས་ཤུགས་གལ་ཆེན་ཐོན།

༤ རྒྱལ་ཁབ་སྨན་ལྡིང་(药局)བཙུགས་ཚུལ་ནི། སྤྱི་ལོ་1069ལོར་སུང་སྲིད་གཞུང་གིས་བང་ཨན་ཧྲི་ཁྲིམས་གསར་སྤེལ་རྗེས་རྒྱལ་ཁབ་ཀྱིས་ཚ་དང་ཇ། ཆང་སོགས་ཀྱི་ཚོང་རྫས་བདག་འཛིན་བྱས་ཤིང་། ཕྱིས་སུ་སྨན་རྫས་ཀྱང་རྒྱལ་ཁབ་ཀྱིས་ཆེད་ཚོང་བྱ་བའི་གྲས་སུ་བཞག །སྤྱི་ལོ་1076ལོར་ཐྭ་སྨན་ལྡིང་དུ་ཆེད་དུ་སྨན་ཚོང་ཁང་(熟药所)ཕྱིས་ལ་འདི་ནི་རྒྱའི་ལོ་རྒྱུས་སྟེང་གི་ཆེས་ཐོག་མའི་སྨན་ལྡིང་ཡིན་ཞིང་ཆེད་དུ་སྨན་སྡེབ་སྦྱོར་དང་ཕྱིར་བཙོང་ལ་དོ་དམ་བྱེད་པ་ཡིན། འདི་ཡི་ཚ་འཛུགས་དང་བཅའ་ཡིག་བཅས་ཀྱང་འཐུས་ཚང་ཡིན་ལ། སྨན་རྫས་ཉོ་སྒྲུབ་དང་ངོས་འཛིན་དབྱེ་བསལ། ཉར་ཚགས། སྦྱོར་བཟོ་སོགས་གོ་རིམ་རེ་རེ་དང་། ད་དུང་ལས་རིས་ལམ་ལུགས། ཞིབ་བཤེར་ལམ་ལུགས། སྨན་སྦྱིན་ལམ་ལུགས་སོགས་དུ་མ་གཏན་ཕབ་མཛད། ཕྱིས་སུ་འདིའི་འབོད་སྟངས་ལ་འགྱུར་བ་དུ་མར་བྱུང་ཡོད་ཀྱང་ཡོན་གྱི་དུས་སྐབས་སུའང་བརྒྱུད་འཛིན་བྱས་འདུག་སྟེ། འདི་ཡིས་སྨན་གྱི་སྦྱོར་བ་དང་བཟོ་འདུལ་འཕེལ་རྒྱས་ལ་ནུས་པ་གལ་ཆེན་ཐོན་ཡོད། འོན་ཀྱང་སྲིད་དབང་གི་དུལ་སྲུངས་དང་འགྲོགས་ནས་སྨན་ལྡིང་ཁའང་རིམ་པར་དོ་དམ་འཛོལ་ཉོག་དང་མ་དངུལ་མི་འདང་བ། སྤུས་ཀ་ཞན་པ། སྨན་རྫས་བཟོལ་མ་སོགས་ཀྱི་སྣང་ཚུལ་བྱུང་ཞིང་། དུལ་སྲུངས་དཔོན་གྱི་རྒྱུ་ནོར་འཚོལ་གནས་ཙམ་དུ་གྱུར།

༥ གཞུང་རྙིང་ལེགས་བསྒྲིགས་དང་ཞིབ་འཇུག

སུང་རྒྱལ་རབས་ཚུགས་པའི་རྗེས་ཐོག་ཏུ་ཆེད་མཁས་ཚ་འཛུགས་ཀྱི་སྒོ་ནས་ཆེད་དུ་ལས་

ཁུངས་བཙུགས་ནས་ཐེངས་མང་པོར་གཞུང་རྙིང་ཞུས་གཏན་འགྲེམས་སྤེལ་བྱས་པ་མ་ཟད། སྐད་གྲགས་ཆེ་བའི་སྨན་གཞུང་ལ་ཞིབ་ཕྲའི་དག་སྒྲིག་དང་ཞིབ་འཇུག་བགྱིས་ཡོད་ཅིང་། སྐབས་འདིར་སྨན་པ་མང་པོས་རྗོང་ཧྲི་བཀའ་འབུམ་ལ་ཞིབ་འཇུག་དང་འགྲེལ་པ་ཅི་རིགས་མཛད་དེ། རང་གི་ནད་ཐོག་ཉམས་མྱོང་དང་ངེས་ཤེས་ལ་སྦྱར་ནས་གཞུང་དེར་བྱུང་བའི་ཁམས་ལྔ་དུས་དྲུག་དང་ནད་ཀྱི་གྱུར་ཚུལ་བཅུ་དགུ་མ།(病机十九条)བདེ་སྲུང་། བརྟག་ཐབས། སྦྱོར་འབུམ་ལ་སོགས་པའི་དཀའ་གནད་བཀྲོལ་ཞིང་འགྲེལ་བཤད་གནད་དུ་སྨིན་པ་མཛད་ལ། ཡང་ལ་ལས་འདི་ཡི་གཞུང་དོན་ལ་རིགས་དང་རྣམ་གྲངས་ཕྱི་ལུགས་གསར་དུ་བསྟན་པའང་ཡོད། དེ་བཞིན་དཀའ་བའི་གཞུང་(«难经»)ཞེས་པར་འགྲེལ་པ་དཀའ་བའི་གཞུང་གི་དོན་(«难经本义»)ལ་སོགས་མཛད་ནས་དོན་སྟོང་རྩའི་བརྟག་ཐབས། རྒྱུན་འབྲེལ་དང་གསང་དམིགས། ནད་ལུགས་དང་ངོས་འཛིན། གསོ་བཅོས་བཅས་ཀྱི་ནང་དོན་གཙོ་གནད་ཅན་ལ་འགྲེལ་བཤད་ཞིབ་པར་གནང་། ཁྱད་པར་དུ་སྐབས་འདིར་ཚ་གྲང་གི་རྣམ་བཤད་ཅེས་པའི་གཞུང་ལ་ཞིབ་འཇུག་གཏིང་ཟབ་མོ་གནང་ཡོད་དེ། ཚ་གྲང་རྣམ་བཤད་ཀྱི་འབྲུ་འགྲེལ་(«注解伤寒论»)དང་ཚ་གྲང་ནད་ཀྱི་སྤྱི་བཤད།(«伤寒总病论») ཚ་གྲང་ནད་རིགས་ཀྱི་སྲོག་སྐྱིན།(«伤寒类证活人书»)ཞེ་ཡི་ཚ་གྲང་རྣམ་བཤད་འགྲེལ་པ་པོད་གསུམ་མ་(«许氏伤寒论著三种»)སོགས་མཛད་ནས་གཞུང་གང་གི་བསྟན་དོན་ལ་ཞིབ་འཇུག་གཏིང་ཇེ་ཟབ་ཏུ་ཕྱིན།

༤ སྨན་རྫས་རིག་པའི་འཕེལ་འགྱུར།

སྐབས་འདིར་སྨན་རྫས་རིག་པ་མྱུར་བར་འཕེལ་རྒྱས་སུ་ཕྱིན་ཏེ། སྨན་རྫས་ཀྱི་གཞུང་མང་དུ་བྱུང་ཞིང་དེ་དག་ཏུ་གཞུང་གིས་བསྒྲིགས་པའི་སྦྱོར་འབུམ་དང་སྒེར་གྱིས་བསྒྲིགས་པའི་སྦྱོར་འབུམ། ཡོངས་འདུས་སྦྱོར་འབུམ་དང་ཆེད་དོན་སྦྱོར་འབུམ་སོགས་རྒྱས་བསྡུས་ཅི་རིགས་ཀྱི་སྦྱོར་འབུམ་སྣ་ཚོགས་ཤིག་བྱུང་། ཡང་འགའ་ཞིག་གིས་སྔར་གྱི་སྦྱོར་འབུམ་གསར་བསྒྲིགས་ལེགས་སྒྲིག་དང་ཞུས་དག་མཛད་ལ། ལ་ལས་ནད་ཐོག་ཉམས་མྱོང་དང་འཚོལ་བཤེར་གོ་རིམ་བརྒྱུད་ནས་གཏིང་ཟབ་པའི་ཞིབ་འཇུག་བགྱིས། ཁྱད་པར་དུ་སྐབས་འདིར་ཐང་ཧྲིན་ཝེ་(唐慎微)ཡིས་བརྩམས་པའི་སྐད་གྲགས་ཅན་གྱི་ནད་སྣ་ཉེ་བར་བཅོས་པའི་སྦྱོར་འབུམ་(«证类本草»)ཞེས་པ་ལ་སོགས་

ཀྱང་བྱུང་། དེ་ལས་གཞན་དུ་དཔེ་ཚོགས་ཆེན་མོ་ཐེ་ཕུན་ཡྺུན་གཟིགས་(《太平御览》)བྱ་བ་དང་སྨན་སྦྱོར་གྱི་གཞུང་ཐེ་ཕིན་ཕན་བདེའི་སྦྱོར་བ།(《太平圣惠方》) ཆེད་ཚན་སྟོན་པའི་ཡིག་ཆ་མེན་ཞི་གཞིས་ཀའི་རིག་ཟིག་(《梦溪笔谈》)སོགས་སུའང་སྨན་རྫས་རིག་པའི་ནང་དོན་མང་དུ་བྱུང་ཞིང་། སྤར་དང་བསྡུར་བས་སྨན་རྫས་ཀྱི་གྲངས་ཀ་དང་མཚན་འགྲེལ། ཞར་བསྟན་སྦྱོར་བ་སོགས་ནང་དོན་ཕུན་སུམ་ཚོགས་པར་གྱུར་ལ། སྨན་རྫས་ཀྱི་མིང་དང་ཐོན་ཡུལ། འབྲུངས་དཔེ། ངོས་འཛིན། འདུལ་ཐབས། ཕན་ནུས་སོགས་རིམ་བཞིན་ངོ་བོའི་གནས་ལུགས་ཇི་བཞིན་ཡི་གེར་བཀོད། ནད་ཐོག་ཏུ་བེད་སྤྱོད་དུས་ཀྱང་ནད་གང་ཡིན་པ་གཞིར་བྱས་ནས་བཅོས་པ་ལས་གདགས་སྲིབས་ཁམས་ལྔ་སོགས་ཀྱི་སྒོ་ནས་སྨན་ནུས་འདོན་ལུགས་ལ་འགྲེལ་བཤད་བྱེད་པའི་ཚུལ་ཤིན་ཏུ་ཞུང་བར་གྱུར། སུང་གི་སྐབས་འདིར་བསྡུ་བསྒྲིགས་བགྱིས་པའི་སྡེ་འབུམ་དག་དཔེ་ཆ་རྐྱང་བའི་སྒྲིག་རྗོམ་ཙམ་མ་ཡིན་པར་གཞུང་ལུགས་དང་དངོས་ཡོད་གནས་ཚུལ་གཉིས་མཐུན་ཐབས་ལ་འབད་པ་བགྱིས་ཤིང་། དངོས་ཐོག་ཞིབ་བཤེར་ལ་ཤིན་ཏུ་མཐོང་ཆེན་བྱེད། སྐབས་འདིར་སྨན་རྫས་རིག་པར་འཕེལ་རྒྱས་བྱུང་བའི་རྟགས་མཚན་གཞན་ཞིག་ནི་སྨན་གྱི་རོ་ནུས་སྟོན་པའི་གཞུང་ལུགས་ལ་ཐོད་བརྒལ་ཆེན་པོ་བྱུང་ཡོད་དེ། ཁྱད་པར་དུ་ཅིན་ཡོན་སྐབས་ཀྱི་སྨན་པས་ནི་སྔ་མའི་རྒྱང་གཞིའི་སྟེང་སྨན་གྱི་རོ་ནུས་གཞུང་ལུགས་ཀྱི་མ་ལག་རིམ་པར་བཙུགས་ཤིང་ཕྱིས་བྱུང་རྣམས་ལ་ཤན་ཆེན་པོ་ཐེབས།

༧ གཞི་རྩའི་གཞུང་ལུགས་དང་ནད་ཐོག་ཚན་ཁག་སོ་སོའི་འཕེལ་འགྱུར།

ནད་ཀྱི་རྒྱུ་རྐྱེན་དང་གྱུར་ཚུལ་སྐོར་ལ་སུང་གི་སྨན་པ་ཁྲིན་ཡན་(陈言)གྱིས་བས་ཀྲང་ཀྲུང་ཅིན་གྱི་གསེར་སྒྲོམ་སྙིང་བསྡུས་(《金匮要略》)དང་ཧོང་ཏིའི་བཀའ་འབུམ་གཉིས་ལ་གཞི་བཅོལ་ནས་རྒྱུ་གསུམ་ནད་བསྐྱེད་སྨྲ་བ་(三因致病说)ཞེས་པའི་རྣམ་གཞག་ཕྱེས་ལ། ཁོང་གིས་རྙོག་འཛིང་ཆེ་བའི་ནད་ཀྱི་རྒྱུ་རྐྱེན་རྣམས་རིགས་གསུམ་དུ་དབྱེ་བ་མཛད་དེ། ནང་གི་རྒྱུ་དགའ་བ་དང་ཁྲོ་བ། སྐྱོ་བ། བསམ་པ། སྡུག་པ། སྐྲག་པ། དངངས་པ་བཅས་ལྷན་སྐྱེས་ཡིད་འགྱུར་བདུན་(内伤七情)གྱི་དབང་གིས་དོན་སྣོད་ལ་ནད་འགྱུར་བྱུང་སྟེ་ཕྱི་ཡན་ལག་གི་སྟེང་དུ་མངོན་འོང་། ཕྱི་ཡི་རྒྱུ་རླུང་དང་གྲང་བ། ཚད་པ། བརླན། སྐམ། མེ་བཅས་ཕྱི་ཡི་ལྷག་སྐྱོན་དྲུག་(外

感六淫)གི་དབང་གིས་རྒྱུན་འབྲེལ་ལ་ནད་འགྱུར་བྱུང་སྟེ་དོན་སྣོད་ཀྱི་སྙིང་དུ་འབབ། གསུམ་པ་
ནི་ཕྱི་རྒྱུ་ལ་མ་འདུས་པའི་རིགས་ཡིན་ལ། ཟས་ཆོད་རན་པར་མ་བསྟེན་པའི་དབང་གིས་ལྟོ་བ་
འགྲེངས་ཆད་བྱེད་པ་དང་ཀུ་འབོད་ཀྱིས་རླུང་ལ་གནོད་པ། གཙན་གཟན་དང་སྲིན་བུའི་དུག་
ལ་སོགས་ཕྱི་རྐྱེན་གློ་བུར་བ་ལ་བྱ་ཞིང་། རྒྱུ་རིགས་གསུམ་པོ་རྐྱང་བའི་ལམ་ནས་ནད་བསྐྱེད་
ལ་ལྡན་འདུས་ཀྱི་སྒོ་ནས་ཀྱང་ནད་བསྐྱེད་ཚུལ་བཤད་པ་དང་། ནད་གང་ཡང་རྒྱུ་རྐྱེན་གསལ་
པོར་ཕྱེ་རྒྱུ་གལ་ཆེ་ཞིང་རྟགས་ལ་བརྟེན་ནས་བཅོས་བྱ་དགོས་ཞེས་བསྟན།

སྐབས་འདིར་ཚོས་ཅ་ཡན་(崔嘉彦)དང་ལོའུ་ཁེ་(刘开)སོགས་ཀྱིས་སྔ་ཕྱིར་རྩའི་གདམས་
པ་(《脉诀》)ཞེས་པའི་རྩ་བརྟག་སྐོར་གྱི་ཡིག་ཆ་མཛད་ཅིང་། དེར་སྔ་མའི་རྩ་བརྟག་གི་གཞུང་
སྙེ་དཀའ་བའི་གཞུང་སོགས་ལ་གཞི་བཅོལ་ནས་རྩར་བརྟག་པའི་དཀའ་གནས་རྣམས་ཤིན་ཏུ་
གོ་བདེ་འཇུག་སླ་བ་ཅན་དུ་མཛད་པ་དང་། རྩ་འཕར་ཚུལ་གྱི་རྣམ་གྲངས་སྔ་གཞུང་དག་ལས་
ཀྱང་མང་བའི་སྒོ་ནས་འཕར་དབྱིབས་རི་མོར་འགོད་པའི་ཡིག་ཆ་དུ་མ་བྱས་ཤིང་། ཁྱད་པར་དུ་
སྐབས་འདིར་ལྕེར་བརྟག་པའི་ཆེད་རྩོམ་མམ་གཞུང་མཛད་ཡོད་དེ། ཡོན་རྒྱལ་རབས་ཀྱི་ཏུའུ་
པེན་(杜本)གྱིས་བས་ཨོ་ཡི་ལྕེའི་བརྟག་ཐབས་(《敖氏验舌法》)ཞེས་པ་རྒྱང་གཞིར་བཟུང་ཐོག་
ཚ་གྲང་གསལ་བའི་མེ་ལོང་(《伤寒金境录》)བྱ་བ་མཛད་ནས་ལྕེའི་ཙ་བོ་དང་ཁ་དོག ཁྲིག་
པ་བཅས་ལྕེ་ལ་བརྟག་པའི་སྒོའམ་རྣམ་གྲངས་ཕྱེས་ནས་རྒྱས་པར་སྤྲོས།

སྐབས་འདིར་དེ་བས་ཀྱང་གླིང་རིན་ཡོད་པ་ཞིག་ནི་བམ་པོ་གཤག་འབྱེད་ཀྱི་སྒོ་ནས་ལུས་
ཀྱི་གནས་ལུགས་ལ་རྟོག་ཞིབ་བྱས་པའི་འབྲས་བུའང་མང་ཙམ་བྱུང་ཡོད་དེ། སྐབས་དེར་སུང་
གི་ཕོ་བྲང་ནས་སྤྲོག་ཁྲིམས་ཐོག་པའི་མིའི་བམ་པོ་མང་པོ་ཞིག་ལ་གཤག་འབྱེད་བྱས་ནས་དངོས་
མཐོང་དཔེ་རིས་སུ་བཀོད་པ་ཡིན། ལུས་ཀྱི་གྲུབ་ཚུལ་སྟོན་པའི་དཔེ་རིས་དུ་མ་ཞིག་བྱུང་བའི་
ཁྲོད་ཆེས་གལ་ཆེ་བ་ཞིག་ནི་སྤྱི་ལོ1041ནས1048བར་ལ་ཝུའུ་ཅན་(吴简)གྱིས་བས་མཛད་པའི་
ཨོ་ཞིས་ཧྥན་གྱི་དོན་ལྔའི་དཔེ་རིས་(《欧希范五脏图》)ཞེས་པ་ཡིན་ལ། འདི་ཡིས་དོན་སྣོད་
དམ་ནང་ཁྲོལ་གྱི་གནས་སྟངས་བསྟན་ཡོད་པ་དང་། དེ་བཞིན་སྤྱི་ལོ1102ནས་1106བར་ལ་
ཡང་ཅེ་(杨介)གྱིས་བས་དོན་སྣོད་རྒྱུན་འབྲེལ་གསལ་བའི་དཔེ་རིས་(存真图)ཞེས་པ་མཛད་ནས།

དེར་གྲེ་བ་ནས་བྱུང་ཁོག་སྟོད་སྨད་བར་གྱི་ནང་ཁྲོལ་ལམ་དོན་སྣོད་དག་གི་གནས་སྟངས་སྐོར་རི་མོར་ཕབ་ནས་ཡི་གེའི་མཆན་ཡང་བཏབ། འདི་དག་ནི་རྒྱ་ནག་གསོ་རིག་ལོ་རྒྱུས་སྟེང་གི་ཆེས་ཐོག་མར་མིའི་བེམ་པོ་གཤག་འབྱེད་བྱས་ནས་ལུས་ཀྱི་གནས་ལུགས་ལ་རྟོག་ཞིབ་མཛད་པ་ཡིན་ཞེས་སྨྲ།

ཐང་གི་སྐབས་སུ་འཕེལ་བར་གྱུར་པའི་ཁམས་དུས་ཉེར་སྤྱོད་སྨྲ་བ་དེ་འདི་དུས་སུ་དར་རྒྱས་བྱུང་ཞིང་། སྐབས་འདིའི་སྨན་པ་ལོའུ་ལྺུན་ཧྲུའུ་(刘温舒)ཡིས་སུ་གཞུང་གཤིས་འདྲི་བྱ་བར་ཁམས་དུས་ཉེར་སྤྱོད་ཀྱི་སྐོར་སྤྲོས་པ་དོན་གོ་དཀའ་བས། སྤྱི་ལོ་1099ལོར་གཤིས་འདྲི་ཡི་ཁམས་དུས་ཉེར་སྤྱོད་གསང་བའི་འཇུག་ངོགས་(«素问入式运气论奥»)ཞེས་པ་པོད་གསུམ་ཅན་བརྩམས་ཤིང་། དེར་ཁམས་ལྔ་དུས་དྲུག་གི་རྣམ་གཞག་གསོ་རིག་ཐད་དུ་ཇི་ལྟར་སྤྱོད་ཚུལ་དམིགས་སུ་བསྟན་ལ། ཁམས་དུས་ཉེར་སྤྱོད་ཀྱི་བཞེད་པ་ཆེས་མ་ལག་ལྡན་པར་སྤྲོས་པས་ཤིན་ཏུ་རྒྱུག་ཆེ་བར་གྱུར། དེ་ཙམ་མ་ཟད་སུང་སྲིད་གཞུང་གིས་ཀྱང་དོ་སྣང་ཆེན་པོ་མཛད་དེ་གཞུང་གིས་བསྒྲིགས་པའི་རྒྱ་ནག་གསོ་རིག་སྨན་གཞུང་ངོ་མཚར་སྙིང་བ་ཀུན་འདུས་(«圣济总录»)ཁྲོད་ཁམས་དུས་ཉེར་སྤྱོད་ཀྱི་དཔེ་རིས་བཀོད་ཅིང་ཡི་གེའི་གསལ་མཆན་བཏབ་ལ། སྨན་གྱི་སློབ་གྲྭས་ཁམས་དུས་ཉེར་སྤྱོད་སྨྲ་བ་རྒྱུགས་བཞེར་སློབ་ཚན་དྲུག་གི་ཡ་གྱལ་དུ་བཞག་པ་སོགས་ཀྱིས་ཆེས་ཆེར་དར་བར་གྱུར། དེ་བཞིན་ཅིན་ཡོན་སྨན་པ་མི་བཞིའི་ཡ་གྱལ་ལྤོའོ་ཝན་སུའོ་(刘完素)སོགས་ཀྱིས་ཀྱང་ཇི་སྲིད་ཁམས་དུས་ཉེར་སྤྱོད་ཀྱི་རྣམ་གཞག་ཁོང་དུ་མ་ཆུད་བར་དུ་ནད་ཐོག་ལག་ལེན་ལ་ཉེས་སྐྱོན་འབྱུང་ཞེས་སྨྲས་ཏེ། འདིའི་རྣམ་གཞག་ཞིབ་པར་ཕྱེས་ནས་དར་རྒྱས་སུ་བཏང་།

དེ་བཞིན་སྐབས་འདིའི་སྨན་པ་རྣམས་ལ་ཁོང་ནད་དང་ལྷན་སྐྱེས་རྨ། མཚོན་རྨ། མོ་ནད། བྱིས་པའི་ནད། དབང་པོ་ལྔའི་ནད་སོགས་ཚན་ཁག་སོ་སོའི་ནད་ཀྱི་བརྟག་བཅོས་ཐད་དུ་གསར་མཐོང་མང་དུ་བྱུང་ནས་ནད་གཞི་སྐོར་ཞིག་གི་བརྟག་བཅོས་ལ་མཐོང་བཟོས་ཆེན་པོ་བྱེད་ཅིང་། ཁྱད་པར་དུ་རླུང་ནད་(风)དང་ཆུ་སྐྲངས། ཧང་དྲི། སློ་གཅོང་ཟད་བྱེད་སོགས་ཀྱི་ཞིབ་འཇུག་ཚད་རིམ་གསར་པ་ཞིག་ཏུ་སླེབས་ཡོད་དེ། རླུང་གི་ནད་རྟགས་མི་འདྲ་བ་86ལྷག

བརྟན་ཞིང་བླ་སྨན་ལྷིང་དུ་ཆེད་དུ་རླུང་ནད་ཚན་ཁག་བཙུགས་པ་དང་། ཆུ་ནད་ལའང་རིགས་དུ་མར་ཕྱེས་ནས་གསོ་ཐབས་མི་འདྲ་བར་བསྟན་པ་སོགས་ནད་གཞི་དེ་དག་ཆེད་དུ་བརྟག་བཅོས་བྱེད་པའི་གཞུང་འཐུས་ཚང་ཅན་དུ་མ་བྱུང་། ལྷན་སྐྱེས་རྒྱ་ལས་ལྷོག་སྐྲངས་(痈疽)ཀྱི་ནད་ལ་འབྲས་(癌)དང་མཐིབ་འབྲུམ།(瘭) འབྲུམ་རྙིང་།(痼) གག་པ།(疽) ལྷོག་པ་(痈)ལྔ་རུ་ཕྱེས་ཏེ། དེ་དག་གི་གྱུར་ཚུལ་ཐད་དུ་རྨ་འབྲུམ་ཐམས་ཅད་ཡུལ་དུས་དང་རང་བཞིན། དོན་སྣོད་ཀྱི་རླུང་ཁྲག་འཕེལ་འགྲིབ། ཚ་གྲང་རྒྱུས་མིན་སོགས་ལ་འབྲེལ་བ་ཡོད་པ་དང་། ལུའོ་ཕན་སུའོ་ཡིས་ལྷན་སྐྱེས་རྒྱ་ཀུན་ལ་ཚ་རྡོད་སྦྲ་བས་འགྲེལ་བཤད་མཛད་ནས་དེ་རྣམས་ཁྲག་ཚད་ཀྱིས་བསྐྱེད་པ། ཡང་ཡོན་རྒྱལ་རབས་ཀྱི་སྨན་པ་གྲགས་ཆེན་ཆི་ཏུག་(齐德)གིས་གདགས་སྲིབས་མི་སྙོམས་པ་དང་རླུང་ཁྲག་རྒྱུ་བ་འགག་པས་བསྐྱེད་པ་སོགས་དུ་མར་བྱུང་། ངོས་འཛིན་ནོར་འཕྲང་བསལ་ཚུལ་ལའང་བརྟག་ཚུལ་བརྒྱད་པ།(诊候八式法) རྣག་རྟགས་འབྱེད་པ། དངོས་རྫུན་འབྱེད་པ། ཁ་གཏིང་འབྱེད་པ། བཟང་ངན་འབྱེད་པ་ལ་སོགས་བརྟན། གསོ་ཚུལ་དང་གསོ་བཅོས་ཐབས་ལམ་ཡང་སྣ་ཚོགས་པ་མཆིས་ཏེ། ཞི་བྱེད་(内消)དང་སྟོབས་བསྐྱེད་(托里)ཀྱི་ཙ་དོན་འཛིན་པ་དང་། ཚ་དུག་ནང་ཞུགས་(热毒内攻)བསིལ་གྱིས་གཞོམ་པའི་གསོ་ཚུལ་གཅིག་ཕྱར་འདྲ་མི་ཉུང་ཚུལ་བཤད་དེ། ལུའོ་ཕན་སུའོ་ཡིས་སྟོབས་བསྐྱེད་(托里)དང་བསལ་འདྲུག་(疏通) རླུང་ཁྲག་རྒྱུན་བསལ་(行荣卫)གསུམ་གྱི་གོ་རིམ་སྟེང་ནས་བཅོས་དགོས་ཚུལ་བསྟན་པ་དེ་ཕྱིས་སུ་ལྷན་སྐྱེས་རྒྱ་བཅོས་པའི་གཞུང་ལུགས་ཀྱི་རྨང་གཞིར་གྱུར། དེ་བཞིན་རྡོ་གྲི་(炼刀)དང་སྨྱུག་གྲི་(竹刀)ལ་སོགས་ཆ་བྱད་གསར་བཟོ་དང་བེད་སྤྱད་དེ་དྲ་བཅོས་ཀྱང་བགྱིས་འདུག །དུས་སྐབས་འདིར་མཚོན་རྨ་བཅོས་པའི་ཆེད་ཚན་གྱི་བརྩམས་ཆོས་བྱུང་མི་འདུག་མོད། མཚོན་རྨའི་སྐོར་ལའང་གྲུབ་འབྲས་མངོན་གསལ་བླངས་ཡོད་དེ། ཅིན་ཡོན་གྱི་སྐབས་འདིར་རུས་ཚིགས་དང་མཚོན་རྨ་བཅོས་པའི་ཚན་ཁག་ཡན་གར་དུ་ཕྱེས་ཡོད། དེ་དུས་སྨན་ཆུས་བཀྲུ་བ་དང་ཕྱི་རུ་བྱུག་པ། རུས་སྣའི་སྨན་ཁོང་དུ་བསྟེན་པ། རུས་ཆག་དང་ཚིགས་བྱུང་ཤོར་གཞུག་ཐབས་སོགས་ཀྱི་ལག་ལེན་དང་། ཁྱད་པར་དུ་རུས་པའི་མཚོན་རྨ་བཅོས་པ་ལ་མགོ་རུས་དང་སྐལ་ཚིགས། ཐང་རུས། རྩིབ་མ། དཔུང་རུས། ལག་ངར། མཛུབ་རུས། ལྷ་ང་། རྗེ་ངར་སོགས་ཀྱི་རུས་

ཆག་དང་། མཇིང་ཆོགས། དཔུང་ཆོགས། གྲུ་ཆོགས། དཔྱི་ཆོགས། པུས་ཆོགས། རྒྱ་ཆོགས། ལྷ་ང་བཅས་ཀྱི་ཆོགས་བྱུང་ཞོར་དང་གཞུག་པའི་ཐབས་བཅས་སྤྲོས་ཤིང་། ལག་ངར་ཆག་པ་བཅོས་པའི་སྒྲིགས་རྣམ་པ་བཞི་བསྟན་པ་དེང་དུས་ཀྱི་སྒྲིགས་དང་ཤིན་ཏུ་ཁྱད་ཉེ་བའོ། །དེ་ལྟར་ཆོགས་ཆེན་དག་གི་བྱུང་ཞོར་གཞུག་ཐབས་དང་རྣ་མིག་སྣ་མཚུ། གྲེ་བ། རྒྱུ་མ། གསང་སྒྲོ་བཅས་ཀྱི་རྨད་རྨས་བཅོས་ཐབས་དང་། ཁྱད་པར་དུ་རྨ་བཙེམ་བྱེད་ཀྱི་ཁབ་རྩེ་ཀུག་(曲针) བཟོས་ཤིང་དེ་ལ་སྟོང་སྐུད་དང་དར་ཤིང་ནང་ཤུན་སྐུད་པ་བརྒྱུས་ཏེ། ནང་ནས་རིམ་བཞིན་ཕྱི་ལ་བཙེམ་པའི་ཐབས་བསྟན། དེ་བཞིན་སྨན་སྦྱོར་ཡང་མང་པོ་ཞིག་བསྟན་ཡོད་པ་རྣམས་ཀྱང་རླུང་འཛོམས་ཤིང་རླུང་རྒྱུ་ཁྲག་གསོ་དང་། འབྱར། སྐམ་བྱུག །བཀྲུ་སྨན། ལྷགས་རེད་ཀྱི་སྨན་བཅས་དུམ་ཚན་ལྔ་ཏུ་ཕྱེས་ནས་བསྟན་ཏོ། །ཡོན་རྒྱལ་རབས་སྐབས་ཀྱི་མཚོན་རྨའི་གཞུང་གཙོ་བོ་མེས་པོའི་མན་ངག་ལག་ལེན་(«世医得效方»)ཞེས་པར་ཡང“བྱུང་ཞོར་དྲུག་དང་རུས་ཆག་བཞི”སྟེ། དཔུང་ཆོགས་དང་གྲུ་ཆོགས། མཁྲིག་ཆོགས། དཔྱི་ཆོགས། པུས་ཆོགས། ལོང་ཆོགས་དྲུག་བྱུང་ཞོར་དང་། དཔུང་རྐང་། ལག་ངར། བརླ་རྐང་། རྗེ་ངར་བཞི་ཆག་གྲུག་བྱུང་བ་བཅས་ཀྱི་བརྟག་བཅོས་ལག་ལེན་སྤྱི་བསྡོམས་ཀྱི་ཚུལ་དུ་བཀོད་པ་དང་། སྐལ་རུས་ཆག་པ་ལ་ཐུར་འཕྱང་གི་སྒོ་ནས་ཆག་ཁ་རང་མལ་དུ་སྦྱོར་ཐབས་སོགས་ནང་དོན་གྱི་ནོམ་པ་ཞིག་བསྟན་ཡོད། ཁྱད་པར་དུ་སྐབས་འདིར་རྣ་དུ་ར་(曼陀罗)དང་སྨན་ཆེན་སོགས་རྨ་གསོ་བ་ལ་སྦྱིད་སྨན་ཇི་ལྟར་བེད་སྤྱོད་ཐབས་ཞིབ་པར་བསྟན།

དུས་སྐབས་འདིར་ད་དུང་བུ་བཙའ་ཚན་ཁག་དང་བུ་བཙའ་སྨན་པ་བཅས་བྱུང་བ་ནི་འཛམ་གླིང་སྨན་དོན་ལམ་ལུགས་ཁྲོད་ཆེས་སྔ་བར་ཚན་ཁག་ཡན་གར་དུ་ཕྱེ་མཁན་ཡིན་ཞེས་བཞེད་ལ། བུད་མེད་ཀྱི་སྐྱེ་ལུགས་དང་ནད་ལུགས་ཀྱི་སྐོར་དུ་སྔར་བས་འཕེལ་རྒྱས་བྱུང་། གདགས་སྲིབས་སླ་བ་བུད་མེད་ཀྱི་སྐྱེ་ལུགས་ཁྲོད་སྨྱུད་དེ་བུད་མེད་ཕལ་ཆེར་སྲིབས་ཤས་ཆེ་བ་དང་། བཙའ་ཐབས་ཀྱི་གཞུང་ལུགས་ཁྲོད་དུ་རླུང་ཁྲག་སླ་བ་བེད་སྤྱད་ནས་ཟླ་མཚན་དང་མངལ་ལེན་པ། བུ་བཙའ་བ། ནུ་ཞོ་བཅས་ཀྱི་སྐབས་དག་ན་ཁྲག་ཤས་ཆེར་ཟད་པར་བརྟེན་ནད་བསྐྱེད་པ་དང་། ཁྲག་གིས་གཞི་བཟུང་ཐོག་རླུང་གིས་ལས་བྱེད་ལ། "ཁྱད་པར་བུད་མེད་

ལ་རླུང་ཁྲག་འཁྲུགས་ན་ཤིན་ཏུ་གཉན”ཚུལ་བསྟན་པ་ཡིས་རླུང་ཁྲག་ཅེས་པ་མོ་ནད་དང་བུ་བཙའི་ཐད་དུ་གལ་ཅི་ཆེ་ཚུལ་རྟོགས་ཐུབ། དེ་བཞིན་མོ་ནད་སྐྱེད་བྱེད་ཀྱི་རྐྱེན་དང་བརྟག་བཅོས་ལ་སོགས་ཀྱི་གཞུང་སྟར་བས་འཕྲུས་སྐྱོ་ཚང་བར་གྱུར་ལ། བུ་བཙའི་བཤད་པ་བཅུ་པ་(«十产论»)དང་མོ་ནད་གསོ་བའི་སྨན་སྦྱོར་ཆེན་མོ་(«妇人大全良方»)ལ་སོགས་བྱུང་ནས་སྤྱིར་མོ་ནད་དང་ཁྱད་པར་བཙའ་དཀའ་བ། བཙས་གཞུག་ལ་སོགས་ཀྱི་རྣམ་གཞག་རྒྱས་པར་ཕྱེས། དེ་བཞིན་བྱིས་པ་གསོ་བའི་ཐད་དུ་བྱིས་པའི་སྐྱེ་ལུས་དང་དོན་སྣོད་དབང་པོ་ཡོངས་སུ་སྨིན་མེད་པས་བསིལ་དྲོད་ཐལ་ཆེ་མི་ཉུང་བར་འཛམ་པོའི་སྦྱོར་བ་བསྟེན་དགོས་པ། བྱིས་པའི་མཛུབ་རིས་བརྟག་པ་སྟེ་གུང་མཛུབ་ཀྱི་རྩའི་ཁ་དོག་དང་དབྱིབས་རིས་ལ་བརྟག་པ། ངོ་གདོང་དང་མིག་མདངས་ལ་བརྟག་པ། གྱུར་ཚུལ་གྱི་ཐད་དུ་འབྲུ་སྨྱུག་དང་ལྟེ་ནད། རྒྱུ་གཟེར། བརྒྱལ་བ་(痫证)དང་འཐོག་པ་(惊风证)ལ་སོགས་པར་དཔྱད་འཕྲང་བསལ་ཞིང་བཅོས་པའི་ཐབས་ཚུལ་ཡང་དུ་མར་བྱུང་ལ། ཆེད་དུ་བྱིས་པ་བཅོས་པའི་ཡིག་ཆའང་བྱིས་པའི་ནད་སྨན་སྡོད་པ་གབ་པ་མངོན་ཕྱུང་(«小儿药证直诀»)སོགས་འགའ་ཞིག་བྱུང་། སྐབས་འདིར་ད་དུང་མིག་ནད་གསོ་བའི་སྡེ་ཚན་རང་རྐྱ་བར་གྲུབ་ཅིང་། གསེར་ཐུར་གྱིས་བར་འགྲིབས་ཕྱེ་བའི་དཔྱད་དང་དེའི་ཆ་བྱད་སོགས་རྒྱས་པར་བསྟན་ལ། མིག་ནད་གསོ་བའི་ཡིག་ཆའང་གསང་བརྒྱུད་མིག་བཅོས་ཀླུ་སྒྲུབ་ལུགས་ཞེས་པ་སོགས་དུ་མ་བྱུང་།

འདི་དུས་སུ་གཅག་ཁབ་ཀྱི་གཞུང་ལུགས་ཀྱང་སྟར་བས་འཕེལ་རྒྱས་སུ་ཕྱིན་ལ། གཅག་ཁབ་ལག་ལྡན་གསལ་བའི་མདོ་ལས་ཀྱང་གསང་དམིགས་རྒྱས་པར་བསྟན་པ་དང་། ཁོང་ནད། རྨ་བཅོས། མོ་ནད། བྱིས་ནད་ལ་སོགས་པའི་ནད་གཞི་མང་པོ་སྒོས་སུ་བཅོས་པའི་གཅག་ཐབས་ཀྱི་གཞུང་ཟངས་ལུས་ཀྱི་དམིགས་གསང་གཅག་པའི་གཞུང་སོགས་དུ་མ་བྱུང་ཞིང་། ཆེད་དུ་སློབ་ཁྲིད་ལ་སྤྱོད་པའི་སྐྱེས་པའི་གཟུགས་ཟངས་རྒྱུ་ལས་བྱས་པ་དམིགས་གསང་657ཅན་བཟོས་ཤིང་། རྒྱུགས་བཤེར་གྱི་སྐབས་ན་ཟངས་ཀྱི་མི་གཟུགས་ཀྱི་ཕྱིར་སྦྲ་ཆིལ་བྱུག་ཅིང་ནང་དུ་ཆུ་བླུགས་ལ། སློབ་མས་གཅག་ཁབ་གསང་དམིགས་སུ་ཕུག་ན་ཆུ་སྒོར་ཐོན་པ་དང་། མ་ཕོག་ཚེ་ཁབ་མགོ་ནང་དུ་འཛུལ་མི་ནུས་པ་བཅས་སློབ་སྦྱོང་ཐབས་ལམ་གསར་དུ་ཕྱེས། ཁམས་དུས་ཉེར་

སྤྱོད་སྒྲ་བའི་ཤུགས་རྐྱེན་ལ་བརྟེན་ནས་དུས་ཚིགས་དང་དམིགས་གསང་གི་འབྲེལ་བ་བཙལ་ཏེ། དུས་ཚིགས་གང་ལ་འཚམ་པའི་གསང་ས་དམིགས་ཀྱིས་ཕྱིས་ལ། དུས་བསྟུན་གཙག་ཐབས་(子午流注)དང་སྐོགས་རིས་སྦྱར་སྦྱོར་(灵龟八法)ལ་སོགས་པའང་བྱུང་།

གཞན་དུ་ན་ཁྲིམས་ལུགས་གསོ་རིག་སྟེ། ལུས་པོ་དང་རྨ་ཁ། ཡུལ་དངོས་བཅས་ལ་ཞིབ་བཤེར་བྱེད་པ་དང་། མཚོན་ཕོག་པའི་ཤི་རྐྱེན་དབྱེ་འབྱེད་ལས་མཚོན་ཆ་དང་ཤི་བའི་སྔ་རྗེས་གང་ལ་ཕོག་པ། རང་སྲོག་བཅད་དམ་གཞན་གྱིས་བསད་པ། གཞན་གྱིས་བསད་པའི་རིགས་ནི་སྲོག་ཆགས་དང་རྩི་ཤིང་། གཏེར་དངོས་བཅས་ལས་བྱུང་བའི་དུག་རྫས་གང་ཞིག་བཏང་ཚུལ་བརྟག་པ། ད་དུང་མྱུར་སྐྱོབ་དང་དུག་སེལ་གྱི་ཐབས་སོགས་སྟོན་པའི་ཡིག་ཆ་ཉེས་འགེལ་བསལ་ཐབས་ཀྱི་རིག་ཐིག་ཕྱོགས་བཏུས་(《洗冤集录》)ལ་སོགས་དུ་མར་བྱུང་།

དུས་བཞི་དང་བསྟུན་ནས་ཟས་དང་སྤྱོད་ལམ་བསྟེན་ཐབས། ལུས་ཀྱི་རླུང་འཛིན་པའམ་སྒོམ་པའི་སྒོ་ནས་བདེ་སྲུང་བསྟེན་ཐབས། ཁྱད་པར་དུ་ཟས་སྐོམ་ཚུལ་བཞིན་བསྟེན་པའི་སྒོ་ནས་བདེ་སྲུང་བྱ་ཐབས་ལ་སོགས་ནད་མེད་ཚེ་བསྲིང་གི་གཞུང་དང་ལག་ལེན་ཡང་ཆེ་རུ་དར།

༤ གསོ་རིག་ཕྱི་འབྲེལ།

དུས་སྐབས་འདིར་ད་ལྟའི་ཡེད་ནམ་(越南)རྒྱལ་ཁབ་ཕྱོགས་སུ་ཡོད་པའི་ཨེ་ཤ་ཡ་ཤར་ལྷོའི་རྒྱལ་ཁབ་མང་པོ་ཞིག་གི་བར་ལ་ཚོང་ཟོག་བརྗེ་རེས་རྒྱ་ཆེར་དར་བའི་ཁྲོད་དུ་ཕྱོས་སྦྱོར་གྱི་སྔེ་རུ་གཏོགས་པའི་སྨན་རྫས་ཤིན་ཏུ་མང་པོ་ཞིག་བྱུང་ཡོད་པ་དང་། འདི་དག་ནས་ཐོན་པའི་ཕོ་ཉ་དག་རྒྱལ་པོའི་ཕོ་བྲང་དུ་སླེབས་དུས་ཀྱང་སྔ་ཕྱིར་སྨན་རྫས་མང་པོ་སྐྱེས་སུ་འབུལ་བཞིན་ཡོད། དེ་བཞིན་སྐབས་འདིའི་ཙུང་ཟད་སྔ་དུས་ཀྱི་ཨ་རབ་ཀྱི་ཡིག་ཆའི་ཁྲོད་རྒྱ་ནག་གི་སྨན་དཔྱད་ཤེས་བྱ་དུ་མ་ཐོན་ཡོད། ཁྱད་པར་དུ་དུས་རབས་བཅུ་གསུམ་དང་བཅུ་བཞིའི་སྐབས་སུ་པར་སིག་གམ་དབྱི་ལང་གི་རིགས་རྒྱུད་འཛིན་པ་ཏམ་ཧྣ་ནི་(Rashid al-Din al-Hamdâni)བྱ་བས་མཛད་པའི་ཀྲུང་གོ་བའི་སྨན་དཔྱད་(《中国人的医学》)ཅེས་པའི་ཁྲོད་རྒྱ་ནག་གསོ་རིག་གི་གཞུང་ཆེན་བཞི་ག་འདུས་པའི་སྨན་དཔྱད་ཡིག་ཆའི་ནང་དོན་བསྒྱུར་སྒྲིག་མཛད་ལ། དེར་རྒྱ་ནག་གསོ་རིག་གི་རྩའི་བརྟག་ཐབས་དང་དོན་སྙོད་ཀྱི་གྲུབ་ཚུལ། ཆགས་ཚུལ། མོ་ནད། སྨན་རྫས་དཔེ་

རིས་དང་བཅས་པར་བཀོད་ཡོད། སྐབས་འདིར་ཨ་རབ་ཀྱི་གསོ་རིག་ཀྱང་རྒྱར་ནང་འདྲེན་བྱས་ལ། ཧ་ཟེག་གམ་ཨ་རབ་ཀྱི་ཚོང་པ་རྣམས་ནས་ཀྱང་རྒྱར་སྨན་རྫས་མང་པོ་སྐྱེལ་འདྲེན་བརྗེ་རེས་བགྱིས་ཡོད་པས་སྐབས་འདིར་བསྒྲིགས་པའི་རྒྱའི་སྔོ་འབུམ་དཔེ་རིས་(《本草图经》)ཞེས་པའི་ཁྲོད་ཨ་ར་ཧྲེའི་སྨན་རྫས་སྐོར་བྱུང་ཡོད། སྤྱི་ལོ་1263ལོར་ཡོན་རྒྱལ་རབས་ཀྱིས་ཨ་རབ་ཀྱི་སྨན་པ་གྲགས་ཅན་ཨེ་ཞིང་(Fnant Isaioh)བྱ་བ་བླ་སྨན་དུ་གདན་དྲངས་ཤིང་། རྒྱལ་ས་ཏ་ཏུའུ་མཁར་གྱི་སྨན་གླིང་བདག་དམ་མཛད། 1272ལོར་ཏ་ཏུའུ་ཊུ་ཧོའུ་ཟེའམ་ཧོའུ་ཧོས་སྨན་དཔྱད་གླིང་(回回药物院)ཞེས་པ་བཙུགས་པ་མ་ཟད་ད་དུང་ཨ་རབ་ཀྱི་སྨན་གཞུང་ཧོའུ་ཧོས་སྨན་སྦྱོར་(《回回药方》)བྱ་བའང་བསྒྱུར་ཏེ་ཚད་ངེས་ཅན་ཞིག་གི་སྟེང་ནས་རྒྱ་ནག་གསོ་རིག་ཕུན་སུམ་ཇེ་ཚོགས་སུ་བཏང་།

བདུན། མིང་རྒྱལ་རབས་སྐབས་ཀྱི་གསོ་རིག (སྤྱི་ལོ་1368ནས་1644བར)

ཡོན་རྒྱལ་རབས་ཀྱི་མཇུག་ཏུ་སླེབས་པ་ན་ཆབ་སྲིད་ཊུལ་སུངས་དང་སྤྱི་ཚོགས་འཁྲུགས་ཟིང་ཆེ་བ། གྲལ་རིམ་དང་མི་རིགས་བར་གྱི་འགལ་བ་ཇེ་དྲག་ཏུ་གྱུར་མཐར། མགོ་དཀྲིས་དམར་པོའི་དམག་གི་འོས་ལངས་ཆེན་མོ་(红巾军大起义)བྱུང་ནས་སོག་པོའི་སྐུ་དྲག་གི་ཆབ་སྲིད་བནྡགས། སྤྱི་ལོ་1368ལོར་ཀྲུའུ་ཡོན་ཀྲང་(朱元璋)ཡུན་ཐེན་(应天)ཞེས་དེང་གི་ཅང་སུའུ་ཞིང་ཆེན་ནན་ཅིན་གྲོང་ཁྱེར་དུ་གོང་མར་བསྟོད་ནས་མིང་ཆེན་པོའི་རྒྱལ་རབས་བཙུགས། ཀྲུའུ་ཡོན་ཀྲང་གིས་འཐབ་འཛིང་རྗེས་ལ་འཚོ་ཆོས་བསྐྱར་གསོ་བྱ་བ་སྲིད་ཇུས་བརྟན་པར་གནས་པའི་རྩ་བའི་མཐུན་རྐྱེན་དུ་མཐོང་ནས་ལས་ཀ་མེད་པའི་ཞིང་བ་མང་པོ་རྒྱང་རིང་མཐའ་མཚམས་སུ་གནས་སྤར་ཏེ། མོ་སློག་ཕྱུ་གསུམ་གྱི་སྒོ་ནས་ཞིང་ལས་དར་བར་བྱས་ཤིང་། ལྕགས་བཙུ་དང་རྫ་བཟོ། འཁོལ་འཐག་ལ་སོགས་ལག་ཤེས་ཐོན་ལས་ལ་འཕེལ་འགྱུར་ཆེ་ཏུ་བྱུང་ལ། དེར་བརྟེན་ཚོང་ལས་དང་གྲོང་ཁྱེར་གྱི་བཟོ་ཚོང་སོགས་ཕྱོགས་གང་ཅིའི་ཐད་དར་རྒྱས་ཀྱི་རྣམ་པ་བྱུང་།

མཐའ་མཚམས་བརྟན་འཛུགས་ཡོང་ཆེད་ཀྲུའུ་ཡོན་ཀྲང་གིས་བཀས་བཀོད་བརྒྱུད་འཛིན་ལམ་ལུགས་ལག་ཏུ་བསྟར་ཅིང་། ཀྲུའུ་ཡོན་ཀྲང་འདས་རྗེས་ཚ་བོ་ཀྲུའུ་ཡུན་ཝུན་(朱允炆)གྱིས་རྒྱལ་སྲིད་བཟུང་ཞིང་ཁོས་རྒྱལ་ཕྲན་གྱི་སྟོབས་ཤུགས་ཆེ་ཏུ་རྒྱས་པར་དོགས་ནས་དེ་རྣམས་ཅད

ནས་གཙོས་པའི་སྦྱོར་བ་བརྩམས་པ་ན་རྒྱལ་པོའི་ཁྲིམ་རྒྱུད་ནང་ཁུལ་དུ་འགལ་བ་བྱུང་ལ། རྒྱལ་པོའི་སྲས་སུ་སྐྱེས་ལ་མིང་རྒྱལ་རབས་བཙུགས་རྗེས་བྱང་ཕྱོགས་བདག་གིར་ཕྱུལ་བའི་རྒྱལ་ཕྲན་དམག་སྟོབས་སམ་ཡན་གོ་(燕国)ཡི་རྒྱལ་པོ་(藩王)ཀྲུའུ་ཏིས་(朱棣)ཀྱིས"ཟིང་འཁྲུགས་ཞོད་འཇགས"ཀྱི་རྣམ་པའི་སྒོ་ནས་ལྷོ་རུ་དམག་དྲངས་ཏེ་སྤྱི་ལོ་1402ལ་ནན་ཅིན་རྒོལ་བས་བླངས་ཤིང་རྒྱལ་སར་བཞུགས་ཏེ་གོང་མ་ཡུང་ལོ་(永乐皇帝)རུ་མཚན་གསོལ། ཁོང་གིས་རྒྱལ་སྲིད་བཟུང་བ་ན་མཐའ་མཚམས་རྒྱལ་ཕྲན་གྱི་དམག་ཤུགས་ཚང་མ་གཏོར་ཏེ་བཀས་བཀོད་བརྒྱུད་འཛིན་སྐྱེར་འཛིན་གྱི་དབང་བསྒྱུར་ལ་ཤུགས་སྣོན་མཛད་ཅིང་། བྱང་དང་ཤར་བྱང་ས་ཁུལ་གྱི་དབང་སྒྱུར་ཤུགས་བརྟན་ཡོང་ཆེད་རྒྱལ་ས་ལྷོ་ནས་པེ་ཅིན་དུ་གནས་སྤར་ལ། སྔར་གྱི་རྒྱལ་ས་ཡུན་ཐེན་ལ་ནན་ཅིན་ཞེས་མིང་བཏགས།

མིང་རྒྱལ་རབས་ཀྱི་དུས་དཀྱིལ་དུ་སླེབས་པ་ན་ནང་སྲིད་འཕྱུད་གནོན་དང་དཔོན་དབང་སྐྱེར་འཛིན། རྒྱལ་པོའི་ཁྲིམ་རྒྱུད་ཀྱིས་ས་ཞིང་རྒྱ་ཆེར་བདག་ཏུ་བཟུང་བ། ནོར་སྲིད་སྟོང་བར་གྱུར་པ། ཁྲལ་སྤྱད་ཀྱི་ཁུར་ལྕི་བ་བཅས་ཀྱིས་ཞིང་པའི་ཁང་ལོག་རྒྱུན་པར་བྱུང་ལ། དེ་དུས་ནང་སྲིད་ཀྱི་གཙོ་བདག་ཏུ་གྱུར་པའི་ཀྲང་ཅུའུ་ཀྲུན་(张居正)གྱིས་མིང་རྒྱལ་རབས་ཀྱི་བཀས་བཀོད་བརྒྱུད་འཛིན་དབང་སྒྱུར་བརྟན་བརླིངས་ཡོང་ཆེད། བཅོས་བསྒྱུར་གྱི་ཐབས་ཇུས་དུ་མ་ལག་ཏུ་བསྟར་ཅིང་། ཆ་ཚུའི་བཞུར་རྒྱུན་ལེགས་བཅོས་ཀྱིས་ཞིང་སའི་གཞི་ཁྱོན་ཆེ་རུ་བསྐྱེད་པ་ལ་སོགས་ཀྱིས་མིང་རྒྱལ་རབས་ཀྱི་དབང་སྒྱུར་ཇེ་བརྟན་དུ་གཏོང་བ་ལ་ཤུགས་རྐྱེན་བྱུང་། ཡིན་ནའང་། མིང་རྒྱལ་རབས་ཀྱི་རྩལ་ཤུགས་དེ་རྩ་བའི་ཆ་ནས་བཅོས་སྒྱུར་མ་ནུས་པས། མིང་གི་དུས་མཇུག་ཏུ་སླེབས་པ་ན་ས་ཞིང་གཞུང་ལེན་དང་ཆིག་སྒྲིལ། དམག་སྤྱད་ཀྱི་ཁུར་ལྕི་བ་བཅས་ཀྱིས་ཞིང་པ་མི་དམངས་དང་གྲོང་ཁྱེར་དབུལ་འཕངས་ཀྱིས་གདུག་རྩུབ་ཆེ་བའི་དྲག་གནོན་དང་བཤུ་བཙོག་མ་བཟོད་པར་ཡང་དང་བསྐྱར་དུ་ཁང་ལོག་བརྒྱབ། ཞིང་པའི་ཁང་ལོག་དམག་དཔུང་དུ་ཞུགས་པའི་ལིས་ཙི་ཁྲེན་(李自成)གྱིས་སྤྱི་ལོ་1640ལོར"ས་ཞིང་སྙོམས་བགོ་དང་འཐུ་རིགས་རིན་མེད"བྱ་དགོས་པའི་གསར་བརྗེའི་འབོད་སྐད་བསྒྲགས་པས། དབུལ་ཕོངས་ཀྱི་མི་འབངས་མང་པོ་ཞིང་པའི་ཁང་ལོག་དམག་དཔུང་དུ་ཞུགས་ནས་རྒྱ་ཆེར་མཆེད་ལ། སྤྱི་ལོ་

1644ལོའི་ཟླ3པར་ལིས་ཙི་ཁྲུན་གྱིས་ཞིང་བའི་དམག་དཔུང་ཁྲིད་ནས་པེ་ཅིན་མཁར་རྒོལ་བས་ཐྣངས་ཏེ་མིང་རྒྱལ་རབས་ཀྱི་སྲིད་དབང་བརླགས།

དུས་རབས་16པའི་དཀྱིལ་དུ་ནང་ལོགས་སུ་མ་རྩ་རང་ལུགས་ཀྱི་སྨྱུ་གུ་འབྱུས་འགོ་བརྩམས་ནས་མ་རྩ་རང་ལུགས་ཀྱི་ལག་ཤེས་བཟོ་གྲྭའི་ཐོག་མའི་རྣམ་པ་བྱུང་ལ། འཕྲི་ཆུའི་ལྷོ་ཁུལ་གྱིས་གཙོས་པའི་ས་ཁུལ་མང་པོ་ཞིག་གི་མཁར་གྲོང་དུ་མར་བཟོ་ཚོང་རྣམ་པ་ཆེས་ཆེར་དར་བར་གྱུར། ལས་རིགས་རེ་འགའི་བཟོ་བ་སྟོང་ཕྲག་ཡན་ལ་བུད། ཡིན་ན་ཡང་། འདི་ནི་ས་ཁུལ་ཕྱོགས་རེ་བ་ཙམ་ཡིན་པས་ན་རྒྱལ་ཁབ་ཧྲིལ་པོའི་ངོས་ནས་བལྟས་ཚེ་བཀགས་བཀོད་བརྒྱུད་འཛིན་གྱི་ཐོན་སྐྱེད་འབྲེལ་བས་ཡོངས་སུ་ཁྱབ་ཡོད།

མིང་རྒྱལ་རབས་སྐབས་ཚན་རྩལ་དང་རིག་གནས་ཐད་གྲུབ་འབྲས་གཟིངས་སུ་ཐོན་པ་དུ་མ་ཐྣངས་ཤིང་འགའ་ཞིག་ནི་འཛམ་གླིང་ཤེས་རིག་ལོ་རྒྱུས་སྟེང་གོ་གནས་གལ་ཆེན་བཟུང་ཡོད་དེ། གྲུ་བཟོ་བ་དང་མཚོ་འགྲུལ་ཚན་རྩལ་སྐོར་ནས་རྒྱལ་རབས་སྔ་བ་དག་ལས་ཆེར་བརྒལ། ཆབ་སྲིད་དང་དཔལ་འབྱོར་གྱི་དགོས་མཁོའི་དབང་གིས་སྤྱི་ལོ1405ནས་1433བར་མིན་ཁྲིན་ཙུ་ཡིས་ཞུག་ཧྲུམ་པ་སན་པོའམ་ཀྲིན་ཧྲུ(郑和)བྱ་བ་མངགས་ནས་གྲུ་བ་མང་པོ་ཁྲིད་དེ་ཐེངས་བདུན་ལ་ལྷོའི་རྒྱ་མཚོར་རྒྱུ་འགྲུལ་མཛད་ཅིང་། ཤར་ལྷོ་དང་ཡ་ཧྥེའི་རྒྱལ་ཁབ30ལྷག་ལ་འགྲོར་ཞིང་ཆེས་རིང་བ་ད་ལྟའི་ཧྥེ་གླིང་གི་ཁེ་ཉི་ཡ་(肯尼亚)རུ་ཐོན་འདུག་ལ། ཀྲིན་ཧྲུའི་གྲུ་ཆེས་ཆེ་བ་ཉ་མི་གྲངས་སྟོང་ཕྲག་ཤོང་པ་ཡིན། ཐེངས་མང་པོའི་མཚོ་འགྲུལ་གྱིས་ཀྲུང་གོ་དང་ཤར་ལྷོ། ཧྥེ་གླིང་གི་རྒྱལ་ཁབ་དག་གི་འབྲེལ་བ་སྟར་བས་ཇེ་དམ་དུ་གྱུར་ཅིང་། དེར་བརྟེན་ཀྲུང་ཕྱིའི་ཚོང་ཟོག་དང་གསོ་རིག་འདུས་པའི་རིག་གནས་བརྗེ་རེས་ཀྱི་ཐད་དུ་སྐུལ་འདེད་ཆེན་པོ་ཐེབས།

དུས་རབས་16པའི་རྗེས་སུ་ཡོ་རོབ་ཀྱི་རྒྱལ་ཁབ་དུ་མ་རིམ་པར་མ་རྩ་རིང་ལུགས་ཀྱི་རྒྱལ་ཁབ་ཏུ་གྱུར་ནས་ཐོན་ཁུངས་དང་ཚོང་ར་འཕྲོག་རྩོད་བྱེད་པ། སྟོབས་ཤུགས་ཡུལ་གཞན་ལ་ཐོག་ཐུབ་པ་བཅས་ཀྱི་སྐབད་དུ། མིང་རྒྱལ་རབས་དུས་དཀྱིལ་ནས་བཟུང་སྟེ་ནུབ་ཕྱོགས་པས་རང་རྒྱལ་དུ་ཆོས་སྤེལ་བ་མངགས་ནས་ཐོན། ཁོང་ཚོས་ཆོས་སྤེལ་བ་དང་མ་རྩ་རིང་ལུགས་རྒྱལ་ཁབ་ཀྱི་ཁེ་ཕན་ལ་ཐབས་ཇུས་འགོད་པ་ལས་གཞན། ནུབ་ཕྱོགས་པའི་ཚན་རིག་རིག་གནས

ཀུང་དུ་མ་ཞིག་བསྡམས་ནས་འོང་ལ། མིང་རྒྱལ་རབས་ཀྱི་དཔོན་རིགས་ཤེས་ཡོན་ཅན་(士大夫)འགའ་རེར་ཡང་ཁོང་ཚོ་དང་འབྲེལ་འདྲིས་བྱེད་པའི་གོ་རིམ་ནང་ཤུགས་རྐྱེན་ཐོག་ནས་ནུབ་ཕྱོགས་ཚན་རྩལ་དང་གསོ་རིག་གི་དཔེ་དེབ་དུ་མ་བསྒྱུར། དཔེར་ན་ཞེ་ཀོང་ཆེས་(徐光启)ཀྱིས་ཞིང་ལས་དང་རྩིས། ལོ་ཐོ་ལ་སོགས་པའི་ཡིག་ཆ་དུ་མ་མཛད་ལ། ཨི་ཐ་ལིའི་མཁས་པ་དང་མཉམ་འབྲེལ་སློས་དབྱིབས་རྩིས་ཀྱི་གཞུང་(«几何原本»)ཞེས་པ་བསྒྱུར།

སྲིད་དབང་སྐྱོར་འཛིན་གྱི་དགོས་མཁོའི་དབང་གིས་མིང་རྒྱལ་རབས་ཀྱི་དབང་སྒྱུར་བས་སེམས་གཙོ་སྨྲ་བ་ཤུགས་ཆེན་པོས་བསྒྲགས་ཤིང་སྔར་སྲུང་ཡོན་སྐབས་ཀྱི་གཤིས་ལུགས་སྨྲ་བའི་རྒྱུན་བསྐྱངས། དེ་ལ་བརྟེན་ནས་སེམས་གཙོ་སྨྲ་བའི་ལུགས་ཆེ་རུ་དར་ཏེ་ལག་ལེན་བྱེད་པ་དང་བསྡུར་བས་ཡིད་ལ་སྨོས་པ་གལ་ཆེ་བར་བཤད་ལ། དུས་མཚུངས་སུ་གནས་བརྒྱད་དཔོན་འདེམས་①ཞེས་པའི་ཚན་བཤེར་ལམ་ལུགས་རྒྱ་ཆེར་དར་ནས། ཤེས་ཡོན་པ་འཆིང་སྡོམ་དང་ཚོད་འཛིན་བྱས་ལ་མི་རྣམས་ཀྱི་བསམ་བློ་རྒྱ་རུ་བཙུད། ཡིན་ནའང་། དངོས་གཙོ་སྨྲ་བའི་མི་སྣ་སྐོར་ཞིག་ནི་བཀག་བཀོད་བརྒྱུད་འཛིན་གྱི་བཀུར་ལུགས་ཀྱི་རྒྱ་ལས་གྲོལ་ཏེ། གཤིས་ལུགས་སྨྲ་བ་དང་སེམས་རིག་སྨྲ་བ་ལ་སོགས་པའི་སེམས་གཙོ་བར་སུན་འབྱིན་མཛད་ཅིང་། ལག་ལེན་དང་གསར་བརྗེ་གཙིགས་ཆེན་དུ་བཟུང་ནས་གསོ་རིག་དང་བཅས་པའི་རང་བྱུང་ཚན་རིག་གི་སྐོར་ལ་འཕེལ་རྒྱས་ངེས་ཅན་བྱུང་ཡོད་དེ། སུང་ཡུན་ཞིན་(宋应星)དང་ཞེས་ཧོང་ཙུའུ།(徐弘祖) ཧྥང་ཡིས་ཀྱི་(方以智)བཅས་ནས་རིམ་བཞིན་ཚུལ་བཞིན་སྤྱོད་པའི་མི་ཡིས་གང་ཡང་ནུས་(«天工开物»)ཞེས་པ་དང་ཞེས་ཞ་ཁྲུ་ཡི་འགྲུལ་བཞུད་ཟིན་ཐོ་(«徐霞客游记») དངོས་ལུགས་ཤེས་བྱ་ཐོར་བུ་(«物理小识»)ལ་སོགས་མཛད་ནས་ཐོན་སྐྱེད་དང་བཟོ་རྩལ། ས་ཁམས། ཆུ་བེད། ས་གཤིས། རྩི་ཤིང་། གནམ་རིག །ལོ་རྒྱུས། སྐྱེ་དངོས། སྨན་དཔྱད། རྩོམ་རིག་བཅས་དང་། ད་དུང་རང་བྱུང་ཚན་རིག་གིས་མཚན་ཉིད་རིག་པའི་ལྟ་བར་འགྲེལ་བཤད་བྱས་པ་ལ་སོགས་རིན་ཐང་ཅན་གྱི་ཤེས་བྱ་མང་པོ་བསྡུས། དེ་བཞིན་པེ་ཅིན་གྱི་རྒྱལ་པོའི་ཕོ་བྲང་(故宫)

① དེ་ནི་དཔོན་རིགས་བསྐོ་འཛུགས་སྐབས་ཀྱི་རྒྱུགས་ཡིག་ཚན་བཤེར་ལམ་ལུགས་ཏེ། རྒྱུགས་ཀྱི་ནང་དོན་གཞུང་བཞི་དང་བསྟན་བཅོས་ལྔ་(四书五经)ལས་འདའ་མི་རུང་བ་དང་། རྒྱུགས་ཞུགས་མཁན་གྱིས་རང་གི་བསམ་ཚུལ་བྲིས་མི་ཆོག་པར་ངེས་པར་གནས་བརྒྱད་ཅེས་དྲང་ཕྱོགས་དང་ཁ་གཉིང་། དངོས་ཟུང་བཅས་པའི་འབྲི་རྩོམ་གྱི་ནང་དོན་དང་གྲུབ་སྟངས་མ་དཔེ་ལྟར་ནས་གཏན་འཁེལ་བྱས་ཡོད་པ་ཁོ་ན་ལྟར་འབྲི་དགོས་ལ། ཤེས་ཡོན་པའི་བསམ་བློ་རྒྱ་རུ་འཇུག་པའི་ཐབས་ཇུས་ལམ་ལུགས་ཤིག་ཡིན།

དང་གསོལ་མཆོད་ཕོ་བྲང་(天坛祈年殿)གི་རྩིག་ལྡེབས་བྲག་ཅ་ལ་སོགས་ཀྱི་ཆ་ནས་མིང་རྒྱལ་རབས་སྐབས་ཀྱི་རྩུས་འགོད་དང་རྩིག་བཟོ། ཤུགས་རིག་པ། སྒྲ་རིག་པ། བཟོ་སྐྲུན་རིག་པ་སོགས་ཀྱི་ཐད་དུ་གཏིང་ཟབ་པའི་ཤེས་བྱའི་ཚད་རིམ་དུ་སླེབས་ཡོད་པ་མཚོན་ཐུབ། ཕོ་བྲང་གི་བཀགས་བསྐྱལ་བ་ལ་བརྟེན་ནས་ཅེ་ཅིན་(解缙)གྱིས་གཙོ་འགན་བླངས་ཏེ་ཡོང་ལོ་དཔེ་མཛོད་(«永乐大典»)དེ་དཔེ་ཚན་རིགས་7000ནས་8000ལྷག་དང་། དུམ་བུ་22877ལྷག་འདུས་པ་བསྒྲིགས་ཤིང་། དེ་ནི་ཀྲུང་གོའི་ཆེས་ཆེ་བའི་དཔེ་མཛོད་ཡིན་པ་མ་ཟད། འཛམ་གླིང་སྟེང་དུའང་ཆེས་ཆེ་བའི་གནས་མང་གླེགས་བམ་དུ་གྱུར་ཡོད་པར་གྲགས།

མིང་རྒྱལ་རབས་སྐབས་ཀྱི་གསོ་རིག་ནི་སྔ་མའི་རྨང་གཞིའི་སྟེང་འཕེལ་རྒྱས་མང་དུ་བྱུང་ལ། སྐབས་འདིའི་འཕེལ་རྒྱས་ནི་སྔར་གྱི་གནས་སྐབས་གང་ལས་ཀྱང་ཆེ་རུ་བཏང་ཡོད་ཅིང་། དེའི་ཚུལ་ནི་སྨན་པ་ཆེན་པོ་མང་དུ་འབྱུངས་པ་དང་། ལུགས་དང་བརྒྱུད་པ་དུ་མར་གྱེས་པ། ནད་ཐོག་ཚན་ཁག་དཀར་བ་དང་ནད་གཞིའི་ངོས་འཛིན་སྔར་བས་ཇེ་ཞིབ་ཏུ་གྱུར་པ། སྨན་གྱི་གཞུང་རྒྱ་ཆེར་བརྩམས་ཡོད་དེ་གཞུང་གིས་བསྡུ་བསྒྲིགས་མཛད་པའི་སྤྱི་སྒོམ་རང་བཞིན་གྱི་སྨན་གཞུང་ཁྱི་མོ་ཡོད་པ་མ་ཟད། མི་སྒེར་གྱིས་རང་རང་གི་བཞེད་པ་སྤེལ་བའི་ཁོར་ཡུག་ལེགས་པོ་བྱུང་།

༡ སྨན་རྫས་རིག་པའི་ཐད་དུ་མིང་རྒྱལ་རབས་ཀྱི་སྔོ་འབུམ་རིག་པའི་ཁྱད་ཆོས་གཙོ་བོ་ནི་བསྟན་བཅོས་གྲངས་འབོར་མང་ལ་ནང་དོན་ཕུན་སུམ་ཚོགས་པ་དེ་ཡིན་ལ། ཕྱོགས་སྒྲི་མོ་ནས་འབྲས་བུ་ཐོན་ཆེན་པོ་བླངས་པ་དང་། ནད་ཐོག་གམ་གནས་གཅིག་ལ་དམིགས་བསལ་གྱི་འཇུག་པ་ཡངས་བ་སོགས་ཅི་རིགས་པར་མཆིས་པས་སྔར་མ་བྱུང་བའི་མཐོ་རླབས་ཆེན་པོ་ཞིག་འཕྱུར་འདུག་ཅེས་བཤད་ཆོག །ལུའུ་ལྭུན་ཐེ་(刘文泰)ཡིས་མཛད་པའི་སྔོ་འབུམ་རིགས་ཀུན་བཙུད་བསྡུས་(«本草品汇精要»)ཞེས་པ་ལ་སོགས་སྨན་རྫས་ཀྱི་འདུས་ཚད་མཐོ་བའི་ཕྱོགས་འདུས་སྔོ་འབུམ་གྱི་སྐོར་དུ་མ་བྱུང་ཞིང་། ཁྱད་པར་དུ་སྨན་རྫས་རིག་པའི་མཁས་ཆེན་ལིས་ཧྲི་ཀྲུན་(李时珍)བྱ་བས་སྔོ་འབུམ་རབ་གསལ་(«本草纲目»)ཞེས་རྒྱ་ནག་གསོ་རིག་གི་ལོ་རྒྱུས་སྟེང་དུས་རབས་འབྱེད་པའི་དོན་སྙིང་ཅན་གྱི་སྨན་རྫས་ཀྱི་གཞུང་ཆེན་ཡང་མཛད། ཁོང་གིས་དུས་རབས16པའི་ཡར་སྔོན་གྱི་སྔོ་འབུམ་ཀུན་ལ་སྤྱི་བསྡོམས་བྱས་པའི་སྟེང་ཁ་སྐོང་དང་ལེགས་བཅོས་

མཛད་པས། ཕྱི་རབས་ཀུན་ལ་ཤུགས་རྐྱེན་ཟབ་མོ་ཐེབས་ཤིང་ཕྱིས་བྱུང་སྦྱོ་འབྱུམ་ཐམས་ཅད་ཀྱང་འདི་ལས་བརྒལ་བ་གཅིག་ཀྱང་མེད། དེ་ལས་གཞན་ད་དུང་ཟས་སྨན་གྱི་སྦྱོ་འབྱུམ་དང་ས་གནས་སྦྱོ་འབྱུམ། རྩ་འགྲེལ་དུ་བཀྲིས་པའི་སྦྱོ་འབྱུམ་ལ་སོགས་པ་དང་། ཁྱད་པར་དུ་འདུལ་སྦྱོང་གི་ཡིག་ཆ་སྨི་མོའུ་ཞིས་ཡོང་(缪希雍)བྱ་བས་མཛད་པའི་འདུལ་སྦྱོང་ལག་ལེན་ཆེན་མོ་(«炮炙大法») རུ་བསྡོམས་སྨན་རྫས་བཞི་བརྒྱ་ལྷག་གི་འདུལ་ཐབས་བསྟན། དེ་བཞིན་སྨན་སྦྱོར་རིག་པའི་ཐད་དུའང་རྒྱ་ནག་གསོ་རིག་གི་གནའ་རབས་ཀྱི་ཆེས་ཆེ་བའི་སྨན་སྦྱོར་གྱི་གཞུང་སྙི་ཕན་བདེ་སྨན་སྦྱོར་ཆེན་མོ་(«普济方»)བྱ་བ་སྐབས་འདིར་བྱུང་ལ། ལར་ན་མིང་རྒྱལ་རབས་སྐབས་ཀྱི་སྨན་སྦྱོར་དང་སྨན་རྫས་ཀྱི་ཡིག་ཆ་ཕལ་ཆེར་ནང་དོན་གཅིག་ཏུ་འདྲེས་ནས་བྱུང་ཡོད་དེ། སྨན་སྦྱོར་གྱི་ཁྲོད་དུ་སྨན་རྫས་ཡོད་པ་དང་། སྨན་རྫས་སྟོན་པའི་ཡིག་ཆའི་ཁྲོད་དུའང་སྨན་སྦྱོར་གྱི་ནང་དོན་ཡོད། དཔེར་ན་སྦྱོ་འབྱུམ་རབ་གསལ་གྱི་ཁྲོད་དུ་སྨན་སྦྱོར་ཆིག་ཁྲི་ཆིག་སྟོང་ལྷག་བཀོད་པ་དང་། བཟོ་ཚུལ་བཞི་བཅུ་ལྷག །སྨན་སྦྱོར་དངོས་དང་སྦྱོར་ཐབས་ཀྱི་གནས་ལུགས་སྤེལ་བའི་སྒོ་ནས་བསྟན་པ་ཡིས་མཚོན་ཐུབ།

དུས་རབས17པའི་དཀྱིལ་དུ་ཝུའུ་ཡིག་ཞིན་(吴有性)བྱ་བས་རིམས་ནད་བཤད་པ་(«瘟疫论»)ཞེས་པ་གཞུང་གྲགས་ཅན་དེ་མཛད་ནས་རིམས་ནད་ཅེས་པ་སྤྱིར་བཏང་བའི་ཚ་བ་དང་མི་འདྲ་ཞིང་རིམས་ནི་ཁ་སྣ་ནས་འཇུག་ཅིང་འགོ་བས་ན། སྐྱེད་བྱེད་གཙོ་བོ་རྫུབ་རླུང་བྱ་བ་ཡིན་ཞེས་རྫུབ་རླུང་སྨྲ་བའི་(戾气学说)སྤྲོལ་ཕྱིས།

མིང་རྒྱལ་རབས་ཀྱི་སྐབས་འདིར་ནད་ཐོག་གསོ་རིག་ལ་འཕེལ་རྒྱས་ཆེན་པོ་བྱུང་ཡོད་དེ། སྨན་པ་ཕལ་ཆེར་གྱིས་ལག་ལེན་རྒྱ་ཁྱབ་ཏུ་བྱས་པའི་རྨང་གཞིའི་སྟེང་བརྟག་ཐབས་དང་ཁོང་ནད། ཕྱི་ནད། མོ་ནད། བྱིས་པའི་ནད། དབང་པོ་ལྔའི་ནད། གཅག་ཁབ་ལ་སོགས་པའི་གསོ་རིག་ཚན་ཁག་རེ་རེར་གཏིང་ཟབ་པའི་གཞུང་ལུགས་ཞིབ་འཇུག་དང་མཇུག་སྡོམ་མཛད་ཡོད། སྤྱིར་ན་རྒྱ་ནག་གསོ་རིག་གིས་ནད་ངོས་འཛིན་དུས་བལྟ་བ་དང་ཉན་པ། དྲི་བ། རེག་པ་བཞི་ནི་རྩ་བའི་བརྟག་ཐབས་བཞི་རུ་འཛིན་མོད། སྨན་པ་ཕལ་མོ་ཆེ་ཞིག་རེག་པ་རྩ་ཁོ་ནས་ནད་གཞིར་ཁ་དམར་གདགས་པར་བྱེད་པས། སྐབས་འདིར་རེག་པ་རྩ་ཁོ་ནའི་མཐའ་རུ་ལྷུང་མི་

ཏུང་བར་གཞན་གསུམ་ཡང་གལ་ཆེ་བ་དང་ཁྱད་པར་དུ་དྲི་བའི་བརྟག་ཐབས་ཤིན་ཏུ་གཙེས་པར་བསྟན་ལ། ཚིག་གི་རྐང་བ་བསྡེབས་ནས་དྲི་བ་ཇི་ལྟར་མཛད་ཐབས་འཛིན་བདེ་བར་བྱས་པ་མང་དུ་བྱུང་།

ཁོང་ནད་གསོ་བའི་སྐོར་ལ་སྤར་ལིས་ཀོ་(李杲)ཡིས་སྲོལ་ཕྱེས་ཤིང་སྐབས་འདིར་དར་རྒྱས་སུ་ཕྱིན་པའི་དྲོད་བསྐྱེད་སྨྲ་བའི་ལུགས་(温补学派)ཀྱིས་ཅིན་ཡོན་སྨན་པ་གྲགས་ཅན་ལུའོ་ཝན་སུའོ་(刘完素)དང་ཀྲུའུ་ཀྲིན་ཧུན་(朱震亨)གྱི་བསིལ་སྨན་གྱི་སྒོ་ནས་མཁལ་གདགས་སམ་མཁལ་ཚད་བཅོས་དགོས་པར་འདོད་པ་ལ་སུན་འབྱིན་བྱས་པ་དང་། དེ་མཐུན་དྲོད་བསྐྱེད་སྨྲ་བའི་ལུགས་འཛིན་མཁན་གྱི་སྨན་པ་མང་དུ་བྱུང་བ། དུས་སྐབས་འདིར་གསོ་རིག་ཡིག་ཆ་སྤར་བས་མང་པོ་བྱུང་ལ། ནད་ཐོག་གི་སྐོར་ནི་ཕལ་ཆེར་ཕྱོགས་བསྡུས་རང་བཞིན་གྱི་ཡིག་ཆ་ཡིན་ཞིང་། ནང་དོན་ནད་ཐོག་གི་ཚན་ཁག་གང་ཡང་འདུས་ཡོད་པར་མ་ཟད་ཁོང་ནད་སྐོར་ལ་དེ་བས་མང་བའི་གླིང་བརྗོད་མཛད་ཡོད་དེ། ཁྱད་པར་དུ་སྐབས་འདིར་རྒྱ་ནག་གསོ་རིག་ལོ་རྒྱུས་སྟེང་ཐོག་དང་པོར"ཁོང་ནད"ཅེས་པའི་མིང་དངོས་བཏགས་པའི་ཡིག་ཆ་སྟེ། ཁོང་ནད་གནད་བསྡུས་(《内科摘要》)ཞེས་པའི་བརྩམས་ཆོས་ཀྱང་བྱུང་།

མིང་རྒྱལ་རབས་སྐབས་ཀྱི་ལྷན་སྐྱེས་རྨ་དང་མཚོན་རྨ་གསོ་བའི་སྐོར་ཀྱང་འཕེལ་རྒྱས་ཆེན་པོ་བྱུང་ལ། འདིའི་སྐོར་གྱི་ཡིག་ཆ་སྤར་བས་མང་པོ་བྱུང་བ་མ་ཟད་གཞུང་ལུགས་ཚུ་ཚད་མཐོ་ཏུ་ཕྱིན་པ་དང་། སྤར་མེད་པའི་དཔྱད་ཀྱི་ཆ་བྱད་མང་པོ་ཞིག་གསར་དུ་བཟོས་པ་མ་ཟད་དཔྱད་བཅོས་ལག་ཐབས་ཀྱང་གསར་པ་དུ་མ་ཞིག་གི་སྲོལ་བཏོད། སྤྱིར་བཏང་སྐབས་འདིའི་རྨ་གསོ་བའི་ལག་ལེན་ཕལ་ཆེར་ལྷན་སྐྱེས་ཀྱི་རྨ་འབམ་ལྟོག་སྐྲངས་(疡痈)ཀྱི་རིགས་བཅོས་པའི་སྐོར་མང་དུ་བྱུང་ལ། ཡང་ཝང་ཁེན་ཐང་(王肯堂)གིས་མཛད་པའི་རྨ་བཅོས་སྨན་པའི་བརྟག་བཅོས་ཚད་ཐིག་(《疡医证治准绳》)ཅེས་པ་དང་ཁྲིན་ཧྲི་ཀུང་(陈实功)གིས་མཛད་པའི་རྨ་བཅོས་ལག་ལེན་བརྒྱུད་པ་(《外科正宗》)ཞེས་པར་ཏུས་རྨ་དང་། གྲི་བ་འཚེམ་པ། ན་གཞོག་དབྱིབས་བཟོ། ཁ་ལྕེའི་དབྱིབས་བཟོ། ད་དུང་མགོ་ཏུས་དང་སྐལ་ཏུས། སྐེ། བྲང་། རྐེད། འཕོངས་ལ་སོགས་པའི་གནས་ཀྱི་མྱུར་སྐྱོབ་ལག་ཐབས། དེ་བཞིན་མ་མགལ་གྱི་ཚིགས་བྱུང་ཤོར་གཞུག་པ། གྲི་བ་

བཅད་པ་འཚེམ་སྦྱོར་གྱི་ལག་ཐབས། སྣ་དབུག་ཤ་སྐྲན་ཕྲ་མོ་གཅོད་པ། ཁབ་དང་ཏུས་པ་སོགས་ཀྱིས་མིད་པ་བཏང་བས་པ་ལེན་ཐབས་སོགས་བྱུང་ཡོད།

མོ་ནད་གསོ་བའི་ཐད་དུ་ཝན་ཆོན་(万全)བྱ་བས་མཛད་པའི་བན་གྱི་མོ་ནད་གསོ་བ་(《万氏女科》)ཞེས་པ་དང་ཝང་ཁྲུན་ཐང་གིས་མཛད་པའི་མོ་ནད་བཅོས་པའི་ཚད་ཐིག་(《女科证治准绳》) འདིའི་རྒྱང་གཞིའི་སྟེང་ཇེ་རྒྱས་སུ་བཏང་བའི་ཝུའུ་ཀྲི་ཝང་(武之望)གི་མོ་ནད་ལ་སྨན་པ་རབ་ཏུ་གསལ་བ་(《济阴纲目》)ཞེས་པ་ལ་སོགས་བྱུང་ཞིང་། ཁྱད་པར་དུ་ཕྱི་མ་གཉིས་ཀྱི་ནང་དོན་ནི་ཤིན་ཏུ་མོ་ནད་ཀྱི་བརྟག་བཅོས་རིགས་དང་དབྱེ་བ་ཞིབ་རྒྱས་སུ་བསྟན་པ་ཞིག་ཡིན། དེ་བཞིན་བྱིས་པ་གསོ་བའི་ཐད་དུའང་ཝན་ཆོན་གྱིས་བཀྲིས་པའི་ཝན་གྱི་སྨན་དཔེ་བཅུ་པ་(《万密斋医书十种》)ཞེས་པའི་ཁྲོད་དུ་བྱིས་པ་ཉེར་སྤྱོད་དང་ནད་འགོག་བཅོས་སྐོར་སྤྲོས་པའི་དཔེ་ཚན་བཞི་ཙམ་བྱུང་བ་ལ་སོགས་ཡིག་ཆ་གལ་ཆེན་སྐོར་ཞིག་བྱུང་བ་དང་། སྔ་ཕྱིར་ཆེད་དུ་བྱིས་པའི་ནད་བཅོས་པའི་སྨན་སྦྱོར་ཡང་བརྒྱ་ཕྲག་ཅིག་ཕྱོགས་བསྒྲོམས་བྱས་པ། ད་དུང་བྱིས་པའི་འབྲུམ་ཐོར་བཅོས་པ་དང་ཁྱད་པར་དུ་སིབ་བུ་(麻疹)ཞེས་པའི་ནད་མིང་ཡང་འདི་དུས་ཐོག་མར་བྱུང་ནས་དེ་ཡི་རྟགས་བཅོས་དང་རྫེས་གཅོད། ལྷ་གཉན་ནད། རང་བཞིན་གྱི་ཐོར་བ་དང་དཔྱད་འཕྲང་བསལ་བ་ལ་སོགས་བྱུང་ཡོད།

དབང་པོའི་ནད་ལས་མིག་གི་བཅོས་ཐབས་གཞན་རྣམས་དང་བསྡུར་བས་ཅུང་ཟད་རྒྱས་པར་བྱུང་ཞིང་གསེར་ཁབ་ཀྱིས་བར་འགྲིབས་ཕྱི་ཐབས་ལ་སོགས་ལག་ཐབས་རིགས་ཀྱང་བསྟན། གཞན་དུ་ན་ཁ་ནད་གསོ་བའི་སྐོར་གྱི་ཡིག་ཆའང་རེ་གཉིས་བྱུང་ཡོད།

གཙག་ཁབ་དང་བསྲེག་མཉེའི་སྐོར་ལ་སུང་དུས་སྐབས་ཀྱི་ཟངས་ཀྱིས་བཟོས་པའི་མི་གཟུགས་ལ་དཔེ་བལྟས་ཏེ་ཡང་བསྐྱར་གཙག་ཁབ་ཀྱི་གསང་དམིགས་གསལ་བའི་ཟངས་ཀྱི་མི་གཟུགས་བཟོས་པ་དང་། དེ་དང་ཆ་མཐུན་གྱི་རྗེ་རྒྱུ་ལས་བཟོས་པའི་མི་དབྱིབས་ཀྱང་བྱུང་བ། དེ་བཞིན་གཙག་ཁབ་སྐོར་གྱི་ཡིག་ཆ་གྲངས་ཀ་མང་དུ་བྱུང་བ་ཙམ་མ་ཟད་རྒྱུ་སྨུས་ཀྱང་ སྤར་བས་ཕྱུལ་དུ་ཕྱིན་ཅིང་། སྐབས་འདིའི་གཙག་ཁབ་ཀྱི་ཡིག་ཆ་རྣམས་ཀྱི་གཞི་འཛིན་སའི་ཡིག་ཆ་འབྲུམ་ཚང་ཞིང་གྲུབ་འབྲས་ཡོན་ཆེན་ལྡངས་པའི་རིགས་འགའ་ཞིག་བྱུང་ལ། ཆེད་དུ་གཙག་ཁབ་སྟོན་

པའི་ཡིག་ཆའང་དུ་མ་བྱུང་ཡོད་དེ། འཕྲུས་ཚབ་ཀྱི་གཞུང་ལ་ཀོ་ཝུའུ་(高武)ཡིས་མཛད་པའི་གཙག་ཁབ་གནད་བསྡུས་(«针灸聚英»)དང་ཁྲིད་པར་དུ་ཡང་ཅིས་ཀྲུའུ་(杨继洲)ཡིས་བགྱིས་པའི་གཙག་ཁབ་རྣམ་བཤད་ཆེན་མོ་(«针灸大成»)ཞེས་པས་དུས་རབས་16པའི་ཡར་སྔོན་གྱི་གཙག་ཁབ་ཡིག་ཆ་ཀུན་ལ་མ་ལག་ལྡན་པའི་སྤྱི་བསྡོམས་མཛད་ཅིང་། དུམ་བུ་10ཡིས་གྲུབ་པས་གཞུང་དོན་ཤིན་ཏུ་ཞིབ་རྒྱས་སུ་བཀོད་པས་ཕྱི་རབས་ལ་ཤུགས་རྐྱེན་ཆེ་ཞིང་གཙག་ཁབ་ཀྱི་གཞུང་ལ་སློབ་སྦྱོང་དང་ཞིབ་འཇུག་བྱེད་པའི་ཁུངས་གཙོ་བོ་ཞིག་ཏུ་གྱུར་པ་མ་ཟད། འཇར་མན་ལ་སོགས་པའི་ཕྱི་རྒྱལ་གྱི་ཡིག་རིགས་ཀྱང་གསུམ་ལྷག་ལ་འགྱུར་ཡོད། གཞན་དུ་བསྐྱ་མཉེའི་བཅོས་ཐབས་འདི་དར་མ་ཙམ་མ་ཟད་བྱིས་པའི་ནད་ལའང་དམིགས་བསལ་གྱི་བཅོས་སྐྱིད་ལྡན་ཞེས་དེ་ཡི་ལག་ལེན་ཞིབ་པར་བསྟན། དེ་བཞིན་རྩ་རླུང་སྒོམ་པ་དང་བདེ་སྲུང་གི་གཞུང་དང་ལག་ལེན་གཞན་ཡང་དུ་མར་བྱུང་ཡོད་དེ། དཔེར་ན། ལར་ན་སྤྱི་འདུས་ཀྱི་གཞུང་རྣམས་སུ་བདེ་སྲུང་གི་ནང་དོན་མང་ཙམ་ཐོན་པ་མ་ཟད། ཆེད་དུ་བདེ་སྲུང་སྟོན་པའི་གཞུང་ཡང་ཚེ་རིང་བར་གནས་པའི་ཐབས་(«修龄要旨»)དང་། བདེ་བ་བསྲུང་བའི་ཐབས་བཞི།(«养生四要») བདེ་སྲུང་སྤྱི་བཤད།(«养生肤语») བདེ་གནས་རིག་ཟིག་བརྒྱད་པ་(«遵生八笺»)ལ་སོགས་བྱུང་ནས། སེམས་ཞི་བར་གནས་པ་དང་ཟས་སྤྱོད་ཀྱི་སྒོ་ནས་ནད་མེད་ལ་ཚེ་རིང་བར་གནས་ཐབས་ཞིབ་རྒྱས་སུ་བསྟན།

འབྲུམ་ནག་གམ་ལྷ་འབྲུམ་གྱི་ནད་ལ་རིམས་རྩི་འདེབས་པའི་ཐབས་བྱུང་ཡོད་དེ། ཡིག་ཆ་རྣམས་སུ་བཀོད་པ་ལ་གཞི་བྱས་ཚེ་ཕལ་ཆེར་སྤྱི་ལོའི་དུས་རབས16པར་རམ་ཡང་ན་དེ་ལས་སྔ་བའི་སྐབས་ཤིག་ནས་མི་ཡི་འབྲུམ་རྩི་(人痘)①ལུས་ལ་བཏབ་ནས་འབྲུམ་པ་འགོག་པའི་ཐབས་ལམ་བྱུང་ཡོད་ཅིང་། འདི་ནི་མི་ཡིས་བཟོས་པའི་རིམས་ཐར་ཐབས་ལམ་སྔ་བའི་གྲས་ཡིན་

① འབྲུམ་པའི་ནད་རིམས་ཀྱི་རྩི་ནད་མེད་པའི་ལུས་ལ་བཏབ་ནས་སྔོན་འགོག་བྱ་བའི་ཐབས་བཞི་བྱུང་ཡོད་པ་སྟེ། ༡ འབྲུམ་གོས་ཀྱི་ཐབས།(痘衣法) འབྲུམ་ནད་ཐོག་པའི་མི་ཡི་ནང་ལྭ་ནད་མེད་ཀྱིས་ཉིན་གཉིས་གསུམ་གྱི་རིང་ལ་གྱོན་ནས་འབྲུམ་པ་ཐོག་ཏུ་འཇུག་པ། ༢ འབྲུམ་རྣག་གི་ཐབས།(痘浆法) བལ་ཡིའུ་ཡིས་འབྲུམ་རྣག་ཅུང་ཟད་བླངས་ནས་ནད་མེད་ཀྱི་སྣ་ཁུང་དུ་བཙུག་སྟེ་འབྲུམ་པ་ཐོག་ཏུ་འཇུག་པ། ༣ སྐམ་རྩིའི་ཐབས།(旱苗法) འབྲུམ་སྐོགས་བསིལ་སྐམ་བྱས་པ་ཕྱེ་མར་བཏགས་ཤིང་དངུལ་སྦུབས་ནང་བླུག་ལ་ཕུ་བཏབ་ནས་ནད་མེད་ཀྱི་སྣར་བཙུག་སྟེ་འབྲུམ་པ་ཐོག་ཏུ་འཇུག་པ། ༤ ཆུ་རྩིའི་ཐབས།(水苗法) འབྲུམ་སྐོགས་བསིལ་སྐམ་བྱས་པ་ཕྱེ་མར་བཏགས་ཤིང་ཆུར་བཏབ་པ་སྐྱམས་པར་བགྱིས་ནས་བལ་ཡིའུ་ཡིས་ནད་མེད་ཀྱི་སྣ་ཁུང་དུ་བཙུག་སྟེ་འབྲུམ་པ་ཐོག་ཏུ་འཇུག་པ་བཅས་ཡིན་ཞིང་། སྔ་མ་གཉིས་ནི་ཉེན་ཆེ་ཞིང་ཕྱི་མ་ཆུ་རྩིའི་ཐབས་ནི་སྔོན་ཐོན་བྱུང་ཡོད། ཕྱིས་སུ་ཐེངས་དུ་མར་བཏབ་སྦྱོང་བའི་འབྲུམ་སྐོགས་འབྲུམ་རྩི་ཏུ་སྨྱུད་པ་ལ་གོམས་རྩི་(熟苗)ཞེས་བྱ་ཞིང་དུག་གཤིས་ཆུང་ལ་བདེ་འཇགས་ཡིན་པས་ལྷ་རྩི་(神苗)ཞེས་ཀྱང་འབོད།

པས་སྔོན་འགོག་གསོ་རིག་ལོ་རྒྱུས་སྟེང་གཟི་འོད་འཚེར་བའི་ཆ་གཅིག་ཡིན། ཕྱི་གླིང་བའི་རྒྱལ་ཁབ་འགའ་ནས་ཆེད་མངགས་ཀྱིས་ནང་ལོངས་སུ་ཐོན་ནས་འབྲུམ་འདེབས་ལག་རྩལ་སྦྱང་བ་དང་། སྤྱི་ལོ་1796ལོར་སླེབས་པ་ན་དབྱིན་ཇིའི་སྨན་པ་ལྗེན་ནེར་(Edward Jenner)གྱིས་གླང་འབྲུམ་(牛痘)འདེབས་པའི་ཐབས་གསར་བཏོད་མཛད་རྗེས་ད་གཟོད་མི་འབྲུམ་འདེབས་པའི་ཚབ་ཏུ་གྱུར་ཏོ། །དེ་ལས་གཞན་སྐབས་འདིར་ད་དུང་དངུལ་བཟོ་བ་དང་གཉེར་སློག་བཟོ་བའི་ནད། རྡོ་སོལ་གྱི་དུག་ལ་སོགས་ལས་རིགས་ཀྱི་ནད་སྐོར་ཞིག་གི་འགོག་བཅོས་སྐོར་ཀྱང་ངོས་ཟིན་འདུག །

སྨན་དོན་ལམ་ལུགས་ཀྱི་ཐད་དུ་གླིང་རིན་ཡོད་པ་འགའ་ཞིག་བྱུང་བ་ནི། སྨན་དཔྱད་དོ་དམ་གྲྭ་ནས་རིམ་བཞིན་བླ་སྨན་འགག་དང་བླ་སྨན་གླིང་(医药提举司→太医监→太医院)ཞེས་པར་འགྱུར་བའི་རྒྱལ་ཁབ་ཆེས་མཐོའི་སྨན་དཔྱད་དོ་དམ་ལས་ཁུངས་དང་དེ་ཡི་ཚགས་དམ་པའི་དཔོན་གནས་བསྐོ་འཛུག །སྨན་བདག་ལྷིང་(尚药局)བྱ་བའི་ཕོ་བྲང་གི་སྨན་དཔྱད་ལས་ཁུངས། ད་དུང་དམག་སྡེའི་སྨན་པའི་རྩ་འཛུགས་དང་ལས་གནས་བཀོད་འདོམས། སྨན་ལྷིང་སྡེ་ས་གནས་དང་དམངས་ཀྱི་སྨན་དཔྱད་ལས་ཁུངས་ལ་སོགས་རིགས་དང་རིམ་པ་སོ་སོར་བྱུང་བ། གསོ་དཔྱད་ཚན་ཁག་དང་སློབ་གསོའི་སྐོར་ནས་བཤད་ན་འང་། སྐབས་འདིར་དར་མ། བྱིས་པ། བུད་མེད། ལྐན་སྐྲིས་རྨ། གཙག་ཁབ། མིག །སོ། ཉུས་ཆོགས། ཚད་པ། གྲི་བ། མཆོན་རྨ། བསྐུ་མཉེ། ཆོ་ག་བཅས་ཚན་ཁག་13ཏུ་ཕྱེ་བཞིན་ཡོད་པ་དང་། རིགས་ཀྱི་སྨན་པ་(医丁)དང་སྨན་པ་འབྲིང་།(医生) སྨན་པ་རབ་(医士)བཅས་སྨན་པའི་རིམ་པ། རྒྱུགས་བཞེར་གྱི་རིགས་དང་རིམ་པ་ལ་སོགས་ཞིབ་པར་བྱུང་། དེ་ལྟ་ནའང་གོང་གསལ་ཕོ་བྲང་དུ་སྤེལ་བའི་སྨན་གྱི་སློབ་གསོ་ཡིས་སྐྱིད་བསྐྱིང་བྱས་པའི་གྲངས་འབོར་ཤིན་ཏུ་ཉུང་ཞིང་གཙོ་ཆེར་དབང་སྒྱུར་བར་ཞབས་ཞུ་བྱ་བ་ཡིན་ལ། སྤྱི་ཚོགས་སྟེང་གི་སྨན་ལས་གཉེར་མཁན་ཕལ་ཆེར་ཁྱིམ་བརྒྱུད་དང་སྨན་བརྒྱུད་ཀྱི་སྒོ་ནས་སློབ་གསོ་མྱང་བ་འབབ་ཞིག་ཡིན།

གཞན་དུ་ན་ད་དུང་སྐབས་འདིའི་སྨན་དཔྱད་ཡིག་ཆ་རྣམས་སུ་སྨན་པའི་ཀུན་སྤྱོད་ཐད་ཀྱི་གླིང་བརྗོད་མང་པོ་ཞིག་བྱུང་ཡོད་པའང་ཁྱད་ཆོས་ཤིག་ཏུ་སྣང་བ་དང་། ནད་ཐོག་ཏུ་དབྱིབས་

མདོག་ལ་ལྟ་བ་དང་སྒྲ་ལ་ཉན་པ། ན་ལུགས་འདྲི་བ། རྩ་ལ་བརྟག་པ། ནད་རྒྱུ་འགོད་པ། བཅོས་ཐབས་བཅས་སྣ་དྲུག་དང་། དེ་ལས་ཞིབ་པ་སྣ་བརྒྱད་སོགས་ཀྱི་ལམ་ནས་ནད་ཐོ་(案例)འབྲི་བའི་མ་དཔེ་བྱུང་བ་མ་ཟད། བརྟག་བཅོས་ཐོ་ཡིག(医案) སྒྲུང་སྟང་ཡི་གེ།(医话) གསོ་རིག་འཇུག་སྒོའི་ཡིག་ཆ་(入门书)ལ་སོགས་བྱུང་བ། དམངས་ཁྲོད་སྨན་དཔྱད་རིག་གཞུང་ཚོགས་པ་(一体堂宅仁医会)བྱུང་བ། གོང་དུ་བཤད་ཟིན་པའི་སྨན་དཔྱད་ཡིག་ཆ་དག་ལས་གཞན་དུ་དང་ཕྱོགས་བསྡུས་ཀྱི་ཡིག་ཆ་(全书)དང་གུང་བསྒྲིགས་པའི་ཡིག་ཆ།(类书) དཔེ་ཚོགས་(丛书)བཅས་པའི་ཡིག་ཆ་མང་དུ་བྱུང་།

གསོ་རིག་ཕྱི་འབྲེལ་གྱི་སྐོར་ནས་ཐོག་མར་ཁོ་རེ་ཡས་སྐབས་འདིར་རྒྱ་ནག་གི་རིག་གཞུང་ཆེས་ཆེར་སྤེལ་བཞིན་ཡོད་པས་རྒྱ་ནག་གསོ་རིག་ཀྱང་དེ་ལས་མ་འདས་ཏེ། སྔ་ཕྱིར་རྒྱའི་སྨན་དཔྱད་ཡིག་ཆ་བགྲང་ཡས་པ་ཞིག་ཁོ་རེ་ཡར་གདན་དྲངས་པར་གཞི་བཅོལ་ནས་སྨན་སྦྱོར་ཕྱོགས་བསྡུས་(«医方类聚»)དང་ཤར་ཕྱོགས་སྨན་དཔྱད་ནོར་བུའི་མེ་ལོང་(«东医宝鉴»)ཞེས་པའི་ཡིག་ཆ་ཐོན་ཆེ་བ་གཉིས་བསྡུ་བསྒྲིགས་མཛད་པ་དང་། ཁོ་རེ་ཡའི་སྨན་དཔྱད་འཕྲུས་ཚབ་དག་རྒྱའི་ཕོ་བྲང་དུ་ཕེབས་ནས་སྨན་པ་རིམ་པ་མཐོ་གྲས་དག་ལ་བཀའ་བགྲོས་མཛད་ནས་འབྲས་རྟགས་སུ་སྨན་དཔྱད་དོགས་འདྲི་(«医学疑问»)ལ་སོགས་བགྱིས་པ་སྙེ་དོན་ལ་རྒྱལ་ཁབ་རིམ་པའི་སྨན་དཔྱད་རིག་གཞུང་བགྲོ་གླེང་ཚོགས་འདུ་བསྡུས་པ་སོགས་ཀྱིས་མཚོན་ནུས།

སྐབས་འདིར་འཇར་པན་ནས་ཀྱང་སྨན་པ་མང་པོ་རྒྱ་ནག་ཏུ་ཕེབས་ནས་སྨན་དཔྱད་སྦྱངས་པ་དང་། སླར་ལོག་ནས་འཇར་པན་དུ་ནློ་འཇིད་གླིང་(启迪院)ཞེས་པ་བཙུགས་ནས་སྨན་དཔྱད་སྤེལ་ལ། གཙོ་ཆེར་རྒྱའི་སྨན་པ་ལིས་ཀོ་དང་གྲུའུ་ཏིན་ཏུན(ཅིན་ཡོན་སྨན་པ་མི་བཞིའི་ཡ་གྱལ)གྱི་ལུགས་སྲོལ་ཤྭང་པོར་བྱས་ཏེ། འཇར་པན་རྒྱ་ནག་སྨན་གྱི་ཕྱི་དར་སྦྱོར་བའི་ལུགས་(后世派)ཞེས་པ་དང་། ཡང་འགའ་ཞིག་ཅིན་ཡོན་སྨན་པ་མི་བཞི་ལ་སུན་ཕྱུང་ནས་ཀྲང་ཀྲུང་ཅིན་གྱི་བཞེད་དགོངས་གཙོ་བོར་བྱས་པའི་སྔ་དར་སྦྱོར་བའི་ལུགས་(古方派)ཞེས་ལུགས་སུ་གྱེས་ཏེ་འཇར་པན་ལ་ཤུགས་རྐྱེན་ཆེ་ཏུ་ཐོག

སྔོན་དུ་བཤད་ཟིན་པ་ལྟར་དུ། སྐབས་འདིར་ཙུག་ཏུམ་པ་གྲིན་ཏུས་ཐོགས་དྲངས་པའི་

ཐེངས་མང་པོའི་མཚོ་འགྲུལ་གྱིས་ཀྱང་གོ་དང་ཤར་ལྷོ། ཧྥི་གླིང་གི་རྒྱལ་ཁབ་དག་གི་བར་ལ་སྨན་རྫས་བརྗེ་རེས་རྒྱུན་མཐུད་ནས་བྱེད་བཞིན་པ་དང་། ཁྱད་པར་རྒྱ་ནག་དང་ཡིད་ནམ་གྱི་བར་ལ་སྨན་དཔྱད་ཡིག་ཆའི་སྐོར་ནས་བརྗེ་རེས་བྱས་པ། ད་དུང་རྒྱ་ནག་གསོ་རིག་གི་རྨང་གཞིའི་གཞུང་ལུགས་དང་རྩ་བརྟག་རིག་པ། སྨན་རྫས་རིག་པ། གཙག་ཁབ་རིག་པ་བཅས་ཀྱི་འབྲེལ་ཡོད་སྨན་གཞུང་ཡིག་ཆ་དུ་མ་ཡོ་རོབ་ཏུ་རྒྱལ་ཁབ་དུ་མའི་ཡི་གེར་བསྒྱུར་བ་དང་། ཡོ་རོབ་ནས་ཀྱང་ཆོས་སྤེལ་བ་རི་མ་ཐོ་(利玛窦，Matteo Ricci)དང་ལང་ཧྥར་དི་(龙华民，Niccolo Longobardi) ཧྲེལ་(汤若望，Johann Adam Schall won Bell) ཐུན་ལྷོན་(邓玉函，Johann Terrentius) རོ་ཧྲེ་གོ་(罗雅谷，Diego Rho)ལ་སོགས་པ་ཐེབས་ནས་སྤྱི་ཕྱིར་ནུབ་ཕྱོགས་མི་ལུས་རོབ་བཤད་(《泰西人身说概》)དང་མི་ལུས་དཔེ་རིས་གསལ་སྟོན་(《人身图说》)སོགས་བསྒྱུར་ནས་ནུབ་ཕྱོགས་པའི་གཤག་འབྱེད་རིག་པ་དང་སྐྱེ་ལུགས་རིག་པའི་ཤེས་བྱ་རྒྱ་ནག་ལ་ངོ་སྤྲོད་དེ་ཤུགས་རྐྱེན་ཆེ་བར་གྱུར།

བརྒྱད། ཆིན་རྒྱལ་རབས་སྐབས་ཀྱི་གསོ་རིག (སྤྱི་ལོ་1644ནས་1911བར)

མིང་རྒྱལ་རབས་ཀྱི་དུས་མཇུག་ཏུ་སླེབས་པ་ན་ཕོ་བྲང་རྩལ་སྲུངས་དང་དཔོན་རིགས་ཀྱིས་སྲིད་དབང་སྒེར་གཅོད་བྱེད་པ། དབང་སྒྱུར་གྲལ་རིམ་ནང་ཁུལ་དུ་འགལ་འཁྲུགས་མང་བར་བྱུང་བ་བཅས་ཀྱིས་དཔལ་འབྱོར་ཐད་དུ་བཀག་བཀོད་བརྒྱུད་འཛིན་དབང་སྒྱུར་བ་དང་ས་བདག་གྲལ་རིམ་གྱིས་མི་དམངས་ལ་གདུག་རྩུབ་ཀྱི་བཤུ་གཞོག་དང་དྲག་གནོན་བྱས་པས་གྲལ་རིམ་འགལ་བ་ཚབས་ཆེར་གྱུར་ཏེ་མཐར་ཞིང་པའི་ཁྱིང་ལོག་ཆེན་མོ་བྱུང་། ལིས་ཙི་ཁྲུན་(李自成)གྱིས་སྣ་དྲངས་པའི་ཞིང་ལོག་དམག་གིས་སྤྱི་ལོ་1644ལོའི་ཟླ་3པར་པེ་ཅིན་མཁར་བཟུང་ནས་མིང་རྒྱལ་རབས་ཀྱི་དབང་སྒྱུར་མཇུག་སྒྲིལ་བ་དང་། བྱང་ཕྱོགས་ཀྱི་མཆིལ་སྐྱ་དྲུག་གི་དབང་སྒྱུར་བས་རྒྱའི་དཔོན་ངན་ཝུའུ་སན་གེས་(吴三桂)དང་དཔུང་བསྡེབས་ཏེ། སྟབས་བསྟུན་གྱིས་ཟླ་5པར་པེ་ཅིན་མཁར་ལ་རྒོལ་བ་བྱས་ནས་ཐྲངས་ཤིང་ཆིན་རྒྱལ་རབས་བཙུགས། ཆིན་རྒྱལ་རབས་ཀྱི་དུས་མགོའི་ལོ་100ལྷག་གི་ནང་ལ་ཆིན་གྱིས་གཅིག་གྱུར་མཛད་པའི་མི་རིགས་མང་པོའི་རྒྱལ་ཁབ་ཀྱི་ངོ་བོ་སྲུང་བས་བརྟན་འཛུགས་དང་འཕེལ་རྒྱས་བྱུང་ལ། ཞིང་ལས་དང་ལག

ཤེས་བཟོ་ལས། ཚོང་ལས་བཅས་པ་ཀུན་ལ་འཕེལ་འགྱུར་མངོན་གསལ་དུ་བྱུང་བ་མ་ཟད་མཐའ་མཚམས་ཀྱི་ས་ཁུལ་གོང་འཕེལ་ལའང་རྣམ་པ་གསར་པ་བྱུང་། འོན་ཀྱང་ཁང་ཞིའི་དུས་མཇུག་གི་རྗེས་ནས་ས་བདག་གྲལ་རིམ་གྱིས་ས་ཞིང་ཤས་ཆེར་སྐེར་འཛིན་བྱས་པ་དང་། དབང་སྒྱུར་གྲལ་རིམ་ཉུལ་སྤྱངས་སུ་གྱུར་པ། ནོར་དང་དབང་ཤུགས་འཕྲོག་རྩོད་ཀྱིས་དུས་འདའ་བར་བྱས་པ་ན། ངལ་རྩོལ་མི་དམངས་དབུལ་ཞིང་ཕོངས་ལ། གྲལ་རིམ་འགལ་བ་རྙོ་འཛིང་དུ་ཕྱིན་པས་རྒྱལ་སྟོབས་ཐུར་དུ་འགྲིབ།

དེའི་ཁར་དུས་རབས་19རྗེས་ནས་ནུབ་ཕྱོགས་མ་རྩ་རིང་ལུགས་དར་ཞིང་རྒྱས་ནས་མངའ་ཐང་ཕྱི་རུ་རྒྱ་བསྐྱེད་ལ། ཐོན་ཁུངས་དང་ཚོང་ར་གསར་པ་འཚོལ་བའི་ཆེད་དུ་རང་རྒྱལ་ལའང་བཙན་འཛུལ་ལན་དུ་མར་བྱས། སྤྱི་ལོ་1840ལོར་དབྱིན་ཇིའི་འཕྲོར་ལྡན་གྲལ་རིམ་གྱིས་ཀྲུང་གོར་བཙན་འཛུལ་བྱས་པའི་དུ་ནག་དམག་འཁྲུག་བསླངས་ཤིང་། ཀྲུང་གོ་ཕམ་པ་ན་བསྟུད་མར་ཧྥ་རན་སི་དང་ཨ་རི། འཇར་མན། འཇར་པན། ཨུ་རུ་སུ་བཅས་ཀྱིས་ཀྲུང་གཅིག་རྗེས་གཉིས་མཐུད་ཀྱིས་བཙལ་འཛུལ་བྱས་ཏེ་བཙན་ཤུགས་ཀྱིས་ཆིན་སྲིད་གཞུང་ལ་དོ་མཉམ་མིན་པའི་ཆིངས་ཡིག་རབས་དང་རིམ་པ་བཀོད། དེ་ནས་བཟུང་ཀྲུང་གོ་ནི་སྐེར་བཙན་གྱི་བཀས་བཀོད་བརྒྱུད་འཛིན་རྒྱལ་ཁབ་ནས་ཕྱེད་འབངས་བསྐྱེད་གནས་དང་ཕྱེད་བཀས་བཀོད་བརྒྱུད་འཛིན་ཅན་གྱི་སྤྱི་ཚོགས་ཤིག་ཏུ་གྱུར། སྤྱི་ལོ་1840ལོའི་དུ་ནག་དམག་འཁྲུག་ནས་1911ལོར་ཆིན་རྒྱལ་རབས་བསྒྱུབས་པའི་བར་གྱི་ལོ་80ཡི་ནང་དུ། མི་དམངས་ལ་བཙན་གནོན་དང་བཤུ་གཞོག་ཆེན་པོ་ཐེབས་ནས་གྲལ་རིམ་དང་མི་རིགས་འགལ་བ་ཛ་དྲག་ཏུ་གྱུར་ཏེ་སྤྱི་ཚོགས་ཉེན་ཁའི་གནས་སུ་གྱུར། དུས་མཚུངས་སུ་མི་དམངས་ཀྱིས་ སྔ་རྗེས་སུ་བཙན་འཛུལ་དང་བཀས་བཀོད་བརྒྱུད་འཛིན་ལ་ངོ་རྒོལ་གྱི་སྒྲོར་བ་རྒྱུན་ཆད་མེད་པར་བཤམས་ཡོད་དེ། དུ་ནག་དམག་འཁྲུག་དང་ཐེ་ཕུན་ཐེན་གོ་གསར་བརྗེའི་ལས་འགུལ། ཀྲུང་ཧྥ་དམག་འཁྲུག །ཀྲུང་འཇར་དམག་འཁྲུག །ས་ཕྱི་ལོའི་གསར་སྒྱུར། དབྱི་ཧི་ཐོ་ལས་འགུལ། ལྷུགས་ཕག་ལོའི་གསར་བརྗེ་བཅས་བར་མ་ཆད་པར་སྤེལ་ལ། མཐར་ལྷུགས་ཕག་གསར་བརྗེ་ཡིས་སྲིད་དབང་སྐེར་འཛིན་ལམ་ལུགས་ཀྱི་ཆིན་རྒྱལ་རབས་བསྒྱུབས་ནས་བཀས་བཀོད་བརྒྱུད་འཛིན་ལམ་ལུགས་ཀྱིས་ཀྲུང་གོར་དབང་བསྒྱུར་

བའི་ལོ་རྒྱུས་ལ་ཇོག་ས་ཆོག་བཀོད།

དུས་རབས་19བའི་སྨད་ལ་མཁྲིགས་འཛིན་མཁན་(顽固派)དང་ནུབ་རྗེས་སྙེག་མཁན།(洋务派) ལེགས་བཅོས་མཁན་(改良派)སོགས་ལུགས་དང་ལམ་ཕྱོགས་རིམ་པར་འགྱུར་ལ། ཕྱི་མ་གཉིས་ནི་སྟོང་བསམ་ཙམ་དུ་གྱུར་མོད་ཀྱི་ནུབ་ཕྱོགས་པའི་ལྟ་སྤྱོད་དང་དུ་བླངས་ཡོད་པའི་ཆ་ནས་འཕྲུལ་ཆས་ཐོན་སྐྱེད་དང་ཚན་རིག་ལག་རྩལ་ནང་འདྲེན་གྱི་ཐད་དུ་ཤུགས་རྐྱེན་ཆེ་ཙམ་བྱུང་།

ཆིན་གྱི་དུས་མགོར་གོང་མེན་བཞེད་དགོངས་ལ་སྲུན་འཛིན་བྱེད་པའི་དམངས་གཙོ་དང་དངོས་གཙོ་རིང་ལུགས་འཛིན་པའི་སྒེ་ཆུང་ངུ་ཞིག་བྱུང་ཡང་། དབང་སྒྱུར་བས་སྲིད་དབང་བརྟན་པའི་སླད་དུ་གཅིག་ན་འཆིང་སྡོམ་གཡོ་འདྲེན་དང་གཉིས་སུ་བཙན་གནོན་བྱེད་པ། རྩོམ་ཉེས་འགེལ་བ་[①]རྒྱ་ཆེར་བཏོད་བ་ལ་སོགས་ཀྱིས་ཤེས་ཡོན་པའི་བསམ་སྤྱོད་གཉིས་རྒྱ་རུ་འཇུག་པར་བྱེད་པས། གང་ཡང་ཁྱུངས་སྒྲུབ་ཉ་ཉོག་ལ་དམ་དུ་འཇུ་བ་ལས་ཤེས་རིག་གསར་བཏོད་དང་གསར་མཐོང་གི་ཆ་གང་ཡང་མེད་པར་རིག་འདེད་རྒྱང་བ་དང་སླ་ཐབས་ཙམ་གྱིས་ཆོམ་ནས་བསྡད། དེ་ཡི་ཞོར་དུ་གསོ་བ་རིག་པར་མཚོན་ན་ཁུངས་སྒྲུབ་རིག་པའི་ཐབས་ལ་བརྟེན་ནས་གནའ་རབས་སྨན་དཔྱད་ཡིག་ཆ་དུ་མ་ཞིག་ལེགས་སྒྲིག་དང་བདེན་རྫུན་ཕྱེས་པས་ཕྱིས་སུ་ཚན་རིག་ཞིབ་འཇུག་བྱེད་པ་ལ་ཕན་ནུས་ཆེན་པོ་ཐོན་འདུག །

ཚན་རིག་ལག་རྩལ་གྱི་ཐད་དུ་ཆིན་རྒྱལ་རབས་སྐབས་མདུན་བསྐྱོད་ཅུང་ཟད་བྱུང་ཡོད་དེ། ཀྲང་ལོས་ཞང་(张履祥，1611-1674)གིས་ལྗོ་ཕྱོགས་ཞིང་ལས་ཐོན་སྐྱེད་ཀྱི་ཉམས་མྱོང་ཕྱོགས་སྡོམ་སྒོས་ཞིང་དཔེ་ཁ་གསབ་མ་(《补农书》)བྱ་བ་མཛད། རྩིས་རིག་མཁས་པ་མེ་ཕེན་དེན་(梅文鼎，1633-1721)གྱིས་གནའ་དེང་ལོ་རྩིས་རབ་དཔྱད་(《古今历法通考》)ཅེས་པའི་རྒྱ་ནག་གི་རྩིས་ཀྱི་ལོ་རྒྱུས་ཡིག་ཆ་ཐོག་མ་བསྒྲིགས། དེ་བཞིན་རྒྱལ་ཁོངས་སྟོན་པའི་ས་ཁྲ་དང་ས་རྒྱུ་ས་ཁྲ་སྤྱར་མེད་གསར་དུ་བཟོས། མིང་གི་མཇུག་དང་ཆིན་གྱི་མགོར། ནུབ་ཕྱོགས་སྔོན་ཐོན་ཚན་རྩལ་ཏེ་གནམ་རིག་དང་གྲངས་རིག །གཤག་འབྱེད་གསོ་རིག་སོགས་རྒྱང་དར། དུ་ནག་

---

① དབང་སྒྱུར་བས་ཤེས་ཡོན་པའི་བསམ་སྤྱོར་གཉིས་ལ་བཀག་སྡོམ་བྱ་ཆེད་གང་དེས་བརྩམས་པའི་ཡིག་རིས་ལས་ལངས་ཕྱོགས་ནོར་འཁྲུལ་བཙལ་ནས་ཉེས་སྐྱོན་འགེལ་བ།

དམག་འཁྲུག་གི་རྗེས་སུ་ཆོས་སྲིད་བ་དང་སྨན་པ་མང་པོ་ཐོན་པ་ལ་བརྟེན་ནས་ནུབ་ཕྱོགས་གསོ་རིག་ཀྱང་གོར་ཁྱབ་ཆེར་དར་ནས་ཤུགས་རྐྱེན་གཉིང་ཟབ་པར་ཐེབས། ཤར་ནུབ་རིག་གནས་ཀྱི་འབྲེལ་ཐུག་དང་མཉམ་དུ་རྡ་རབས་སྤྱིལ་རྒྱུན་དགག་རྒྱུག་(民族虚无主义)དང་རིག་གནས་དྭངས་མ་གཅིག་ཉར།(国粹主义) རིགས་གསར་(新学)དང་རིག་གནས་རྙིང་བ་(旧学)བཅས་ཀྱི་དཀའ་རྙོག་གི་འདོད་ཚུལ་དུ་བྱུར་འཛིང་པ་ལ། གསོ་རིག་གི་ཐད་དུ་རྒྱ་ནག་གསོ་རིག་དང་དེང་རབས་གསོ་རིག་མཉམ་གནས་ཀྱི་རྣམ་པ་བྱུང་བ་མ་ཟད་རྒྱ་དང་ནུབ་སྨན་ལྷན་སྦྲེལ་(中西医汇通派)གྱི་ལུགས་འཛིན་པ་བྱུང་།

༧ སྨན་རྫས་རིག་པའི་གྲུབ་འབྲས།

མིང་རྒྱལ་རབས་ཀྱི་ལིས་ཧྲི་ཀྲུན་གྱིས་སྔོ་འབུམ་རབ་གསལ་མཛད་པ་ཡིས་ཕྱིས་བྱུང་རྣམས་ཀྱིས་སྔོ་འབུམ་རིག་པར་ཞིབ་འཇུག་དང་བེད་སྤྱོད་བྱ་བར་སྐུལ་འདེད་ཆེ་རུ་ཐེབས་ཤིང་། ཆིན་རྒྱལ་རབས་སྐབས་ཀྱི་སྔོ་འབུམ་མཁས་པས་སྔོ་འབུམ་རབ་གསལ་གྱི་དཀའ་གནད་གོ་བདེ་དང་ཆད་དོན་ཁ་སྐོང་དུ་མཛད་ནས་སྨན་རྫས་རིག་པར་འཕེལ་རྒྱས་བྱུང་ཞིང་། དེ་ལས་གཞན་དུ་རྩི་ཤིང་ཞིབ་འཇུག་གི་ཡིག་ཆའི་ཁྲོད་དུ་རྩི་ཤིང་སྨན་གྱི་ཤེས་བྱ་ཤིན་ཏུ་མང་པོ་བཀོད་ཡོད་དེ། དཔེར་ན། ཝུའུ་ཆིས་ཅོན་(吴其浚)གྱིས་མཛད་པའི་རྩི་ཤིང་མིང་དོན་དཔེ་རིས་གསལ་འགྲེད་(《植物名实图考》)ཅེས་པ་སྨན་རྫས་རིགས་12དང་གྲངས་ཚིག་སྟོང་བདུན་བརྒྱ་ལྷག་འདུས་པར་བྱས་པ། ཡང་གནའ་གཞུང་གཙོགས་སུ་འདེགས་པའི་བསམ་བློའི་རྒྱབ་ལྗོངས་འོག་ཤེ་ནོང་སྔོ་འབུམ་གྱི་སྨན་རྫས་འགའ་ཞིག་ལ་ཞིབ་བརྗོད་གནང་ནས་བརྩམས་ཆོས་སུ་གྲུབ་པར་བྱས་པ་ལྟ་བུ་རེད། དེ་བཞིན་སྨན་སྦྱོར་གྱི་སྐོར་ལ་འང་འབྲེལ་ཡོད་ཡིག་ཆའི་ནང་དོན་ཕྱོགས་བསྡོམས་ཀྱི་ཚུལ་དུ་སྦྱོར་བ་ཚིག་སྟོང་ལྷག་འདུས་པའི་ཉེར་མཁོའི་སྨན་སྦྱོར་(《成药切用》)ཞེས་པ་ལ་སོགས་བྱུང་།

མིང་རྒྱལ་རབས་སྐབས་ཝུའུ་ཡིག་ཞིན་གྱིས་རིམས་ནད་ཀྱི་རྣམ་གཞག་ཕྱེས་པའི་རྨང་གཞིའི་སྟེང་། སྐབས་འདིར་ཡེ་ཀོས་(叶桂)ཀྱི་ཚ་དྲོད་རྣམ་བཤད་(《温热论》)མཛད་པ་སོགས་ཚ་བའི་ནད་ཀྱི་སྐོར་ལ་ཡིག་ཆ་གལ་ཆེན་བཞི་ཙམ་བྱུང་ནས་ཚ་བའི་ནད་ཀྱི་རིགས་དབྱེ་དང་བརྟག་བཅོས་ཞིབ་རྒྱས་སུ་བཀོད་ནས་ཚ་ནད་སྨྲ་བ་(温病学说)ཞེས་པའི་སྲོལ་ཕྱེས།

ཁོང་ནད་ཀྱི་སྐོར་ལ་ཞིས་ཏ་ཁྲུན་(徐大椿)དང་ཁྲིན་ཞིག་ཡོན་(陈修园)གྱིས་རྙིང་བསྐྱེད་སྨྲ་བའི་ལུགས་ཀྱིས་རྙིང་བཙོས་ཐལ་ཆེར་བྱེད་པ་ལ་དགག་པ་ཚ་ནན་དུ་བརྒྱབ་པ་དང་། རྙིང་ནད་(温病)དང་ཚ་གྲང་ནད་(伤寒)ཅེས་པའི་ལུགས་འཛིན་མཁན་གཉིས་བར་གྱི་རྩོད་གླེང་སྟེ། ཚ་རྙིང་ནད་ཚ་གྲང་ནད་དུ་གཏོགས་པར་འདོད་པ་དང་། ཡང་ནད་དེ་གཉིས་ངོ་བོ་མི་གཅིག་ཐ་དད་དུ་ངོས་འཛིན་པའི་ལུགས་གཉིས་བྱུང་ཡོད། དེ་དང་འབྲེལ་ཏེ་གཞུང་སྦྱོར་(经方)དང་སྐབས་སྦྱོར་(时方)ཞེས་པའི་འཛིན་ཚུལ་ཐད་དུའང་རྩོད་པ་བྱུང་ལ། སྔ་མ་ནི་ཚ་གྲང་རྣམ་བཤད་དང་གསེར་སྒྲོམ་སྙིང་བསྡུས་ལས་བསྟན་པའི་སྦྱོར་བ་དང་ཕྱི་མ་ནི་ཅིན་ཡོན་རྗེས་ཀྱི་སྨན་པ་དང་ཁྱད་པར་དུ་ཚ་རྙིང་སྨྲ་བའི་ལུགས་ཀྱི་སྨན་པས་གསར་དུ་བསྒྲིབས་པའི་སྨན་སྦྱོར་ལ་བྱ། དེ་དག་ལའང་སོ་སོ་རང་རང་གི་རྒྱུ་མཚན་འགོད་དུ་ཡོད་པས་རྩོད་གླེང་ལ་བརྟེན་ནས་རྒྱ་ནག་གསོ་རིག་གི་ཚ་བའི་ནད་ཀྱི་ངོས་འཛིན་ལ་གོ་བ་གཏིང་ཟབ་པར་གྱུར།

འདི་དུས་ད་དུང་སྔ་མའི་ཁོང་ནད་སྟོན་པའི་གཞུང་གལ་ཆེན་དག་རྩ་བར་བཟུང་ནས་སྐབས་ཐོག་རང་རང་གི་ནད་ཐོག་ཉམས་མྱོང་ལ་སྦྱར་ཏེ་ཡིག་ཆ་གསར་པ་སྒྲིག་རྩོམ་བྱས་པ་དང་། ཡང་ཅུང་ཟད་གསར་རྙོགས་རང་བཞིན་ལྡན་ཞིང་དོན་སྙོད་ལ་སོགས་པའི་ལུས་ཀྱི་གྲུབ་ཚུལ་དང་སྐྱེ་ལུགས། ད་དུང་བརྟག་བཅོས་ཐད་སྔ་རབས་པར་བྱུང་བའི་ནོར་འཁྲུལ་ཡོ་བསྲིང་གི་དམིགས་པའི་སྙིང་ནས་ཕང་ཆིན་རིན་(王清任)ཞེས་པས་སྨན་དཔྱད་ཡོ་བསྲིང་(«医林改错»)བྱ་བ་མཛད་ཅིང་། རླུང་གསོ་ཁྲག་བསྐྱེད་(补气活血)དང་ཁྲག་གསོ་རྒྱུན་བསལ་(活血逐淤)གྱི་གསོ་བཅོས་རྩ་དོན་བཏོན་པས་དུས་ཡུན་རིང་པོར་ནད་ཐོག་གསོ་བཅོས་ལ་ཤུགས་རྐྱེན་ཆེན་པོ་ཐེབས་ཡོད།

ལྷན་སྐྱེས་དང་མཚོན་གྱི་རྨ་བཅོས་པའི་ཐད་དུ་སྨན་པ་མཁས་པ་དང་ཡིག་ཆ་གལ་ཆེན། ཆེད་དུ་དཔྱད་བཅོས་སྟོན་པའི་དཔེ་ཆ་བཅས་བྱུང་ནས་སྨན་དཔྱད་ཀྱི་ལུགས་སྡེ་གསེར་གྱི་མེ་ལོང་ལུགས་(金鉴派)དང་རྫོགས་བསྡུང་ལུགས།(全生集派) སྙིང་བསྡུས་ལུགས་(心得集派)སོགས་བྱུང་ནས་ཤུགས་རྐྱེན་ཆེ་བར་གྱུར། དེ་ལྟར་ཕྱི་ཡི་དཔྱད་བཅོས་བྱ་ཐབས་ཤུགས་ཆེར་དར་བ་དང་དཔྱད་བཅོས་ཀྱི་ཆ་བྱད་དང་། རྨ་བཅོས་ལག་ཐབས་ལ་འཕེལ་འགྱུར་བྱུང་། དེ་བཞིན་སྟོག་

སྐྲངས་དང་ཊུས་ཆག །ཚོགས་བྱུང་ཤོར་སོགས་རྨ་བཅོས་ཀྱི་ཡིག་ཆའང་དུ་མ་ཞིག་བྱུང་འདུག །

མོ་ནད་ཆེ་ཊུ་དར་བས་ཡིག་ཆ་མང་དུ་བྱུང་བ་དང་། ཁྱད་པར་དུ་བྱིས་པའི་ནད་གསོ་བའི་ཡིག་ཆ་དུ་མ་ཞིག་བྱུང་ལ། གཅིག་ཏུ་ན་སྤར་གྱི་བྱིས་ནད་གསོ་བའི་ཡིག་ཆ་ཐམས་ཅད་ལ་ཕྱོགས་བསྡོམས་མཛད་པའི་བརྩམས་ཆོས་བྱུང་བ་དང་། གཉིས་སུ་ན་བརྟག་ཐབས་འཕྲུས་ཚང་ཅན་དུ་གྱུར་པ། གསུམ་ན་སིབ་བུ་དང་འབོག་པ། འབྲུམ་ཐོར་བཅས་ཀྱི་ཞིབ་འཇུག་འབུར་དུ་ཐོན་པ། བཞི་ན་འགོག་བཅོས་ཐབས་ལམ་གྱི་འཕེལ་འགྱུར་བཅས་ཀྱི་ཁྱད་ཆོས་མངོན་འདུག །

དབང་པོ་ལས་མིག་གི་བཅོས་ཐབས་བསྟན་པའི་ཡིག་ཆའང་དུ་མ་བྱུང་ཞིང་། གསེར་ཐུར་གྱིས་བར་འཁྲིབས་ཕྱི་བའི་དྲ་བཅོས་ལག་ཐབས་བརྒྱད་དམ་ཡང་ན་གོ་རིམ་བརྒྱད་དུ་བསྟན་པ་སོགས་ཅུང་ཟད་འཕེལ་རྒྱས་ཡོད་པ་དང་། གྲེ་བའི་ནད་ཀྱི་ཐད་དུ་གག་པ་(白喉)དང་གཉན་གག་(烂喉痧)རྒྱ་ཁྱབ་ཏུ་མཆེད་པར་བརྟེན་དེའི་འགོག་བཅོས་ཀྱི་ཐད་དུ་ཉམས་མྱོང་གྲུ་ནོམ་པ་བསགས་ཤིང་། གྲེ་བའི་གཤག་འཆིད་དང་སྐྱི་ལུགས་ཤེས་བྱ། ད་དུང་བརྟག་བཅོས་དང་རྗེས་གསོད་བཅས་ཞིབ་རྒྱས་སུ་བསྟན། ཁྱད་པར་གཉན་གག་(疫喉)ལའང་ཅུང་ཟད་འཕྲུས་ཚང་གི་བརྟག་བཅོས་གཞུང་ལུགས་བྱུང་བ་མ་ཟད། ཆེད་དུ་འདིའི་སྐོར་སྦྱོར་པའི་ཡིག་ཆ་ཕལ་ཆེར་30ལྷག་ཅིག་བྱུང་།

ཆིན་གྱི་གོང་མ་དོ་ཀོང་(道光)གིས་སྤྱི་ལོ་1822ལོར་གཙག་ཁབ་ནི་རྒྱལ་པོའི་གྲུས་ལུགས་ལས་ལྡོག་པའི་ལག་ཐབས་ཤིག་ཡིན་པས་ཐྭ་སྨན་གླིང་དུ་དེ་ཡི་ལག་ལེན་མཚམས་འཇོག་དགོས་པའི་བཀའ་ཕབ། ཡིན་ན་ཡང་དམངས་ཁྲོད་དུ་ཆེས་ཆེར་དར་ནས་གཙག་ཁབ་དང་འབྲེལ་བའི་ཡིག་ཆ་ཕལ་ཆེར་བརྒྱ་ཕྲག་ལྷག་བྱུང་འདུག །དེ་བཞིན་ཕུར་མཉེ་ལའང་འཕེལ་འགྱུར་བྱུང་ནས་བྱིས་པའི་ཐོར་ནད་བཅོས་པ་ལ་རྒྱ་ཁྱབ་ཀྱིས་བེད་སྤྱོད་ཅིང་། སྤྱི་བསྡོམས་རང་བཞིན་གྱི་ཡིག་ཆའང་ཕུར་མཉེ་རྒྱས་བཤད་(《推拿广意》)དང་ཕུར་མཉེའི་ལག་ཐབས་བཅོས་བསྒྲིགས་(《厘正按摩要术》)ལ་སོགས་ཤུགས་རྐྱེན་ཆེ་བ་འགའ་བྱུང་། བདེ་སྲུང་གི་ཐད་དུ་སྐབས་འདིར་གཞུང་དང་ལག་ལེན་གཉིས་ཐད་དུ་འཕེལ་འགྱུར་དམིགས་བསལ་བ་བྱུང་མེད་ཀྱང་བདེ་སྲུང་སྐོར་གྱི་ཡིག་ཆ་ནི་མང་ཙམ་ཐོན་འདུག །

གཞན་ཡང་སྐབས་འདིར་བརྟག་བཅོས་ཐོ་ཡིག །སྦྱོང་སྟང་ཡི་གེ། གསོ་རིག་འཇུག་སྒོའི་ཡིག་ཆ། གུང་བསྒྲིགས་པའི་ཡིག་ཆ། དཔེ་ཚོགས་བཅས་པའི་ཡིག་ཆ་མང་དུ་བྱུང་བ་མ་ཟད། ཆེས་སྔ་བའི་རྒྱ་ནག་གསོ་རིག་གི་དུས་དེབ་ཐོག་མ་(《吴医汇讲》)དེ་(1792-1801)བྱུང་ལ། བསྡུད་མར་ལོ་9ཡི་ནང་དེབ་11བཏོན་པ་དང་སྐབས་དེ་ཤེད་དུ་སྐད་གྲགས་ཆེ་བའི་བརྩམས་ཆོས་མང་དག་ཅིག་འདིར་བཀོད།

ཐེ་ཕིན་ཐེན་གོའི་(1851-1864)སྐབས་ཀྱི་སྨན་བཅོས་འཁྲོད་བསྟེན། ཧོང་ཞུག་ཆོན་(洪秀全)གྱིས་རྒྱན་ཕྱིས་ཕོ་མོ་ཀུན་གྱི་ནད་རྣམས་བཅོས་ཤིང་ཅིས་ཀྱང་སྲུང་སྐྱོང་བྱ་དགོས་པའི་འཁྲོད་བསྟེན་བདེ་སྲུང་གི་རྩ་དོན་བཏོན་པ་ནང་བཞིན་ཙུང་ཟད་སྟོན་ཐོན་ཅན་གྱི་སྨན་བཅོས་འཁྲོད་བསྟེན་བྱེད་ཕྱོགས་བརྒྱུད་རིམ་ལྡན་པར་ལག་ཏུ་བསྟར། དེ་ལ་རྩ་འཛུགས་ཀྱི་ཕྱོགས་ནས་རྒྱལ་ཁབ་སྲིད་གཞུང་གི་འཁྲོད་བསྟེན་རྩ་འཛུགས་མ་ལག་དང་དམག་སྡེའི་མ་ལག །ས་གནས་ཀྱི་མ་ལག་བཅས་རིམ་པ་རེ་རེའི་རྩ་འཛུགས་ཚགས་དམ་ལ། ལམ་ལུགས་ཀྱི་ཕྱོགས་ནས་གཅིག་ན་གཞུང་སྤྱོད་ལམ་ལུགས་ཏེ་ནད་རྣམས་གང་ཡང་སྲིད་གཞུང་གིས་རིན་མེད་བརྟག་བཅོས་བྱེད་ལ་འགྲོ་སོང་ཐམས་ཅད་གཞུང་མཛོད་ནས་གཏོང་བ། གཉིས་ན་ཐུན་མོང་འཁྲོད་བསྟེན་ལམ་ལུགས་ཏེ་ཐུན་མོང་གི་ཁོར་ཡུག་གཙང་སྦྲ་གཉེར་བའི་ཐད་དུ་ཤུགས་བསྣན་པ། གསུམ་ན་དུ་ཆང་ལ་བག་མེད་དུ་སྤྱོད་པ་དང་ཚ་གའི་སྒོ་ནས་ནད་བཅོས་པ་སོགས་བཀག་པའོ། །

སྐབས་འདིར་ད་དུང་དོན་གནད་གལ་ཆེན་ཞིག་ཡོད་པ་ནི་ནུབ་ཕྱོགས་གསོ་རིག་རྒྱ་ཡུལ་དུ་དར་བ་སྟེ། ལར་ན་ནུབ་ཕྱོགས་ཀྱི་གསོ་རིག་རྒྱར་དར་བའི་ལོ་རྒྱུས་ནི་གནའ་བོའི་ཏང་ཐང་གི་དུས་སྐབས་བར་དུ་གཏུག་ཐུབ་སོང་། ནུབ་ཕྱོགས་སྲོལ་རྒྱུན་གསོ་རིག་གི་རྨང་གཞིའི་སྙིང་རང་བྱུང་ཚན་རིག་ལ་བརྟེན་ནས་འཕེལ་རྒྱས་བྱུང་བའི་དེང་རབས་གསོ་རིག་མུ་རྒྱུན་ལྡན་ཞིང་རིག་གནས་དང་འགྲོགས་ཏེ་རྒྱ་ཡུལ་དུ་དར་བ་ནི་ཕལ་ཆེར་དུས་རབས་16པ་ནས་མགོ་བརྩམས། དུས་རབས་16པར་ནུབ་ཕྱོགས་རྒྱལ་ཁབ་མ་རྩ་རིང་ལུགས་དུས་སྐབས་སུ་འཛུལ་མགོ་བརྩམས་ཤིང་། ཕོར་ཐུ་གལ་དང་སི་ཕེན། ཧོ་ལན། དབྱིན་ཇི་བཅས་ཀྱིས་རིམ་པར་རང་རྒྱལ་ལ་བཙན་འཛུལ་བྱས་ལ། དེ་ནས་བཟུང་ཆོས་ཚོགས་དང་ཆོས་སྤེལ་བའི་སྟོབས་ཤུགས་ལ་བརྟེན་ཏེ་ནུབ་

ཕྱོགས་གསོ་རིག་རིམ་པར་རྒྱ་ཡུལ་དུ་དར། ཁྱད་པར་དུ་ནག་དམག་འབྲུག་གིས་ཀྱང་གོའི་སྒོ་ཆེན་ཕྱེས་རྗེས་བཙན་རྒྱལ་རང་ལུགས་ཀྱི་དཔལ་འབྱོར་དང་རིག་གནས་ཤུགས་ཆེན་པོས་ནང་དུ་ཐོན་པ་དང་བསྟུན་ནུབ་ཕྱོགས་གསོ་རིག་ཀྱང་ཀྲུང་གོར་སྤེལ་ལ་མགྱོགས་མྱུར་སྒོས་ཡོངས་སུ་ཁྱབ་པར་གྱུར་ཡོད་དེ། ཕལ་ཆེར་དུས་རབས་ཕྱེད་ཙམ་གྱི་ནང་དུ་ནུབ་སྨན་སྨན་ཁང་དང་སྐབས་བཅོས་ཁང་། སྨན་གྱི་སློབ་གྲྭ། དུས་དེབ་ལ་སོགས་ཀྱིས་ཀྱང་གོ་ཡོངས་སུ་རྫོགས་པར་ཁྱབ། དེ་བས་ནུབ་ཕྱོགས་གསོ་རིག་རྒྱ་ཡུལ་དུ་དར་བའི་རྣམ་པ་གཙོ་བོ་ལ་སྐབས་བཅོས་ཁང་དང་སྨན་ཁང་འཛུགས་པ་དང་གསོ་རིག་སློབ་གྲྭ་འཛུགས་པ། ཕྱི་འགྲེམས་སློབ་མ་རྒྱལ་ཕྱིར་འགྲུག་པ། གསོ་རིག་ཡིག་ཆ་དང་དུས་དེབ་བསྒྱུར་ནས་འགྲེམས་པ། ནུབ་སྨན་ཚོང་ཁང་དང་སྨན་བཟོ་གྲྭ་འཛུགས་པ་བཅས་ཀྱི་སྒོ་ནས་ཁྱབ་པར་སྤེལ།

དེ་ན་ནུབ་ཕྱོགས་དེང་རབས་གསོ་རིག་རྒྱ་ཡུལ་དུ་དར་བ་ཡིས་གཞུང་དང་ལག་ལེན། སྨན་བཅོས་བྱེད་སྟོའི་ཐབས་དང་རྣམ་པ། ལམ་ལུགས། སྨན་གྱི་སློབ་གསོ་ལ་སོགས་གང་ཐད་དུ་ཤུགས་རྐྱེན་ཆེན་པོ་ཐོག་ནས་རྒྱ་ནག་གསོ་རིག་འཛིན་པའི་སྡེ་ལའང་ཀུ་དོག་དང་ཀུ་ཡངས་ཀྱི་ཤོག་ཁ་གཉིས་སུ་གྱེས་ལ། ཀུ་ཡངས་ཅན་གྱིས་ནུབ་ཕྱོགས་གསོ་རིག་གི་རྟོགས་འདེགས་ལ་བརྟེན་ནས་རྒྱ་ནག་གསོ་རིག་སྤར་བས་འཕེལ་རྒྱས་སུ་གཏོང་དགོས་པར་སྨྲས་ནས། རྒྱ་ནག་དང་ནུབ་ཕྱོགས་གསོ་རིག་ལྷན་སྦྲེལ་གྱི་ལམ་ག་གསར་པ་སྐྱེག་པ་དང་། ཁྱད་པར་དུ་ཤར་ནུབ་འགལ་འདུའི་གོ་རིམ་ཁྲིད་ལུགས་གཉིས་ཀྱི་རིགས་ལམ་བར་ཁྱད་གཞིར་བྱས་རྒྱ་ནག་གསོ་རིག་ལ་ཡིད་གཉིས་བྱེད་པ་ནས་གནས་ལུགས་མེད་པ་དང་། ཡོངས་སུ་འདོར་དགོས་པའི་བསམ་བློའི་ཐ་རླབས་འཕྱུར་བ་ལ་སོགས་བྱུང་ཡང་སྐབས་སུ་བབས་པའི་བརྗོད་དོན་ལས་འགོངས་པས་སྤྲོ་བར་མི་བྱའོ། །

ཆིན་རྒྱལ་རབས་ཀྱི་དུས་འདིར་ད་དུང་སྨན་དོན་ལམ་ལུགས་དང་ཚན་ཁག་དགར་ལུགས་ཀྱི་ཐད་དུ་སྟ་ཕྱིར་འགྱུར་བ་མང་ཙམ་བྱུང་བ་དང་། གསོ་རིག་སློབ་གསོའི་ཐད་ནས་ཀྱང་དུ་ནག་དམག་འབྲུག་གི་སྔོན་ལ་དར་རྒྱས་ཅུང་ཟད་ཆེ་མོད་དེ་ཡི་རྗེས་སུ་སློབ་གསོ་རིམ་པར་ཉམས་དམས་པར་གྱུར་པ་དང་། ཕྱི་ཕྱོགས་བརྗེ་རེས་ཀྱི་ཐད་ནས་ཆིན་གྱི་སྔ་དུས་སུ་ཁོ་རེ་ཡ་

དང་འཇར་པན་ལ་དར་ཞིང་། ཁྱད་པར་དུ་འཇར་པན་གྱི་ཁུངས་སྒྲུབ་སྒྲ་བའི་ལུགས་(考证学派)ཞེས་པས་རྒྱ་ནག་གསོ་རིག་གི་གནའ་རབས་ཡིག་ཆའི་ཞུས་གཏན་དང་ཁུངས་སྒྲུབ། ཞིགས་སྒྲིག་བཅས་ཀྱི་ཐད་དུ་ནུས་པ་གལ་ཆེན་ཐོན། དེ་ལས་གཞན་སྐབས་འདིར་རྒྱ་ནག་གསོ་རིག་གི་སྨན་རྫས་རིག་པ་དང་རྩ་བརྟག་རིག་པ། གཙག་ཁབ་ལག་ལེན་བཅས་པའི་འབྲེལ་ཡོད་ཡིག་ཆ་གལ་ཆེན་སྐོར་ཞིག་ནུབ་ཕྱོགས་ཀྱི་ཡི་གེར་བསྒྱུར་བ་སོགས་རིག་གཞུང་བརྗེ་རེས་ཀྱི་བྱེད་སྒོ་དུ་མ་ཞིག་སྤེལ་ལོ། །

གཉིས་པ། བྱེ་བྲག་འབྱུས་ཚབ་ཀྱི་བསྟན་བཅོས་དང་སྨན་པ་མཁས་པའི་ལོ་རྒྱུས་བརྗོད་པ།

ལར་རྒྱ་ནག་གསོ་རིག་ལོ་རྒྱུས་སྟེང་སྨན་པ་མཁས་པ་མང་པོ་ཞིག་བྱུང་ཡོད་པ་དང་། དེ་རྣམས་ལས་ཀྱང་གནའ་དུས་སྐད་གྲགས་ཅུང་ཟད་ཆེ་ལ་ཡིག་ཚང་རྣམས་སུའང་བཀོད་ཡོད་པ་པེན་ཆེ་(扁鹊)དང་ཁྲིན་ཡུ་ཡས།(淳于意) ཧྭ་ཐོ།(华佗) ཛྷུ་ཝུན།(涪翁) གོ་ཡིས་(郭玉) སོགས་མང་དུ་བྱུང་ཞིང་། ཁོང་རྣམས་སྨན་དཔྱད་ལག་ལེན་ལ་མཁས་ཤིང་ཡིག་ཆའང་མཛད་ཡོད་ཚུལ་ཡང་ལོ་རྒྱུས་རྣམས་སུ་བཤད་མོད་ཕལ་ཆེར་དཔེ་རྒྱུན་ཉམས་ནས་བསྟན་དུ་མེད་པས། འདིར་ནི་ཕྱི་རབས་ལ་བསྟན་བཅོས་བཞག་ཡོད་པ་དག་ལས་འབྱུས་ཚབ་འགའི་ཚུལ་སྒྲོ་བར་བྱ་བ་དང་། ཡིག་ཆའི་ཐད་ནས་ཀྱང་སྔར་ཅུང་ཟད་སྦྲོས་པ་བཞིན་ལར་ན་རྒྱ་ནག་གསོ་རིག་ལ་གནའ་བོའི་རུས་སྐོགས་ཡི་གེ་དང་། ཁྱད་པར་དུ་ས་ཁར་དོན་པའི་སྨྱུག་མའི་སམ་ཏ་དང་དར་དཔེ་སོགས་སུའང་སྨན་དཔྱད་ཀྱི་ནང་དོན་བཀོད་ཡོད་པ་དུ་མ་མཆིས། འདིར་ནི་ཕྱིས་སུ་རིམ་པར་སྨན་དཔྱད་ཡིག་ཆ་མང་དུ་བྱུང་བའི་ཁྲོད་རྒྱ་ནག་གསོ་རིག་གི་གཞུང་ལག་ལེན་སྟོན་པའི་འབྱུས་ཚབ་ཀྱི་གཞུང་འགའ་ཞིག་དང་། དེ་དག་མཛད་མཁན་གྱི་སྨན་དཔྱད་མི་སྣ་གལ་ཆེན་སྐོར་ཞིག་གིས་གསོ་རིག་བརྒྱུད་འཛིན་དང་དར་སྤེལ་ལ་བྱ་བ་ཇི་ལྟར་བྱས་ཚུལ་བསྡུས་པར་འགོད་པར་བྱ་བ་ལ།

༡ ཐོག་མར་ཧོང་ཏིའི་བཀའ་འབུམ་(《黄帝内经》)ཞེས་པའི་གཞུང་ནི་ད་ལྟ་ཡོད་པའི་གནའ་དཔེ་ཆེས་རྙིངས་ཤིང་། ཆོན་ཁྲན་ཡར་སྔོན་གྱི་སྨན་དཔྱད་ལ་ཕྱོགས་ཡོངས་ནས་སྤྱི

བསྡོམས་མཇོད་ལ། རྒྱ་ནག་གསོ་རིག་གི་གཞུང་ལུགས་རྩ་བར་གྱུར་པའི་གཞུང་ཕྱི་མོར་འཛིན། རྩོམ་སྟངས་ཀྱི་སྒོ་ནས་བཤད་ན་ཧོང་ཏི་དང་ཆེ་པོ། ལེ་ཀོང་སོགས་ཀྱིས་ཞུ་བ་ཞུས་ལན་གྱི་ཚུལ་དུ་མཛད་ཡོད། ཡིན་ན་ཡང་། འདི་ཡི་དཔེ་ཐོ་དང་གནམ་རིག་དུས་ཀྱི་བརྩི་ལུགས། མིང་བརྡ་ཐ་སྙད་ཀྱི་ཞིབ་འཇུག་ལས་དཔག་ན། མཁས་པ་ཕལ་ཆེ་བས་འདི་ནི་མི་གཅིག་གིས་དུས་གཅིག་ལ་མཛད་པར་མི་སེམས་ཏེ། གཞུང་དེར་ཀྲན་གོའི་དུས་སྐབས་ཀྱི་ས་ཆོད་དང་ཆིན་ཧན་དུས་ཀྱི་བརྩམས་ཆོས། སེའུ་ཐང་དང་སུང་གི་དུས་སུ་སྨན་པ་རྣམས་ལེགས་སྒྲིག་ཞུས་གཏན་བྱེད་དུས་ཁ་སྐོང་བགྱིས་པའི་ནང་དོན་བཅས་ཀྱང་འདུས་ཡོད་པར་ངོས་འཛིན་པས་ན། གཞུང་འདི་ཀྲན་གོའི་སྐབས་སུ་བྱུང་འགོ་ཚུགས་ཤིང་ཆིན་ཧན་སྨན་པས་ལེགས་སྒྲིག་དང་ཕྱོགས་ཡོངས་ནས་ཁ་གསབ་དང་ཡོ་བསྲིང་བགྱིས་ཏེ་རིམ་པར་ནང་དོན་འཕྲུས་ཚང་དུ་གྱུར་པ་ཞིག་ཡིན་པར་ཁས་འཆེའོ། །ད་ལྟ་ཡོད་པའི་ཧོང་ཏིའི་བཀའ་འབུམ་ལ་གཉིས་འདྲི་(《素问》)དང་རྩ་གནད་(《灵枢》)ཀྱི་སྐབས་གཉིས་སུ་ཕྱེས་ཡོད། དེ་ལས་གཉིས་འདྲི་ཞེས་པའི་གཞུང་མཚན་ནི་ཏུང་ཧན་དུས་མཇུག་གི་ཀྲང་ཀྲུང་ཅིན་གྱིས་མཛད་པའི་ཚ་གྲང་ཐོར་ནད་རྣམ་བཤད་དུ་བྱུང་ཞིང་། སང་འབྲུག་གི་དབང་གིས་བོར་བརླགས་སུ་སོང་ལ་ཐང་གི་སྨན་པ་ཝང་པིན་གྱིས་བསྡུ་སྒྲིག་དང་ཚན་པ་བདུན་གྱིས་ཁ་བསྐང་། ཕྱིས་སུ1057ལོར་སུང་གི་སྨན་བདག་གོ་པོ་ཧེན་(高保衡)དང་ལིན་ཡུས་(林亿)བྱ་བས་ཝང་པིན་གྱི་པར་མ་ལ་ཡང་བསྐྱར་ཞུས་གཏན་མཛད་ནས་ཧོང་ཏི་བཀའ་འབུམ་གཉིས་འདྲིའི་ཡང་འགྲེལ་གསབ་སྒྲིག་(《重广补注黄帝内经素问》)ཅེས་སུ་བཏགས་ནས་ད་ལྟའི་བར་དུ་རྒྱུན་མ་ཡལ་བར་གནས། རྩ་གནད་ལ་མིང་གཞན་དུ་བམ་པོ་དགུ་པ་སོགས་སུ་འབོད་ཅིང་། ལིན་ཧྲུའུ་ཞེས་པའི་ཐ་སྙད་ནི་ཐོག་དང་པོ་ཝང་པིན་གྱིས་བྱས་པའི་ཧོང་ཏི་བཀའ་འབུམ་གཉིས་འདྲིའི་ཡང་འགྲེལ་ཞེས་པར་བྱུང་། དུས་ཡུན་རིང་པོ་ཞིག་ལ་རྒྱུན་ཆད་ཅིང་1093ལོར་ཧོང་ཏིའི་རྩ་གནད་(《黄帝针经》)བྱ་བ་སྐྱེས་སུ་ཕུལ་བ་ན་ཀྲུ་ཙོང་(哲宗)གིས་དེ་མ་ཁད་འགྲེམས་སྤེལ་བྱས་ཤིང་། སྤྱི་ལོ་1155ལོར་ཧྲི་སུང་(史崧)གིས་ཁྱིམ་དུ་ཉར་བའི་ལིན་ཧྲུའུ་པར་རྙིང་བམ་པོ་དགུ་ཅན་ཞུས་དག་པར་སྒྲུན་བྱས་པ་ལ་ལིན་ཧྲུའུ་ཞེས་ཐོས་པ་དང་འདི་ནི་ཆེས་སྔ་བའི་ལིན་ཧྲུའུ་ཡི་པར་གཞི་ཡིན།

བཀའ་འབུམ་གྱི་ནང་དོན་ནི་ཀུ་ཅོམ་པ་ཞིག་སྟེ། དེར་མི་དང་རང་བྱུང་གི་འབྲེལ་བ་ཕྱོགས་ཡོངས་ནས་བསྟན་ཅིང་། མིའི་སྐྱེ་ལུགས་དང་ནད་ལུགས། ངོས་འཛིན། གསོ་བཅོས་དང་སྔོན་འགོག་སོགས་བགོད་ལ། གཉིས་འདྲི་ཞེས་པར་དོན་སྙོད་དང་རྒྱུན་འབྲེལ། ནད་རྒྱུ། ནད་གྱུར། མངོན་རྟགས། བརྟག་ཐབས། གསོ་ཚུལ། གཙག་ཁབ་སོགས་ཀྱི་ནང་དོན་འདུས་ལ། ཡིན་ཧྲུའུ་ཡང་དེ་དང་ཕལ་ཆེར་འདྲ་ཞིང་། དོན་སྙོད་ཀྱི་བྱེད་ལས་དང་ནད་རྒྱུ། ནད་གྱུར་བཅས་སྤྲོས་པ་ཕུད། རྒྱུན་འབྲེལ་གསང་དམིགས་དང་ཁབ་ཐུར་ཆ་བྱད། གཙག་ཐབས། བཅོས་ཚུལ་ལ་སོགས་དམིགས་སུ་བསྟན་ཡོད། འདིར་གདགས་སྲིབས་ཁམས་ལྔ་དང་དོན་སྙོད་རྒྱུན་འབྲེལ། ནད་ཀྱི་རྒྱུ་རྐྱེན་གྱུར་ཚུལ། བརྟག་ཐབས་དང་གསོ་ཚུལ། གཙག་ཁབ་དང་སྨན་སྦྱོར། སྔོན་འགོག་དང་བདེ་སྲུང་ལ་སོགས་རྒྱ་ནག་གསོ་རིག་གི་རྣམ་གཞག་གཙོ་བོ་ཀུན་འདུས་པར་བསྟན་ནས་ཕྱིས་བྱུང་གི་གསོ་དཔྱད་འཕེལ་རྒྱས་ལ་རྨང་གཞི་བརྟན་པོ་བཏིང་། ཕྱིས་ཀྱི་སྨན་པ་སྐད་གྲགས་ཅན་མང་པོ་ཞིག་རིག་གཞུང་འདོད་ཚུལ་ཤུགས་རྐྱེན་ཆེ་བ་དུ་མ་ཞིག་བཏོན་པ་ཐམས་ཅད་བཀའ་འབུམ་འདི་ལ་མ་བརྟེན་པ་མེད་པས། གནའ་ནས་ད་ལྟའི་བར་གཞུང་འདིའི་གསོན་ཤུགས་ཉམས་པ་མེད་པར་གནས་ཡོད།

༢ དཀའ་བའི་གཞུང་(«难经»)ཞེས་པའི་ཐོག་མའི་མིང་ལ་ཧོང་ཏིའི་དཀའ་གནས་བརྒྱད་ཅུ་རྩ་གཅིག་པ་(«皇帝八十一难经»)ཞེས་འབོད་ལ། གཞུང་རྡེལ་པོར་དུམ་བུ་3ཡོད་ཅིང་གཙོ་བོ་བཀའ་འབུམ་གྱི་སྙིང་དོན་བསྡུས་ནས་སྟོན་པ་དང་འདྲི་ཡང་ཞུ་བ་ཞུས་ལན་གྱི་སྒོ་ནས་དཀའ་གནས་ལ་ལན་གསུངས་པའི་ཚུལ་དུ་མཛད་ཡོད། གཞུང་འདིའི་རྩོམ་མཁན་དང་རྩོམ་དུས་ལ་འདོད་ཚུལ་གཅིག་གྱུར་བྱུང་མེད་ཅིང་། ཆེས་འཕྱི་ནའང་ཏུང་ཧན་དུས་མཇུག་ཏུ་བྱུང་ཡོད་པས་ཕལ་ཆེར་སྔ་དུས་ཀྱི་ཆིན་ཡེ་རིན་(秦越人)ནམ་པེན་ཆེ་(扁鹊)ཡི་འདོད་ཚུལ་གྱིས་ཐོག་དྲངས་ནས་དུས་འདིར་ཡོངས་སུ་གྲུབ་པ་ཞིག་ཡིན་སྲིད། འདི་ཡིས་བཀའ་འབུམ་གྱི་རྨང་གཞིའི་སྙིང་གསོ་དཔྱད་ཀྱི་དཀའ་གནས་81ཙམ་དུ་བཏོན་ཏེ་དམིགས་བསལ་དུ་བགྲོ་བ་མཛད་ལ། ས་བཅད་བགོད་སྟངས་ནི་དུས་སྐབས་སོ་སོར་འགྱུར་བ་བྱུང་ཡོད་པས་ཡོན་རྒྱལ་རབས་ཀྱི་ཝུའུ་ཀྲུན་(吴澄)གྱི་དགར་སྟངས་ལྟར་དུ་བྱས་ན། ཁྱོན་བསྡོམས་དཀའ་གནས་ཚན་པ་6རུ་ཕྱེས་པ་ལས།

1-22བར་ནི་རྩ་བརྟག་དང་། 23-29བར་རྒྱུན་འབྲེལ། 30-47བར་དོན་སྣོད། 48-61བར་ནད་གཞི། 62-68བར་གསང་དམིགས། 69-81བར་གཅག་ཐབས་བཅས་ཡིན།

གཞུང་འདིར་རྩ་བརྟག་སྐབས་སུ་མཁྲིག་མའི་ཏུས་པ་འབུར་བོའི་ལྡེབས་(ཚུན་དང་བཀན་དང་ཁྲུ)རྐྱང་བའི་གནས་ཀྱི་རྩ་ལ་རེག་པས་ལུས་ཡོངས་ཀྱི་ནད་གཞི་བརྟག་ཐུབ་པ་(独取寸口)དང་། དོན་ལྔ་ལས་མཁལ་མ་ཏླ་སྒོ་(命门)ཏུ་ངོས་བཟུང་སྟེ། དེ་ནི་ཤེས་པ་དང་རྩ་བའི་ རླུང་། ཕོ་མོའི་ཁུ་ཁམས་བཅས་ཀྱི་རྟེན་གཞི་ཡིན་པ་(命门学说)ལ་སོགས་གསར་འབྱེད་རང་བཞིན་གྱི་དཀའ་གནད་མང་པོ་ཞིག་གི་རྣམ་གཞག་ཕྱེས།

༣ ཚ་གྲང་ཐོར་ནད་རྣམ་བཤད་(《伤寒杂病论》)ཅེས་པའི་རྩོམ་པ་པོ་ཀྲང་ཀྲུང་ཅིན་(张仲景)བྱ་བ་ཕལ་ཆེར་སྤྱི་ལོ་150-219བར་དུ་འཚོ་བཞུགས་མཛད་ཅིང་ད་ལྟའི་ཧོ་ནན་(河南)ས་ཁུལ་གྱི་མི་ཡིན། ཁོང་གི་ལོ་རྒྱུས་ཞིབ་པར་སྨྲར་ནས་མ་བྱུང་ལ་འབྲེལ་ཡོད་རྣམ་ཐར་གྱི་སྐོར་ནི་ཕྱིས་ཀྱི་ཡིག་ཆ་གལ་ཆེན་སྐོར་ཞིག་ཏུ་ཐོར་བུ་ཙམ་བྱུང་། ལོ་ན་ཕྲ་བའི་དུས་ནས་སྨན་དཔྱད་སྦྱངས་ཤིང་ལོ་མང་པོར་ནད་ཐོག་ལག་ལེན་ལ་འབད་བརྩོན་ཤུགས་ཆེར་བསྐྱེན་ནས་སྨན་བཅོས་ལག་རྩལ་ཁྱད་དུ་འཕགས་པའི་ནད་ཐོག་སྨན་པ་མཁས་པ་ཞིག་ཏུ་གྱུར།

ཁོང་འཚོ་བཞུགས་ཀྱི་དུས་འདི་སྤྱི་ཚོགས་གཡོ་འགྲུལ་ཆེ་བའི་དུས་ཤིག་ཡིན་པ་དང་། རང་བྱུང་གནོད་འཚེ་དང་རིམས་ནད་ཁྱབ་པར་མཆེད་པ་ཡིས་མི་མང་པོ་ཚེ་ཐུང་བར་གྱུར་ལ། ཁོང་གིས་གཞུང་འདིའི་མགོ་བརྗོད་དུ་བསྟན་པ་ལྟར་ན་ཁོང་གི་ཁྱིམ་བརྒྱུད་ལ་སྔོན་ཆད་མི་200ལྷག་ཡོད་པ་དང་ལོ་10ལ་མ་ལོང་ཙམ་གྱི་ནང་དུ་མི་གྲངས་སུམ་ཆའི་གཉིས་ནད་འགོས་ནས་ཤི་བ་དང་། དེ་ལས་ཀྱང་ཚ་གྲང་ནད་ཀྱིས་ཤི་བ་ཡིས་བཅུ་ཆའི་བདུན་ཟིན་ཞེས་བཤད། ཁྱད་པར་དུ་སྐབས་འདིའི་སྨན་པ་ཕལ་ཆེར་ཐབས་རྟུགས་པ་ན། ཁོང་གིས་སྔར་གཞུང་བཀའ་འབུམ་དང་དཀའ་བའི་གཞུང་སོགས་ལ་ཞིབ་པར་འཇུག་པའི་སྟེང་། སྐབས་དེ་ཤེད་ཀྱི་སྨན་པ་རྣམས་དང་རང་ཉིད་ཀྱི་དུས་ཡུན་རིང་པོའི་ནད་ཐོག་ཉམས་མྱོང་དང་སྦྲགས་ཏེ། ཚ་གྲང་ཐོར་ནད་རྣམ་བཤད་ཅེས་པའི་ནད་ཐོག་གི་སྨན་གཞུང་གྲགས་ཅན་དེ་བརྩམས།

གཞུང་འདི་ཐོག་མའི་སྐབས་སུ་དུམ་བུ་16གི་བདག་ཉིད་དུ་གྲུབ་ཅིང་མི་འགྱུངས་པར་

འཁོར་ནས་ཕྱིས་ཀྱི་སྐབས་མང་པོ་ལ་ཕྱོགས་བསྡུ་ལན་དུ་མར་མཛད་ལ། པེ་སུང་སྐབས་སུ་ལིན་ཡི་(林亿)སོགས་ཀྱིས་ཚ་གྲང་རྣམ་བཤད་(«伤寒论»)ཀྱི་དཔེ་རྒྱུན་གཅིག་ཡོད་པ་ལ་བསྐྱར་ཞུས་བྱས་པའི་ཁར་གསེར་སྒྲོམ་སྨན་དཔེ་སྙིང་བསྡུས་(«金匮玉函要略方»)ཁྲོད་ཀྱི་ཐོར་ནད་རིམ་པར་ཡང་བསྐྱར་ས་བཅད་བསྒྲིགས་ནས་དེང་དུས་ཀྱི་དཔེ་རྒྱུན་ཏེ་ཚ་གྲང་རྣམ་བཤད་(«伤寒论»)དང་གསེར་སྒྲོམ་སྙིང་བསྡུས་(«金匮要略»)ཞེས་པ་གཉིས་བྱུང་། དེ་ན་ཚ་གྲང་ཐོར་ནད་རྣམ་བཤད་ཀྱི་ཐོག་མའི་ངོ་གདོང་ག་འདྲ་ཞིག་ཡིན་པ་ནི་ཤེས་ཐབས་བྲལ།

ཚ་གྲང་ཐོར་ནད་རྣམ་བཤད་ཅེས་པའི་གཞུང་འདིར་རྒྱུན་ལམ་དྲུག་(六经)གི་སྒོ་ནས་ཚ་གྲང་དང་། དོན་སྣོད་ཀྱི་སྒོ་ནས་ཐོར་ནད་བཅས་བཤད་ཡོད་ལ། གནས་ལུགས་(理)དང་བརྟག་བཅོས་ཐབས།(法) སྦྱོར་བ།(方) སྨན་རྫས་(药)བཞི་ག་འདུས་པའི་དབྱེ་འབྱེད་གསོ་བཅོས་ཀྱི་རྩ་དོན་ཆ་ཚང་ལྡན་པའི་ལམ་ནས་གཞུང་ལུགས་རྨང་གཞི་དང་ནད་ཐོག་ལག་ལེན་དམ་པོར་སྦྲུང་འབྲེལ་བགྱིས་ཡོད།

དེ་ཏཱ་ཕྲི་རྗེན་གྱིས་བསྐྱེད་པའི་ནད་ཚ་བ་རྒྱུན་ལམ་དྲུག་བརྒྱུད་ནས་ལུས་ལ་རིམ་པར་འཇུག་ཚུལ་བསྟན་པ་སྟེ། དོན་ལ་རྒྱུན་ལམ་གྱི་སྒོ་ནས་ནད་གཞི་དབྱེ་བ་ཞིག་ཡིན། གསེར་སྒྲོམ་སྙིང་བསྡུས་ལ་ཚན་པ་25ཡོད་པ་ཐམས་ཅད་དོན་སྣོད་ནད་རིགས་ཀྱི་སྒོ་ནས་ཁོང་གནས་ཐོར་ནད་དང་མོ་ནད་འགའ་ཞིག་གི་ཚུལ་བཀོད་པ་དང་། དེ་ཡི་ངོས་འཛིན་བཅོས་ཚུལ་ཚ་གྲང་རྣམ་བཤད་དང་མཐུན་ཡང་རྒྱུན་ལམ་གྱི་སྒོ་ནས་ནད་གཞི་ཕྱེས་མེད། དེ་ཡང་ནད་རྟགས་དང་གནས་ཕྱོགས་མཚུངས་པ་གཅིག་ཏུ་བཅད་ནས་ཚན་པ་དགར་ཡོད། དེ་ལས་གཞན་ཚ་གྲང་ཐོར་ནད་རྣམ་བཤད་དུ་རྩའི་བརྟག་ཐབས་རྒྱས་པར་བསྟན་ཡོད་དེ། རྐྱང་བའི་འཕར་ཚུལ་རིགས་18དང་འདྲེས་པའི་འཕར་ཚུལ་རིགས་51བཀོད། ཕལ་ཆེར་རྩའི་འཕར་ལུགས་ལ་བརྟེན་ནས་ནད་ཀྱི་རྒྱུ་རྐྱེན་དང་དཔྱད་འཕྲང་བསལ་ཐབས་ལ་གསལ་བཤད་བྱས་ཡོད། དེ་བཞིན་ནད་འགོག་པའམ་ཐ་མལ་དུ་གནས་ཐབས། དབུགས་ཆད་པ་ཁ་གཏད་ནས་འབྱུང་འཇུག་བྱ་བའི་སྨུར་སྐྱོབ་བྱེད་ཐབས་དང་། ཁྱད་པར་དུ་གཞུང་འདིའི་ཚ་གྲང་རྣམ་བཤད་དུ་སྨན་སྦྱོར་113དང་གསེར་སྒྲོམ་སྙིང་བསྡུས་སུ་262བཅས་བསྡོམས་པས་སྦྱོར་བ་375བཀོད་པ་མ་ཟད། དེ་དག་གི་ཁྲོད་དུ་སྨན་

རྫས་214ལྷག་བྱུང་འདུག་ཅིང་ཕལ་ཆེར་ནད་ཐོག་ཚན་ཁག་སོ་སོའི་རྒྱུན་བཀོལ་སྨན་སྦྱོར་རྣམས་འདུས་ཡོད། དེ་ལས་གཞན་སྨན་རྫས་འདུལ་སྦྱོང་ལའང་དང་དོད་ཆེ་ཏུ་མཛད་ནས་འདུལ་ལུགས་ཀྱང་དུ་མ་ཞིག་བསྟན། མདོར་ན། གཞུང་འདིར་རྒྱ་ནག་གསོ་རིག་གི་ནད་གཞི་དབྱེ་འབྱེད་དང་གསོ་བཅོས་རྩ་དོན་ཚང་བར་བསྟན་པས་ནད་ཐོག་གསོ་རིག་འཕེལ་རྒྱས་སུ་འགྲོ་བའི་རྨང་རྡོ་ཏུ་གྱུར་ལ། ཕྱིས་ཀྱི་རབས་སོ་སོའི་སྨན་པ་ཀུན་གྱིས་སློབ་སྦྱོང་དང་ཞིབ་འཇུག་གི་རྒྱུ་ཆ་གཙོ་བོར་བཟུང་བ་མ་ཟད་སུང་གི་དུས་སྐབས་སུ་གཞུང་གཉེར་སྨན་གྱི་སློབ་གྲྭའི་སློབ་དེབ་ཏུ་བཟུང་ཡོད་པ་དང་། མིང་ཆེན་དུས་སྐབས་སུ་ཚ་གྲང་སྨྲ་བའི་ལུགས་ཞེས་ལོ་ངོ་བརྒྱ་ཕྲག་མང་པོར་ཉམས་པ་མེད་པའི་ལུགས་སྡེ་དར་ནས་རྒྱ་ཡུལ་དང་ཁོ་རེ་ཡ། འཇར་པན་སོགས་ཕྱི་ནང་ཀུན་ལ་ཕན་བདེ་ཚད་མེད་པ་བསྐྲུན།

༤ ཤེ་ནོང་སྔོ་འབུམ་(《神农本草经》)ཞེས་པའི་བསྡུས་མིང་ལ་སྔོ་འབུམ་ཞེས་འབོད་ཅིང་ད་ལྟར་དཔེ་རྒྱུན་ཡོད་པའི་ཆེས་སྔ་བའི་སྨན་རྫས་རིག་པའི་གཞུང་ཞིག་ཡིན། འདིའི་མཚན་ལ་ཤེ་ནོང་བཞག་ཡོད་པ་ནི་གནའ་བོའི་ངག་རྒྱུན་ལ་ཤེ་ནོང་གིས་རྩི་ཤིང་བརྒྱ་ཕྲག་ལ་བརྟག་ནས་སྨན་རྫས་ཉེད་པར་(神农尝百草)བཤད་པ་དང་། ཡང་ཧན་གྱི་དུས་སུ་གནའ་བཀུར་གྲུས་སྲོལ་ཤུགས་ཆེར་དར་བ་དང་འབྲེལ་བ་ཡོད་ཅེས་སྨྲ། འདི་ཡང་བཀའ་འབུམ་དང་འདྲ་བར་དུས་སྐབས་གཅིག་ལ་མི་གཅིག་གིས་མཛད་པ་ཞིག་མིན་པར། ཕལ་ཆེར་ཆིན་ཧན་དུས་སྐབས་ནས་བཟུང་སྨན་པ་མཁས་པ་མང་པོ་ཞིག་གིས་སྨན་རྫས་ཡིག་ཆ་རིམ་པར་བསྡུ་བསྒྲིགས་བགྱིས་ཏེ་ཏུང་ཧན་གྱི་དུས་སུ་ཐོན་པ་ན་ད་གཟོད་སྒྲིག་རྫོམ་ཡོངས་སུ་གྲུབ་པར་ངོས་འཛིན།

གཞུང་འདི་དུམ་བུ་3གྱི་བདག་ཉིད་དུ་གྲུབ་པ་ལ། བསྡོམས་སྨན་རྫས་365བཀོད་ཡོད་པའི་ཁྲོད་རྩི་ཤིང་སྨན་252དང་སྲོག་ཆགས་སྨན་67། གཏེར་རྫས་སྨན་46ཡོད་ཅིང་། སྨན་རྫས་རེ་རེའི་འོག་ཏུ་མིང་གཞན་དང་རོ། ངོ་བོ། འབྱུང་ཡུལ། ཕན་ནུས་སོགས་བཀོད་ཡོད། གཞུང་འདིར་ཆིན་ཧན་རྗེས་ཀྱི་སྨན་རྫས་རིག་པའི་ཤེས་བྱ་ཀུན་ཕྱོགས་བསྡོམས་མཛད་ཡོད་ཁར་སྨན་རྫས་ཀྱི་ཕན་ནུས་རྒྱུན་རིང་པོའི་ནད་ཐོག་ཉམས་མྱོང་གིས་བདེན་པ་ར་སྤྲད་པ་དང་། ཁྱད་པར་འདིར་རྒྱ་ནག་གསོ་རིག་གི་སྨན་རྫས་རིགས་པའི་གཞུང་ལུགས་ཀྱི་རྩ་བ་ཕལ་ཆེར་རྒྱལ་གྱིས་བསྟན་

ཡོད་པས་ཕྱིས་བྱུང་ཀུན་ལ་ཤུགས་རྐྱེན་ཆེ་ཞིང་། ཕལ་ཆེར་ལེ་ཧྲིན་ཧྲེས་ཀྱི་སྨན་རྫས་རིག་པའི་ཡིག་ཆ་མཐའ་དག་འདི་རང་ལ་གཞི་བཅོལ་ནས་བགྱིས་ཡོད།

༥ རྩ་དཔྱད་(«脉经»)ཅེས་པའི་རྩ་བརྟག་གི་གཞུང་གྲགས་ཅན་མཛད་མཁན་ཝང་ཧྲུའུ་ཧེ་(王叔和)བྱ་བ་ནི་དེང་གི་ཧྲན་ཏུང་ཅི་ཉིན་(山东济宁)ཁུལ་དུ་འཁྲུངས་ཤིང་། འཁྲུངས་འདས་ལོ་ཚིགས་ཕལ་ཆེར་སྤྱི་ལོ་210ནས་280བར་ཡིན། རིག་པ་ཀུན་ལ་བློ་རྒྱས་ཤིང་ཁྱད་པར་ཚེ་བསྲིང་བའི་ལག་ལེན་ནང་བྱན་ཆུད་པས་ཧྲིན་གྱི་དུས་སུ་བླ་སྨན་དཔོན་གནས་ཐོབ། གཅིག་ཏུ་ན་ཁོང་གིས་ཚ་གྲང་རྣམ་བཤད་ཁ་འཐོར་དུ་གྱུར་པ་གཅིག་ཏུ་སྡུད་མཁན་གཙོ་བོ་ཞིག་ཡིན་པས་ཀུན་ལ་གྲགས་པ་ཆེ་ལ། དེ་བས་ཀྱང་གལ་ཆེ་བ་ནི་ཁོང་གིས་དུས་རབས་3པའི་ཡར་སྔོན་གྱི་རྒྱ་ནག་གསོ་རིག་རྩ་བརྟག་ལག་ལེན་ལ་ཡོངས་སུ་རྫོགས་པའི་སྤྱི་བསྡོམས་བྱས་ཏེ་རྩ་དཔྱད་ཅེས་པའི་བརྟག་ཐབས་ཀྱི་གཞུང་མཛད་པ་དེ་རེད། ལར་ན་རྩ་བརྟག་གི་སྐོར་ནི་འདིའི་ཡར་སྔོན་གྱི་བཀའ་འབུམ་དང་དཀའ་བའི་གཞུང་། ཚ་གྲང་ཐོར་ནད་རྣམ་བཤད་ལ་སོགས་སུའང་གྲངས་བཞི་བཅུ་དང་ཉི་ཤུ་རྩ་གྲངས་ཅི་རིགས་སུ་བསྟན་ཡོད། ཡིག་ཆ་དེ་རྣམས་སུ་ཁ་འཐོར་དང་རྙོག་འཛིང་ཆེ་བས་རྩ་དཔྱད་ཅེས་པས་ཐོག་དང་པོར་མ་ལག་ཡོད་པའི་སྒོ་ནས་རྩར་བརྟག་ཚུལ་བཀོད་པ་དང་། ཁྱད་པར་དུ་རྩའི་འཕར་ལུགས་མི་འདྲ་བ་མང་པོ་ཞིག་མཇུབ་འོག་ཏུ་ཇི་ལྟར་འཕར་བའི་ཚུལ་གསལ་སྟོན་མཛད་ཡོད། དེར་རྩའི་འཕར་ཚུལ་རྣམ་གྲངས་24རུ་ཕྱེས་ཤིང་། རྩའི་བལྟ་གནས་དང་ལྟ་ཚུལ། རྩའི་འཕར་ལུགས་མི་འདྲ་བ་དང་ནད་ཚ་གྲང་སོགས་ཀྱི་འབྲེལ་བ་བཅས་ཆ་ཚང་བར་བསྟན། ཡིན་ན་ཡང་རྩ་དཔྱད་ཀྱི་གཞུང་འདི་རྩོམ་དུས་སྔ་ལ་ཚིག་རིས་ཅུང་ཟབ་གོ་དཀའ་བ་བཅས་ཀྱིས་ཕྱིས་ཙམ་ལ་ཀོ་ཡང་ཧྲིན་(高阳生)བྱ་བས་ཝང་ཧྲུའུ་ཧེ་ཡི་རྩ་དཔྱད་སྙིང་བྱང་(«王叔和脉诀»)ཞེས་རྩ་དཔྱད་ཀྱི་རྩོམ་མཁན་གང་གི་མཚན་བཏགས་ནས་མཛད་པས་དུས་ཡུན་རིང་པོར་དར་ཁྱབ་ཆེ། རྗེས་སུ་ཡོན་གྱི་སྐབས་ན་རྩ་དཔྱད་སྙིང་བྱང་ལ་དཔེ་སྐྲུན་ཞུས་གཏན་བྱེད་དུས་ཝང་ཧྲུའུ་ཧེ་ཡི་གཞུང་དང་མི་འདྲ་ཚུལ་མཐོང་བས། དེའི་ཕྱིས་ནས་སླར་ཡང་རྩ་དཔྱད་གཞུང་རང་ཆེར་དར་བར་གྱུར་ཅིང་། སྔ་ཕྱིར་རྒྱལ་རབས་ཕལ་ཆེར་གྱི་བླ་སྨན་གླིང་གི་སློབ་དེབ་ཏུ་སྤྱད་ཡོད་ལ། གཤིས་འདྲི་དང་དཀའ་བའི་གཞུང་སོགས་

དང་པོ་ཐོབ་གཅིག་པའི་སྒོ་ནས་སྤྱང་གཞིར་བཟུང་། དེ་བཞིན་ཁོ་རེ་ཡ་དང་འཛར་པར། ཕྱེད་ནམ་ལ་སོགས་སུའང་རྒྱ་ཆེར་དར་བར་གྱུར་ཏོ། །

༤ གཙག་ཁབ་ལག་ལྣང་གསལ་བའི་མདོ་(«针灸甲乙经»)ཞེས་པ་མཛད་མཁན་ཧྲང་ཧྥུ་མིས་(皇甫谧)བྱ་བ་ནི་སྤྱི་ལོ་215ལ་དེང་གི་ཉིན་ཞྭའི་(宁夏)མངའ་ཁོངས་སུ་འཁྲུངས་ལ་ཁྲུ་བོའི་བུ་ཚབ་ཏུ་གྱུར་ནས་ཕྱིས་སུ་དེང་གི་ཏུ་ནན་ས་ཆར་གཞིས་སྤར། ཏན་གྱི་དམག་སྤྱི་ཧྲང་ཧྥུ་སུང་(皇甫嵩)གི་ཡང་ཚ་ཡིན་ལ་ཆུང་དུས་སློབ་གཉེར་མི་བྱེད་པར་རྣམ་གཡེང་རྩེད་འཛོའི་དབང་དུ་ལུས། ལོ་20སླེབས་པ་ནས་བརྩོན་པ་ཆེན་པོས་དཔེ་ཀློག་བྱས་ཤིང་ཞིང་རྨོ་འདེབས་དང་དཔེ་ལྟ་ཅིག་ཅར་དུ་འགྲུབ་ནུས་པར་བཤད། ལོ་42སྙིང་རྗེ་སྦྱོར་ལྡེ་པ་(寒食散)བསྟེན་པ་ལ་རྐྱེན་བྱས་རྩ་དྲིམ་བྱུང་སྟེ་ཡན་ལག་ཞ་འཕེང་དུ་གྱུར་ནའང་ནམ་ཡང་དཔེ་ཆ་ལག་ཏུ་ཐོགས་ནས་སྨན་དཔྱད་སྦྱང་བའི་འགོ་ཡང་ཚུགས། སྨན་སྦྱང་བའི་སླད་དུ་དཔོན་གནས་གཉེར་བའང་དང་དུ་མ་བླངས་པར་སྨན་གཞུང་དག་གི་གོ་བ་བོགས་ཐོན་པའི་ཕྱོགས་སུ་གཞོལ་ལ་སྤྱི་ལོ་282ལོར་འདས། ཁོང་ལ་གཙག་ཁབ་ལག་ལྣང་གསལ་བའི་མདོ་ལས་གཞན་ད་དུང་ལོ་རྒྱུས་ལ་སོགས་པའི་བརྩམས་ཆོས་ཀྱང་དུ་མ་ཡོད།

ལར་སྔ་བའི་དུས་སུ་གཙག་ཁབ་ཀྱི་ཡིག་ཆ་མང་དུ་བྱུང་མོད་ཕལ་ཆེར་དཔེ་རྒྱུན་ཉམས་ནས་བོར་བརླགས་སུ་སོང་བས། ཁོང་གིས་གཤིས་འདྲི་དང་རྩ་གནད། མིང་ཐང་ནས་ཐོན་པའི་གསང་བུག་གཙག་པའི་ལག་ལེན་སྙིང་བསྡུས་(«明堂孔穴针灸治要»)ཞེས་པ་གསུམ་གྱི་རྨང་གཞིའི་སྟེང་དཀའ་བའི་གཞུང་གི་ནང་དོན་འགའ་ཤས་དང་། ཚོན་ཏན་རྗེས་ཀྱི་གཙག་ཁབ་གི་གཞུང་དོན་བསྡུས་ཤིང་རང་གི་སྒྲོང་གོམས་ལ་སྦྱར་ནས་ཧོང་ཏིའི་གཞུང་གསུམ་ལས་གཙག་ཁབ་ལག་ལེན་གསལ་བའི་མདོ་(«皇帝三部针灸甲乙经»)ཞེས་ད་ལྟ་དཔེ་རྒྱུན་ཡོད་པའི་ཆེས་སྔ་བའི་གཙག་ཁབ་སྟོན་པའི་གཞུང་མཛད་ལ། དེར་ཕྱིས་སུ་ལག་ལྣང་གསལ་བའི་མདོ་(«甲乙经»)འམ་ཡང་ན་གཙག་ཁབ་ལག་ལྣང་གསལ་བའི་མདོ་(«针灸甲乙经»)ཞེས་འབོད་ཅིང་། བརྩམས་དུས་ནི་སྤྱི་ལོ་256ནས་282ལོའི་བར་ཡིན།

འདི་ལ་བསྡོམས་དུམ་བུ་12ཡོད་པ་ལས་སྔ་མ་དྲུག་གིས་རྨང་གཞིའི་གཞུང་ལུགས་དང་ཕྱི་

མ་དྲུག་གིས་ནད་རིགས་སོ་སོའི་བཅོས་ཐབས་བསྟན་པ་སྟེ། དོན་སྟོད་དང་རྒྱུན་འབྲེལ། གསང་དམིགས། ནད་གཞུར། ངོས་འཛིན། གསོ་ཐབས། འཛོམ་བྱ་དང་བཅས་བསྟན་ཡོད། གཞུང་འདིས་སྨན་གཞུང་སྡེ་བ་གསུམ་གྱི་གཙག་ཁབ་ནང་དོན་ལེགས་སྒྲིག་བགྲིས་ནས་གཙག་ཁབ་གཞུང་ལུགས་མ་ལག་ཅན་དུ་བཏང་ལ། གཙག་ཁབ་ཀྱི་གསོ་བཅོས་རིན་ཐང་མཐོ་རུ་བཏེགས་པས། རྒྱ་ནག་གསོ་རིག་གི་གཙག་ཁབ་འབྱུང་འཕེལ་གྱི་གོ་རིམ་ཁྲིད་གོ་གནས་ངེས་ཅན་བཟུང་བ་མ་ཟད། ཕྱིས་བྱུང་གཙག་ཁབ་བརྩམས་ཆོས་ཐམས་ཅད་ཀྱང་འདི་ཡི་རྨང་གཞིའི་སྟེང་ཆེར་རྒྱས་པ་ཡིན་པས་ཤུགས་རྐྱེན་ཆེ། འདི་ད་དུང་འཛར་པན་སོགས་ཕྱིའི་རྒྱལ་ཁབ་ཏུ་དར་ནས་རྒྱལ་ཕྱིའི་གསོ་རིག་ལའང་ཤན་ཆེན་པོ་ཐོག།

༧ རྒྱུན་འཁྱེར་ལྷུར་སྐྱོབ་སྨན་སྦྱོར་(《肘后救卒方》)ཞེས་པའི་རྩོམ་པ་པོ་གྷུ་ཧོང་(葛洪)བྱ་བ་ཕལ་ཆེར་སྤྱི་ལོ་281ནས་341བར་ལ་འཚོ་བཞུགས་མཛད་ཅིང་དེང་གི་ཅང་སུའུ་(江苏)ཁུལ་གྱི་མི་ཡིན། ཡབ་མེས་ཀྱི་རིང་ནས་མཚལ་བསྒྱུར་ལག་རྩལ་(炼丹术)ལ་བྱང་གོམས་ཐོན་པས་སྐད་གྲགས་ཆེ་བ་དང་ཁོང་ལའང་བརྒྱུད་པ་འཛིན་མཁན་ཀྲིན་ཡུན་(郑隐)ཞེས་པ་ནས་ལག་ལེན་དེ་བརྒྱུད་འོང་། ལོ་13སྟེང་ཕ་འདས་པས་ཁྱིམ་དབུལ་ཞིང་དཀའ་ངལ་ཆེ། ཡིན་ནའང་བློ་གྲོས་ལྡན་ལ་འདོད་པ་ཆུང་བ། ཁེ་གྲགས་མི་གཉེར་བས་ན་གཞུང་མང་ལ་སྦྱངས་པ་ནང་བྱན་ཆུད་ཅིང་། ཁྱད་པར་ཚེ་བསྲིང་བཅུད་ལེན་གྱི་ལག་ལེན་ལ་མཁས། རྗེས་སུ་ནན་ཧེ་ཧྲོང་སྦྱི་པོ་ཞོན་(鲍玄)ཞེས་པ་བསྟེན་ནས་ཀྱང་མཚལ་བསྒྱུར་ལག་རྩལ་ལ་སྦྱངས་པ་དང་དགེ་རྒན་གྱིས་མཐོང་བཟློས་ཤིན་ཏུ་ཆེ། ཕྱིས་སུ་ཀོང་ཀྲུའུ་(广州)རུ་བསྡད་ནས་མཚལ་བསྒྱུར་ལག་ལེན་བགྲིས་ཤིང་ཞར་ལ་ཡིག་ཆའང་མང་དུ་མཛད། གྷུ་ཧོང་ལ་དོའུ་ཡི་ཤན་ཆེན་པོ་ཐོག་པ་མ་ཟད་ཤེའུ་གཞུང་ལའང་མཁས་པའི་གྲགས་པ་འབར། དེ་བས་ཁོང་ནི་ཤེའུ་དོའུ་གཞི་གཅིག་གི་ཆོས་ལུགས་པ་ཞིག་ཡིན་པ་མ་ཟད། མཚལ་བསྒྱུར་དང་སྨན་བཅོས་ལག་ལེན་བྱེད་པའི་གསོ་རིག་འཛིན་མཁན་ཞིག་ཀྱང་ཡིན།

རྣམ་པར་དག་པའི་མདོ་(《抱朴子》)ཞེས་དོའུ་ཡི་གཞུང་གྲགས་ཅན་དེ་ལས་གཞན་ད་དུང་ཟས་ཀྱི་སྦྱོར་བ་ལ་སོགས་པའི་ཡིག་ཆ་མང་དུ་མཛད་ཅིང་། རྒྱུན་འཁྱེར་ལྷུར་སྐྱོབ་སྨན་སྦྱོར་ལ

མཚན་གཞན་དུ་རྒྱུན་འཁྱེར་སྨན་སྦྱོར་ལ་སོགས་སུ་བསྡུས་ནས་འབོད་པའང་ཡོད། ཐོག་མར་ཁོང་གིས་སྦྱོར་བའི་གཞུང་ཞེས་པ་དུམ་བུ་བརྒྱ་ཅན་མཛད་ལ། དེ་ནི་གཏོས་ཆེ་ཞིང་འཁྱེར་ཁློག་མི་བདེ་བས་དེའི་ཁྲོད་ཀྱི་རྫོང་དྲག་གསོ་བ་དང་། རྒྱུན་མཐོང་། སྤྱོད་བདེའི་སྨན་སྦྱོར་རྣམས་ཕྱོགས་གཅིག་ཏུ་བསྡུས་ནས་རྒྱུན་འཁྱེར་མྱུར་སྐྱོབ་སྨན་སྦྱོར་ཞེས་པ་བམ་པོ་གསུམ་དུ་གྲུབ་པར་བྱས། ད་ལྟ་ཡོད་པའི་སྨན་དཔེ་འདི་ལ་དུམ་བུ་བརྒྱད་དུ་ཕྱེས་ཡོད་ཅིང་། དུམ་བུ1-4བར་ནི་ཁོང་ནད་ལས་ཤ་སེར་ལ་སོགས་རྫོང་དྲག་གི་སྐོར་ཡིན་པ་དང་། 5-6བར་དུ་ནི་ལྷོག་སྐྲངས་ལ་སོགས་རྨ་བཅོས་པའི་སྐོར། 7-8བར་ནི་སྲིན་དང་དུག་ལ་སོགས་ལུས་ལ་ཞུགས་པའི་ནད་ཀྱི་རིགས་ཏེ། མདོར་ན། མྱུར་སྐྱོབ་དང་འགོས་ནད། ཁོང་ནད། རྨ་བཅོས། མོ་ནད། དབང་པོ་ལྔའི་ནད། སེམས་ནད། ཐུས་རྨ་སོགས་ཀྱི་ནད་གཞིའི་སྔོན་འགོག་དང་བརྟག་བཅོས་སྐོར་སྤྲོས་པ་ཞིག་ཡིན།

འདིར་དུག་རིམས་ལ་སོགས་མྱུར་དུ་སྲོག་ལ་རྐོལ་བའི་ནད་ཀྱི་རིགས་མང་པོ་ཞིག་ལ་དམིགས་བསལ་རྩ་དང་ཆུ་སོགས་ཀྱི་སྒོ་ནས་མི་ནོར་བར་ངོས་འཛིན་པ་དང་། བཅོས་པའི་སྦྱོར་བ་དང་ལག་ཐབས་ཅི་རིགས་སུ་བསྟན་ཡོད་པས་ལོ་རྒྱུས་སྨྲ་བ་རྣམས་ཀྱིས་འདི་ནི་ཆེད་དུ་རྒྱ་ནག་གསོ་རིག་གི་རྫོང་དྲག་ནད་རིགས་བཅོས་པའི་གཞུང་ཞིག་ཏུ་ངོས་ལེན་བྱེད། དེ་ལྟར་ཀུ་ཧོང་གིས་གོ་བདེ་དང་འཁྱེར་སླ། ངེས་པར་བརྟག་བཟོད་པའི་ཕྱོགས་སུ་གཞོལ་ཆེ་བ་མ་ཟད་ནད་ཐོག་ལག་ལེན་གྱི་ཕན་བསྐྱེད་ལ་ཤིན་ཏུ་གཙིགས་ཆེན་བྱེད། རྫོང་དྲག་ཚན་ཁག་ཡན་གར་དུ་འབྱུང་བ་ལ་རྩ་བའི་ཆ་རྐྱེན་བསྟུན་པས་ལོ་རྒྱུས་ཐོག་གོ་གནས་ཤིན་ཏུ་མཐོ་པོ་བཟུང་ཡོད།

༨ ལྷན་སྐྱེས་རྨའི་བཅོས་ཐབས་ཞིབ་ཅིང་རྒྱས་པར་བསྟན་པའི་ཉམས་ཡིག་ལོའུ་ཅོན་ཙི་ཡི་འདྲེས་བཞག་སྦྱོར་སྡེ་(《刘涓子鬼遗方》)ཞེས་པ་ནི་ཛིན་གྱི་དུས་མཇུག་གི་ལོའུ་ཅོན་ཙི་ཞེས་པས་མཛད་ཅིང་། རྒྱའི་ངག་རྒྱུན་ལས་བྱུང་བའི་ཧོང་ཧྥུ་ཀོས་(黄父鬼)ཞེས་པའི་འདྲེ་ཡིས་ཤུལ་དུ་བཞག་ཅེས་མིང་དུ་བཏགས་པ་རེད། ཡིག་ཆ་འདིས་ཕལ་ཆེར་ལྷོ་ཛིན་ནན་པེ་རྒྱལ་རབས་སྐབས་ཀྱི་མཚོན་རྨ་བཅོས་པའི་ལག་ལེན་སྐོར་གྱི་གྲུབ་འབྲས་མཚོན་ཐུབ་ལ། རྒྱ་ནག་གསོ་རིག་ལོ་རྒྱུས་སྟེང་ཆེས་སྔ་བའི་མཚོན་རྨ་བཅོས་པའི་ཆེད་རྩོམ་ཞིག་ཡིན། དེར་ལྕགས་མཚོན་གྱི་རྨ་

དང་། ལྟོག་སྐྲངས་རྣག་འཛག །པགས་པའི་དམར་འབྲུམ་ཟ་བྱེད་ཅན། ཕྱི་སྐྲན་སྨུག་ཅན་དུ་རྫོལ་བ། མཇུབ་མགོ་རྣག་རལ། མེས་ཚིག་རྨ་ལ་སོགས་པགས་པའི་ནད་གཞི་ཕལ་ཆེར་འདུས་པར་བསྟན། སྤྱི་གཞུང་རྣམས་ཀྱི་ནང་དོན་ལ་སྙོ་བསྟུན་ཏེ་ལྟོག་སྐྲངས་ཀྱི་ངོས་འཛིན་དང་གྱུར་ཚུལ། ཁ་དམར་གདགས་ཐབས། གསོ་ཚུལ་སྤྱི་རྗེས་ཀྱི་ཐབས་མི་འདྲ་བ་དང་བཅས་ཆ་ཚང་བར་བསྟན། མཚོན་གྱིས་རྨས་པའི་རིགས་ལ་ཁྲག་གཅོད་དང་ཟུག་གཅོག །འདུ་འབྲིལ། ལྟོད་གནས། ཚ་གསོད། དུག་འཇོམས། ཁྲག་གསོ་རྒྱུན་བསལ་ལ་སོགས་པའི་བཅོས་ཐབས་བསྟན་ནས་རྨ་བཅོས་གཞུང་ལུགས་ཀྱི་རྨང་གཞིར་གྱུར་ལ། ཕྱིས་ཀྱི་ཐང་དང་མིང་། ཆིན་བཅས་ཀྱི་སྐབས་སུ་བྱུང་བའི་རྨ་བཅོས་ཡིག་ཆ་གལ་ཆེན་དག་ཏུ་གཞུང་འདིའི་ནང་དོན་མང་དུ་དྲངས་འདུག་པ་དང་། དེ་བཞིན་འཇར་པན་གྱི་རྨ་བཅོས་ལག་ལེན་སྐོར་ལའང་འདི་ཡི་ཤུགས་རྐྱེན་ངེས་ཅན་ཐོག་ཡོད།

༼ སྨན་སྦྱོར་ཆུང་ངུ་(《小品方》)བྱ་བའི་རྩོམ་མཁན་ནི་ཁྲིན་ཡན་ཀྲུ་(陈延之)ཞེས་པ་ཡིན་ལ། སྤྱི་ལོའི་དུས་རབས་ལྔ་བའི་སྨད་དུ་འཚོ་བཞུགས་མཛད་ཅིང་ཕོ་བྲང་གི་དབང་ཆེན་མི་སྣ་དང་འགྲོ་འོང་ཟབ་པ་ཞིག་ཡིན། སྤྱི་གཞུང་ལ་ཞུ་དུད་བྱེད་པའི་ཁར་ལག་ལེན་དེ་བས་ཀྱང་གཙིགས་སུ་འཛིན་པ་དང་ཡང་མཚལ་བསྒྱུར་ཚེ་སྒྲུབ་(方士)ལ་ནི་ཁས་ལེན་མེད་པ་ཞིག་རེད། གཞུང་འདིའི་ཐོག་མའི་མིང་ལ་སྒྱོང་སྦྱོར་ཆུང་ངུ་(《经方小品》)ཞེས་འབོད་ཀྱི་ཡོད་ཅིང་སྤྱི་ལོ་454ནས་473གྱི་བར་ལ་མཛད། གཞུང་འདི་སྲུང་གི་དུས་མཇུག་ནས་དཔེ་རྒྱུན་ཉམས་པར་གྱུར་ལ། ད་ལྟའི་པར་མ་འདི་ནི་དུས་རབས་སྔོན་མའི་སྨད་དུ་འཇར་པན་ནས་རྙེད། འདི་ལ་དུམ་བུ་བཅུ་གཉིས་མཆིས་ཏེ། དང་པོ་སྨན་གྱི་སྦྱོར་ཐབས་དང་གཉིས་པ་དབང་པོ་དང་མགོ་བོའི་ནད་རིགས་གསོ་བའི་སྦྱོར་བ། གསུམ་པ་གཅིན་སྙི་དང་སྟོབས་ཟད་སོགས་གསོ་བའི་སྦྱོར་བ། བཞི་པ་རྒྱུ་རིམས་དང་ཤ་སོགས་བཅོས་པའི་སྦྱོར་བ། ལྔ་པ་རིལ་བུ་དང་ཕྱེ་མ། སྨན་ཆང་། ལྡེ་གུ་ལ་སོགས་པའི་སྦྱོར་བ། དྲུག་པ་རིམས་ཚད་གསོ་བའི་སྦྱོར་བ། བདུན་པ་མོ་ནད་གསོ་བའི་སྦྱོར་བ། བརྒྱད་པ་བྱིས་པ་གསོ་བའི་སྦྱོར་བ། དགུ་པ་རྗེ་སྦྱོར། བཅུ་པ་བརྣངས་དང་མེས་ཚིག །དུག་ཟོས་པ་ལ་སོགས་གསོ་བའི་སྦྱོར་བ། བཅུ་གཅིག་པ་སྦོ་ཡི་རོ་ནུས། བཅུ་གཉིས་པ

སྲུ་མའི་ལག་ལེན་བཅས་ཡིན།

འདིར་རིམས་དང་དུག་གི་ཚ་བའི་སྐོར་སྤྲོས་པ་གཞན་ལས་ལྷག་ཅིང་། ཚ་བའི་ནད་ཀྱི་རང་བཞིན་ལ་དམིགས་ནས་ལག་ལེན་བདེ་ཞིང་ནུས་པ་མྱུར་བའི་རྒྱུད་བའི་སྦྱོར་བ་ཤིན་ཏུ་མང་པོ་ཞིག་བསྟན། གཞན་ད་དུང་སྲུ་མའི་ལག་ལེན་དང་ཏུས་ཆག་སྦྱོར་ཐབས་སོགས་ཐོན་ལ། རྡོ་སྐྲངས་(石痈)ཞེས་སུ་བསྟན་པ་ནི་ཕལ་ཆེར་དེང་གི་ཏུས་པའི་ངན་འབྲས་དང་ཁད་ཉེ་བ་ལ་སོགས་ཁྱད་ཆོས་ཅན་གྱི་བཅོས་ཐབས་དུ་མ་ལྡན། དེ་ལྟར་གཞུང་འདིའི་རྩོམ་ཕོག་གྲུབ་སྟངས་ལ་མ་ལག་གི་རང་བཞིན་ཆེས་ཆེར་ལྡན་ཞིང་། རིགས་དང་རིམ་པ་གསལ་བར་ཕྱེས་པ་སོགས་ཀྱིས་རིག་གཞུང་རིན་ཐང་ཆེ་ཏུ་ལྡན། དེ་བས་རྒྱ་དང་འཇར་པན་གྱི་སྨན་དོན་སྒྲིག་གཞིའི་ཁྲོད་དུ་སྐབས་དེ་རྣམས་སུ་ངེས་པར་ཀློག་དགོས་པའི་ཡིག་ཆའི་གྲས་སུ་གཏན་ཕབ་བཀྲིས་ཡོད།

༧༠ ནད་སྣ་ཚོགས་ཀྱི་རྒྱུ་རྐྱེན་དང་མངོན་ཚུལ་བཤད་པ་(《诸病源候论》)བྱ་བའི་གཞུང་མཛད་མཁན་ཁྲོ་ཡོན་ཧྥང་(巢元方)ཞེས་པ་ནི་ཕལ་ཆེར་སྤྱི་ལོ་550ནས་630ལོའི་བར་གྱི་མི་ཡིན་ཞིང་སྐྱེས་ཡུལ་ནི་ད་ལྟའི་ཧྲན་ཞི་(陕西)ཡི་ཁོངས་སུ་གཏོགས། ཕྱིས་སུ་གོང་མའི་ཕོ་བྲང་གི་བླ་སྨན་ཆེན་པོར་གྱུར། གཞུང་འདི་ནི་ཁོང་གིས་ཕོ་བྲང་དུ་སྨན་དཔྱད་ཡིག་ཆ་མང་པོར་ལྟ་ཀློག་སྐོས་ནད་གཞི་ཐམས་ཅད་ཀྱི་འབྱུང་རྐྱེན་དང་མངོན་རྟགས་ལ་ཞིབ་པར་དཔྱད་ནས་སྤྱི་ལོ་610ལོར་ཡོངས་སུ་གྲུབ།

འདི་ལ་དུམ་བུ་50དང་སྡོ་67། དེ་དག་གི་བཤད་པ་1739མཆིས། དེ་ཡང་སྡོ་ཞེས་པ་ནད་མིང་དང་བཤད་པ་ཞེས་པ་ནད་གཞི་དེ་དག་གི་མངོན་ཚུལ་སྤྲོས་པ་ཞིག་ཡིན་ཏེ། ཁོང་ནད་དང་ཕྱི་ནད། མོ་ནད། བྱིས་ནད། དབང་པོ་སྒོ་ལྔའི་ནད། པགས་ནད་སོགས་ཚན་ཁག་རེ་རེའི་ནད་ཀྱི་རྒྱུ་རྐྱེན་དང་མངོན་རྟགས་སྤྲོས་ལ། དེ་རྣམས་ལས་ཁོང་ནད་སྐོར་སྤྲོས་པ་ཞིབ་གསལ་ལྡན་ཞིང་ཕལ་ཆེར་གཞུང་རྙིང་པོའི་ཁྱད་ཙམ་ཟིན། གཞན་ལྟུགས་མཚོན་གྱི་རྩའི་མངོན་རྟགས་23དང་། མོ་ནད་ཐོར་བུའི་རིགས་ཀྱི་མངོན་རྟགས་140ལྷག །པགས་ནད་ཀྱི་མངོན་རྟགས་40ལྷག །མིག་ནད་ཀྱི་མངོན་རྟགས་38བཅས་བསྟན་འདུག །

ཁོང་གིས་རིམས་མཆེད་པ་དང་སྲིན་གྱི་རེད་པ། མི་འཕྲོད་པའི་རང་བཞིན།(过敏)

འགྲམས་ཀྱི་རིད་པ་ལ་སོགས་པའི་རྒྱུ་རྐྱེན་རྣམས་ལས་ནད་གཞི་ཇི་ལྟར་བསྐྱེད་ཚུལ་སྔ་རབས་ལ་མེད་པ་དང་། གཅིན་སྙི་ཟ་ཁུ་དང་རྐང་ཤུའི་ནད།(脚气) མཛེ་ནད། ཚ་རིམས་དམར་སྐྱ(猩红热)སོགས་ཀྱི་མངོན་རྟགས་སྔར་བས་གསལ་ཞིང་ཤིན་ཏུ་ཞིབ་པོར་བསྟན་པ་ནི་གཞུང་འདིའི་ཐུན་མིན་ཁྱད་ཆོས་སུ་གྱུར། དེ་ལྟར་འདི་ཡིས་ནད་རྒྱུ་དང་མངོན་རྟགས་རྣམས་མ་ལག་ལྡན་པའི་སྒོ་ནས་བསྟན་པ་ཡིས་དོན་ལ་རྒྱ་ནག་གསོ་རིག་གི་དུས་རབས་7པའི་ཡར་སྔོན་གྱི་ནད་རྒྱུ་དང་བརྟག་ཐབས་སྐོར་ལ་སྤྱི་བསྡོམས་མཛད་ཅིང་། ནད་ཀྱི་ངོས་འཛིན་དང་དབྱེ་བ། མངོན་རྟགས་སོ་སོའི་བྱུང་རིམ་མམ་གྱུར་ཚུལ་བཅས་ཞིབ་བརྗོད་མཛད་པས་ཕྱིས་ཀྱི་བརྟག་ཐབས་རིག་པའི་འཕེལ་རྒྱས་ལ་ནུས་ཤུགས་ཆེན་པོ་ཐོན། ཕྱིས་བྱུང་འབྲེལ་ཡོད་ཡིག་ཆ་མང་པོས་ཐད་ཀ་དང་བརྒྱུད་པའི་སྒོ་ནས་འདི་རང་ཁུངས་ལུང་དུ་བྱས་པ་མ་ཟད། སུང་གི་སྐབས་སུ་སླེབས་པ་ན་ཆེད་ལས་སྨན་པའི་ངེས་སྦྱོང་ཡིག་ཆ་དང་རྒྱལ་ཁབ་རིམ་པའི་རྒྱུགས་བཤེར་གྱི་ནང་དོན་དུ་གཏན་ལ་ཕབ། འཇར་པན་དང་ཁོ་རེ་ཡས་ཀྱང་ངེས་སྦྱོང་ཡིག་ཆར་བཟུང་ཞིང་ཕྱིས་བྱུང་ཡིག་ཆ་མང་པོས་ཐེངས་མང་པོར་ཁུངས་ལུང་དུ་དྲངས་ཡོད།

༡༡ རིན་ཆེན་དཔྱིག(«千金要方»)བྱ་བའི་མཛད་མཁན་ཏེ་སྨན་པ་མཁས་པ་སོན་སི་མའོ་(孙思邈)ཞེས་པ་ནི་སྤྱི་ལོ་581ལོར་དེང་གི་ཧྲན་ཞི(陕西)ཡི་མངའ་ཁོངས་སུ་འཁྲུངས་ཤིང་དགུང་ལོ་7ནས་ཡི་གེ་སྦྱངས་ལ་རིག་པ་ཤིན་ཏུ་རྣོ་བས་ལོ་ན་ཕྲ་བའི་དུས་ནས་གཞུང་མང་ཁོང་དུ་ཆུད། དེ་བས་སུ་ཕྱིར་སེའུ་ཞིན་ཏི(隋文帝)དང་ཐང་ཐེ་ཙོང་(唐太宗)། ཐང་ཀོ་ཙོང་(唐高宗)བཅས་ཀྱིས་རིམ་བཞིན་བཀའ་བློན་དང་སྐུ་དྲག(ཁོ་གནས)། ལྷག་འདེབས་བློན་པོ་བཅས་སུ་གདན་ཞུས་ཀྱང་སྐྱོང་གཞི་ལ་སོགས་པར་ཁག་བཀལ་ནས་ཁས་ལེན་མ་མཛད་ཅིང་མི་ཚེ་ཧྲིལ་པོར་དམངས་ཁྲོད་དུ་སྨན་པའི་ཁུར་བླངས། ཐང་གི་མི་གྲགས་དུ་མས་དགེ་རྒན་དུ་བསྟེན། ཆུང་ངུའི་དུས་ནས་ལུས་ལ་ན་ཚ་འབྱུང་མང་ཞིང་ཐང་སྦྱོར་གྱི་སྨན་རྣམས་གོང་ཚད་མཐོ་བས་ཁྱིམ་ནོར་སྟོང་བར་བྱས་པ་ན། དགུང་ལོ་18ནས་བཟུང་བློ་སེམས་བརྟན་པོས་སྨན་དཔྱད་ལ་སྦྱངས་ཏེ་སྐུ་ཚེ་ཧྲིལ་པོར་རྒྱུན་མ་ཆག་ལ་སྤྱི་ལོ་682ལོར་འདས།

ཁོང་གིས་མྱུར་སྐྱོབ་རིན་ཆེན་དཔྱིག(«备急千金要方»)དང་རིན་ཆེན་དཔྱིག་གི་ལྷན་

ཐབས་(«千金翼方»)ཞེས་པ་གཉིས་མཛད་ལ་དེ་རེ་རེར་དུམ་བུ་30རེ་ཡོད། དེ་ལས་གཞན་ཡང་ད་དུང་གཞུང་མང་དུ་མཛད་པར་གྲགས། དེ་ན་མྱུར་སྐྱོབ་རིན་ཆེན་གཙོ་སྦྱོར་ཞེས་དུམ་བུ་30ཅན་འདི་ནི་སྤྱི་ལོ་652ལོར་བརྩམས་ཤིང་། དེ་ཡི་དུམ་བུ་དང་པོ་ནི་སྤྱི་བཤད་ཀྱི་ཚུལ་དུ་སྨན་པའི་སློབ་གཉེར་དང་ཀུན་སློང་རྣམ་པར་དག་དགོས་པ། ནད་ལུགས། ངོས་འཛིན་བརྟག་ཐབས། སྨན་རྫས། སྦྱོར་བ་སོགས་སྤྱི་ རྩ་བསྟན་པ་དང་། དུམ་བུ་གཉིས་པ་ནས་བཞི་པའི་བར་མོ་ནད། དུམ་བུ་ལྔ་པ་བྱིས་པའི་ནད། དུམ་བུ་དྲུག་པ་དབང་པོ་ལྔའི་ནད། དུམ་བུ་བདུན་པ་ནས་ཉེར་གཅིག་བར་ཁོང་ནད། དུམ་བུ་ཉེར་བདུན་པ་ཁམས་གསོ་དང་ཕུར་མཉེ་སོགས། དུམ་བུ་ཉེར་བརྒྱད་པ་རྩ་བརྟག །དུམ་བུ་ཉེར་དགུ་ནས་སུམ་ཅུའི་བར་མིང་ཐང་ནས་ཐོན་པའི་གསང་བུག་གཙག་པའི་ལག་ལེན་བཅས་ཡིན། ཡིག་ཆ་ཧྲིལ་པོར་བསྡོམས་པས་སྨོ་232དང་དེ་རེ་རེའི་བཤད་པ་5300བཅས་བསྟན། དེ་ནས་ལོ་30ཙམ་གྱི་རྗེས་སུ་དེའི་ལྷན་ཐབས་སུ་རིན་ཆེན་དཔྱིག་གི་ལྷན་ཐབས་(«千金翼方»)ཞེས་པ་མཛད་ལ།[①] དེར་སྨན་པའི་ཀུན་སྤྱོད། སྨན་རྫས་དང་སྦྱོར་བ། ད་དུང་ནད་ཐོག་ལས་མོ་ནད་དང་བྱིས་ནད། རིམས་ནད། ཐོར་ནད། གཙག་ཁབ། ཟས་སྐོམ་དང་འཚོ་བཅུད་སོགས་ནང་དོན་རེ་རེའི་ཐད་དུ་ཕྱི་རབས་པའི་ཁུངས་ལུང་ངམ་གཞི་འཛིན་སར་གྱུར་པའི་བཞེད་པ་མང་དུ་སྤེལ་ལ། གཞུང་འདི་གཉིས་ཀྱིས་རྒྱ་ནག་གསོ་རིག་ལ་ཕྱོགས་ཡོངས་ནས་འཕེལ་རྒྱས་སུ་འགྲོ་བར་སྐུལ་འདེད་ཆེན་པོ་ཐེབས་པ་མ་ཟད། ཕྱིས་བྱུང་གི་སྨན་དཔྱད་ཀྱི་གཞུང་ལག་ལེན་ཀུན་ལ་ཤན་ཤུགས་ཆེན་པོ་ཐོག །ཕྱི་ལ་མཚོན་ན་འཛར་པན་གྱིས་སྔོན་དུས་འདི་རང་དཔེ་དེབ་ཏུ་བཟུང་བ་དང་འདི་ལ་གཞི་བཅོལ་ནས་ཁོང་ཚོའི་སྨན་གཞུང་ཡང་གལ་ཆེ་བ་འགའ་ཞིག་བྱུང་།

༧༢ ཕི་ཐེ་གསང་བསྡུས་(«外台秘要»)བྱ་བ་མཛད་མཁན་གྱི་ཝང་ཐོ་(王焘)ཞེས་པ་ནི་ཕལ་ཆེར་སྤྱི་ལོ་670ནས་755བར་གྱི་མི་ཡིན་ཞིང་འབྲུངས་ཡུལ་དེང་གི་ཧྲན་ཞི་(陕西)ཡི་ཁོངས་སུ་གཏོགས། འདི་བ་ཐང་གི་བློན་ཆེན་ཝང་ཀེས་(王珪)ཞེས་པའི་མི་བརྒྱད་རབས་བཞི་པ་ཡིན་ལ་ཁོང་རང་ཡང་དཔོན་གནས་ཀྱི་གོ་ཐོབ་ཡོད་མཁན་ཞིག་ཡིན། ཆུང་དུ་ནས་རང་ཉིད་ཀྱི་ལུས་ལ་

① དེ་གཉིས་ཀྱི་བསྡུས་མིང་ལ་རིན་ཆེན་དཔྱིག་གམ་(«千金方»)ཡང་ན་མྱུར་སྐྱོབ་རིན་ཆེན་དཔྱིག་(«备急千金要方»)ཞེས་སུ་འབོད།

ན་ཚ་འབྱུང་མང་བས་སྨན་དཔྱད་ལ་སྦྱངས་ཤིང་། ཁྱད་པར་དུ་ཁོང་ནི་སྐབས་དེར་དཔེ་མཛོད་ལ་བདག་ཉར་བྱེད་མཁན་ཡིན་པས། སྨན་གཞུང་བརྒྱ་ཕྲག་མང་པོར་མཇལ་རྒྱུའི་སྐལ་བཟང་ཐོབ་སྟེ་ཞིབ་འཇུག་གཏིང་ཟབ་པར་བགྱིས་ལ་བསླགས་པའི་ཟིན་ཐོ་གསལ་པོར་བཀོད། དེའི་སྙིང་སྟོན་གྱི་ནད་སྣ་ཚོགས་ཀྱི་རྒྱུ་རྐྱེན་དང་མངོན་ཚུལ་བཤད་པ་ཞེས་པ་གཞིར་བཟུང་ནས་སྤྱི་ལོ་752ལོར་ཕྱོགས་བསྡུས་རང་བཞིན་གྱི་ཡིག་ཆ་གཏོས་ཆེ་བ་འདི་རང་མཛད།

ཡིག་ཆ་ཧྲིལ་པོ་དུམ་བུ་40ཡི་བདག་ཉིད་དུ་གྲུབ་ལ་དེར་ཡང་སྣ་1104མཆིས། དེ་ལས་དུམ་བུ་1-20ནི་ཁོང་ནད་དང་། 21-22དབང་པོ་ལྔ། 23-24སྐྲངས་སྦོས་དང་ལྷོག་སྐྲངས་སོགས། 25-27སྒྲིབས་གཉིས་ནད། 28-30མཚོན་རྨ་སོགས། 31-32རིལ་བུ་ཕྱེ་མ་སོགས་སྦྱོར་བ། 33-34མོ་ནད། 35-36བྱིས་པའི་ནད། 37-38ཙོང་ཞི། 39མིང་ཐང་ནས་ཐོན་པའི་གསང་བུག་གཙག་ཐབས། 40རྒྱུ་བའི་དུག་དང་ཕྱུགས་ནད་བཅས་བསྟན། དེ་ཡང་གཞུང་ལུགས་ཀྱི་རིམ་པ་ནད་སྣ་ཚོགས་ཀྱི་རྒྱུ་རྐྱེན་དང་མངོན་ཚུལ་བཤད་པ་ཞེས་པ་གཙོ་བོ་དང་། ལག་ལེན་གྱི་རིམ་པ་ལ་རིན་ཆེན་སྦྱོར་བ་གཙོ་བོར་བཟུང་ལ་གཞན་རྣམས་ཀྱང་ཁྲིངས་ལུང་གསལ་པོར་བཀོད་ཡོད་པས། སྐབས་དེའི་ཡིག་ཆ་ཕྱིས་སུ་རྒྱུན་ཉམས་པ་མང་པོ་ཞིག་གི་གནས་ཚུལ་རྟོགས་པ་ལ་འཐང་པན་ནུས་ངེས་ཅན་ཐོན་ཡོད།

འདིར་ཡང་ནད་གཞི་དུ་མའི་ངོས་འཛིན་དང་བཅོས་ཐབས། དེ་བཞིན་བཅོས་བསྐྱེད་དམིགས་བསལ་ལྡན་པའི་སྦྱོར་སྡེ་ཁྱད་པར་བ་བཅས་བསྟན་པ་ཡིས་ཀྱང་སྟར་བྱུང་ནད་ཐོག་སྨན་གཞུང་མང་པོ་ཞིག་ལ་སྤྱི་བསྡོམས་མཛད་ཡོད། ལར་ན་བང་ཐོ་བྱ་བ་འདི་སྨན་པའི་ལས་གཤའ་མ་གཉེར་མཁན་ཞིག་མིན་པས་ཡིག་ཆའི་ཁྲིད་ཡང་དག་མིན་པའི་ཆའང་འགའ་ཞིག་རྙེད་སོད། སྤྱིའི་ཆ་ནས་སྨན་གཞུང་འདིས་ཕྱི་རབས་ལ་ཤུགས་རྐྱེན་ཆེན་པོ་བྱུང་ཞིང་། འཇར་པན་དང་ཁོ་རེ་ཡའི་འབྲེལ་ཡོད་སྨན་གཞུང་ཁག་ཁུའང་འདི་ཡི་ལུང་དོན་མང་དུ་དྲངས་ཡོད།

༧༣ སྔོ་འབུམ་གསར་བསྒྲིགས་(«新修本草»)ཞེས་པ་འདི་ཐང་གི་ཕོ་བྲང་གིས་རྩ་འཛུགས་བྱས་ནས་བསྡུ་བསྒྲིགས་བགྱིས་པའི་རྒྱལ་ཁབ་སྨན་མཛོད་ཅིག་ཡིན་པ་དང་། ཞིབ་ཕྲའི་བྱུང་རིམ་གོང་དུ་ཙུང་ཟད་བཀོད་པ་ནང་བཞིན་ཡིན། འདི་ལ་དུམ་བུ་54ཡོད་ལ་སྔོ་འབུམ་དང་

འབྱུངས་དཔེའི་རི་མོ། རི་མོའི་གསལ་བཤད་ཡི་གེ་བཅས་སྐབས་གསུམ་དུ་བགོས་ཡོད། དེ་ལས་སྔོ་འབུམ་ལ་དུམ་བུ་20དང་། འབྱུངས་དཔེའི་རི་མོ་ལ་དུམ་བུ་25། རི་མོའི་གསལ་བཤད་ཡི་གེར་དུམ་བུ་7། དཀར་ཆག་ལ་དུམ་བུ་2མཆིས། དེ་ཡང་སྐབས་དང་པོ་སྔོ་འབུམ་དུ་སྨན་རྫས་ཀྱི་རོ་ནུས་ཁྱད་ཆོས་དང་འབྱུང་ཁུངས། བཏུ་སྒྲུབ། ཕན་ནུས་བཅས་བཀོད་ལ། སྐབས་གཉིས་པ་འབྱུངས་དཔེའི་རི་མོ་རུ་སྨན་རྫས་ཀྱི་དཔེ་དབྱིབས་དངོས་ལ་གཞི་བཅོལ་ནས་རི་མོར་ཕབ་པ། སྐབས་གསུམ་པ་རི་མོའི་གསལ་བཤད་ཡི་གེ་རུ་རི་མོའི་འགྲེལ་བཤད་བཀོད། དེ་ལྟར་བསྡོམས་སྨན་རྫས་རིགས་850ཡས་མས་ཞིག་བརྟུས་ཤིང་། གཡུ་རྡོ། སྔོ། ཤིང་། རྒྱལ་མཐུའི་སྣེ། ཉ་སྲིན། ཤིང་ཏོག །ཚལ་རིགས། འབྲུ། བཀོལ་རྒྱུན་ཉམས་པ་བཅས་རིགས་9རུ་ཕྱེས།

སྔོ་འབུམ་འདི་ལ་ཁྱད་ཆོས་འགའ་ཞིག་མཆིས་པ་ནི་གཅིག་ཏུ་ན་ཡི་གེ་དང་འབྱུངས་དཔེའི་རི་མོ་གཉིས་སྦྲེལ་མའི་སྒོ་ནས་མཛད་པས་སྨན་རྫས་ཀྱི་གཟུགས་བརྙན་དངོས་སུ་མིག་ལ་འཆར་ཐུབ་པ་དང་། གཉིས་ན་འདིའི་ཡར་སྔོན་གྱི་སྔོ་འབུམ་ཡིག་ཆ་རྣམས་སུ་བྱུང་མེད་པའི་སྨན་རྫས་བརྒྱ་ཕྲག་ཅིག་ཁ་སྣོང་མཛད་ལ། དེའི་ཁྲོད་ཕྱི་ནས་ཐོན་ཅིང་དམངས་ཁྲོད་དུ་སྤར་ནས་བཀོལ་རྒྱུག་ཆེ་བར་གྱུར་པའི་སྨན་རྫས་ཀྱང་མང་ཙམ་ཁ་སྣོན་མཛད་པས་སྨན་རྫས་རིག་པའི་ནང་དོན་སྤར་བས་ཕུན་སུམ་ཇེ་ཚོགས་སུ་བཏང་བ། གསུམ་ན་སྔོན་གྱི་སྔོ་འབུམ་ཡིག་ཆ་དག་ལ་བྱུང་བའི་ནོར་འཁྲུལ་དུ་མ་ཞིག་ལེགས་བཅོས་མཛད། འདི་ནི་རྒྱལ་ཁབ་སྨན་མཛོད་ཅིག་ཡིན་པས་ཕྱི་ནང་གཉིས་སུ་བཀོལ་ཁྱབ་ཆེ་ལ་ནང་དུ་ནི་དེ་བས་ཀྱང་རྒྱུག་ཆེ་སྟེ། སྤྱི་ལོའི་དུས་རབས་10བའི་དཀྱིལ་དུ་སླེབས་པ་ན་ད་གཟོད་གསར་དུ་བསྒྲིགས་པའི་ཁེ་པའོ་སྔོ་འབུམ་（《开宝本草》）[1]བྱ་བས་དེའི་ཚབ་བྱས། འཛར་པན་དུ་སྤ་བའི་དུས་ནས་འདི་ཡི་འགྱུར་ཡོད་པ་མ་ཟད་སྨན་གྱི་སློབ་མའི་ངེས་སྦྱོང་སློབ་དེབ་ཏུ་གྱུར་པར་བཤད།

༧༽ སུང་གི་དུས་སྐབས་སུ་དམངས་ཁྲོད་དུ་བཀྱེས་པའི་ཆེས་འབུར་དུ་ཐོན་པའི་སྔོ་འབུམ་སྣེ་ནད་སྣ་ཉེ་བར་བཅོས་པའི་སྔོ་འབུམ་（《证类本草》）བྱ་བའི་རྩོམ་མཁན་ཐང་ཧྲིན་ཝེ་（唐慎

① འདི་ཡང་སྤྱི་ལོ་973ལོར་སུང་གི་ཐོ་བྲང་ནས་ལུག་ཧན་（刘翰）སོགས་མི་9ལ་བཀའ་བགོས་ཏེ་སྲིད་གཞུང་གི་རྩ་འཛུགས་འོག་ཡང་བསྐྱར་བསྒྲིགས་པའི་སྔོ་འབུམ་ཞིག་ཡིན་ལ། ཁོང་ཚོས་ཐང་གི་སྔོ་འབུམ་གསར་བསྒྲིགས་དང་ཤུའུ་ཡི་སྔོ་འབུམ་ཞེས་པ་གཉིས་ཀྱི་རྨང་གཞིའི་སྟེང་དུ་སྔོ་འབུམ་གཞན་འགར་བྲུར་ལྟ་བཀྱེས་ནས་སྤྱི་ལོ་974ལོར་ཞུས་གཏན་མཛད་པ་ལ་ཁེ་པའོའི་བསྐྱར་བསྒྲིགས་སྔོ་འབུམ་（《开宝重定本草》）ཞེས་འབོད་པ་དང་བསྡུས་ཏེ་ཁེ་པའོའི་སྔོ་འབུམ་ཞེས་ཟེར། དུམ་བུ་ཉི་ཤུའི་བདག་ཉིད་ཅན་ལ་དཀར་ཆག་དུམ་བུ་གཅིག་ལོགས་སུ་ཕྱེས་ཤིང་བསྡོམས་སྨན་རྫས་983བསྡུས་པ། སྨན་རྫས་ཀྱི་རིགས་9ཡི་ཕྱི་སྣངས་ནི་སྔ་མ་དང་འདྲ་བའོ། །

微)ཞེས་པ་ནི་ཕལ་ཆེར་སྤྱི་ལོ་1056ནས་1093བར་གྱི་མི་དང་འབྱུངས་ཡུལ་ད་ལྟའི་སི་ཁྲོན་ས་ཆ་ཡིན། ཆུང་དུ་ནས་སློབ་ལ་ཤིན་ཏུ་སྤྲོ་བས་དཔོན་གནས་མི་སྙེག་ཅིང་། དམངས་ཁྲོད་དུ་སྨན་པའི་ཁུར་བཀྱིས་ནས་སྨན་གྱི་ཤེས་བྱ་ཀྱ་ནོམ་པ་གསོག་འཇོག་གནང་བ། སྨན་དཔྱད་ལག་རྩལ་རྒྱས་ཤིང་ནད་པའི་དོན་ལ་སྨོ་གསུམ་གཡེལ་བ་མེད་པ། དབུལ་ཕྱུག་བཙན་གཉོམ་དང་ནམ་ཟླའི་དྲོད་གྲང་ལ་མི་འཛེམ་པ་སོགས་ཕལ་བའི་བློ་ཡུལ་ལས་འགོངས་པའི་ལྷ་སྤྱོད་ཁྱད་པར་ཅན་མངའ་བ་ཞིག་གོ། །

འདིའི་ཡར་སྔོན་ལ་བྱུང་བའི་ཙ་ཡུག་སྔོ་འབུམ་(«嘉祐本草»)དང་སྔོ་འབུམ་རིས་འགྲེལ་མ་(«本草图经»)གཉིས་ལྷན་དུ་སྒྱུར་ནས་ཕལ་ཆེར་སྤྱི་ལོ་1082ལོར་སྨན་རྫས་རིག་པའི་གཞུང་ནད་སྣ་ཉེ་བར་བཙོས་པའི་སྔོ་འབུམ་བྱ་བ་མཛད། སྔོ་འབུམ་འདི་ལ་དུམ་བུ་32དང་ཁྱོན་བསྡོམས་སྨན་རྫས་ཀྱི་རིགས་1558བསྡུས་ཡོད་ཅིང་། སྨན་རྫས་གསར་པ་476ཁ་སྣོན་བཀྱིས་ནས་པེ་སྲུང་ཡར་སྔོན་གྱི་སྨན་རྫས་རིག་པའི་གྲུབ་འབྲས་ལ་ཕྱོགས་ཡོངས་ནས་སྤྱི་བསྡོམས་མཛད། འདིའི་དུམ་བུ་1-2བར་སྤྲིག་རིམ་དང་དུམ་བུ་3པ་ནས་བཟུང་སྨན་རྫས་རིགས་13(སྔོ་འབུམ་གསར་བསྒྲིགས་ཀྱི་རིགས་9ཡི་སྟེང་དུ་མི་ལས་བྱུང་བ་1དང་། རྩལ་མཐུའི་སྡེ་འདིར་གཅན་གཟན་དང་འདབ་ཆགས་2སུ་ཕྱེས་པ། རིས་འགྲེལ་དུ་མ་འདུས་པའི་སྔོ་1དང་ཤིང་འདབ་1བཅས)དུ་ཕྱེས་ནས་སོ་སོར་བསྟན།

སྨན་རྫས་རེ་རེར་ཟུར་བཀོད་དཔེ་རིས་ཡོད་པ་དང་འཚོལ་ཀློག་བྱེད་དུས་རི་མོ་ལྟར་བཙལ་བདེ་བར་མཛད་ཡོད། སྨན་རྫས་ཀྱི་མིང་གཞན་དང་རོ་ནུས། ཕན་ནུས། འབྱུང་ཁུངས། བཏུ་སྒྲུབ། འདུལ་སྦྱོང་། དབྱེ་འབྱེད་བཅས་ཞིབ་ཕྲར་བཀོད། གཞན་སྨན་རྫས་ཀྱི་ཞོར་དུ་རྒྱུང་བའི་སྦྱོར་བ་སུམ་སྟོང་ལྷག་བསྡུས་ཡོད་པས་དམངས་ཁྲོད་ཀྱི་སྨན་སྦྱོར་ཉམས་མྱོང་ཕུན་སུམ་ཚོགས་པ་གསོག་ཉར་བྱས་པས། རྒྱ་ནག་སྨན་རྫས་རིག་པའི་ལོ་རྒྱུས་སྟེང་གོ་གནས་གལ་ཆེན་བཟུང་ཡོད། ཕྱི་རབས་ཀུན་ལ་ཤན་ཤུགས་ཆེན་པོ་ཐོག་པ་དང་མིང་གི་སྐབས་ན་སྨན་པ་མཁས་ཆེན་ལིས་ཧྲི་ཀྲུན་གྱིས་སྔོ་འབུམ་རབ་གསལ་བཀྱིད་དུས་འདི་རང་མ་གདན་དུ་བཟུང་ཡོད།

༧༥ ཅིན་ཡོན་སྨན་པ་མཁས་པ་བཞིའི་ཡ་གྱལ་དུ་གྲུར་པ་ལུའོ་ཕན་སུའོ་བྱ་བ་ནི་ཕལ་ཆེར་

སྤྱི་ལོ་1120ནས་1200བར་གྱི་མི་ཡིན་ཞིང་ད་ལྟའི་ཧོ་པེ་ས་ཆར་སྐྱེས་ལ། ཆུང་དུ་ནས་བློ་གྲོས་རྒྱས་ལ་སྨན་དཔྱད་རིག་པར་འཇུག་རྒྱུར་དེ་བས་ཀྱང་མོས་པ་ཆེ། ལོ་25སླེབས་ནས་བཟུང་བཀའ་འབུམ་ལ་སྦྱངས་པ་མཛད་ཅིང་ལོ་60སླེབས་པ་ན་ནད་པའི་དོན་བྱེད་པའི་ཞར་ལ་ད་དུང་གཞུང་ཆེ་བ་རྣམས་ལ་ཐོས་བསམ་མི་ལྷོད་པར་མཛད། ཁོང་ནི་བརྟག་བཅོས་ལག་རྩལ་ལ་ཤིན་ཏུ་བྱང་གོམས་ཐོན་ཅིང་ཁྱད་པར་དུ་ཚ་བའི་ནད་བཅོས་པ་ལ་དེ་བས་ཀྱང་མཁས། ཅིན་རྒྱལ་རབས་ཀྱི་ཕོ་བྲང་དུ་ཐེངས་དུ་མར་གདན་ཞུས་ཀྱང་མ་ཕེབས་པར་དམངས་ཁྲོད་ནས་ནད་པའི་དོན་ཁོ་ན་ལ་འབད་པས་སྨན་པ་མཁས་པའི་གྲགས་པ་ཆེ་རུ་རྒྱས། སྨན་དཔྱད་ཡིག་ཆ་ལ་གཞིས་འདྲིའི་ཟབ་གནས་ནད་ཚུལ་(《素问玄机原病式》)ལ་སོགས་མཆིས། ཁོང་གིས་སྐབས་འདིར་ཚ་དྲོད་སྨྲ་བ་(火热论)ཞེས་པའི་ལྟ་བའམ་ལག་ལེན་གྱི་སྲོལ་ཕྱེས་ཤིང་། ཚ་དྲོད་ནད་ཀྱི་གྱུར་ཚུལ་སྐོར་ལ་བཀའ་འབུམ་གྱི་ནད་གྱུར་ཚུལ་བསྟན་པའི་གཞུང་དོན་རྨང་གཞིའི་སྟེང་འཕེལ་རྒྱས་དང་གསར་བཏོད་མཛད་པ་མ་ཟད། ནད་ཐོག་ཏུ་ཚ་དྲོད་ནད་བཅོས་པའི་རྩ་དོན་ཡང་བསྟན་ཏོ། །

༡༨ ཀྲང་ཚོང་ཀྲུན་(张从正)ཞེས་པ་ཕལ་ཆེར་སྤྱི་ལོ་1156ནས་1228བར་གྱི་ཡིན་ཞིང་ད་ལྟའི་ཧོ་ནན་ས་ཆར་སྐྱེས། ཁོང་གིས་ལུའོ་ཕན་སུའོ་ཡི་བརྒྱུད་པ་བཟུང་ཞིང་བཀའ་འབུམ་དང་དཀའ་བའི་གཞུང་། ཚ་གྲང་རྣམ་བཤད་ལ་སོགས་པའི་སྔ་གཞུང་དག་ལ་འཇུག་པ་ཤིན་ཏུ་ཡངས། དམག་ཏུ་ཞུགས་ནས་ཕྱིས་སུ་དམག་སྡེ་སྨན་པ་ཡང་མཛད། སྤྱི་ལོ་1217ནས་1221བར་ལ་ཕོ་བྲང་དུ་བླ་སྨན་ལ་བསྐོས་ཤིང་རྗེས་སུ་ལས་བཤོལ་གྱིས་དམངས་ཁྲོད་སྨན་པར་གྱུར། སྐབས་དེའི་སྨན་པ་མཁས་པ་དུ་མ་ཞིག་དང་རྒྱུན་པར་བགྲོ་བ་མཛད་ལ། ཤེས་འཛིན་(《儒门事亲》)ཞེས་པའི་ཡིག་ཆ་དུམ་བུ་15ཅན་བགྱིས་པ་ལས་སྔོན་གྱི་དུམ་བུ་3ཀྱི་ལེའུ་30ལྷག་ནི་ཁོང་གིས་དངོས་སུ་མཛད་པ་དང་དེ་ལས་གཞན་རྣམས་ནི་ཁོང་གིས་གསུངས་པ་དག་ཕྱིས་སུ་ཡི་གེར་བཀོད་ནས་ལེགས་པར་བསྒྲིགས་པ་ཡིན། ཁོང་གིས་སྐབས་དེ་ཤེད་དུ་བཙུད་ལེན་གྱི་སྦྱོར་བ་དར་ཆེ་བར་སུན་ཕྱུང་བའི་སྒོ་ནས་ནད་གཞི་བཅོས་པ་ལ་ནད་ཐོག་ཏུ་སྦྱོང་གི་ལག་ལེན་ཤས་ཆེར་མཛད་པས་ཕྱི་རབས་རྣམས་ཀྱིས་དེ་ལ་སྦྱོང་བྱེད་ལུགས་(攻下派)ཞེས་འབོད་པ་དང་། གཙོ་བོ་རྩལ་དབྱུང་དང་བཤལ། སྐྱུགས་གསུམ་གྱི་ལག་ལེན་རྒྱ་ཆེར་བསྐྱེད་པས་ཅིན་ཡོན་སྨན་པ་མཁས་པ་

བཞིའི་ཡ་གྱལ་དུ་གྱུར་ལ། ཁོང་གི་འདོན་སྤྱོང་སླ་བ་(攻邪论)ཞེས་པ་འདིས་རྒྱ་ནག་གསོ་རིག་ལོ་རྒྱུས་སྟེང་གོ་གནས་ངེས་ཅན་ཟིན་ཡོད།

༡༧ ལིས་ཀོ་(李杲)བྱ་བ་སྤྱི་ལོ་1180ནས་1251བར་གྱི་ཡིན་ཞིང་ད་ལྟའི་ཧུ་པེ་ས་ཆར་ཕྱུག་བདག་ཅིག་གི་ཁྱིམ་དུ་སྐྱེས། ཡིན་ན་ཡང་ཆུང་བའི་དུས་ན་ཨ་མར་ནད་ཀྱིས་བཏབ་པ་སྨན་བཅོས་བྱས་པ་ལོག་ནས་ཆེ་ལས་འདས། དེར་བརྟེན་སྨན་དཔྱད་མི་ཤེས་པ་ལ་འགྱོད་གདུང་ཆེན་པོས་གསེར་སྲང་གི་འབུལ་བ་དང་བཅས་སྐབས་དེའི་སྨན་པ་མཁས་པ་ཀྲང་ཡོན་སུའུ་(张元素)ཞེས་པ་དགེ་རྒན་དུ་བསྟེན་ནས་གསོ་རིག་ལ་དཔྱིས་ཕྱིན་པར་སྦྱངས། ལོ་འགའ་རྗེས་ནས་མན་ངག་ལག་ལེན་ཡོངས་སུ་ནོས་ཏེ་སྨན་པ་གྲགས་ཅན་དུ་གྱུར། ཁོང་གིས་ཀྲང་ཡོན་སུའུ་ཡི་དོན་སྙོད་ནད་ངོས་བཟུང་ཚུལ་རྒྱལ་འདོན་མཛད་ཅིང་། ཁྱད་པར་དུ་ཕོ་མཆེར་གྱིས་ཆེ་གནས་པ་ལ་ཕན་ནུས་ཆེན་པོ་ཐོན་གྱིན་པ་དང་ཡང་ན་ཕོ་མཆེར་ནད་དུ་གྱུར་པ་ཡིས་དོན་སྙོད་གཞན་ལའང་གནོད་པ་འབྱུང་བཞིན་ཡོད་པ་སོགས་མདོར་ན་ཕོ་མཆེར་སླ་བ་(脾胃论)ཞེས་པའི་སྲོལ་ཕྱེས་ནས་ཕྱིས་སུ་ཅིན་ཡོན་སྨན་པ་མཁས་པ་བཞིའི་ཡ་གྱལ་དུ་བགྲང་། ལག་ལེན་སྐབས་ཕོ་མཆེར་དྲོད་ཀྱིས་གསོ་བ་ལ་མཁས་ཤིང་ཕྱི་རབས་རྣམས་ཀྱིས་དེ་ལ་ས་ཁམས་གསོ་བའི་ལུགས་(补土派)ཞེས་ཀྱང་འབོད། ཁོང་ལ་ཕོ་མཆེར་གྱི་བཤད་པ་(«脾胃论»)ཞེས་པ་དུམ་བུ་3ཅན་ལ་སོགས་དུ་མ་ཞིག་མཆིས།

༡༨ ཀྲུའུ་ཀྲིན་ཧྲུན་(朱震亨)བྱ་བ་ནི་སྤྱི་ལོ་1281ལོར་ད་ལྟའི་ཀྲེ་ཅང་ས་ཆར་སྐྱེས་ཤིང་། ཆུང་ངུའི་དུས་ནས་རིག་པ་ཤིན་ཏུ་གྲུང་བས་འབད་པ་ཉུང་ངུ་ཙམ་གྱིས་ཀྱང་གཞུང་དོན་རྟོགས་པར་ནུས། ལོ་36སྟེང་ཞུས་ཆན་(许谦)བྱ་བ་དགེ་རྒན་དུ་བསྟེན་ནས་གཤིས་ལུགས་(理学)ལ་སྦྱངས། ཕྱིས་སུ་གཉེན་ཉེ་མང་པོ་ལ་སྨན་བཅོས་ལོག་པར་ཐེབས་པའི་ཚུལ་མཐོང་སྟེ་སྨན་དཔྱད་ལ་འཇུག་པའི་བློ་སྐྱེས་ནས་སྐབས་དེར་དར་ཆེ་བའི་རྒྱུན་བཀོལ་སྨན་སྦྱོར་(«局方»)ཞེས་པར་འབད་པ་ཆེན་པོས་སྦྱངས་ཤིང་གོ་བ་རྙེད་པ་ན། གཤིས་འདྲི་དང་དཀའ་བའི་གཞུང་སོགས་ཕྱི་མོ་རྣམས་ལ་འཇུག་པར་བརྩམས་པ་དང་ལོ་ཀྲི་ཐེས་(罗知悌)བྱ་བ་དགེ་རྒན་དུ་བསྟེན། དགེ་རྒན་གྱིས་ཁོང་ལ་ལུའོ་ཕན་སུའོ་དང་ཀྲང་ཚོང་ཀྲུན། ལིས་ཀོ་སོགས་སྨན་པ་

གྲགས་ཅན་དག་གི་གཞུང་དོན་དང་ལྷ་བའི་བཞེད་སྲོལ་མ་ལུས་པར་བསྡུས། ལོ་གཉིས་ཙམ་གྱི་རིང་ཐམས་ཅད་ཁོང་དུ་ཆུད་དེ་རང་གི་དགེ་རྒན་ཞུས་ཆན་གྱི་ནད་རྙིང་སོས་པར་བགྱིས་པ་སོགས་རིམ་པར་སྨན་པའི་གྲགས་པ་ཕྱོགས་བཞིར་རྒྱས། ཁོང་ནི་སྤྱོད་ཡོན་ལྡན་ཞིང་སྨན་བཅོས་ལ་མཁས་པས་ཕྱོགས་ཀྱི་ནད་པའི་དོན་དུ་གདན་ཞུས་པ་ལྟར་ག་སར་ཕེབས་ནས་བརྟག་བཅོས་ཀྱི་ལས་ལ་གཞོལ། སྨན་དཔྱད་ཡིག་ཆ་ལ་དཔྱོད་ཞིབ་སྙོར་གྱི་བཤད་པ་ཐོར་བུ(《格致余论》)སོགས་མང་དུ་མཛད་ཅིང་བཞེད་དགོངས་གཙོ་བོ་དྲོད་གཡོ་སྐྱ་བ(相火论)ཞེས་པའི་སྲོལ་བཙུགས་པས་ཕྱིས་བྱུང་རྣམས་ཀྱིས་ཅིན་ཡོན་སྨན་པ་མཁས་པ་བཞིའི་གྲས་སུ་བགྲང་བར་བྱེད། མཐར་སྤྱི་ལོ1358ལོར་འདས།

༡༨ ཝང་ལོན(王纶)བྱ་བ་དུས་རབས་15བའི་སྨད(1453-1510)ལ་དཔོན་པོའི་ཁྲིམ་རྒྱུད་དུ་སྐྱེས་ཤིང་ཕྱིས་སྲིད་ཀྱི་ལས་ཀ་གཉེར་ལ། རིག་པའི་གནས་མང་པོར་སྦྱངས་ཤིང་ཁྱད་པར་དུ་གསོ་བ་རིག་པར་དེ་བས་ཞིབ་ཕྲ་ཐོན་ཡོད། ཁོང་གིས་མཛད་པའི་སྔོ་འབྲུམ་སྙིང་བསྡུས(《本草集要》)ཞེས་པ་འདི་གལ་ཆེ་བ་གཅིག་ཡིན་ལ། ཤེ་ནོང་སྔོ་འབྲུམ་ལ་སོགས་སྔ་རབས་པའི་གཞུང་ལ་གཞི་བཅོལ་ནས་ཐང་ཕྱི་རིལ་བུའི་སྦྱོར་ཚུལ་དང་རྒྱ་ཚད་སྤྱང་ཚད། བསྟེན་ཚུལ། སྨན་གྱི་རིགས་ལ་སྔོ་དང་ཤིང་། ཚལ། འབྲས་བུ། འབྲུ། ཧོག་འབྲུ(实) གཅན་གཟན། འདབ་ཆགས། སྲིན་ཏ། མི་ལས་བྱུང་བ་བཅས་རིགས10རུ་དགར་བའི་སྨན་སྣ་བརྒྱ་ཕྲག་ལྔ་ལྷག་གི་ངོ་བོ་རོ་ནུས་སོགས་ནད་ཐོག་ལ་སྦྱར་ནས་བསྟན། དེ་བཞིན་སྐབས་འདིར་སྲིད་གཞུང་གིས་བཀའ་ཕབ་པར་བརྟེན་ལིའུ་ཝུན་ཐེ(刘文泰)བྱ་བ་བླ་སྨན་གླིང་གི་འགན་འཛིན་པ་གང་དེས་སྣེ་ཁྲིད་དེ་ཐ་ཕྱིར་མི་སྣ་བཞི་བཅུ་ལྷག་ནང་དུ་ཞུགས་ནས་བསྒྲིགས་པའི་སྔོ་འབྲུམ་རིགས་ཀུན་བཅུད་བསྡུས(《本草品汇精要》)ཞེས་པ་དུམ་བུ་42ཀྱི་བདག་ཉིད་ཅན་མཛད་ལ། དེར་ཡང་སྔོ་འབྲུམ་གོང་མ་དེ་བཞིན་སྨན་རྫས་ཀྱི་རིགས་བཅུ(ཧོག་འབྲུ་ཡི་དོད་དུ་འདིར་རྗེ་སྨན་བྱས་འདུག)རུ་ཕྱེས་ཤིང་། བསྡོམས་སྨན་རྫས་ཆིག་སྟོང་བརྒྱད་བརྒྱ་ལྷག་འདུས་པར་བྱས་ལ་འདིར་ད་དུང་ཚོན་མདངས་ཀྱི་སྒོ་ནས་སྨན་རྣམས་ཀྱི་འབྲུངས་དཔེ་རིས་སུ་ཕབ་ཡོད་པས་གྲགས་པ་ཆེ་ཞིང་། སྨན་སྦྱོར་གྱི་གཞི་རྩའི་གཞུང་ལུགས་དང་འདུལ་ཐབས། བཟོ་ཐབས། སྤེལ་ཚུལ།

བསྟེན་ཅུང་མིན་ལ་སོགས་ཚང་བར་བྲིས་པ་མ་ཟད། ཁྱད་པར་དུ་སྨན་རྫས་རེ་རེ་ཕྱོགས་ཉི་ཤུ་རྩ་བཞིའི་(二十四则)[①]སྒོ་ནས་བསྟན་པ་ནི་དམིགས་བསལ་བའི་ཆ་ཞིག་ཡིན་ཏེ། མདོར་ན་འདི་ནི་ནད་སྣ་ཉེ་བར་བཅོས་པའི་སྦྱོ་འབྱུམ་གྱི་རྗེས་དང་སྦྱོ་འབྱུམ་རབ་གསལ་གྱི་སྔོན་དུ་བྱུང་བའི་སྦྱོ་འབྱུམ་ཆེས་གལ་ཆེན་ཞིག་ཡིན།

༡༠ མོ་ནད་གསོ་བའི་སྨན་སྦྱོར་ཆེན་མོ་(«妇人大全良方»)བྱ་བ་མཛད་པ་པོ་ཁྲིན་ཙི་མེན་(陈自明)ཞེས་པ་ནི་ཕལ་ཆེར་སྤྱི་ལོ་1190ནས་1270བར་ཡིན་ལ། དེང་གི་ཅང་ཞིས་(江西)ས་ཆར་སྨན་པའི་ཁྱིམ་བརྒྱུད་དུ་སྐྱེས། ཁོང་གིས་རྒྱལ་རབས་དུས་སྐབས་སོ་སོའི་མོ་ནད་གསོ་བའི་ཡིག་ཆ་རྣམས་ལ་དཔེ་གཟིགས་དང་བརྟག་དཔྱད་བགྱིས་པའི་སྟེང་རང་གི་ནད་ཐོག་ལག་ལེན་གྱི་ཉམས་མྱོང་དང་ཁྱིམ་བརྒྱུད་ཀྱི་མན་ངག་བཅས་སྒྲིགས་ནས་ནན་སུང་ཡར་སྔོན་གྱི་མོ་ནད་གསོ་བའི་གྲུབ་འབྲས་ཐམས་ཅད་ལ་སྤྱི་བསྡོམས་མཛད་དེ་མོ་ནད་གསོ་བའི་སྨན་སྦྱོར་ཆེན་མོ་ཞེས་པའི་གཞུང་ཆེན་འདི་མཛད་ལ། འདི་ལ་མོ་ནད་དང་བུ་བཙའི་ཚན་པ་ཆེན་པོ་གཉིས་དང་སྒོ་8ཀྱི་ལམ་ནས་བསྟན་ཡོད། དེ་ལས་མོ་ནད་སྐོར་ལ་ཟླ་མཚན་སྙོམས་པར་བྱ་བ་དང་མོ་ནད་སྤྱིར་བཏང་བ། བུ་མེད་པ་བཙལ་བ་བཅས་སྒོ་3དང་། བུ་བཙའི་སྐོར་ལ་མངལ་སྦྲུམ་པའི་རྟགས་དང་སྦྲུམ་དུས་ཀྱི་ནད་རིགས། བཙའ་དཀའ་བ། བཙས་གཞུག་བཅས་སྒོ་5སྟེ་བསྡོམས་དེ་དག་གི་བཤད་པ་260ལྷག་བཀོད་འདུག །ཡིག་ཆ་འདི་ལས་ནད་ཀྱི་དབྱེ་བ་གསལ་ཞིང་དཔྱད་འཕྲང་བསལ་ཚུལ་ལ་དེ་བས་དོ་སྣང་བྱེད། སྐབས་དེར་ནང་དོན་ཕུན་སུམ་ཚོགས་ཤིང་མ་ལག་འཁྲུས་ཚང་བའི་མོ་ནད་བུ་བཙའི་ཆེད་རྩོམ་ཞིག་ཡིན་པས་རྒྱ་ནག་གསོ་རིག་གི་མོ་ནད་བུ་བཙའི་ཚན་ཁག་གི་འཕེལ་རྒྱས་ལ་མཛད་རྗེས་ཆེན་པོ་བཞག་ཡོད་ཅེས་སྨྲ།

༡༡ རྒྱ་ནག་གསོ་རིག་གི་ཆེས་ཆེ་བའི་སྨན་སྦྱོར་གྱི་གཞུང་ཕན་བདེ་སྨན་སྦྱོར་ཆེན་མོ་(«普济方»)ཞེས་པ་ནི་མིང་ཐེ་ཙུའུ་ཀྲུའུ་ཡོན་ཀྲང་གི་སྲས་ལྷ་པ་ཀྲུའུ་ཏིས་(朱棣)སོགས་ཀྱིས་སྒྲིག་རྩོམ་བགྱིས་ཏེ་ཕལ་ཆེར་སྤྱི་ལོ་1406ལོར་ཡོངས་སུ་གྲུབ། གཞུང་འདིར་རྒྱ་ཆེ་བའི་སྒོ་ནས་མིང་གི་དུས

① ཕྱོགས་ཉི་ཤུ་ནི་སྨན་རྫས་ཀྱི་མིང་དང་སྐྱེ་ཚུལ། སྐྱེ་གནས། བཏུ་དུས། ཉར་ཚུལ། སྨན་དུ་བཀོལ་བྱའི་གནས། དབྱིབས། མདོག རོ། ངོ་བོ། ཁམས། (ལྡན) དྲི་མ། ནད་གང་ལ་གཏོང་བ། རྒྱུན་འབྲེལ་བཅུ་གཉིས་ལས་གང་ལ་ཕན་པ། སྨན་གང་དང་སྦྱིབ་ཚུལ་མཐུན་པ། གང་དང་ཕྱོག་པ། འདུལ་སྦྱོང་། ཕན་ནུས། སྦྱིབ་རིགས་པའི་སྨན་གཞན། སྦྱིབ་མ་རིགས་པའི་སྨན། ཚབ་སྨན། འཛོམ་བྱ། དུག་གང་ཞེན་པ། དངོས་རྫུན་འབྱེད་ཚུལ་བཅས་ཡིན།

མགོའི་ཡར་སྔོན་གྱི་སྨན་དཔེ་རྣམས་ལས་སྦྱོར་བའི་སྐོར་ཡོད་ཚད་གཅིག་ཏུ་བསྡུས་ཤིང་། ཐ་ནའོ་དང་ནང་བའི་ཆོས་གཞུང་རྣམས་ཀྱི་ནང་དོན་ཡང་ཚུར་བླངས་ཡོད། དེ་ལྟར་ཁྲིན་བསྡོམས་སྨན་སྦྱོར་61739ཕྱོགས་བསྡུ་མཛད་ནས་སྒོ་100དང་ཚན་པ་7དུ་ཕྱེས་ཡོད། དེ་ལས་ཚན་པ་དང་པོ་ནི་རྩའི་སྤྱི་བཤད་དང་ཁམས་དུས། དོན་སྡོད་བཅས་ཡིན། ཚན་པ་གཉིས་པ་ནི་མགོ་བོའི་དབང་པོའི་སྒོ་རྣམས་ཀྱི་སྐོར། ཚན་པ་གསུམ་པ་ནི་ཚ་གྲང་ཐོར་བུའི་ནད་རིགས་ཀྱི་སྐོར། ཚན་པ་བཞི་པ་ནི་ལྷོག་སྐྲངས་དང་ཕྱི་རྨ་ཟུགས་རལ་གྱི་སྐོར། ཚན་པ་ལྔ་པ་ནི་མོ་ནད་ཀྱི་སྐོར། ཚན་པ་དྲུག་པ་ནི་བྱིས་པའི་ནད་ཀྱི་སྐོར། ཚན་པ་བདུན་པ་ནི་གཙག་ཁབ་ཀྱི་སྐོར་བཅས་སུ་བཀོད་འདུག །དེ་ལྟར་ཡིག་ཆ་འདིར་བསྡུས་པའི་ཚད་མཐོ་ལ་ཁྱབ་ཆེ་བས་རྒྱ་སྨན་སྨན་སྦྱོར་ལོ་རྒྱུས་སྟེང་རིན་ཐང་གལ་ཆེན་ལྡན། སྤྱིར་ན་ནང་དོན་རྒྱ་ཆེ་དྲགས་པས་ཅུང་ཟད་དཀའ་ཚེག་གི་ཆ་དང་ལྡན་ཞིང་སྨན་སྦྱོར་ལ་ལ་ཞིག་ནད་ཐོག་ཏུའང་དངོས་སུ་བཀོལ་སྤྱོད་མི་བྱེད་མོད། སྤྱིའི་ཆ་ནས་རིན་ཐང་ཆེན་པོ་ལྡན་པའི་ཡིག་ཆ་གལ་ཆེན་ཞིག་ཏུ་འགྱུར་མས་སོ། །

༢༢ རྒྱ་ནག་གསོ་རིག་གི་ལོ་རྒྱུས་སྟེང་དུས་རབས་འབྱེད་པའི་དོན་སྙིང་ཅན་གྱི་སྨན་རྫས་གཞུང་ཆེན་རྩ་འབྲུམ་རབ་གསལ་(《本草纲目》)བྱ་བའི་རྩོམ་མཁན་སྨན་པ་མཁས་པ་ལིས་ཧྲི་ཀྲུན་(李时珍)ཞེས་པ་ནི་སྤྱི་ལོ་1518ལོར་དེང་གི་ཧུའུ་པེ་ས་ཆ་རུ་འཁྲུངས། ཕ་ཁྱུའི་ཕྱོགས་རྣམས་སྨན་པ་གྲགས་པ་ཅན་ཤ་སྟག་ཡིན་པ་དང་། ཁོང་རང་ཆུང་དུ་ནས་ལུས་ལ་ན་ཚ་འབྱུང་མང་བས་སྨན་དཔྱད་ཡིག་ཆ་ཀློག་རྒྱུར་སྤྲོ་བས་འཇུག་ཅིང་། སྤོ་དང་ཤིང་། སྲིན་བུ། ཉ་ལ་སོགས་ཀྱི་ཤེས་བྱ་ལ་དེ་བས་དང་དོད་ཆེ། ཁོང་གི་ཕ་མས་སྐབས་དེར་སྨན་པའི་ཐོབ་ཐང་དམའ་བ་ལ་རྐྱེན་བྱས་ཏེ་ཚན་བཤེར་བརྒྱུད་ནས་དཔོན་གནས་གཉེར་རྒྱུའི་རེ་བ་བཅངས། ཡིན་ན་ཡང་ཕྱིས་སུ་ཐེངས་གསུམ་ཙམ་ལ་ཚན་བཤེར་གྱི་རྒྱུགས་ལ་ཞུགས་ཀྱང་ཚད་དུ་མ་ལོངས་པས། རྗེས་ལ་བློ་སེམས་བརྟན་པོས་གསོ་བ་རིག་པ་ལ་ཤ་ཐང་དུ་འབད་པས་མི་འགྲངས་པར་གྲགས་པ་ཅུང་ཟད་ཐོབ། ཁྱད་པར་དུ་དགུང་ལོ་33སྟེང་ཁྲུའུ་རྒྱལ་སྲས་(楚王子)ཀྱི་སྲིན་ནད་ལེགས་པར་བཅོས་པས་གྲགས་པ་ཆེ་རུ་རྒྱས་ཏེ་ཕོ་བྲང་དུ་སྨན་དཔྱད་ལས་ཁུངས་སུ་གདན་ཞུས་ཤིང་། ཕྱིས་ཙམ་ལ་པེ་ཅིན་གྱི་ཐྭ་སྨན་གླིང་དུ་འགན་འཛིན་མཛད་པ་ལ་སོགས་ཀྱི་གོ་སྐབས་བྱུང་ནས། སྲིད་

གཞུང་དང་གོང་མའི་ཁབ་ཀྱིས་ཉར་ཚགས་མཛད་པའི་སྨན་དཔྱད་ཡིག་ཆ་གནད་ཆེན་པོ་དང་ཁྱད་པར་དུ་སྨན་རྫས་ཀྱི་དམར་དཔེ་སྟར་མཐོང་མ་མྱོང་བ་མང་དུ་མཐོང་བས་མིག་རྒྱ་ཕྱེས་པ་མ་ཟད་ཤེས་བྱའི་གཞི་རྒྱ་བསྐྱེད། ཡིན་ན་ཡང་། ལིང་ནོར་དང་དབང་ཐང་ལ་མི་དགའ་བས་ལོ་གཅིག་ཙམ་གྱི་རྗེས་ལ་ཟླ་སྨན་གླིང་ནས་སློར་ཐོན་ཅིང་། ལུ་མཐུད་དུ་སྨན་དཔྱད་ལག་ལེན་དང་ཞིབ་འཇུག །གཞུང་རྩོམ་སྒྲིག་སོགས་ཀྱི་ཕྱོགས་ལ་གཞོལ།

ལིང་གིས་སྔར་བྱུང་སྦོ་འབུམ་དག་གི་ཁྲིད་ནོར་འཁྲུལ་མང་ཙམ་ཡོད་པ་དང་། ཡང་ནད་སྣ་ཉེ་བར་བཅོས་པའི་སྦོ་འབུམ་བྱུང་ནས་ལོ་བཞི་བརྒྱ་ལྷག་འདས་པས་དེའི་རྗེན་ལ་སྨན་རྫས་མང་དུ་འཕེལ་ཡོད་པ། ད་དུང་སྨན་རྫས་རིགས་པའི་གཞུང་ལུགས་ལའང་འཕེལ་འགྱུར་བྱུང་ཡོད་པ་སོགས་རྒྱུ་མཚན་དུ་བྱས་ནས་ལིང་གིས་སྦོ་འབུམ་ལེགས་བཅོས་མ་ཞིག་རྩོམ་སྒྲིག་བྱ་རྒྱུ་དམ་བཅས་ཏེ་དགུང་ལོ་34ནས་བཟོ་སྐྲུན་འདིའི་དབུ་བཙུགས། ལོ་30ལྷག་ལ་དཀའ་བས་འབད་ཅིང་ཡིག་སྣ་800ལྷག་ལ་དཔེ་གཟིགས་མཛད་ལ། ལན་གྲངས་ཆེན་པོ་གསུམ་ལ་ཞུས་དག་བགྱིས་མཐར་དགུང་ལོ་60སྐབས་སུ་ཡིག་གྲངས་ཁྲི་190ཅན་གྱི་སྨན་གཞུང་ཆེན་མོ་སྦོ་འབུམ་རབ་གསལ་ཞེས་པ་འདི་ཡོངས་སུ་མཇུག་གྲུབ་པར་མཛད། སྤྱི་ལོ་1590ལོར་ནན་ཅིན་དུ་ཧུའུ་ཁྲིན་ལོང་(胡承龙)ཞེས་པས་པར་བསྐོའི་འགན་བླངས་ཤིང་1596ལོར་པར་བསྐོ་མཇུག་གྲུབ་ནས་དངོས་སུ་པར་དུ་བཏབ་ཅིང་འདི་ལ་ཅིན་ལུན་པར་མ་(金陵版)ཞེས་འབོད། ཕྱིས་སུ་པར་གཞི་སྣ་མང་བྱུང་བ་ཐམས་ཅད་ཀྱི་མ་གདན་ནི་འདི་རང་ཡིན།

འདི་ལ་དུམ་བུ་52ཡོད་པ་ལ་སྡེ་16དང་ཚན་པ་60རུ་ཕྱེས་ལ་བསྒོམས་སྨན་རྫས་1892བསྡུས་པ་དང་། འབྲུངས་དཔེ་རི་མོ་1160ཟུར་དུ་བཀོད་པ་མ་ཟད། སྔོན་ནས་བྱུང་བའི་སྦྱོར་བ་11000ལྷག་འདི་ཡི་ནང་དུ་བསྡུས་ཡོད་ལ། དུས་རབས་16པའི་ཡར་སྔོན་གྱི་རྒྱ་ནག་སྨན་རྫས་སྔོན་པའི་ཡིག་ཆ་ཀུན་ལ་ཕྱོགས་སྒོམ་མཛད་པས་སྨན་རྫས་རིག་པའི་ལོ་རྒྱུས་སྙིང་རྗེ་རིང་བསླངས་པ་ལྟ་བུའི་དོན་སྙིང་ལྡན། འདི་ཡི་གྲུབ་འབྲས་གཙོ་བོ་ནི་གཅིག་ནས་དུས་རབས་16པའི་ཡར་སྔོན་གྱི་སྨན་རྫས་རིག་པར་སྤྱི་བསྒོམས་མཛད་པ་དང་། གཉིས་སུ་སྦོ་འབུམ་རྙིང་བ་རྣམས་སུ་བྱུང་བའི་ནོར་འཁྲུལ་འགའ་ཤས་ལེགས་བཅོས་བགྱིས་པ། གསུམ་དུ་ན་སྐབས་དེར་ཆེས་སྔོན་

ཐོན་ཡིན་པའི་སྨན་རྫས་རིགས་དབྱེའི་ཐབས་ལམ་བརྗོད་པ། བཞི་ན་མ་ལག་ལྡན་པའི་སྒོ་ནས་སྨན་རྫས་རིགས་སོ་སོའི་ཤེས་བྱ་བཀོད་པ། ལྔ་ནི་སེམས་གསོའམ་ལྷ་སྲུང་གི་བཤད་ཚུལ་དུ་མ་ཞིག་ཡོ་བསྒྲིང་མཛད་པ། དྲུག་ན་གནའ་རབས་ཡིག་ཆ་ཤིན་ཏུ་མང་པོ་ཞིག་གི་ཚུལ་བཀོད་པ་བཅས་སོ། །

སྨན་གཞུང་འདི་བྱུང་བ་ནས་ཕྱི་རབས་ལ་ཤུགས་རྐྱེན་ཆེན་པོ་ཐོག་པ་དང་། ཕྱིས་བྱུང་གི་རྩོ་འབུམ་གང་ཡང་འདི་ལས་བརྒལ་ཐུབ་མཁན་གཅིག་ཀྱང་མེད་ལ། འདི་རང་སྔ་ཕྱིར་ཕྱི་གླིང་བའི་རྒྱལ་ཁབ་མང་པོར་ཁྱབ་ནས་ཡིག་རིགས་7ལྷག་དང་ཡོངས་རྫོགས་སམ་ཚན་པ་མི་འདྲ་བའི་སྒོ་ནས་བསྒྱུར་ཡོད་ལ། ཕྱི་གླིང་བས་རྒྱ་ནག་གསོ་རིག་གི་བང་མཛོད་ཅེས་པའི་མཚན་སྙན་གནང་ཡོད།

གསུམ་པ། རིགས་པའི་གཞུང་ལུགས་གྲུབ་པའི་གོ་རིམ་དང་དེའི་རྣམ་གཞག་སྤྱིར་བཤད་པ།

དེ་ལྟ་ན་ཀྲན་གོ་ནས་ཧྲུང་ཧན་བར་ཧྥེ་སྤྱི་ལོའི་སྔོན་གྱི་དུས་རབས་ལྔ་པ་ནས་སྤྱི་ལོའི་དུས་རབས་གསུམ་པའི་བར་ལ་རྒྱ་ནག་གསོ་རིག་གི་གཞུང་ལུགས་རྨང་གཞི་གྲུབ་ཅིང་། ཝེ་ཛིན་ནན་པེའི་རབས་ཧྥེ་སྤྱི་ལོའི་དུས་རབས་གསུམ་པ་ནས་དུས་རབས་དྲུག་པའི་བར་དུ་གཞུང་ལུགས་མ་ལག་རྒྱས་པར་གྱུར་པ། དེ་བཞིན་སེའུ་ཐང་རབས་ལྔ་དང་སུང་ཅིན་ཡོན། མིང་ཆིན་ལ་སོགས་པའི་སྐབས་རེ་རེར་ཡང་སྔ་མའི་རྨང་གཞིའི་སྟེང་གཞུང་ལག་ལེན་གཉིས་ཐད་ནས་འཕེལ་རྒྱས་བྱུང་ཞིང་། ཁྱད་པར་སྨན་རྫས་དང་སྦྱོར་བ་ལག་ལེན། དེ་བཞིན་ལུས་གྲུབ་ལུགས་དང་ནད་ཐོག་བརྟག་བཅོས་ལ་སོགས་པའི་ཐད་དུ་སྣར་བས་ཞིབ་ཅིང་ཕྲ་བར་གྱུར་ནས་ལུགས་དང་བཞེད་པའང་དུ་མ་ཞིག་བྱུང་ནས་གསོ་བ་རིག་པ་འཕེལ་རྒྱས་ཀྱི་ཐད་དུ་དབུགས་དབྱུང་ཐོབ། དེ་ན་འོག་ཏུ་རྒྱ་ནག་གསོ་རིག་གི་ལྟ་དགོངས་གཙོ་བོ་འགའ་ཞིག་རེ་རེ་ནས་འཆད་པར་བྱ་བ་ལ།

གཅིག གདགས་སྲིབས་དང་ཁམས་ལྔའི་བཞེད་པ།

ལར་ན་གདགས་སྲིབས་ཁམས་ལྔའི་ལྟ་བའི་མྱུ་གུ་ཙམ་ནི་འདི་ལས་ཀྱང་སྔ་བའི་ཡིག་ཆ་རེ་འགར་བྱུང་ཡོད་ཅིང་། ཡང་འདི་རང་མ་ལག་ལྡན་པའི་སྒོ་ནས་གསོ་རིག་གཞུང་ལུགས་སུ་

དྲངས་པ་ནི་བཀའ་འབུམ་ནས་མགོ་བརྩམས་པ་ཡིན་ཏེ། སྐབས་འདི་ནས་བཟུང་གདགས་སྲིབས་ཁམས་ལྔ་ནི་རྒྱ་ནག་གསོ་རིག་གིས་མིའི་སྐྱེ་ལུགས་དང་ནད་ལུགས། ད་དུང་ནད་ཐོག་བརྟག་བཅོས་བཅས་ལ་མཚུབ་སྟོན་བྱེད་པའི་གཞུང་ལུགས་རྩ་བར་གྱུར།

༡ གདགས་སྲིབས། འདི་ནི་བྱ་དངོས་བར་གྱི་འགལ་འདུའི་འབྲེལ་བ་ལ་འགྲེལ་བཤད་བྱ་བའི་གཞུང་ལུགས་ཤིག་ཡིན་པ་དང་། བཀའ་འབུམ་གྱིས་འདི་རང་གསོ་རིག་ཁྱབ་ཁོངས་སུ་དྲངས་ནས་ཕོ་མོ་དང་ཚ་གྲང་། སྐམ་བརླན། མཐོ་དམའ། ཕྱི་ནང་། དོན་སྣོད། རླུང་ཁྲག །བརྟན་གཡོ། དངོས་གཟུགས་དང་ནུས་པ། སྐྱུལ་སློང་དང་ཚོད་འཛིན་ལ་སོགས་ཐམས་ཅད་གདགས་སྲིབས་གཉིས་སུ་ཕྱེ་ཚོག་ཅིང་། མིའི་ལུས་ཕུང་ལ་ཆ་བཞག་ན་རྒྱབ་གདགས་དང་མདུན་སྲིབས། ཕྱི་པགས་གདགས་དང་ནང་ཁྲོལ་སྲིབས། དེ་བཞིན་ནང་ཁྲོལ་ལའང་གདགས་སྲིབས་ཀྱི་དབྱེ་བ་ཡོད་དེ། སྣོད་དྲུག་གདགས་དང་དོན་ལྔ་སྲིབས། དོན་ལྔའི་ཁྲོད་དུའང་སྙིང་གློ་གཉིས་གདགས་དང་མཆིན་མཆེར་མཁལ་གསུམ་སྲིབས། དེ་ལྟར་མི་ལུས་དབྱིབས་གཟུགས་ཀྱི་གྲུབ་ཆར་གྱུར་པ་མཐའ་དག་ལ་གདགས་སྲིབས་ཀྱི་རྣམ་གཞག་འབྱེད་དུ་ཡོད་པས། མཐར་གཏུག་ན་མི་ལུས་ནི་གདགས་སྲིབས་ཀྱི་འགལ་འདུའི་རྣམ་པ་ཞིག་སྟེ་མིའི་ཚེ་སྲོག་གནས་པའི་བརྒྱུད་རིམ་ནི་ལུས་ཀྱི་གདགས་སྲིབས་གཉིས་འགལ་ནས་གནས་པ་རིམ་པར་སྙོམས་པོར་འགྱུར་བའི་གོ་རིམ་ཡིན། དེ་ན་སྤྱིར་བཏང་མི་ལུས་ཀྱི་གདགས་སྲིབས་གཉིས་སྙོམས་པར་གནས་ལ། གལ་སྲིད་གདགས་སྲིབས་འབྲེལ་བ་འཆོལ་ནས་སྙོམས་པའི་རྣམ་པ་ལ་གཏོར་བརླགས་ཐེབས་ཚེ་ནད་འབྱུང་བར་འགྱུར།

སྲིབས་(བསིལ་)འཕེལ་ན་གདགས་ལ་གནོད་པ་དང་གདགས་(དྲོད་)འཕེལ་ན་སྲིབས་ལ་གནོད་ནས་ནད་དུ་འགྱུར་བས། དོན་ལ་གདགས་འཕེལ་ན་ཚ་བ་དང་སྲིབས་འཕེལ་ན་གྲང་བའི་ནད་དུ་འགྱུར་ཏེ་འདི་རིགས་ནི་གདགས་སྲིབས་འཕེལ་དྲག་པའི་མངོན་རྟགས་ཡིན། དེ་ལས་ལྡོག་སྟེ་གདགས་ཞན་ན་ནད་གྲང་བ་དང་སྲིབས་ཞན་ན་ནང་ཚ་བའི་ནད་དུ་འགྱུར་བས་འདི་རིགས་ནི་གདགས་སྲིབས་ཟད་དྲག་པའི་ནད་གྱུར་གྱི་མངོན་ཚུལ་ཡིན། དེ་བས་ནད་ཐོག་ཏུ་ཚ་བའི་ནད་གཅིག་ལ་གདགས་འཕེལ་བ་དང་སྲིབས་ཟད་པའི་རྣམ་པ་གཉིས་མཆིས་ཤིང་། གྲང་

བའི་ནད་གཅིག་ལའང་གདགས་ཟད་ཅིང་སྲིབས་འཕེལ་བའི་རྣམ་པ་གཉིས་འབྱུང་། དེ་ལྟར་སྲིབས་ཞན་པ་ཡིས་གདགས་སྐྱེ་བར་གནོད་པ་དང་གདགས་ཞན་པ་ཡིས་སྲིབས་སྐྱེ་བར་གནོད་པ། སྲིབས་ཆེས་པའི་མཐར་ཐུག་ཚ་བ་དང་གདགས་ཆེས་པའི་མཐར་ཐུག་གྲང་བ་བཅས་སྐྱེ་བ་ལ་སོགས་པའི་བཞེད་པ་ཐམས་ཅད་གདགས་སྲིབས་མ་སྙོམས་པ་ལས་བྱུང་བའི་ནད་འགྱུར་རེད་ལ། དེ་ལས་ཀྱང་བརྒལ་ཏེ་གདགས་སྲིབས་གཉིས་ཁ་ཕྲལ་ནས་སོ་སོར་བརྟེན་མ་ནུས་ཚེ་ནད་གཞི་ཛེ་སྟུག་དང་ཐ་ན་འཆི་བར་བྱེད་པའང་ཡོད། དེ་བས་གསོ་བཅོས་ཞེས་པའང་ཚད་ངེས་ཅན་གྱི་སྟེང་ནས་བཤད་ཚེ་ལུས་ཀྱི་གདགས་སྲིབས་གཉིས་སྙོམས་པར་བྱ་བའི་ལས་ཅན་ཞིག་ཡིན་ལ། ལུས་པོ་སྲིབས་སྙོམས་གདགས་བརྟན་(阴平阳秘)ཅན་གྱི་བདེ་ཐང་དུ་གནས་པར་བྱ་བ་ཡིན། དེ་བས་བཀའ་འབུམ་ལས་སྨན་པས་ངེས་པར་གདགས་སྲིབས་ཀྱི་རྩ་བའི་གནས་ལུགས་འདི་ཁོང་དུ་ཆུད་ནས། རྩ་ཡི་སྒོ་ནས་གདགས་སྲིབས་ངོས་བཟུང་ཞིང་། །ལྷ་ཉན་དྲི་ཡང་རིག་པས་ཁོ་ཐག་གཅོད། །ཅེས་པ་དང་ཡང་ན། ནད་བརྟག་སྨན་བཅོས་གང་བྱེད་ཀྱང་། །སྔོན་ལ་གདགས་སྲིབས་ལ་ཤན་དབྱེ། །ཞེས་སུ་གདམས་ཡོད་དོ། །

༢ ཁམས་ལྔ། འདི་ནི་ཤིང་མེ་ས་ལྕགས་ཆུ་སྟེ་དངོས་པོ་འགྲུབ་བྱེད་ཀྱི་རྩ་བ་ལྔ་ཡིན་ཞིང་། བཀའ་འབུམ་གྱིས་འདི་རང་གསོ་རིག་གི་ཁྲོད་དུ་བླངས་ནས་མི་ལུས་དང་བཅས་པའི་རང་བྱུང་ཁམས་ཀྱི་བྱ་དངོས་མཐའ་དག་གི་རང་བཞིན་མི་འདྲ་བ་དང་མ་བུ་དགྲ་གྲོགས་ཀྱི་འབྲེལ་བ་ལ་འགྲེལ་བཤད་མཛད་པ་རེད། བཀའ་འབུམ་ལས་བསྟན་པ་ལྟར་ན་འཇིག་རྟེན་གྱི་བྱ་དངོས་མཐའ་དག་སྟེ། དུས་བཞིའི་གནམ་གཤིས་འགྱུར་བ་དང་མི་ལུས་ཀྱི་སྐྱེ་ལུགས་ནད་ལུགས། ཐ་ན་སེམས་ཁམས་བཅས་ཀྱི་འགྱུར་བ་མཐའ་དག་ཁམས་ལྔ་ལ་འབྲེལ་ནས་ཡོད་ཅིང་། དཔེར་ན། ཁམས་ལྔ་དང་དོན་ལྔ། སྣོད་ལྔ། གཟུགས་ལྔ།(རྒྱུས་པ། རྩ། ཤ པགས། རུས) སྒོ་ལྔ། བཅུད་ལྔ། སྒྲ་ལྔ། བསམ་ལྔ་ལ་སོགས་མི་ལུས་ཀྱི་གྲུབ་ཆ་དང་བྱེད་ནུས་ལ་འབྲེལ་བ་ཡོད་པ་མ་ཟད། ཁམས་ལྔ་ནི་རང་བྱུང་ཁམས་ཀྱི་ཁ་ཕྱོགས་དང་གནམ་གཤིས་འགྱུར་ལྡོག །སྐྱེ་དངོས་ལ་ལའི་ཁྱད་ཆོས་བཅས་ལའང་འབྲེལ་བ་ཡོད། གནའ་གཞུང་(《尚书》)ཞེས་པའི་ཡིག་ཆར། ཆུ་བརླན་འབབ། མེ་གྱེན་འབར། ཤིང་ཡོ་བསྲང་། ལྕགས་འགྱུག་གཅོད། ས་(ཞིང་)འདེབས་ལེན་

བཅས་སུ་བསྟན་ཡོད་པ་ལ། བཀའ་འབུམ་ལས་ཁམས་ལྔའི་རང་བཞིན་འདི་དོན་ལྔའི་བྱེད་ལས་ལ་སྦྱར་ཏེ། མཆིན་པ་ཤིང་སྙོམས་ལ་རྒྱུ་བ། སྙིང་མེ་དྲོད་འཛམ། མཆེར་བ་ས་རླུང་ཁྲག་གི་རྩ་བ། གློ་བ་རླུང་ལྷོད་འབབ། མཁལ་མ་ཆུ་ཁམས་བཅུད་གསོག་གཤེར་སྙོམས་སོགས་སུ་སྦྱར།

གཞན་བཀའ་འབུམ་དུ་ཁམས་ལྔ་བོ་མ་བུ་དགྲ་གྲོགས་ཀྱི་སྒོ་ནས་བྱ་དངོས་བར་ཕན་ཚུན་བརྟེན་ཅིང་གཅིག་གྱུར་དུ་གནས་པའི་ཚུལ་ལ་འགྲེལ་བཤད་མཛད་ཡོད་དེ། ཁམས་ལྔ་དགྲ་གྲོགས་ཀྱི་འབྲེལ་བའི་ཁྲོད་ཕན་ཚུན་འཛིན་བཟུང་གི་སྒོ་ནས་བྱ་དངོས་འཚོལ་ཞིང་མི་སྙོམས་པའི་གནས་ལུགས་འགྲེལ་བཤད་བྱེད་པ་མ་ཟད། ཚུལ་འདིས་མིའི་སྐྱེ་ལུགས་དང་ནད་ལུགས་ལ་དབྱེ་ཞིབ་བྱེད། མ་བུ་ཞེས་པ་ནི་ཁམས་ལྔའི་བར་ཕན་ཚུན་སྐྱུལ་ཞིང་བསྐྱེད་པ་དང་། དགྲ་གྲོགས་ནི་ཕན་ཚུན་འགོག་ཅིང་འཛིན་པའི་འབྲེལ་བ་ལ་བྱ་སྟེ། ཚུལ་འདི་དོན་ལྔའི་བྱེད་ལས་ཀྱི་སྟེང་དུ་སྦྱར་ཆེ། མཆིན་པར་ཁྲག་བསགས་ནས་སྙིང་ལ་སྦྱིན་པ་དང་། སྙིང་གི་མེས་མཆེར་བར་དྲོད་སྟེར་བ། མཆེར་བས་ཟས་སྙོམ་དྭངས་མ་གློ་བར་སྐྱེལ་བ། གློ་རླུང་ལྷོད་ཅིང་ཐུར་དུ་མཁལ་མར་བབས་པས་ཆུ་ཁམས་ཀྱི་གྲོགས་སུ་གྱུར། མཁལ་མར་བཅུད་བསགས་པ་མཆིན་པར་སྦྲིད་པ་ཡིན། དེ་བཞིན་མཁལ་མའི་ཆུ་ཁམས་སྙིང་མེ་ཁམས་ཀྱི་དགྲར་གྱུར་ནས་འཛིན་པ་དང་། སྙིང་མེ་གློ་ལྕགས་ཀྱི་དགྲར་གྱུར་ནས་ཚོད་འཛིན་པ། གློ་ལྕགས་མཆིན་ཤིང་གི་དགྲར་གྱུར་ནས་འཛིན་པ། མཆིན་ཤིང་མཆེར་སའི་དགྲར་གྱུར་ནས་འཛིན་པ། མཆེར་ས་མཁལ་ཆུའི་དགྲར་གྱུར་ནས་འཛིན་པ་སྟེ། འདི་རྣམས་རྒྱུན་ལྡན་གྱི་སྐྱེ་ལུགས་སྣང་ཚུལ་ཡིན། དེ་ལས་ལྡོག་སྟེ་ཁམས་ལྔ་ཕན་ཚུན་བར་འཛིན་བཟུང་གི་འབྲེལ་བ་བྱུང་ནས་གཅིག་ཚད་ལས་ཐལ་བའམ་གཅིག་གིས་མ་དོ་བའི་གནས་སྐབས་ན། ཚོད་འཛིན་ཐལ་དྲགས་ཆེ་དོན་སྟོད་བར་དུ་རྒྱུན་ལྡན་གྱི་སྙོམས་འཛིན་འབྲེལ་བ་འཚོལ་ནས་ལྡོག་པའི་སྣང་ཚུལ་འབྱུང་ཞིང་། བཀའ་འབུམ་ལས། ཕྱོགས་གཅིག་འཕེལ་ཆེས་ནས་གནོད་པར་བྱེད་དུས། ཕྱོགས་གཞན་ཞིག་གིས་དེ་རང་འགོག་པའམ་ཚོད་འཛིན་བགྱིས་ནས་རང་སོར་གནས་སུ་འཇུག་ལ། དེ་ལྟར་ཕན་ཚུན་ཚོད་འཛིན་ལེགས་པོར་བགྱིས་ན་ཕན་ཚུན་བསྐྱེད་པར་བྱ་ནུས། འོན་ཏེ་དེ་ལས་ལྡོག་སྟེ་ཚོད་འཛིན་མེད་པར་གནོད་པར་གྱུར་ན་ནི་ནད་གཞི་བསྐྱེད་པར་བྱེད། ཅེས་བསྟན་པ་ལྟར་རོ། །

གཉིས། ནང་ཁྲོལ་ཕྱི་མངོན་དང་རྒྱུན་འབྲེལ་སློ་བ།

ནང་ཁྲོལ་ཕྱི་མངོན་དང་རྒྱུན་འབྲེལ་སློ་བ་(藏象经络学说)ཞེས་པ་ནི་མི་ལུས་ཀྱི་དོན་ལྔ་སྣོད་དྲུག་དང་རྒྱུན་འབྲེལ་བཅུ་གཉིས།(十二经脉) མཚར་རྩ་བརྒྱད་(奇经八脉)ལ་སོགས་པའི་བྱེད་ལས་དང་ནད་དུ་གྱུར་ཚུལ། ད་དུང་ཕན་ཚུན་བར་གྱི་འབྲེལ་བ་བཅས་སྟོན་པར་བྱེད་པའི་གཞུང་ཡིན་པས་རྒྱ་ནག་གསོ་རིག་གི་གཞུང་ལུགས་མ་ལག་ཁྲོད་ཀོ་གནས་གལ་ཆེན་བཟུང་ཡོད།

༡ ནང་ཁྲོལ་ཕྱི་མངོན་སློ་བ། འདི་ནི་གནའ་བོའི་མི་ཡི་ལུས་པོ་གཤག་འབྱེད་ཤེས་བྱ་དང་ནད་བཅོས་ལག་ལེན་གྱི་རྨང་གཞིའི་སྟེང་བཙུགས་པ་ཞིག་ཡིན་ཏེ། བཀའ་འབུམ་གྱི་རྩ་གནད་ཅེས་པའི་དུམ་བུར། ལུས་ཀྱི་ཕྱི་ནས་ཐིག་གིས་བཅལ་ཞིང་ཤི་ཚེ་གཤག་འབྱེད་(解剖)ཀྱི་སྒོ་ནས་དངོས་སུ་མཐོང་བར་ནུས་ཞེས་བསྟན་ལ། རྒྱའི་གཤག་འབྱེད་ཅེས་པའི་ཐ་སྙད་ཀྱང་ཐོག་དང་པོ་གཞུང་འདིར་ཐོན་ཡོད་པས་དངོས་ནས་སྐབས་འདིར་བེམ་པོ་གཤག་འབྱེད་ཀྱིས་དོན་སྣོད་དང་རྒྱུན་འབྲེལ་གྱི་ཚུལ་ལ་བརྟག་ཡོད་ཅེས་བཤད། དེའི་ཁར་བཀའ་འབུམ་དུ་དོན་སྣོད་ལ་བྱེད་ལས་མི་འདྲ་བའི་སྒོ་ནས་དོན་དང་། སྣོད། སྣོད་འདྲ་(奇恒之腑)[①]གསུམ་དུ་ཕྱེས་ལ། འདི་གསུམ་ནི་ཚེ་སྲོག་གནས་པར་བྱེད་པའི་དོན་སྣོད་དབང་པོ་གལ་ཆེ་བ་དག་ཡིན། དེ་ན་དོན་ལྔ་ཉ་བཅུད་དང་ཤེས་པ། ཁྲག །རླུང་། ཐ་ལ་སོགས་ཉར་ཡོད་ཅིང་། སྣོད་དྲུག་ཏུ་ཟས་སྐོམ་བཞུས་ནས་དྭངས་མ་འདོན་པར་བྱེད་པའི་ཚུལ་བསྟན། དེ་བཞིན་འདིར་དོན་སྣོད་རེ་རེའི་བྱེད་ལས་དམིགས་ཀྱིས་བསྟན་ལ། ཁྱད་པར་དུ་སྙིང་ལྟ་བུའི་བྱེད་ལས་ལ། སྙིང་ནི་སྐྱེ་བའི་གཞི་དང་ཁྲག་གི་ཁུངས། ཁྲག་རྩའི་རྩ་བ། འཁོར་ལོ་བསྐོར་བ་བཞིན་མཚམས་མེད་དུ་རྒྱུ་བར་བཤད་པ་ལྟ་བུའོ། །

༢ རྒྱུན་འབྲེལ་སློ་བ། འདི་ནི་ལུས་ཡོངས་ཀྱི་རླུང་ཁྲག་འཁོར་རྒྱུག་དང་དོན་སྣོད་དང་ཚིགས་གཞི། ཤ་རྒྱུས། པགས་པ་བཅས་སྦྲེལ་བྱེད། ལུས་ཀྱི་སྟོད་སྨད་ཕྱི་ནང་གི་བུ་གའི་འབྲེལ་ལམ་བཅས་ཡིན་ལ། འདིར་གཙོ་བོ་རྒྱུན་རྩ་(经脉)དང་འབྲེལ་རྩའི་(络脉)མ་ལག་གཉིས་ཡོད་

① གཟུགས་དབྱིབས་སྣོད་དང་འདྲ་ལ་བྱེད་ལས་དོན་སྣོད་དང་མཚུངས་པའི་ཀླད་པ་དང་རྒྱུངས་པ། རུས་པ། རྩ། མཁྲིས་པ། བུ་སྣོད་བཅས་དྲུག་ལ་བྱ་ཞིང་། སྐྱེས་པ་ལ་ལྟ་ལས་མེད་པར་ཕྱིས་སུ་ཁུ་སྣོད་ཅེས་པ་ཁ་སྣོན་མཛད་པ་དང་། གཞན་ཡང་མཁྲིས་སྣོད་ནི་སྣོད་དྲུག་ཏུ་ཕྱེས་པའི་སྣོད་དང་སྣོད་འདྲ་ཞེས་པའི་སྐབས་གཉིས་ཀར་གཏོགས་པར་བྱས་སོ།།

པ་ལས། སྔ་མ་ལ་གཙོ་རྒྱུན་བཅུ་གཉིས་དང་མཚར་རྩ་བརྒྱད་བཅས་ཡོད་ཅིང་། གཞན་ཡང་ཁྱད་རྩ་བཅུ་གཉིས་(奇恒之腑十二经别)དང་རྒྱུས་རྒྱུན་བཅུ་གཉིས།(十二经筋) པགས་རྒྱུན་བཅུ་གཉིས་(十二皮部)བཅས་སུ་དབྱེ་ལ། ཕྱི་མར་གཞན་འབྲེལ་བཅོ་ལྔ།(十五别络) རྩ་འབྲེལ་ཕྲན་བུ།(孙络) ཕྱི་པགས་འབྲེལ་རྩ་(浮络)ལ་སོགས་སུ་བསྟན། རྒྱུན་འབྲེལ་བཅུ་གཉིས་ཀྱི་འཁོར་བསྐྱོད་རྒྱུ་ཕྱོགས་དང་རྒྱུན་གཏོགས་དོན་སྣོད། གཙོར་བསྐྱེད་ནད་གཞི་དང་བཅས་ཞིབ་པར་བཀོད་ཅིང་། མདོར་བསྡུས་ན་ལག་པའི་སྲིབས་རྒྱུན་གསུམ་ནི་དོན་ནམ་བྲང་གཞུང་ནས་མགོ་བརྩམས་ཏེ་ལག་པར་རྒྱུ་ཞིང་། ལག་པའི་གདགས་རྒྱུན་གསུམ་ནི་ལག་པ་ནས་མགོ་བོར་རྒྱུ། རྐང་པའི་གདགས་རྒྱུན་གསུམ་མགོ་བོ་ནས་རྐང་པར་རྒྱུ་ཞིང་། རྐང་པའི་སྲིབས་རྒྱུན་གསུམ་རྐང་པ་ནས་གསུས་པར་རྒྱུ་ཞེས་གདགས་སྲིབས་ཕན་ཚུན་འབྲེལ་ཞིང་སྐོར་མོ་སྣེ་མེད་ཀྱི་འཁོར་ལོའི་རྒྱུན་ལམ་གྲུབ་ཚུལ་བཤད། རྒྱུན་འབྲེལ་ནི་སྐྱེ་ལུགས་ཐད་དུ་ནུང་ཁྲག་སྐྱེལ་བྱེད་དང་། དེ་ལ་བརྟེན་ནས་དོན་ལྔ་སྣོད་དྲུག །སྟོད་སྨད་ཕྱི་ནང་། དབང་ལྔ་སྒོ་དགུ། ཤ་པགས་རྐྲ་སྤུ། རྒྱུས་པ་རུས་པ་བཅས་ལྷན་དུ་སྦྲེལ་བྱེད་ཡིན་ལ། ནད་ལུགས་ཀྱི་ཐད་ནས་བཤད་ན་ནད་གདོན་གྱི་རྒྱུ་ལམ་དུ་འང་གྱུར་ཡོད། དེ་བས་རྒྱུན་འབྲེལ་སྨྲ་བ་འདི་གསོ་བཅོས་ཀྱི་སྐབས་སུ་སྤྱོད་རྒྱུ་ཤིན་ཏུ་ཆེ་ཞིང་། ཁྱད་པར་དུ་གཙག་ཁབ་དང་འཕུར་མཉེད། སྨན་སྦྱོར་བཅས་ཀྱི་བཅོས་ཐབས་ཐད་དུ་མཛུབ་སྟོན་གྱི་དོན་སྙིང་ཆེ་ཤུ་ལྡན། བཀའ་འབུམ་དུ་རྒྱུན་འབྲེལ་གྱི་འཁོར་རྒྱུན་ལམ་ཐིག་ལ་གཞི་བྱས་ཏེ་རྒྱུན་འབྲེལ་གྱི་རླུང་ཁྲག་སྙོམས་པར་བྱ་ཆེད་གཙག་ཁབ་ཀྱིས་བཅོས་པའི་གསང་དམིགས་གཏན་ལ་འབེབ་ཚུལ་བརྒྱུད་རིམ་ལྡན་པ་ཞིག་བསྟན་ཏོ། །

དུས་རབས་གསུམ་པའི་སྐབས་སུ་ཧྭང་ཕུ་མིས་ཀྱིས་གཙག་ཁབ་གསང་དམིགས་349བསྟན་པའི་ཁྲོད་དུ་མདུན་རྒྱབ་དཀྱིལ་གཞུང་གི་རྐྱང་བའི་གསང་དམིགས་49དང་། གཡོན་གཡས་གཉིས་གསང་དམིགས་ཆ་མ་300བཅས་སུ་བསྡུས་པ་མ་ཟད་གསང་གཞལ་ཚུལ་དང་གཙག་ཁབ་འཕང་ཐབས་ཀྱི་ལག་ལེན། བཅོས་སྐྱེད་ཡོད་པའི་ནད་གཞི་དག་ནད་ཐོག་དགོས་མཁོ་ལྟར་གྲུང་བསྒྲིགས་པ། ད་དུང་བཀའ་འབུམ་ལས་རྒྱུན་འབྲེལ་གྱི་རྒྱུ་ལམ་ཁོ་ནར་གཞི་བྱས་ནས་གསང་འཛོག་པ་ལས་བགྲལ་ཏེ། མགོ་བྲང་ཁོག་གི་གནས་སུ་མགོ་བོ་དང་རྒྱབ། གདོང་། སྐེ། ཕྲག་པ།

བྲང་། གསུམ་པ་བཅས་དང་། ཡན་ལག་ལ་སྲིབས་གསུམ་གདགས་གསུམ་ལ་སྦྱར་ནས་གསང་དམིགས་རིམ་པར་བསྟར་བ་ཡིན་པས། བཀའ་འབུམ་ལས་ཀྱང་གསལ་ཞིང་ལེགས་པར་གཏན་ཕབ་མཛད་ལ་དེ་ནི་མི་ལུས་ཀྱི་རྒྱུན་འབྲེལ་གསང་དམིགས་ཀྱི་དངོས་ཡོད་དང་ཡང་མཐུན་ལ་ཕྱིས་ཀྱི་གཙག་ཁབ་གསང་དམིགས་སྲིག་སྟངས་ལ་རྨང་གཞི་བཏིང་ངོ་། །

གསུམ། ནད་ཀྱི་རྒྱུ་རྐྱེན་གྱུར་ཚུལ་གྱི་བཞེད་པ།

ནད་དུ་གྱུར་ཚུལ་ནི་བཀའ་འབུམ་དུ་གཙོ་བོ་ལུས་ཀྱི་སྲུང་རླུང་(正气)གི་དྲག་ཞན་དང་ནད་གཞི་སྐྱེད་བྱེད་ཀྱི་ཕྱི་རྐྱེན་གཉིས་ལ་རག་ལས་པར་བསྟན་ཅིང་། ལུས་ཀྱི་རྒྱུན་ལྡན་བྱེད་ནུས་དང་འགོག་ཤུགས་རྒྱས་ན་ནི་ནད་གཞི་མཆེད་པར་གྱུར་ཀྱང་ཐོག་མི་ནུས་ལ། སྲུང་རླུང་དྲག་ན་རླུང་ཆར་དྲོད་གྲང་གང་བྱུང་ཡང་ནད་ཀྱིས་ཚུགས་མི་འགྱུར་ཞིང་། དེ་ལས་ལྡོག་ནས་སྲུང་རླུང་ཞན་པར་གྱུར་ཚེ་ནད་ཀྱང་ལུས་ལ་ཞུགས་ནས་ཟུག་ཏུ་བསྐྱེད་པ་ཡིན་པར་བཤད།

མི་དང་གནམ་ས་འབྲེལ་བའི་ཕྱི་ནང་སྣོད་བཅུད་ངོ་བོ་གཅིག་པའི་ལྟ་བའི་རྨང་གཞིའི་སྟེང་། བཀའ་འབུམ་གྱིས་ཕྱིའི་གནམ་གཤིས་ཀྱི་ཚུལ་མིན་འགྱུར་ལྡོག་དང་ནང་སེམས་ཁམས་ཀྱི་འགྱུར་ལྡོག་གཉིས་ནི་ནད་སྐྱེད་བྱེད་གཙོ་བོ་གཉིས་སུ་འཛིན་པ་མ་ཟད་གདགས་སྲིབས་གཉིས་སུ་ཕྱེ་བ་རེད་དེ། སྔ་མ་ནི་རང་བྱུང་གནམ་གཤིས་ལ་ཚུལ་མིན་གྱི་འགྱུར་བ་བྱུང་བར་བརྟེན་རླུང་དང་། གྲང་བ། ཚ་བ། བརླན། སྐམ། དྲོད་ལ་སོགས་པའི་གནམ་གཤིས་གང་གིས་ཀྱང་ལུས་ལ་གཙེས་ནས་ནད་ཀྱི་རྐྱེན་དུ་འགྱུར་སྲིད་ལ། ཕྱི་མ་ནི་ཟས་སྐོམ་དང་ངལ་དུབ། སེམས་ཁམས་བཅས་ཀྱིས་ལུས་ལ་ཐེབས་པའི་ཤུགས་རྐྱེན་གྱི་སྐོར་རེད། ཁྱད་པར་དུ་དོན་ལྔའི་སྐྱེ་ལུགས་བྱེད་ལས་མི་འདྲ་བའི་དབང་གིས་སེམས་འགྱུ་མི་འདྲ་བ་སོ་སོས་ལུས་ལ་གནོད་ཚུལ་ལམ་གནོད་འབྲས་ཀྱང་མི་མཐུན་པ་འབྱུང་ཚུལ་བསྟན་ཡོད་དེ། དགའ་དྲགས་པས་སྙིང་ལ་གནོད་པ་དང་། དེ་བཞིན་ཁོང་ཁྲོས་མཆིན་པ། སྡུག་བསྔལ་གྱིས་གློ་བ། སེམས་ཁྲལ་གྱིས་མཆེར་བ། དངངས་སྐྲག་གིས་མཁལ་མ་བཅས་ལ་དམིགས་བསལ་དུ་གནོད་ཚུལ་བསྟན་པ་མ་ཟད། སེམས་ཁམས་ནི་ནད་འགྱུར་རྒྱུན་ལྡན་གོ་རིམ་ལ་འགྱུར་བ་གཏོང་མཁན་ནམ་ཡང་ན་ནད་གཞི་ཇེ་སྡུག་ཏུ་འགྲོ་བའི་རྐྱེན་གཙོ་བོ་ཡིན་པར་བཤད།

བཞི། བརྟག་ཐབས་དང་གསོ་ཚུལ་གྱི་བཤད་པ།

༡ བརྟག་ཐབས། བཀའ་འབུམ་ལས་བསྟན་པའི་བརྟག་ཐབས་ལ་ལྟ་བ་དང་ཉན་པ། དྲི་བ། རིག་པ་བཅས་བཞི་ཡོད་ཅིང་། འདི་ནི་ཕྱིས་ཀྱི་རྒྱ་ནག་གསོ་རིག་གི་བརྟག་ཐབས་རིག་པའི་རྩ་དོན་དུ་གྱུར། བཀའ་འབུམ་དུ་བརྟག་པ་ལ་མཁས་པའི་སྨན་པ་ཡིས་ལྟ་རེག་སྒོ་ནས་ཐོག་མར་གདགས་སྲིབས་འབྱེད་དགོས་ལ། ངོ་མདངས་གསལ་མིན་གྱིས་ནད་ཀྱི་གནས་རྟོགས་པར་བྱ་བ། དབུགས་དང་སྐད་ཀྱི་འབྱིན་སྟངས་ལ་ཉན་ནས་གང་ན་བའི་ཚུལ་རྟོགས་ཐུབ་པ། དུས་བཞིའི་རྩ་ཡིས་གཙོ་ཕལ་འབྱེད་པ། མཁྲིག་མའི་ཡར་ཟུར་རྩ་ལ་རེག་སྟེ་བྱིང་རྒྱས་བརྟག་པ་ཡིས་ནད་གང་ལས་སྐྱེས་པ་ཤེས་ནུས་པ། དེ་ལྟར་བཅོས་ན་འཁྲུལ་བ་མི་འབྱུང་ཞིང་བརྟག་འབྲས་ལའང་ནོར་འཁོལ་འབྱུང་མི་སྲིད།

ཐོག་མར་ལྟ་བའི་ཐད་དུ་མདངས་ལེགས་མིན་ནི་ལུས་པོ་བདེ་ཐང་ཡིན་མིན་འབྱེད་བྱེད་ཀྱི་ཆ་གཙོ་བོ་ཞིག་ཡིན་ལ། ངོ་མདངས་བཟང་ངན་གྱིས་དོན་ལྔའི་རླུང་ཁྲག་གི་འཕེལ་འགྲིབ་མཚོན་ཐུབ་པས་ནད་མཚུག་ལེགས་མིན་བརྟག་པའི་ཐབས་གཙོ་བོ་ཞིག་ཡིན། གཞན་བཀའ་འབུམ་ལས་རྒྱུན་ལྡན་མ་ཡིན་པའི་ལྗེ་ཕྲ་14ཡི་འགྱུར་ལྡོག་དང་དེའི་ནད་གཞི་མི་འདྲ་བའི་བར་གྱི་འབྲེལ་བ་བསྟན་ཡོད།

ཉན་པ་ལ་ཤེས་ཆེར་འཇུག་པའི་རྒྱ་ཡིག་ཝུན་(闻)ཞེས་པ་ཞིབ་ཕྲར་ཕྱེས་ན་སྒྲ་ལ་ཉན་པ་ལས་གཞན་ད་དུང་དྲི་ལ་སྣོམ་པའང་འདུ་བས། བཀའ་འབུམ་དུ་སྒྲ་ལྔ་དང་དྲི་ལྔ་ཞེས་དོན་སྟོང་གང་ཉུང་ལ་ནད་གྱུར་བྱུང་ན། རང་རང་གི་སྒྲ་འབྱིན་ཚུལ་དང་དྲི་མ་མི་འདྲ་བ་འབྱུང་ཞེས་དྲི་ངན་དང་ནད་གཞིའི་བར་གྱི་འབྲེལ་བ་བཅས་ཀྱང་བསྟན།

དྲི་བའི་བརྟག་ཐབས་ལ་བཀའ་འབུམ་གྱིས་ཤིན་ཏུ་གཙིགས་ཆེན་བྱེད་དེ། ནད་བརྟག་པའི་སྐབས་སུ་ཐོག་མར་ཇི་ལྟར་བྱུང་བ་དང་ཟས་སྐོམ་མ་ཉུང་བ་གང་བསྟེན་པ། སྤྱོད་ལམ་གང་ཞིག་ཚད་ལས་ཐལ་བ། ཡང་ན་དུག་ཕོག་པ་ཡིན་མིན་ལ་སོགས་ཞིབ་པར་མ་དྲིས་པར་ཐད་ཀར་མཁྲིག་མའི་རྩ་ལ་འཇུས་ཚེ་ནད་གང་རྟོགས་དཀའ་བའི་ཚུལ་སྨྲས་ཤིང་། གསོ་བཅོས་མ་བྱས་སྔོན་ལ་ངེས་པར་ནད་གཞི་ཐོག་མར་བསྐྱེད་ཚུལ་དང་ད་ལྟའི་ན་ལུགས་ལེགས་པར་ཤེས

དགོས་པ་མ་ཟད། ནད་པའི་ཟས་སྤྱོད་དང་སེམས་ཁམས། སྤྱི་ཚོགས་ལས་གནས་ཀྱི་འགྱུར་བ་ལ་སོགས་དྲིས་ནས་ཡོངས་སུ་ཤེས་དགོས་པར་བསྟན།

རེག་པའི་བརྟག་ཐབས་ཐད་དུ་བཀའ་འབུམ་ལས་རྩ་ལ་རེག་པ་དང་པགས་པར་རེག་པ་གཉིས་བསྟན་ཡོད་དེ། རླུང་ཁྲག་རྩ་ལམ་བརྒྱུད་ནས་ལུས་ཡོངས་ལ་འཁོར་བ་ཡིན་པས་རྩའི་འཕར་ཚུལ་གྱི་འགྱུར་ལྡོག་ལས་ནད་ཀྱི་གནས་དང་ངོ་བོ། སྙིང་རླུང་དྲག་ཞན། ནད་མཇུག་ལ་སོགས་པའི་གནས་ཚུལ་རྟོགས་ཐུབ་པར་བཤད་ཅིང་། དེ་ཡང་གཙོ་བོ་གནས་གསུམ་ཕྱོགས་དགུ་ཞེས་པའི་རྩའི་བརྟག་ཐབས་(三部九候法)①ཡིན་ལ། སྐེའི་གཉིད་ལོག་འཕར་རྩ་དང་མཁྲིག་མའི་ཡར་ཟུར་འཕར་རྩ་གཉིས་སྡེབ་ནས་བརྟག་པ།(人迎村口诊脉法) ཕོ་རླུང་(胃气)འབེལ་འགྲིབ་ལ་བརྟག་པ་སོགས་དུ་མར་བྱུང་ཡོད་དེ། གཞུང་འདིར་རྩའི་བརྟག་ཚུལ་ཤིན་ཏུ་ཞིབ་པར་བཀྲལ་ནས་སྟོན་ཡོད་ཅིང་རྩ་ཡི་འཕར་ལུགས་མི་འདྲ་བ་40ལྷག་ཏུ་ཕྱེས། དོན་ལྔའི་རྩ་དང་དུས་བཞིའི་རྩ་ཞེས་རྩ་འཕར་ཚུལ་དང་དོན་ལྔའི་བར་གྱི་འབྲེལ་བ། དེ་བཞིན་རྩ་འཕར་ཚུལ་དང་དུས་བཞིའི་བར་གྱི་འབྲེལ་བ་བཅས་བསྟན། པགས་པ་ལ་རེག་པ་ཞེས་པ་ནི་གཙོ་བོ་ལག་པའི་གྲུ་མོ་ནས་མཁྲིག་མའི་བར་གྱི་སྐྱི་པགས་ལ་རེག་པ་ཡིན་ཏེ། གཙོ་བོ་རྩ་ཡི་སྒོ་ནས་ནད་གཞིར་བརྟག་པར་རམ་འདེགས་བྱ་བའི་སླད་དུ་ཡིན། གཞན་བཀའ་འབུམ་དུ་རྩ་བལྟ་དུས་ནི་ཐོ་རངས་གཉིད་ལས་སད་མ་ཐག་ཏུ་ལྟ་རྒྱུ་གལ་ཆེ་ཚུལ་བསྟན། དེ་ལྟར་བརྟག་ཐབས་བཞི་ག་ལས་གང་ཡང་ཆད་མི་རུང་བར་ཕན་ཚུན་ལྷན་དུ་འབྲེལ་བའམ་རམ་འདེགས་ཀྱི་སྒོ་ནས་བརྟག་དགོས་ལ། དེ་ལས་ཀྱང་མདོར་ན་དཔྱིབས་མདངས་ལ་ལྟ་བ་དང་རྩ་ལ་རེག་པ་གཉིས་ནི་དེ་རྣམས་ལས་ཆེས་གལ་ཆེ་བ་གཉིས་སུ་བཟུང་འདུག །

དེ་ལྟར་བཀའ་འབུམ་དུ་རྩའི་བལྟ་གནས་གསུམ་དུ་བྱེད་ལ་ཕྱིས་ཀྱི་སྨན་པ་མཁས་པ་ཀྱང་ཀྱང་ཅིན་གྱིས་ཀྱང་གནས་གསུམ་གྱི་ལུགས་འདིའི་རྗེས་སུ་འབྲངས་པར་བྱེད། དེ་ན་ཀྱང་ཀྱང་ཅིན་གྱི་སྟོན་ཙམ་ལ་བྱུང་བའི་དཀའ་བའི་གཞུང་ཞེས་པར། བཀའ་འབུམ་གྱི་གནས་གསུམ་ལས

① གནས་གསུམ་ཞེས་པ་ནི་སྟོད་སྨད་བར་གསུམ་སྟེ་མགོ་བོ་དང་ལག་པ། རྐང་པ་བཅས་གསུམ་དང་། ཕྱོགས་དགུ་ནི་གནས་རེ་རེ་ལ་གནམ་དང་མི་དང་ས་བཅས་རིམ་པ་གསུམ་གསུམ་དུ་ཕྱེས་པས་དགུ་སྟེ། གོ་རིམ་བཞིན་མགོ་བོའི་ཐོད་པ་(太阳)དང་རྣ་མདུན།(耳门) འགྲམ་པ་(地仓、大迎)བཅས་ཀྱི་འཕར་རྩ་གསུམ་དང་། ལག་པ་ལ་མཁྲིག་མའི་ཡར་ཟུར་(手太阴)དང་མཁྲིག་མའི་མར་ཟུར།(手少阴) ལག་པའི་མཐེ་རྒྱབ་མཐེབ་མོ་གོང་བར་(手阳明)གྱི་འཕར་རྩ་གསུམ། རྐང་པའི་བརླའི་ནང་སྲུལ་སྡེ་ཁུད་དང་ཉེ་བ་(足厥阴)དང་བརླའི་ནང་སྲུལ་སྲུས་མོ་དང་ཉེ་བ།(足太阴) ནང་ལོང་རྒྱབ་ཞོང་(足少阴)བཅས་ཀྱི་འཕར་རྩ་གསུམ་བཅས་སོ། །

ལག་པའི་མཁྲིག་མའི་ཡར་ཟུར་གྱི་རྩར་བལྟ་བ་(寸口诊法)དེ་བལྟ་གནས་གཙོ་བོར་(独取寸口)བཟུང་བ་མ་ཟད། དེ་ལ་ཚོན་(寸)ཀོན་(关)ཁྲུ་(尺)ཞེས་པའི་དབྱེ་བ་གསུམ་བགྱིས་ནས་དེ་དག་གི་གདགས་སྲིབས་དང་ཕྱི་ཡང་བར་མའི་མནན་ཚད་བཅས་བཀོད་ཡོད། དུས་རབས་གསུམ་པའི་སྐད་དུ་རྩ་དཔྱད་རྩོམ་མཁན་ཝང་ཧྲུའུ་ཧེ་ཡིས་མཁྲིག་མའི་ཡར་ཟུར་རྩ་ཡི་བལྟ་ཚུལ་དེ་རང་རྩལ་དུ་བཏོན་ཞིང་། ལག་པ་གཡས་གཡོན་གྱི་ཚོན་ཀོན་ཁྲུ་ཡི་གནས་དྲུག་ཏུ་རང་རང་བརྟག་བྱའི་དོན་སྙོད་གཏན་ལ་ཕབ། དེ་ཙམ་མ་ཟད་འདི་བས་ད་དུང་རྩའི་འཕར་ཚུལ་སྟོན་པའི་ཐ་སྙད་ཚད་ལྡན་ཅན་དུ་བཏང་ནས་འཕར་ལུགས་24རུ་བསྡུས་ལ།[①] གཞན་རྒྱས་དང་འབུར། གྲིམས་དང་དྲག ཁེངས་དང་མཁྲང་། འདྲིལ་དང་མགྱོགས། བྱིང་དང་གུད། ཕྲ་མཉེན་དང་གཙོད་པ། མཉེན་དང་ཕྲ་བྱིང་། ལྷོད་དང་བུལ་བཅས་འཕར་ཚུལ་ཕྱོགས་མཐུན་ཚན་པ་བརྒྱད་ལ་སོགས་པའི་སྒོ་ནས་རྩའི་འཕར་ཚུལ་ངོས་བཟུང་བའི་ལམ་སྲོལ་ཡངས་པོར་ཕྱེས་ཤིང་། འཕར་ཚུལ་དེ་རྣམས་ནད་ཐོག་ཏུ་སྦྱར་ནས་བུལ་ན་གྲང་བ་གཙོད་ན་ཁྲག་ཟད། ལྷོད་ན་ཞན་པ་སྲོམ་ན་ཚ་བ་ལ་སོགས་འཕར་ལུགས་དང་ནད་གཞི་སྦྱར་ཐབས་དུ་མར་བཤད་ལ། ཀྲང་ཀྲུང་ཅིན་གྱིས་འདི་རྣམས་ཀྱི་སྟེང་དུ་གདགས་སྲིབས་དང་ཕྱི་ནང་།(表里) ཚ་གྲང་།(寒热) དྲག་ཞན་(虚实)བཅས་ནད་ངོས་བཟུང་བའི་རྩ་གནད་བརྒྱད་(八纲)གསལ་པོར་བསྟན།

༢ བཅོས་ཐབས། གསོ་ཐབས་ཀྱི་ཐད་དུ་བཀའ་འབུམ་ལས། ནད་ཐོག་བཅོས་བསྐྱེད་ཡོད་མེད་གཙོ་བོ་ནི་ནད་ཇི་ལྟར་གྱུར་པའི་ཚུལ་ལས་ནད་ཀྱི་ངོ་བོ་གསལ་པོར་རྟོགས་ཡོད་མེད་དང་། ནད་པའི་ནད་ཀྱི་གནས་ཚུལ་མི་འདྲ་བར་གཞིགས་ནས་གསོ་ཐབས་མི་འདྲ་བ་བསྟེན་ཐུབ་མིན་ལ་རག་ལས་པར་བསྟན་ཡོད་དེ། དཔེར་ན་ནད་གྱུར་གྱི་ཁྱད་ཆོས་དང་ནད་པའི་རང་བཞིན། ནམ་ཟླ་དུས་ཀྱི་འགྱུར་བ། གནས་སའི་ཡུལ་བཅས་ཀྱི་སྒོ་ནས་གསོ་ཐབས་མི་འདྲ་བ་བསྟེན་པ་ལྟ་བུ་དང་།

ནད་གཞིའི་ཕྱི་ནང་(标本)གཉིས་སམ་རྟགས་དང་ངོ་བོ་གཉིས་ཡོངས་སུ་རྟོགས་ན་ནད་གཟིད་གསོ་ཐབས་ཀྱི་གནད་ཆེད་བཏུབ་ལ། ཕྱི་ནང་གཉིས་ཞེས་པ་ནི་ལྟོས་བཅས་ཀྱི་གོ་དོན

① འཕར་ལུགས་ཉེར་བཞི་ནི་རྒྱས་(浮)དང་འབུར།(芤) སྲོམ།(洪) འདྲིལ།(滑) མགྱོགས།(数) ན་སྡོད།(促) གྲིམས།(弦) དྲག(紧) བྱིང་།(沉) གུད།(伏) ཁེངས།(革) མཁྲང་།(实) ཕྲ་མཉེན།(微) གཙོད།(涩) ཕྲ།(细) མཉེན།(软) ཕྲ་བྱིང་།(弱) ཞན།(虚) འཚོལ།(散) ལྷོད།(缓) བུལ།(迟) འདྲི་སྡོད།(结) འཆི་སྡོད།(代) རྒྱུག་(动)བཅས་ཡིན།

ཞིག་ཡིན་ཏེ། ནད་ཀྱི་རྒྱུ་ནང་དང་རྟགས་ཕྱི། ཐོག་མར་བྱུང་བ་ནང་དང་རྗེས་སུ་ཟླ་བརྟན་དུ་བྱུང་བ་ཕྱི། སྲུང་རླུང་(正气)ནང་དང་ནད་རླངས་(邪气)ཕྱི། ནད་པ་ནང་དང་སྨན་པ་ཕྱི་བཅས་ཕྱོགས་དུ་མ་ཞིག་ལ་འཇུག །དེ་ལྟར་ནད་མྱུར་བའི་རིགས་ནི་སྟེན་ལ་ཕྱི་བཅོས་ཤིང་དལ་བའི་རིགས་ནི་སྟེན་ལ་ནང་བཅོས་དགོས་ཏེ། ནད་ཀྱི་ཕྱི་ནང་མྱུར་བུལ་གྱི་སྒོ་ནས་བཅོས་པའི་ཐ་གཞུག་དང་གཙོ་ཕལ་འབྱེད་དགོས་པར་སྨྲ། ཁྱད་པར་དུ་ན་བའི་བརྒྱུད་རིམ་ནི་ནད་རླངས་དང་སྲུང་རླུང་གཉིས་ཕན་ཚུན་འཐབ་པའི་གོ་རིམ་ཡིན་པས་ནད་གསོ་བ་ནི་སྲུང་རླུང་ལ་རོགས་འདེགས་དང་ནད་རླངས་སྤྱོང་པའི་(扶正祛邪)གོ་རིམ་ཡིན་ཚུལ་བསྟན་ནས། སྟོད་ནད་རྒྱུགས་དང་སྨད་ནད་བཤལ། ཕྱི་པགས་ནད་ནི་རྔུལ་དུ་འདོན་པ་བཅས་ནད་རླངས་སྤྱོང་བའི་ཐབས་ཚུལ་བསྟན། གཞན་དུ་ན་གདགས་སྲིབས་འབྲུགས་པ་རང་མལ་དུ་སློམས་པར་བྱས་ནས་སླར་ཡང་སྲིབས་སློམས་གདགས་བརྟན་གྱི་ཚད་དུ་སླེབས་པར་བྱ་བ་ནི་བཀའ་འབུམ་ལས་བསྟན་པའི་གསོ་བཅོས་རྩ་དོན་ཞིག་ཡིན་ཏེ། གྲང་བ་དྲོད་ཀྱིས་གསོ་བ་དང་ཚ་བ་བསིལ་གྱིས་གཞོམ་པ། ཞན་པ་བསྐྱེད་ཅིང་དྲག་པ་སྦྱོང་བ་ལ་སོགས་ཐབས་ཅི་རིགས་སུ་བསྟན།

གསོ་ཐབས་ལ་ཁམས་གསོ་དང་གཅག་ཁབ། འཕུར་མཉེད། ཚ་དུགས། སྨན་སྦྱོར་བཅས་ཡོད་ལ། སྨན་སྦྱོར་ལའང་ཐང་དང་སྨན་ཆང་། རིལ་བུ། ཕྱེ་མ། ལྡེ་གུ། མཆིལ་བཏུལ་ལ་སོགས་མཆིས་པ་མ་ཟད་གཞན་ད་དུང་རྒྱ་ལུམས། ནི་ཏུ་ཀ། ཐུར་མས་ཆུ་གསོག་པ་འདྲེན་པ། ཡན་ལག་གཅོད་པའི་ལག་ཐབས་ལ་སོགས་ཀྱང་དུ་མ་ཞིག་བསྟན།

ལྔ། སྔོན་འགོག་དང་བདེ་སྲུང་བཅུད་ལེན་གྱི་བསམ་བློ།

བཀའ་འབུམ་ལས་ནད་གཞི་སྔོན་འགོག་ལ་གཙིགས་ཆེན་བྱེད་ཅིང་། མི་འཕྲོད་པ་དང་མི་མཐུན་པའི་རྐྱེན་གྱི་གནས་སྐབས་ནས་ནད་གཞིའི་མཇུག་འབྲས་གཏན་འཕེལ་བྱས་ཡོད་ཙ་ན་མ་བྱུང་སྔོན་ལ་འགོག་སྲུང་བྱ་བ་ཡིན་ཏེ། སྨན་པ་མཆོག་ཏུ་གྱུར་པས་ནི་ནད་བྱུང་ཟིན་པའི་བར་དུ་མི་སྡོད་པར་མ་བྱུང་སྔོན་ནས་གསོ་བ་དང་། ནད་ཀྱི་ངོ་བོ་འཁྲུགས་པའི་བར་དུ་མི་སྒུག་པར་མ་འཁྲུགས་སྔོན་ནས་གསོ་དགོས། རྒྱུ་མཚན་དེའི་དབང་གིས་ནད་བྱུང་ཚར་ནས་གསོ་བར་རྩོམ་པ་དང་འཁྲུགས་ཟིན་ནས་ད་གཟོད་བཅོས་པར་འདོད་པ་ནི། ཁ་སྐོམ་པ་ན་ཁྲོམ་པ་རྐོ་

བ་དང་དམག་རྒྱག་དགོས་པ་ན་མཚོན་ཆ་བཟོ་བར་རྩོམ་པ་དང་འདྲ་བས་འཕྱིས་དྲགས་པ་མ་ཡིན་ནམ་ཞེས་གདམས་པར་བྱེད། དེ་བཞིན་བཀའ་འབུམ་དུ་བདེ་སྲུང་སྐོར་གྱི་ས་བཅད་ཀྱིས་མང་ཙམ་ཟིན་པ་མ་ཟད། དུས་བཞིའི་ནམ་ཟླ་འགྱུར་བའི་ཆོས་ཉིད་དང་སྦྱར་ཏེ་དུས་ཚིགས་རེ་རེའི་བདེ་སྲུང་གི་ཐབས་ལམ་ཡང་མི་འདྲ་བར་བསྟན་ཏེ། དཔྱིད་དབྱར་ལ་གདགས་སྲུང་ངམ་སྐྱེ་སྟོབས་སྤེལ་ཞིང་མི་འགོག་ལ་སྟོན་དགུན་ལ་སྲིབས་སྲུང་ངམ་ལུས་བཅུད་གསོག་ཉར་དགོས་ཚུལ་བཤད། དེ་བཞིན་ཁེ་གྲགས་ཡོངས་སྤྱོད་ཕལ་བར་ལྟ་ཞིང་སེམས་ནང་དུ་བསྡུས་ནས་འདོད་འདུན་ཇེ་ཉུང་དུ་བྱེད་པ་ནི་ཞི་བར་གནས་པའི་བདེ་སྲུང་གི་ཐབས་གལ་ཆེན་ཞིག་དང་། རྩོལ་བ་དང་གོམ་བགྲོད་བསྟེན་པ། ང་རྒྱལ་དཔྱད་སྨན་འཕྲོད་པར་བསྟེན་ཏེ་ནད་མེད་པར་གནས་ཐབས་སོགས་བསྟན།

བཅུད་དང་། རླུང་། སེམས་གསུམ་ནི་མི་ལུས་ཀྱི་ནོར་བུ་གསུམ་དུ་བལྟ་ཞིང་། དེ་ལས་ཀྱང་བཅུད་ཅེས་པ་ཚེ་སྲོག་གནས་པའི་དངོས་པོའི་མ་རྩ་ཡིན་ལ། སྐྱེ་བ་དང་རྒ་བ། འཆི་བ་དང་བཅས་ཐམས་ཅད་མཁལ་མའི་བཅུད་རླུང་གི་འཕེལ་འགྲིབ་ལ་རག་ལས་པས། མཁལ་བཅུད་སྲུང་བ་ནི་ཚེ་ཐག་བསྲིང་བའི་ཐབས་དམ་པར་འཛིན། དེ་ལས་ལྡོག་སྟེ་ཆང་རག་སྐོམ་བཞིན་བསྟེན་རྗེས་འདོད་པ་ཡོངས་སུ་སྤྱད་ནས་སྲིབས་བཅུད་དང་དྭངས་མའི་རླུང་རྣམས་ཟད་པར་མི་བྱ་ལ། རྒྱུན་པར་དྲག་ཤུལ་གྱི་ལས་རྣམས་སྤང་ནས་ཟས་སྐོམ་འཕྲོད་ཅིང་སྤྱོད་ལམ་མཐུན་པར་བསྟེན་དགོས་ཚུལ་བསྟན།

དྲུག ཁམས་དུས་ཉེར་སྤྱོད་སྨྲ་བ།

ཁམས་དུས་ཉེར་སྤྱོད་ཅེས་པ་ལ་ཁམས་ལྔ་དུས་དྲུག(五运六气)གི་ཚུལ་ལུགས་ཉེ་བར་སྤྱོད་པ་ཞེས་ཀྱང་བྱ་སྟེ། རང་བྱུང་ཁམས་དང་མི་ལུས་བར་གྱི་འབྲེལ་བ་དང་། ཁྱད་པར་དུ་ནམ་ཟླའི་འགྱུར་བ་ཡིས་མིའི་སྐྱེ་ལུགས་དང་ནད་ལུགས་ལ་འགྱུར་བ་བསྐྱེད་ཚུལ་ལ་ཞིབ་པར་བརྟག་ནས་ཕན་པ་བསྟེན་ཞིང་གནོད་པ་སྤང་སྟེ་ནད་གཞི་སྔོན་འགོག་བྱ་བའི་བཞེད་ལུགས་ཤིག་ཡིན། དེ་ཡང་ལོ་ཁམས་བཅུ(十天干)ས་ལྷགས་ཚུ་ཤིང་མེ་བཅས་ཁམས་ལྔ་རུ་གྱུར་ལ། ལོ་རྟགས་བཅུ་གཉིས(十二地支)སྲིབས་གསུམ་གདགས་གསུམ་ལ་འབྲེལ་ནས་མེ་དང་། རྡོད། བརླན། སྐམ།

རླུང་། གྲང་བ་བཅས་ཀྱི་ཁྱད་ཆོས་འཛིན་པའི་དུས་དྲུག་ཏུ་གྱུར། ཁམས་དང་དུས་གཅིག་ཏུ་སྦྱར་བ་ན་བཅོ་ཐབས་རེས་ཅན་བརྒྱད་དེ་ལོ་རེའི་ནམ་ཟླའི་འགྱུར་བ་དང་ནད་ཡམས་མཆེད་ཚུལ་ཇེས་སུ་དཔོག་ནུས་ཞེས་བཤད། དེ་ལྟར་བཀའ་འབུམ་དུ་བསྟན་པའི་ཁམས་དུས་ཉེར་སྦྱོད་ཀྱི་བཞེད་པ་ལྟར་ན་རང་བྱུང་ཁམས་ཀྱི་ནམ་ཟླའི་འགྱུར་བ་ལ་འཁོར་ཡུན་གྱི་ཆོས་ཉིད་ལྡན་ལ། དེ་བཞིན་ལུས་ཀྱི་ནད་གྱུར་ལའང་འགྱུར་ལྡོག་གི་ཆོས་ཉིད་མངོན་གསལ་ལྡན། ཁྱད་པར་དུ་ཁམས་དུས་དམན་དྲགས་སམ་ལྷག་དྲགས་པའི་སྐབས་ན་ཚུལ་འདི་གསལ་པོར་མཐོང་ནུས།

ཤིང་དུས་ལྷག་པར་གྱུར་ན་རླུང་ཆེ་ཏེ་རྒྱུ་ཞིང་མཆེར་བ་ས་ཁམས་ལ་ནད་རླངས་ཐེབས། མེ་དུས་ལྷག་པར་གྱུར་ན་དྲོད་ཆེ་ཏེ་རྒྱུ་ཞིང་གློ་བ་ལྕགས་ཁམས་ལ་ནད་རླངས་ཐེབས། ས་དུས་ལྷག་པར་གྱུར་ན་ཆར་བརླན་ཆེ་ཏེ་རྒྱུ་ཞིང་མཁལ་མ་ཆུ་ཁམས་ལ་ནད་རླངས་ཐེབས། ལྕགས་དུས་ལྷག་པར་གྱུར་ན་སྐམ་པ་ཆེ་ཏེ་རྒྱུ་ཞིང་མཆིན་པ་ཤིང་ཁམས་ལ་ནད་རླངས་ཐེབས། ཆུ་དུས་ལྷག་པར་གྱུར་ན་གྲང་བ་ཆེ་ཏེ་རྒྱུ་ཞིང་སྙིང་མེ་ཁམས་ལ་ནད་རླངས་ཐེབས། དེ་ལྟར་ནམ་ཟླ་གནམ་གཤིས་འགྱུར་བ་ནི་ཤིན་ཏུ་རྙོག་འཛིང་ཅན་ཞིག་ཡིན་པའི་ཆ་ནས། དེར་འགྱུར་བ་གཏོང་བྱེད་ཀྱང་སྣ་ཚོགས་པར་སྣང་། དེ་བས་ཁམས་དུས་ཉེར་སྦྱོད་སྨྲ་བའི་ནང་དོན་ལ་གསོ་བ་རིག་པ་ལས་གཞན་ད་དུང་གནའ་བོའི་གནམ་རིག་དང་། གནམ་གཤིས་རིག་པ། ལོ་ཐོ། སྐྱེ་དངོས་རིག་པ་སོགས་ཕྱོགས་མང་པོའི་ཤེས་བྱ་དང་འབྲེལ་བ་ཡོད།

བདུན། ཚ་གྲང་ནད་ལ་རྒྱུན་དྲུག་རྣམ་གཞག(六经辨证)དང་དོན་སྣོད་ཀྱི་བཤད་པ།

སྐབས་འདིར་བཤད་པའི་ཚ་གྲང་ནད་ཅེས་པ་ཕྱི་རྐྱེན་ལས་བསྐྱེད་པའི་ནད་ཐམས་ཅད་དང་རིམས་ནད་ཅི་རིགས་ལ་འཇུག །བཀའ་འབུམ་དུ་ཕྱི་རྐྱེན་ལས་བྱུང་བའི་ཚ་བའི་ནད་ཀུན་གྱི་རྒྱུ་རྐྱེན་འདི་རང་གི་ཆར་འཛོག་པ་མ་ཟད། ཕྱི་རྐྱེན་ལས་བྱུང་བའི་ནད་རྒྱུན་དྲུག་བརྒྱུད་ནས་ཇི་ལྟར་འཕེལ་འགྱུར་བྱུང་བའི་ཚུལ་བསྟན་ཡོད། ཀྲང་ཀྲུང་ཅིན་གྱིས་འདི་ཡི་རྨང་གཞིའི་སྟེང་དུ་ཕྱི་རྐྱེན་ལས་བསྐྱེད་པའི་ནད་ཐམས་ཅད་ཀྱི་འགྱུར་ལྡོག་གོ་རིམ་ལ་བརྟག་དཔྱད་མཛད་ཅིང་། ནད་རླངས་ཀྱིས་རྒྱུན་འབྲེལ་དང་དོན་སྣོད་ལ་གཙོས་ནས་འཕེལ་འགྲིབ་བྱུང་བའི་ཚད་རིམ། ནད་པའི་སྤུང་རླུང་གི་དྲག་ཞན་དང་ནད་རྙིངས་ཡིན་མིན་བཅས་ལ་གཞི་བཙལ་ནས། ནད་འགྱུར་

ཀྱི་ཆོས་ཉིད་བཅལ་ཞིང་འདོད་ཚུལ་གསར་པ་མང་པོ་ཞིག་བཏོན་ཡོད། མདོར་བསྡུས་ན་རྒྱུན་དྲུག་གི་སྒོ་ནས་ཚ་གྲང་ནད་ལ་འགྲེལ་བཤད་བྱེད་པ་སྟེ། ཕྱི་རྐྱེན་ལས་བྱུང་ཚ་བའི་ནད་འཕེལ་བའི་བརྒྱུད་རིམ་སོ་སོའི་ནད་རྟགས་ཅི་རིགས་སུ་མངོན་པ་རྣམས་རྟགས་བཙོས་བྱ་བའི་རྩ་དོན་དུ་འཛིན་པ་ཡིན་ལ། ནད་རླངས་ཕྱི་པགས་ལ་ཞུགས་ཚེ་ཟུངས་སྐྱོབས་དང་འགོག་རྒོལ་དོ་མ་མཉམ་པའི་(营卫不和)དབང་གིས་རྟགས་དུ་མ་ཞིག་སྟོན་པར་བྱེད་ཅིང་དེར་གདགས་ལྷང་ནད་(太阳病)ཅེས་ཟེར། ནད་རླངས་དང་སྲུང་རླུང་གཉིས་ཕྱི་ནང་མཚམས་སུ་འཁྲུགས་པའི་གནས་སྐབས་ལ་གདགས་བྱིང་ནད་(少阳病)ཅེས་ཟེར། གལ་སྲིད་ནད་རླངས་ཕྱི་ནས་ནང་དུ་ཞུགས་ཏེ་གདགས་ཚ་ཆེ་ཏུ་རྒྱས་པ་ན་གདགས་རྒྱས་ནད་(阳明病)ཅེས་བྱ། དེ་ལྟར་གདགས་ནད་འདི་གསུམ་གྱི་ཁྱད་ཆོས་ནི་ནད་རླངས་འཕེལ་ཞིང་སྲུང་རླུང་ཡང་ཉམས་མེད་པས་ཕྱི་ཚ་ལ་ནང་གྲང་བ་དང་། ན་ཡུན་ཐུང་ཟད་ཐུང་། སྲིབས་ནད་གསུམ་ནི་མ་གཞི་ནས་དོན་སྙིང་དམས་ཤིང་ཉམས་པར་གྱུར་པའམ་ནད་རླངས་བཙན་དྲགས་པས་ནང་དུ་བརྫོལ་བ་རེད་ལ། ཡང་ན་གདགས་གསུམ་ནད་བཅོས་ལོག་པའི་དབང་གིས་སྲུང་རླུང་ལ་གནོད་པ་ཐེབས་པ་ལ་བྱ་བས། ནང་དུ་ཞབ་ཞིང་གྲང་ལ། ན་ཡུན་ཡང་ཐུང་ཟད་རིང་།

ཁོང་གིས་ད་དུང་ནད་པའི་གནས་ཚུལ་མི་འདྲ་བའི་དབང་གིས་ཕྱི་རྐྱེན་ལས་བྱུང་བའི་ནད་རྣམས་ཀྱང་ངེས་པར་དུ་རྒྱུན་དྲུག་པོ་གོ་རིམ་ལྟར་ནང་དུ་འཇུག་དགོས་པའི་ངེས་པ་མེད་དེ། བརྒྱུད་དང་མི་བརྒྱུད་པའི་སྣང་ཚུལ་ཅི་རིགས་མཆིས་ཏེ། བརྒྱུད་པར་ཡང་རིམ་ཅན་དང་རིམ་ཅན་མ་ཡིན་པ། ཡང་ན་ཐད་ཀར་གཅིག་ཁོ་ནར་བརྒྱུད་པ་སོགས་ཡོད་པས་རྒྱུན་གཅིག་ཅན་གྱི་ནད་དང་རྒྱུན་གཉིས་ཅན་གྱི་ནད། རྒྱུན་གསུམ་ཅན་གྱི་ནད་བཅས་ལྷན་པ་དང་འདུས་པའི་ནད་ཡོད་ལ། བརྟག་བཅོས་ལོག་པའི་དབང་གིས་བསྐྱེད་པའི་ངོ་བོ་གཞན་དུ་ལྡོག་པའི་ནད་དང་གདུག་པའི་ནད་ཀྱང་ཡོད་པར་བཤད།

རྒྱུན་དྲུག་གི་སྒོ་ནས་ནད་ངོས་དབྱེ་བ་ཞེས་པ་ནི་ཕྱི་རྐྱེན་ལས་བྱུང་བའི་ཚ་བའི་ནད་ཀུན་གྱི་མངོན་རྟགས་རིགས་དྲུག་ཏུ་ཕྱེས་ལ། ཚ་གྲང་ངོས་འཛིན་ཐད་དུ་ཐོག་མར་གདགས་སྲིབས་ལ་ཤན་དབྱེ་བ་དང་དེ་ནས་ཕྱི་ནང་དང་དྲག་ཞན། ཚ་གྲང་བཅས་འབྱེད་དགོས་ཏེ། དེ་ལྟར་རྒྱུན་

དྲུག་མངོན་རྟགས་འགྱུར་ལྡོག་ལ་བྱི་སྦོམ་བྱས་ན་ནད་གཞི་དག་གི་གཙོ་ཕལ་ཤེས་སླ་ལ། ནད་རྟགས་ཀྱི་ངོ་བོ་དང་འགྱུར་ལྡོག་ལའང་ངོ་འཕྲོད་ནས་གསོ་བཅོས་ཀྱི་རྩ་དོན་རྙེད་པར་འགྱུར་ཅེས་གསུངས།

སྤྱིར་ཚ་རྫོད་ཀྱི་ནད་འདི་ལ་ཕྱིས་སུའང་ངོས་འཛིན་མི་འདྲ་བ་བརྒྱུད་མར་བྱུང་ནས་འཕྲུས་ཚང་ཅན་དུ་གྱུར་ཡོད་པས་སྔ་མའི་གཞུང་རྣམས་ལ་འབྲེལ་ཏེ་ཙུང་ཟད་སྤྲོས་ན། སྤྱིར་ཚ་བའམ་རྫོད་ཀྱི་ནད་ནི་བཀའ་འབུམ་ལ་སོགས་པའི་གཞུང་རྙིང་བ་རྣམས་སུའང་ཉུང་ངུར་བཤད་ཅིང་། གྲང་གྲུང་ཅན་གྱི་ཚ་གྲང་རྣམ་བཤད་དུ་ཚ་བའི་མངོན་རྟགས་དང་ཚ་བ་གཞོམ་པའི་བཅོས་ཚུལ་བཅས་ཙུང་ཟད་གསལ་པོར་བསྟན། དེའི་རྗེས་སུ་ཝང་ཧྲུའུ་ཧྲུ་ཡིས་ཚ་བ་ནི་ནམ་ཟླའི་དུས་ལ་འབྲེལ་བ་ཡོད་ཚུལ་དང་། ཕྱིས་ཀྱི་སྨན་པ་རྣམས་ཀྱང་རིམ་པར་ལོ་རེའི་ནད་རླངས་དང་ནད་དུག་རྒྱུ་དུས་ལ་རག་ལས་ཚུལ་སོགས་བཞེད་པ་དུ་མར་བྱུང་ཞིང་། པེ་སུང་སྐབས་ཀྱི་ཕང་ཨན་ཧྲི་(庞安时)ཧྱ་བས་རྫོད་ནད་(温病)ནི་ཚ་གྲང་ནད་(伤寒)དང་མི་འདྲ་ཚུལ་བསྟན་ལ། ཀོ་ཡུང་(郭雍)གིས་རྫོད་ནད་ལ་ནད་རླངས་འཁྲིམས་པའི་རྫོད་ནད་(伏气的温病)དང་། ཕྱི་རྐྱེན་ཐོག་པའི་རྫོད་ནད།(新感的温病) འགོ་བའི་རྫོད་ནད་(传染的温病)བཅས་དབྱེ་བ་གསུམ་དུ་མཛད་ཅིང་དཔྱིད་ལྷང་རྫོད་ནད་(春温)ཅེས་པ་ཐོག་མར་བཏོན། དེ་ནས་ཅིན་ཡོན་གྱི་སྐབས་སུ་སླེབས་པ་ན་རྫོད་ནད་ཅེས་པ་ཚ་གྲང་ནད་ཀྱི་གཞུང་ལུགས་མ་ལག་ལས་ཡན་གར་དུ་ཕྱེས་ཤིང་གསོ་བཅོས་ལའང་ཐབས་ཚུལ་གཞན་དུ་མར་བྱུང་། སྐབས་འདིའི་འཕྲུས་ཆབ་མི་སྣ་ནི་ལུའོ་ཕན་སུའོ་ཡིན་ཞིང་། ཁོང་གིས་ཚ་བའི་ནད་ནི་མ་གཞི་ནས་ཚ་རྫོད་ཀྱི་སྨན་གྱིས་བཅོས་མི་རུང་བར་བསིལ་ཚའི་སྨན་གྱིས་སྲིབས་གསོས་ལ་ཚ་བ་གཅོག་པའི་བཅོས་བསྟེན་དགོས་ཞེས་གསལ་པོར་བསྟན་ནས། སྔོན་དུས་ཚ་བའི་ནད་ལ་ཚ་རྫོད་སྨན་གྱིས་བཅོས་པའི་གོམས་སྲོལ་ལ་སུན་འབྱིན་བྱས། དེ་བཞིན་མིང་རྒྱལ་རབས་ཀྱི་དུས་མགོའི་སྨན་པ་ཝང་ལོས་(王履)ཀྱིས་ཀྱང་རྫོད་ནད་ནི་ཚ་གྲང་ནད་དང་ལྷན་དུ་བསྲེ་མི་རུང་བས་ཚ་གྲང་ནད་ཀྱི་རྒྱུན་དྲུག་ནད་གྱུར་ལྟར་གསོ་བཅོས་ཀྱང་བསྟེན་མི་རུང་བར་སྨྲ།

དུས་རབས་བཅུ་བདུན་པའི་ལྷུའུ་ཡིག་ཞིན་འཚོ་བཞུགས་ཀྱི་སྐབས་འདིར་རིམས་ནད་དར

ཁྱབ་ཆེ་བས་མི་མང་པོའི་ཚེ་སྲོག་འཕྲོག་པ་ལ་རྐྱེན་བྱས་ཏེ། ཁོང་གིས་རིམས་ནད་ལ་བརྟག་ཞིབ་རྣལ་དུ་ཐེངས་པ་མཛད་ནས་རྩུབ་རླུང་སྨྲ་བའི་སྲོལ་ཕྱེས་ལ། བརྟག་དཔྱད་ཞིབ་འཇུག་དང་ནད་ཐོག་ཉམས་མྱོང་མང་དུ་བསགས་རྗེས་ལུའོ་ཕན་སུའོ་ལ་སོགས་སྔ་མའི་མཁས་པ་རྣམས་ཀྱི་ནད་ཀུན་དུས་རླངས་དུག་གིས་བསྐྱེད་པའི་འདོད་ཚུལ་ལ་སུན་ཕྱུང་ཞིང་། རིམས་ནད་ནི་རླུང་དང་གྲང་བ། ཚ་བ། རླན་པ་ལ་སོགས་ནམ་རྒྱུན་བཤད་པའི་རྐྱེན་དེ་རིགས་ཀྱིས་མ་བསྐྱེད་པར་དེ་ནི་གནམ་སའི་མཚམས་ཀྱི་ནད་རླངས་གཞན་ཞིག་ལས་བྱུང་བ་ཡིན། དེ་ལ་རྩུབ་རླུང་(戾气)དང་ཐོར་རླུང་།(杂气) རིམས་རླུང་(疫气)ལ་སོགས་སུ་འབོད། དེ་ན་ནད་གཞི་ཐམས་ཅད་རླུང་གྲང་ཚ་རླན་སྐམ་མེ་བཅས་དུས་དུག་གི་ནད་རླངས་ལས་འབྱུང་བ་དང་འདི་དུག་ལས་འདས་པའི་ནད་གཞན་གང་ཡང་མེད་པར་འདོད་པའི་སྔ་རབས་པའི་ལུགས་ནི་ཁྱབ་ཆུང་འདུག་སྙེ། དོན་ལ་འདི་དུག་ཏུ་མི་གཏོགས་པའི་ཐོར་རླུང་གཞན་ཡང་ཡོད་པ་མ་ཟད། ད་ལྟར་བསམས་ན་དུས་རླངས་དུག་ནི་ཉམས་མྱོང་གིས་ཐུག་པས་བརྟག་སླ་ལ། ཐོར་རླངས་ལ་ནི་ཚད་ཀྱིས་ཞེན་དཀའ་བས་བརྟག་ཀྱང་དཀའ་བ་ཡིན། དེ་བས་དུས་རླངས་དུག་པོ་ན་ཙམ་ལས་ཐོར་རླངས་ཁས་མ་བླངས་ན་ནི་ནད་གཞི་ཀུན་ལ་ཇི་ལྟར་ཁྱབ་སྲི་མ་ཁྱབ་བོ་ཞེས་སྨྲ། ཁོང་གིས་རིམས་ནད་ཀྱི་ངོས་འཛིན་ནམ་ཁྱད་ཆོས་ཕྱོགས་འགའ་ནས་སྤྲོས་ཡོད་པ་ནི། རིམས་ནད་ནི་རྩུབ་རླུང་གིས་བསྐྱེད་པ་དང་། རྩུབ་རླུང་བྱ་བ་ཐན་གནོད་དང་ཐོགས་རེག་བྱར་ཡོད་པས་སྨན་རྫས་ཀྱིས་གསོ་བར་ནུས་པ། དེ་བཞིན་རྩུབ་རླུང་ནི་ཁ་སྣ་བརྒྱུད་ནས་ལུས་ཀྱི་ནང་དུ་འཇུག་པ། རྩུབ་རླུང་གིས་བསྐྱེད་པའི་ནད་གང་དེ་འགོ་ཞིང་མཆེད་པར་འགྱུར་ལ་ས་ཁུལ་དང་དུས་ཀྱི་ཁྱད་པར་མཆིས་པ། རྩུབ་རླུང་མི་འདྲ་བ་ལས་རིམས་ནད་ཀྱང་མི་འདྲ་བ་བསྐྱེད་ཅིང་མི་ཕྱུགས་གཉིས་ཀྱང་མི་འདྲ་ཚུལ། ད་དུང་ཕྱི་རྨ་རྣག་གྱུར་གྱི་རེད་པའང་རྩུབ་རླུང་གིས་བསྐྱེད་པ་ཡིན་ཚུལ་ལ་སོགས་གསལ་ཁ་དོད་པར་བཀོད་དོ། །

ཁྱད་པར་དུ་ཆེན་རྒྱལ་རབས་ཀྱི་དུས་མཇུག་ཐོན་པ་ན་སྔ་མའི་རྨང་གཞིའི་སྟེང་དུ་ཚ་ཁྲོད་ནད་ལ་གཞུང་དང་ལག་ལེན་གཉིས་ཐད་ནས་ངོས་འཛིན་དང་ཐབས་ཚུལ་ཇེ་གསལ་དུ་གྱུར་ཏེ་ཁྲོད་ནད་སྨྲ་བ་(温病学说)ཞེས་པའི་ལུགས་བྱུང་ཞིང་། སྐབས་འདིའི་འཕྲུལ་ཚབ་ཀྱི་མི་སྣ་ལ་ཡེ་

ཀོས་དང་ཞུས་ཞེ།(薛雪) ཝུའུ་ཐང་།(吴瑭) ཝང་ཐུའུ་ཞོང་(王士雄)སོགས་ཡོད། དེ་ལས་ཡེ་ཀོས་ནི་ཙྲོད་ནད་བཅོས་པ་ལ་བརྟག་བཅོས་ཀྱི་ཉམས་མྱོང་ཕུན་སུམ་ཚོགས་པ་མཆིས་ཤིང་མི་ཚེ་གང་བོར་ནད་པའི་དོན་ཁོ་ན་ལ་གཞོལ་བས་སྨན་ཡིག་འབྲི་བའི་ལོངས་ཡང་མེད་པར་གྱུར་པས་ཁོང་གི་བསྒྲམས་ཆོས་རྣམས་ནི་རྗེས་འཇུག་སློབ་མས་བསྡུ་སྒྲིག་བགྱིས་པ་རེད། ཁོང་གི་ཚ་ཙྲོད་རྣམ་བཤད་ཅེས་པའི་སྨན་གཞུང་གྲགས་ཅན་དེར་དང་པོ་ཙྲོད་ནད་ཀྱི་བྱུང་རྐྱེན་དང་གྱུར་ཚུལ་ཐད་དུ། ནད་འདི་ཙྲོད་རླངས་ཀྱིན་དུ་འཕྱུར་ནས་ཐོག་མར་གློ་བར་གནོད་པ་དང་དེ་ནས་སྙིང་ཤུན་ལ་ཐོག་པར་བྱེད་པ། གཉིས་པ་ཙྲོད་ནད་ཀྱི་སྲུང་(卫)དང་རླུང་།(气) དྭངས་མ།(营) ཁྲག་(血)[①]བཅས་ཕྱི་ནས་ནང་དུ་འཇུག་པའི་རིམ་པ་བཞིའི་ནད་གྱུར་གནས་ལུགས་གསལ་པོར་བསྟན་པ། གསུམ་པ་ལྕེ་དྲིག་ལ་བརྟེན་ནས་ཙྲོད་ནད་ངོས་འཛིན་པའི་བརྟག་ཐབས་དམིགས་སུ་ཕྱེས། དེ་ལས་གཞན་པའི་སྨན་པ་རྣམས་ཀྱང་རླན་ཚད་རིམས་ནད་དང་། རླུང་ཚད། ཚ་ཙྲོད། རིམས་ཚད། དུག་ཚད། དབྱར་ཚད། རླན་ཚད། སྟོན་སྐམ། དགུན་ཚད། འདར་ཚད་ལ་སོགས་ཀྱི་རྒྱུ་རྐྱེན་དང་གྱུར་ཚུལ། བརྟག་བཅོས་བཅས་བསྟན་ནས་ནད་འདིའི་རྣམ་གཞག་རྒྱས་པར་བསྟན་ཏོ། །

བརྒྱད། སྨན་གྱི་རིགས་དབྱེ་དང་རོ་ནུས་སྦྱར་ཐབས་ཀྱི་རིགས་ལམ།

ཧུང་ཏན་སྐབས་སུ་བྱུང་བའི་ཤེ་ནོང་སྔོ་འབུམ་ལས་སྨན་རྫས་ལ་གོང་འོག་བར་མ་གསུམ་དུ་ཕྱེས་ལ། དེ་ལས་གོང་མ་ནི་བཅུད་ལེན་གྱི་སྨན་དང་བར་མ་ནི་བཅུད་ཀྱིས་ལེན་ལ་ནད་ཀྱང་གསོ་བའི་སྨན། འོག་མ་ནི་དུག་ལྡན་གྱི་སྨན་བཅས་ཡིན། ད་དུང་རྒྱལ་བློན་རྗེའུ་ཕོ་ཉ་(君臣佐使)དང་བཅས་པའི་སྦྱོར་སྡེའི་རིམ་པ་དང་གཙོ་ཕལ་གྱི་ཁྱད་པར། ཟུང་སྦྱོར་ཚུལ་བདུན་(七情合和)ཞེས་སྦྱོར་བ་རྐྱང་རྒྱུག་(单行)དང་། ནུས་མཐུན་ཉིས་སྡེབ།(相须) ནུས་ལྡོག་ཉིས་སྡེབ།(相使) ཉིས་སྡེབ་ལས་ཅིག་ཤོས་ཀྱི་སྟོབ་པ་གཞོམ་པ།(相畏) ཉིས་སྡེབ་ལས་ཅིག་ཤོས་ཀྱི་དུག་གཤིས་གཞོམ་པ།(相杀) ཡང་ཉིས་སྡེབ་ལས་ཕན་ཚུན་གྱི་ནུས་པ་འཇོམས་པ་(相恶)དང་ཉིས་སྡེབ་ལས་ཞོར་དུག་བསྐྱེད་པ་(相反)སྟེ་སྦྱང་བྱ་གཉིས་བཅས་བདུན། ངོ་བོ་བཞི་དང་རོ་ལྔ་(四

[①] འདི་བཞི་ག་དོན་ལ་ཟས་སྙམ་ཟུག་བཞུ་ལས་བྱུང་བ་ཡིན་ཞིང་རླུང་ཕྱི་ཕྱོགས་སུ་གནས་པ་ལ་སྲུང་བ་ཞེས་བཏགས་པ་དེས་གཙོ་བོ་ལུས་ཀྱི་ཟུངས་རླུང་ཕྱི་ཏུ་ཤོར་བ་དང་ཕྱིའི་ནད་རླངས་ནང་དུ་རྒྱུ་བ་གཉིས་འགོག་པར་བྱེད། ནང་རྩར་རྒྱུ་བ་ལ་དྭངས་མ་དང་ཁྲག་ཅེས་བཤད་དེ་དེས་ལུས་ལ་དྭངས་མ་དང་བཅུད་མཁོ་འདོན་བྱེད་པ་ཡིན།

气五味)ཅེས་ཚ་གྲང་བསིལ་དྲོད་ངོ་བོ་བཞི་དང་། སྐྱུར་དང་ལན་ཚྭ། མངར། ཁ། ཚ་བཅས་རོ་ལྔ། ད་དུང་གདགས་སྦྱིབས་སྡེབ་ཚུལ། སྨན་གྱི་མ་བུ་དང་ཕུ་ནུ། རྩ་སྡོང་དང་མེ་འབྲས། རྩི་རྫ་དང་ཤ་རུས་ལ་སོགས་ཀྱི་སྒོ་ནས་ཇི་ལྟར་མཐུན་པར་སྡེབ་པ་དང་སྨན་གྱི་གནས་དང་བྱེད་ནུས་བར་གྱི་འབྲེལ་བ་བཅས་གསལ་པོར་བསྟན།

དགུ། ལུས་ཀྱི་གྲུབ་ཚུལ་དང་རྨ་བཅོས་ལག་ལེན།

ལར་ན་བཀའ་འབུམ་ལ་སོགས་པའི་གཞུང་སྔ་གྲས་སུའང་དངོས་སུ་བེམ་པོ་ལ་གཤག་འབྱེད་མཛད་ཚུལ་སོགས་བཤད་མེད། དེང་གི་གཤག་འབྱེད་རིག་པའི་ལྟ་སྟངས་ཀྱི་ལུས་གྲུབ་ཚུལ་དངོས་ལ་ནི་ཕལ་ཆེར་སུང་གི་དུས་སྐབས་སུ་གསར་རྟོགས་ཆེ་ཙམ་བྱུང་བར་སྣང་སྟེ། དུས་རབས་བཅུ་གཅིག་པར་བྱུང་བའི་ཨོ་ཞིས་ཧྲུན་གྱི་དོན་ལྟའི་དཔེ་རིས་ཞེས་པར་གློ་བའི་འོག་ཏུ་སྙིང་དང་། མཆིན་མཁྲིས་ཕོ་མཆེར་གྱི་འོག་ཏུ་རྒྱུ་མ་དང་། དེའི་གཤམ་དུ་ལོང་ག །ལོང་གའི་འོག་ཏུ་ལྷན་པ། མཁལ་མ་ལ་གཉིས་ཡོད་པ་ལས་གཅིག་མཆིན་པའི་གཡས་འོག་དང་ཅིག་ཤོས་མཆེར་བའི་གཡོན་སྟེང་དུ་ཡོད་པ། མཆེར་བ་སྙིང་གི་གཡས་སུ་ཡོད་ཅེས་བསྟན་ལ། དོན་སྣོད་ཕལ་ཆེར་ཞིག་གི་གནས་ཡུལ་བསྟན་པ་དོན་ལ་གནས། དེ་བཞིན་ནད་ལུགས་གཤག་འབྱེད་ཀྱི་སྐོར་ལའང་དངོས་སུ་རྟོག་ཞིབ་བྱས་པའི་ཚུལ་གླེང་བརྗོད་དུ་མར་བཀྱིས་འདུག །དེ་བཞིན་དོན་སྣོད་རྒྱུན་འབྲེལ་གསལ་བའི་དཔེ་རིས་ཞེས་པར་ཡང་གློ་བའི་གཡས་ལོགས་དཔེ་རིས(肺侧图)དང་བྱང་ཁོག་སྟོད་སྨད་གཡས་ལོགས་ཀྱི་ཁྲག་རྩའི་འབྲལ་འབྲེལ་དཔེ་རིས།(心气图) མཆིན་དྲི་དང་དེ་ཕུག་ནས་རྒྱུ་བའི་ཁྲག་རྩ་དང་མིད་པའི་འདྲ་དཔེའི་རི་མོ།(气海横膜图) འཇུ་བྱེད་མ་ལག་དཔེ་རིས(脾胃包系图)གཅིན་འཁྱིན་མ་ལག་དཔེ་རིས(分水阑门图) སྐྱེ་འཕེལ་མ་ལག་དཔེ་རིས(命门大小肠膀胱之系图)སོགས་འདུས་པ་དང་། དཔེ་རིས་དང་ཡི་གེའི་གསལ་བཤད་གཉི་ག་ཕལ་ཆེར་ཡང་དག་རེད་ཅེས་བཞེད།

ལུས་གྲུབ་ཚུལ་གྱི་གནས་ལུགས་ཤེས་རྟོགས་དང་འབྲེལ་ཏེ་ལུས་ཀྱི་རྨ་ལ་སྨུར་སྦྱོང་གི་ཐབས་ལམ་དང་བཅོས་མཛད་ཚུལ་ཞུང་དུར་སྨྲས་ན། དུས་རབས་བཞི་པའི་སྟོད་ཙམ་ནས་རིམས་ཕོག་པ་དང་ས་སྦྱར་སོགས་རྣ་ཁུང་དུ་འཛུལ་བ། རུས་པ་ལ་སོགས་ཀྱིས་མིད་པ་བཀག་པ།

གཅན་གཟན་གྱི་མཆེ་སྡེར་གྱིས་རྨས་པ། སྦྱར་དུག་ཟོས་པ་དང་ཆང་དུག །དངངས་སྐྲག་གིས་འཐོག་པ་དང་ཞེ་སྡང་ཤུགས་དྲགས་པ་ལ་སོགས་དོད་དྲག་གི་རིགས་བཅོས་པའི་སྦྱོར་སྡེ་ཆེད་དུ་བསྟན་ལ། ཁ་ཡིས་འཛིབ་ནས་དབུགས་འབྱུང་འཇུག་གསོ་བ། ཁྲག་གཅོད་པ། གསུས་པར་ཐུར་མ་འཕེན་པ། ཆུ་སོ་ནས་གཅིན་འདྲེན་པ། མས་བཏང་། རྒྱུ་མ་མཐུད་སྦྱོར། རྨ་བཞར་བ། ཁྲག་རྣག་ཕྱིར་འབྱིན་པ། རུས་ཆག་བཅིངས་པ། ཚིགས་བྱུང་ཤོར་གཞུག་པ་ལ་སོགས་པའི་དོད་དྲག་བཅོས་པའི་ལག་ཐབས་དང་། དེའི་རྗེས་ཙམ་ལའང་རྨ་བཅོས་པར་ཕྱི་ནས་དྲ་བཅོས་ལག་ཐབས་བསྟེན་པ་ལ་སྔ་དུས་ནས་ཁབ་ཆས་ཀྱིས་དྲལ་ཏེ་རྣག་ཁྲག་ཕྱིར་འདྲེན་པའི་ཚུལ་བསྟན་ནས། སྐྲངས་ཞི་དང་རྣག་སྦྱུང་། རྨ་ཁ་གསོ་བ་གསུམ་(消、托、补)སྟེ་རྨ་བཅོས་པའི་རྩ་དོན་ཆེན་པོ་གསུམ་གཏན་ལ་འབེབ་པར་རྨང་གཞི་བཏིང་། ལར་ན་རྒྱ་ནག་གསོ་རིག་གི་རྨ་བཅོས་ཐབས་ནི་ཕལ་ཆེར་ལྷན་སྐྱེས་ཀྱི་རྨའི་རིགས་ཡིན་ལ། དེ་ལས་གཞན་ཚིགས་བྱུང་ཤོར་དང་རུས་ཆག་ལ་སོགས་མཚོན་རྨའི་རིགས་བཅོས་པའི་ལག་ལེན་ཡང་སྐབས་སུ་བྱུང་ཡོད།

བཅུ། ཅིན་ཡོན་སྨན་པ་མཁས་པ་བཞིའི་ལུགས།

ཅིན་ཡོན་སྨན་པ་མཁས་པ་བཞི་ཡིས་རྒྱ་ནག་གི་གསོ་རིག་གསར་འབྱེད་ཀྱི་ཐད་དུ་དབུགས་དབྱུང་བསྐུལ་ཅིང་། གཞུང་དང་ལག་ལེན་གྱི་རྩ་གནད་མང་པོ་ཞིག་གི་ཐད་དུ་ཕྲ་ཞིབ་ཕྱིས་ནས་སྔར་མ་བྱུང་བའི་བཞེད་དགོངས་གསར་དུ་བཏོན་པ་ལ་བརྟེན་ནས་སྐབས་འདི་དང་ཕྱིས་ཀྱི་དུས་སྐབས་དག་ཏུ་ཤུགས་རྐྱེན་ཆེ་བར་གྱུར།

༡ དེ་ལ་ཐོག་མར་ལུའོ་ཧྲན་སུའོ་ཡི་ཚ་དྲོད་སྨྲ་བ་ཞེས་པའི་ཚུལ་མདོར་བསྡུས་སུ་སྨོས་ན། གཤིས་འདྲིའི་མདོ་གནས་རྒྱས་སྟོན་(《素问至真要大论》)ཞེས་པར་ནད་གྱུར་གནས་ལུགས་དོན་ཚན་19བཀོད་པའི་ཁྲོད་དུ་ཚ་བར་(火)གཏོགས་པ་རིགས་10དང་། དྲོད་(热)ལ་གཏོགས་པ་རིགས་7བསྟན་ཅིང་། ལུའོ་ཧྲན་སུའོ་ཡིས་ཚ་དྲོད་ནད་ཀྱི་རྣམ་གྲངས་དེ་ལས་རྒྱས་པར་ཕྱེས་ཏེ་50ལྷག་བསྟན། དུས་དྲུག་ལས་རླུང་དང་རླན། སྐམ། གྲང་བ་བཅས་པ་འདི་དག་ནད་གྱུར་གོ་རིམ་ཁྲོད་ཐམས་ཅད་ཚ་བ་དང་དྲོད་དུ་འགྱུར་བར་བྱེད་ལ། དེ་བཞིན་ཚ་བ་དང་དྲོད་ཀྱང་རླུང་རླན་སྐམ་གྲང་བསྐྱེད་པའི་རྒྱུ་ཞིག་ཏུ་གྱུར་ཡོད་དེ། དཔེར་ན། རླུང་ནི་ཤིང་ལ་གཏོགས་

པ་དང་ཤིང་ལས་མེ་འབྱུང་། དེ་ལས་ལྡོག་ཚེ་དྲོད་དྲགས་ན་རླུང་འབྱུང་ཞིང་རླན་བསགས་ནས་ཚ་དྲོད་བསྐྱེད། རླན་ནི་ས་རླུང་ཡིན་ཞིང་ཚ་དྲོད་ལས་ས་རླན་འབྱུང་བ་ཡིན། རླུང་གིས་རླན་འཇོམས་པ་དང་དྲོད་ཀྱིས་གཤེར་བ་ཟད་པར་བྱེད། དེ་ན་དྲོད་རླུང་གིས་གཤེར་ཆུ་འཇོམས་ནས་སྐམ་པར་བྱེད་པ་དང་སྐམ་དྲགས་པ་ན་དེ་ཡང་ཚ་བར་འགྱུར། ཕྱི་རྐྱེན་གྲང་བའི་དབང་གིས་གདགས་རླུང་ནང་དུ་འཁྲིམས་ནས་འགྲེད་མི་ཐུབ་པར་རྒྱུན་དུ་དྲོད་ནད་ལ་འགྱུར། མེ་དྲགས་པ་ཆུ་དང་འདྲ་(火极似水)ཞེས་པའི་འདོད་ཚུལ་ཡང་མདོར་དྲིལ་ན་མེ་ཡི་ནུས་པ་ལ་ཐུག་ཡོད་ཅེས་སྨྲ། ཁོང་གིས་ད་དུང་ཡིད་འགྱུར་གྱི་སྒོ་ནས་ནད་བསྐྱེད་པ་མཐའ་དག་ཀྱང་ཚ་དྲོད་ཀྱི་དབང་གིས་འབྱུང་ཚུལ་སྤྲོས་ནས་དངངས་དང་འཚུབ། སྨྱོ། བརྗེད། ཡི་མུག་ལ་སོགས་ཚ་དྲོད་འགྱུར་བ་ལས་བྱུང་ཞེས་བཞེད། ནད་གྱུར་གྱི་ངོས་འཛིན་སྟངས་འདི་ལ་གཞི་བྱས་ནས་དྲོད་སེལ་འགག་བསལ་གྱི་གསོ་ཚུལ་བསྟེན་པ་སྟེ། ནད་ཐོག་ཏུ་ཚ་དྲོད་ནད་རིགས་ཀྱི་གསོ་ཚུལ་ལ་སྤྱི་བསྡོམས་མཛད་ནས་བསིལ་གྲང་གི་སྨན་རྫས་བསྟེན་པ་ལ་དམིགས་བསལ་དུ་མཁས་པས་མི་རྣམས་འདི་ལ་བསིལ་གྲང་གི་ལུགས་(寒凉派)ཞེས་ཀྱང་འབོད། ཡིན་ན་ཡང་། འདི་ཙམ་གྱིས་ཁོང་གིས་ནད་གཞི་ཡོད་ཚད་ལ་བསིལ་གྲང་གིས་བཅོས་པར་བཤད་པ་མ་ཡིན་ཏེ། ནད་གཞིའི་ཁྱད་པར་ཕྱེས་ནས་དགོས་མཁོ་ཅན་ལ་དྲོད་འཇམ་གྱི་སྨན་ཡང་མང་དུ་བཀོལ་བར་བྱེད།

༢ གྲང་ཚོང་ཀུན་གྱིས་ནད་གཞི་ནི་ཕྱི་རྐྱེན་གྱི་ནད་རླངས་(邪气)ལས་བྱུང་བ་སྟེ་ཕྱི་ནས་ནང་དུ་འཇུག་པའམ་ནང་ནས་རང་བཞིན་གྱིས་སྐྱེས་པ་དང་། ནད་རླངས་སྤྱང་པར་བྱས་ན་སྲུང་རླུང་རང་བཞིན་གྱིས་སོས་འོང་ཞེས་འདོན་སྤྱོང་སྨྲ་བའི་སྲོལ་བཙུགས། དེ་ན་སྦྱོང་བའི་ཐབས་ལ་རྩལ་དབྱུང་དང་བཤལ། སྐྱུགས་བཅས་གསུམ་ཡོད་ལ་དེ་གསུམ་བསྟེན་ཚུལ་ལ་ནད་རླངས་ཀྱི་རང་བཞིན་དང་ཞུགས་པའི་གནས་མི་འདྲ་བའི་དབང་གིས་ཁྱད་པར་ཡོད། མདོར་བསྡུས་ན་ནད་རླངས་ལ་རིགས་གསུམ་དང་ཞུགས་གནས་གསུམ་ཡོད་པས་གསོ་ཐབས་ཀྱང་གསུམ་དུ་བྱུང་བ་ཡིན་ཞེས་སྦྱོང་བའི་ཐབས་གསུམ་དུ་ཕྱེས། དེ་ཡང་ཐོག་མར་གནམ་གྱི་རྐྱེན་ནམ་གཤིས་དྲུག་སྟེ་རླུང་དང་གྲང་བ། དྲོད། བརླན། སྐམ། མེ་བཅས་ཀྱིས་ཕལ་ཆེར་མི་ལུས་སྟོད་ཀྱི་ཆར་གནོད་པ་དང་པགས་པའི་གནས་སུ་འདུས་ནས་རྟགས་དུ་མར་སྟོན་པས་རྩལ་གྱི་སྒོ་

ནས་ལུས་ཕྱིར་དབྱུང་དགོས་པ་དང་། བར་མིའི་རྐྱེན་ནམ་རོ་དུག་སྡེ་སྦྱར་བ་དང་ཁ་བ། མངར་བ། ཚ་བ། ལན་ཚྭ། འཇམ་པ་བཅས་ཀྱི་ཁ་ཟས་ཀྱིས་བསྐྱེད་པའི་ནད་ཕལ་ཆེར་ལུས་བར་ཏེ་མཆིན་དྲིའམ་ལྕེན་འོག་ཏུ་གནས་པ་སྐྱུགས་ཀྱི་སྦྱོར་བ་བསྡུགས་པ། འོག་སའི་རྐྱེན་ནམ་སྨུག་པ་དང་ཟིལ་བ། ཆར་ཆུ། ཆར་རྡེའུ། འཁྲུགས་རོམ། འདམ་བག་བཅས་ཀྱིས་ལུས་ལ་གནོད་པའི་ནད་རླངས་ཕལ་ཆེར་ལུས་སྨད་དུ་འཇུག་པས། དེ་ཡི་ཇོ་བོ་ཐུར་འབབ་ཀྱི་ཆ་ལ་དམིགས་ནས་བཤལ་གྱི་སྦྱོར་བ་བསྟེན་དགོས་པར་བསྟན། དེ་བཞིན་བཀའ་འབུམ་ལས་རོ་དུག་གི་སྒོ་ནས་སྨན་ཀུན་གྱི་ཇོ་བོ་སྤྱི་བསྡོམས་བྱེད་པ་དེ་ལ་གཞི་བཅོལ་ནས་རྟུལ་དབྱུང་གི་སྨན་ནི་རོ་ཚ་ལ་མངར་བ་ཅན་དང་། སྐྱུར་ཁ་ལན་ཚྭ་གསུམ་སྐྱུགས་ཀྱི་སྨན། འཇམ་པའི་རོ་ནི་བཤལ་གྱི་སྨན་བཅས་གསུམ་དུ་བསྡུས་ནས། སྨན་པ་མཆོག་ལ་སྦྱོང་ཐབས་གསུམ་ལས་གཞན། །ཐབས་བཞི་པ་ནི་ནམ་ཡང་དགོས་མ་ཡིན། །ཞེས་སུ་བཞེད།

འདི་བས་ཕྱིས་སུ་རྟུལ་སྐྱུགས་བཤལ་གསུམ་གྱི་ཁྱབ་ཁོངས་ཆེ་རུ་བཏང་ནས། གྱེན་དུ་རྒྱུ་བའི་ལས་ཅན་མཐའ་དག་སྐྱུགས་སུ་ངོས་འཛིན་ཞིང་། དེར་སྐྱུགས་བུ་དང་སྲིག་པ། སྲིད་པ། མཆི་མ་འདོན་པ་སོགས་ཀྱང་འདུས། ཕྱི་པགས་སྒོ་དབྱེའི་ལས་ཅན་མཐའ་དག་ལ་རྟུལ་དབྱུང་ཞེས་བྱ་སྟེ། དེར་སྲིག་པ་དང་རླངས་ལུམས། བདུག་པ། བསལ་བ། བགྲུ་བ། བསྲོ་བ། རེལ་བ། ཁབ་གཙག །རྫོ་ཕུར། འཕུར་མཉེད་ལ་སོགས་འདུས། ཐུར་དུ་སེལ་བའི་ལས་ཅན་མཐའ་དག་ལ་བཤལ་ཞེས་འབོད་དེ། ནུ་ཞོ་འབབ་པ་དང་འབྲུ་བར་བྱེད་པ། རྒྱུན་གཙག་རླུང་འབུད་ལ་སོགས་ཀྱང་འདུས་ཞེས་བཞེད། ལར་སྦྱོང་གི་ལག་ལེན་དེ་ལྟར་རྒྱས་པར་ཕྱེས་ནའང་བརྟ་བའི་བཅོས་ཚུལ་ཡལ་བར་མི་འདོར་ཏེ། བརྟ་བྱེད་ཀྱི་སྨན་སྦྱོར་ཡང་མང་པོ་ཞིག་བསྟན་ཡོད།

༣ ཞིས་ཀོ་ཡིས་བཀའ་འབུམ་དུ་ཕོ་བའི་རླུང་(胃气)གི་གལ་ཆེན་རང་བཞིན་བསྟན་པ་གཞིར་བཟུང་ནས་ཕོ་མཆེར་གྱིས་ཟས་སྙོམ་དྭངས་མར་བསྒྱུར་བ་ནི་གཞི་རླུང་(元气)གི་མ་རྩ་ཡིན་པ་དང་། གཞི་རླུང་ནི་ཐ་མལ་ནད་མེད་དུ་གནས་པའི་རྨང་གཞི་ཡིན་པར་བསམས་ནས། ཕོ་མཆེར་ནད་དུ་གྱུར་ན་གཞི་རླུང་འགྲིབ་པ་དང་། གཞི་རླུང་འགྲིབ་པ་ཡིས་ནད་ཕལ་ཆེར་

བསྐྱེད་པའི་འདོད་ཚུལ་བྱུང་། ཁྱད་པར་དུ་འདི་བས་ལུས་ཀྱི་རླུང་རྒྱུ་(气机)[①]སྐྱེ་ཁྲིའི་ཐད་དུ་ཕོ་མཆེར་གྱིས་རྩ་བའི་ནུས་པ་འདོན་བཞིན་ཡོད་ཚུལ་སྤྲོས་ཏེ། དྭངས་མ་སྐྱེ་ཞིང་སྙིགས་མ་ཁྲི་ན་རླུང་རྒྱུའང་ཚུལ་བཞིན་གནས་ཐུབ་ལ་དེ་ཡིས་ལུས་ནད་མེད་བདེ་བར་གནས་པ་ཡིན། དེ་བས་ཁོང་གིས་ནད་གཞི་ཕལ་ཆེར་ཁོང་དུ་ཕོ་མཆེར་ནད་དུ་གྱུར་པ་ལས་བྱུང་བར་འདོད།

རླུང་རྒྱུ་སྐྱེ་ཁྲིའི་ཐད་དུ་འདི་ལྟར་བསྟན་ཡོད་དེ། དྭངས་མ་(谷气)འཕེལ་ན་མཆེར་ནུས་(脾气)ཀྱང་ཆེ་རུ་སྐྱེ་བ་དང་། དེས་གཞི་རླུང་(元气)ཡང་འགེང་བར་འགྱུར་ལ། གཞི་རླུང་ཡོད་ན་ད་གཟོད་སྐྱེ་སྟོབས་རྒྱས་ཤིང་ སྲིབས་མེ་(阴火)ཡང་གུད་དུ་བསྡུ་བར་བྱེད།(སྲིབས་མེ་གུད་དུ་བསྡུས་པས་ཚ་བ་རང་བཞིན་གྱིས་ཞི་བར་འགྱུར) དེ་ལས་ལྡོག་སྟེ་དྭངས་མ་ཁྲི་ན་མཆེར་ནུས་ཐུར་དུ་འགྲིབ་ནས་གཞི་རླུང་སྟོང་བར་འགྱུར་ལ། གཞི་རླུང་ཉམས་པས་སྲིབས་མེ་གྱེན་དུ་ལངས་ནས་ནད་གཞི་མང་པོ་བསྐྱེད་པར་བྱེད། དེས་ན་གསོ་ཚུལ་གྱི་སྐབས་སུ་མཆེར་བའི་གདགས་གཉིས་བསྐྱེད་པ་གཙོ་བོར་འཛིན་པའི་ཞོར་དུ་སྲིབས་མེའི་མགོ་འོག་ཏུ་འཇུག་པའི་ཐབས་ཚུལ་བསྟེན་པ་དང་། མཆེར་ནུས་འཕེལ་ན་སྲིབས་མེ་གུད་དུ་འགྲིབ་པར་ཕན་ཐོགས་ཤིང་སྲིབས་མེ་འགྲིབ་པས་མཆེར་ནུས་བསྐྱེད་པ་ལའང་ཕན་ཐོགས་པས་སོ། །

ཡར་ན་ཕོ་མཆེར་གྱི་གདགས་གཉིས་ནི་ཟས་སྐོམ་ཚུལ་བཞིན་མི་བསྟེན་པ་དང་རྩོལ་བ་དྲག་པོ། སེམས་ཀྱི་ཁྲོར་ལྡེ་བ་བཅས་ཕྱོགས་གསུམ་གྱིས་འགྲིབ་པར་བྱེད་ཀྱི་ཡོད་པས་དེ་རྣམས་སྔུང་རིགས་ཚུལ་གདམས་ཡོད་ཅིང་། ཕོ་མཆེར་ནད་དུ་གྱུར་པ་ལ་ལིས་ཀོ་ཡིས་ཕོ་གདགས་(ཕོ་མཆེར་གྱི་དྲོད་བསྐྱེད་པ)ལ་གཙོགས་ཆེན་བྱེད་པ་ལས་ཕོ་སྲིབས་ལ་དེ་ཙམ་ཡིད་འཇོག་མེད་པས། གསོ་ཐབས་ཀྱི་ཐད་དུའང་ཅུང་ཟད་ཕྱོགས་གཅིག་ཏུ་ལྷུང་ཡོད་པ་དང་། དེ་བཞིན་ཁོང་གིས་ཕོ་མཆེར་དང་གློ་བ། མཁལ་མའི་བར་གྱི་འབྲེལ་བ་གཙོ་བོར་བཟུང་བ་ལས་ཕོ་མཆེར་དང་སྙིང་། མཆིན་པའི་བར་གྱི་འབྲེལ་བའི་སྐོར་ཡང་གསལ་པོར་མ་བསྟན་པས། ཕྱིས་སུ་ཆིན་རྒྱལ་རབས་ཀྱི་སྨན་པ་ཡེ་ཀོས་ཀྱིས་ཕོ་སྲིབས་གསོ་བ་(养胃阴)ཞེས་པའི་ལྟ་ཚུལ་བཏོན་ནས་ཕོ་མཆེར་ནད་ཀྱི་གཞུང་ལུགས་ཅུང་ཟད་འཕྲུས་ཚང་དུ་གྱུར་ཅེས་སྨྲ།

① ལུས་ཀྱི་རླུང་གི་རྒྱུ་སྟངས་སམ་གནས་ལུགས་ལ་བྱ།

༄ ཀྲུའུ་ཧྲིན་ཧྲུན་གྱིས་ལུའོ་ཕན་སུའོ་དང་ཀྲང་ཚོང་ཀྲུན། ལིས་ཀོ་བཅས་ཀྱི་བཞེད་ཚུལ་ལ་སྤྱི་བསྡོམས་མཛད་ནས་དྲོད་གཡོ་(相火)ཞེས་པ་མི་ལུས་གཡོ་འགྱུལ་གྱི་སྐུལ་ཤུགས་ཡིན་ཞིང་། མི་ལུས་དང་བཅས་པའི་རང་བྱུང་ཁམས་ཀྱི་བྱ་དངོས་ཐམས་ཅད་གཡོ་བའི་རྣམ་པར་གནས་ལ་གཡོ་བ་དེ་ཡང་དྲོད་གཡོའི་འབྲས་བུ་ཞིག་ཡིན། དེ་ན་དྲོད་གཡོ་ཞེས་པ་འདི་མི་ལུས་སྐྱེ་ལུགས་རང་བཞིན་གྱི་འགྱུལ་བསྐྱོད་ཀུན་གྱི་སྐུལ་ཤུགས་ཡིན་པ་མ་ཟད་འདི་ཡིས་ལུས་ཀྱི་ལས་ཐམས་ཅད་རྒྱུན་ལྡན་དུ་གནས་པར་བྱེད། གལ་སྲིད་དེ་ལས་ལྡོག་སྟེ་གཡོ་བའི་བྱ་བ་ཉམས་པར་གྱུར་ན་ལུས་སྲོག་ལ་གནོད་ཅིང་གཅོས་ནས་ནད་བསྐྱེད་པ་ཡིན། དེ་བས་ངེས་པར་དུ་དྲོད་གཡོའི་འགྱུལ་བསྐྱོད་ལྡང་ཚད་ལྟར་གནས་དགོས་ལ། དྲོད་གཡོ་ལྡང་ཚད་བཞིན་གནས་མི་ཐུབ་པ་ནི་དགའ་སྐྱོ་ཆགས་སྡང་སོགས་ཡིད་འགྱུ་ཐལ་དྲགས་པ་དང་། འདོད་སྲེད་ཆེ་བ། ཟས་རོ་བཅུད་ཅན་ལ་ཧམ་པ་ལ་སོགས་ཀྱིས་སློང་བར་བྱེད་པས། རྒྱུན་དེ་རིགས་སྤང་བ་ལ་འབད་དགོས་ཞེས་བཤད། དྲོད་གཡོ་སྒྲ་བའི་འདོད་པ་འདིས་ལུའོ་ཕན་སུའོ་ཡི་ཚ་དྲོད་སྒྲ་བའི་ཆད་པ་ཁ་བསྐངས་ཡོད་པ་མ་ཟད་ལིས་ཀོ་ཡི་སྲིབས་མེའི་ལྟ་བའང་འཕེལ་རྒྱས་སུ་བཏང་།

ཁོང་གིས་རང་བྱུང་ཁམས་འདིར་གནམ་གདགས་ནི་ས་སྲིབས་ལས་མང་བ་དང་། ནད་ལའང་གདགས་བསྐྱེད་འཕེལ་དང་སྲིབས་བསྐྱེད་ཟད་པ། ལུས་ཀྱི་ཟུངས་ཁྲག་སྐྱེ་དཀའ་འཇིག་སླ་བ། ད་དུང་ཡིད་འགྱུ་ལ་མཐའ་མེད་ཅིང་དྲོད་གཡོའི་རྒྱུ་བ་འགག་སླ་བ་ལ་སོགས་པའི་གནས་ལུགས་ལ་གཞིགས་ནས་གདགས་ལྷག་སྲིབས་ཆད་(阳常有余，阴常不足)ཅེས་མི་ལུས་ལ་རྒྱུན་པར་གདགས་གཤིས་མང་ཞིང་སྲིབས་གཤིས་ལྟོས་བཅས་ཀྱིས་ཉུང་བའི་ལྟ་བ་བཏོན་ཏེ། ནད་ཐོག་ཏུའང་སྲིབས་བཅུད་ཀྱིས་མེ་མགོ་གནོན་པའི་གསོ་ཚུལ་གཙོ་བོར་བཟུང་ནས་ཚ་འཛོམས་ཀྱི་སྦྱོར་བ་མང་དུ་བསྟན་པས་ཕྱིས་བྱུང་རྣམས་ཀྱིས་སྲིབས་བཅུད་ཀྱི་ལུགས་(滋阴派)ཞེས་འབོད། ཡིན་ན་ཡང་ཁོང་གིས་ནད་གཞི་ཀུན་ལ་སྲིབས་བཅུད་ཁོ་ནའི་བཅོས་ཚུལ་བསྟེན་པ་མ་ཡིན་པར་ཐ་ཤིབ་ཕྱེད་ལ་མཁས་ཤིང་། ནད་གཞན་དུ་མར་ད་དུང་དམིགས་བསལ་གྱི་ཁྱད་ཆོས་ལྡན་པའི་བཅོས་ཐབས་མང་དུ་བསྟན།

བཞི་པ། གཞུང་དང་ལག་ལེན་གྱི་དམིགས་བསལ་ཁྱད་ཆོས་སྐོར་བཤད་པ།

༡ སྤྱི་ཡོངས་སྒྲ་བ་ནི་རྒྱ་ནག་གསོ་རིག་གི་ཆེས་དམིགས་བསལ་བའི་ཁྱད་ཆོས་ཤིག་ཡིན་ལ། དེས་མི་ལུས་རང་ངོས་ནས་སམ་ཡང་ན་མི་དང་རང་བྱུང་ཁམས་བཅས་ཧྲིལ་པོ་གཅིག་ཏུ་གྲུབ་པར་བཤད་དེ། ལྟ་བ་འདིས་ཕལ་ཆེར་རྒྱ་ནག་གསོ་རིག་གི་ལོ་རྒྱུས་འཕེལ་རིམ་ཁྲིད་གོ་ཐོབ་ངེས་ཅན་ཞིག་བཟུང་ཡོད།

དེ་ལ་མི་ལུས་ཀྱི་གྲུབ་ཆ་གང་ཡང་རང་རྐྱ་བར་གནས་ཐབས་མེད་པར་ངེས་པར་ཕན་ཚུན་བརྟེན་པའམ་གཅིག་ཁྱུངས་གཅིག་འདུས་ཀྱི་ཚུལ་དུ་གནས་ཏེ། འབྲེལ་བ་འདི་ནི་སྙི་ལུགས་དང་ནད་ལུགས། དོན་སྣོད། རྒྱུན་འབྲེལ་བཅས་ཕྱོགས་སོ་སོའི་ཆར་གནས་ཡོད། མི་ལུས་ཀྱི་གྲུབ་གཟུགས་དང་དབང་ལྔ་སྒོ་དགུ་མཐའ་དག་དོན་ལྔ་ལྟེ་བར་བྱས་པའི་ནང་ཁྲོལ་ཕྱི་མངོན་མ་ལག་ཏུ་བསྡུས་པ་དང་། རྒྱུན་འབྲེལ་གྱི་རྒྱུ་བར་བརྟེན་ནས་ལུས་པོའི་དོན་སྣོད་དང་དབང་པོ། དབང་སྒོ། ཤ་པགས། རུས་རྒྱུས་བཅས་ལྷན་དུ་སྦྲེལ་ནས་ཧྲིལ་པོ་གཅིག་ཏུ་གྲུབ། དེ་ལས་དོན་སྣོད་འབྲེལ་བ་ལ་ཆ་མཚོན་ན་སྤྱིར་བཏང་དོན་སྣོད་རེ་རེར་རང་གི་ལས་ཡོད་མོད་ངེས་པར་དུ་ཕན་ཚུན་བར་གྱི་མཐུན་སྦྱོར་རོགས་འདེགས་དང་ཁ་བྲལ་ཐབས་མེད་ཅིང་། གལ་སྲིད་སོ་སོར་ཁ་ཕྲལ་དུ་གྱུར་ན་ནི་ནད་གཞི་བསྐྱེད་པར་བྱེད་དེ། ཚུལ་འདིས་ནད་མེད་སྐབས་ཀྱི་ཕྱོགས་དེ་རྣམས་ཕན་ཚུན་ཕན་བདེ་བསྐྱེད་པ་དང་ནད་ཅན་སྐབས་ཀྱང་ཕན་ཚུན་བར་ལ་ཤུགས་རྐྱེན་ཐོག་གིན་ཡོད་པ་གསལ་བཤད་བྱས་ཡོད། དེ་ནས་ནང་ཁྲོལ་དང་ཕྱི་པགས་བར་གྱི་འབྲེལ་བ་ལ་མཚོན་ན། སྙིང་རྒྱུ་མར་འབྲེལ་ནས་ཁྲག་རྩའི་ལས་བྱེད་ཅིང་དབང་པོ་ལྕེ་ལ་འཕྲོར་བའམ་སྒོ་ཕྱེས་ཡོད་པ་དང་། གློ་བ་ལོང་དང་འབྲེལ་ནས་ཕྱི་ལྤགས་དང་བ་སྤུའི་ལས་བྱེད་ཅིང་དབང་པོ་སྣ་རུ་སྒོ་ཕྱེས། ཕོ་བ་མཆེར་བ་དང་འབྲེལ་ནས་ཤ་རྒོད་དང་ཡན་ལག་གི་ལས་བྱེད་ཅིང་དབང་པོ་མཆུ་རུ་མེ་ཏོག་ཤར། མཆིན་པ་མཁྲིས་པ་དང་འབྲེལ་ནས་ཆུ་རྒྱུས་ཀྱི་ལས་བགྱིད་ཅིང་དབང་པོ་མིག་ཏུ་སྒོ་ཕྱེས། མཁལ་མ་ལྒང་པར་འབྲེལ་ནས་རུས་པའི་ལས་བྱེད་ཅིང་དབང་པོ་རྣ་བར་སྒོ་ཕྱེས་པ་བཅས་འདི་རྣམས་ཀྱིས་ནང་ཁྲོལ་དང་ལུས་ཕྱི་གཉིས་བར་ལ་འབྲེལ་རྒྱུན་ཡོད་པ་མ

ཟད་ལུས་ཀྱི་ཕྱི་ནང་འབྲེལ་ནས་རྩིལ་པོ་གཅིག་ཏུ་གྲུབ་པ་སྟོན་གྱིན་ཡོད། ཕྱི་ནང་གི་འབྲེལ་ཚུལ་འདི་ལ་བརྟེན་ནས་ནང་དོན་སྣོད་འགྱུར་ལྡོག་གི་ཚུལ་ཡང་ལུས་ཕྱིར་མངོན་ཐུབ་པ་དང་། ལུས་ཕྱིའི་དབང་པོ་སྣ་ལྤ་དང་དབྱིབས་མདངས། རྩ་བཅས་ལ་བརྟེན་ནས་རྟོགས་ཐུབ་པར་འདོད། དེ་བཞིན་གསོ་བཅོས་ཀྱི་སྐབས་ནའང་ངེས་པར་ལུས་པོ་རྩིལ་པོའི་ཚ་ལ་དཔག་ནས་གསོ་ཐབས་བསྟེན་དགོས་པར་བསྟན།

ཏག་ཏག་ལུས་པོའི་རྩིལ་པོ་དང་གཅིག་གྱུར་གྱི་ཆ་དམིགས་སུ་བཏོན་པ་འདི་ཡི་དབང་གིས་ལུས་ཀྱི་གྲུབ་ཚུལ་བྱེ་བྲག་འབྱེད་པའི་ཐད་ནས་རྩལ་དུ་བཏོན་མེད། སྔ་དུས་ནས་བྱུང་བའི་གཞུང་ཆེན་པོ་རྣམས་སུ་ཤ་རུས་ཆུ་རྒྱུས། རྩ་རྒྱུན། ཐ་ན་དོན་སྣོད་དང་བཅས་པའི་གྲུབ་ལུགས་བོངས་དང་དཔེ་དབྱིབས། རྣམ་གྲངས་སོགས་ཀྱི་བྱེ་བྲག་དང་གཞུང་དོན་ཚན་པ་ཕྱེས་ནས་བསྟན་པ་ཤིན་ཏུ་ཉུང་། དེ་ལྟར་དོན་ལྔ་སྣོད་དྲུག་ཀྱང་གྲངས་ཙམ་བསྟན་པ་ལས་བྱེད་ལས་དངོས་ནི་ངེས་པར་དུ་ཕན་ཚུན་འབྲེལ་ནས་གོ་དགོས་པ་མ་གཏོགས་ད་ལྟའི་གཤག་འབྱེད་རིག་པའི་ལྟ་སྟངས་ལ་སྦྱར་ནས་ངོས་འཛིན་བྱེད་དཀའ་སྟེ། སྣོད་དྲུག་དང་འདྲ་བའི་ཆ་ནས་སྙིད་པ་ལ་སོགས་ཀྱང་དོན་སྣོད་ཀྱི་ཁོངས་སུ་བསྡུས་ཡོད་པས་མཚོན་ལ། ཁྱད་པར་དུ་དོན་སྣོད་ཀྱི་གནས་ས་དང་བོངས་དབྱིབས་སོགས་ཞིབ་པར་ནི་རྒྱ་ནག་གསོ་རིག་གི་རིག་གཞུང་མ་ལག་གྲུབ་ནས་ལོ་ངོ་སྟོང་ཕྲག་ལྷག་འདས་པའི་སྔུང་གི་དུས་སྐབས་སུ་གཟེད་བྱུང་བས་ཀྱང་ཚུལ་འདི་གསལ་བཤད་བྱས་ཡོད། དེ་བཞིན་ལུས་ལ་དྲ་བར་འབྲེལ་བའི་རྒྱུན་འབྲེལ་ལ་ཆ་བཞག་ནའང་ལུས་ཀྱི་གྲུབ་ལུགས་དངོས་སམ་དེང་གི་གཤག་འབྱེད་རིག་པའི་ངོས་འཛིན་ལྟར་བྱས་ཆེ་ཁྲག་རྩ་དང་དབང་རྩ་ལ་སོགས་གང་ལའང་སྦྱར་དུ་མི་རུང་བ་ལྟ་བུའོ། །དེར་བརྟེན་བརྟག་ཐབས་དང་གསོ་ཐབས་ཐམས་ཅད་ཀྱང་རྩ་བ་དང་དམིགས་པ་འདིའི་སྟེང་ནས་སྤེལ་བཞིན་ཡོད།

ཆགས་སྡང་ལ་སོགས་པའི་ཡིད་འགྱུར་གྱིས་ལུས་ལ་ཤུགས་རྐྱེན་ཆེ་བར་ཐོག་གྱིན་པ་དང་། ཡིད་འགྱུར་སྙོམས་པར་བྱ་བའི་སྒོ་ནས་ལུས་ཀྱི་ནད་ཀུན་བཅོམ་སྟེ་ཐ་མལ་ནད་མེད་དུ་གནས་ཐབས་འདི་ལ་གཙིགས་ཆེན་བྱེད། དེ་བཞིན་མི་ལུས་དང་རང་བྱུང་ཁམས་ཀྱི་འབྲེལ་བའི་ཐད་དུའང་། མི་ལུས་ནི་ས་གནམ་གྱི་མཚམས་སུ་གནས་པས་ངེས་པར་རང་བྱུང་ཁམས་ཀྱི་

འགྱུར་བ་དག་གི་ཤུགས་རྐྱེན་ཐོག་པར་བྱེད་པ་དང་། ལུས་ཀྱི་སྐྱེ་ལུགས་ལ་ནམ་ཟླ་དུས་བཞི་དང་ཉི་ཟླ་གཟའ་སྐར་གྱི་འཁོར་བསྐྱོད་ལ་འགྲོགས་ནས་འགྱུར་བ་འབྱུང་བ་མ་ཟད། རང་བྱུང་ཁམས་ཀྱི་འགྱུར་བ་ལ་བསྟུན་ནས་རང་ལུས་སྙོམས་སྒྲིག་གམ་གོམས་པར་བྱ་བའི་ནུས་པ་ཡང་ལྡན། དེ་བས་ནམ་ཟླ་དུས་བཞིའི་འགྱུར་བ་ཚུལ་དང་མཐུན་མིན་གྱིས་ལུས་ལ་ནད་བསྐྱེད་མིན་ཐག་གཅོད་བྱས་ཡོད། ད་དུང་འཚོ་སྡོད་ཀྱི་ས་གནས་ཀྱང་ལུས་པོ་བདེ་ཐང་ཡོང་མིན་གྱི་རྐྱེན་གཙོ་བོ་ཞིག་ཡིན་ཏེ། ས་གནས་མི་འདྲ་བའི་མི་རྣམས་ཀྱི་འཚོ་བའི་གོམས་གཤིས་དང་ལུས་སྟོབས་རང་བཞིན་གྱི་ཁྱད་པར། ནད་ཡམས་དར་ཁྱབ། ཐ་ན་ཚེ་ཐག་རིང་ཐུང་ལ་སོགས་པར་འབྲེལ་བ་ངེས་ཅན་ལྡན། དེ་ལྟར་མི་ལུས་དང་གནམ་སའི་རང་བྱུང་འགྱུར་བ་ལ་འབྲེལ་བ་དམ་ཟབ་མཆི་བའི་དབང་གིས་སྨན་པ་རྣམས་ཀྱིས་ནད་བརྟག་བཅོས་བྱ་དུས་ཀྱང་ངེས་པར་གནས་དུས་ལ་གཞིགས་ནས་ངོས་འཛིན་དང་བཅོས་ཐབས་བསྟེན་དགོས་པ་མ་ཟད། ངེས་པར་གནམ་རིག་དང་ས་རྒྱུས་སོགས་ཀྱང་ཁོང་དུ་ཆུད་དགོས་པར་བསྟན།

༢ ཁམས་ལྷ་མ་བུ་དགྲ་གྲོགས་དང་ངོས་འཛིན་བརྟག་ཐབས་སྐོར།

ཁམས་ལྷ་ལ་མ་བུ་དགྲ་གྲོགས་ཀྱི་སྐོར་འགོ་བརྗོད་བ་འདི་ནི་རྒྱ་ནག་གསོ་རིག་གི་ཁྱད་ཆོས་གཞན་ཞིག་ཡིན་ཏེ། ཐོག་མར་འདི་ལྷ་གའི་བར་ལ་བསྐྱེད་བྱ་སྐྱེད་བྱེད་དང་ཕན་གནོད་ཀྱི་འབྲེལ་བ་གྲུབ་པས།[①] ཁམས་ལྷའི་རང་བཞིན་དུ་གྱུར་པའི་དོན་ལྷ་སྣོད་དྲུག་སོགས་ལུས་ཀྱི་གྲུབ་ཆ་གཙོ་བོ་དག་གི་བར་ལའང་ངེས་པར་གཅིག་ཁུངས་གཅིག་འདུས་དང་གཡས་གཡོན་དུ་དེད་པའི་དགྲ་གྲོགས་ཀྱི་འབྲེལ་བ་ངེས་པར་ལྡན་དགོས་ཏེ། དོན་སྣོད་དབང་པོ་ལ་སོགས་ཀྱི་བར་དུ་བྱུང་བའི་འབྲེལ་བ་ཐམས་ཅད་ངེས་པར་སྤྱི་འགྲོས་འདིའི་ལམ་ནས་འགྲེལ་བཤད་བྱ་དགོས། དེ་བས་ནད་ལ་བརྟག་པའི་སྐབས་སུའང་དུས་བཞིའི་རྩ་ལ་བརྟག་དུས། དུས་ཚིགས་རེ་རེ་ལ་

① མ་བུ་དང་དགྲ་གྲོགས་ཀྱི་འབྲེལ་བ་གྲུབ་པའི་རྒྱུ་མཚན་ཞིག་ནི་གོང་སྨན་པའི་རྩའི་སྟོང་ཐུན་ལས། ཤིང་མ་ཆུ་ཡིན་ཆུ་ཡིས་ཤིང་བརྟན་སྐྱེ། །ཆུ་མ་ལྕགས་ཡིན་ལྕགས་ཟིལ་ལས་ཆུ་འབབ། །ལྕགས་མ་ས་ཡིན་ས་ལས་ལྕགས་རྫོ་འབྱུང་། །ས་མ་མེ་ཡིན་མེ་ཡི་ཚོགས་མ་ས། །མེ་མ་ཤིང་ཡིན་ཤིང་གཙུབ་ལས་མེ་འབྱུང་། །ཤིང་བུ་མེ་ཡིན་མེ་ཉིད་ཤིང་ལས་བྱུང་། །མེ་བུ་ས་ཡིན་ས་ཉིད་མེ་རོ་ཡིན། །ས་བུ་ལྕགས་ཡིན་རྫོ་བཞུས་སྙིང་པོ་ལྕགས། །ལྕགས་བུ་ཆུ་ཡིན་ལྕགས་ཀྱི་ཟིལ་བ་ཆུ། །ཆུ་བུ་ཤིང་ཡིན་ཆུས་བརྟན་སྐྱེ་ཕྱིར། །ཤིང་དགྲ་ལྕགས་ཡིན་ལྕགས་ཀྱིས་ཤིང་བཅད་བྱེད། །ལྕགས་དགྲ་མེ་ཡིན་མེ་ཡིས་ལྕགས་བཞུ་ཕྱིར། །མེ་དགྲ་ཆུ་ཡིན་ཆུ་ཡིས་མེ་བསད་དོ། །ཆུ་དགྲ་ས་ཡིན་ས་ཡིས་ཆུ་འགོག་བྱེད། །ས་དགྲ་ཤིང་ཡིན་ཤིང་གིས་ས་འབྲུགས་སོ། །ཤིང་གྲོགས་ས་ཡིན་ས་ཡིས་ཤིང་སྐྱེ་བྱེད། །ས་གྲོགས་ཆུ་ཡིན་ས་མི་འཐོར་བར་བརྟན། །ཆུ་གྲོགས་མེ་ཡིན་ཆུ་མི་འཁྱགས་པའི་དྲོད། །མེ་གྲོགས་ལྕགས་ཡིན་ལྕགས་ལས་མེ་འབྱུང་འགྱུར། །ལྕགས་གྲོགས་ཤིང་ཡིན་ཤིང་གིས་ལྕགས་གཟུགས་བསྒྱུར། །ཅེས་བསྟན།

རང་རྩའམ་དུས་རྩ་ཁོ་ནར་བལྟས་པས་མི་ཆོག་པར་དེའི་མ་རྩ་དང་བུ་རྩ། དགྲ་རྩ་དང་གྲོགས་རྩ་འཆར་མིན་ལ་བརྟག་ཅིང་། གལ་སྲིད་དེ་བཞི་ལས་གང་རུང་ཤར་ན་ནི་དེ་ལ་བརྟེན་པའི་བཟང་ངན་གྱི་རྣམ་གཞག་མང་དུ་ཕྱེ་བ་ཡིན། དེ་ན་ཁམས་ལྔ་མ་བུ་དགྲ་གྲོགས་ཀྱི་འབྲེལ་བ་འདི་ནི་ནད་ཅན་དང་ནད་མེད་ཀྱི་གནས་སྐབས་གཉིས་ཀར་ཡོད་པ་འདྲ་བས། ཚུལ་འདི་ནད་མེད་ཀྱི་ལུས་པོའི་སྟེང་དུའང་སྦྱོར་ཞིང་། ནད་མེད་ལ་ནད་ཀྱི་རྣམ་དབྱེ་མེད་པས་རང་ཉིད་ཀྱི་མ་འོངས་ལེགས་ཉེས་ཏེ་ནད་དང་དགྲ། གོད་ལ་སོགས་འོང་མིན་དང་ཚེ་དང་དཔལ། གྲགས་པ། གྲོག་ལ་སོགས་འབྱུང་མིན་བརྟག་པ་དང་། ད་དུང་རང་ཉིད་ཀྱི་བདེ་སྡུག་ཁྱིམ་མི་དང་གཉེན་ཉེ་ལའང་འབྲེལ་བ་ཡོད་པས། རང་ཁོ་ན་ཙམ་ལས་འདས་ཏེ་ཕ་མ་བུ་ཚ་དང་ཉེ་མིའི་མ་འོངས་ལེགས་ཉེས་སོགས་ཀྱང་བརྟག་ཐུབ་པར་བཞེད། དེ་ལྟར་ནད་མེད་ཀྱི་སྐབས་སུ་རང་དང་ཉེ་དུའི་མ་འོངས་ལེགས་ཉེས་ལ་ཕྲ་ཕབ་པའི་བྱེད་ཐབས་ཤིག་ཏུ་གྱུར་ཡོད་པས། སྨན་པ་ཟེར་ཚད་ཀྱིས་ཚུལ་བཞིན་མཐོང་མི་ཐུབ་ན། སྔོན་དུས་རྩའི་ལྷ་མོའི་ཕྲ་སྒྲུབ་ལ་སོགས་ལག་ཏུ་བླང་ནས་ཚུལ་འདི་ལ་འཇུག་པ་ཡིན་པར་སྣང་། ནད་དང་ནད་མེད་གནས་སྐབས་གཉིས་ཀྱི་མ་བུ་དགྲ་གྲོགས་བརྩི་ཐབས་ཀྱིས་རྩ་བརྟག་ནང་དོན་གྱི་མང་ཙམ་ཟིན་ཡོད་ཅིང་། དོན་ལ་སྐབས་འདིའི་ནང་དོན་ཕལ་ཆེ་བ་ཞིག་ནི་ནད་བརྟག་པའི་ཚུལ་ལུགས་ལས་ཉུང་ཟད་འདས་པ་མ་ཟད་རྒྱ་ནག་གི་རང་བྱུང་མཚན་ཉིད་རིག་པའི་གཞུང་སྤོར་ཐང་(易经)ལ་སོགས་རིག་གནས་སྤྱིའི་ཁྱད་ཆོས་མངོན་པར་གསལ་བའི་ཆ་ཞིག་ཀྱང་རེད་དོ། །འདི་ལ་སོགས་ཏེ་རྩའི་འཕར་ལུགས་མི་འདྲ་བ་མང་དུ་ཕྱེས་པའི་སྒོ་ནས་ནད་གཞི་སོ་སོར་འབྱེད་པའི་ཚུལ་མང་དུ་སྤྲོས། ཡིན་ན་ཡང་། རྩ་ལ་ལྟ་བ་ནི་བརྟག་ཐབས་གཞན་ཐམས་ཅད་ཀྱི་སྒོ་ནས་ནད་ཚུལ་བརྟག་རྗེས་ཁ་དམར་གདགས་བྱེད་དམ་ཐག་ཆོད་བྱེད་པའི་རིམ་པ་ཞིག་ཡིན་པ་ལས། བརྟག་ཐབས་ཀུན་གྱི་ཐོག་མར་བསྟན་པ་ཞིག་མ་ཡིན་ལ། ནད་ཀྱི་འདས་པའི་རྒྱུ་རྐྱེན་དང་ད་ལྟའི་མངོན་ཚུལ། མ་འོངས་སྨན་ཟས་ཕན་གནོད་སོགས་ཀྱི་བརྟག་ཐབས་གཙོ་བོ་དག་འདི་ལ་མ་བརྟེན་ཞིང་། སྔོ་དུ་མ་ནས་ཡིན་མིན་ལ་ཤན་ཕྱེ་ཆེར་ཕྱེས་ཚར་བའི་སྔོན་འགྲོའི་འོག་མཇུག་མཐར་རྩའི་བརྟག་ཐབས་ལག་ལེན་བྱེད་པ་ཞིག་རེད། སྤྱིར་རྒྱ་ནག་གི་རྩ་བརྟག་རིག་པ་འདིས་བོད་ཀྱི་སྨན་གཞུང་ཆེན་མོ་དཔལ་ལྡན་རྒྱུད་

བཞིའི་རྩ་མདོའི་ལེའུ་ལ་ཤན་ཐོག་ཡོད་ཅིང་། རྒྱུད་ཀྱི་མཇུག་དོན་སྐབས་སུའང་ལག་འཇུད་མ་སྟ་ནད་ཀྱི་སྐད་ལ་དྲིས། །ཞེས་བརྟག་ཐབས་འདིའི་གོ་བབ་གསལ་པོར་བསྟན་ཡོད་པར་འདོད།

༣ གདགས་སྲིབས་དང་ཚ་གྲང་ནད་ཀྱི་རྣམ་གཞག་དང་དེའི་གོ་གནས།

རྒྱ་ནག་གསོ་རིག་ཏུ་ཁམས་ལྔ་ལ་སྦྱར་བའི་ཤིང་ནད་དང་མེ་ནད། ས་ནད། ལྕགས་ནད། ཆུ་ནད་བཅས་ཀྱི་དབྱེ་བ་དཀར་ལུགས་གསལ་པོར་མ་ཐོན་པས། ནད་གཞི་གྱུར་ཚུལ་ཐམས་ཅད་ལ་སྤྱི་ཁྱབ་ཏུ་འགྲོ་བའམ་གཅིག་གྱུར་གྱི་འགྲེལ་བཤད་ནི་གདགས་སྲིབས་སམ་ཚ་གྲང་གཉིས་ཀྱི་སྒོ་ནས་བྱེད་པས། འདི་ནི་གཞུང་རྣམས་སུ་བྱུང་བའི་ནད་གཞིའི་རྣམ་གྲངས་མང་པོའི་གྱུར་ཚུལ་ལ་འགྲེལ་བཤད་བྱེད་པའི་རྩ་གནད་དུ་གྱུར་ལ། གཞུང་སྔ་ཤས་རྣམས་སུ་ཚ་གྲང་གི་རྣམ་གཞག་བསྟན་པ་ནས་ཉེ་རབས་ལ་ཐུག་གི་བར་གྱི་ཡིག་ཆ་ཕལ་ཆེ་བའི་བརྗོད་གཞི་གཙོ་བོ་ཞིག་ཏུ་གྱུར། གཞན་དུ་ན་སྔོན་སྔོར་གྱི་གཞུང་མང་པོའི་སྤྱི་ཁོག་གྲུབ་ཚུལ་དང་། ཁྱད་པར་དུ་རྒྱལ་རབས་སོ་སོའི་ཕོ་བྲང་གི་བླ་སྨན་གླིང་ལ་སོགས་པའི་གསོ་དཔྱད་ཚན་ཁག་དཀར་ལུགས་ཀྱི་ཆ་ནས་བལྟས་ཚེ། ནད་ཐོག་ཚན་ཁག་དཀར་བ་དང་ཚན་ཁག་སོ་སོའི་ཐད་ཀྱི་ནང་དོན་དམིགས་ཀྱིས་རྒྱས་པར་བསྟན་པ་འདི་ཡང་རྒྱ་ནག་གསོ་རིག་གི་ཁྱད་ཆོས་གཞན་ཞིག་ཏུ་བལྟས་ཆོག་སྙམ།

ལེའུ་བཞི་པ། བོད་ཀྱི་གསོ་བ་རིག་པ་དང་རྒྱ་ནག་གསོ་རིག་གཉིས་བསྡུར་ནས་དཔྱད་པ།

དང་པོ། འབྱུང་བ་བཞི་དང་ཁམས་ལྔའི་ལྟ་བའི་བསྡུར་དཔྱོད།

དེ་ལ་ཐོག་མར་རྒྱ་ནག་གསོ་རིག་གི་ཁམས་ལྔའི་རྣམ་གཞག་ཅུང་ཟད་སྤྲོས་ན། སྔོན་དུ་བཀོད་ཟིན་པ་ལྟར་གནའ་གཞུང་ཞེས་པའི་ཡིག་ཆར་ཁམས་ལྔའི་མཚན་ཉིད་བསྟན་པ་ལ། ཆུ་བརླན་འབབ་དང་མེ་གྱེན་འབར། ཤིང་ཡོ་བསྲང་། ལྕགས་འགྱུག་གཅོད། ས་(ཞིང་)འདེབས་ལེན་བཅས་སུ་བསྟན་ཡོད་པ་དང་། ཁྱད་པར་དུ་ཡིག་ཆ་དེར་ད་དུང་ཆུ་མེ་གང་ཞེ་ན་མི་རྣམས་ཟ་འཐུང་ལ་སྤྱོད་པ་གང་ཡིན་པ་དང་། ལྕགས་ཤིང་ནི་མི་རྣམས་ལས་བྱེད་པར་སྤྱོད་པ་གང་དེའོ། །ས་ནི་སྐྱེ་ལྡན་ཐམས་ཅད་ཚོགས་པའི་གཞི་སྟེ་མི་རྣམས་སྤྱོད་པར་བྱེད་པ་གང་དེའོ། །[①]ཞེས་ངོ་བོ་དང་མཚན་ཉིད་འཇོག་པར་བྱེད་ཅིང་། འདི་ནི་གཙོ་ཆེར་མི་རྣམས་འཚོ་བ་དངོས་ཀྱི་ཁྲོད་ཁར་འཕྱུང་བའི་ཆུ་དང་ཟས་གཡོ་བསྐོལ་བྱེད་པའི་མེ། ངལ་རྩོལ་ལ་བཀོལ་བའི་ཤིང་ལྕགས་ཀྱི་ལག་ཆ། འདེབས་འཛུགས་ཉུང་བའི་ཞིང་ས་བཅས་ལ་བསྟན་ཡོད་པ་མངོན་གསལ་དུ་སྣང་བས། རང་རེའི་གཞུང་རྣམས་སུ་མེ་དམར་པོ་གྱེན་དུ་འབར་བ་དང་ཆུ་སྔོན་པོ་ཐུར་དུ་འབབ་པ། རླུང་སྔོ་སྐྱ་གཞུའི་དབྱིབས་བཅས་སུ་གོ་བ་ནི་འཇིག་རྟེན་གྲགས་སྡེའི་དབང་དུ་བྱས་ཞེས་གསུངས་པ་དེ་ཇི་བཞིན་བྱུང་འདུག་པ་ལས་གཞན་བོད་གཞུང་རྣམས་སུ་འབྱུང་བ་བཞི་ག་ངོ་བོ་དང་བྱེད་ལས་ཀྱི་སྒོ་ནས་བཞག་ཡོད་པ་དེ་བཞིན་ངེས་དོན་གྱི་གོ་བ་ནི་བསྟན་མི་སྣང་ངོ་། །

ཁམས་ལྔའི་གྲངས་ངེས་མིན་གྱི་ཐད་ནས་བལྟས་ཚེ། མ་བུ་དང་དགྲ་གྲོགས་ཏེ་ཕྱི་འབྲེལ་བ་གཉིས་ཀྱི་གོ་རིམ་མི་འདྲ་བ་དང་། སྤྱིར་ཐ་སྙད་རྒྱང་བའི་ཆ་ནས་ས་དང་ཆུ་དང་མེ་གསུམ་པོ་འདི་འབྱུང་བ་དང་ཁམས་གཉིས་ཀའི་ཁྲོད་དུ་ཡོད་ཅིང་། ཁམས་ལྔར་དེ་ལས་གཞན་ཤིང་

① 《尚书 · 洪范》： “水曰润下，火曰炎上，木曰曲直，金曰从革，土爰稼穑”。《尚书大传 · 周传》： “水火者，百姓之所饮食也；金木者，百姓之所兴作也；土者，万物之所滋生也，是为人用。”

དང་ལུགས་ཞེས་འབྱུང་བ་བཞིའི་ཁྱད་མེད་པ་གཉིས་ལྷག་པར་ཐོན་ཡོད། དེ་ན་ཤིང་ལུགས་གཉིས་ཅིའི་ཕྱིར་ཁམས་ལྔའི་ཁྲོད་དུ་བྱུང་བ་རེད་སྙམ་ན། རྒྱ་ནག་མཚན་ཉིད་རིག་པའི་ལོ་རྒྱུས་བྱུང་འཕེལ་བརྗོད་པའི་གཞུང་རྣམས་ཀྱི་འགྲེལ་བཤད་དང་། ཁྱད་པར་དུ་ཁམས་ལྔའི་མཚན་ཉིད་འགོད་སྟངས་ཀྱི་ཆ་ནས་བལྟས་ཚེ་ཕལ་ཆེར་འཚོ་བ་དངོས་ཀྱི་ཁྲོད་དུ་ལྟོན་ཤིང་དང་ལུགས་ཆས་སྤྱོད་སྒོ་ཆེ་བའི་ཆ་ནས་ཁམས་ལྔའམ་དངོས་གཟུགས་ཀྱི་རྩ་བའི་རྒྱུ་ལྔའི་ཁྲོད་དུ་བླངས་པར་སྣང་། གཞན་ཁམས་ལྔའི་གྲས་སུ་འབྱུང་བ་བཞིའི་ཁྲོད་ཀྱི་རླུང་ནི་བླངས་མི་འདུག་པ་འདིའང་བོད་ཀྱི་འབྱུང་བ་བཞི་དང་མི་འདྲ་བའི་ཆ་ཞིག་རེད། ཡིན་ན་ཡང་། ནད་ཀྱི་ཕྱི་རྐྱེན་སྐབས་རླུང་(气)ཞེས་པའི་ཐ་སྙད་ལན་གྲངས་མང་པོར་ཐོན་བཞིན་ཡོད་པ་དང་། ཁྱད་པར་དུ་རྒྱུན་འབྲེལ་གྱི་ནང་དུ་རྒྱུ་བའི་རླུང་ཁྲག་(气血)ཅེས་པའི་སྐབས་ནའང་རླུང་ཞེས་པ་འདི་གཙོ་བོ་ཞིག་ཏུ་འབྱུང་བཞིན་མཆིས་པས་ཕྱི་ནང་གཉིས་ཐད་དུ་རླུང་ཞེས་པའི་གདགས་གཞི་འདི་གཙོ་བོ་ཞིག་ཏུ་བཟུང་ནས་སྟོན་བཞིན་མཆིས། དེ་བས་ཀྱང་རྒྱ་ནག་གི་གཞུང་སྔ་གྲས་མང་པོའི་ཁྲོད་བྱུང་བའི་རླུང་རྒྱུ་གཅིག་སྨྲ་བ་(气一元论)ཞེས་བརྟན་གཡོའི་དངོས་པོ་ཐམས་ཅད་བསྐྱེད་པའི་རྒྱུ་གཅིག་པུ་སྟེ་གཙོ་ཆེར་སྙིང་ལ་གནས་ནས་ལུས་ལ་བྱ་བ་བྱེད་པར་ངེས་འཛིན། དེ་ལྟ་བུའི་རླུང་དང་ཁམས་ལྔའི་བར་ལ་གཅིག་ཁོངས་གཅིག་འདུས་སོགས་ཀྱི་འབྲེལ་བ་གང་ཞིག་མཆིས་མིན་ནི་གསལ་ཁ་ཐོན་མེད་པར་སྙམ། དེ་ཙམ་མ་ཟད་ནད་ཀྱི་ཕྱི་རྐྱེན་དུ་གྱུར་པའི་དུས་དྲུག་གི་ཁྲོད་དུ་ད་དུང་རླུང་(风)ཞེས་པའི་ཐ་སྙད་གཞན་ཞིག་ཀྱང་ཡོད་པ་མ་ཟད་དེ་ནི་རྐྱེན་དྲུག་གི་ཐོག་མ་དང་ནད་ཐམས་ཅད་ཀྱི་འབྱུང་རྩར་བཞག་ནས། མཛེ་ནད་(麻风)དང་དྲེག(通风) གྲུམ་བུ།(历节风) ཤ་བཀྲ།(白癜风) ལག་རྗེ་(鹅掌风)ལ་སོགས་པའི་ནད་མང་པོ་ཞིག་ཀྱང་འདི་ལ་རག་ལས། དེ་ན་ཆིས་(气)དང་རླུང་(风)ཞེས་པའི་ཐ་སྙད་གཉིས་ཀྱི་འབྲེལ་བ་དང་ཁྱད་པར་གང་ཡིན་པའང་གསལ་པོར་བཤད་པ་མ་མཐོང་།(ལར་ན་རྒྱ་ནག་གསོ་རིག་ཏུ་ཕྱི་ནང་སྣོད་བཅུད་ཐམས་ཅད་ཁམས་ལྔའི་ངོ་བོར་གྲུབ་པས་དེ་ལ་སྲོག་ལྡན་དང་སྲོག་མེད་ཀྱི་ཁྱད་པར་མེད་པར་གནས་སྐབས་གཅིག་ཏུ་ཟད།) དེ་ལས་ཅུང་ཟད་ཞིབ་པར་ཕྱེས་ན་མེ་ཡི་ཁྲོད་ནའང་མེ་(火)དང་ཚ་བ།(热) དྲོད་(温)ཅེས་པའི་འཐོད་སྟངས་གསུམ་གྱི་གོ་དོན་མི་འདྲ་ཞིང་། གྲང་བ་

(寒)དང་བསིལ་བ་(凉)བཅས་ཀྱི་ཐ་སྙད་སྦྱོར་ཡུལ་ལ་ཁྱད་པར་གསལ་པོར་མི་ཕྱེད་པར་སྣང་སྟེ། ནད་གཅིག་པུའི་ཚ་ནས་མེ་དང་ཚ་བ། དྲོད་ཀྱི་ནད་དང་། གྲང་བ་དང་བསིལ་བའི་ནད་བཅས་སུ་སྦྱོར་ལ་རང་རེས་ནད་ཚ་གྲང་དང་སྨན་བསིལ་དྲོད་ཅེས་གནས་སྐབས་མི་འདྲ་བར་ཁྱད་འབྱེད་པ་དེ་ལྟ་བུ་ནི་མེད་དོ། །

དེ་ན་བོད་ཀྱི་གསོ་རིག་ཏུ་བསྟན་པའི་འབྱུང་བ་བཞི་ནི་ས་ཆུ་མེ་རླུང་ངམ་རླུང་མེ་ཆུ་ས་བཞི་གྲངས་དང་གོ་རིམ་ངེས་པ་ཞིག་ཡིན་ལ། དེ་ལ་གོ་རིམ་བཞིན་ངོ་བོ་སྲ་གཤེར་དྲོ་གཡོ་དང་བྱེད་ལས་བརྟན་སྡུད་སྨིན་འཕེལ་བཞི་དང་ལྡན་པས། མིག་གི་སྤྱོད་ཡུལ་དུ་གྱུར་པའི་མེ་དམར་པོ་གྲིན་དུ་འབར་བ་ལ་སོགས་པར་མི་གོ་བར། ངོ་བོ་དྲོ་བ་དང་བྱེད་ལས་སྨིན་པར་བྱེད་པའི་དྲོད་ནུས་ལ་གོ་དགོས་པས། འབྱུང་བ་བཞི་ནི་དབང་པོ་ལྔ་ལས་ལུས་དབང་གི་ཡུལ་དུ་གྱུར་པའི་རེག་བྱ་དང་། རེག་བྱ་དེ་ལའང་རྒྱུ་དང་འབྲས་བུའི་རེག་བྱ་གཉིས་ཡོད་པ་ལས་སྔ་མ་ལ་འཛིན་པ་ཡིན། དེ་ན་ཅིའི་ཕྱིར་འབྱུང་བ་བཞི་ཏུ་ཕྱེས་པ་ལས་གསུམ་དང་ལྔ་སོགས་སུ་མ་བསྟན་པ་དང་བཞི་གའང་ངེས་པར་གོ་རིམ་འཁྲུགས་མི་ཉུང་བར་བསྟན་པའི་རྒྱུ་མཚན་བཅས་ནི་འོག་ཏུ་བོད་དང་ནུབ་ཕྱོགས་གསོ་རིག་གི་འབྱུང་བཞི་དང་ཕུང་གཤེར་བཞིའི་ལྟ་བའི་བསྡུར་དཔྱོད་ཅེས་པའི་སྐབས་དང་ཉུང་ཟད་འཚམ་པས་དེར་འཆད་པར་བྱ།

དེ་ན་སྐབས་འདིའི་ཁྱད་པར་གཙོ་བོ་ཞིག་ནི། བོད་ཀྱི་གསོ་རིག་ཏུ་ཕྱི་ནང་གི་འཇིག་རྟེན་ཏེ་སྲོག་ལྡན་གྱི་ལུས་དང་སྲོག་ལྡན་མ་ཡིན་པའི་ས་རྫ་རི་བྲག་གི་བར་ལ་འབྱུང་བའི་འགྲེལ་བཤད་བྱ་ཚུལ་མི་འདྲ་བ་དེ་རེད་ལ། ས་རྫ་རི་བྲག་ཐམས་ཅད་འབྱུང་བ་ས་ཆུ་མེ་རླུང་གིས་གྲུབ་པ་དང་སྲོག་ལྡན་གྱི་ལུས་པོའང་འབྱུང་བའི་ངོ་བོར་གྲུབ་ནའང་དེའི་སྲོག་ལྡན་གྱི་ཆ་དངོས་ནི་འབྱུང་བ་ལས་གྱུར་པའི་རླུང་མཁྲིས་བད་ཀན་ཞེས་པ་འདུ་བ་གསུམ་ལ་རག་ལས་ཏེ། འདུ་བ་གསུམ་ནི་རིམ་བཞིན་འབྱུང་བ་རླུང་དང་མེ་དང་ས་ཆུ་བཅས་ཀྱིས་བསྐྱེད། འདི་གསུམ་ནི་མི་ལུས་ས་རྫ་རི་བྲག་དང་མི་འདྲ་བར་ཁྱད་འབྱེད་པའི་གནད་གཙོ་བོ་ཞིག་ཡིན། དེ་ཡང་འདུ་བ་གསུམ་གྱི་བྱེད་ལས་ཙུང་ཟད་གསལ་པོར་བཀོད་ན། དབུགས་འབྱིན་རྔུབ་དང་སྙིང་འབྱེད་འཛུམ། རྩ་འཕར་ལྡང་ལ་སོགས་འགྲོ་འགུལ་གྱི་བྱ་བ་ཐམས་ཅད་རླུང་གི་བྱེད་ལས་དང་། ལུས་དྲོད་འཛིན་

པ་སོགས་ཀྱི་བྱ་བ་ཐམས་ཅད་མཁྲིས་པ། སྲོག་གནས་པའི་མཐུན་རྐྱེན་དུ་གྱུར་པའི་ཤ་ཚིལ་ཉུས་པའི་ཁམས་ཀྱི་སྣ་གཞེར་གྱི་ཆ་ཐམས་ཅད་ལ་བད་ཀན་ཞེས་མིང་དུ་བཏགས་ལ། མི་ལུས་སྲོག་དང་ལྡན་པའི་སྐབས་སུ་འདུ་བ་གསུམ་དང་འབྱུང་བ་བཞི་རྟེན་དང་བརྟེན་པའི་སྒོ་ནས་ལུས་གྲུབ་ཅིང་། སྲོག་དང་བྲལ་ནས་ཤི་བའི་ཚེ་ན་འདུ་བ་གསུམ་ཡལ་ནས་ཤུལ་དུ་ལུས་པ་ལ་ས་ཆུ་མེ་རླུང་གི་ངོ་བོར་གྱུར་པའམ་དེར་ཐིམ་པ་རེད་དེ། འདི་དུས་ཚེ་སྲོག་གནས་པའི་རྟགས་མཚན་དག་ཀྱང་ཡལ་ནས་མི་སྣང་། སྔོན་དུ་བཤད་པ་བཞིན་སྐབས་འདིའི་བེམ་པོའི་ངོ་བོར་གྱུར་པའི་འབྱུང་བ་བཞི་ཡང་ངེས་པར་ས་རྡུལ་ལྟ་བུར་མ་གྱུར་ནའང་སྣ་གཞེར་གྱི་ཁམས་དང་། དྲོད་མཐོ་དམན། གཡོ་འགུལ་གྱི་ཆ་ཐམས་ཅད་ཕྱིའི་འབྱུང་བ་དང་གཅིག་མཐུན་དུ་གྱུར་པ་ལ་བཤད་པ་ཡིན། དེ་ལྟ་བུའི་རླུང་མཁྲིས་བད་ཀན་གསུམ་ནི་ས་ཆུ་མེ་རླུང་འབྱུང་བ་བཞི་ལས་མ་འདས་པས་གནོད་བྱ་ཟུངས་བདུན་འགྲུབ་པའི་རྒྱུ་འབྱུང་བ་བཞི་ཡིན་པ་འདྲ། དེ་ན་ལུས་གསོན་པོའི་སྐབས་ཀྱི་མཁྲིས་པ་དང་ལུས་ཟུངས་སམ་ཡང་ན་ཤི་བའི་སྐབས་ནའང་ཡོད་པའི་མེ་གཉིས་ཀྱི་བར་ལ་ཁྱད་པར་གང་ཡོད་སྙམ་ན། གོ་བདེར་བརྗོད་ན་སྔ་མ་ནི་དྲོད་ཚད་37དང་ཕྱི་མ་ནི་དྲོད་ཚད་10ལ་སོགས་ནམ་ཟླའི་དྲོད་གང་ཡིན་པ་དེར་འཛིན་པ་སྟེ། ཤི་གསོན་གཉིས་ཀྱི་གནས་སྐབས་ན་ལུས་ལ་དྲོད་ཡོད་པ་འདྲ་ཡང་དེ་ལ་མཐོ་དམའ་མི་འདྲ་བར་འབྱུང་བ་དེས་འདུ་བའི་མཁྲིས་པ་དང་འབྱུང་བའི་མེ་གཉི་གའི་ཁྱད་ཕྱེས་ཡོད་པ་དེ་བོ། །འདི་ལྟར་སྲོག་ལྡན་དང་སྲོག་ལྡན་མིན་པའམ་ཤི་གསོན་གྱི་གནས་སྐབས་འབྱེད་བྱེད་ཀྱི་འགྲེལ་བཤད་ནི་རྒྱ་ནག་གསོ་རིག་ལ་ཕལ་ཆེར་མི་འདུག་པར་སྣང་ཞིང་། འདི་ལས་གཞན་བོད་ཀྱིས་ད་དུང་འབྱུང་བ་བཞིའམ་འདུ་བ་གསུམ་གཟུགས་ཡིན་པ་གཞིར་བཞག་པའི་ཆ་ནས་རྡུལ་གཟུགས་ཀྱི་བོངས་དབྱིབས་ཆེ་ཆུང་གི་གནས་སྐབས་གང་དུ་ཡོད་པ་ལ་སོགས་པར་ཡང་ཞིབ་བརྗོད་མཛད་ཡོད་དེ། བོད་དུ་དུས་འཁོར་དང་མཛོད་ལ་སོགས་པར་རགས་པའི་འཇིག་རྟེན་དང་ཕྲ་བའི་འཇིག་རྟེན་གྱི་ཚད་འཇལ་བྱེད་རིམ་པ་མང་པོར་བསྟན་པ་དང་། སོར་མོ་གཅིག་གི་རིང་ཐུང་གི་ཚད་ཀྱི་མན་ནའང་ཕྲ་བར་ཕྱེ་བའི་རིམ་པ་བཅུ་གཉིས་(རིམ་བཞིན་བདུན་འགྱུར་གྱིས་ཇེ་ཆུང་དུ་སོང་)ཙམ་བགྲང་དུ་ཡོད་ལ། འབྱུང་བ་དང་འདུ་བ་ནི་ཚད་གང་ཙམ་ཡིན་སྙམ་ན། སོར་མོའི་མན་གྱི་ཚད་རིམ་བཅུ་གཉིས་

པོའི་གང་ཡང་མ་ཡིན་པར་དེ་དག་གི་རླུང་མཐའི་རྟུལ་སྟེ་ཕྲ་རབ་བྱ་བ་འགྲུབ་བྱེད་ཀྱི་རྒྱུ་བཞི་ཡིན་པས། བཞི་ག་ལྷན་དུ་འདུས་ན་རླུང་མཐའི་རྡུལ་འགྲུབ་ཅིང་བཞི་ག་སོ་སོར་གྱེས་ན་རླུང་མཐའི་རྡུལ་ཡང་ཞིག་ནས་སྟོང་བར་འགྱུར་བས་དེ་བཞི་ངེས་པར་ཕན་ཚུན་བརྟེན་ཏེ་གནས་ཚེ་ད་གཟུགས་འགྲུབ་པའི་རྒྱུར་འགྱུར་ཞིང་། གང་རུང་རང་རྐྱ་བའམ་ཡན་གར་དུ་གནས་པས་ནི་གཟུགས་གང་ཡང་འགྲུབ་མི་ནུས་པས་བྱེད་ལས་འདོན་པའི་གནས་སྐབས་ཀྱང་མ་མཆིས་སོ། །དེ་ལྟར་གྲངས་དང་པོ་རིམ་གྱི་རྣམ་གཞག །ངོ་བོ་དང་བྱེད་ལས་ཀྱི་རྣམ་གཞག །ཡུལ་དང་ཡུལ་ཅན་གྱི་རྣམ་གཞག །ཕྲ་རགས་ཀྱི་རྣམ་གཞག །སྲོག་ལྡན་དང་སྲོག་མེད་འབྱེད་པའི་རྣམ་གཞག་གསལ་པོར་ཕྱེས་པའི་འབྱུང་བ་དང་འདུ་བའི་གཞུང་ལུགས་ཞིབ་ཕྲ་འདི་ལྟ་བུར་ནི་ཁམས་ལྔའི་རྣམ་གཞག་གི་ཁྲོད་དུ་གསལ་པོར་གསུངས་མི་འདུག་པར་སྣང་།

གཉིས་པ། རིག་སྒོ་གཉིས་ལས་བྱུང་བའི་ལུས་གྲུབ་ཚུལ་གྱི་ལྟ་བའི་བསྡུར་དཔྱོད།

ཐོག་མར་རྒྱ་ནག་གསོ་རིག་གི་གཞུང་དུ་བཤད་པའི་མི་ལུས་གྲུབ་ཚུལ་གྱི་སྐོར་ཙུང་ཟད་སྤྲོས་ན། གོང་དུ་རྒྱ་ནག་གསོ་རིག་གི་ཁྱད་ཆོས་སྐོར་བཀོད་པ་ནང་བཞིན། ལུགས་འདིར་མི་ལུས་རྫིལ་གཟུགས་གཅིག་ཏུ་ལྟ་བའི་ཤུགས་ཙུང་ཟད་ཆེ་བས་བྱེ་བྲག་འབྱེད་པ་དེ་ཙམ་གལ་ཆེན་དུ་བཟུང་མེད་ཚོད་འདུག་ལ། སྤྱིར་ན་གོང་མའི་བཀའ་འབུམ་ལྟ་བུའི་གཞུང་སྔ་ཤས་སུ་དོན་སྙོད་ལ་སོགས་ནི་བེམ་པོ་གཤག་ནས་བལྟས་པས་མཐོང་ཐུབ་ཚུལ་བཀོད་མེད། ལུས་ཕྱི་ནང་སྟོད་སྨད་ཀྱི་གྲུབ་ཆ་སོ་སོའི་གནས་སྟངས་དང་ཐངས་དབྱིབས་ལ་སོགས་ཞིབ་པར་བསྟན་པའི་གཞུང་ནི་ཕྲན་བུ་ཞིག་ལས་བཤད་དུ་མེད། གཙོ་ཆེ་བ་ནི་གོང་དུ་བཤད་ཟིན་པའི་ཨོ་ཞིས་ཟླན་གྱི་དོན་ལྔའི་དཔེ་རིས་ཞེས་པ་འདི་ཡིན་ལ། ལར་ན་ཡིག་ཆ་དེར་ཡང་ནང་དོན་སྙོད་ཀྱི་གནས་སྟངས་སོགས་བཤད་པར་ནོར་འཁྲུལ་འགའ་རེ་མཆིས་ཀྱང་། ཙ་བའི་ཆ་ནས་ཆེད་དུ་བྱང་ཁོག་སྟོད་སྨད་དང་གཡས་གཡོན་མདུན་རྒྱབ་ཀྱི་དོན་སྙོད་གནས་སྟངས་བཀོད་པའི་ཡིག་ཆ་ཡིན། ཁྱད་པར་དུ་འདིར་ད་དུང་དཔེ་རིས་ཀྱང་འགྲེལ་བཤད་ལྡན་པར་བཀོད་ཡོད་པས་ལུས་ཀྱི་གྲུབ་ཚུལ་བཀོད་པའི་ཆེད་རྩོམ་ཞིག་ཏུ་ངོས་བཟུང་ཆོག །དེ་ལས་གཞན་དུ་རྒྱ་ནག་གསོ་རིག་གི་གཞུང་

རྣམས་སུ་ཤ་དང་རུས་པ་ལ་སོགས་པའི་བཟ་དང་ཐ་སྙད་ཅི་རིགས་སུ་ཐོན་ནའང་། དེ་རྣམས་ཀྱི་རིགས་དང་རྣམ་གྲངས། དཔེ་དབྱིབས། བོངས་ཚད་ལ་སོགས་མ་ལག་ལྡན་པར་བསྟན་པ་ནི་གཞུང་ཕྱི་མོ་ཐམས་ཅད་ལ་ཤིན་ཏུ་ཉུང་ཚོད་འདུག་གོ། །

བོད་ཀྱི་སྨན་གཞུང་རྙིང་བ་ཕལ་ཆེར་དུ་མཆོན་རྨའི་ནང་དོན་རྒྱས་པར་བསྟན་ཡོད་པ་ནི་ཐུན་མིན་ཁྱད་ཆོས་ཤིག་ཏུ་གྱུབ་ལ། མཆོན་རྨ་བཅོས་པའི་དགོས་མཁོའི་དབང་གིས་མགོ་སྐེ་བྱང་ཁོག་ཡན་ལག་བཅས་ལུས་ཀྱི་གནས་ལུགས་སམ་རོ་བཀྲའི་ནང་དོན་ཕུན་སུམ་ཚོགས་པར་བསྟན་ཡོད་ཚུལ་འདིར་བསྡུས་ཏེ་བཀོད་ན། ཐོག་མར་རུས་པ་ལ་དུམ་བུ་360དང་དེ་ལས་གནད་ཆེ་བ·32། དེ་རྣམས་ལའང་གཙོ་ཆེར་རུས་རྨ་བཅོས་པའི་དམིགས་པའི་སྙིང་ནས་རུས་རིགས·23དུ་ཕྱེས། ཤ་ལ་སྤར་ཚད་500བསྟན་ནས་སྤྱིའི་ཤ་དུམ་གྱི་གྲངས་མ་བསྟན་ཡང་གནད་ཆེ་བ·45རུ་བཀྲང་། རྩ་ལ་དཀར་ནག་གཉིས་སུ་ཕྱེས་པ་ལས་ནག་པོ་ལ་ཁྲག་རྩ་དང་འཕར་རྩ་གཉིས། དེ་ལའང་རྩ་ཆེན·24སྟེ་ནང་དུ་རྩ་ཆེན·8དང་ཕྱི་རུ་རྩ་ཆེན·16། དེ་ལས་ཕྱེས་པའི་གཏར་རྩ77དང་གཞན་པའི་རྩ་གནད·112གཉིས་བསྡོམས་པས་རྩ་ཕྲན·189། དེ་ལས་ཕྲ་བར་ཕྱི་ནང་བར་གསུམ་རྩ་ཕྲན·120རེ་སྟེ·360ཕྱེས་པ། དེ་ལས་ཕྲ་བར་རྩ་ཕྲན·700དང་དེ་ནས་ཡང་ཕྲན་ལུས་ལ་དྲ་བར་འབྲེལ་བ། རྩ་དཀར་པོ་ལ་ཀླད་ཆེན་དང་ཀླད་སྙིང་། རྫེ་ཞབས། རྒྱུངས་པ། ཀླད་ཤུན་རྒྱ་དར། ཀླད་ཁྲི། ཀླད་པའི་ཟུངས་ཆུ་ལ་སོགས་གྲུབ་ཆ་དང་། དེ་རྣམས་དང་ཁྱད་པར་ཀླད་པ་ལས་ཕྱེས་པ་ནང་བྱང་ཁོག་ཏུ་དར་དཔྱང·13དང་ཕྱི་ཡན་ལག་ཏུ་རྩ·6། དེ་ལས་རྩ་ཕྲན་བུ·16ཏུ་ཕྱེས་པ། དེ་བཞིན་སྤྱིར་ལུས་ལ་རྨེན་བུ་མང་དུ་ཡོད་པ་ལས་ཚོལ་ལམ་རྨེན་བུའི་གནད·8། ཚིགས་རྣམས་སུ་རུས་པ་དང་ཤ་སྦྱོར་བྱེད་ཆུ་བ·16དང་རུས་པ་དང་རུས་པ་མཐུད་བྱེད་རྒྱུས་པ·900སྟེ་དེ་དག་ལས་ཀྱང་གནད་ཆེ་བ·14རུ་བསྟན། དེ་བཞིན་དོན་ལྔ་དང་སྣོད་དྲུག་ཀྱང་བེམ་པོའི་གཟུགས་བོངས་ཁོ་ནར་གོ་སྟེ། དཔེར་ན། ཕྱིས་ཀྱི་ཡིག་ཆ་རྣམས་ལས་བསམ་སེའུ་ལའང་སྐྱེས་པའི་རླིག་འབྲས་དང་བུད་མེད་ཀྱི་བུ་སྣོད་གཡས་གཡོན་དུ་ཡོད་པའི་ཤ་ཤན་རྨེན་བུ་ལ་གོ་བ་ལས་ཆུ་ཟླ་ལྟར་དུ་ནི་གོ་བར་མི་བྱའོ། །དེ་ཙམ་མ་ཟད་དོན་སྣོད་རེ་རེའི་གྲུབ་ཆ་ལའང་བྱེ་བྲག་ཕྲ་ཞིབ་ཕྱེས་པ་འགའ་ཞིག་མཆིས་ཏེ། དཔེར་ན་གློ་བ་ལ་གཡས་གཡོན་མ་བུ·10རེ་སྟེ

བསྡོམས་20བསྟན་པ་དེང་རབས་དང་ཧྲི་བཞིན་ཐོད་ཐུག་ལ། དེ་བཞིན་དོན་སྙོད་རང་རང་གི་ཆ་ནས་ཀྱང་ཕོག་སའི་ཉེན་ཆེ་ཆུང་གི་དབང་གིས་གནད་ཆེ་བ་གྲངས་13དུ་བསྟན། དེ་ལྟར་ལུས་ཀྱི་གྲུབ་ཆ་སོ་སོའི་རྣམ་གྲངས་སོགས་ལ་ཕྱིས་ཀྱི་འགྲེལ་པ་རྣམས་ཞལ་མཐུན་མི་མཐུན་དུ་མར་འབྱུང་ཡང་། ཕྱོགས་འདི་ནས་བལྟས་ཚེ་རགས་པ་ནས་ཕྲ་བའི་བར་ལེགས་པར་གསལ་ཞིང་སོ་སོར་ཕྱེས་ཡོད་པ་ལ་བསྙོན་འདིང་མི་ནུས་པར་གྱུར། དེ་ཙམ་མ་ཟད་གཞུང་ཕྱི་མོ་རྣམས་དང་ཕྱིས་བྱུང་སྨན་དཔྱད་ཡིག་ཆ་རྣམས་ལས་ཤ་རུས་རྩ་རྒྱུས། དོན་སྙོད་དབང་པོ་ལ་སོགས་པའི་བྱེད་ལས་བསྟན་པའང་མངོན་སུམ་དབང་པོའི་སྤྱོད་ཡུལ་གཙོ་བོར་བཟུང་ཡོད་དེ། དཔེར་ན། དོན་ལྔ་ལ་སྙིང་རྩ་ནག་གི་མཚོ་དང་གློ་བ་དབུགས་ཀྱི་མཚོ། མཆིན་པ་ཁྲག་གི་མཚོ། མཆེར་བ་རྣེན་བུའི་མཚོ། མཁལ་མ་ཆུའི་མཚོ་ཞེས་དང་། དེ་བཞིན་ཕོ་བ་བེ་སྣབས་ཀྱི་མཚོ་ཟས་མྱུག་པའམ་འཇུ་བའི་སྣོ་དང་པོ།(མ་ཞུ་བའི་གནས) རྒྱ་མ་མཁྲིས་ཁུའི་མཚོ་ཁ་ཟས་འཇུ་བའི་སྣོ་གཉིས་པ། ལོང་ག་དྲི་ཆེན་གྱི་མཚོ་བཅས་བྱེད་ལས་མཐུག་སྟོམ་གྱི་ཚུལ་དུ་སྨྲ་བར་བྱེད་ཅིང་། ཡིག་ཆ་རྣམས་སུ་ད་དུང་དོན་སྙོད་ཀྱི་གནས་ས་དང་དཔེ་དབྱིབས། ཆེ་ཆུང་། རིང་ཐུང་། ཤོང་ཚད་ལ་སོགས་བསྟན་པ་དེང་དུས་གཞག་འབྱེད་རིག་པ་དང་ཕལ་ཆེར་གཞི་གཅིག་ཏུ་བབས་ཡོད། གོང་དུ་བཤད་པ་བཞིན་བོད་ཀྱི་གསོ་རིག་ཏུ་འདི་རྣམས་གནོད་བྱ་ཁམས་ཀྱི་ཁོངས་སུ་བསྡུས་ཡོད་པ་དང་དེ་ལའང་བྱེ་བྲག་ལུས་ཟུངས་བདུན་དང་དྲི་མ་གསུམ་ཞེས་རྣམ་གྲངས་བཅུ་ཏུ་བགོས། དེ་ན་ཟུངས་དང་དྲི་མའི་བྱ་བ་ཚུལ་བཞིན་འདོན་པ་ལ་ངེས་པར་དུ་གནོད་བྱེད་ཉེས་པ་རླུང་མཁྲིས་བད་ཀན་གསུམ་ཚང་དགོས་ཏེ། ཟུངས་སྤྱ་མ་དག་རིམ་བཞིན་ཕྱི་མར་འགྱུར་བ་ལ་ངེས་པར་འདུ་བ་གསུམ་ལ་བརྟེན་ནས་དྭངས་སྙིགས་འབྱེད་དགོས།

འདི་དག་ལས་གཞན་བོད་ཀྱི་རིག་གནས་ཆེ་བ་ལྔ་སོགས་ཁུངས་སུ་བཟུང་ནས་བོད་སྨན་གྱི་གཞུང་རྣམས་སུ་གཙོ་སེམས་དང་འཁོར་སེམས་བྱུང་གི་ནང་དོན་ཡང་གནད་བསྡུས་སྙོམས་བོད་སྨན་གྱི་ཁྲོད་དུ་བླངས་ཡོད་དེ། དཔེར་ན། ལུས་ཆགས་ཚུལ་གྱི་སྐབས་སུ་རང་གི་སེམས་ཀུན་གཞི་ལས་དབང་པོའི་རྣམ་ཤེས་འབྱུང་ཚུལ་དང་། མངལ་བུ་ཆེར་འཕེལ་བ་ན་དྲན་པ་ཧྲི་གསལ་དུ་གྱུར་ཚུལ་བསྟན་ལ། ཁྱད་པར་དུ་ལུས་ནད་ཅན་དང་ནད་མེད་དུ་གནས་པར་སེམས་དང་

འབྲེལ་བ་ཅི་ཙམ་ཡོད་པའི་ཚུལ་བཤད་པ་ལ། གཞུང་རྣམས་སུ་མ་རིག་པ་ལས་བྱུང་བའི་རྩ་བའི་ཉོན་མོངས་འདོད་ཁྲོ་གཏི་གསུམ་རླུང་མཁྲིས་བད་ཀན་གྱི་རྒྱུར་བཞག་ཡོད་ལ། འདུ་བ་གསུམ་གྱི་ངོ་བོ་འཕེལ་ཟད་འཁྲུགས་པར་བྱེད་པའི་ཁ་ཟས་མི་འགྲོད་པ་དང་སྤྱོད་ལམ་མི་མཐུན་པ་ཐམས་ཅད་རིང་བའི་དབང་དུ་བྱས་ན་འདི་གསུམ་ལ་ངེས་པར་རག་ལས་ཡོད་པར་བསྟན་ཏེ། འདི་ནི་བོད་གཅིག་པུ་ལས་ལུགས་གཞན་གང་ལའང་མེད་པའི་ཆ་ཞིག་སྟེ། གསོ་བ་རིག་པ་དང་ནང་དོན་རིག་པའི་རྣམ་ཤེས་ཀྱི་འདོད་ཚུལ་གཉིས་ཟུང་འབྲེལ་བྱས་པའི་ཆ་གཙོ་བོ་ཞིག་ཡིན། དེས་ན་རྒྱ་ནག་གསོ་རིག་ཏུའང་ལུས་སེམས་གཉིས་ཀྱི་འབྲེལ་བ་གལ་ཆེ་ཚུལ་བསྟན་ཡོད་དེ། གོང་མའི་བཀའ་འབུམ་ལ་སོགས་པར་མི་ལུས་ཧྲིལ་པོའི་རང་བཞིན་བསྟན་པའི་ཁྲོད་ཀྱི་ནང་དོན་གལ་ཆེ་ཤས་ཤིག་ཡིན། དཔེར་ན། གོང་མའི་བཀའ་འབུམ་དུ་སེམས་ལ་ཚོད་འཛིན་(御精神)དང་བླ་ནང་དུ་འགུག་པའི་(收魂魄)གལ་ཆེན་རང་བཞིན་བསྟན་ལ། འདི་ལས་རྒྱས་པར་སུང་གི་དུས་སྐབས་སུ་བྱུང་བའི་ནད་ཀྱི་རྒྱུ་རྐྱེན་གསུམ་དང་བརྟག་བཅོས་(《三因极—病证方论》)ཞེས་པར་ནད་བསྐྱེད་པའི་རྐྱེན་གཙོ་བོ་ཕྱོགས་གསུམ་དུ་བསྟན་པའི་ཁྲོད། དགའ་བ་དང་ཁྲོ་བ། སྐྱོ་བ། བསམ་པ། སྡུག་པ། སྐྲག་པ། དངངས་པ་བཅས་ལྷན་སྐྱེས་ཡིད་འགྱུར་བདུན་དུ་ཕྱེས་ནས་ཙུང་ཟད་རྒྱས་པར་བསྟན། ཡིན་ན་ཡང་། བོད་གཞུང་དུ་གཙོ་སེམས་ལ་རྣམ་ཤེས་ཚོགས་བརྒྱད་དེ་ཀུན་གཞི་དང་ཉོན་ཡིད། ཡིད་ཤེས། སྒོ་ལྔའི་ཤེས་པ་བཅས་དང་། འདི་རྣམས་ཀྱི་འཁོར་དུ་གྱུར་པའི་སེམས་བྱུང་ལྔ་བཅུ་ང་གཅིག་དང་། དེ་ལའང་རྩ་ཉོན་དང་ཉེ་ཉོན། གཞན་འགྱུར། ཀུན་འགྲོ་ལ་སོགས་པའི་རིགས་དབྱེ། ད་དུང་འདུ་ཤེས་དང་འདུ་བྱེད། ཚོར་བ་ལ་སོགས་པའི་རྣམ་གཞག་གང་ཡང་འབྱེད་དུ་མེད་པས། མདོར་གཏུགས་ན་རྒྱ་ནག་གསོ་རིག་ཏུ་རྣམ་ཤེས་ཀྱི་རྣམ་གཞག་མ་ལག་ལྡན་པ་ཞིག་བསྟན་པ་ནི་མི་སྣང་སྟེ། འདིའི་རྒྱུ་མཚན་གཙོ་བོ་ནི་རྒྱ་ནག་མཚན་ཉིད་རིག་པའི་གཞུང་རྣམས་སུ་རྣམ་ཤེས་ལ་མ་ལག་གྲུབ་མེད་པར་བཤད་པ་དེར་ཐུག་ཡོད་ཀྱང་སྲིད་དེ། འཇར་མན་གྱི་མཚན་ཉིད་རིག་པའི་ལོ་རྒྱུས་སྨྲ་བའི་ཁྱུ་མཆོག་ཧན་སིས་མཛད་པའི་འཛམ་གླིང་མཚན་ཉིད་རིག་པའི་ལོ་རྒྱུས་ཞེས་པ་ལས། ཁྲུང་ཧྭའི་མཚན་ཉིད་ཀྱི་གཞུང་ལ་གཏན་ཚིགས་རིག་པ་དང་མི་ཆོས་རིག་པ། སེམས་ཀྱི་རྣམ་གཞག་སོགས་གང་

ཡང་མ་ལག་ཅན་དུ་གྲུབ་ཐུབ་མེད་པར་བཤད་ཅིང་། མཚན་ཉིད་རིག་པ་རྣལ་མ་ཞིག་ནི་ཕོང་ལ་མཚོན་ན་རྒྱུས་མེད་ཅིག་ཁུ་ངེས་ཞེས་བཞེད།[①] དེའི་རྒྱུ་མཚན་ཡང་ཐུའུ་བཀྭན་གྲུབ་མཐའ་ཛ་ཤེའུ་ལུགས་ཀྱི་རྣམ་གཞག་འཆད་དུས། འདི་ཙ་བའི་གཞུང་རྣམས་ཀྱི་དངོས་ཟིན་ལ་འཁོར་འདས་དང་། བཅིངས་གྲོལ་དང་། འགྲོ་བ་རིགས་དྲུག་གི་ཐ་སྙད་དང་། སྐྱེ་བ་སྔ་ཕྱི་དང་ལས་འབྲས་སོགས་ཀྱི་རྣམ་གཞག་ཡེ་མ་བཤད་པས། … ཕལ་མོ་ཆེས་ཚེ་འདི་སྣང་པོ་ནས་ཚོག་ཤེས་པར་བྱེད་ཅིང་། … སྐྱེ་བ་ཕྱི་མ་མེད་དོ་ཞེས་མ་སྨྲས་པར་དེ་ཤུགས་ཀྱིས་ཡིན་པས་རེ་ཞིག་མངོན་སུམ་དུ་གྲུབ་པའི་རྣམ་གཞག་འཆད་[②]ཅེས་བསྟན་པ་ལ་སོགས་ལས་ཤེས།

གསུམ་པ། ཁྱད་པར་འབྲེལ་བ་རྩ་དང་རྒྱུན་འབྲེལ་གྱི་ལྟ་བའི་བསྡུར་དཔྱོད།

རྒྱ་ནག་གསོ་རིག་ཏུ་རྩའི་རྒྱུན་འབྲེལ་གྱི་སྐོར་བསྟན་པ་ནི་ཐུན་མིན་ཁྱད་ཆོས་ལྡན་པའི་ནང་དོན་གཙོ་བོ་ཞིག་རེད་ལ། འདིའི་ཐད་ཀྱི་གཞུང་གནད་ཆེ་ཞིང་མ་ལག་ལྡན་པ་མང་དུ་བྱུང་ཡོད། རྒྱུན་འབྲེལ་གྱི་སྒོ་ནས་ནང་དུ་དོན་ལྔ་སྣོད་དྲུག་དང་ཕྱིར་དབང་པོ་སྒོ་དགུ། ཤ་པགས་ལ་སོགས་པ་ཐམས་ཅད་དེ་མདོར་ན་ལུས་ཀྱི་སྟོད་སྨད་མདུན་རྒྱབ་ཕྱི་ནང་ཀུན་འདི་ཡིས་ལྷན་དུ་འབྲེལ་བར་བྱེད་ཅིང་། ནད་ཀྱི་འཇུག་ཚུལ་ལམ་གྱུར་ཚུལ་དང་། ནད་རྟགས་ཀྱི་མངོན་ཚུལ། གསོ་ཐབས་ཀྱི་ཕན་བསྐྱེད་བཅས་ཀྱི་འགྲེལ་བཤད་དམ་གནས་ལུགས་མང་ཆེ་བ་ཞིག་འཆད་ཀྱིན་ཡོད།

དེ་ན་དོན་དངོས་སུ་རྒྱུན་འབྲེལ་ཞེས་པ་ཅི་ཞིག་ཡིན་ནམ་སྙམ་ན། རྒྱ་ནག་གསོ་རིག་གི་ཉེ་རབས་ལོ་རྒྱུས་སྟེང་འདི་ལ་རྩོད་གླེང་མང་དུ་བྱུང་ཡོད་ཅིང་། དུས་རབས་16པའི་སྟོད་ལ་ནུབ་ཕྱོགས་གསོ་རིག་གི་གཞུང་མི་ལུས་གྲུབ་ཚུལ་(《人体的构造》)ཞེས་པའི་གཤག་འབྱེད་རིག་པའི་ཡིག་ཆ་གྲགས་ཆེན་དེ་བྱུང་རྗེས་དེ་འབྲེལ་གྱི་ནང་དོན་མང་པོ་རྒྱུར་འགྱུར་བ་ནས་བཟུང་། ནུབ་ཕྱོགས་ཀྱི་སྨན་པ་དང་རྒྱའི་སྨན་པའི་བར་ལ་རྒྱ་ནག་སྨན་གཞུང་གི་སྲོག་ཤིང་ལྟ་བུར་གྱུར་པའི་རྒྱུན་འབྲེལ་གྱི་ཐད་དུ་བགྲོ་གླེང་མང་དུ་མཛད་པ་ན། རྒྱའི་སྨན་པ་རྣམས་ནས་ཀྱང་མངོན་སུམ་དབང་པོའི་སྤྱོད་ཡུལ་དུ་འགྱུར་ནུས་པའི་འགྲེལ་བཤད་ཅིག་དགོས་པར་བསམས་ནས་ཚོད་བགམ་

① 汉斯·约阿西姆·施杜里希 著，吕叔君 译，世界哲学史（第 17 版），济南：山东画报出版社，2006. p.52-53

② ཐུའུ་བཀྭན་བློ་བཟང་ཆོས་ཀྱི་ཉི་མ། ཐུའུ་བཀྭན་གྲུབ་མཐའ། ཀན་སུའུ་མི་རིགས་དཔེ་སྐྲུན་ཁང་། 1984 p.402-403

ཀྱི་ལས་དུ་མ་ཞིག་བརྩམས་ཤིང་། ཐོག་མའི་དུས་ན་ཁོང་པ་ཚོས་རྒྱུན་འབྲེལ་དུ་རླུང་ཁྲག་རྒྱུ་བའི་གནས་ལུགས་ལ་སྦྱར་ནས་རྒྱུན་འབྲེལ་ནི་ལུས་ཀྱི་ཁྲག་རྩ་ཡིན་པར་ཁས་བླངས་པ་དང་། དེ་ནས་རིམ་བཞིན་ཁྲག་རྩ་ཁོ་ནའི་དབང་དུ་བྱས་ན་རྒྱུན་འབྲེལ་གྱི་རླུང་གི་རྒྱུ་བའི་བྱེད་ལས་ལ་ཁྱབ་མི་ཐུབ་པས་དུས་སྐབས་ཤིག་ལ་རྒྱུན་འབྲེལ་ཞེས་པ་རྩ་དཀར་རམ་དབང་རྩར་ངོས་འཛིན་དགོས་ཞེས་ཀྱང་སྨྲས། ཡིན་ན་ཡང་། རྒྱུན་འབྲེལ་གྱི་རྒྱུ་ལམ་རྣམས་བེམ་པོའི་སྟེང་དུ་ཁྲག་རྩ་དང་དབང་རྩའི་རྩ་རྒྱུན་ལ་འགྱོར་ཐུབ་མིན་བརྟག་པ་ན། དེ་ཡི་གསང་དམིགས་དག་ཁྲག་རྩ་དང་དབང་རྩའི་སྟེང་དུ་འཁེལ་མི་ཐུབ་པས་རྒྱུན་འབྲེལ་ནི་ཁྲག་རྩ་དང་དབང་རྩ་ཡིན་པར་བཤད་པའི་ལྟ་བ་ལ་གཞི་ཚུགས་མ་ཐུབ། ཕྱིས་སུ་རྒྱ་ནག་གསོ་རིག་དང་དེང་རབས་གསོ་རིག་གཉིས་ཀའི་རྒྱབ་ལྗོངས་ཡོད་པའི་སྨན་པ་འགའ་རེས་རྒྱའི་གཞུང་གི་རྒྱུན་འབྲེལ་ནི་ཁྲག་རྩ་དང་དབང་རྩ་གཉིས་ལ་སྦྱར་ན་མི་འགྲིད་པར། དེང་རབས་གསོ་རིག་གིས་བསྟན་པའི་རིམས་ཐར་རིག་པའི་རྩ་བ་སྟེ་རྐྱེན་ཁུ་རྒྱུ་བའི་རྐྱེན་རྩ་མ་ལག་ལ་གོ་ན་རྒྱུན་འབྲེལ་རྒྱུ་ལམ་གྱི་མགོ་བརྩམས་པའི་གནས་དང་བྱེ་བྲག་གི་རྒྱུ་ལམ། ཁྱད་པར་བྱེད་ལས་ཀྱི་ཐད་ནས་སྦྱོར་ཐུབ་པར་བཤད། ཁྱད་ཆོས་ནི་ཕྱིར་རྒྱུན་འབྲེལ་གྱི་རྒྱུ་ལམ་ལ་ཁྲག་དང་རླུང་གཉིས་ཏེ་བཅུད་ཁྲག་རྒྱུ་ལམ་དང་སྲུང་རླུང་རྒྱུ་ལམ་ཞེས་འཁོར་ལམ་ཆེན་པོ་གཉིས་འབྱུང་བ་ལས། སྔ་མ་ནི་དེང་རབས་གསོ་རིག་གི་ཁྲག་རྩའི་མ་ལག་གི་ཕྱོགས་གཏོགས་ཡིན་ཚུལ་ལ་ སྦྱོར་བཏང་དོགས་པ་མེད། ཡིན་ནའང་། ཕྱི་མ་དེ་མི་རེ་འགས་བཤད་པ་ལྟར་དེང་རབས་གསོ་རིག་ལུགས་ཀྱི་དབང་རྩའི་མ་ལག་ཡིན་ཞེ་ན་དོགས་པ་ཤིན་ཏུ་ཆེ་ཞེས། འཁོར་ལམ་ཕྱི་མ་དེ་དབང་རྩའི་མ་ལག་མ་ཡིན་པར་དེང་རབས་གསོ་རིག་གི་རིམས་ཐར་མ་ལག་གམ་རྐྱེན་རྩའི་མ་ལག་ཡིན་ཚུལ་ལ་རྒྱུ་མཚན་ཐོག་རིམ་མང་པོས་སྒྲུབ་གང་ཐུབ་བྱས་ཡོད།[①] དེ་ལྟ་ནའང་ལུགས་འདི་དེ་ཙམ་ཁྱབ་བརྡལ་མ་བྱུང་བར་སྣང་ལ། དེང་དུས་ཕལ་ཆེར་ཞིག་ནི་རྒྱུན་འབྲེལ་ཞེས་པ་ངེས་པར་ཁྲག་རྩ་དང་དབང་རྩ། རྐྱེན་རྩ་སོགས་གཤག་འབྱེད་རིག་པའི་ནང་དོན་ལ་སྦྱོར་མི་དགོས་པར། རྒྱུན་རྩའི་གསང་དམིགས་དག་ལ་གཙུག་ཁབ་ཀྱི་གསོ་བཅོས་བསྟེན་ན་མངོན་སུམ་ཕན་བསྐྱེད་ཡོད་པ་ནི་མཐར་ཐུག་གི་གནས་

① 周东浩 著，《中医：祛魅与反魅》，桂林：广西师范大学出版社，2008.5, P.125.

ལུགས་ཡིན་ཞེས་དེང་རབས་ཀྱི་ལུགས་ལ་སྦྱོར་ཅི་ཐུབ་བྱ་བའི་སྔ་མའི་ལུགས་ལ་སྲུན་འཛིན་བྱེད།

དེ་ན་རྒྱུན་འབྲེལ་གྱི་ལྟ་བ་ཐོག་མར་བྱུང་བའི་གཞུང་རྣམས་ཀྱི་ལྟ་དགོངས་ལ་ཅུང་ཟད་རྒྱུས་ཚྭངས་ཚེ། ཐོག་མའི་སྐབས་སུ་འཕར་རྩ་དང་རྒྱུན་འབྲེལ་གཉིས་གཅིག་ཏུ་བཟུང་ཡོད་པར་སྣང་སྟེ། གཞུང་ཕྱི་མོ་གོང་མའི་བཀའ་འབུམ་དུ་གནས་གསུམ་ཕྱོགས་དགུའི་རྩ་ལ་བརྟག་སྐབས་མགོ་སྙི་དང་ལག་པ། རྐང་པའི་འཕར་རྩའི་བལྟ་གནས་རྣམས་རྒྱུན་འབྲེལ་དང་གཅིག་པར་བྱས་ཡོད་པ་དང་། ཡང་རྒྱུན་འབྲེལ་ལ་རྒྱུན་རྩ་དང་འབྲེལ་རྩ་གཉིས་ཡོད་པ་ལས་སྔ་མ་ནི་ལུས་ཀྱི་ཟབ་སར་ཡོད་པས་མཐོང་མི་ནུས་ཤིང་། ཕྱི་མ་ནི་ལུས་ཀྱི་ཕྱི་ངོས་རྒྱུ་བས་རྒྱུན་པར་མིག་གིས་མཐོང་ཐུབ་ཅེས་གོང་མའི་བཀའ་འབུམ་གྱི་རྩ་གནད་ཅེས་པའི་དུམ་བུར་གསུངས་ཡོད་པར་གཞིགས་ན་ཐོག་མའི་སྐབས་ཀྱི་ངོས་འཛིན་ནི་འཕར་རྩ་དང་སྡོད་རྩ་ལྟ་བུའི་མངོན་སུམ་རིག་མཐོང་ནུས་པ་ཞིག་ཏུའང་མི་འདུག་གམ་སྙམ་པར་བྱེད་མོད། འོན་ཏེ་ཕྱིས་ཀྱི་གཞུང་ལུགས་འཕེལ་འགྱུར་ཁྲོད་ཕྱོགས་འདིར་འཕེལ་རྒྱས་མ་བྱུང་བར་སྣང་།

ཀུན་གྱིས་ཤེས་གསལ་ལྟར་རྒྱ་ནག་གསོ་རིག་གི་རྣམ་གཞག་མང་པོ་ཞིག་སྔ་བའི་དུས་ན་བོད་དུ་ཐོན་ཏེ་བོད་ཀྱི་གསོ་རིག་གཞུང་ལུགས་བྱུང་འཕེལ་ལ་ཤུགས་རྐྱེན་ངེས་ཅན་ཞིག་ཐེབས་ཡོད། དེ་བཞིན་རྒྱུན་འབྲེལ་གྱི་རྣམ་གཞག་གམ་དེ་འབྲེལ་གྱི་ནང་དོན་དུ་མ་ཞིག་བོད་དུའང་ཐོན་ཡོད་པ་མངོན་པར་གསལ། དཔེར་ན། བོད་ཀྱི་གཞུང་རྣམས་སུའང་དོན་སྙོད་དང་དབང་པོའི་འབྲེལ་འཁོར་སྣང་ཚུལ་བཤད་ཡོད། ཡིན་ན་ཡང་། དེ་ལ་རྒྱུན་འབྲེལ་གྱི་སྒོ་ནས་འགྲེལ་བཤད་མི་བྱེད་པར་དེ་དག་གི་བར་ལ་སྐད་པ་ལས་གྲེས་པའི་ནང་རྩ་དར་གྱི་དཔྱང་ཐག་བཅུ་གསུམ་ཞེས་བྱང་ཁོག་ནང་དུ་རྒྱུ་བའི་དབང་རྩའི་རྩ་རྒྱུན་གྱིས་འབྲེལ་བ་བྱེད་ཀྱི་ཡོད་ཚུལ་བསྟན། འདི་ལས་ཤུང་མཐར་ཡང་བོད་དུ་རྒྱུན་འབྲེལ་དང་དེ་ལ་བརྟེན་པའི་དོན་སྙོད་དབང་པོའི་འབྲེལ་འཁོར་གྱི་རྣམ་གཞག་ཐོན་ནའང་། བོད་དུ་མཆོན་རྨ་གསོ་བའི་གཞུང་སྔར་ནས་དར་ཆེ་བ་དང་མཆོན་རྨའི་སྟོན་འགྲོ་མགོ་བྱང་ཁོག་ཡན་ལག་གི་གནས་ལུགས་རྒྱས་པར་བྱུང་འདུག་པ་དང་། གཞུང་ཕྱི་མོ་རྣམས་སུ་སྔར་ནས་སྲོག་རྩ་དཀར་ནག་གི་ངོས་འཛིན་གསལ་པོར་ཡོད་ན་རྒྱ་ནག་གི་རྒྱུན་འབྲེལ་ངོས་འཛིན་ལ་ལྷོ་སྦྱོར་མ་ནུས་པས་དང་ལེན་མ་བྱས་པ་ཡིན་ནམ་སྙམ།

བཞི་པ། ནད་གཞུར་གྱི་གནས་ལུགས་དང་ངོས་འཛིན་ཐབས་ལམ་གྱི་བསྡུར་དཔྱད།

ཐོག་མར་རྒྱུ་རྐྱེན་གྱི་རྣམ་གཞག་སྐོར་ནས་ཙུང་ཟད་སྨྲས་ན། གོང་དུ་བཤད་པའི་ནད་ཀྱི་རྒྱུ་རྐྱེན་གསུམ་དང་བརྟག་བཅོས་ཞེས་པའི་གཞུང་དུ་ནད་རྒྱུ་ལ་དབྱེ་ཞིབ་བྱས་པ་ཙུང་ཟད་འཐུས་ཚང་སྟེ། ནང་གི་ཡིད་འགྱུར་བདུན་དང་ཕྱི་རྐྱེན་དྲུག །ཕྱི་ནང་གང་ཡང་མ་ཡིན་པའི་རྐྱེན་ཕུང་གསུམ་པའམ་དོན་ལ་ཕྱི་རྐྱེན་དྲུག་ལས་འདས་པའི་ཁ་ཟས་དང་དབུགས་འབྱིན་རྔུབ། མཆེ་བའི་དུག །མཚོན་ཐོག་པ་ལ་སོགས་པའི་རྐྱེན་ཕྱོགས་གསུམ་དུ་བསྡུས་ནས་བཤད་ཡོད། དེའི་ཕྱིས་སུ་རིམས་ཚད་ཀྱི་ནད་ལ་ཕྱི་རྐྱེན་དྲུག་ཏུ་མ་འདུས་པའི་རྐྱེན་གཞན་རྫུབ་རླུང་ངམ་ཐོར་རླུང་ཞེས་པའང་ཡོད་པར་བསྟན།

རྒྱའི་ཡི་གེར་རྒྱུ་དང་རྐྱེན་གཉིས་ལ་རྒྱུན་པར་ཕྱི་རྐྱེན་དང་ནང་རྐྱེན་ཞེས་འབོད་པ་དེ་བཞིན་གོང་གི་རྒྱུ་གསུམ་ལའང་ཕྱི་ནང་གི་ཁྱད་པར་ཡོད། དེ་ལས་ཀྱང་ནད་ཀྱི་རྒྱུ་རྐྱེན་རྣམ་གཞག་འཆད་པའི་གཞུང་ཀུན་ཏུ་ནམ་ཟླ་དུས་བཞིའི་འགྱུར་བ་ལས་བྱུང་བའི་དྲོད་གྲང་ལ་སོགས་ཀྱི་ཕྱི་རྐྱེན་ནི་ཤིན་ཏུ་གལ་ཆེན་ཞིག་ཏུ་འཛིན། ཡིན་ན་ཡང་། འདི་ལ་ཚད་མའི་གཞུང་དུ་བཤད་པའི་ཉེར་ལེན་དང་ལྷན་ཅིག་བྱེད་རྐྱེན་གྱི་རྣམ་གཞག་འབྱེད་དུ་མེད་ལ། ཁྱད་པར་དུ་རྒྱ་ནག་སྨན་གཞུང་དུ་ལུས་འགྲུབ་བྱེད་ཀྱི་ཁམས་ལྔར་སྦྱར་ཏེ་ཤིང་ནད་དང་མེ་ནད། ས་ནད། ལྕགས་ནད། ཆུ་ནད་ལྟ་བུར་འཆད་དུ་མེད་པས། བརྟན་གཡོའི་དངོས་པོ་ཀུན་འགྲུབ་པའི་རྩ་བའི་རྒྱུ་ཡི་ཆ་ནས་ནད་ཀྱི་རྩ་བའམ་རྒྱུར་འཛོག་ཚུལ་མི་འདུག །ལར་ན་གདགས་སྦྱིབས་གཉིས་དང་ཁམས་ལྔའི་བར་ལ་གཅིག་ཁྱུངས་གཅིག་འདུས་སོགས་ཀྱི་འབྲེལ་བ་གསལ་པོར་བསྟན་མེད་ལ། གདགས་སྦྱིབས་གཉིས་འཕེལ་ཟད་ཀྱི་དབང་གིས་ཚ་གྲང་གི་ནད་བསྐྱེད་ཚུལ་གསལ་པོར་བསྟན། ཡིན་ན་ཡང་། གདགས་སྦྱིབས་གཉིས་ནད་མེད་ཀྱི་གནས་སྐབས་ནི་ནད་ཚ་གྲང་གི་ཉེར་ལེན་གྱི་རྒྱུ་ཡིན་མིན་གྱི་ཐད་དུ་གོ་དོན་གསལ་པོར་ཕྱེས་མེད་པར་སྣང་སྟེ། གོང་དུ་བཤད་ཟིན་པ་ལྟར་གདགས་སྦྱིབས་ཞེས་པ་འདི་སྤྱོག་ལྡན་པོ་ནར་འགྲེལ་བཤད་བྱ་བའི་ཁྱབ་ཁོངས་ཙམ་ལས་ཆེ་ཏུ་འདས་ཏེ་འཇུག་ཡུལ་ཤིན་ཏུ་རྒྱ་ཆེ་ཞིང་། མ་གཞི་ཚ་གྲང་གཉིས་ཀྱང་གདགས་སྦྱིབས་ཀྱི་

ངོ་བོ་ཡིན་པས་ནམ་ཟླའི་ཚ་གྲང་གིས་ལུས་ཀྱི་ཚ་གྲང་ནད་བསྐྱེད་(寒甚则热，热甚则寒)བཞིན་ཡོད། དེ་ལྟར་ཚ་གྲང་དང་གདགས་སྲིབས་ཞེས་པའི་ཐ་སྙད་ཀྱི་གདགས་གཞིའི་དབྱེ་མཚམས་མི་གསལ་ཞིང་བོད་གཞུང་རྣམས་སུ་བསྟན་པའི་རིང་རྒྱུ་དང་ཉེ་རྒྱུ། ལྷན་ཅིག་བྱེད་རྐྱེན་བཅས་ཀྱི་རྒྱུ་རྐྱེན་དབྱེ་ཚུལ་ནི་མེད་ལ། བོད་ཀྱི་གསོ་རིག་ཏུ་རྒྱུ་རྐྱེན་གྱི་ཁྱད་པར་ཤིན་ཏུ་གཟབ་ནན་གྱིས་འབྱེད་པ་མ་ཟད་རྐྱེན་ཇི་ལྟར་མང་ནའང་མཐར་གཏུག་ན་རྒྱུ་ཉེས་པ་གསུམ་གྱི་སྟེང་དུ་མི་འབབ་ཐབས་མེད་དུ་འདོད། ཁྲག་དང་སྲིན་དང་ཆུ་སེར་ལ་སོགས་ནད་གྱུར་གོ་རིམ་ཁྲིད་རྐྱེན་གཙོ་བོར་གྱུར་པའི་རིགས་ཀྱང་མདོར་ན་འདུ་བ་གསུམ་གྱི་སྟེང་དུ་མ་བབས་པར་ལུས་ལ་ནད་བསྐྱེད་མི་ནུས་ཏེ་རྒྱུ་མཚན་ནི་ནད་ཀྱི་ངོ་བོ་ཟུག་རྔུའི་སྟེང་དུ་འཛོག་པས་ཡིན། དེ་ལྟར་རླུང་མཁྲིས་བད་ཀན་འདུ་བ་གསུམ་གྱིས་ནད་གཞི་ཐམས་ཅད་ལ་གཅིག་གྱུར་གྱིས་འགྲེལ་བཤད་བྱེད་ཐུབ་པའི་མཐོ་ཚད་དམ་གོ་གནས་བརྟན་པོར་ཚུགས་ཡོད། བོད་སྨན་དུ་ནི་རྐྱེན་དུས་གདོན་ཟས་སྤྱོད་བཞིར་ཕྱེ་ཞིང་། དེ་ལས་ཀྱང་ཟས་སྤྱོད་གཉིས་ལ་ནད་སློང་རྐྱེན་གཉིས་ཞེས་ཤིན་ཏུ་གལ་ཆེན་དུ་འཛིན་ཞིང་། དེ་ལའང་ཟས་ཚུལ་ཟས་བསྡམ་ཟས་ཚོད་རན་པར་བཟའ་བ་དང་། རྒྱུན་སྤྱོད་དུས་སྤྱོད་གནས་སྐབས་སྤྱོད་ལམ་གསུམ་སོགས་ཞིབ་པར་ཕྱེས་ནས་འཆད་པར་བྱེད། དེ་ལྟར་ནད་ཀྱི་རྐྱེན་ཕྱོགས་གཙོ་བོ་བཞིར་བསྟན་ནས་ཀྱང་ནད་བསྐྱེད་ཚུལ་དངོས་ནི་སྐྱེ་མཆེད་དང་གསོག་ལྡང་། སློང་རྐྱེན་ཞེས་དུས་ཡུན་ངེས་ཅན་ནང་ནད་གཞི་ཇི་ལྟར་བསྐྱེད་པའི་ཚུལ་གོ་རིམ་ལྡན་པར་བསྟན་ཡོད།

བརྟག་ཐབས་ཀྱི་ཐད་དུ་ལྟ་བ་དང་ཉན་པ། དྲི་བ། རེག་པ་བཞིར་ཕྱེ་ཞིང་། སྤྱིར་བོད་གཞུང་དུ་དྲི་བའམ་ཐོས་པ་སྣ་རིག་གི་ཁོངས་སུ་བསྡུས་ཡོད་ཀྱང་། འདིར་ཉན་པ་ཞེས་པ་རིགས་ཆེ་བ་བཞིའི་ཁྲོད་དུ་བཞག་པ་ནི་དྲིས་ལན་ཙམ་མ་ཡིན་པར་ནད་པའི་ལུས་སྟེང་དུ་ནད་ཀྱི་དབང་གིས་བྱུང་བའི་སྒྲ་ལ་བརྟག་ཚུལ་ཡིན་པས་རྒྱུ་མཚན་ངེས་ཅན་ལྡན་པ་དང་། ཁྱད་པར་དུ་དྲི་བ་ལ་སོགས་པའི་སྒོ་ནས་བརྟག་རྗེས་རེག་པ་རྩ་ཡིས་ཁ་དམར་གདགས་དགོས་ཤིང་། རྩའི་བལྟ་གནས་དང་འཕར་ལུགས། དོན་སྣོད་ཀྱི་ནད་བརྟག་ཚུལ་སོགས་ཤིན་ཏུ་ཞིབ་ཕྲར་བསྟན་ཡོད་པས། རྩའི་བརྟག་ཐབས་ནི་རྒྱ་ནག་གསོ་རིག་གི་བརྟག་ཐབས་རིག་པའི་ནང་དོན་ཆེས་གལ་

ཆེན་ཞིག་དང་ཁྱད་ཆོས་མངོན་པར་གསལ་བ་ཞིག་ཀྱང་ཡིན། འདིའི་འཕེལ་འགྱུར་དང་རྣམ་གཞག་གཙོ་བོ་དག་གོང་དུ་མཚོན་པ་ཙམ་སྤྲོས་ཟིན་པས་འདིར་བསྐྱར་ཟློས་མི་བྱ་ལ། འདི་ཡང་གཙོ་བོ་ཁམས་ལྔ་དང་དོན་སྣོད་འབྲེལ་བ། ནང་དོན་སྣོད་དང་ཕྱི་དབང་པོ་སྒོ་དགུའི་འབྲེལ་བ་སོགས་རྒྱ་ནག་གསོ་རིག་གི་གཞི་རྩའི་བཞེད་དགོངས་དང་དམ་དུ་འབྲེལ་འདུག །དེ་བཞིན་ལོ་རྒྱུས་སྟེང་བོད་ཀྱི་གསོ་རིག་གི་རྩའི་བརྟག་ཐབས་ཐད་དུ་ཤུགས་རྐྱེན་ཟབ་མོ་ཞིག་ཐེབས་ཡོད། ཡིན་ན་ཡང་། རྩའི་བརྟག་ཐབས་ཀྱི་སྐབས་འདི་དང་ཁྱད་པར་དུ་དུས་བཞིའི་རྩའི་འཕར་ཚུལ་གྱི་ནང་དོན་ལས་གཞན། གཞུང་ཕྱི་མོ་རྒྱུད་བཞི་ལ་སོགས་སུ་ཁམས་ལྔ་དང་གདགས་སྦྱིབས་ཀྱི་ནང་དོན་རྣམས་ནད་ཀྱི་རྒྱུ་རྐྱེན་གྱུར་ཚུལ་གྱི་འགྲེལ་བཤད་དུ་བླངས་མི་འདུག་པ་འདིས་ཀྱང་གཞུང་ལུགས་ཀྱི་གཏན་ཚིགས་རང་བཞིན་ལ་དབྱེ་འབྱེད་ཅིག་མཛད་ཡོད་པ་གསལ། དེ་བཞིན་རྒྱ་ནག་ལ་ཐིས་པའི་མཛུབ་རིས་བརྟག་པ་ལ་སོགས་ཁྱད་ཆོས་ཅན་གྱི་བརྟག་ཐབས་ཀྱང་དུ་མར་ཡོད་པ་དང་། གཞན་བོད་ཀྱི་གཞུང་དུ་དྲི་ཆུར་བརྟག་པའི་ཐབས་མ་ལག་ལྡན་པ་ཞིག་བསྟན་ཡོད་དེ། ཐོག་མར་སྔོན་འགྲོ་དང་དངོས་གཞིར་རིམ་པ་ཕྱེ་ཞིང་ཁྱད་པར་དུ་དངོས་གཞིའི་སྐབས་སུ་དུས་གསུམ་བརྟག་ཚུལ་དགུའི་སྒོ་ནས་ནད་ཚ་གྲང་དང་རླུང་མཁྲིས་བད་ཀན་སོགས་སོ་སོར་འབྱེད་པའི་ཐབས་ལམ་བསྟན་པ་ནི་ཆེས་ཁྱད་ཆོས་མངོན་གསལ་ཅན་ཞིག་ཡིན་ལ། འོག་ཏུ་བོད་དང་རྒྱ་རིག་གསོ་རིག་གཉིས་བསྡུར་བའི་སྐབས་སུ་ཅུང་ཟད་ཞིབ་པར་སྤྲོ་བར་བྱ།

ལྔ་པ། ལག་ལེན་གྱི་སྐབས་སུ་ཟུང་བའི་ཚ་གྲང་གི་རྣམ་གཞག་བསྡུར་དཔྱད།

རྒྱ་ནག་གསོ་རིག་གི་གཞུང་སྔ་གྲས་དག་ལས་ཚ་བའི་ནད་ཀྱི་རྣམ་གཞག་བསྟན་པའི་གཞུང་གཙོ་བོ་ཞིག་ནི་ཚ་གྲང་ནད་ཀྱི་རྣམ་བཤད་ཡིན་ཞིང་། དེའི་ཕྱིས་སུ་ཕེ་སུང་སྐབས་ནས་མགོ་བརྩམས་ཏེ་རིམ་བཞིན་ཅིན་ཡོན་དང་མིང་ཆིན་གྱི་དུས་སྐབས་ལ་ཐུག་པའི་བར་དུ་དྲོད་ནད་ཅེས་པའི་ངོས་འཛིན་ལུགས་སུ་བྱུང་སྟེ། དེ་ནི་རྒྱུན་དུག་ནད་གྱུར་ལྟར་འགྲེལ་བཤད་མི་ནུས་ཤིང་ཚ་གྲང་ནད་ལྟར་གསོ་བཅོས་ཀྱང་བསྟེན་མི་ཏུང་ཞེས་ཀྲང་ཀྱང་ཅིན་གྱི་ཚ་གྲང་ནད་དང་མི་འདྲ་བ་ཞིག་གི་ལུགས་ཡན་གར་དུ་ཕྱེས་ལ། དཔྱིད་ལ་སོགས་པའི་དུས་ཚིགས་སུ་ཆེས་ཆེར

ལྷང་ཞིང་ཕྱི་ནང་གི་རྐྱེན་ལས་བྱུང་བ་དང་འགོ་རྒྱུ་ཡོད་པར་བསྟན། དེ་ནས་ཆིན་གྱི་སྐབས་སུ་སློབས་པ་ན་རིམས་ནད་ཅེས་པ་རྩུབ་ཀླུང་ཞེས་རྒྱུན་པར་བཤད་པའི་ཕྱི་རྐྱེན་དུས་རླངས་དྲུག་ཏུ་མི་གཏོགས་པ་ཞིག་གིས་བསྐྱེད་ཚུལ་བཤད་ལ། དེའི་ཕྱིས་ནས་ཀྱང་དྲོད་ནད་སླ་བའི་ལུགས་ཞེས་པས་ནད་འདི་ནད་རླངས་གྱིན་དུ་འཕྱུར་བ་ལས་བྱུང་བར་བསྟན་ཡོད་དེ། མདོར་ན་ཚ་བའི་ནད་སྤྱི་དང་མི་མཐུན་པའི་འགོ་བའི་རང་བཞིན་ཅན་གྱི་ནད་ཅིག་ཡོད་པ་དང་། དེ་ལ་ཐུན་མོང་མིན་པའི་རྒྱུ་རྐྱེན་དམིགས་བསལ་བ་ཞིག་མཆི་བའི་ཚུལ་བསྟན། ཡིན་ན་ཡང་། དེ་ཉིད་སྲིན་ལས་བྱུང་ཚུལ་ལ་སོགས་བོད་གཞུང་ནང་བཞིན་བཤད་མི་འདུག་པར་སྣང་།

སྤྱིར་ཚ་བའི་ནད་ལ་བོད་གཞུང་དུ་གནས་སྐབས་དང་རིགས་ཀྱི་ཚ་བ་ཐམས་ཅད་ཀྱང་ཚ་བ་རྒྱང་བའི་ནད་མ་ཡིན་པར་ཀླུང་དང་བད་ཀན། ཆུ་སེར་ལ་སོགས་པའི་བསྡོངས་ཟླ་ཡོད་པས། ཚ་བའི་གཞུང་དུ་ཐོག་མར་ཚ་གྲང་གལ་མདོ་ཞེས་ཚ་གྲང་དབྱེ་བ་ཇི་ལྟར་འབྱེད་ཚུལ་ཤིན་ཏུ་རྒྱས་པར་བསྟན་ཡོད་ལ། དེ་ཡང་ཞིབ་པར་ཕྱེས་ན་རྟགས་དང་ངོ་བོ། བཅོས། གོམས་པ། སྐྱེད་བཅས་རིམ་པ་ལྔ་རུ་ཕྱེས་ཏེ། སྤྱ་མ་སྤྱ་མ་པོ་ནས་ཚ་གྲང་གསལ་པོར་འབྱེད་མི་ཐུབ་པས་ངེས་པར་ཕྱི་མ་ཕྱི་མར་བརྟེན་ནས་ངོར་འཕྲང་བསལ་ཚུལ་ཞིབ་པར་བཀོད། དེ་བཞིན་ཚ་བའི་ནད་བཅོས་ནས་མཁྲིས་པ་རང་མལ་དུ་འབབ་པའི་གནས་སྐབས་ནའང་འདུ་བ་ཀླུང་མཁྲིས་བད་ཀན་གྱི་རྟགས་སྣ་ཚོགས་སུ་སྟོན་པ་སྟེ་ཀླུང་གི་རི་ཐང་མཚམས་དང་མཁྲིས་པའི་རི་ཐང་མཚམས། བད་ཀན་གྱི་རི་ཐང་མཚམས་བཅས་ཚ་བའི་ནད་ལ་བྱེ་བྲག་འབྱེད་ཚུལ་ཤིན་ཏུ་ཞིབ་པར་བསྟན།

བོད་ཀྱི་གཞུང་རྣམས་སུ་ད་དུང་གཉན་དང་རིམས་ཞེས་པ་གཉིས་རྒྱུན་པར་ཚ་བ་དང་མཉམ་དུ་འབྱུང་ལ། དཔལ་ལྡན་རྒྱུད་བཞིར་ཚ་བའི་ལེའུ་མང་པོ་བཀོད་པའི་མཇུག་ཐོག་ཏུ་གཉན་རིམས་གཉིས་གཞི་གཅིག་ཏུ་བསྟན། སྔ་དུས་ཀྱི་ཡིག་ཆ་རྣམས་སུ་འདི་གཉིས་ལའང་ཁྱད་པར་ཅུང་ཟད་འབྱུང་སྟེ། གཙོ་བོ་ནི་ཚེའི་རིག་བྱེད་ལ་སོགས་པའི་གཞུང་རྣམས་སུ་རིམས་ཡོད་ཀྱང་གཉན་ཞེས་པའི་ཐ་སྙད་མེད་པ་དང་། ཡང་བདུད་རྩི་བུམ་པའི་གཞུང་དུ་ནི་གཉན་ཞེས་པའི་ཐ་སྙད་ཤས་ཆེར་འབྱུང་བ་ལྟ་བུའི་ཚུལ་འགའ་ཞིག་མཆིས། ཡིན་ན་ཡང་། དཔལ་ལྡན་རྒྱུད་བཞིར་ནི་གཉན་རིམས་ལ་བབས་ས་གནས་དང་རིམ་པ་དུས། ནད་གཞི་རིགས་བཅས་

དབྱེ་བ་བཅུ་གཅིག་བསྟན་ལ། སྔ་གཞུང་རྣམས་ཀྱི་འདོད་ལུགས་ལ་ཕྱོགས་བསྡོམས་བགྱིས་ནས་དབྱེ་ལུགས་གཅིག་གྱུར་མཛད་ཅིང་། རྩ་བའི་ཆ་ནས་གཉན་རིམས་གཉིས་ནད་གཞི་གཅིག་སྟེ་ཚ་བའི་ནད་ཀྱི་བྱེ་བྲག་ཅིག་ཏུ་ངོས་བཟུང་ཡོད། དེ་ཡང་མཁྲིས་པ་བསླངས་པས་ནད་ཀྱི་ངོ་བོ་ཚ་བ་དང་རྫུལ་ལ་བབས་ནས་རིམ་གྱིས་འཇུག་སྒོ་རྣམས་སུ་འཇུག་ལ། ཁྱད་པར་དུ་དྲིས་ཐོག་ཡམས་སུ་རིམས་ཀྱིས་འགོ་བ། དེ་ཡང་ནད་ཀྱི་ཁ་རླངས་དང་དྲི་དུགས་ལ་སོགས་ཀྱི་སྒོ་ནས་འབྱུང་བའི་ཚུལ་གསལ་རྗེན་དུ་བསྟན། དེ་བས་ཀྱང་གཉན་ནད་ཀྱི་རིགས་དབྱེ་རྒྱས་པར་བསྟན་པའི་བདུད་རྩི་བུམ་པར་གཉན་ནད་ཀྱི་རྒྱུ་གཙོ་བོ་གཉན་སྲིན་པཏྟ་ཞེས་ཁ་ཆེ་མཛུག་མ་རིང་བ་ཧ་བླ་དང་འདྲ་བ། སྐད་ཅིག་ཙམ་ལ་མགོ་ཐང་ཁྱབ་པར་རྒྱུ་ནུས་པའི་སྲིན་ཁྱད་པར་བ་དེས་བསྐྱེད་ཚུལ་ཞིབ་པར་བསྟན་ཏེ།[①] བཅོས་ཚུལ་སྐབས་སུའང་གཉན་སོད་ཚད་པ་མ་ཆོམས་ན། །ཞེས་སོགས་སུ་འབྱུང་། དེ་ལྟར་བོད་ལའང་རང་གི་རྣམ་གཞག་འཛོག་ཚུལ་མ་ལག་ཅན་གྲུབ་ཡོད་ན། གཉན་རིམས་ཀྱི་ནད་ཐམས་ཅད་ངེས་པར་དེང་རབས་ཀྱི་བཞེད་ལུགས་ལ་ཇི་བཞིན་སྦྱོར་མི་བཏུབ་ཅིང་སྦྱོར་བའི་དགོས་པའམ་མ་མཆིས་མོད། རྒྱུད་གཞུང་རྣམས་སུ་འདི་སྲིན་ལ་རག་ལས་པ་དང་འགོ་བར་བྱེད་པ་ལ་སོགས་ཀྱི་ཁྱད་ཆོས་ཞིབ་གསལ་ལྡན་པར་སྩོལ་ཡོད་པའང་གནའ་དེང་གི་བརྗོད་གཞི་འགངས་ཆེ་བ་འདིའི་ཐད་ཀྱི་རྩ་བའི་ལྟ་དགོངས་སུ་གྲུབ་འདུག་གོ། །

དྲུག་པ། རིག་སྒོ་གཉིས་ལས་བྱུང་བའི་གཏར་སྲེག་དཔྱད་བཅོས་ཀྱི་བསྡུར་དཔྱོད།

དཔྱད་ཀྱི་བཅོས་ཐབས་ལ་སྤྱིར་རྒྱ་ནག་གསོ་རིག་གི་གསོ་བཅོས་ཐབས་ལམ་ཆེན་པོ་དྲུག་སྟེ་ རྗེ་ལེབ་དང་གཙག་ཁབ། མེ་བཙའ། སྨན་རྫས། ཕུར་བཏུང་།(ཧྲིང་སྐོར་) རླུང་སྦྱོང་བཅས་ལས། ནང་དོན་ཅུང་ཟད་རྒྱས་པ་ནི་གཙག་ཁབ་དང་སྲྲ་མེ།(རྒྱུན་བཀོལ་གསང་དམིགས་བཅུ་ཕྲག་ཅིག་) རྗེ་ལེབ་བཅས་ཡིན་ལ། དེ་བས་ཀྱང་དཔྱད་ཀྱི་ཆ་བྱད་གཙོ་བོ་ནི་གཙག་ཁབ་དང་རྗེ་ལེབ་གཉིས་ཡིན། ཀུན་གྱིས་ཤེས་གསལ་ལྟར་དེ་གཉིས་ལས་ཀྱང་གཙག་ཁབ་ལ་ནི་རྣམ་

① མིང་ནི་སྲིན་བུ་པར་པ་ཏ་བྱ་བ་ཡིན། ། … འཇུག་ནི་བ་སྤུའི་བུ་ག་དང་སྣ་ནས་འཇུག ། … ལྷ་རྗེ་དང་ནད་གཡོག་ཀུན་ལ་འགོ །སློབ་དཔོན་པདྨ་འབྱུང་གནས། སློབ་དཔོན་པད་འབྱུང་གི་སྨན་ཡིག་གཅེས་བཏུས། པེ་ཅིན། མི་རིགས་དཔེ་སྐྲུན་ཁང་། 2006. P.194-195

གཞག་ཤིན་ཏུ་ཕྲ་ཞིབ་འབྱེད་དུ་ཡོད་ཅིང་། སྲུང་གི་སྐབས་སུ་ཆེས་ཐོག་མར་བཟོས་པའི་ཟངས་ཀྱི་མི་གཟུགས་སྟེང་གཙག་ཁབ་ཀྱི་གསང་དམིགས་354ཡོད་པ་དང་། མིང་གི་སྐབས་སུ་སླེབས་པ་ནའང་གསང་དམིགས་ཀྱི་མིང་352དང་གཡས་གཡོན་གཉིས་སུ་བགྲང་ནས་བསྡོམས་གསང་དམིགས་ཀྱི་གྲངས་654ལྷག་བསྟན་པས། དེ་རྣམས་ཀྱི་གསང་གཞལ་ཚུལ་དང་ཕན་ནུས་ལ་སོགས་ནང་དོན་ཤིན་ཏུ་ཕུན་སུམ་ཚོགས། དེ་ན་གཙག་ཁབ་དང་རྗེ་ལེབ། མེ་བཙའ་ལ་སོགས་པ་གང་ཡང་ནད་བཅོས་པ་དང་ལུས་ལ་ཕན་ཐོགས་ཚུལ་ནི་རྒྱུན་འབྲེལ་དང་དེའི་རླུང་ཁྲག་གི་རྒྱུ་བ། ད་དུང་རྒྱུན་འབྲེལ་དང་དོན་སྣོད་དབང་པོ་སོགས་ལུས་ཕྱི་ནང་གི་འབྲེལ་བ་སོགས་ཀྱི་སྒོ་ནས་ཕན་བསྐྱེད་བྱུང་ལུགས་བཤད་པ་རེད།

བོད་ཀྱི་གསོ་རིག་ཏུ་རྩུབ་དཔྱད་གཏར་སྲེག་ཐུར་མའི་གཞུང་རྒྱས་པར་བསྟན་པ་དང་། དེ་ཡང་དཔལ་ལྡན་རྒྱུད་བཞི་ལ་སོགས་པའི་གཞུང་རྣམས་སུ་སྦྱོར་དངོས་རྗེས་གསུམ་ཚང་བར་མ་ལག་གྲུབ་པར་བྱུང་ཡོད། དཔེར་ན། གཏར་ག་ལ་རྒྱུད་དངོས་བསྟན་གྱི་གསང་དམིགས་77དང་ཕྱིས་སུ་གབ་རྩ་65བསྣན་པའི་གཏར་དམིགས་142ལས་རེ་གཉིས་ཤིག་མ་གཏོགས་ཚང་མ་ཁྲག་རྩའམ་སྡོད་རྩ་འབའ་ཞིག་ཡིན་པ་དང་། དེ་བཞིན་མེ་བཙའི་གསང་དམིགས་རྒྱུད་དངོས་བསྟན་72དང་རྗེ་དེའུ་དམར་བས་250ཁ་སྣོན་མཛད་ནས་བསྡོམས་མདུན་རྒྱབ་ཀྱི་མེ་དམིགས་322བྱུང་བ་དང་། དེ་ལས་རྒྱབ་གསང་ཕལ་ཆེར་སྐལ་ཚིགས་དང་དེར་རྒྱུ་བའི་གཞུང་པའམ་རྩ་དཀར་གྱི་རྩ་བ་འདབ་མ་ལ་ཤས་ཆེར་དམིགས་ཡོད་པ་དང་། དམིགས་གསང་གཞན་ཕལ་ཆེར་ནི་ནད་ཀྱི་ངོ་བོ་གྲང་བ་དང་རླུང་ལ་དམིགས་ནས་བསྟན་ཡོད་པས་རྩ་དཀར་ནག་གང་གི་རྒྱུད་དུ་བབས་ཡོད་མེད་ཅི་རིགས་སུ་མཆིས། གཞན་དཔྱད་ཀུན་གྱི་ཐོག་གནོན་ཐུར་མའི་ལག་ལེན་ལའང་གསང་དམིགས་ཁོ་ནའི་དབང་དུ་བྱས་ན་བསྡོམས་110བསྟན་ཡོད་པ་དང་། དེ་ཡང་དོན་སྣོད་སྐལ་བ་ཏྲུས་ཚིགས་སོགས་སུ་རླུང་ཞུགས་པ་དང་། བད་ཀན་གྲང་བ། མ་ཞུ་སྐྲན། དམུ་ཆུ་རླངས་འཁྲིམས་བཅས་བད་རླུང་གྲང་བའི་ནད་བཅོས་པ་ལ་གཙོ་ཆེར་སྤྱོད་པ་དང་། གཞན་མགོ་བྱང་ཁོག་ཡན་ལག་ལ་རྣག་ཁྲག་ཆུ་སེར་ཞུགས་པ་ཕྱི་ཊུ་དྲངས་པ་ལ་སོགས་བཅོས་བཏུགས་པའི་ནད་ཕལ་ཆེར་ལ་སྦྱོར་བས། འདི་ཡང་རྩ་དཀར་ནག་གི་རྒྱུ་ཚུལ་ལ་མཐའ་གཅིག་ཏུ་ནི་

འབྲེལ་བ་མེད། དེ་བས་གཏར་སྲེག་ཐུར་མའི་ལག་ལེན་ཐུན་མོང་གི་ཁྱད་ཆོས་གཅིག་ནི་ལུས་ཀྱི་རྩ་དཀར་ནག་དང་ཡང་ན་ནད་མཚོན་གྱུར་པ་ཞིག་ལ་དམིགས་ཡོད་པས། དཔྱད་ཀྱི་ལག་ལེན་འདི་རིགས་ཀྱི་བཅོས་སྐྱིད་ལའང་མཚོན་སྲུམ་རགས་པའི་ལམ་ནས་འགྲེལ་བཤད་ཐུབ་པ་དེ་རེད། འདི་བཞིན་ཕྱིར་རྒྱ་ནག་གསོ་རིག་གི་གཙག་ཁབ་ཀྱི་བཅོས་ཐབས་ལའང་བཅོས་སྐྱིད་མཚོན་སྲུམ་ཡོད་པར་བསྟོན་འདིང་མི་ནུས་པ་མ་ཟད། དེང་སྐབས་འཛམ་གླིང་གི་ཡུལ་གྲུ་རྒྱ་ཆེན་པོར་རྒྱ་ནག་གསོ་རིག་དར་སྤེལ་བྱེད་དུས་ལག་ལེན་ཤིན་ཏུ་རྒྱག་ཆེ་བ་ཞིག་ཡིན། དེ་ལྟ་མོད་ཀྱི་འདི་ཡི་ཕན་བསྐྱེད་གནས་ལུགས་ལ་ད་དུང་གོ་བ་གཏིང་ཚུགས་པར་སུ་ལའང་འབྱུང་ཐུབ་མེད་ཅིང་། དེའི་རྒྱུ་མཚན་ཡང་གཙོ་བོ་རྒྱུན་འབྲེལ་གྱི་རྒྱུ་ལམ་ལ་གཤག་འབྱེད་རིག་པའི་འགྲེལ་བཤད་ཐོག་མི་ནུས་པ་དེར་ཐུག །དེ་བས་རྒྱུན་པར་ནི་རྒྱུན་འབྲེལ་གྱི་ལུས་ཕྱི་ནང་འབྲེལ་བ་གྲུབ་ལུགས་དང་དེ་ཡི་རླུང་ཁྲག་གི་རྒྱུ་བའི་ཆ་ནས་འགྲེལ་བཤད་བགྱིད་པ་ཡིན།

ལར་རྒྱ་ནག་གསོ་རིག་གི་རྣམ་གཞག་གཙོ་བོ་དུ་མ་ཞིག་གིས་བོད་ཀྱི་གསོ་རིག་ལ་ཚད་རིམ་མི་འདྲ་བའི་ཤུགས་རྐྱེན་ཐེབས་ཡོད་ཀྱང་རྒྱུན་འབྲེལ་དང་གཙག་ཁབ་ཀྱི་རིག་པས་ནི་ཤན་ཐོག་མི་འདུག་ལ། སྤར་ཞིབ་འཇུག་པ་ལ་ལས་མེ་བཙའི་གསང་དམིགས་ལ་སྦྱར་ནས་དེ་གཉིས་ཀྱི་འདྲ་བའི་ཆ་འཚོལ་བར་བྱེད་མོད། བོད་ཀྱི་མེ་བཙའ་དང་རྒྱའི་གཙག་ཁབ་ཀྱི་གསང་དམིགས་ལ་རྩ་བའི་ཁྱད་པར་བདོག་ཚུལ་གནས་སྐབས་གཞན་ནས་སྤྲོས་ཟིན་པས་འདིར་ཞིབ་པར་གླེང་བར་མི་བྱ། དེ་ན་རིག་གནས་གསར་བརྗེའི་དུས་རབས་ནས་དར་བའི་ཧང་རྗེན་སྨན་པ་ཞེས་པའི་ཁྲིད་རྒྱ་ནག་གི་སྐམ་ཁབ་ལག་ལེན་བོད་ཡུལ་དུའང་ཐར་ཐོར་ཞིག་བླངས་ནས་ད་ལྟའང་བོད་ལུགས་སྨན་ཁང་རེ་འགའི་ཁྲིད་ལག་ལེན་ཉུར་དུར་བྱེད་ཀྱིན་པ་མ་ཟད། བོད་ཀྱི་སྨན་པ་འགའ་ཞིག་འདིའི་སྐོར་གྱི་ཡིག་ཆའང་རེ་གཉིས་མཛད་ཀྱིན་འདུག་མོད། ལུགས་སྲེ་གཉིས་ཀྱི་གཞུང་ལག་ལེན་གྱི་རྩ་བའི་བར་ཁྱད་དང་ལོ་རྒྱུས་སྟེང་གཞུང་ཕྱི་མོ་རྣམས་ཀྱིས་ཚུལ་འདིར་ངོས་འཛིན་དང་དབྱེ་འབྱེད་ཇི་ལྟར་བྱས་ཚུལ་ལ་ངོ་འཕྲོད་པའི་སྟེང་ནས་ལག་ལེན་ནང་འདྲེན་ལ་བསམ་གཞིག་བྱ་རྒྱུ་གལ་ཆེ་སྟེ། དེ་ལྟ་མིན་ཚེ་བོད་ཀྱི་གསོ་རིག་གི་གཞུང་ལུགས་དང་ལག་ལེན་འདི་གཉིས་ཇི་ལྟར་ལྷོ་སྦྱོར་བའི་ཐད་ནས་དཀའ་གནད་ལ་འཕྲད་ངེས་པ་མ་ཟད། རང་རེའི་གཞུང་

ལུགས་ཀྱི་གདན་ཚོགས་རང་བཞིན་དང་གཅིག་གྱུར་རང་བཞིན་ལའང་ལྷོག་ཕྱོགས་ནས་ཞན་ཞུགས་ཐེབས་སྲིད་པས་ཡིད་གཟབ་བྱ་རིགས།

བདུན་པ། རིག་སྒོ་གཉིས་ལས་བྱུང་བའི་སྨན་རྫས་རིག་པའི་བསྡུར་དཔྱད།

རྒྱ་ནག་གསོ་རིག་ཏུ་སྨན་རྫས་རྐྱང་བ་ལ་གཙོ་བོ་རོ་སྦྱོར་བ་དང་ལན་ཚྭ། མངར་བ། ཁ་བ། ཚ་བ་ལྔ་དང་། སྐབས་ལན་རེར་དེའི་སྟེང་ལ་འཇམ་པ་བཞག་ནས་དྲུག་ཏུ་བྱེད་པའང་ཡོད། སྨན་གྱི་ངོ་བོ་ལ་ཚ་གྲང་བསིལ་དྲོད་བཞི། དུག་ལྡན་དུག་མེད་བཅས་ཀྱི་རྣམ་གཞག་འབྱེད། དེ་ན་རོ་ལྔ་རུ་དབྱེ་བ་འདི་ཡང་ཁམས་ལྔའི་ལྟ་བའི་ཁོངས་སུ་བསྡུ་བ་མ་ཟད་གོང་དུ་བཤད་པ་བཞིན་ཁམས་ལྔ་ལ་སྦྱར་ནས་ལྔ་ཚན་མང་པོ་ཞིག་བསྟན་ཡོད་པ་དེ་དང་ཆ་མཐུན་ཡིན་མོད། འདི་ཡིས་བོད་བཞིན་དུ་ཁམས་གང་དག་གིས་རོ་གང་བསྐྱེད་ཚུལ་ཏེ་རོ་ཡི་ཁུངས་སམ་རོ་ཇི་ལྟར་གྲུབ་ཚུལ་ཞིབ་པར་ནི་བསྟན་མི་སྣང་ལ། གཞན་ཡང་རྒྱ་ནག་གི་གཞུང་དུ་བོད་ཀྱིས་བཤད་པའི་རོ་བསྐ་བ(涩)འདི་རོ་ལྔ་དང་རོ་དྲུག་གང་དུའང་མི་འཇོག །བསིལ་དྲོད་ཚ་གྲང་བཞི་ག་ནི་བསིལ་གྲང་གཉིས་ངོ་བོ་འདྲ་ཡང་ཚད་རིམ་མི་འདྲ་བའི་དབང་དུ་བྱས་ཤིང་དེ་བཞིན་དྲོད་ཚ་གཉིས་ཀྱང་རིགས་བསྒྲེ་བ་ཡིན་ཏེ། ཕལ་ཆེར་རང་རེས་བཤད་པའི་བསིལ་དྲོད་སྟོབས་གཉིས་ལ་ནང་ཁུལ་དུ་དྲག་གཞོམ་གཉིས་རེ་ཕྱེས་པ་ཡིན་སྣང་། ལག་ལེན་དངོས་ལ་ནི་སྨན་ཙུང་ཟད་བསིལ་བ་དང་འབྲིང་ཙམ་བསིལ་བ། རབ་ཏུ་བསིལ་བ་ལ་སོགས་བསིལ་བའི་ཚད་རིམ་དུ་མར་ཕྱེ་ཆོག་པ་ཁོང་ཚོའི་གཞུང་གི་རྒྱལ་བློན་རྗེའུ་ཕོ་ཉའི་ལག་ལེན་གྱི་གནད་ཀྱིས་བསྟན་ཡོད་པར་འདོད། དེ་ན་ཁོང་ཚོའི་གཞུང་ནས་འཆད་པའི་རྒྱལ་བློན་རྗེའུ་ཕོ་ཉའི་སྦྱོར་ཚུལ་གྱི་རིགས་ལམ་འདི་འདྲ་བ་ནི་བོད་དུའང་ཕྱེ་མའི་ལག་ལེན་གྱི་སྐབས་ན་རྒྱལ་བློན་རྗེའུ་དམངས་བཅས་གཙོ་ཕལ་དང་འཇམ་རྒྱབ་ཀྱི་རིམ་པ་འབྱེད་པའི་སྦྱོར་ཚུལ་ཡོད་ཅིང་། སྤྱིར་སྲོལ་རྒྱུན་གསོ་རིག་གི་སྨན་སྦྱོར་ལག་ལེན་ཁྲོད་གཙོ་ཕལ་གྱི་རིམ་པ་འབྱེད་པ་ནི་སུ་ལའང་ཡོད་མོད། རྒྱལ་བློན་རྗེ་བོ་སོགས་རྒྱལ་ཁབ་ཀྱི་དཔོན་གནས་རིམ་པར་སྦྱར་བ་འདི་ལྟ་བུ་ནི་རྒྱ་ནག་ལུགས་ཀྱི་ཐུན་མིན་ཁྱད་ཆོས་ཤིག་ཡིན་པ་མ་ཟད། རྒྱུན་འབྲེལ་དང་ཀླུང་ཁྲག །ཁམས་ལྔ་གདགས་སྲིབས། དོན་སྣོད་

ཕྱི་ནང་ལ་སོགས་ལུས་རྩིའི་པོ་གཅིག་ཏུ་བལྟ་བ་དམིགས་འབེན་དུ་བྱས་པའི་སྨན་རྫས་སྦྱོར་ཚུལ་གྱི་རིགས་ལམ་ཕྱལ་དུ་ཕྱིན་པ་ཞིག་ཀྱང་རེད། འདིར་མཐའ་གཅིག་ཏུ་བོད་ཀྱི་སྨན་སྦྱོར་རིམ་པ་འཕྲེད་ཚུལ་དེ་རྒྱའི་གཞུང་རྣམས་ལས་ཐོན་འདུག་ཅེས་ཁ་ཚོན་གཅོད་རྒྱུར་སྐྱབ་བྱེད་གང་ཡང་འགོད་དུ་མེད་སོད། སྨན་སྦྱོར་གཙོ་ཕལ་རིམ་པ་འཕྲེད་ཚུལ་དང་ཐ་སྙད་འདོགས་ལུགས་འདི་ཕལ་ཆེར་རྒྱ་ནག་གི་གཞུང་གིས་ཤན་ཐོག་པ་ཞིག་མིན་ནམ་སྙམ། དེ་ལྟར་རྒྱ་ནག་གསོ་རིག་ལོ་རྒྱུས་སྟེང་སྨན་རྫས་ཀྱི་གཞུང་སྟོན་པའི་ཡིག་ཆ་ཤིན་ཏུ་མང་པོ་བྱུང་བའི་ཁྲོད་བམ་ཚད་མཐུག་ཅིང་ཚད་ལྡན་དུ་བསྒྱི་བའང་ལོ་རྒྱུས་འཕེལ་རིམ་སོ་སོར་དུ་མར་བྱུང་འདུག་ཅིང་། དེ་རྣམས་སུ་སྨན་རྫས་རེ་རེའི་འབྱུང་ཁུངས་དང་བཏུ་སྐྱབ་ལ་སོགས་ཀྱང་ཞིབ་པར་བསྟན་ལ། ཕྱིས་སུ་ཐོན་པ་ན་སྨན་རྫས་ཀྱི་གྲངས་ཇེ་མང་དང་རིགས་དབྱེ་ཞིབ་ཚགས་ཅན་དུ་གྱུར། དེ་བཞིན་སྨན་སྦྱོར་གྱི་སྐབས་སུ་སྨན་ལ་གདགས་སྲིབས་དང་མ་བུ། ཕུ་ནུ། རྩ་སྡོང་མེ་འབྲས། རྩི་རྡོ་ཤ་ཏུས་ལ་སོགས་ཀྱི་སྒོ་ནས་སྦྱོར་ཚུལ་བསྟན། སྔ་བའི་དུས་སུ་བཙ་སྨན་དང་སྦྱོང་སྨན། དུག་སྨན་བཅས་གོང་འོག་བར་མར་དགར་བའི་སྲོལ་བྱུང་ལ། དེ་ལ་གཙོ་ཕལ་གྱི་གོ་རིམ་རྒྱལ་བློན་རྗེའུ་པོ་ཉ་བཞིར་ཕྱེས་པ། ད་དུང་གོང་དུ་བཤད་ཟིན་པའི་ཟུང་སྦྱོར་ཚུལ་བདུན་ཏེ་སྦྱོར་བ་རྐྱང་རྐྱུག་དང་། ནུས་མཐུན། ནུས་ལྷོག །རྩུབ་འཛོམས། དུག་འཛོམས། ནུས་འཛོམས། དུག་བསྐྱེད་ལ་སོགས་པའི་སྦྱོར་ཚུལ་གྱི་གནས་ལུགས་ཀྱང་དུ་མར་བསྟན།

དེ་ན་བོད་ཀྱི་གསོ་རིག་ལས་འབྱུང་བ་ས་ཆུ་མེ་རླུང་བཞི་གཉིས་གཉིས་འདུས་ནས་རོ་དྲུག་བསྐྱེད་པ་དང་། རོ་དྲུག་ལྡན་གྱི་སྨན་ནམ་ཟས་ཞུ་རྗེས་སུ་ཐམས་ཅད་རོ་གསུམ་དུ་འགྱུར་ཏེ་དེར་ཞུ་རྗེས་གསུམ་ཞེས་བྱ། དེ་ལྟར་རོ་དང་ཞུ་རྗེས་ནི་ཞུ་དང་མ་ཞུའི་གནས་སྐབས་གཉིས་ཡིན་ཞིང་སྔ་མ་ལ་དྲུག(མངར་སྐྱུར་ལན་ཚྭ་ཁ་ཚ་བསྐ་)དང་ཕྱི་མ་ལ་གསུམ་(མངར་སྐྱུར་ཁ་)གྱི་རྣམ་གྲངས་ཕྱེ། དེ་ན་རོ་དང་ཞུ་རྗེས་གང་གི་གནས་སྐབས་ནའང་སོ་སོའི་ནུས་པ་མི་འདྲ་བར་འབྱུང་ཞིང་དེ་ལ་བསྡོམས་པས་ནུས་པ་བརྒྱད(ལྕི་སྣུམ་བསིལ་རྟུལ་ཡང་རྩུབ་ཚ་རྣོ་)དུ་བསྟན། བརྒྱད་པོ་འདི་ནི་གཙོ་བོ་རླུང་མཁྲིས་བད་ཀན་གསུམ་རྣམ་པར་གྱུར་པའི་དབང་དུ་བྱས་ཤིང་། འདི་དག་ལ་ནད་གསུམ་སེལ་བ་དང་བསྐྱེད་པའི་ནུས་པ་གཉིས་ཀ་ལྡན། འོ་ན་རགས་པའི་ཆ་ནས་ནད་

སྨན་སྦྱོར་ཚུལ་དེ་ལྟར་ཡིན་ཆེ་ཕྲ་བའི་ཆ་ནས་སྨན་གྱིས་ནད་ཇི་ལྟར་སེལ་བ་ཡིན་སྙམ་ན། ཞིབ་པར་ནད་རླུང་མཁྲིས་བད་ཀན་གསུམ་ག་མཚན་ཉིད་ཉི་ཤུ་ལས་མ་འདས་པས་དེར་དམིགས་ཏེ་སྨན་གྱི་ཡོན་ཏན་བཅུ་བདུན་བསྟན་པ་དང་། དེ་ཡང་རགས་པའི་ནུས་པ་བརྒྱད་ཀྱི་ཡོན་ཏན་ཅི་ཐྲག་གི་སྟེང་དུ་བབས་པ་ཞིག་ཡིན་པས་ཡོན་ཏན་བཅུ་བདུན་གྱིས་མཚན་ཉིད་ཉི་ཤུ་འཇོམས་ཚུལ་བསྟན། ཡང་རང་རེས་ཐོག་མར་ནད་ཀྱི་རྣམ་གྲངས་མང་དུ་ཕྱེས་ནས་མཇུག་མཐར་ཉུང་དུ་བསྡུ་བ་བཞིན། ནད་ཐམས་ཅད་ཉེས་པ་གསུམ་ལ་བསྡུས། དེ་གསུམ་ཡང་ཚ་གྲང་གཉིས་ལ་བསྡུ་བས་འདི་གཉིས་ལ་དམིགས་ནས་སྟོབས་བསིལ་དྲོད་གཉིས་སུ་ཕྱེ། ཡིན་ན་ཡང་། འདིར་རྒྱ་ནག་གི་གཞུང་ནས་བསྟན་པའི་སྨན་གྱི་ངོ་བོ་ཚ་གྲང་གཉིས་མ་བསྟན་པར། སྨན་ལ་ངོ་བོ་ཚ་བ་དང་དྲོད། གྲང་བ་དང་བསིལ་བཅས་སུ་དགར་ནས་ཚ་གྲང་མཐོ་དམན་འབྱེད་པའི་ཚུལ་ཡང་མེད་དེ། བོད་དུ་ནི་ནད་ཚ་གྲང་དང་སྨན་བསིལ་དྲོད་ཅེས་ནད་སྨན་གཉིས་ཀྱི་ཁམས་ན་ཡོད་པའི་ཚ་གྲང་ལ་དབྱེ་བ་འབྱེད་པའི་ཕྱིར་ཐ་སྙད་སོ་སོར་སྦྱར་བ་ཡིན། དེ་དག་ནི་ཉེས་པའི་དབང་དུ་བྱས་ཤིང་གནས་ལ་སོགས་པའི་སྒོ་ནས་ཀྱང་དོན་སྣོད་དང་ཤ་པགས་རྩ་རུས་ཆུ་རྒྱུས་ལ་སོགས་ཀྱི་གཉེན་པོ་སྨན་ཅི་ཐྲག་ཕྱེས་ལ། སྦྱོར་བའི་སྐབས་ནའང་དེ་དག་གི་ལག་བླང་ཕྲ་ཞིབ་མང་དུ་འབྱེད། རིགས་ལམ་འདི་ལས་བྱུང་བའི་གཞུང་ལུགས་ཀྱི་སྒྲོམ་གཞི་ནི་དཔལ་ལྡན་རྒྱུད་བཞིའི་ཁྲོད་དུ་ཡོངས་སུ་གྲུབ་ཅིང་། དེ་ལས་གཞན་ལོ་རྒྱུས་སྟེང་བོད་དུའང་སྨན་རྫས་རིག་པའི་གཞུང་སྟེ་སྒོ་འབུམ་བཅུ་ཕྲག་གཉིས་ལས་བརྒལ་བ་ཞིག་བྱུང་བ་དང་། དེ་ལས་ཀྱང་ཤེལ་གོང་ཤེལ་ཕྲེང་ལྟ་བུའི་སྨན་རྫས་འདུས་ཚད་མཐོ་ཞིང་རིགས་དབྱེ་ཞིབ་རྒྱས་ཅན་གྱི་བསྟན་བཅོས་ཆེན་པོ་ས་བབས་མཐོ་བའི་བོད་ཡུལ་དུ་བྱུང་བ་ནི་འཛམ་གླིང་གསོ་རིག་ལོ་རྒྱུས་ཀྱི་མཐོ་ཚད་ནས་གླིང་རིན་ཡོད་པ་ཞིག་ཏུ་གྱུར་ལ། དེར་སྨན་གྱི་བཏུ་སྒྲུབ་ཀྱི་གནད་གཙོ་བོ་དག་ཞིབ་པར་བཀོད། གཞན་དུ་ན་སྔ་ཕྱིར་བྱུང་བའི་འདུལ་སྦྱོང་རིག་པའི་གཞུང་ཡང་མང་དུ་བྱུང་ནས་ནུས་པ་བཙན་ཞིང་དུག་དང་ལྡན་པའི་སྨན་རྣམས་ནུས་པ་ཇེ་འཇམ་དང་དུག་ནུས་གཞོམ་པའི་འདུལ་ཐབས་ལག་ལེན་འཐུས་སྒོ་ཚང་བར་བསྟན། སྦྱོར་ཐབས་རིགས་ལམ་ལ་གཙོ་བོ་ནི་ཐང་ཕྱེ་རིལ་བུ་ལ་སོགས་རྒྱལ་བློན་ཇེའུ་གསུམ་གྱི་སྒོ་ནས་གཙོ་ཕལ་གྱི་གོ་རིམ་འབྱེད་ཅིང་། དམིགས་བསལ་སྦྱོར་

བ་གཙོ་བོ་ལ་སྦྱར་ཐབས་ཀྱི་རིགས་ལམ་ཤེན་ཏུ་ཞིབ་པར་ཕྱེ་བའང་ཡོད་དེ། དཔེར་ན། སྦྱོང་ཀུན་གྱི་ལོག་གནོན་རྩ་སྦྱོང་གི་བྱང་པའི་སྦྱོར་བ་ལ་སྣ་སེལ་དང་མདུང་སྨན། བྱང་པ། སྦྱར་ཚད། སྣ་ཁྲིད། བཏང་ཐབས། ཐེབས་རྟགས། ལྷུག །ལོག་གནོན་བཅས་ཕྱོགས་དགུ་དང་། སྦྱོར་བའི་ཕན་ནུས་ཚུལ་བཞིན་མ་ཐོན་པའམ་ལོག་པ་ལའང་བརྒྱལ་མནན་དང་སྟོར་བཅོལ། འཁྲིངས་དྲངས། གཟེར་བཅག །འགགས་བསལ། འབྲུམས་གཅོད་བཅས་དྲུག་ཏུ་བསྟན་པ་ལ་སོགས་ད་ལྟའང་ལག་ལེན་མ་ཉམས་པར་གནས་པ་བཞིན་ནོ། །

བརྒྱད་པ། རིགས་པའི་གཞུང་ལུགས་ཀྱི་སྤྱི་ཁོག་གྲུབ་ཚུལ་གྱི་སྒོ་ནས་མཇུག་བསྡུ་བ།

གཞི་ལུས་དང་ནད་ཀྱི་རྣམ་གཞག །ངོས་འཛིན་བརྟག་ཐབས་ཀྱི་རྣམ་གཞག །གསོ་བའི་ཐབས་ཚུལ་གྱི་རྣམ་གཞག་བཅས་གསོ་བ་རིག་པའི་གཞུང་དོན་གཙོ་བོ་དག་གི་ཆ་ནས་བལྟས་ཚེ། བོད་ཀྱི་གསོ་རིག་གིས་ལུས་ཀྱི་གནས་ལུགས་ནི་སྐྱེ་བ་ནས་འཆི་བའི་གོ་རིམ་རྟེན་པ་དང་། ཁྱད་པར་དུ་ལུས་སྟོད་སྨད་ཕྱི་ནང་གི་གྲུབ་ཚུལ་དཔེ་དབྱིབས་དང་གནས་སྟངས། བྱེད་ལས། རྣམ་གྲངས་ལ་སོགས་རྒྱས་པར་ཕྱེ་བ་དང་། ནད་ལའང་ངོ་བོ་མཚན་ཉིད་དང་རྒྱུ་རྐྱེན་གྱུར་ཚུལ་གྱི་གོ་རིམ། ནད་ཀྱི་རྣམ་གྲངས་དང་དབྱེ་སྟུད་སོགས་ཅི་བས་རྒྱས་པར་བཀོད། དེ་ལྟར་ལུས་ནད་ཀྱི་རྣམ་གཞག་འགོད་ཚུལ་རྒྱང་གཞིར་བཟུང་ཐོག །ནད་བརྟག་ཐབས་དང་གསོ་བའི་ཐབས་ཚུལ་ཞིབ་པར་བཀོད་ཡོད་དེ། དཔེར་ན། སྨན་རྫས་དང་སྦྱོར་བའི་ཐད་ཀྱི་གཞུང་ལུགས་མ་ལག་ལྡན་པར་བྱུང་ཡོད་པ་ལྟ་བུའོ། །སྤྱིར་རྒྱ་ནག་གསོ་རིག་ཏུའང་ཐོག་མའི་གནས་སྐབས་ན་ཐེམ་པོ་གཤག་འབྱེད་མཛད་ནས་ལུས་ཀྱི་གྲུབ་ཚུལ་ལ་ཞིབ་འཇུག་བྱས་ཡོད་པར་ཐམས་ཅད་མཁྱེན་གཅིག་གིས་སྨྲ་མོད། ཕྱིས་སུ་མི་ལུས་རགས་པའི་གྲུབ་ལུགས་ཏེ་མངོན་སུམ་མིག་གི་སྣང་ཡུལ་བྱུགས་ཆེར་མི་འཛིན་པར། རྒྱུན་འབྲེལ་ལ་སོགས་ཀྱི་རྒྱུ་ལམ་དམིགས་བསལ་བ་ལ་བརྟེན་ནས་འབྲེལ་བ་ཁྱད་པར་ཅན་བྱུང་བ་དང་། དོན་ལྔ་སྣོད་དྲུག་ལྟ་བུ་ལ་མཚོན་ན་འང་ཐམས་ཅད་མཉམ་དུ་འདུས་པའི་རྟེན་པོའི་བྱེད་ལས་གཙོ་བོར་འཛིན་པ་ལས་བྱེ་བྲག་གི་དབྱིབས་གཟུགས་དང་བྱེད་ལས་ལ་སོགས་པར་དེ་ཙམ་གཙིགས་ཆེན་མི་བྱེད་དེ། ཉེ་རབས་ལ་ཐོན་ནས་ལུས་ཀྱི་

གྲུབ་ལུགས་དང་རྩའི་རྒྱུ་ཚུལ་སོགས་དེང་རབས་དང་སྦྱར་ནས་བསྒྲོ་གླེང་བྱེད་པའི་ལས་བརྩམས་པའང་འབྲས་མེད་དུ་གྱུར། དེ་བཞིན་ཁམས་ལྔའི་ངོ་བོ་དང་བྱེད་ལས། དེ་ལྔ་དང་གདགས་སྲིབས། རླུང་དང་རླངས་པ། ཚ་གྲང་བསིལ་དྲོད། སྲོག་ལྡན་སྲོག་མེད། རོ་ནུས་ལ་སོགས་པའི་བར་གྱི་འབྲེལ་བ་ལ་ཅུང་ཟད་གོ་དཀའ་བའི་འགྲེལ་བཤད་མཛད་ཚུལ་འདུག །དེ་ལྟ་བུའི་རྩ་བའི་ལྟ་དགོངས་ལ་བརྟེན་ནས་ངོས་འཛིན་བརྟག་ཐབས་དང་གསོ་བའི་ཐབས་ཚུལ་ཡང་འགོད་པར་བྱེད་པས། སྤྱི་ཕྱི་བྲག་གི་རྣམ་གཞག་འཛོག་ཚུལ་ལའང་ཧེ་བག་ཆེན་པོ་འབྱུང་།

བོད་དུ་ཕྲ་བའི་རྣམ་གཞག་ལ་མཚན་ཉིད་རིག་པའི་གཏན་ཚིགས་དང་རིགས་འདེད་ཚགས་དམ་པོ་ལྡན་དགོས་པ་དང་རགས་པའི་རྣམ་གཞག་ལ་ནི་དབང་པོའི་མངོན་སུམ་དབང་བཙན་དུ་བྱེད་པ་ལས་ཕྲ་རགས་ཀྱི་ཡུལ་ཐམས་ཅད་ལྐོག་གྱུར་དུ་ནི་ངོས་འཛིན་མི་བྱེད་པར་འདོད། དེ་ན་ལུགས་གཞན་འགའ་ཞིག་དེང་རབས་ཚན་རིག་གིས་ཡོངས་སུ་འགྲེལ་བཤད་མི་ནུས་པའི་རྩིལ་པོའི་ལྟ་བ་སོགས་མིག་སྔར་ཅུང་ཟད་ལྐོག་གྱུར་ཡིན་པའི་ཆ་རྣམས་ལ་སྤྲོ་བ་འཕེལ་གྱིན་ཡོད་མོད། མ་འོངས་པར་ཡོངས་སུ་རྫོགས་པ་ལྐོག་གྱུར་གྱི་ལམ་དུ་ཞུགས་མི་སྲིད་པར་འདོད་དེ། མིའི་རིགས་ཀྱི་ཤེས་རིག་སྤྱིའི་འཕེལ་ཕྱོགས་ལྟར་མངོན་གྱུར་གྱི་ཡུལ་ལམ་རྒྱུ་མཚན་འགོད་དུ་ཡོད་པ་རྣམས་ནི་ནམ་ཡང་ཞིབ་འཇུག་གི་རྩ་བ་དང་སྲོག་ཤིང་ཡིན་ངེས། ཚུང་བ་མི་ལུས་དང་ཆེ་བ་སྤྱི་ཚོགས་ལྟ་བུ་གང་ཡང་སྤྱིའམ་རྩིལ་པོ་གཅིག་ཏུ་ལྟ་དུས་ཤིན་ཏུ་རྟོག་འཛིང་ཞིག་ཡིན་མོད། བྱེ་བྲག་གི་སྟེང་དུ་བབས་ན་དེ་ཡང་ཤིན་ཏུ་རིམ་ལྡན་དང་ནང་ཁུལ་འབྲེལ་ལམ་མ་འཚོལ་བའི་སྒོ་ནས་འཁོར་བསྐྱོད་བྱེད་ཀྱིན་ཡོད་པས། ངེས་པར་དུ་སྤྱི་དང་བྱེ་བྲག་གམ་རྩིལ་པོ་དང་དུམ་བུ། ཡང་ན་རགས་པ་དང་ཕྲ་བའི་རྣམ་གཞག་གཉིས་ཀྱི་སྒོ་ནས་ཞིབ་པར་འཇུག་དགོས་པས། རགས་པའམ་རྩིལ་པོ་དང་ཕྲ་བ་དུམ་བུ་གང་ཉུང་གི་མཐའ་ཉ་མི་ལྷུང་བ་ནི་གཞི་རྟགས་གསོ་གསུམ་གང་གི་སྐབས་ནའང་ཤིན་ཏུ་གནད་ཆེ་ན། རགས་པ་ལ་མངོན་སུམ་དབང་པོ་དང་ཕྲ་བ་ལ་རྗེས་དཔག་གི་གཏན་ཚིགས་ཡང་དག་ཡོང་ཐབས་བྱ་བ་ནི་དུས་རྣམ་ཀུན་གྱི་བསྒྲོད་ལམ་མ་ནོར་བ་ཞིག་ཏུ་བསམས། དེ་བས་རང་རེའི་གཞུང་གི་གཟུགས་ཤེས་དང་ཡུལ་ཡུལ་ཅན། མངོན་ལྐོག །རྒྱུ་འབྲས། འགལ་འབྲེལ། བདེན་གཉིས་ལ་སོགས་པའི་གཏན་ཚིགས་

ཞིབ་ཚགས་ཅན་རྣམས་བོད་ཀྱི་གསོ་བ་རིག་པ་དུས་རབས་ཀྱི་རྙེགས་བུ་ལ་འཛེག་པའི་ཐེམ་སྐས་སུ་གྱུར་མི་འདུག་གམ་སྙམ་མོ། །

རང་རེའི་གསོ་རིག་སྨྲ་བ་ཕལ་ཆེ་བས་གང་ཞིག་སྲོལ་རྒྱུན་གསོ་རིག་ཡིན་པ་ལ་ཐམས་ཅད་ཀྱིས་འབྱུང་བ་དང་ཁམས། ཚ་གྲང་བསིལ་དྲོད་སོགས་ཀྱི་རྣམ་གཞག་འཛོག་པས་ངོ་བོ་གཞི་མཐུན་དུ་བལྟ་ཞིང་གང་འདོད་ཀྱིས་ལྷན་དུ་སྦྱོར་ཅུང་བར་འདོད་པ་དང་། ཡང་དེང་རབས་གསོ་རིག་གི་རྣམ་གཞག་གྲུབ་པའི་དུས་དང་སྲོལ་རྒྱུན་གསོ་རིག་དག་གི་བར་ལ་ལོ་བླ་རིང་པོས་བསྐལ་བ་དང་རྩ་བའི་ལྟ་དགོངས་འཛོག་ཚུལ་མི་འདྲ་བས། སྲོལ་རྒྱུན་གསོ་རིག་ཀུན་གྱི་ཁ་གཏད་དུ་འགྲེང་ཡོད་པར་འདོད་པ་དེ་ལའང་གོ་བ་ཇེ་གསལ་དང་རྣམ་དབྱེ་ལེགས་པར་ཐོན་རྒྱུ་ཤིན་ཏུ་གལ་ཆེ་བར་བསམས། དེ་བཞིན་ཕྲ་རགས་འཛིག་རྟེན་གྱི་རྣམ་གཞག་ཞིབ་ཚགས་དང་མ་ལག་ལྡན་པས་ན་བོད་ཀྱི་གསོ་རིག་ནི་སྐྱོན་ཀུན་བྲལ་ཡོན་ཏན་ཀུན་ལྡན་ཞིག་ཡིན་ནམ་སྙམ་ན་མིན་ཞེས་ངོས་འཛིན་ཐུབ་དགོས་པར་འདོད་ཅིང་། ནམ་ཡང་གཏན་ཚིགས་ཡང་དག་དང་དངོས་ཐོག་ལྟ་ཞིབ་ཀྱི་སྒོ་ནས་གཞལ་བྱའི་ཆོས་རྣམས་ལ་བརྟག་ཅིང་དཔྱད་པས་ནི་གཞིད་གཞུང་ལག་ལེན་གཉིས་ལ་འབྲས་བུ་ཡང་དག་སྨིན་ཐུབ་པས། གཏན་ཚིགས་ཅན་གྱི་རིགས་ལམ་ནི་རིག་པ་ཐམས་ཅད་འདབ་ལག་རྒྱས་བྱེད་ཀྱི་སྟོབས་ནུས་གཙོ་བོ་ཡིན་པའི་ཚུལ་ལ་ངོ་འཕྲོད་རིགས།

སྐབས་གསུམ་པ། བོད་ཀྱི་གསོ་རིག་གི་གཞུང་ལུགས་མ་ལག་དང་ནུབ་ཕྱོགས་སྲོལ་རྒྱུན་གསོ་རིག་གི་བསྡུར་དཔྱད།

ལེའུ་ལྔ་པ། ནུབ་ཕྱོགས་སྲོལ་རྒྱུན་གསོ་རིག་སྤྱིའི་རྣམ་གཞག

ཡར་ན་ནུབ་ཕྱོགས་གསོ་རིག་ཅེས་པ་འདི་ནི་ཤར་ཕྱོགས་ཀྱི་གསོ་རིག་ལུགས་སྔེ་ཆེན་པོ་དག་ལ་བལྟོས་ནས་བཏགས་པ་ཞིག་ཡིན་ལ། སྤྱི་ལོའི་སྔོན་གྱི་དུས་རབས་ལྔ་པ་ནས་བྱུང་བའི་ཧྲི་རིག་གསོ་རིག་དང་། དེའི་གཞུང་ལུགས་ཀྱི་ཤུགས་རྐྱེན་ལས་བྱུང་བའི་རོམ་གྱི་གསོ་རིག །རོམ་བཙན་པོའི་རྒྱལ་རབས་འཇིག་རྗེས་དེའི་ཤུགས་རྐྱེན་ཨ་རབ་ཀྱི་ཡུལ་ལུང་ལ་ཕོག་ཅིང་། ཡུལ་འདི་ནས་འཕེལ་བའི་གསོ་རིག་གི་གཞུང་ལག་ལེན་ཕྱིས་སུ་ཡང་བསྐྱར་ཡོ་རོབ་ལ་དར་ནས་དུས་ཡུན་རིང་པོར་གསོ་རིག་གི་གཞི་འཛིན་དུ་གྱུར་པ་ལ་བྱ། དེས་ན་སྤྱི་ལོའི་སྔོན་གྱི་དུས་རབས་ལྔ་པ་ནས་སྤྱི་ལོའི་དུས་རབས་བཅུ་བདུན་པའི་ལོ་ངོ་ཉིས་སྟོང་ལྷག་གི་རིང་དུ་ནུབ་ཕྱོགས་གསོ་རིག་གི་གཞི་རྩའི་གཞུང་ལུགས་ལ་ཧྲི་རིག་དུས་སྐབས་ལས་འགྱུར་བ་ཆེན་པོ་བྱུང་མེད་པ་དང་། ཡང་ལོ་རྒྱུས་ཀྱི་དུས་ཡུན་རིང་པོའི་ངོས་ནས་བལྟས་ཚེ་ཕྱིས་ཀྱི་རོམ་དང་ཨ་རབ་དུས་སྐབས་སུའང་ནུབ་ཕྱོགས་གསོ་རིག་གི་རྒྱུན་བསྲིང་བ་ལ་རང་རང་ཐུན་མོང་མིན་པའི་ནུས་ཤུགས་གལ་འགག་ཅན་ཐོན་ཡོད་པས་གསོ་རིག་ལོ་རྒྱུས་ཀྱི་གྲུབ་འབྲས་ཕོན་ཆེན་པོར་མཁས་པ་རྣམས་གཅིག་མཐུན་དུ་ཁས་འཆེ་ཞིང་། སྔ་ཕྱིའི་བྱུང་རིམ་འདི་དག་ནུབ་ཕྱོགས་པའི་གསོ་རིག་འཕེལ་བའི་མུ་རྒྱུན་གཅིག་ཏུ་འཛིན་པར་བྱེད་པས་ན་ཀུན་ལ་གཅིག་ཚོད་དུ་ནུབ་ཕྱོགས་གསོ་རིག་ཅེས་པའི་འབོད་སྲོལ་བྱུང་།

དང་པོ། གསོ་རིག་ལོ་རྒྱུས་ཀྱི་འཕེལ་འགྱུར་ཆེན་པོ་རྣམས་སྤྱི་བབ་ཏུ་བརྗོད་པ།

གཅིག ཧྲི་རིག་གི་གསོ་རིག་གི་བྱུང་བ་དང་འཕེལ་རྒྱས་ཀྱི་དུས་རིམ་གཙོ་བོ།

གནའ་བོའི་ཧྲི་རིག་གསོ་རིག་གི་བྱུང་བ་ནི་དཀའ་རྙོག་ཆེ་བའི་ལོ་རྒྱུས་གནད་དོན་ཞིག་

ཡིན་ཏེ། རྒྱུ་མཚན་ནི་དུས་ནམ་དུ་ སྤྱི་རིག་གསོ་རིག་ལ་ཞིབ་བྱ་རྫོགས་པར་གྲུབ་ནས་ཐུན་མིན་གྱི་མ་ལག་བྱུང་བར་རགས་པའི་དུས་མཚམས་ཤིག་གཙོད་རྒྱུའང་དཀའ་བའི་གནས་སུ་གྱུར་ཡོད་ཅིང་། དེའི་ཁར་སྤྱི་རིག་གསོ་རིག་དང་རིག་གནས་གཞན་དག་སོ་སོར་ཕྱེས་ནས་འཆད་རྒྱུའང་ཤིན་ཏུ་དཀའ་སྟེ། སྤྱི་རིག་གསོ་རིག་དང་རིག་གནས་གཞན་བར་གྱི་འབྲེལ་བའི་དམ་ཟབ་ཀྱི་ཚད་ནི་གནའ་བོའི་མི་རིགས་གཞན་གང་ལས་ཀྱང་ཆེས་ཆེར་འགོངས་པ་ཞིག་རེད། འོན་ཏེ་དུས་རབས་དུ་མའི་རིང་ལ་ཀུན་གྱིས་འདོད་པ་བཞིན་སྤྱི་རིག་གསོ་རིག་དར་བའི་ཅེར་སོན་པའི་དུས་སྐབས་དེ་ནི་སྤྱི་རིག་གམ་ཧེ་ལན་རང་ས་གཅིག་པོ་ནས་བྱུང་བར་བཟུང་ན་ནོར་འཁྲུལ་དུ་ངེས་ཏེ། སྤྱི་རིག་གསོ་རིག་ནི་དོན་ལ་དེའི་ཡར་སྔོན་ནས་རིམ་པར་གཉོམ་ལག་རྒྱས་པ་ཞིག་ཡིན་ལ། དེ་ཡང་སྤྱི་རིག་གི་སྒྲུ་རྩལ་དང་མཚན་ཉིད་རིག་པ། རོལ་མོ། ཆབ་སྲིད་བཅས་དང་འདྲ་བར་གསོ་རིག་ལའང་མི་རིགས་གཞན་མང་པོའི་ཤན་ཤུགས་ཞུགས་འདུག་པ་གསལ་པོར་རྟོགས། མི་རིགས་འདི་དག་གིས་རྒྱུ་མཚན་དང་རྣམ་པ་མི་འདྲ་བའི་སྒོ་ནས་སྤྱི་རིག་གི་རིག་གནས་ལ་ཤུགས་རྐྱེན་བཟོས་ཏེ་རང་གི་བསམ་བློ་དང་དངོས་ཡོད་ཤུལ་ནོར་མང་པོ་སྤྱི་རིག་ལ་བརྒྱུད་སྤྲོད་བྱས་ཡོད།

ལར་ན་ལོ་རྒྱུས་ཀྱི་ལྟ་བའི་ཆ་ནས་བལྟས་ཚེ་གནའ་བོའི་སྤྱི་རིག་གི་གསོ་རིག་ནི་དུས་རབས་དུ་མའི་གསོ་རིག་འཕེལ་རྒྱས་ཁྲོད་ཀྱི་རིམ་པ་གཅིག་ཙམ་ཡིན་སྲིད། འོན་ཀྱང་དུས་སྐབས་འདིའི་གསོ་རིག་ལ་དོན་སྙིང་ཆེ་ཞིང་ཞེད་ཤུགས་ཀྱིས་ཁེངས་པའི་འཕེལ་རྒྱས་ཁ་ཕྱོགས་ཤིག་མངོན་ཡོད་ཅིང་། ཚུལ་འདི་ནི་སྔ་དུས་ཀྱི་རིག་གནས་སྣང་ཚུལ་དག་གི་ཁྲིད་ཐོག་མའི་སྨྱུ་གུ་འབྱུས་པའི་གནས་སྐབས་ཙམ་དུ་ཟད། དེས་ན་ནུབ་ཕྱོགས་ཀྱི་ལོ་རྒྱུས་སླ་བས་ནི་སྤྱི་རིག་གི་ཡུལ་ལུང་འདིར་མི་སྡེར་མ་ཡིན་ཞིང་རིགས་པ་སྨྲ་བ་དུ་མ་ལྷན་དུ་འདུས་ནས། དད་འདུན་གང་གི་བཀག་རྒྱ་མེད་པར་རང་དབང་གིས་མིའི་རིགས་ཀྱི་འཚོ་སྡོད་གནད་དོན་གྱི་གནས་ལུགས་ཟབ་མོར་ཞིབ་འཇུག་བྱས་པ་ནི་མིའི་རིགས་ཀྱི་ལོ་རྒྱུས་ལས་ཆེས་ཐོག་མ་ཡིན་སྲིད་ཅེས་བཞེད། ཡིན་ནའང་འདི་ཡི་སྔོན་འགྲོའམ་རྨང་གཞི་ལྟ་བུར་བཟུང་ཆོག་པ་ནི། གནའ་བོའི་སྤྱི་རིག་གི་ཨེ་སྐྱེན་(Aegean)རིག་གནས་ཀྱིས་ཤར་ཕྱོགས་གསོ་རིག་གི་ཞིབ་བྱ་མཐའ་དག་གཅིག་ཏུ་བསྒྲིལ་

ཡོད་ཁར་གྲི་རིག་སྤྱ་མའི་ས་དབུས་རྒྱ་མཚོའི་འགྲམ་རྒྱུད་དུ་སྡོད་པའི་མི་རྣམས་ཀྱིས་ཉར་ཡོད་པའི་རིག་གནས་སྣ་ཚོགས་ཀྱང་ཕྱོགས་གཅིག་ཏུ་བསྡུས། གྲི་རིག་སྤྱ་མའི་མི་དག་དབང་བསྒྱུར་མཁན་གྱི་གོ་ཐོབ་བཟུང་ནས་གྲི་རིག་གླིང་ཚོམ་དུ་འཛུལ་བ་ལ་སྤྱ་མའི་སྤྱིལ་རྒྱུན་གྱི་བཀག་རྒྱ་ཅི་ཡང་མེད་ཅིང་། སྤྱ་དུས་ཀྱི་ཨེ་སྙེན་རིག་གནས་ཀྱི་ལྟེ་བར་གྱུར་པའི་གླིང་ཚོམ་འདི་དག་སྐམ་ས་ཆེན་པོ་དང་ཁ་བྲལ་ནས་གནས་པ་བཞིན་སྡོན་མའི་བཀག་རྒྱ་ཅི་ཡང་མེད་པ་ལྟར་དུ་སྣང་ཞིང་། ཁོང་ཚོས་ཕྱོགས་རིས་ཀྱི་འཛིན་འཁྱེར་གང་ཡང་མེད་ཅིང་སྙེར་ཚུགས་དང་བླང་དོར་ཡོད་པའི་ལམ་ནས་ཤར་ཕྱོགས་ཀྱི་ཤེས་བྱའི་ནོར་མཛོད་དེ། གསོ་རིག་དང་མཚན་ཉིད་རིག་པ། གནམ་རིག །གྲངས་རིག་བཅས་སྡུད་ལེན་བྱས། དེས་ན་རགས་པའི་སྒོ་ནས་གྲི་རིག་གསོ་རིག་ལ་ལོ་རྒྱུས་ཀྱི་འཕེལ་རིམ་གསུམ་དུ་བཅད་ཆོག་སྟེ། སྤྱི་ལོའི་སྔོན་གྱི་ལོ་བཞི་སྟོང་ལྷག་ནས་སྤྱི་ལོའི་སྔོན་གྱི་དུས་རབས་དྲུག་པའི་བར་དང་། སྤྱི་ལོའི་སྔོན་གྱི་དུས་རབས་ལྔ་པའི་སྐབས་སུ་གྲི་རིག་གསོ་རིག་གི་མཁས་པ་ཆེན་པོ་ཧེ་ཕོ་ཁེ་རད་ཊི་འབྱུངས་ནས་གྲི་རིག་གསོ་རིག་དར་བའི་རྩེར་སོན་པའི་དུས་སྐབས། ཁོང་གི་ཕྱིས་སུ་བརྒྱུད་པ་དུ་མ་བྱུང་བ་ནས་ཨེ་ལག་ཟན་དར་གྱི་བར་བཅས་ཡིན་ཏེ།

༡ ཧེ་ཕོ་ཁེ་རད་ཊིའི་ཡར་སྔོན་གྱི་གསོ་རིག་བྱུང་འཕེལ།

དུས་རིམ་དང་པོའི་གསོ་རིག་ལོ་རྒྱུས་སྟོན་བྱེད་ལ་མེ་ནོ་སིའི་དུས་སྐབས་(སྤྱི་ལོའི་སྔོན་གྱི་ལོ4000ནས་སྔོན2000)ཀྱི་རིག་གནས་ཁྲོད་མངོན་པའི་གསོ་རིག་འཕེལ་རྒྱས་ཀྱི་ཚད་ཀྱང་ཕྱིས་ཀྱི་ཧོ་མེར་(Homer)དུས་སྐབས་ལས་དམན་པ་མིན་ཏེ། དེ་ནི་ཁུ་ནོ་སུ་སི་(Cnossus)རྒྱལ་པོའི་ཕོ་བྲང་གི་མཁར་ཤུལ་ལས་མངོན་པ་བཞིན་དུང་དུ་བྲུས་པའི་གསང་སྤྱོད་དང་དེ་གནས་གཞན་དུ་འདྲེན་པའི་གསང་ཡུར་སོགས་ལས་འཕྲོད་བསྟེན་སྒྲིག་ཆས་དར་རྒྱས་ཆེ་བ་མཚོན་པ་དང་། གཞན་ཨེ་ཅིབ་ཀྱི་སྨན་དཔེ་ཡིས་ཁུ་རེ་ཐན་གྱི་མིའི་(Cretan)[1]སྨན་སྦྱོར་ལ་ནུས་ཤུགས་ཐོན་ཡོད་པའི་དངོས་ཡོད་གནས་ཚུལ་ལས་ཀྱང་རྟོགས་ཐུབ། སྤྱིར་ཁུ་རེ་ཐན་གྱིས་གནམ་གཤིས་ལེགས་པོའི་ཆ་རྐྱེན་འོག་སྐྱུ་རྩལ་གྱི་ཕྱོགས་ནས་གྲུབ་འབྲས་ཆེན་པོ་བླངས་ཤིང་། དེ་བཞིན་དུ

① སྐབས་དེར་Keftiཞེས་འབོད་ལ་དོན་ནི་མཚོ་བྱང་གི་མིའམ་མཚོ་གླིང་གི་མི་ཞེས་པ་ཡིན། དེ་རྣམས་ཀྱིས་རང་གི་རྒྱལ་ཁབ་ཀྱི་ཡུལ་ལུང་ཆུང་ངུ་དེ་ས་དབུས་རྒྱ་མཚོའི་ལྟེ་བ་རུ་འགྱུར་ཐུབ་པར་བྱས།

ཁོང་ཚག་གི་སྨན་སྦྱོར་དག་ཨེ་ཅིབ་ཏུ་གྲགས་པ་ཆེ་ལ། འདི་ཡིས་ཁུ་རེ་ཐན་མཚོ་གླིང་སྟེང་གི་ཉམས་མྱོང་གསོ་རིག་དང་ཤྐོག་གྱུར་གྱི་དུག་སྦྱིལ་ལྷ་མོ་ལས་བྱུང་བའི་བཙུན་པའི་གསོ་རིག་དར་ཁྱབ་ཆེ་བ་མཚོན་ཐུབ། དེ་ཡི་ཕྱིས་སུ་ཧོ་མེར་དུས་སྐབས་བྱ་བ་བྱུང་ཞིང་ལོ་རྒྱུས་ཀྱི་བྱུང་བ་མང་དུ་བཀོད་པའི་ཧོ་མེར་སྒྲུང་རབས་ཆེན་མོ་ཞེས་པ་ནི་ཧྲི་རིག་གསོ་རིག་གི་གཞུང་དང་ལག་ལེན་སྟོན་པའི་ཡིག་ཆ་གལ་ཆེན་ཞིག་ཡིན། ཧོ་མེར་སྒྲུང་རབས་ཆེན་མོའི་ཁྲོད་རྨ་རིགས་140ལྷག་སྐྲུས་ཡོད་པ་ལ་ལ་ལུས་ཕྱི་དང་ལ་ལ་ནང་དུ་བྱུང་ཡོད་ལ། ནང་དུ་བྱུང་བ་དག་ལས་ཆ་སྙོམས་ཤི་ཚད་77.6%ཡིན་པ་དང་དེར་མང་ཤས་གྲི་དང་མདུང་གི་རྨས་ཡིན་པ་ལས་མདའ་ཡི་རྨས་ནི་ཉུང་བར་བཤད། ད་དུང་རྨ་ཁ་སྦོམ་པ་དང་ཆིངས་ཀྱིས་དཀྲི་བའི་ཁྲག་གཅོད་ཐབས་སོགས་དང་། རྫུ་འཕྲུལ་གྱི་བཅོས་ཐབས། སྔགས་ཀྱིས་བཏབ་ནས་བཅོས་པ། ནད་པ་བརྒྱལ་བར་བྱེད་པའི་སྨན་སྦྱོར་དང་སྲིད་པར་བྱས་ནས་ན་ཟུག་མི་ཚོར་བར་བྱེད་པའི་སྨན་སྦྱོར་སོགས་སྤྱོད་བཞིན་ཡོད་ལ། སྨན་དོན་བྱེད་པ་ལ་ཆེད་ལས་ཀྱི་སྨན་པ་ཡོད་པ་དང་འཐབ་འཁྲུག་ལས་རྒྱལ་བའི་དཔའ་ཐུལ་ལ་སྨན་པའི་ལས་བྱེད་པ་མང་ཞིང་། དེ་ཡིས་དམག་མི་ཙམ་མ་ཟད་འབངས་མི་གཞན་དག་ལའང་སྨན་བཅོས་བྱེད་པ། ད་དུང་ནད་གཡོག་པ་ཡོད་ཅིང་དེར་ནད་པར་ནད་གཡོག་བྱེད་པ་ཡོད་ཁར། སྲུང་བའི་ལྷ་ལའང་ནད་གཡོག་བྱེད་དགོས་པར་བཤད། དེ་བཞིན་ཕྱིས་སུ་ས་ཁར་དོན་པའི་སྐབས་དེའི་བྲིས་པ་བཅས་སྟུས་པ་འགའི་གནས་ཚུལ་ལས་དེ་དུས་གསུམ་སྐྱི་དྲས་པའི་བཙའ་ཐབས་དང་མངལ་འདྲེད་པའི་ལག་རྩལ་སོགས་ཡོད་པར་རྗེས་དཔོག་བྱེད། འདི་ལ་སོགས་པའི་གནས་ཚུལ་ཞིབ་པར་ནི་སྒྲུང་རབས་ཆེན་མོ་དེའི་ཨེ་ལིས་འ་ཐུ་དང་འོ་ཌྱ་སེ་ལ་སོགས་པའི་ལེའུར་བཀོད་ཡོད། ཡི་གེར་མང་དུ་བཀོད་ཡོད་པ་བཞིན་ལྷ་ནི་ནད་བཅོས་མཁན་ཡིན་ཁར་རྨས་མ་དང་འཆི་ཁའི་ནད་པའི་སྐྱབས་ཞུ་བྱ་ཡུལ་ཡིན་པར་བཤད་མོད། རྫུ་འཕྲུལ་དང་བཙུན་པའི་གསོ་ཐབས་དག་གིས་ཧྲི་རིག་གསོ་རིག་ཁྲོད་གོ་གནས་གལ་ཆེན་བཟུང་མེད་ཅིང་། ཧོ་མེར་གྱི་བསམ་བློའི་ཁྲོད་མངོན་ཡོད་པ་བཞིན། གསོ་རིག་ནི་སྙིང་ཚུགས་ཀྱི་ལག་རྩལ་ཞིག་ཡིན་པ་ལ་དེར་ཤིན་ཏུ་མྱོང་གོམས་ཐོན་པའི་ཆེད་མཁས་སམ་དེ་ལག་ལེན་དུ་བཏབ་ནས་ཐོག་དཔྱད་ལེན་པའི་ཆེད་དམིགས་ཀྱི་མི་སྣ་ཡོད་པ་ཤེས། དེས་ན་སྔ་དུས་ཀྱི་ཧྲི་རིག་གསོ་

རིག་ནི་ཉམས་མྱོང་གི་གསོ་རིག་ཅིག་ཡིན་པའི་སྟེང་སྐྱེ་བོ་སྤྱིར་བཏང་བས་ལག་ལེན་དུ་འདེབས་པ་ཞིག་ཡིན་ལ། ཕྱིས་སུ་རིམ་པར་སྙིག་གྱུར་ཅན་དང་དད་མོས་ཅན་དུ་གྱུར་པར་བཤད།

ཧོ་མེར་དུས་སྐབས་རྗེས་ཀྱི་རྩོམ་རིག་གི་ཁྲོད་དུ་ལྷ་སྤྲུགས་དང་སྔོངས་དད། རྟགས་མཚན། འདྲི་གདོན་སོགས་མང་དུ་འབྱུང་ཞིང་། འདི་ལྟའི་སྙིག་གྱུར་གྱི་ཆ་མང་དུ་ཐོན་པ་ནི་ཤར་ཕྱོགས་པའི་ཤུགས་རྐྱེན་ཐེབས་པར་ངེས་འཛིན་ཞིང་འདི་ཡིས་གླི་རིག་གི་རིག་གནས་ལ་ཤན་ཤུགས་རྒྱ་ཆེར་ཐེབས་ཡོད་པར་འདོད། སྐབས་འདིར་ནད་དང་དེ་གསོ་བའི་ལས་ལ་འབྲེལ་ཆེ་བའི་ལྷ་མང་པོ་ཞིག་ཐོན་ཡོད་དེ། ཨ་ཕོ་ལོ་(Apollo)ནི་གསོ་བཅོས་ལག་རྩལ་གྱི་སྨོ་མོ་འབྱེད་མཁན་ཡིན་ལ་ཁོས་ན་བའི་སྡུག་བསྔལ་ཡོད་ཚད་རྩད་ནས་འཇོམས་པར་བྱེད་པ་དང་། ཨར་ཐེ་མིས་(Artemis)ཀྱིས་དམིགས་བསལ་བུད་མེད་དང་བྱིས་པ་སྲུང་བར་བྱེད་པ། ཧེ་རྫི་ཡེ་(Hygiea)ཞེས་པ་ནད་མེད་བདེ་བར་གནས་བྱེད་ཀྱི་ལྷ་མོ་ཡིན་པ། ཕ་ན་སེ་(Panacea)ཞེས་པ་ནད་གཞི་ཡོད་དོ་ཅོག་གསོ་མཁན་ཡིན་པ། ཚན་རིག་དང་སྒྱུ་རྩལ་གྱི་ལྷ་མོ་ཕ་ལ་སི་ཨ་ཐེན་(Pallas Athene)ནི་ཚེ་སྲོག་གི་བདག་པོ་དང་འཕྲོད་བསྟེན་ཁྲིམས་ལུགས་འཛུགས་མཁན་ཡིན་པ། དེ་བཞིན་ཨ་ཧྥུ་རོ་དྀ་ཐེ་(Aphrodite)དང་། ཕན།(Pan) ཀྲཱུ་ནོ།(Juno) ནེ་ཕུ་ཐོན།(Neptune) ལྦ་ཁྲུ་སུ།(Bacchus) མེར་ཁུ་རི།(Mercury) གཞན་ད་དུང་བར་དོར་གནས་པའི་ལྷ་ཕུ་ལུ་ཐོ།(Pluto) ཕུ་རོ་སེར་ཕིན།(Proserpine) ཧེ་ཁེ་ཐེ།(Hecate) ཐ་ན་ཁེར་རྦེ་རུ་(Cerberus)དང་ལས་དབང་ལྷ་མོ་གསུམ་མ་(Fates)ལ་སོགས་པ་ཐམས་ཅད་ལ་ནད་གཏོང་བའམ་ནད་འཕྲིན་པའི་ནུས་མཐུ་ལྡན་པར་ངེས་འཛིན། དེ་ལྟར་གླི་རིག་པ་རྣམས་ལ་ཆོས་ལུགས་སྣ་གཅིག་ཙམ་མ་ཡིན་པར་སྣ་ཏུ་མ་དར་ཡོད་པ་དང་། མི་རིགས་མང་པོའི་དད་ཡུལ་གྱི་ལྷ་མང་པོ་ཐོན་པའི་ཁར་རྒྱུན་པར་ད་དུང་འགྱུར་བ་འབྱུང་བ་ཡིན། ཁྱད་པར་དུ་གསོ་རིག་གི་བྱེད་པོར་འཛིན་པའི་ལུས་ཕྱེད་མི་དང་ལུས་ཕྱེད་རྟ་ཅན་གྱི་ཁྲི་རོན་(Chiron)ཞེས་པའི་ཐུགས་ཟིན་གྱི་སློབ་མ་ཨ་སི་ཁུ་ལེ་ཕིས་སི་(AEscuLapius)བྱ་བ་ཆེས་གྲགས་པ་ཆེ་བ་ཞིག་ཡིན་ཏེ། འདི་བ་སྨན་པ་དང་ནད་གསོ་མཁན། སྐྱོབ་མཁན་བཅས་ཡིན་ལ་རྟག་ཏུ་སྦྲུལ་ཞིག་གིས་མཚོན་པར་བྱེད། དེ་བས་ན་སྦྲུལ་ནི་བླ་ན་མེད་པའི་ལྟའམ་དེའི་གསོ་བཅོས་ཀྱི་མཐུ་ནུས་མཚོན་བྱེད་དུ་འཛིན། དེའང་རྒྱུན་པར་རྗེ་ཡི་ཀ་བ་ཞིག་

གམ། ཁྲི་ཞིག །ར་ཞིག །ཁྲག་གཏར་སྣོད་ཅིག །སྨན་ཕོར་ཞིག །གླེགས་བམ་ཞིག །ཡང་ན་ཕྲུག་རྟེན་ཞིག་བཅས་ཀྱིས་མཚོན་པར་བྱེད། ཨ་སི་ཁུ་ལེ་ཕིས་སིའི་མདུན་སར་རྒྱུན་པར་བུ་ཆུང་ཞིག་ཡོད་པ་ལ་ཐེ་ལེ་སི་ཕོ་རུ་སི་(Telesphorus)ཞེས་འབོད་ཅིང་ཕྱིས་སུ་དེ་ལའང་གསོ་བཅོས་ཀྱི་བྱེད་ནུས་ནོས་པར་བཤད། ཨ་སི་ཁུ་ལེ་ཕིས་སིར་དད་མོས་བྱེད་པའི་ཚོ་ག་ནི་ཕལ་ཆེར་སྤྱི་ལོའི་སྔོན་གྱི་ལོ་129ཙམ་ལ་ཨ་སྟེན་སི་(Athens)རུ་དར་བ་དང་། སྤྱིར་བཏང་ཨེབ་ཏྲུ་རི་སི་(Epidauris)ནི་ཨ་སི་ཁུ་ལེ་ཕིས་སིར་དད་མོས་བྱེད་པའི་ཡུལ་གྱི་ལྟེ་བར་གྱུར་ཡོད་ཅིང་ཡུལ་འདིའི་དཀོར་གཉེར་གྱིས་ལྷ་མཚོན་པར་བྱེད་པའི་སྦྲུལ་དེ་ལྷ་ཁང་གསར་དུ་བཞེངས་སའི་གྲོང་ཁྱེར་དུ་སྤྱན་དྲངས། སྤྱི་ལོའི་སྔོན་གྱི་ལོ་293ལ་རོམ་དུ་ཐི་རིམས་མཆེད་ཆེ་དུས་སུའང་ཕོ་ཉ་བཏང་ནས་ཡུལ་འདིའི་ལྷ་སྦྲུལ་ཞིག་སྤྱན་དྲངས་ཤིང་ཐི་བྷེར་(Tiber)གླིང་ཕྲན་དུ་ཨ་སི་ཁུ་ལེ་ཕིས་སིའི་ལྷ་ཁང་ཞིག་ཀྱང་བསྐྲུན། ཨ་སི་ཁུ་ལེ་ཕིས་སི་ལྷ་ཁང་བཞེངས་དུས་རྒྱུན་པར་རང་བྱུང་ཁོར་ཡུག་ལྟ་ན་སྡུག་ཅིང་ནད་པར་གསོ་བཅོས་བྱེད་བདེ་བའི་ཡུལ་ཏེ་མཚོ་རྫོགས་དང་མཁའ་རླུང་དྭངས་པའི་གནས་དག་འདེམས་པར་བྱེད་ལ་གནས་ཡུལ་དང་ཁོར་ཡུག་གི་མཐུན་རྐྱེན་འཛོམས་མིན་གྱི་ཁྱད་པར་གྱིས་གསོ་བཅོས་ལ་ཕན་ཐོགས་འབྱུང་ཚད་མི་འདྲ་བར་བཤད། གསོ་ཐབས་ལ་ལུས་སྦྱོང་དང་ཁྲུས། བྱུག་པ། སྨྱུང་གནས་ལ་སོགས་མཆིས་ཀྱང་གཞན་ཆེས་གལ་ཆེ་བ་ནི་རྨི་ལམ་གྱི་སྐབས་སམ་གཉིད་དགུག་པའི་སྐབས་ཀྱི་གསོ་བཅོས་ཡིན་ཏེ་ལྷ་ཁང་གི་དཀྱིལ་དབུས་སུ་ནད་པ་ཉལ་སའི་གནས་ལོགས་སུ་བཞག་ཡོད། དེང་གི་དུས་ལའང་ཤར་ཕྱོགས་རྒྱལ་ཁབ་ཁག་ན་ལྷའི་གནས་སུ་རྨི་ལམ་བྱེད་པ་ནི་ཆེས་བཅོས་སྐྱིད་ལྡན་པ་ཞིག་ཏུ་འཛིན་བཞིན་མཆི། དོན་ལ་ཡང་གཉིད་དང་རྨི་ལམ་སྐབས་ཀྱི་བཅོས་ཀ་ཡིས་གསང་བའི་བཅོས་ཐབས་ལ་རྨང་བཏིང་ཡོད་པ་རྟོགས་པའི་ཚེ་ན་གནད་འདི་ལའང་གོ་བ་ལོན་པར་བྱེད་དོ། །དེ་ན་དད་མོས་ཀྱི་ཚོ་ག་འདི་ནི་དུས་རབས་མང་པོ་ཞིག་ལ་གནས་ཡོད་ངེས་ཏེ་གཅིག་ཏུ་ན་ཧོ་མེར་དུས་སྐབས་ལས་ཀྱང་སྔ་བའི་དུས་ནས་བྱུང་ཡོད་སྲིད་པ་དང་། ཚོ་ག་འདིའི་བྱུང་བ་དངོས་ཀྱང་ཐོག་མར་ཨ་སི་ཁུ་ལེ་ཕིས་སི་འདི་བ་སེ་ས་ལེ་(Thessaly)ས་ཁུལ་གྱི་སྨན་པ་ཕུལ་དུ་ཕྱིན་པ་ཞིག་ཡིན་པ་ལ་ཕྱིས་སུ་མན་ངག་རྣམས་རང་གི་བུ་གཉིས་ལ་སྤྲད་ཅིང་། དེའི་རྗེས་སུ་ཁོང་རང་སྦྲུལ་དང་འབྲེལ་བའི་

ས་སྙིང་གི་གདོན་ཆེན་ནམ་འདྲེ་སྲིན་དུ་བཀུར་ལ། མཇུག་མཐར་ཡང་ཨ་ཕོ་ལོ་དང་ལྷོ་ཕི་ཐེར་(Jupiter)གྱི་སྲུས་སུ་བཟུང་ནས་སྨི་རིག་རྩིལ་པོའི་དད་པའི་ཡུལ་དུ་གྱུར། དེ་ནས་རོམ་རྣམས་ཀྱིས་ལྷ་ཡི་རྒྱལ་པོར་བཀུར་བ་ཡིན་པར་སྣང་། དེ་ལྟར་གལ་སྲིད་ཧོ་མེར་དུས་སྐབས་ཀྱི་གསོ་རིག་སྐྱེ་བོ་ཁྲིམ་པ་བ་དག་གིས་བཟུང་བ་ཡིན་པར་ངོས་བཟུང་ན་ཨ་སི་ཁུ་ལེ་ཕིས་སིའི་ལྷ་ཁང་གསོ་རིག་ནི་རྣམ་པ་ཐམས་ཅད་དུ་བཙུན་པས་བདག་འཛིན་བྱས་པ་ཞིག་ཡིན་པ་མ་ཟད་ནད་སང་དྲག་བྱུང་བ་ནི་ངོ་མཚར་བའི་ལྟས་སུ་འཛིན།

དེས་ན་ཚན་རིག་གསོ་རིག་གི་སྐྱ་རེངས་ཐོག་མར་བཏགས་པ་ནི་སྤྱི་རིག་མཚན་ཉིད་རིག་པའི་བྱུང་བ་དང་དུས་མཉམ་ཞིང་། དེ་ནི་ལོ་རྒྱུས་སྙིང་ཆེས་ཐོག་མར་རིགས་འདེད་དང་རྟོག་གཞིག་ལ་བརྟེན་ནས་རང་བྱུང་སྣང་ཚུལ་ལ་འགྲེལ་བཤད་དང་རང་བྱུང་ཆོས་ཉིད་གཏན་ལ་འབེབ་པར་བྱེད་པའི་མཚན་ཉིད་རིག་པའི་མ་ལག་བྱུང་བའི་དུས་ཀྱང་ཡིན་ཞེས་སྨྲ། འདི་དུས་ཀྱི་ཡར་སྔོན་ལ་གསོ་རིག་ནི་གཞུག་ནུས་ལ་བརྟེན་པའི་བཅོས་ཀ་དང་ཉམས་སྐྱོང་གི་བཅོས་ཐབས། རྫུ་འཕྲུལ་གྱི་བཅོས་ཐབས། བཙུན་པའམ་ཆོས་ལུགས་ཀྱི་བཅོས་ཐབས་འབའ་ཞིག་ཏུ་གནས། (འོན་ཀྱང་དུས་སྐབས་འགའ་ཤས་དང་རྒྱལ་ཁབ་འགའ་རེར་ནུབ་ཕྱོགས་སུ་གསོ་རིག་འཕེལ་རྒྱས་སུ་ཕྱིན་ནས་དངོས་སྤྱོད་ཀྱི་ཤེས་བྱ་དང་ལག་རྩལ་ཁོ་ན་མ་གྲུབ་པའི་གོང་རོལ་ནས་ཐད་ཀར་ལག་ལེན་དུ་བཏབ་ཆོག་པའི་གསོ་རིག་རྣལ་མ་ཞིག་ཏུ་གྱུར་ཡོད་ཅིང་ནད་ཀྱི་གདུང་བ་སེལ་ལ་ཚེ་ཡུན་དུ་བསྲིང་བའི་དངོས་ཡོད་དམིགས་དོན་འགྲུབ་ཕྱིར་བེད་སྤྱོད་བཞིན་ཡོད་དེ། དཔེར་ན། བ་ཙེ་ལོན་དང་ཨེ་ཅིབ། གནའ་བོའི་རྒྱ་གར་བཅས་ཀྱི་གྲངས་རིག་དང་གནམ་རིག་ལ་དངོས་སྤྱོད་ཀྱི་རང་བཞིན་ཆེས་ཆེར་ལྡན་པ་ཇི་བཞིན་དེ་དག་གི་གསོ་རིག་ཀྱང་དེ་ལྟར་དངོས་སྤྱོད་ཅན་དུ་འདུག་ན་སླར་ཡང་མགོ་བརྩམས་ཏེ་གཞི་རྩའི་གནས་ལུགས་གང་ཞིག་འཚོལ་བའི་དགོས་པ་མེད་ལ། གཏན་ཚིགས་ཀྱི་སྒོ་ནས་མཐོང་སྣང་བྱུང་ཚད་ཀྱི་རྒྱུ་རྐྱེན་དང་མཇུག་འབྲས་རིགས་འདེད་བྱེད་པའི་དགོས་པ་དེ་བས་ཀྱང་མེད་པ་དང་། གནའ་བོའི་ཤར་ཕྱོགས་ཀྱི་རྒྱལ་ཁབ་དག་གིས་ལོ་ངོ་སྟོང་ཕྲག་མང་པོའི་རིང་ལ་དཀའ་བས་བསགས་པའི་ཞིབ་འཇུག་འབྲས་བུ་ཉར་ཚགས་བྱས་མཐར་ཤེས་བྱའི་ནོར་མཛོད་ཤིན་ཏུ་ཕྱུ་ནོམ་པ་ཞིག་བསྐྲུན་ཡོད་པ་མ་ཟད་དེ་

ལས་འཚོ་བའི་གནས་ལུགས་ཆེན་པོ་ཞིག་ཀྱང་རྙེད་པར་གྱུར།) འོན་ཏེ། ཕྱི་རིག་གི་གསོ་རིག་འཛིན་པ་རྣམས་ཀྱིས་སྐབས་དེ་ནས་བཟུང་རྟོག་ཞིབ་དང་ཉམས་མྱོང་གི་རྨང་གཞིའི་སྟེང་དགག་སྒྲུབ་ཀྱི་ཐབས་ལམ་ཞིག་ཤེས་བྱ་དོན་དུ་གཉེར་བའི་ཐད་དུ་སྤྱད། སོ་ཁྲུ་ར་ཊེ་སིའི་(Socrates)ཡར་སྔོན་གྱི་ལུགས་སྡེའི་ཁྲིད་བྱུང་བའི་རླབས་ཆེ་བའི་མཚན་ཉིད་རིག་པ་བ་ལས་དུ་མ་ཞིག་སླན་པ་ཡིན་པ་བསྙོན་མེད་ཡིན་ལ། ཆེས་ཐོག་མའི་མཚན་ཉིད་ཀྱི་ལྟ་བ་འགའ་ཤས་གསོ་བ་རིག་པའམ་ཤར་ཕྱོགས་པའི་བློ་གྲོས་ལས་རིམ་པར་བླངས་པའང་བསྙོན་མེད་ཡིན། རང་བྱུང་དང་མིའི་འཚོ་བའི་འགྱུར་ལྡོག་གམ་སྣང་ཚུལ་སྣ་ཚོགས་ལ་ལྟ་ཞིབ་བྱས་པ་ལས་ཐོག་མའི་དུས་ཀྱི་མཚན་ཉིད་རིག་པའི་རིགས་འདིད་ཀྱི་རྣམ་པ་བྱུང་ལ། ཐོག་མའི་དུས་ཀྱི་མཚན་ཉིད་རིག་པ་བ་ནི་རྟེན་མཛོད་རིག་པ་བ་དང་སྐྱེ་དངོས་རིག་པ་བའང་ཡིན་ལ་ཁོང་ཚོས་མི་ལ་ཞིབ་འཇུག་བྱས་པ་ནས་འཇིག་རྟེན་ལ་ཞིབ་འཇུག་བྱས་པ་དང་འཇིག་རྟེན་ནི་རྫིལ་པོ་གཅིག་གི་གཟུགས་སུ་གྲུབ་ཡོད་པར་འདོད་དེ། ལྟ་བ་དེ་ཡིས་ཕྱིར་མི་ལའང་སྤྱི་སྡོམ་བགྱིས་ནས་ཕྱི་མ་ཀུན་གྱིས་འགྲེལ་བར་མི་ནུས་པའི་མཚན་ཉིད་ཀྱི་ལྟ་བ་གཞི་ཚུགས་པ་རེད།

འདི་དུས་ཀྱི་མཚན་ཉིད་རིག་པའི་ལུགས་གཙོ་བོ་ནི་ཤར་ཕྱོགས་ཀྱི་མི་ལེ་ཐུའམ་(Miletus)ཨི་འོ་ཉི་ཡ་(Ionia)ཞེས་སུ་འབོད་པ་དེ་དང་དེའི་ཤུགས་རྐྱེན་ཕོག་པའི་ཨི་ཐ་ལིའི་ལྷོ་ཕྱོགས་ཀྱི་ཡུལ་དུ་པེ་ཐ་གོ་ར་སི་(Pythagoras)བྱ་བས་གཙོ་བོར་མཛད་པའི་དེའི་ལུགས་སམ་ཨི་ཐ་ལི་ལྷོ་མའི་ལུགས་དར་བ་དེ་གཉིས་ཡིན་ཞིང་། དེ་དག་གི་ཐོག་མའི་དུས་ཀྱི་མཚན་ཉིད་རིག་པའི་ཞིབ་འཇུག་ཁྲིད་གསོ་བ་རིག་པ་དང་སྐྱེ་དངོས་རིག་པའི་ཆ་མང་དུ་ཐོན། དེ་ཡང་པེ་ཐ་གོ་ར་སི་ཨི་ཐ་ལིའི་ཁི་རོ་ཐོན་(Croton)དུ་མ་སླེབས་པའི་ཡར་སྔོན་ནས་གནས་འདིར་གསོ་རིག་གི་ལུགས་གལ་ཆེན་ཞིག་དར་ཡོད་པ་དང་ལུགས་སྤྱ་མ་དེའི་གསོ་རིག་དང་སྐྱེ་དངོས་རིག་པའི་ལྟ་བའི་ཁར་རིམ་པར་ཞིབ་འཇུག་བྱས་པ་བརྒྱུད་པེ་ཐ་གོ་ར་སིའི་ལུགས་ལའང་ཨལ་ཁི་མོན་(Alcmaeon)དང་ཧྥི་ལོ་ལུ་སི།(Philolaus) ཨེམ་པེ་ཌོ་ཁྲུ་ལུ་སི་(Empedocles)སོགས་མི་སྣ་གྲགས་ཅན་དུ་མ་བྱུང་ནས། མི་ལུས་ཀྱི་གྲུབ་ཚུལ་དང་དོན་སྙོད་དབང་པོའི་བྱེད་ལས། ཁྲག་འཁོར་རྒྱུག་བྱེད་པའི་རྩ་སྦུབས་ལ་སོགས་རགས་པའི་ཆ་དང་། ཕྲ་བའི་གནས་ལུགས་ཐད་དུ་འཛིག

རྟེན་ཁམས་དང་མིའི་ལུས་གཉིས་ས་མེ་ཆུ་རླུང་སོགས་འབྱུང་བ་གཅིག་དང་དུ་མས་གྲུབ་ཚུལ་གྱི་བཞེད་པ་མི་འདྲ་བ་བྱུང་བའི་(ཞིབ་པར་དོན་ཚན་གསུམ་པའི་སྐབས་སུ་འཆད་པར་བྱ)གོ་རིམ་ཁྲིད་འབྱུང་བ་རེ་རེའི་གོ་བ་དང་ངོས་འཛིན་ཞིབ་གསལ་དུ་སོང་བ། དེ་ལ་བརྟེན་ནས་ཁྲག་དང་གཤེར་བག །མཁྲིས་ཁུ་སེར་པོ་དང་མཁྲིས་ཁུ་ནག་པོ་བཅས་གཤེར་ཁུ་རིགས་བཞི་ལུས་ལ་ཇི་ལྟར་སྙོམས་པར་གནས་ཚུལ་སོགས་གསལ་པོར་བསྟན་ནས་ཕྱིས་ཀྱི་གསོ་རིག་གཞུང་ལུགས་ལ་རྨང་གཞི་བརྟན་པོ་བཏིང་ཡོད། མདོར་ན་ཕེ་ཐ་གོ་ར་སི་ལུགས་ཀྱིས་ཐོག་དྲངས་པའི་སོ་ཁུ་ར་ཐེ་སིའི་ཡར་སྔོན་གྱི་མཚན་ཉིད་རིག་པའི་གྲུབ་མཐའ་དག་ལས་གསོ་བ་རིག་པའི་ཐད་ཀྱི་ཤུགས་རྐྱེན་ཕྱོགས་གཉིས་སུ་མཆིས་ཏེ། གཅིག་ནི་འབྱུང་བ་བཞིའི་རྣམ་གཞག་གཏན་ལ་ཕབ་ཅིང་གཤེར་ཁུ་རིགས་བཞི་དང་འབྱུང་བ་བཞི་པོ་རང་རང་ནང་བརྟེན་ནས་སམ་སྙོམས་པར་གནས་པའི་ཚུལ་བསྟན་ལ། བསམ་བློ་འདིས་དུས་རབས་མང་པོ་ཞིག་གི་ནད་ལུགས་རིག་པ་ལ་སྐྱོན་མེད་ཀྱི་དབང་བསྒྱུར་བྱས་པ་ཡིན་ལ། ཅིག་ཤོས་ནི་གསོ་བ་རིག་པ་ལ་སྔོ་ཁྲིད་པའི་སྒོ་ནས་རང་བྱུང་གི་དངོས་པོར་ཞིབ་འཇུག་བྱེད་པ་དང་། མཚན་ཉིད་རིག་པའི་རིགས་འདེད་ལ་ངོ་སྣང་བྱེད་པ། ཚེ་སྲོག་གི་བྱུང་བ་དང་དམིགས་དོན་འཚོལ་ཞིབ་བྱེད་པ་ལ་སོགས་ལྟ་བ་ཤིན་ཏུ་གལ་ཆེན་དག་རྗེད་པར་གྱུར་ཅིང་། ཚུལ་འདི་དག་ལས་ཕྱིས་ཀྱི་ཧི་པོ་ཁ་རད་ཚིའི་ལུགས་ཀྱི་བསམ་བློའི་རྨང་གཞི་དག་ཀྱང་མཐོང་བར་ནུས།

དེ་ལྟར་ཕྱི་རིག་གསོ་རིག་གི་དུས་རིམ་དང་པོའི་ནང་གསོ་རིག་བསམ་བློ་རིམ་པར་འཕེལ་རྒྱས་དང་ལེགས་བཅོས་སུ་སོང་བ་མ་ཟད་ཚན་རིག་གསོ་རིག་ལ་གཞི་རྩའི་མཐུན་རྐྱེན་བསྐྲུན་པས་གསོ་རིག་ལོ་རྒྱུས་སྟེང་ཆེས་དོན་སྙིང་ལྡན་པའི་དུས་སྐབས་ཤིག་ཏུ་གྱུར་ལ། དུས་སྐབས་འདིར་ཆོས་ལུགས་དང་མ་འདྲེས་པའི་ལས་དོན་སྒྲུབ་ཐབས་ཀྱི་རྩ་དོན་གཏན་ལ་ཕབ་ཡོད་པས་མཚན་ཉིད་རིག་པ་བ་ལ་ཞིབ་འཇུག་གི་བགྱི་བ་སྤེལ་བར་བཀག་སྡོམ་གང་ཡང་མེད་པའི་ས་གཞི་ཆེན་པོ་བསྐྲུན་པ་མ་ཟད། སྐབས་འདིའི་ཞིབ་འཇུག་གི་ལས་དོན་དག་ལོ་ངོ་སྟོང་ཕྲག་དུ་མའི་རིང་བསགས་པའི་ཤེས་རིག་ལས་ཐོལ་གྱིས་བརྒལ་ཞིང་། ཕྱི་རིག་གི་ཁྱད་ཆོས་གཙོ་བོ་འདི་ནི་མི་སྐེར་གྱི་འཛོན་ཐང་མིའི་རིགས་ཧྲིལ་པོའི་སྟོབས་ནུས་ཀྱི་ཁྲོད་དུ་འདོན་སྤེལ་བགྱིད་པ་སྟེ།

བསམ་བློ་དང་སློབ་གསོ། སྒྱུ་རྩལ་བཅས་ཀྱི་ཕྱོགས་དང་འདྲ་བར་བདེ་སྲུང་གི་ལས་དོན་ཁྲོད་ཀྱང་མངོན་གསལ་དུ་ཐོན་ཡོད། ཁྱད་པར་ཅན་གྱི་ཕུགས་འདུན་འདིར་སྤྱི་ལོ་ཚུགས་པའི་དུས་རབས་འགའ་དང་དུས་རབས་བར་མའི་གོ་རིམ་ཆ་ཚང་ལ་བཙན་གནོན་ཐེབས་ཤིང་ཉེ་རབས་ལ་ཐོན་པ་ན་ཡང་བསྐྱར་མཐོང་བཟོས་དང་བསྒྲོ་གླེང་བྱེད་ཐུབ་པ་བྱུང་། དོན་ལའང་རང་དབང་གི་རྟོག་དཔྱད་དང་ཞིབ་འཇུག་འབའ་ཞིག་ལ་བརྟེན་པ་དང་། རིགས་འདེད་ནུས་སྟོབས་ཀྱི་སྐུལ་ལྕག །ཤེས་བྱ་འཚོལ་སྟོབ་གི་སེམས་འདུན། ད་དུང་ཚེ་སྲོག་གི་གསང་གནད་ཐད་ཀྱི་ཤེས་འདོད་དྲག་པོ་བཅས་ལས་ད་གཟོད་ཚན་རིག་གི་གསོ་རིག་ཅིག་ནར་སོན་ཐུབ་པ་ཡིན་ནོ། །

༢ ཧེ་པོ་ཁི་རད་ཚེའི་དུས་སྐབས་ཀྱི་གསོ་རིག་དར་རྒྱས།

འོད་སྟོང་འཚེར་བའི་ཀྲི་རིག་དུས་སྐབས་སུ་ཕེ་རི་ཁྲུ་ལི་སུ་(Pericles)ཡིས་སྒྱུ་རྩལ་ལ་གསོས་ཉམས་སྲིད་ཅིང་། ཧེ་རོ་དྷོ་ཐུ་སུ་(Herodotus)དང་སུ་སེ་ཊི་ཌི་(Thucydides)ཡིས་ཉམས་པ་མེད་པའི་ལོ་རྒྱུས་ཀྱི་བསྟན་བཅོས་ཆེན་པོ་བརྩམས་པ། ཕྲི་ཊི་འ་སུ་(Phidias)ཡིས་རྡོ་ཀ་མ་ཏུའི་སྟེང་དུ་ཀྲི་རིག་གི་མཛེས་པ་མངོན་པར་གསལ་བའི་རྣམ་དག་སྣང་བརྙན་བཀོས་པ། སོ་ཕྷོ་ཁྲུ་ལི་སུ་(Sophocles)དང་ཨུ་རི་ཕི་ཌི་སུ་(Euripides)ཡིས་མི་རྣམས་ཀྱི་རྣམ་ཤེས་ལ་གསོས་བཅུད་བསྐྱལ་བ་བཅས། ཕལ་ཆེར་ཀྲི་རིག་རྒྱལ་པོ་ཁྱད་འཕགས་དང་མཛེས་སྡུག་ལ་སླེག་ཅིང་རང་དབང་དང་མཛེས་པ་འཚོལ་བའི་སྙིང་སྟོབས་དང་ཤེད་ཤུགས་ཀྱིས་ཁེངས་ནས་ཡོད་ཅིང་། སྐབས་འདིར་ཡང་རིག་པ་ཤིན་ཏུ་གྲུང་ཞིང་ལག་རྩལ་ཆེས་ཆེར་མཐོ་བའི་སྨན་པ་མཁས་པ་སྟེ་ཧེ་པོ་ཁི་རད་ཚེ་བྱ་བའང་བྱུང་ནས་སྐབས་དེའི་ལུགས་སྲོལ་དག་དང་སྨན་པ་རྣམས་ལ་སྣེ་ཁྲིད་པ་རེད་ལ། གོང་དུ་བཤད་པའི་མི་སྣ་རླབས་ཆེན་དེ་དག་དང་འདྲ་བར་ཁོང་གིས་ཀྱང་ཐུན་མིན་གྱི་ཁྱད་ནུས་དག་ནམ་ཡང་འཛིག་པ་མེད་པར་རང་གི་མི་རིགས་ཀྱི་ལོ་རྒྱུས་དང་སྒྱུ་རྩལ་གྱི་སྟེང་དུ་ཕབ། ཁོང་རང་བཙུན་པའི་གསོ་རིག་ལས་བཀྲལ་ཡོད་པའི་ཁར་ཉམས་མྱོང་གསོ་རིག་གི་ཁྲིམས་ར་ལས་ཀྱང་རིང་དུ་སོང་བ་མ་ཟད། འདིའི་ཡར་སྔོན་གྱི་དུས་རབས་མང་པོའི་ཤེས་བྱ་དག་རིགས་ལམ་དུ་དྲངས་ནས་ཞིབ་འཇུག་གསར་པ་དང་ལྟ་བ་གསར་པ་བཏོན་ཅིང་། རང་ཉིད་གནའ་རབས་ཀྱི་ཆེས་གལ་ཆེ་ཞིང་ཆེས་ཡོན་ཏན་གྱིས་ཕྱུག་པའི་སྨན་དོན་མི་སྣ་ཞིག་ཏུ

འགྱུར་ཐུབ་པར་བྱས་འདུག །དེ་ལྟར་སྐབས་འདི་ནི་ཕྱི་རིག་གསོ་རིག་དར་བའི་ཡང་རྩེར་སོན་པའི་སྐབས་ཡིན་པས་རིགས་པའི་གཞུང་ལུགས་ཀྱི་མ་ལག་ཀྱང་འདི་དུས་སུ་རྫོགས་པར་གྲུབ་ཅིང་། ལུས་ཀྱི་སྐྱེ་ལུགས་དང་ནད་ཀྱི་གྱུར་ཚུལ། ངོས་འཛིན་ཐབས་ལམ། བཅོས་ཐབས། དམིགས་བསལ་གྱི་ཁྱད་ཆོས་སོགས་འོག་ཏུ་རིམ་པར་འཆད་པའི་སྐབས་ན་ཤེས་པར་འགྱུར་ལ། འདིར་ཧེ་ཕོ་ཁེ་རད་ཌིའི་ལུགས་མ་དར་བའི་ཡར་སྔོན་ནམ་ཐ་ན་འདི་དུས་ད་དུང་དར་ཁྱབ་ཆེ་བའི་བཙུན་པའི་གསོ་རིག་དང་བསྡུར་ནས་ཅུང་ཟད་སྤྲོས་ཏེ་སྐབས་འདིའི་གསོ་རིག་འཕེལ་བའི་གནས་བབ་བམ་རྒྱ་ཚད་རྟོགས་པར་བྱ།

དུས་སྐབས་དེ་ལ་རིགས་པ་སྨྲ་བ་རྣམས་ཁོ་སི་གླིང་(Kos)གི་ཤིང་སྡོང་ཆེན་པོ་དག་གི་བསིལ་གྲིབ་ལ་འདུས་ནས་ཤེས་རབ་ཀྱི་མེ་འོད་འཕྲུར་ཏེ་ཨེ་ཀྲེན་གླིང་གི་གླིང་ཚོམ་ཀུན་ལ་མཆེད་པའི་སྐབས་ན། ཨ་སི་ཁུ་ལེ་ཕིས་སིའི་ལྷ་ཁང་གི་མཚན་སྙན་ནི་སྔར་བཞིན་གྲགས་ཆེ་བ་མ་ཟད་ད་དུང་དད་ལྡན་གྱི་མི་འབོར་བརྒྱ་སྟོང་མང་པོ་གནས་དེར་ཕྱིན་ནས་མཆོད་འབུལ་ཞུ་བ་དང་། ལྷའི་མངགས་བཅོལ་ལམ་རྨི་ལམ་ལ་སོགས་པར་བརྟེན་ནས་ཁྱད་མཚར་གྱི་གསོ་ཐབས་མང་པོ་བསྟེན་བཞིན་ཡོད། ཡིན་ནའང་། ཧེ་ཕོ་ཁེ་རད་ཌིའི་གསུང་བཏུས་ཀྱི་ཁྲོད་དུ་ཕྱོགས་མཐུན་གྱི་གསོ་ཐབས་ལ་སོགས་ཉིལ་ཙམ་ཡང་བྱུང་མི་འདུག་ལ་དེར་མི་འཐད་པའི་ཚུལ་ཀྱང་བྲིས་མི་སྣང་། ཁོང་གིས་སྨན་གྱི་ལས་དོན་འཛིན་མཁན་ལ་ཆེད་དུ་གཏན་འབེབས་བྱས་ཡོད་པའི་སྨན་པའི་རྩ་དོན་ཁོ་ནའི་ཆ་ནས་ཨ་སི་ཁུ་ལེ་ཕིས་སིའི་རིགས་ཀྱི་སྔ་མའི་གོམས་སྲོལ་ལ་བརྩི་མཐོང་བྱེད་པ་ཙམ་ཡིན་ལ། ཁོང་གིས་སྨན་གྱི་འཕྲིན་ལས་སྤེལ་བ་བརྒྱུད་ནས་སྲོལ་རྒྱུན་དེའང་བླ་ན་མཐོ་བའི་ཀུན་སྤྱོད་ཀྱི་འབོད་འགུག་གིས་ཐོག་དྲངས་པའི་རང་དབང་གི་སྨན་དོན་གཉེར་བའི་རྣམ་པ་ཞིག་ཏུ་བསྒྱུར་ལ། «ཧེ་ཕོ་ཁེ་རད་ཌིའི་དམ་ཚིག»ལས་ཐོན་པ་བཞིན་སྨན་པས་རང་གི་དགེ་རྒན་དང་སློབ་མ། ནད་པ་བཅས་ལ་འགན་ཇི་ལྟར་ཁུར་ཡོད་པའི་ཚུལ་གྱིས་ལུགས་འདིའི་གསོ་རིག་དང་བཙུན་པའི་གསོ་རིག་གི་བར་ལ་འབྲེལ་བ་ཅི་ཙམ་བརྡོག་པའང་རྟོགས་ནུས། འོན་ཀྱང་ཁོང་གིས་དངོས་ནས་གསོ་རིག་ལ་ཚན་རིག་གི་གོ་བབ་ངེས་ཅན་བརྡོག་ཅིང་རིག་པ་ཁྱད་པར་བ་ཞིག་ཏུ་ཀུན་གྱིས་ཁས་འཆེ་བའི་ཚད་རིམ་དུ་བསྐྱལ་ཡོད། ཁོང་གིས་

བཙུན་པའི་གསོ་རིག་གི་ཁྲོད་དུ་སྨན་པ་ནི་ཀུན་གྱི་གཙོ་བོར་བྱེད་པའི་རྣམ་པ་ཚུར་སྣང་ལེན་མཛད་ཅིང་། དེའི་ཀུན་སྤྱོད་ཀྱི་ཚད་གཞི་ལ་དྲངས་ཏེ་སྨན་པའི་གོ་ཐོབ་ཇེ་མཐོ་དང་ཇེ་དམ་དུ་ཕྱིན་ལ། སྨན་པ་ནི་དངོས་ནས་སོ་ཁུར་ཐེ་སི་ནང་བཞིན་གྱི་མཚན་ཉིད་རིག་པ་བར་འགྱུར་རིགས་ཤིང་མཚན་ཉིད་རིག་པ་བའི་ཆེས་ལེགས་པའི་སྤྱུས་ཀ་ཐམས་ཅད་(ཞིབ་པར་སྨན་པའི་ཀུན་སྤྱོད་ཀྱི་སྐབས་ལ་གསལ)འགྱུར་བར་འབོད་སྐུལ་བྱེད། ཁོང་གིས་རྒྱུས་གཞི་བཏང་བའི་སྨན་པའི་སྤྱོད་སྟངས་ནི་དེ་འདྲའི་ཞིབ་ཚགས་ལྡན་ལ། དེ་ཀུན་གྱིས་མདོར་ན་སྨན་པ་རྣམས་ཀྱིས་སེམས་ཤུགས་ཆེན་པོའི་སྒོ་ནས་ནད་གཞིར་བརྟག་རྒྱུར་ཕྱོགས་སྟོན་ནུས་པ་དང་། རང་བྱུང་གི་ནུས་པར་ཡིད་རྟོན་ཡོད་པ་དང་ལག་རྩལ་དག་དགའ་མོས་ཀྱིས་དང་དུ་བླངས་པ་ཡིས་ལྷའི་གསོ་བཅོས་ཀྱི་བྱིན་མཐུའི་ཚབ་བྱས་ལ། ཁོང་ཅག་ལ་མཚོན་ན་ཡིད་རྟོན་དང་དགའ་མོས་དེ་དག་ནི་ནད་པར་འགན་ཁུར་བ་དང་ཁ་བྲལ་ཐབས་མེད་པ་ཞིག་ཏུ་འཛིན།

ལུགས་འདི་འཛིན་པའི་སྨན་པ་ཡིས་བཙུན་པའི་གསོ་དཔྱད་ཀྱི་ལེགས་པའི་ཆ་དང་རང་བྱུང་སྣང་ཚུལ་ལ་རྟོག་ཞིབ་བྱས་པའི་འབྲས་བུ། ད་དུང་རང་བྱུང་སྣང་ཚུལ་དག་ཇི་ལྟར་བྱུང་བའི་རྒྱུ་རྐྱེན་གྱི་འཚོལ་ཞིབ་བཅས་གཅིག་ཏུ་སྡེབ་ཅིང་བཙག་བཅད་ཡང་ཡང་བྱས་ཏེ་འདི་དག་སྙིར་གཙོད་རིང་ལུགས་ཀྱི་བསམ་བློ་དང་རྒྱང་དུ་གྱེས་པའི་མཚན་ཉིད་རིག་པ་ཞིག་གི་སྒྲོམ་ཁོག་ཏུ་བཙུག་ལ། དེ་ལ་བརྟེན་ནས་གསོ་རིག་གི་རྣམ་པ་གསར་པ་ཞིག་གི་སྲོལ་ཡང་ཕྱེས་པ་རེད་དེ། དེ་ནི་བསམ་གཞིག་གཏིང་ཟབ་ཅིང་ཁྱད་པར་བའི་རིགས་ལམ་ལ་བརྟེན་ནས་ཐོབ་པའི་སྙིར་ཚུགས་ཀྱི་ལག་རྩལ་ཚད་རིམ་ཞིག་ཀྱང་ཡིན་ནོ། །ལུགས་འདིའི་གསོ་རིག་འཛིན་པ་ནི་སྙིར་གཉིས་རིང་ལུགས་པ་ཡིན་པས་ན་སྐར་མའི་ལྷ་དང་ལྷ་ཁང་དུ་སྨུག་བསྔལ་འཇོམས་ཚུལ་ལ་རྟོག་ཞིབ་མི་བྱེད་པར། ནད་པའམ་ནད་པའི་ན་ཚ་ལ་ཞིབ་འཇུག་བགྱིད་པ་མ་ཟད་དངོས་དོན་གྱི་སྟེང་ནས་རིགས་འདེད་ཞིབ་པར་བྱེད་པ་ལས་ལྷག་གྱུར་གྱི་རིག་པའི་རྩོད་པ་ལ་འཇུག་པར་མི་བྱ། དེས་ན་འདི་ནས་ལོ་ངོ་ཆིག་སྟོང་བདུན་བརྒྱ་ལྷག་གི་རྗེས་སུ་བྱུང་བའི་རིག་རྩལ་བསྐྱར་དར་གྱི་ཁྱད་པར་བའི་འདོད་འདུན་དག་ཀྱང་སྙིར་གཉིས་རིང་ལུགས་ཀྱི་བསམ་བློ་འདི་ལས་འབྱུངས་པ་ཡིན་སྲིད་ཅེས་ཕྱིས་བྱུང་ལོ་རྒྱུས་སྨྲ་བ་རྣམས་འདོད་དོ། །ཁྱད་འཕགས་ཀྱི་དུས་རབས་གང་ཞིག

ལ་མཆོན་ནའང་། ཤེས་རིག་འཕེལ་ནས་མཐོ་རིམ་ངེས་ཅན་ཞིག་ཏུ་སླེབས་པ་ལ་ཐོག་མར་སྨྲར་གྱི་ནུས་མེད་ཡིད་ཆད་ཀྱི་ཁྲོད་ནས་སད་རྗོགས་བྱུང་ཞིང་དེའི་ཁྲོད་དུ་སྒྲུལ་ཤུགས་དང་བསམ་བློའི་དྭངས་མ་རྙེད་པར་གྱུར་ལ། དེ་ཡི་ཕྱིས་སུ་ཤེད་ཤུགས་ཀྱིས་བརྟས་ཤིང་སྨིར་ཚུགས་ཀྱིས་རྙེད་པའི་ཤེས་བྱ་མང་དུ་བརྗོལ་བ་དང་། མཐའ་མཇུག་མཐོ་རླབས་རབ་ཏུ་འཕྱུར་ནས་མཛེས་སྡུག་དང་འོད་མདངས་ཀྱིས་ཡོངས་སུ་ཁྱབ་པར་བྱེད་པ་ཞིག་འོང་། དེ་བས་སྒྱི་རིག་སྐྱུ་རྩལ་གྱི་འདབ་མའང་ཧག་ཧག"སྒྱི་རིག་གི་གསེར་ལྡན་དུས་སྐབས"སུ་ཡོངས་སུ་བཞད་ཅིང་། མི་ཡི་སྙིར་གཉིས་ཞེས་པ་རིམ་པར་ལོ་རྒྱུས་ཀྱི་མུན་ཁུང་ཁྲོད་ནས་སྒོ་རུ་ཕུད་དེ་མིའི་རིགས་ཀྱི་འཁྲབ་སྟེགས་ཆེན་མོའི་སྣོག་ཞགས་འོག་མངོན་པར་བྱས། དུས་སྐབས་འདིའི་སྒྱི་རིག་ཤེས་རིག་གི་ཕྱོགས་སོ་སོའི་འཕེལ་ཚད་གོང་དུའང་ཅུང་ཟད་བཤད་པ་བཞིན་ཐོག་མའི་དུས་ཀྱི་མི་སྲིད་རིང་ལུགས་(humanism)ཀྱི་རྒྱབ་ལྗོངས་འདིའི་འོག །ཧེ་ཕོ་ཁེ་རད་ཆེ་དང་ཁོང་གི་ལུགས་འཛིན་མཁན་གྱི་བསམ་བློ་ལའང་སྙིར་གཉིས་རིང་ལུགས་ཀྱི་མངོན་མཚན་གསལ་པོར་ཐོན་ཡོད་ཅིང་། ཁོང་ཅག་གིས་མི་ལ་ཞིབ་འཇུག་བྱེད་པ་དམིགས་འབེན་དུ་བྱེད་པ་དང་ལྷ་ཡིས་མིའི་ལས་དོན་ལ་ཐེ་གཏོགས་བྱེད་པའི་འདུ་ཤེས་རྒྱང་དུ་བསྐྱུར་ནས་སེམས་ཤུགས་ཆེན་པོས་ན་ཚ་ཡོད་དོ་ཅོག་གི་སྣང་ཚུལ་ལ་རྟོག་ཞིབ་བྱེད་ལ། ནམ་ཡང་བབ་ཅོལ་དུ་མི་འཇུག་པའི་རྒྱུ་དོན་ལག་ལེན་ཀུན་གྱི་རྨང་གཞི་རུ་འཛིན་པར་བྱེད་དེ། འདི་ལྟ་བུའི་རྒྱུ་དོན་ལ་བརྟེན་ནས་སོ་ཁྲ་ར་ཐེ་སིའི་མཚན་ཉིད་རིག་པ་དང་ཧེ་ཕོ་ཁེ་རད་ཆེའི་གསོ་བ་རིག་པ་གཉིས་ལ་སྐྱེས་སྟོབས་ཆེ་རུ་རྒྱས་པ་རེད།

ཁོང་གིས་གསོ་བ་རིག་པའི་ཐོག་མཁར་ཆེན་པོ་ཉམས་སྐྱོང་གི་རྨང་རྫོའི་སྟེང་དུ་བཞེངས་པ་མ་ཟད་རང་བྱུང་ལ་ཞིབ་འཇུག་བགྱིད་པའི་དགོས་ངེས་རང་བཞིན་དམིགས་ཀྱིས་བཏོན་ཡོད། ལར་ན་ཁོང་ལ་གཞག་འབྱེད་རིག་པའི་ཤེས་བྱ་ཡིས་ཕོངས་པར་གྱུར་ཡང་ཁོང་གིས་ཀུན་གྱིས་སྤྱད་དུ་རུང་བའི་ཆོས་ཉིད་དམ་ངེས་སྲོལ་ཞིག་ལ་གོ་བ་གཏིང་ཚུགས་པར་སྐྱེས་ཡོད་དེ། ངེས་སྲོལ་འདི་ལྟར་ན་ལུས་ཕུང་གི་སྣང་ཚུལ་མཐའ་དག་གིས་ལུས་ཀྱི་འགོག་རྐྱལ་གྱི་བྱེད་ལས་ཤིག་སྟོན་པར་བྱེད་ལ། འགོག་རྐྱལ་འདི་ལས་བྱུང་བའི་ལྷན་སྐྱེས་སམ་རང་བྱུང་[①]གི་བྱེད་ནུས་ཀྱིས་ཅི་ནུས

① ལུས་ལ་ལྷན་སྐྱེས་སུ་ཡོད་པའི་ནད་གཞི་འགོག་པའི་བྱེད་ནུས་ལ་འདིར་རང་བྱུང་ཞེས་མིང་དུ་བཏགས་པས། རྒྱུན་པར་གོ་བའི་རང་བྱུང་ཁམས་དང་མི་འདྲའོ།།

ཚོད་ཀྱི་སྒོ་ནས་གསོ་བཅོས་ཀྱི་ལས་བྱེད་པ་ཡིན། བསམ་བློ་འདི་རང་གཞི་ཏུ་བཟུང་ཞིང་མི་སྐྱོད་རིང་ལུགས་ཀྱི་དམིགས་འདུན་གསལ་པོར་ཐོན་པའི་ལམ་ནས། སྨན་པ་རྣམས་ལྷ་ཁང་གིས་ཚོད་བཀག་ཐེབས་པའི་ཁྲིམས་ར་ལས་ཕྱི་རུ་བརྒལ་ཏེ་མིག་རྒྱ་ཆེ་ཞིང་ཀུན་སློང་དག་པས་རང་བྱུང་ཁམས་ཀྱི་མཐའ་མེད་པའི་གསང་བ་འཚོལ་ཞིབ་བྱས་པ་རེད། ད་དུང་ཁོང་གིས་ལག་སོན་བྱུང་བའི་བསྟན་བཅོས་ཆེན་པོ་དག་ཡོངས་སུ་བསླགས་ཤིང་དེ་དག་ཏུ་ས་སྟེང་གི་སྐྱེ་དངོས་ཡོད་དོ་ཅོག་ལ་ཐུན་མོང་དུ་མངའ་བའི་འགྱུར་མེད་ཀྱི་ངེས་སྲོལ་མང་དུ་བསྙད་ཡོད་པ་མཐོང་། རྒྱུ་རྐྱེན་འདི་དག་གི་དབང་གིས་ཁོང་ལ་མཚོན་ན་ཐམས་ཅད་ཁྱད་འཕགས་ཅན་འབའ་ཞིག་ཏུ་གནས་ལ། ཐམས་ཅད་ལ་མི་ཡི་གཉིས་ལུགས་དང་ཆེས་ཆེར་ཉེ་བ་ཞིག་ཡིན་པར་བལྟས། རང་བྱུང་ཁམས་ཀྱི་བྱ་དངོས་ཡོད་ཚད་ཞི་མཐུན་གྱི་ངང་ལ་གནས་པར་བྱེད་པ་སྟེ་ཆེ་སྲོག་འགྲུབ་པར་བྱེད་པའི་ཡོངས་སུ་རྫོགས་པའི་ཞི་མཐུན་ཞིག་གི་ངང་ལས་ཅིས་ཀྱང་གནས་པར་བྱེད། དེ་བས་ལུས་ཕུང་གི་ཤེད་ཤུགས་མི་འདྲ་བ་ཐམས་ཅད་ཀྱིས་ཀྱང་ནམ་ཡང་དོ་མཉམ་ཡོངས་སུ་རྫོགས་པ་ཞིག་ཏུ་གནས་ཐབས་ལ་འབད་པར་བྱེད་ཅིང་། གལ་སྲིད་དོ་མཉམ་གྱི་རྣམ་པ་འདིར་གནོད་སྐྱོན་གང་ཞིག་ཐེབས་པར་གྱུར་ན་ཡང་བསྐྱར་རིམ་ལྡན་ཅན་དང་ཞི་མཐུན་ཅན་ཞིག་ཏུ་གཏོང་དགོས། ལུགས་འདིའི་བསམ་བློ་ཡིས་འདི་ལྟར་ཤིན་ཏུ་གསལ་པོའི་སྒོ་ནས་སྨན་པའི་ལས་འགན་གྱི་ཁ་ཕྱོགས་གཏན་ལ་ཕབ་པ་ཡིན་འདུག །

རེ་ཕོ་ཁེ་རད་ཚོ་ནི་རང་བྱུང་གི་བདག་འཛིན་པ་མིན་ལ་རང་བྱུང་གི་གཏོར་བརླགས་མཁན་ཡང་མིན། དེ་བཞིན་ལྷའི་བཀོད་འདོམས་ལག་ཏུ་བསྟར་བའམ་ལྷའི་མཚན་བྱང་རང་ལ་བཀལ་བ་ཞིག་ཀྱང་མིན་པར། རང་གི་འདོད་འདུན་དང་རང་གི་མིང་བྱང་ཁོ་ནའི་སྟེང་ནས་དུས་རྣམ་ཀུན་ཏུ་རང་བྱུང་གི་རང་སོས་བྱེད་ལས་ལ་རམ་འདེགས་བྱེད་པ་ཞིག་ཡིན། ནད་གཞིར་བརྟག་པ་ལ་རིག་པ་ཆེས་ཆེར་རྩེ་བ་ཞིག་ཡིན་པའི་ངོས་ནས་ཁོང་གིས་གལ་སྲིད་སྨན་པས་བློ་དང་ལྡན་པའི་སྒོ་ནས་རང་བྱུང་གི་བྱེད་ལས་ལ་རམ་འདེགས་བྱེད་ཐུབ་ཚེ་ནད་གཞི་མང་པོ་ཞིག་རང་བཞིན་གྱིས་སོས་པར་ནུས་པའི་ཚུལ་རྟོགས་ཡོད་ལ། ན་ཚ་ནད་པའི་ལུས་ལས་ཡོངས་སུ་འདོར་བའི་ཕྱིར་དུ་དེའི་བྱུང་རྐྱེན་ལ་ངལ་བ་ཆེན་པོས་འཚོལ་ཞིབ་བྱེད་པའི་ཆ་ནས་སྨན་པ་ནི་མཚན་ཉིད་

རིག་པ་བ་ཞིག་ཏུ་ངོས་བཟུང་ཚོག །གསོ་བཅོས་ཀྱི་ཐད་དུ་གོ་སྐབས་ནི་ནམ་ཡང་འཚོར་བར་མི་རིགས་པས་ཤིན་ཏུ་འོས་འཚམ་གྱི་གོ་སྐབས་ཤིག་བདམས་ཏེ་གསོ་བའམ་སོས་པ་ལ་མངོན་དུ་ཕྱོགས་པའི་ཤེད་ཤུགས་དག་ལ་རམ་འདེགས་བྱས་ནས་ཉེན་ལྡན་གྱི་ནད་ཚུལ་དག་ལས་ཐར་བར་བྱེད་དགོས་པར་བསྟན། ནད་གཞི་མི་འདྲ་བ་རེ་རེའི་ཁྱད་ཆོས་དང་ནད་པ་རེ་རེའི་ཉེན་རེ་རེའི་དགོས་མཁོ། ཟས་སྐོམ་ཚུལ་བཞིན་བསྟེན་པ། གཙང་སྦྲ་སོགས་འཕྲོད་པར་བསྟེན་ཐབས་དང་དེ་དག་གི་སྤྱོད་སྒོ་ལ་སོགས་ཐབས་ལམ་ཅི་མཆིས་ཀྱི་སྒོ་ནས་ལུས་ཕུང་གི་བྱེད་ལས་སྲུང་འཛིན་ལེགས་པར་བྱེད་པ་ནི་ལུགས་འདིའི་གསོ་བཅོས་བསྟེན་ཚུལ་གྱི་མཐར་ཐུག་གི་དམིགས་ཡུལ་རེད་ལ། སེམས་རྣལ་དུ་ཕབ་ནས་ནད་ཀྱི་བྱུང་རྐྱེན་འཚོལ་ཞིང་དུས་མཉམ་དུ་མིག་སྔའི་དམིགས་དོན་མི་འདོར་བ། རིགས་པ་དང་ཉམས་མྱོང་གཉིས་སུ་འཛིན་པ་ལས་སྨན་ཚོར་དང་རྫོངས་དད། སྤྱི་རྗོལ་སོགས་རིང་དུ་འདོར་བ་བཅས་བརྟག་བཅོས་ལ་འཇུག་པའི་དུས་སྐབས་རེ་རེའི་སྔོན་འགྲོའམ་རྨང་གཞིར་བྱེད་པ་ནི་ཧེ་ཕོ་ཁེ་རད་ཚེའི་ལུགས་ཀྱི་འགྱུར་མེད་རྩ་དོན་དུ་གྲུབ་པོ། །

༣ ཧེ་ཕོ་ཁེ་རད་ཚེའི་ཕྱིས་ཀྱི་གསོ་རིག །

ཧེ་ཕོ་ཁེ་རད་ཚེའི་ལུགས་ཀྱི་ཐོག་མའི་རྗེས་འཛིན་པ་ནི་ཁོང་གི་བུ་སེ་ས་ལུ་སི་(Thessalus) དང་ཌྲ་ཀོ་(Draco)། ཁོང་གི་མག་པ་ཕོ་ལི་བྷུ་སི་(Polybus)དང་མིང་གྲགས་ཅན་གྱི་མཁས་པ་ཌའོ་ཁུ་ལེ་སི་(Diocles)། ད་དུང་ཨ་རས་སི་ཐོ་ཐེལ་(Aristotle སྔོན་གྱི་384~322)གྱི་སློབ་མ་མེ་ནོན་(Menon)སོགས་ཡོད་ཅིང་། ཁོ་སི་གླིང་གི་ལུགས་འདི་དར་རྒྱས་སུ་ཕྱིན་པ་ནི་ཐད་ཀར་ཧེ་ཕོ་ཁེ་རད་ཚེ་དགེ་རྒན་དུ་བསྟེན་པའམ་ཡང་ན་ཁོང་གི་དངོས་སློབ་དག་དགེ་རྒན་དུ་བསྟེན་པ་དག་ལས་བྱུང་ཞིང་། ལུགས་འདིར་བརྟེན་པའི་སྨན་པའི་ཁྲིད་ཕྱིས་ཀྱི་རྒྱལ་པོ་ཨེ་ལེག་ཟན་དར་གྱི་བླ་སྨན་དུ་གྱུར་པ་དང་ད་དུང་(ཨེ་ཅིབ་སོགས)ཤར་ཕྱོགས་ཀྱི་རྒྱལ་པོའི་ཕོ་བྲང་དུ་བླ་སྨན་དུ་ཕེབས་མཁན་དུ་མ་བྱུང་ཡོད། དུས་ཡུན་རིང་དུ་སོང་བ་ན་བསམ་བློ་དང་མ་ལག །བསླབ་ཚན། བགམ་བཞེད་ལ་སོགས་སྣ་ཚོགས་པ་སྤྱི་མའི་གཞུང་ཤེད་དང་བྲལ་བར་གྱུར་ཏེ་བསམ་བློའི་ཁ་ཕྱོགས་སམ་གཞུང་ལུགས་ཀྱི་ལྟ་བ་གསར་པ་བྱུང་ཞིང་སྐབས་ལན་རེར་ཡང་ཁོ་སི་གླིང་

གི་མེས་པོ་དག་གི་དགོངས་པ་དང་ཉེ་རུ་ཕྱིན་པ་ཡོད། འདི་དུས་གསོ་བ་རིག་པ་དང་མཚན་ཉིད་རིག་པའི་འབྲེལ་བ་སྔར་བས་ཇེ་ཟབ་ཏུ་ཕྱིན་ལ་འདི་གཉིས་སྤེལ་མའི་སྒོ་ནས་རང་བྱུང་ལ་ཞིབ་འཇུག་བགྱིས་ཏེ། དཔེར་ན་ཕུ་ལ་ཐོས་(Plato སྔོན་427~སྔོན347)མཛད་པའི་ཕེ་རྡོའི་ཚན་པ་(Phaedo)ཞེས་པར་ཧེ་ཕོ་ཁེ་རད་ཚེ་ནི་སྐྱེ་དངོས་རིག་པར་རྨང་གཞི་བརྟན་པོ་འདིང་མཁན་གྱི་སློབ་དཔོན་ཆེན་པོ་ཞིག་ཏུ་བཀུར་འདུག །དེ་ལྟར་སྨན་པས་མཚན་ཉིད་རིག་པ་བ་དང་ཡང་མཚན་ཉིད་རིག་པ་བས་སྨན་པར་ཤུགས་རྐྱེན་ཐེབས་པ་ནི་མང་དུ་མཐོང་ཐུབ། དེ་བཞིན་གསོ་རིག་འཛིན་པའི་ལུགས་ཙི་རྡུས་(Cnidus)ལ་སོགས་ཀྱང་འདི་དུས་ད་དུང་དར་བཞིན་ཡོད།

གོང་དུ་བཤད་པའི་ལུགས་འདི་འཛིན་པའི་སྨན་པ་མཁས་པ་ཌྱོ་ཁྲུ་ལེ་སི་ཞེས་པ་སྤྱི་ལོའི་སྔོན་གྱི་ལོ་350ལ་སྨན་པ་ཞིག་གི་ཁྱིམ་དུ་སྐྱེས་ཤིང་ཁོང་ནི་གཤག་འབྱེད་རིག་པ་བ་ཞིག་ཀྱང་ཡིན་ཏེ་གནའ་བོའི་མཁས་པ་རྣམས་ཀྱིས་འདི་བ་ཧེ་ཕོ་ཁེ་རད་ཚེའི་ཕྱིས་སུ་འབྱུངས་པའི་ཆེས་རླབས་ཆེན་གྱི་སྨན་པ་རུ་འཛིན། ཁོང་གིས་སྨན་གཞུང་མང་པོ་ཞིག་མཛད་ཡོད་ལ་དེ་དག་གི་ཁྲོད་དུ་ནད་ཀྱི་མངོན་ཚུལ་མི་འདྲ་བའི་བར་གྱི་འབྲེལ་བ་སོགས་ལ་ཞིབ་འཇུག་བགྱིས་ཡོད། འདི་བའི་འདོད་ཚུལ་ལ་མི་ནི་སྲོག་རླུང་དང་འབྱུང་བ་སྟེ་རྒྱུ་སྣ་གཉིས་ཀྱིས་གྲུབ་པར་བཞེད། ཁོང་གི་རྗེས་སྐྱོང་ནི་ཁོ་སི་གླིང་གི་ཕུ་ར་ཁྲུ་སི་ཀྵོ་ར་སི་(Praxagoras)ཞེས་པ་ཡིན་ལ་དེ་ནི་སྙིང་གཙོད་སྨྲ་བ་ཞིག་སྟེ་ནད་གྱུར་གྱི་གནས་ལུགས་དངོས་ནི་གཞུང་ལུགས་ཀྱི་གཏན་སྲོལ་ཁྲོད་དུ་བཙུགས་པའི་རིམ་པ་གཅིག་ཡིན་པས་སྐྱུལ་མེད་ཅན་དུ་ངོས་འཛིན། འདིར་ཤིན་ཏུ་གཟབ་ནན་བྱེད་དགོས་པ་ཞིག་ལ་གཞུང་གི་བསྟན་བྱ་དག་སྐྱུལ་མེད་དུ་བེད་སྤྱོད་པ་འདིར་སྙིང་གཙོད་པ་རུ་བརྩིས་ཡོད་པ་རེད་དེ། འདི་ལས་ང་ཚོས་ཧེ་ཕོ་ཁེ་རད་ཚེའི་ལྟ་དགོངས་ཀྱང་དཔེ་ཐོག་ཏུ་བཀོད་པའི་གཞུང་ལུགས་ཙམ་ལ་བཤད་ཀྱི་མེད་པར། ཁོང་གི་ནད་པ་ལ་མཐའ་གཅིག་ཏུ་རམ་འདེགས་བྱེད་པའི་བསམ་པ་དང་། ཀུན་སློང་དེ་ལས་བརྩམས་པའི་རྟོག་ཞིབ་དང་དཔྱད་འཇུག །ལག་ལེན་བཅས་པ་ཐམས་ཅད་ལ་བྱ་བའི་ཚུལ་གསལ་པོར་རྟོགས་ནུས།

དེ་ལྟར་ཧེ་ཕོ་ཁེ་རད་ཚེའི་ལུགས་ཀྱི་སྙིང་པོ་རིམ་པར་ཟད་མཐར་ལྷུང་ལ་ཉེ་བ་ན་ཡང་བསྐྱར་མཚན་ཉིད་རིག་པའི་མཁས་མཆོག་ཨ་རས་སི་ཐོ་ཐེལ་གྱི་བརྩམས་ཆོས་ཁྲོད་སླར་གསོན་

བྱུང་ཞིང་། ལར་ན་མཁས་པ་འདི་བའི་གསོ་རིག་ཐད་ཀྱི་ཕྱུག་རྗེས་ཤིན་ཏུ་ཆེན་པོ་མིན་ཡང་ཕྱིས་བྱུང་དག་གིས་ཁོང་ལ་མཁས་པའི་ཁྲིད་ཀྱི་རྒྱལ་པོ་ཞེས་འབོད་པར་བྱེད་ཅིང་། དོན་ལའང་འདི་བས་མིའི་ཤེས་རིག་དང་བསམ་བློའི་ལོ་རྒྱུས་ལ་ཤུགས་རྐྱེན་ཐེབས་ཡུན་ཁོང་གི་དུས་སྐབས་དེ་ནས་དུས་རབས་16པའམ་ཡང་ན་དེ་ལས་ཀྱང་འཕྱིས་པའི་བར་དུ་བསྲིང་ཡོད་དེ། གསོ་བ་རིག་པའི་ཐད་དུའང་ནྲབས་ཆེན་གྱི་སློབ་སྟོན་པ་ཞིག་ཏུ་གྱུར་ཡོད་པ་བསྙོན་མེད་ཡིན། ཁོང་ཕུ་ལ་ཐོའི་སློབ་མ་ཡིན་ཞིང་མ་ཁེ་རྡོ་ཉེ་(Macedonia)ཕོ་བྲང་གི་སྨན་པ་ཡང་ཡིན་ལ། དེ་ཡི་བརྩམས་ཆོས་དག་ལས་ཁོང་ལ་གསོ་བ་རིག་པའི་རིག་གཞུང་ཁོར་ཡུག་ཅིག་གི་ཤན་ཐེབས་ཡོད་པ་རྟོགས་ནུས་ཤིང་དེ་ལྟའི་ཁོར་ཡུག་གི་ཁྲིད་རང་གི་སྐེར་ཚུགས་ཀྱི་གཤིས་ག་ཞིག་ཀྱང་བཟུང་ཡོད། དེ་བས་ཀྱང་ཧེ་ཕོ་ཁེ་རད་ཊིའི་བརྩམས་ཆོས་ཀྱི་ཤན་ཞུགས་ཡོད་པའང་གསལ་པོ་ཡིན། ཁྱད་པར་དུ་རང་བྱུང་ཚན་རིག་གི་སྒོ་ནས་མར་ཞིབ་འཇུག་བྱས་པ་དང་ཁྱད་པར་བའི་དཔྱད་ཐབས་དག་གི་ཆ་ནས་བལྟས་ཚེ་ཁོང་ནི་ལོ་རྒྱུས་སྟེང་ཆེས་སྔ་བར་གྲུབ་མཐའི་སྲོལ་གཏོད་མཁན་གྱི་གོ་ཐོབ་བཞེས་མཁན་ཞིག་ཏུ་བལྟས་ཆོག་ལ། ཞིབ་འཇུག་གི་རྒྱུ་ཆ་ཕོན་ཆེན་པོ་བསགས་ནས་ཤིན་ཏུ་གཟབ་ནན་དང་ཞིབ་ཚགས་ཀྱི་སྒོ་ནས་རྒྱུ་ཆ་དེ་དག་ལེགས་བསྡེབས་མཛད་ཚུལ་ལ་གཞིགས་ན་ཁོང་ནི་གསོ་དཔྱད་བསམ་བློའི་འཕེལ་རིམ་ཁྲིད་ཀྱི་སྤྲུལ་ཤུགས་ཆེན་པོ་ཞིག་ཡིན་པར་སུས་ཀྱང་བསྙོན་འདིང་མི་ནུས་སོ། །

འདི་བས་སྐྱེ་དངོས་རིག་པ་དང་དེ་བས་ཀྱང་སྲོག་ཆགས་རིག་པའི་སྐོར་ལ་ཞིབ་འཇུག་བགྱིས་པ་ནི་ཆེས་ངོ་མཚར་ཆེ་ལ། སྲོག་ཆགས་ཀྱི་གཞུང་ཞེས་པ་ལས་སྲོག་ཆགས་ལ་རིགས་དབྱེ་མཛད་ཚུལ་དེ་དེང་གི་དུས་ལའང་དུ་མ་ཞིག་བེད་སྤྱོད་པར་བྱེད་ཅིང་། སྐལ་མེད་སྲོག་ཆགས་ལ་ཇི་ལྟར་རིགས་དབྱེ་མཛད་པ་ཡིས་ཁོང་གི་བློ་གྲོས་ཀྱི་ཚད་རིམ་ཅུང་ཟད་མཐོང་བར་ནུས་ཏེ། ཁྱད་པར་དུ་ཁོང་གིས་རང་བྱུང་མ་ལག་གི་གྲུབ་ཚུལ་ལ་བརྟག་དཔྱད་བྱེད་པ་ལ་ཐོག་མར་དམའ་རིམ་གྱི་རྩི་ཤིང་དང་དེ་ནས་རིམ་པར་མཉེན་གཟུགས་སྲོག་ཆགས་དང་། ཀོགས་ཅན་སྲོག་ཆགས། ཁྲབ་ཅན་གྱི་རིགས། ནུར་འགྲོས་སྲོག་ཆགས། ཉ་འཕྱུང་སྲོག་ཆགས། དེ་ནས་མི་བཅས་ཀྱི་བར་དུ་རིམ་པ་ཕྱེས་ཡོད། དེ་ལྟར་སྲོག་ཆགས་སྣ་ཚོགས་ཀྱི་ལུས་ཀྱི་དབང་

པོ་དང་མངལ་འཛིན་ཐབས་སོགས་ལ་རྟོག་ཞིབ་བྱས་ལ། ཁོང་གི་ཡིག་ཆར་ཞིབ་པར་བཀོད་པ་ལྟར་ན་དངོས་སུ་བེམ་པོ་གཤག་འབྱེད་བྱས་ཡོད་པའང་ཐག་གིས་ཆོད་ཅིང་ད་དུང་རྩི་ཤིང་རིག་པར་ཡང་གཏིང་ཟབ་པའི་ཞིབ་འཇུག་དང་གོ་བ་སྐྱེས་ཡོད། དེ་བས་ཏར་ལྭུན་(Charles Robert Darwin)གྱིས་དེང་རབས་ཀྱི་སྐྱེ་དངོས་རིག་པ་བ་ཐམས་ཅད་ཨ་རིས་སི་ཐོ་ཐེལ་གྱི་སློབ་མ་ཡིན་ཞེས་ངོས་འཛིན་རིགས་པར་བཤད་དོ། །གང་ལྟར་ཡང་ཁོང་གི་འབྲེལ་ཡོད་ཀྱི་གཞུང་ལས་གཞིབ་བསྡུར་གཤག་འབྱེད་རིག་པའི་མགོ་ཁུངས་མཐོང་བར་ནུས་པ་མ་ཟད། སྐབས་དེ་ནས་རྒྱུ་དང་འབྲས་བུ། ཤུགས་དང་དངོས་པོའི་བར་བཅས་ཀྱི་འབྲེལ་བའི་སྒོ་ནས་ཞིབ་འཇུག་བྱེད་པའི་ཐབས་ལམ་རྙེད་ཡོད་པ་དང་། མངལ་སྦྲུམ་རིག་པའི་འཕེལ་རྒྱས་ལ་ནུས་ཤུགས་གལ་ཆེན་ཐོན་ཡོད། ཁོང་དང་ཁོང་གི་རྗེས་འཇུག་པས་རང་བྱུང་ཁམས་ལ་ཞིབ་ཕྲའི་རྟོག་དཔྱད་བགྱིས་ལ་མི་དང་འཇིག་རྟེན་བར་གྱི་འབྲེལ་བ་གསལ་རྟོགས་བྱུང་ཡོད་པ་བཅས་ཀྱིས་ཁོང་གི་གསོ་བ་རིག་པའི་ཕྱག་རྗེས་ཀྱང་ཕལ་ཆེར་རྟོགས་པར་ནུས།

ཡིན་ནའང་། རིམ་པར་དུས་རབས་དུ་མ་ཞིག་བརྒྱུད་པའི་གོ་རིམ་ཁྲོད། ཧེ་ཕོ་ཁེ་རད་ཚིའི་གྲུབ་མཐའི་བསམ་བློ་ལ་རིམ་པར་གཞི་རྩ་ཡལ་བར་གྱུར་ཅིང་། དེ་ཡི་ལུགས་མཐུན་གྱི་ལྟ་རྟོག་དང་བདེ་མྱུར་གྱི་བསམ་གཞིག་རྣམས་གསོན་ཉམས་ཡལ་བའི་སྤྱི་འགྲོས་ཀྱི་ཁྲོད་དུ་བཙུགས་ནས་དུས་སྐབས་སོ་སོའི་རྒྱལ་ཁབ་དག་གི་སྨན་པས་ཇི་བཞིན་བཙི་བའི་རྗོབ་ཉོག་གི་གཞུང་ལུགས་སུ་གྱུར་ལ། ཁོ་ཚོས་དགེ་རྒན་གྱི་དགོངས་དོན་ལ་ཇི་ལྟར་ཡང་དག་པའི་འགྲེལ་བཤད་བྱ་རྒྱུ་རྩ་བ་ནས་ཤེས་ཐུབ་མེད། བློ་གྲོས་ལྡན་པའི་སྨན་པ་འདི་བའི་(ཧེ་ཕོ་ཁེ་རད་ཚི)ལྟ་དགོངས་རྒྱུན་པར་སྤྱུལ་མེད་ཀྱི་ལམ་ཀའི་ཁྲོད་བརྟན་པོར་བཞག་ནས་ཕྱི་རབས་རྣམས་ཁོང་གི་གནད་མི་ཆེ་བའི་བསམ་བློ་དག་ལ་མཁྲིགས་པར་འཇུས་ཏེ། ཐད་ཀར་རྟོག་ཞིབ་དང་། དངོས་སུ་སྦྱོང་བ། རིགས་པའི་བསམ་གཞིག་སོགས་གསོན་ཤུགས་ཀྱི་འབྱུང་གཞིའི་དོད་དུ་མ་ཡིག་ལ་དགོས་མེད་ཀྱི་ཡིག་ངོས་འགྲེལ་པ་འགོད་པ་ཁོ་ནས་འཐུས་པར་བྱས་སོ། །དོན་ལ་ཧེ་ཕོ་ཁེ་རད་ཚིའི་བསམ་བློ་ནི་རླབས་ཆེ་བའི་མཚན་ཉིད་རིག་པའི་ལྟ་བ་ཕལ་ཆེ་བའི་མགོ་ཁུངས་སུ་བལྟས་ཚོག་ལ། བསམ་བློ་གང་ཡིན་ཡང་རྩ་བ་འདི་དང་ཁ་བྲལ་ཚེ་འཚོ་སྡོད་དམ་དར་རྒྱས་ཡང་ན་

མདུན་སྐྱོད་གང་ཡང་འབྱུང་མི་ནུས་པས་ན་དེའི་ཕྱིས་ཀྱི་དུས་རིམ་ནང་ཚད་གཞི་ཤིན་ཏུ་དམའ་བའི་རྣམ་པའམ་ཁ་ཕྱོགས་ཤིག་བཟུང་ནས་སྤོད་པ་ལས་འོས་མེད། དེ་བས་བར་སྐབས་འདི་ནས་བོད་ཀྱི་གནས་ལུགས་གཏིང་ཟབ་ལ་དོན་གྱི་གོ་བ་ལེན་བདེ་བ། མིག་རྒྱང་ཤིན་ཏུ་གསལ་པོ་ཡིན་པའི་བསམ་བློ་དག །གཅིག་ནས་སྤོན་ཆོར་གཙོ་བོར་བྱེད་པའི་བསམ་བློ་ཞིག་སྟེ་ནམ་ཡང་མཚན་ཉིད་རིག་པའི་ཁྲིད་ནས་གནད་དོན་གྱི་དྲིས་ལན་ཞིག་འཚོལ་བ་ལས་དངོས་སུ་རྟོག་ཞིབ་བགྱིད་པའི་ཐད་དུ་དོ་སྣང་མེད་པར་གྱུར་པ་དང་། གཉིས་ནས་བོད་ཀྱི་གཞུང་དོན་དག་དད་པའི་ཡུལ་ལམ་སྦྱི་འགྲོས་ཙམ་དུ་བཟུང་སྟེ་ནམ་ཡང་གཞུང་ལུགས་ཀྱི་བགྲོ་བ་ཙམ་རྩ་བར་འཛིན་པ་ལས་ཉམས་མྱོང་གི་དཔྱད་ཞིབ་ལ་ཡིད་གཟབ་ཅི་ཡང་མེད་པར་གྱུར་པའོ། །ཉམས་རྒྱུད་ཀྱི་གོ་རིམ་འདིར་ཧེ་ཕེ་ཁེ་རད་ཚེའི་བསམ་བློའི་མ་ལག་ཁྲིད་ཀྱི་ཡང་དག་པའི་བསམ་བློ་གང་ཞིག་ལ་འགྲེལ་བཤད་དང་ཡང་ན་དེ་ལག་བསྟར་བགྱིད་པའི་ཆ་ཤས་ཕྲ་མོ་ཙམ་གསོ་རིག་གི་དྭངས་མ་རུ་བཟུང་ཞིང་། དེ་ལས་ལྡོག་སྟེ་བོད་ཀྱི་གསོ་རིག་གི་ལྟ་བའི་སྙིང་པོར་གྱུར་པའི་ཆ་རྣམས་ཕལ་བའམ་ཞོར་གཏོགས་ཙམ་དུ་གྱུར། འགྱུར་ལྡོག་འདི་ནི་སོ་ཁྲུ་ར་ཊེ་སིའི་མཚན་ཉིད་རིག་པའི་འགྱུར་བ་དང་ཕྱོགས་མཚུངས་པར་ཕུ་ལ་ཊོ་དང་དེའི་རྗེས་འཇུག་པའི་མཚན་ཉིད་རིག་པའི་མ་ལག་ཁྲིད་སྦྱ་མ་དང་ཤིན་ཏུ་མི་མཐུན་པའི་བསམ་བློ་དང་ཁ་ཕྱོགས་ཤིག་མངོན་འདུག །དེ་ཡང་ཧེ་ཕེ་ཁེ་རད་ཚེའི་གསོ་དཔྱད་ཀྱི་ལྟ་བའི་སྙིང་པོའམ་ཁྲིད་ཆོས་ཧ་ནད་པ་ལ་ཐད་ཀར་དུས་ཐོག་ཏུ་བསམ་སྦྱོར་གཉིས་ཐད་ནས་རོགས་འདེགས་ཞུ་བའི་ཆ་རྣམས་ཕྱིས་སུ་རྗེས་འཇུག་པ་རྣམས་ལ་དོན་མེད་ཀྱི་སྟོང་བཤད་ཙམ་དུ་གྱུར་པ་ལྟར། སོ་ཁྲུ་ར་ཊེ་སིའི་མཚན་ཉིད་ཀྱི་ལྟ་བ་དག་ཀྱང་ཕྱིས་སུ་ཡིག་ངོས་ཙམ་དང་རྣམ་ཤེས་ཀྱི་ཕྱོགས་ཁོ་ནའི་བགྲོ་བའམ་སྟོང་ལབ་ཙམ་དུ་ཟད་པར་གྱུར།

དེ་ནས་ཨེ་ལེག་ཟན་དར་དུས་སྐབས་སུ་སླེབས་པ་ན་རྒྱལ་པོ་འདིའི་དབང་བསྒོད་དང་ཆབ་སྲིད་བཙོས་བསྒྱུར་གྱིས་སྤྱིར་སྐབས་ཐོག་དེའི་རིག་གནས་སྦྱི་ལ་ཤུགས་རྐྱེན་ཆེ་རུ་ཐེབས་ཡོད་པ་དང་། རྒྱལ་པོ་འདིའི་སྲིད་དབང་སྐེར་ཚུགས་སུ་གྱུར་པ་ནས་ཧྲི་རིག་ས་གནས་ཀྱི་སྟོན་མའི་ཤེས་རིག་སྣེ་ཁྲིད་ཀྱི་གོ་གནས་རིམ་པར་ཡལ་བར་གྱུར་ཡང་མ་ཁེ་ཊོ་ཉེའི་དབང་བསྒྱུར་བ་དང་

འབྲེལ་ཏེ་དེ་དག་གང་སར་ཁྱབ་སྤེལ་བྱས། མ་ཁེ་རྡོ་ཉེ་བའི་རྒྱལ་ཆེན་པོ་ནི་ཤར་ཕྱོགས་ཀྱི་མི་རིགས་དང་ཤེས་རིག་གི་མི་རིགས་གཉིས་རྒྱལ་ཁོངས་གཅིག་ཏུ་བསྡུ་རྒྱུ་དེ་རེད། ཨེ་ལེག་ཟན་དར་མཁར་གྲོང་(སྤྱི་ལོའི་སྔོན་གྱི་ལོ་332ལ་བཞེངས)ས་དབུས་རྒྱ་མཚོའི་ཚོང་ལས་ཀྱི་ལྟེ་བར་གྱུར་པ་ན་ཤེས་རིག་གི་ཤེས་རིག་དང་གནའ་བོའི་ཤར་ཕྱོགས་ཀྱི་རིག་གནས་གཉིས་ལ་མཉམ་འདྲེས་ཆེན་པོ་བྱུང་། ཐོ་ལེ་མེ་(Ptolemy)ཡི་དབང་བསྒྱུར་འོག་སྔར་བྱུང་མ་མྱོང་བའི་དར་རྒྱས་དང་ཆབ་སྲིད་མཐའ་བསྐྱོད་ཆེས་ཡང་རྩེར་ཐོན་པར་བྱས་ཤིང་། དེ་ལ་གནའ་བོའི་ཤེས་རིག་གི་ཚན་རིག་དང་མཚན་ཉིད་རིག་པ། སྒྱུ་རྩལ་བཅས་ཀྱིས་རྨད་དུ་བྱུང་བའི་འཚོར་སྦྲོས་ཀྱང་རྒྱ་ཆེན་པོ་མཛད་ཡོད། ཤར་ཕྱོགས་ཀྱི་ཚོང་ར་ལས་སྔར་མཐོང་མ་མྱོང་བའི་ནོར་རྫས་དག་ཁྱེར་ནས་གྲོང་འདིར་འདུས་ལ། འདི་ལྟར་ཚོང་ལས་ཀྱི་ལྟེ་བར་གྱུར་པའི་གྲོང་ཁྱེར་གྱི་སྲང་ལམ་དུ་མི་རིགས་མི་གཅིག་པ་མང་དུ་ཚོགས་ནས་འདུ་འཛིའི་ཚོང་དང་བཟོ་ཡི་ལས་ཀ་བྱེད་ཀྱིན་ཡོད་དེ། མཐར་ཐུག་གི་དམིགས་དོན་ནི་དབང་བསྒྱུར་བའམ་སྐྱེ་ཁྲིད་པ་ཡིན་པའི་ཆ་ནས་ཤར་ཕྱོགས་པ་དག་ལ་ཤེས་རིག་གི་ཁྱད་འཕགས་སྲོལ་ལུགས་རྣམས་ཡོངས་སུ་དང་ལེན་བྱེད་དུ་འཇུག་རྒྱུ་དེ་རེད་ལ། དེའི་ཁར་བྱ་བར་རྒྱུར་བསྟེན་བྱེད་པ་དང་སེམས་ཤུགས་ཆེན་པོས་ཞིབ་འཇུག་གི་ལས་སྤེལ་བ་བཅས་ཀྱི་ཆ་ནས་རང་ཉིད་ལ་གོ་ཐོབ་དེ་འཕྲོར་འོས་ཚུལ་གསལ་སྟོན་བྱས་པ་རེད། དེ་ལྟར་རྒྱལ་འབངས་ཀུན་གྱི་འབད་འབུངས་ལས་ཐོ་ལེ་མེ་ཡི་མཁར་གྲོང་འདིར་མཚན་ཉིད་རིག་པ་བ་དང་སྨན་པ། སྒྱུ་རྩལ་པ། སྨན་ངག་པ་སོགས་ཕྱིན་བཞིན་འདུས་པར་གྱུར་ལ། སྟག་གཟིག་དང་མེ་སོ་པོ་ཐ་མི་འ་(Mesopotamia)། ཐ་ན་དེ་བས་ཀྱང་རྒྱང་ཐག་རིང་བའི་རྒྱལ་ཁབ་དག་ནས་ཨཱ་རྒྱུར་རིང་ལུགས་དང་ཉམས་མྱོང་རིང་ལུགས་ཀྱི་གསོ་རིག་ལུགས་སྲོལ་རྣམས་ཁྱེར་ཏེ་འོང་ཞིང་། མགོ་ཁུངས་ཀུན་ནས་མི་མཚུངས་པའི་གསོ་དཔྱད་མང་པོ་ལྷན་དུ་འདུས་པ་ལས་ཨེ་ལེག་ཟན་དར་མཁར་གྲོང་གི་གསོ་རིག་གི་དཀའ་རྙོག་གི་ངོ་བོ་གྲུབ་པར་བྱས།

ཨེ་ལེག་ཟན་དར་མཁར་གྲོང་དུ་ཧེ་ཐོ་ཁེ་རད་ཚེའི་གསུང་བཏུས་བསྡུ་བསྒྲིགས་བྱས་པ་ནི་སྐབས་དེར་མུ་མཐུད་དུ་ཞིབ་འཇུག་བྱེད་པའི་དཔྱད་གཞི་གལ་ཆེན་དུ་གྱུར་ལ་དཔེ་མཛོད་ཁང་དུའང་གོ་གནས་ངེས་ཅན་བཟུང་ཡོད། དེའི་གཞུང་དོན་རེ་འགའ་དང་འབྲེལ་བའི་གནད་དོན་

ལ་རྒྱུན་པར་བགྲོ་གླེང་ཆེ་རུ་བྱེད། དེ་བས་ཀྱང་སྐབས་འདིར་ངེས་པར་ཤེས་དགོས་པ་ཞིག་ནི་ཨེ་ར་སི་སི་ཁྲ་ཁྲུ་སི་(Erasistratus སྔོན་310~སྔོན་250)དང་ཧེ་ལོ་ཕི་ལུ་སི་(Helophilus)གཉིས་དང་ཁོང་གཉིས་ཀྱི་སློབ་མ་དག་གི་གཤག་འབྱེད་རིག་པ་དང་ནད་ལུགས་རིག་པའི་ཐད་ཀྱི་གསར་འབྱེད་རང་བཞིན་གྱི་ཞིབ་འཇུག་ལས་ཀ་དག་ཡིན་ལ། ཁ་ཕྱོགས་འདི་དང་བསྟུངས་ཏེ་ཨེ་ལེག་ཟན་དར་མཁར་གྲོང་གི་གསོ་རིག་ལ་འཕེལ་རྒྱས་ཆེན་པོ་ཞིག་འབྱུང་བའི་གྲབས་བྱས། འོན་ཀྱང་ཐོ་ལེ་མིའི་སྲིད་དབང་ཉམས་རྒུད་དུ་གྱུར་པ་ན་ཆབ་སྲིད་ཀྱི་སྒྲིག་འཛུགས་དག་རིམ་པར་འཐོར་ཞིང་ཤར་ཕྱོགས་པའི་འདུ་ཤེས་ཀྱིས་སྤྱི་ཚོགས་འཚོ་བར་དབང་བསྒྱུར་ཐབས་ལ་གསོ་རིག་གི་ཁྲོད་དུའང་ཕྱོགས་མཐུན་གྱི་སྣང་ཚུལ་བྱུང་འདུག་སྟེ། རྟོངས་དད་དང་སྔར་གཙོད་རིང་ལུགས་ཀྱིས་གསོ་རིག་གི་སྐྱེས་སྟོབས་རྒྱས་སའི་གནས་རྣམས་རུལ་སྨྱུག་ཅན་དུ་བཏང་། དེ་བས་དུས་སྐབས་འདིའི་མཇུག་ཙམ་ལ་གསོ་རིག་ནི་ཡིག་ངོས་ཙམ་གྱི་བྲོ་བ་མེད་པའི་ཞིབ་འཇུག་གི་གནས་སུ་ལྷུང་ཞིང་། གསོ་རིག་ལག་ལེན་ཀྱང་ཉམས་མྱོང་རིང་ལུགས་པ་དང་ཕྱོགས་མཐའི་སྨན་བྱེད་མི་སྣའི་ལག་ཏུ་ཤོར།

སྐབས་འདིའི་ཞིབ་འཇུག་གི་ལས་ཀ་དོན་སྙིང་ཅན་དེ་དག་སྤེལ་བའི་མཇུག་ཙམ་སྟེ་སྔོན་གྱི་ལོ་270ནས་སྔོན་གྱི་220བར་ལ་གྲོང་དེར་དོན་སྙིང་ཆེ་བའི་གསོ་རིག་གི་ལུགས་ཏེ་ཉམས་མྱོང་རིང་ལུགས་ཀྱི་སྲོལ་ཞིག་ཚུགས་པ་ནི་ཧེ་ཪོ་ཁེ་རད་ཆེའི་གསོ་དཔྱད་ཀྱི་སྙིང་པོ་བསྐྱར་དུ་གསོན་པའི་སྣང་ཚུལ་གལ་ཆེན་ཞིག་ཡིན། དེ་རྣམས་རིམ་པར་སྔར་གཙོད་རིང་ལུགས་ཀྱི་བཀག་བཅད་དང་ཁ་གྱེས་ལ་སྟོང་བཤད་དང་ད་དུང་མཚན་ཉིད་རིག་པའི་ཆ་ཤུགས་དྲགས་པའི་གསོ་རིག་ངོ་བོ་དང་ཡང་ཡོངས་སུ་བྲལ་ཏེ་ལག་ལེན་འབའ་ཞིག་ལ་བརྟེན་ན་ད་གཟོད་སྨན་དཔྱད་ལག་རྩལ་སྦྱོང་བར་ནུས་པ་ལས་གཞུང་ལུགས་ཀྱི་བགྲོ་བས་ནི་དེ་ལས་ལྡོག་པར་གནོད་སྐྱོན་ཐེབས་པར་བྱེད་ཅེས་བཞེད། དེ་བས་ཁོང་པ་ཚོས་གསོ་རིག་ནི་ཚན་རིག་ཅིག་ཡིན་དགོས་དོན་མེད་པར་ཡོད་ཚད་ཉམས་མྱོང་གི་རྨང་གཞིའི་སྟེང་ནས་བསྐྲུན་པའི་ལག་རྩལ་ཁོ་ན་ཞིག་ཡིན་ཚོག་ཅེས་འདོད་ལ། ཧེ་ཪོ་ཁེ་རད་ཆེས་རྩོམ་ཞིབ་བྱས་པ་བརྒྱུད་ནས་བྱུང་བའི་སྨན་ཡིག་དག་ལ་མཐོང་བཟོས་བྱེད་པ་དང་དེ་བས་ཀྱང་དེའི་སྨན་གཞུང་གི་ཉམས་མྱོང་གསོ་རིག་སྐོར་ལ་ལྷག

ཏུ་ཕུ་ཏུད་བྱེད། དེ་ལྟ་བུའི་ཉམས་མྱོང་གི་རྨང་གཞི་ལ་ཐོག་མར་རང་གིས་དངོས་སུ་རྟོག་ཞིབ་བྱེད་པ་དང་། གཉིས་པ་ནི་གཞན་གྱིས་སྟོན་ལ་རྟོག་ཞིབ་བྱས་ཟིན་པ། གསུམ་པ་ནི་སྟོན་མའི་རྟོག་ཞིབ་དང་ཕྱོགས་མཚུངས་པའི་ཆ་རྣམས་ཡིན་ཞེས་འདི་གསུམ་ལ་རིན་པོ་ཆེ་གསུམ་དུ་ངོས་འཛིན་པར་བྱེད། དཔེར་ན་དུས་རབས་གཉིས་པའི་མཆོན་རྒྱ་གསོ་བའི་སྨན་པ་ཧེ་ར་ཁླུ་ལེ་ཌི་སི་(Heracleides)ནི་ལུགས་འདི་འཕེལ་རྒྱས་སུ་གཏོང་མཁན་གྱི་སྨན་པ་གཙོ་བོ་ཞིག་ཡིན། དེ་རྣམས་ཀྱི་ལུགས་ལ་ད་དུང་ཆིངས་ཀྱིས་དཀྲི་ཐབས་དང་བྱུང་འོར་གཞུག་པ། ཆྲིག་ཆྲུག །བར་འགྲིབས། ལྷང་པའི་རྗེའུ་ནད། དེ་བས་ཀྱང་ཁྱད་པར་དུ་དུག་གི་སྦྱོར་བ་དང་དེའི་སེལ་ཐབས་སོགས་ཀྱི་ཐད་དུ་ལག་རྩལ་མཐོ་རུ་ཕྱིན་ཡོད།

གཉིས། རོམ་གྱི་གསོ་རིག་གི་བྱུང་བ་དང་འཕེལ་རྒྱས་ཀྱི་དུས་རིམ་གཙོ་བོ།

དེ་ཡང་གནའ་བོའི་དུས་ཀྱི་རོམ་གྱི་ལོ་རྒྱུས་མགོ་ཁུངས་འཚོལ་བ་ལ་ཞིབ་འཇུག་པ་རྣམས་ད་དུང་གནད་མ་ཁྲོལ་བ་དུ་མ་ཞིག་ལྷག་ཡོད་ལ། དཔེར་ན་འདི་ཡི་མི་རིགས་ཀྱི་མགོ་ཁུངས་དང་དེ་བཞིན་སྐད་ཁུངས་ལ་སོགས་པ་ལྟ་བུ་རེད། དེ་བས་ཡུལ་འདིའི་ཐོག་མའི་ལོ་རྒྱུས་བརྗོད་པ་ལ་གཙོ་ཆེར་སྤྱི་ལོའི་སྔོན་གྱི་དུས་རབས་དགུ་པ་ནས་སྔོན་གྱི་དུས་རབས་དང་པོའི་བར་གྱི་ཨེ་ཊྲུ་རིའི་(Etruria)ཤེས་རིག་ནས་གླེང་བར་བྱེད། ཡིན་ནའང་སྲིད་དབང་གི་ཆ་ནས་རོམ་བཙན་རྒྱལ་(སྔོན་27~395)མ་སླེབས་པའི་ཡར་སྔོན་ལ་ད་དུང་སྲིད་དབང་གི་དུས་རིམ་གཙོ་བོ་གཉིས་ཡོད་པ་ལས། གཅིག་ནི་སྤྱི་ལོའི་སྔོན་གྱི་ལོ་753ལ་རོམ་གྱི་མཁར་གྲོང་བཞེངས་པ་ནས་སྔོན་གྱི་ལོ་509བར་ཏེ་འདིའི་མཚམས་ལ་རྒྱལ་སྲིད་དུས་སྐབས་ཞེས་རྒྱལ་པོས་སྲིད་ཀྱི་དབང་ཆ་བཟུང་བའི་སྐབས་ཡིན། གཉིས་ནི་མཚམས་འདི་ནས་སྔོན་གྱི་ལོ་27བར་ཏེ་སྤྱི་མཐུན་རྒྱལ་ཁབ་དུས་སྐབས་ཞེས་མི་བརྒྱ་ཕྲག་ལྷག་གིས་གྲུབ་པའི་ཐན་གྲོས་ཁང་གི་གྲོས་ཚོགས་ཀྱིས་སྲིད་དབང་འཛིན་པའི་སྐབས་ལ་བྱ། དེ་བས་དུས་རབས་བརྒྱད་དགུའི་ཡུན་གྱི་ཨེ་ཊྲུ་རིའི་དུས་སྐབས་ཞེས་ཚེ་ཤེས་རིག་གི་ཁྱད་པར་ལས་ཕྱེས་པ་ཡིན་ལ་ཕྱི་མ་ནི་གཙོ་བོ་སྲིད་དབང་གིས་ཕྱེས་པའོ། །

༡ ཨེ་ཊྲུ་རིའི་ཤེས་རིག་གམ་རྒྱལ་སྲིད་དང་སྤྱི་མཐུན་རྒྱལ་ཁབ་དུས་སྐབས།

ཞིབ་འཇུག་ལྟར་ན་རོམ་གྱི་ཡུལ་དུ་འང་ཆེས་སྔ་བའི་དུས་ཤིག་ནས་ས་དཔྱས་རྒྱ་མཚོའི་

འགྲམ་རྒྱུད་ཀྱི་ཤེས་རིག་ལ་འབྲེལ་འདྲིས་བྱུང་ལ་གཙོ་བོ་ས་ངོས་ཀྱི་འགྲུལ་ལམ་བརྒྱུད་ནས་འགྲོ་འོང་བྱུང་ཡོད་པ་ཞིག་ཡིན། ཡིན་ནའང་དེ་རྣམས་ཀྲི་རིག་དང་སི་སི་ལིའི་(Sicilia)ཤེས་རིག་དང་ངོ་བོ་མི་འདྲ་བ་ཞིག་ཡིན་པར་སྣང་སྟེ། དུས་སྐབས་འདིའི་ཤེས་རིག་མཚོན་པའི་རིག་རྫས་ཕྱིས་སུ་ས་ཁར་དོན་པར་བརྟག་པ་ལས། ཡུལ་དེར་སྔ་བའི་དུས་ནས་སྐྱོབ་པའི་ལྷ་ཡི་རིགས་མང་པོ་ཞིག་ལ་དད་མོས་བྱེད་ཅིང་ཁྱད་པར་བུད་མེད་དང་སྦྲུམ་མ། བཙའ་བའི་གནས་སྐབས་སོགས་ལ་བདག་བྱེད་པའི་ལྷ། ད་དུང་དུད་འགྲོ་ལྷ་ཏ་བཀུར་བ་ལ་སོགས་སྲོལ་དར་ཡོད་པ་རྟོགས་ཤིང་། གཞན་སྲོག་ཆགས་ཀྱི་དོན་སྙོད་དང་ཁྱད་པར་དུ་མཆིན་པ་ལས་བཟང་ངན་གྱི་ཕྲ་བརྟག་པའི་སྲོལ་དར་ལ་དེར་ཆེད་དུ་མཆིན་ཕྲ་ཕབ་མཁན་གྱི་མི་སྣ་ཡང་བྱུང་ཡོད། ལུག་གི་མཆིན་པར་ལས་བཟང་ངན་བརྟག་པ་འདི་ནི་དེ་ལས་སྔ་བའི་དུས་ན་ཤར་ཕྱོགས་ཀྱི་སི་རི་ཡ་དང་མེ་སོ་ཕོ་ཐ་མི་འ་ཏ་ཤིན་ཏུ་ཆ་མཐུན་དུ་དར་སྤྱོང་བས་ཞིབ་འཇུག་པ་རྣམས་རོམ་གྱི་སྲོལ་འདི་ཡང་ཡུལ་དེ་རྣམས་ནས་ཐོན་པར་ངོས་འཛིན། སྐབས་དེ་ཤེད་དུ་ཆེད་དུ་ན་ཚ་འགོག་པ་ལའང་ལྷ་དམིགས་བསལ་བར་དད་པ་བྱེད་ལ་ལུས་ཀྱི་ན་བའི་གནས་ཡན་ལག་དང་དོན་སྙོད་སོགས་ཀྱི་དཔེ་བྱིབས་དང་འདྲ་བ་བཟོས་ནས་གང་ན་བ་དེ་གསོས་ཤིག་ཅེས་བྱེ་བྲག་རང་རང་གསོ་བའི་ལྷ་ལ་སྐྱབས་བཅོལ་བྱེད། དུས་སྐབས་འདིར་འབྲེལ་བའི་ངག་རྒྱུན་ལ་སོགས་ཀྱི་ཁྲོད་དུའང་ཨེ་ཏྲུ་རི་ལ་སྨན་ཆེས་ཆེར་དར་བ་དང་ཁོང་ཚོ་སྨན་གྱི་བྱེད་པོ་ཡིན་ཚུལ་ལ་སོགས་ངག་རྒྱུན་མང་དུ་འབྱུང་ཞིང་། དོན་དངོས་སུའང་ཡུལ་འདིར་གནའ་བོའི་དུས་ནས་ཆུ་ཚན་ཆེས་ཆེར་དར་བ་དང་ཕྱི་བཅོས་ཀྱི་སྐོར་ལས་སོ་ནད་བཅོས་པ་དང་སོ་ལ་གསེར་གྱིས་ཤན་པ་ལ་སོགས་ཁྱད་ཆོས་དུ་མ་ཐོན་ཡོད།

སྤྱི་ལོའི་སྔོན་གྱི་ལོ600ནས་སྔོན་གྱི་ལོ500ལ་ཨེ་ཏྲུ་རིའི་སྒྱུ་རྩལ་ལ་ཀྲི་རིག་གི་ཤན་ཞུགས་ཤིང་ཀྲི་རིག་ཡི་གེའང་ཡོངས་སུ་ཁྱབ་བརྡལ་བྱུང་། ཀྲི་རིག་གི་གསོ་རིག་ཀྱང་སྐབས་འདི་ནས་ཐོག་མར་ཨེ་ཏྲུ་རི་ཏ་དར་མགོ་ཚུགས་པ་དང་། ཨེ་ཏྲུ་རིའི་སྒྱུ་རྩལ་བརྩམས་ཆོས་ཀྱི་སྟེང་དུ་ཀྲི་རིག་གི་སྨན་དང་འབྲེལ་བའི་ལྷ་དུ་མའི་མིང་དང་བརྟན་རིས་ཡོད་པའི་ཚུལ་ལས་རོམ་དུ་སྨན་ལྷ་ལ་མཆོད་འབུལ་ཞུ་བའང་ཀྲི་རིག་ནས་དར་ཡོང་བར་འདོད། ལྷག་ཏུ་རོམ་གྱི་མཁར་གྲོང་

བརྟེགས་པ་ནས་དབང་ཤུགས་རིམ་པར་ཕྱེད་གླིང་གི་ཡུལ་ཁོངས་ཕལ་ཆེ་བར་རྒྱ་བསྐྱེད་དེ་མི་རིགས་དུ་མ་ཞིག་ལ་དབང་བསྒྱུར་མཛད་ཅིང་དེ་དག་གི་ཆོས་ལུགས་ནང་འདྲེན་བྱས། དེ་ལ་བརྟེན་ནས་རོམ་དུ་ལྷ་སྲུང་དང་འབྲེལ་བའི་གསོ་རིག་གི་ནང་དོན་མང་པོ་ཞིག་ཀྱང་བྱུང་ཡོད་དེ། དེར་ཆེ་ལ་དབང་བྱེད་པའི་ལྷ་མོ་དང་རོམ་གྱི་མཐའ་བཞིའི་བདེ་གཞོངས་ཀྱི་ཚ་བའི་ནད་འགོག་པའི་ལྷ་མོ། སྨྲུམ་མ་དང་ཕྲུ་གུ་སྲུང་བའི་ལྷ། བུད་མེད་ན་ཚུང་དང་དེའི་ཟླ་མཚན། ས་བོན། ཕྲུ་གུ་བཙའ་བ་ལ་སོགས་སོ་སོར་འབྲེལ་བའི་ལྷའི་ངོས་འཛིན་ཡོད། སྔར་བཤད་པ་བཞིན་སྤྱི་ལོའི་སྔོན་གྱི་ལོ293ལ་རོམ་དུ་རིམས་ནད་ཆེན་པོས་ཁྱབ་དུས་ཆེད་དུ་གྷི་རིག་གི་ཡུལ་ཨེབ་རྡོ་ཏུ་སི་(Epidaurus)ཏུ་ཕོ་ཉ་མངགས་ནས་ཨ་སི་ཁུ་ལེ་ཕིས་སིའི་མཆོད་བྱེད་ལྷ་སྦྲུལ་སྤྱན་དྲངས་པ་དང་དེར་འབྲེལ་བའི་ལྷ་ཁང་བཞེངས་པ་བཅས་ལས་རིམས་ནད་ཞི་བར་གྱུར་པར་བཤད་ལ། སྐབས་འདི་ནས་རོམ་གྱིས་ཕྱི་རྒྱལ་གྱི་སྨན་ལྷར་སྐྱབས་ཞུ་བྱས་ཞེས་ཕྱིས་སུ་སྨྲོ། །དེ་ལྟར་སྔ་དུས་ཀྱི་རོམ་དང་གྷི་རིག་བར་ལ་སྤྱིར་བཏང་འབྲེལ་འདྲིས་བྱུང་ཡོད་ལ་ཁྱད་པར་དུ་གསོ་རིག་འཕེལ་རྒྱས་ཀྱི་ལྟེ་གནས་སུ་གྱུར་པའི་སི་སི་ལེའི་གསོ་རིག་གི་ལུགས་དང་ཡང་དེ་ལྟར་ཁད་ཉེ་ནའང་རོམ་གྱི་སྔ་དུས་གསོ་རིག་ནི་ཕལ་ཆེར་རྫུ་འཕྲུལ་གྱི་ཚོ་ག་རྨང་གཞི་ཏུ་བྱས་པ་ཞིག་རེད་འདུག་པས་གསོ་བཅོས་ཀྱི་ནུས་པ་ཐམས་ཅད་ལྷ་ལ་སྦྱོར་བར་བྱེད། ནད་པས་ཀྱང་དེ་རྣམས་ལ་སྐྱབས་རེ་བ་མ་ཟད་ཕལ་ཆེར་ནད་གཞི་རིགས་མི་འདྲ་བ་རེ་རེ་ལ་རང་རང་བཅོས་པའི་ཁྱད་པར་བའི་ལྷ་ཞིག་ཡོད་པར་སྣང་།

ཡིན་ནའང་། སྤྱི་ལོའི་སྔོན་གྱི་དུས་རབས4ཡས་མས་ནས་རོམ་དུ་སྨན་པ་བྱུང་འདུག་ལ་དུས་སྐབས་འདིའི་ཁྲིམས་ལུགས་ཀྱི་ཁྲོད་དུའང་འཕྲོད་བསྟེན་དང་འབྲེལ་བའི་དོན་ཚན་འགའ་རེ་ཐོན་འདུག །འོན་ཀྱང་གྷི་རིག་གི་སྨན་པ་རོམ་དུ་མ་ཐོན་པའི་ཡར་སྔོན་ལ་རོམ་དུ་ཆེད་ལས་ཅན་གྱི་སྨན་པ་ནི་འབྱུང་ཐུབ་མེད་དེ་ཁོང་ཚོས་སྨན་བཅོས་བྱེད་པ་ནི་ཁྱིམ་བདག་གི་འགན་ཁུར་ཞིག་ཡིན་པར་བཟུང་འདུག །དེ་དུས་སུ་ཁ་ཐོ་(M. P. Cato སྔོན234~སྔོན149)ཞེས་པའི་རོམ་གྱི་གྲོས་ཚོགས་ཀྱི་ཚོགས་མིས་གཙོ་མཛད་དེ་གྷི་རིག་ནས་ཐོན་པའི་རིག་གནས་ལག་རྩལ་ཐམས་ཅད་བཀག་ཅིང་སྨན་པ་དང་སྨན་གཞུང་གང་ཡང་དེ་ལས་མ་འདས་ལ་ཕྱོགས་གཉིས་ཕན་ཚུན་

བླུན་རྫོངས་དང་དམུ་རྐོད་དུ་བཅོ་བའི་སྲོལ་ཡོད། འོན་ཀྱང་སྤྱི་ལོའི་སྔོན་གྱི་ལོ219ལ་མཚོན་རྨ་གསོ་བའི་སྨན་པ་ཨར་ཁ་ག་སུ་སི་(Archagathus)རོམ་དུ་འབྱོར་ནས་གྲོང་དམངས་དབང་ཆ་དང་སྤྱི་དམངས་དབང་ཆ་བསྐུལ་བ་ནས་བཟུང་། དེ་དང་དུས་མཉམ་མམ་དུས་ཕྱིས་ནས་རིམ་པར་ཞི་རིག་གི་སྨན་པ་རྣམས་བཀག་འགོག་གང་ལའང་ལྟོས་པ་མེད་པར་རོམ་དུ་ཐོན་ཞིང་། དེ་དུས་སུ་རོམ་དུ་ཚོད་དཀར་ནི་སྨན་ཁྱད་དུ་འཕགས་པ་ཞིག་ཏུ་བཅོ་བ་དང་ཁྲུག་རྐ་ནི་ཚིགས་བྱུང་ཤོར་གསོ་བའི་སྨན་དུ་བྱེད་ལ། དེ་དང་ལྷན་དུ་ད་དུང་ངག་གི་བཟློས་བརྗོད་ལ་བརྟེན་ནས་ནད་གསོ་བའི་དགོས་མེད་ཀྱི་ཆོ་ག་ཙམ་ལ་གནས་ཡོད་པས། རོམ་གྱི་མི་རྣམས་ཀྱང་རང་གི་དགེ་རྒན་ཏེ་ཞི་རིག་གི་ས་ནས་རང་དབང་གིས་དགག་སྒྲུབ་བྱེད་པ་དང་དོགས་པ་སྐྱེ་བའི་གོམས་སྲོལ་བསླབས་ཡོད་ལ། ཁྱད་པར་དུ་ཞི་རིག་སྨན་པ་དང་འཕྲད་དུས་ཞི་རིག་པའི་ལག་རྩལ་དང་ཤེས་བྱའི་ཚུ་ཚད་ཅུང་ཟད་མཐོ་བ་རིག་པ་ན་སྔར་བས་ཀྱང་དེ་རྣམས་དང་ལེན་བྱས་པར་སྣང་། སྔོར་དང་པོར་རོམ་དུ་ཐོན་པའི་སྨན་པ་ནི་ཨ་སི་ཁུ་ལེ་ཕིས་སིའི་སློབ་མ་ཁྱུ་ཞིག་ཡིན་ལ་ཁོང་ཚོར་ཁོང་ནད་དང་ཕྱི་ནད་ཀྱི་ཁྱད་པར་མེད་པར་ཁྲག་གཏར་བ་དང་སྨན་འཚོང་བ། ད་དུང་དགོས་མཁོ་ལྡན་པ་ཡོད་དོ་ཅོག་གི་ནད་ལ་གསོ་བཅོས་བྱས་པས་རིམ་པར་སྐུ་དྲག་གི་ཁྲིམ་རྒྱུད་དུ་འཛུལ་ལ་མི་འགྲུངས་པར་ཕྲུག་པོར་ཡང་གྱུར། ཞིབ་འཇུག་བགྲིས་པ་ལྟར་ན་རོམ་སྤྱི་མཐུན་རྒྱལ་ཁབ་ཀྱི་མཇུག་དུས་སུ་སྨན་པ་ཐམས་ཅད་ཕལ་ཆེར་ཕྱི་རྒྱལ་ནས་འོང་ཞིང་དེ་དུས་ད་དུང་ཡང་སྨན་པ་ནི་རོམ་གྱི་སྤྱི་དམངས་ཀྱིས་བསྒྲུབ་པར་འོས་པའི་ལས་རིགས་ཤིག་མིན་པར་ངོས་འཛིན། དེ་ལྟར་ཞི་རིག་གི་སྨན་པས་ནི་རོམ་གྱི་ཕྱི་ནང་ཀུན་ཁྱབ་ཡོད་ལ་སྤྱི་མཐུན་རྒྱལ་ཁབ་དུས་མཇུག་ཏུ་སྨན་པ་ལ་སྤྱི་དམངས་ཀྱི་ཐོབ་དབང་སྤྲོད་རྒྱུ་ལས་ཤིན་ཏུ་སླ་བར་གྱུར་ཅིང་སྨན་པའི་མིང་ཐོབ་པའམ་སྨན་པའི་ནུས་རྩལ་འཛོམས་པའི་བྲན་གཡོག་དང་སྒྲ་མཁན། གཏར་ག་བ་ལ་སོགས་ཀྱིས་ལམ་འདི་ནས་མུ་མཐུད་དུ་རང་རང་གི་འཚོ་གནས་གཉེར་བཞིན་མཆིས།

འོན་ཀྱང་། དུས་ཡུན་ཅུང་ཟད་འགོར་བ་ན་ཞི་རིག་གི་སྨན་བརྒྱུད་ནས་ཐོན་ཞིང་ཤེས་བྱའི་ཚད་རིམ་མཐོ་བའི་རིགས་ཁད་ཀྱིས་མཐོང་བཙོས་ཇེ་ཆེར་གྱུར་ཅིང་། སྨན་པ་དེ་དག་གི་གོ་ཐོབ་ལ་དེ་ལྟར་ཁས་ལེན་གཅིག་ཚོད་བྱུང་བ་ནི་སྨན་པ་གཞན་ཞིག་ལ་རག་ལས་ཡོད་དེ་ཁོང་

ནི་ཕལ་ཆེར་སྤྱི་ལོའི་སྔོན་གྱི་དུས་རབས་1ཡས་མས་ལ་རོམ་དུ་ཐོན་པའི་ཨ་སི་ཁླུ་ལེ་ཕིས་ཡ་ཌི་(Asclepiades)ཞེས་པ་ཡིན་ལ་དེ་ནི་ཀུན་གྱིས་སྨན་པའི་རྒྱལ་པོ་ཊ་ངོས་ལེན་ལ་ཁོས་ནད་པ་ཤི་ཟིན་པ་དུར་གནས་སུ་སྐྱེལ་བའི་ལམ་ནས་སླར་གསོན་དུ་བཅུག་པའི་གཏམ་རྒྱུད་ཡོད། ཕྱིས་སུ་རྒྱལ་པོའི་ཕོ་བྲང་དུ་གདན་དྲངས་པ་དང་རོམ་གྱི་ཁྲིམ་རྒྱུད་ཆེན་པོ་དག་གིས་ཀྱང་དགའ་མོས་ཆེ་ཊ་བྱེད། ཁོང་གིས་ཕྲ་རྡུལ་སྨྲ་བ་ཞེས་སྔོན་གྱི་དེ་ཕོ་ཁེ་རད་ཚི་དང་ཨེ་ལེག་ཟན་དར་མཁར་གྲོང་ལུགས་སོགས་དང་མི་མཐུན་པའི་ནད་ལུགས་རིག་པའི་ལྟ་བ་བཏོན་ལ་རང་གི་རྟོག་ཞིབ་ལས་ཐོན་པའི་གོ་བ་དང་ངོས་འཛིན་སྟངས་མི་འདྲ་བ་ཞིག་ཕྱི་རབས་པར་བཞག །དེ་ཡི་རྗེས་ཐོག་ཏུ་ཡང་སྨན་པ་སྲེ་མི་སོན་(Themison)གྱི་བས་ཐབས་ལམ་སྨྲ་བའི་ལུགས་(Methodist)ཞེས་ནད་གཞི་ཐམས་ཅད་བུ་གའི་ཁྲིམ་ལྷོད་ཀྱི་རྣམ་པ་གཉིས་སུ་བསྡུ་བའི་རྣམ་གཞག་བྱུང་། དེ་ཡང་ཐབས་ལམ་སྨྲ་བའི་ལུགས་འདི་རོམ་བཙན་རྒྱལ་དར་བའི་དུས་སྐབས་སུ་ལུགས་སྲེ་གལ་ཆེན་ཞིག་ཏུ་གྱུར་ལ། ལུགས་དེ་འཛིན་མཁན་མང་པོ་ཞིག་ལ་རྒྱལ་པོ་ཁེ་སར་སིའི་(Caesars)གཟིགས་བསྟོད་དང་དམིགས་བསལ་གཟིགས་སྐྱོང་ཆེན་པོ་ཐོབ།

དེ་ལྟར་ སྒྲི་རིག་སྨན་པ་རྣམས་རོམ་དུ་འཕྲིན་ལས་རྒྱས་པར་གྱུར་ཡང་རོམ་གྱི་ནང་ཁུལ་དུ་སྐུ་དྲག་གི་སྡེ་ཚ་ད་དུང་སྨན་པའི་ལས་བགྱིད་མི་རིགས་ཏེ། དེ་ནི་བྲན་གཡོལ་དང་རང་དབང་ཐོབ་པའི་མི། ཡང་ན་ཕྱི་རྒྱལ་གྱི་མི་སོགས་ཀྱིས་ད་གཟོད་བསླུབ་ཙུང་བ་ཞིག་ཏུ་འཛིན། ཡིན་ནའང་མི་འགྱངས་པར་ཁྲིམས་འཛུགས་སྲིད་བདག་གིས་འཕྲོད་བསྟེན་བཅའ་ཁྲིམས་བཟོ་བའི་གལ་ཆེན་རང་བཞིན་རྟོགས་འདུག་ལ། ཕི་ཁྲུ་ཕུ་སི་(Vitruvius)གྱི་བས་བཟོ་སྐྲུན་སྣྲིང་བ་ཞེས་པའི་དེབ་ཏུ་སྔོད་ཁང་དག་ལ་གཙང་སྦྲ་བསྟེན་སའི་གནས་ཆེད་དུ་བཟོ་དགོས་པ་དང་བཟོ་སྐྲུན་གྱི་འོག་ཏུ་སྐྱིགས་ལུད་བཞུར་སའི་ཡུར་བ་བཟོ་དགོས་ལ་དེར་དོན་སྙིང་ཆེན་པོ་ལྡན་ཚུལ་དང་། ད་དུང་ཁོས་ཞ་ཉེ་དང་རྒྱུན་འབྲེལ་བྱེད་བཞིན་པའི་མིར་བྱུང་བའི་ནད་ཀྱི་སྐོར་སྤྲོས་པ་དང་སྐབས་དེར་ལྷ་བ་སྐྲངས་པའི་ནད་བྱུང་བ་དག་ཕལ་ཆེར་འཐུང་ཆུ་ལ་འབྲེལ་བ་ཡོད་སྲིད་ཅེས་བཤད་འདུག །ཆེས་སྔ་བའི་གནས་མང་མཁས་པ་ཕ་རོ་(Marcus Terentius Varroསྔོན་117~སྔོན་127)གྱི་བས་ཀྱང་བཟོ་སྐྲུན་དང་འབྲེལ་བའི་འཕྲོད་བསྟེན་གྱི་གནད་དོན་མང་པོ་ཞིག་བཤད་ཡོད་ལ་

ཁྱད་པར་དུ་ཀླུང་རྒྱུ་ཚུལ་དང་ནད་པ་ཁ་ཕྲལ་དུ་འཛོག་པའི་སྐོར་བསྟན་འདུག །ཁོང་གི་གདམས་ངག་གལ་ཆེན་ཞིག་ནི། "ཕལ་ཆེར་ན་ཁུག་བརྒྱན་ཁུལ་དུ་སྐྱེས་ལ་ཚ་བུར་གྱིས་མཐོང་མི་ནུས་པའི་སྲིན་བུ་ཕྲ་མོ་དག་ཁ་སྣ་བརྒྱུད་ནས་མིའི་ལུས་སུ་འཛུལ་ཏེ་ནད་གཞི་ཆེན་པོ་བསྐྲུན་བཞིན་ཡོད"ཅེས་བསྟན་པ་རེད་དེ། འདི་བ་དང་དུས་མཉམ་པའི་མཚན་ཉིད་རིག་པ་བ་ལུ་ཁེར་ཐུ་སི་(Lucretius C. སྔོན་95~སྔོན་55)བྱ་བས་དངོས་པོའི་གཤིས་ལུགས་ཞེས་པའི་གཞུང་མཛད་ནས་ཚེ་སྲོག་གི་གསང་གནད་སྐོར་ལ་དཔྱད་ཞིབ་བགྱིས་ལ། རོམ་གྱི་ཛ་དྲག་ཆེ་བའི་གྲལ་རིམ་འཐབ་རྩོད་དང་ཤོག་ཁའི་འཐབ་རྩོད་ལས་ཁོང་ལ་སྤྱི་ཚོགས་ཀྱི་བཀག་སྡོམ་མམ་འཁོར་བའི་སྡུག་བསྔལ་ལས་གཏན་དུ་ཐར་ནས་བདེ་བ་ཆེན་པོའི་གནས་ཤིག་རྙེད་ཐབས་ལ་འབད་རྒྱུའི་ཀུན་སློང་སྐྱེས་སུ་བཅུག་ནས་ཕྲ་རགས་ཀྱི་འཛིག་རྟེན་གནས་ལུགས་ལ་ཕྱོགས་ཡོངས་ནས་བསམ་གཞིག་བྱས། ཁོང་ནི་སྨན་པ་ཞིག་མ་ཡིན་ནའང་བརྩམས་ཆོས་དག་ཏུ་གཤག་འབྱེད་རིག་པ་དང་སྐྱེ་ལུགས་རིག་པ། ཟས་སྐོམ་དང་འཕྲོད་བསྟེན་རིག་པ། ད་དུང་ནད་དང་གནམ་གཤིས་ཀྱི་འབྲེལ་བ་ལ་སོགས་གླེང་བརྗོད་དོན་སྙིང་ཅན་དུ་མར་སྤེལ་འདུག །

༢ རོམ་བཙན་རྒྱལ་གྱི་དུས་སྐབས།

གོང་དུ་བཤད་པ་བཞིན་ཐབས་ལམ་སྨྲ་བའི་ལུགས་རོམ་བཙན་རྒྱལ་གྱི་སྐབས་འདིར་ཆེ་རུ་དར་བ་ལས་འཐུས་ཚབ་ཀྱི་མི་སྣ་གཙོ་བོ་ཞིག་ནི་སྤྱི་ལོ་100ཡས་མས་ཀྱི་སྨན་པ་སོ་ར་ནུ་སི་(Soranus)ཞེས་པ་ཡིན་ལ་ཁོང་ནི་ཐབས་ལམ་སྨྲ་བའི་ལུགས་འཛིན་མཁན་གྱི་རྒྱལ་པོ་ལྟ་བུར་འཛིན་པ་དང་མོ་ནད་དང་བུ་བཙའ་རིག་པའི་སྲོལ་གཏོད་པར་ཡང་བརྩི། ཁོང་གི་གཤག་འབྱེད་རིག་པའི་ཞིབ་འཇུག་དང་ན་ཚའི་ཡང་དག་པའི་རྟོག་ཞིབ། ཟས་སྐོམ་བསྟེན་ཐབས་ཀྱི་གོ་བདེའི་མཇུབ་སྟོན། ད་དུང་དགོས་ངེས་ཀྱི་ལག་ཐབས་བསྟེན་ཐབས་ལ་སོགས་ཀྱིས་ཁོང་གིས་བཏོན་པའི་གསོ་རིག་ཤེས་བྱ་ཨེ་ཞིག་ཟན་དར་མཁར་གྲོང་གི་ལུགས་ལས་བརྒལ་ཐུབ་པར་གྱུར་པའོ། །

འདི་བ་དང་ཕལ་ཆེར་དུས་མཉམ་པ་སྤྱི་ལོ་ཚུགས་པའི་བར་སྐབས་ཙམ་ན་རོམ་གྱི་གནས་མང་མཁས་པ་གྲགས་ཆེན་སེལ་སུ་སི་(A. C. Celsus)བྱ་བ་བྱུང་ཞིང་། ཁོང་ནི་གསོ་བ་རིག་པའི་ཆེས་ནླབས་ཆེན་གྱི་ལ་ཐིན་རྩོམ་པ་པོ་ཡིན་ལ། ནད་གཞིའི་བཅོས་ཐབས་མི་འདྲ་

བའི་སྒོ་ནས་ཟས་དང་སྨན། དཔྱད་གསུམ་དུ་ཕྱེས། ཁོང་གིས་འདི་ལྟར་དགར་བ་ལ་དགོས་པ་ངེས་ཅན་ཡོད་པ་མ་ཟད་ཧི་ཕོ་ཁེ་རད་ཌིའི་སྲོལ་ལུགས་དང་ཡང་མཐུན་པས་རེད། དོན་ལ་ཁོང་ནི་སྐབས་དེར་དར་ཆེ་བའི་ལུགས་སྡེ་གང་ལའང་མི་གཏོགས་ཤིང་དངོས་ནས་ཕྱོགས་སུ་མ་ལྷུང་བའམ་ལུགས་གཅིག་ལ་འཛུས་ནས་མ་བསྟད་པ་ཡིས་ཁོང་གི་བརྩམས་ཆོས་ཀྱི་གྲུབ་འབྲས་རྣམས་བསྐྲུན་ཡོད། ཁོང་གིས་ཉམས་མྱོང་སྦྱ་བ་རྣམས་ཀྱི་ཚད་སྐྱོན་རྟོགས་ཡོད་ལ་ཐབས་ལམ་སྦྱ་བའི་ལུགས་ཀྱི་ནོར་འཁྲུལ་ཡང་ངོས་ཟིན་ཡོད། རྒྱུ་མཚན་ནི་ཁོང་གིས་ཉམས་མྱོང་སྦྱ་བའི་ལུགས་ཀྱིས་སྨན་རྫས་ཁོ་ནས་ནད་གཞི་ཡོད་དོ་ཅོག་གསོ་བར་རྩོམ་གྱི་འདུག་པ་དང་། ཨ་སི་ཁུ་ལེ་ཕིས་ཡ་ཌི་དང་དེའི་བརྒྱུད་པ་འཛིན་མཁན་ཡང་ཕྱོགས་གཅིག་ཏུ་ལྷུང་ནས་ཟས་སྐོམ་དང་སྤྱོད་ལམ་ཁོ་ནས་ནད་ཐམས་ཅད་བཅོས་ནུས་པར་བསམ་གྱི་འདུག་ཅེས་བསྟན་ཡོད། དེ་ནས་ཁོང་གི་བརྩམས་ཆོས་ལས་ཐོག་མའི་ཚན་པ་ཏུ་ཟས་སྐོམ་གྱིས་གསོ་བར་ནུས་པའི་ནད་གཞི་དག་ཕྱོགས་གཅིག་ཏུ་བསྡུས་ནས་བསྟན་པ་དང་། དེ་ཡང་སྔོན་འགྲོའི་སྐབས་སུ་ཟས་སྐོམ་གྱི་ཕན་ནུས་འགའ་ཞིག་བཤད་ལ་དེ་ནས་དོན་ཚན་གཉིས་སུ་བཅད་ནས་སྤྱིར་བཏང་གི་ནད་གཞི་དང་བྱེ་བྲག་གི་ནད་གཞི་སོ་སོར་སྤྲོས་ཡོད། དེ་ནས་གཉིས་པ་ལ་སྨན་རྫས་ཀྱིས་གསོ་བར་བྱེད་པའི་ནད་གཞི་དག་གཅིག་ཏུ་བསྡུས་ནས་བསྟན་ལ། དེ་ལའང་སྔོན་འགྲོའི་སྐབས་སུ་སྨན་རྫས་སྣ་ཚོགས་ཤིག་བསྟན་ཅིང་དེ་ནས་སྐབས་ཐོག་ལ་བཅོས་དགོས་པའི་ནད་དེ་མྱུར་གཤིས་དང་དལ་གཤིས་ཀྱི་ཁྱད་པར་ཡོད་པའི་ནད་གཞི་དང་། གློ་བུར་རམ་ཕྱིའི་རྐྱེན་ལས་བྱུང་བའི་རྨ་ཡི་སྐོར་སྤྲོས་ཡོད། མཇུག་མཐའི་ཚན་པ་ཏུ་མཚོན་རྨའི་སྐོར་ཡིན་ལ་དེ་ཏུ་ཏུས་པའི་རྨ་དང་དོན་སྣོད་ཀྱི་རྨ་ལ་ཁྱད་པར་ཕྱེས་ནས་བསྟན་ཡོད། འདི་ལྟར་སེམས་རྣལ་དུ་ཕབ་ནས་རྟོག་ཞིབ་གཏིང་ཟབ་པ་བྱེད་པའི་ཆ་ནས་སེལ་སུ་སི་ནི་ཧི་ཕོ་ཁེ་རད་ཌིའི་སློབ་བརྒྱུད་དུ་བཟུང་ཆོག་ལ་དོན་ལའང་དུས་མཉམ་གྱི་མཁས་པ་རྣམས་ལས་བསམ་བློ་སྔོན་ཐོན་ཅན་དེ་ཡིན་ངེས། ཁོང་གིས་གསོ་བ་རིག་པ་གླིང་བ་ཞེས་པར“ངས་བསམ་ན་གསོ་དཔྱད་ཀྱི་ཐད་འདིར་འོས་འཚམ་གྱིས་བེམ་པོའི་ཁ་ཕྱེ་བ་ནི་སློབ་གཉེར་བ་ཞིག་ལ་མེད་དུ་མི་ཏུང”ཞེས་གཤག་འབྱེད་ཤེས་བྱའི་གལ་ཆེན་རང་བཞིན་བསྟན་ལ་ཆེས་གྲགས་པ་ཆེ་བའི་སྨན་པ་རྣམས་ཀྱང་ཁོང་གི་ཡིག་ཆ་ནི་གསོ་དཔྱད་ཀྱི་

གཞུང་ཕྱི་མོར་འཛོན།

གཞན་ཡང་འདི་དུས་ན་བྱུང་བའི་ཆེས་རླབས་ཆེ་བའི་ལ་ཐིན་རྟེན་མཛོད་རིག་པ་བ་ཕུ་ལི་ནིའུ་སི་(C. Plinius Secundus, ལོ་23~79)བྱ་བ་ནི་གསོ་རིག་རང་ངོས་ནས་སེལ་སུ་སི་དང་བསྡུར་ཐབས་མེད་མོད། ཁོང་གི་རྟེན་མཛོད་ལོ་རྒྱུས་ཐད་ཀྱི་ཤེས་བྱ་དང་། སྣ་འཛོམས་རིག་གནས་ཀྱི་ཡོན་ཚད། བསླབ་ལ་སྤྲོ་བ་བཅས་ཀྱིས་ཁོང་རང་ལ་ཐིན་རྩོམ་པ་པོ་ཤིན་ཏུ་དར་བའི་དུས་སྐབས་ཀྱི་ཆེས་འབུར་དུ་ཐོན་པའི་མི་སྣ་ཞིག་ཏུ་གྱུར་ཡོད་དེ། ཁོང་གི་གྲུབ་འབྲས་ཆེས་ཆེ་བ་ནི་ཡིག་ཆ་སྔ་མ་ལ་དག་སྒྲུབ་མཛད་པའི་ཕྱོགས་རེད་ལ་འདི་ནི་སྔ་མ་དག་ལ་ཤིན་ཏུ་ཞན་པའི་ཆ་གཅིག་ཡིན། དེ་བས་ཁོང་གིས་སྐབས་དེའི་གསོ་རིག་གནས་བབ་བརྗོད་པའི་རིན་ཐང་ཡང་ཤིན་ཏུ་མཐོ་རུ་ཕྱིན་ཡོད། དེ་ལྟ་མོད་ཀྱི་དེ་ཡི་ཡིག་ཆའི་ཁྲིད་དགོས་མེད་ཀྱི་བཤད་པ་སྤྱིལ་བ་དང་ཡིད་རྟོན་མི་རུང་བའི་ཆའང་དུ་མར་འབྱུང་། སྤྱིར་ན་དུས་སྐབས་དེ་དག་ལ་རྒྱོངས་དང་ཤུགས་ཆེ་ཞིང་དགག་སྒྲུབ་ཀྱི་སྒོ་ནས་བདེན་རྫུན་འབྱེད་པའི་སྲོལ་མེད་པ། ཁྱད་པར་དུ་ཕུ་ལི་ནིའུ་སི་ཁོང་རང་ཡང་སྨྲ་མཁན་ཚོགས་པའི་ཁྲིད་ཀྱི་ཁོངས་མི་ཞིག་ཡིན་པ་ལ་སོགས་ཀྱི་ཆ་ནས་ཞན་ཆ་དེ་དག་གིས་ཁོང་གི་རིན་ཐང་ལ་གནོད་སྐྱོན་ཆེ་ཐེབས་མི་ཐུབ་བོ། །

ཡང་དུས་རབས་དང་པོའི་སྟོད་ལ་རོམ་དུ་སྲོག་རླུང་སྨྲ་བའི་ལུགས་ཞེས་པ་ཞིག་དར་ཞིང་། ལུགས་འདི་སྲོག་རླུང་(pneuma)ནི་བདེ་ཐང་གི་རྒྱུ་བ་ཡིན་པའི་གནས་ལུགས་ཀྱི་སྟེང་ནས་བཙུགས་པ་ཞིག་རེད་ལ་ཚུལ་འདི་ཨ་སྟེ་ནུ་སི་(Athenaeus)བྱ་བའི་གསུང་རྩོམ་ཁྲིད་ལྷག་པར་གསལ། ལུགས་འདི་ལྟར་ན་སྲོག་རླུང་དང་སྲོག་རླུང་གིས་བཟུང་བའི་རྐྱོང་སྐྱུམ་གྱི་ནུས་པ་ཚད་ལྡན་གྱི་དུས་སུ། མི་རྣམས་ནད་མེད་བདེ་ཐང་དུ་གནས་ཤིང་འདི་རིག་པ་རྩ་ལས་གསལ་པོར་འབྱེད་ཐུབ་ཅེས་ཟེར། ཡང་སྲོག་རླུང་གི་གནས་སྟངས་སྙོམས་པོ་མིན་དུས་ན་ཚ་བསྐྱེད་ལ་དེ་ལྟར་སྲོག་རླུང་སྙོམས་པོ་མི་འོང་བ་ནི་གཞི་རྒྱུའི་ངོ་བོ་གཞན་དུ་གྱུར་པའི་དབང་གིས་ཡིན་པར་བཤད། འདོད་ཚུལ་འདིའི་ཁུངས་ནི་ཧེ་པོ་ཁེ་རད་ཊེའི་ལུང་གཞིར་སླ་བ་ལ་ཐུག་ཅིང་བསམ་བློ་འདིས་གཙོ་ཆེར་ངོས་འཛིན་དང་གསོ་བཅོས་ལ་མཇུབ་སྟོན་བྱས་ཡོད་པས། རྩར་བརྟག་པ་དང་ཟས་སྐོམ། དངོས་ལུགས་བཅོས་ཀ་བཅས་ལ་གཙིགས་ཆེན་བྱེད་ཅིང་སྐབས་དེར་གྲགས་ཆེ་

བའི་སྨན་པ་དུ་མས་གྲུབ་མཐའ་འདི་འཛིན་པར་བྱེད།

སྐབས་དེར་ལུགས་འདི་དང་པོ་ཕྱོག་པ་ཞིག་ནི་མགོ་སྙོམས་རིང་ལུགས་པ་ཡིན་ལ། འདི་ཡི་མིང་ལས་མཚོན་ཐུབ་པ་བཞིན་དུ་ལུགས་འདིས་རང་ཉིད་གང་ནུས་སྔོས་སྐབས་དེའི་ལུགས་སམ་གྲུབ་མཐའ་གཞན་དག་གི་བགག་རྒྱ་ལས་ཐར་བར་བྱས་ནས་ལུགས་སོ་སོའི་འདོད་ཚུལ་ལས་ཆེས་ཡང་དག་པའི་རིགས་སྡུད་ལེན་བྱེད་པ་ཡིན་པར་བཤད། དེ་ལ་ལུགས་འདི་འཛིན་མཁན་རུ་ཧྥུ་སི་(Rufus, 98~117)བྱ་བས་གཤག་འབྱེད་རིག་པའི་དཔྱད་རྩོམ་ཞིག་དང་རྩ་བརྟག་ལ་མཛད་རྗེས་ཆེ་བའི་དཔྱད་རྩོམ་དུ་མ་སྤེལ་ཡོད་ལ། ཁོང་ནི་ཆེས་ཐོག་མར་མིའི་མཆིན་པར་འདབ་མ་ལྔ་ཡོད་ཅེས་འདོད་མཁན་རེད་ལ། མ་གཞི་འདི་ཕག་མཆིན་གྱི་གནས་ཚུལ་ཙམ་ལས་ཁོལ་སར་ཤོར་བ་ཡིན་ཞིང་ནོར་སྐྱོན་འདི་ཝེ་ས་ལིའུ་སིའི་(Vesalius)བར་དུ་རྒྱུན་འབྱམས་སུ་སོང་འདུག །རུ་ཧྥུ་སིའི་བརྩམས་ཆོས་སུ་སྔ་དུས་ཀྱི་གཉེར་རྐྱེན་གྱི་རིམས་དང་མེ་དབལ་སྐོར་བཀོད་ཡོད་ལ། ཁོང་གི་བཟའ་བཏུང་རིག་པའམ་ཟས་སྐོམ་སྐོར་སྤྲོས་པའི་གཞུང་ལ་དེབ་ལྔ་མཆི་ཞིང་སྔོན་ཆད་འདི་རང་ཞིབ་འཇུག་ཀུན་གྱི་ཁུངས་བཙལ་སར་བྱས་ཡོད་དེ་ཁྱད་པར་དུ་ཨ་རབ་ཀྱི་རྩོམ་པ་པོ་རྣམས་དེ་བཞིན་ཡིན། ཁོང་གིས་སྐབས་དེ་ནས་མནན་ཐབས་དང་། ཁྲག་གཅོད་རྫས། ཉེལ་བ། གཙུ་སྐྱུར། སྐུད་པས་སྡོམ་པ་བཅས་ཀྱི་ལམ་ནས་ཁྲག་གཅོད་པའི་ཐབས་ཤེས་ཡོད།

དུས་རབས་དང་པོའི་སྨད་ཙམ་ལ་ཨེ་ལིག་ཟན་དར་མཁར་གྲོང་དུ་བསྡད་པའི་ཨ་རེ་ཐེའུ་སི་(Aretaeus)ཞེས་པས་སྐྱུར་གཉིས་དང་དལ་གཉིས་ནད་ཀྱི་རྒྱུ་རྐྱེན་དང་བརྟག་བཅོས་སྐོར་གྱི་ཡིག་ཆ་མཛད་ལ། ཁོང་ནི་ཧི་པོ་ཁེ་རད་ཚེ་དང་འདྲ་བར་ནད་པར་རྟོག་ཞིབ་དང་ནད་ཐོག་ཞིབ་འཇུག་ལ་སོགས་མཁས་པ་དེའི་བསམ་བློའི་དྭངས་མ་འཛིན་མཁན་གྱི་འཐུས་ཚབ་ཅན་གྱི་མི་སྣ་ཞིག་ཏུ་གྱུར་ཡོད། དེ་དང་ཆ་མཚུངས་པ་ཏྲི་ཨོ་སི་ཁོ་རི་ཏྲི་སི་(Pedanius Dioscorides)ཞེས་པའི་མཁས་པ་པའང་དུས་རབས་དང་པོའི་ནང་ལ་ཨ་ན་ཟར་རྦོ་སི་(Anazarbos)ཞེས་པར་སྐྱེས་ཤིང་ཕུ་ལི་ནིའུ་སི་དང་དུས་མཉམ། ཁོང་གིས་སྐབས་དེའི་སྨན་རྫས་སྐོར་གྱི་བསམ་བློ་ཕྱོགས་བསྡོམས་མཛད་ནས་གླེགས་བམ་དུ་བྱས་ཤིང་དེ་ནི་དུས་རབས་མང་པོའི་རིང་ལ་སྨན་རྫས་སྐོར་གྱི་བསྟན་བཅོས་གཙོ་བོ་རུ་གྱུར། ཁོང་གིས་སྨན་རྫས་སྐོར་ལ་དཔྱད་བརྗོད་སྤེལ་བ་ནི་ཡང་དག

པར་འདུག་པ་མ་ཟད་སྐབས་མང་པོ་ཞིག་ཏུ་བློ་གྲོས་ཀྱི་རྩལ་ཤིན་ཏུ་རྒྱས་ཡོད་པ་མཚོན་པར་བྱེད་དེ། ཁོང་གི་བརྩམས་ཆོས་སུ་འདིའི་ཡར་སྟོན་གྱི་ཡིག་ཆ་དག་ལས་རྒྱུན་དུ་མཐོང་མི་ནུས་པའི་སྨན་རྫས་མང་པོ་ཞིག་ཐོན་ཡོད་ལ། ཁྱད་པར་དུ་གཏེར་དངོས་སྨན་རྫས་ཏེ་རྩུའུ་སྒྱུར་ཞ་ཉེ་དང་ཆིང་དབྱང་ཀལ་རྫས། དབྱང་འགྱུར་ཟངས། ད་དུང་ཟངས་ཚྭའི་རིགས་གཞན་དག་བཅས་འབྱུང་།

དུས་རབས་གཉིས་པའི་སྐབས་སུ་སླེབས་པ་ན་གསོ་བ་རིག་པའི་ནང་དོན་ཚན་པ་རེ་རེ་དང་ཁྱད་པར་དུ་སྨན་རྫས་ཀྱི་སྐོར་ལ་ཞིབ་འཇུག་གཏིང་ཇེ་ཟབ་ཏུ་ཕྱིན་ཅིང་། ཕྱི་རིག་སྨན་པའི་གསུང་རྩོམ་རྣམས་ཞིབ་ཚགས་ཀྱི་སྒོ་ནས་བསྡུ་སྒྲིག་བྱེད་བཞིན་མཆིས། འོན་ཏེ་ཚན་རིག་གི་ལྟ་བའི་ངོས་ནས་གཞི་རྩའི་འཕེལ་འགྱུར་གང་ཡང་འབྱུང་ཐུབ་མེད་དེ་ཚན་རིག་བསམ་བློ་དག་ནི་ཐོ་མ་རྣམས་ཀྱི་བརྩམས་ཆོས་ཀྱི་ཁྲོད་དུ་སྦུལ་མེད་དུ་བཙུགས་ནས་ལུས་སོ། །ཧེ་ཕོ་ཁེ་རད་ཚོའི་བཞེད་ལུགས་སྐྱིར་ན་ལུགས་སྤྱི་སོ་སོས་རང་རང་གི་ངོར་དང་ལེན་བྱས་མོད་ཀྱི་དོན་དངོས་སུ་དོན་སྙིང་གང་ཡང་མེད་པའི་རྣམ་པ་ཙམ་གྱི་སྒོ་ནས་བཟུང་འདུག །ཚོད་བགམ་གྱི་བཞེད་སྟངས་མང་པོ་ཞིག་ལ་ད་དུང་གཤག་འབྱེད་རིག་པའི་རྨང་གཞི་མེད་ཅིང་། སྲོག་ཆགས་གཤག་འབྱེད་ནི་གཤག་འབྱེད་རིག་པའི་ཤེས་བྱའི་ཡོང་ཁུངས་འབབ་ཞིག་ཏུ་གྱུར་ཡོད་པ་ལས་སྨན་པས་དངོས་སུ་བེམ་པོར་བརྟག་བཤེར་བྱེད་པ་ནི་མེད། དེ་བཞིན་སྐྱེ་ལུགས་རིག་པའང་ཤིན་ཏུ་ན་གཞོན་པའི་གནས་སྐབས་སུ་ལུས་ལ། ལུས་ཀྱི་བྱེད་ལས་མི་འདྲ་བའི་ངོས་འཛིན་རྣམས་ཀྱང་སྲོག་ཆགས་གཤག་འབྱེད་ཀྱི་འབྲས་བུ་ལ་གཞི་བཅོལ་ཡོད་ཅིང་སྲོག་ཆགས་གཤག་འབྱེད་ཀྱི་གྲུབ་དོན་རྣམས་ཡོངས་སུ་མིའི་ལུས་ལ་སྦྱར། ད་དུང་སྐབས་འདིའི་གསོ་བཅོས་ཀྱི་ཐབས་ཚུལ་ལའང་སྤྱིར་ན་གཤག་བཅོས་ལག་རྩལ་གྱི་ཐད་དུ་གྲུབ་འབྲས་མངོན་གསལ་བླངས་ཡོད་མོད་དེ་ལག་པའི་རྩལ་ཙམ་ཡིན་པ་ལས་ནད་ལུགས་ཀྱི་ཤེས་བྱའི་རྨང་གཞིའི་སྟེང་བྱུང་བ་ཞིག་ནི་མིན། དེ་བས་གསོ་བཅོས་ལའང་ཧེ་ཕོ་ཁེ་རད་ཚོའི་དུས་སྐབས་ལས་འཕེལ་རྒྱས་ཆེར་བྱུང་མེད་དེ་དོན་ལ་འདི་ནི་སྐབས་དེར་ད་དུང་ཚོར་བ་མེད་པའི་ཆ་གཅིག་ཡིན། གཟུགས་ཅན་སྨྲ་བ་དང་རྟོལ་ཕྲན་སྨྲ་བ། ཐབས་ལམ་སྨྲ་བ། ད་དུང་མགོ་སྐྱོམས་སྨྲ་བ་ལ་སོགས་པ་ཕན་ཚུན་

གྱི་བར་ལ་རྒྱུན་པར་བར་མཚམས་མེད་པའི་རྩོད་གླེང་བྱུང་བ་ཡིས་ལུགས་གང་ཞིག་ཀྱང་རང་རང་མ་ལག་རྫོགས་པར་འགྱུར་ཐུབ་མེད་ལ། གལ་སྲིད་ལུགས་འདི་རྣམས་ཀྱིས་ཐོག་མ་ནས་ཧེ་ཕོ་ཁེ་རད་ཚིའི་ཐད་ཀར་ནད་ཐོག་རྟོག་ཞིབ་བྱེད་པའི་བསམ་སྦྱོར་ལག་ཏུ་བླང་ཡོད་ན་ནི་དོན་སྙིང་ཆེན་པོ་ལྡན་ངེས་པ་མ་ཟད་གཤག་འབྱེད་དང་དངོས་བཤེར་གྱི་ཕྱོགས་གཉིས་སྙོམས་པོའི་སྒོ་ནས་འཕེལ་རྒྱས་སུ་འགྲོ་ཐུབ་ཡོད་ལ། འདི་ནི་དངོས་ནས་ཀླ་ལུན་(Claudius Galen, 138~201)གྱི་ལས་སྐལ་དུ་ལྷག་པ་ཞིག་རེད།

སྐབས་འདིར་རིམ་དུ་བྱུང་བའི་སྨན་པ་མཁས་པ་ཀླ་ལུན་བྱ་བ་ནི་ཤིན་ཏུ་སྙིང་རིན་ཡོད་པའི་ནང་དོན་ཞིག་རེད་ལ་ཁོང་གི་བརྩམས་ཆོས་དག་ཀྱང་གནའ་རབས་གསོ་རིག་ལོ་རྒྱུས་ཀྱི་ཡང་རྩེར་བགྲང་རུང་བ་ཞིག་རེད། ཁོང་གི་བརྩམས་ཆོས་དེ་དག་ནི་གཅིག་ན་འཛོམ་ཐང་ལྡན་པའི་སྨན་པ་ཞིག་གི་ཞིབ་འཇུག་འབྲས་བུ་ཕྱོགས་སྡོམ་བྱས་པ་རེད་དེ། དེར་སྨན་པ་འདི་བས་ཧེ་ཕོ་ཁེ་རད་ཚི་མིག་དཔེར་བཟུང་ནས་རང་གི་གྱི་ནོམ་པའི་ཉམས་མྱོང་དང་དངོས་ཡོད་ཀྱི་རྟོག་ཞིབ་རྩ་བ་རུ་བཟུང་འདུག ཡང་ཕྱོགས་གཞན་ཞིག་ནས་སྐེར་གཙོད་སྨྲ་བ་རྣམས་རིགས་འདེད་ཀྱི་རྣམ་པ་ལ་བརྟེན་ནས་རང་ཉིད་ཀྱི་ལྟ་བས་རང་ཉིད་ཚོམ་ལ་རང་ངོས་ནས་རྟོགས་པའི་ཚན་རིག་གི་ཤེས་བྱ་ཐམས་ཅད་ནམ་ཡང་བདེན་པར་རློམ་པའམ་ཡང་ན་རང་ཉིད་རྟག་པར་འཁྲུལ་མེད་དུ་བཟུང་ལ། ཨ་རས་སི་ཐོ་ཐེལ་གྱི་མཚན་ཉིད་རིག་པ་རྨང་གཞིར་བྱས་ཏེ་ལྟ་གྲུབ་ཅིག་གི་སྒྲོ་ཁོག་རིམ་པར་བསྐྲུན། ཡིན་ནའང་། འདི་ལྟར་བཞེངས་པའི་གཞུང་ལུགས་ཀྱི་མ་ལག་གིས་རང་གི་གཞུང་ལུགས་ཀྱི་ཡང་དག་པའམ་གནས་ལུགས་རྣལ་མའི་ཆ་ལའང་ངན་ཤུགས་ཐེབས་ངེས་ཏེ། དེ་ལས་དངོས་བཤེར་རྟོག་ཞིབ་ཀྱི་འབྲས་བུ་ཀུན་ཀྱང་མཚན་ཉིད་རིག་པའམ་དམིགས་དོན་སྨྲ་བའི་[1]འདོད་བློ་དང་མི་བསྟུན་ཐུ་མེད་ཡིན། དེ་བས་ཁོང་པ་ཚོའི་འདོད་པར་བྱ་དངོས་ཡོད་ཚད་ལ་རང་གི་དམིགས་དོན་རེ་ཡོད་ཅིང་རང་བྱུང་ཁམས་ཀྱང་ཤེས་རབ་ཆེན་པོ་ཞིག་གི་སྒོ་ནས་འཁོར་བསྐྱོད་བྱེད་པ་ཡིན་པས་དགོས་མེད་ཀྱི་ལས་གང་ཡང་བསྒྲུབ་པར་མི་བྱེད་ཅེས་ཟེར། དེ་བས་མིའི་དོན་སྟོད་དང་དབང་པོ་དག་ཀྱང་རང་གི་དམིགས་དོན་ནམ་བསྐྱེད་བྱའི་

[1] དམིགས་དོན་ཞེས་པ་ནི་མཐར་ཐུག་གི་འབྲས་བུ་ཅི་ལྟ་བུ་ཞིག་འབྱུང་བ་ལ་རྒྱུ་རྐྱེན་ཐམས་ཅད་ཐུར་ནས་དེར་དམིགས་པའམ་དེ་བསྒྲུབ་པའི་སླད་དུ་ལས་བྱེད་པ་ལས་རང་ཉིད་ལ་རང་རྐྱ་བའི་ཁྲིད་ཆོས་མེད་ལ། དོན་ལ་རྒྱུ་རྐྱེན་ལས་འབྲས་བུ་དབང་བཙན་པར་འདོད་པའི་ལུགས་ཤིག་གོ།

འབྲས་བུ་མི་མཐུན་པ་ལ་ལྟོས་ནས་གྲུབ་གཟུགས་རེ་བྱུང་ཞིང་ལུས་ཀྱི་གནས་གཞན་གང་ཡང་སྟོན་ལ་གཏན་ཁེལ་བྱས་ཟིན་པའི་དམིགས་དོན་ནམ་འབྲས་བུ་ཞིག་དང་ངེས་པར་འབྲེལ་ཡོད་པར་འདོད། དེ་བས་རྒྱུ་རྐྱེན་དང་དམིགས་དོན་གཉིས་ཀྱི་བར་ལ་གནས་པའི་ཞི་མཐུན་གྱི་འབྲེལ་བ་ཞིག་མཆིས་ཤིང་འབྲེལ་བ་འདི་ཡིས་ སྙོ་རྙིའི་རྣམ་མཁྱེན་ལ་བདེན་དཔང་བྱས་པར་འདོད། དེ་ན་ཡང་ཧྥ་ལུན་ནི་སྐབས་གཅིག་སྨྲ་བའི་རྗེས་འབྲངས་མཁན་ཡིན་ཏེ་དེར་ལྡེའུའི་ཆོས་ལུགས་ཀྱིས་ཤན་ཐེབས་ཡོད་སྣང་ཞིང་སྐབས་དེར་རིམ་དུ་ལྡེའུའི་ཆོས་ལ་དད་མཁན་མང་ལ་ཐ་ན་སྤྱི་ཚོགས་གྲལ་རིམ་ཤིན་ཏུ་མཐོ་བའི་གྲས་སུའང་ཚུལ་འདི་ལྟར་འདུག །དེ་ལྟར་ཧྥ་ལུན་གྱིས་ཕྱོགས་གཅིག་ནས་རང་གི་དངོས་བཤེར་ལས་ཐོབ་པའི་གསོ་རིག་ཤེས་བྱ་ཀུན་དམིགས་དོན་སྨྲ་བའི་བཀས་བཅད་དང་མཐུན་བསྒྲིབས་མཛད་ལ། ཁོང་རང་ནས་ཡང་དག་གི་ཐབས་ལམ་སྦྱུད་དེ་ཞིབ་འཇུག་མཛད་པའི་གཤག་འབྱེད་རིག་པ་དང་སྐྱེ་ལུགས་རིག་པའི་ཤེས་བྱ་གསར་བའམ་རིན་ཐང་ཅན་གྱི་གསར་མཐོང་དག་ལ་རང་ཉིད་ནས་མཚན་ཉིད་རིག་པའི་དགོས་མེད་ཀྱི་དོགས་དཔྱོད་ཀྱིས་ཁེངས་པར་བྱས། ཁོང་གིས་འདི་ལྟར་མཛད་དགོས་དོན་ནི་རང་གི་གྲུབ་འབྲས་ངོ་མ་ལ་ཡོངས་སུ་ཆིམ་པར་མ་ནུས་པའི་དགོས་མེད་ཀྱི་ཁ་སྐོང་ལྟ་བུ་ཞིག་རེད་འདུག །ཁོང་རང་གང་ལའང་མཁས་ཤིང་རང་ངོས་ནས་ཀྱང་ཐམས་ཅད་རྟོགས་ཡོད་པར་བསམས་ནས་ན་ཚ་མཐའ་དག་གི་འབྱུང་ཁུངས་དང་བཅོས་ཐབས་མ་ལུས་པར་བསྟན། ཁོང་ནི་ཕལ་ཆེར་ལོ་རྒྱུས་སྟེང་ཆེས་ཐོག་མར་རང་ཉིད་ཀྱིས་ཐམས་ཅད་ཤེས་ཡོད་པར་རློམ་མཁན་དེ་ཡིན་སྲིད།

གལ་སྲིད་ཧྥ་ལུན་གྱིས་རང་ཉིད་ལ་དམིགས་དོན་སྨྲ་བའི་ཚད་བཀག་ཐེབས་པར་མ་བྱས་ཤིང་། ཡང་སྐབས་དེའི་རྟོག་དཔྱོད་ཀྱི་སེམས་ཤུགས་ཉམས་པའི་ཁོར་ཡུག་ཁྲོད་རང་ཉིད་ཀྱིས་བཞེངས་པའི་མ་ལག་འཁྲུལ་མེད་དུ་བཟུང་མེད་ཚེ་ཁོང་གིས་དངོས་ནས་གསོ་བ་རིག་པ་འཕེལ་རྒྱས་ཆེན་པོའི་ཁ་ཕྱོགས་ཤིག་ཏུ་ཁྲིད་ངེས། རྒྱུ་རྐྱེན་དེ་དག་གི་དབང་གིས་ཉམས་སྦྱོང་གི་དཔྱོད་པའི་ལམ་བུ་ཡི་གཤིས་སུ་གྲུབ་ཅིང་ བླ་ན་འཕགས་པའི་ཁྱད་ནོར་དག་བརྙགས་པར་བྱས་སོ། །དེས་ན་ཨ་རས་སི་ཐོ་ཐེལ་གྱི་ཞིབ་འབྱེད་སྐྱེ་དངོས་རིག་པ་དང་ཐོ་ལེ་མེའི་བཞེད་པ་ལ་འབྲས་བུ་ཆེན་པོ་སྨིན་མ་ཐུབ་པ་བཞིན། ཧྥ་ལུན་གྱིས་དངོས་བཤེར་ཞིབ་འཇུག་གི་ཞིང་སར་

ས་བོན་བཏབ་པ་ལའང་སྨྱུ་གུ་འབུས་ཐུབ་མེད་ཅེས་ཚན་རིག་པོ་རྒྱུས་ཀྱི་ཞིབ་འཇུག་པ་རྣམས་སླབོ། །གང་ལྟར་ཡང་སྐབས་དེར་མི་རྣམས་དད་པ་བྱེད་པ་ལས་རྩོད་གླེང་ལ་མི་དགའ་ཞིང་། སྔ་མའི་བཀས་བཅད་ལ་མོས་པ་ལས་དགག་སྒྲུབ་ལ་མི་སྤྱོ། རླབས་ཆེན་གྱི་མི་སྣའི་གསུང་ངག་དང་དུ་ལེན་པ་ལས་དངོས་པོའི་གཤིས་ལུགས་ལ་རྒྱུས་ལོན་མི་བྱེད། དེ་བས་སྨན་ལུན་གྱི་བརྩམས་ཆོས་ལས་མཐོང་ཐུབ་པ་དེ་བཞིན་རྟོག་ཞིབ་མ་སྨིན་པའི་འདོད་ཚུལ་དག་རིམ་པར་མཁྲིགས་པར་གྱུར་པ་ལས་རྟོག་ཞིབ་དང་ཞིབ་འཇུག་གང་ལའང་གཏན་ཚིགས་ལྡན་མིན་གྱི་ཕྱོགས་ནས་རེ་ལྟོས་གང་ཡང་འབྱུང་ཐུབ་མེད། ཁོང་གི་རྗེས་འབྲངས་པ་རྣམས་ཀྱིས་ཀྱང་དུས་རབས་དུ་མའི་རིང་ལ་ཁོང་གི་བརྩམས་ཆོས་ཀྱི་ཚིག་ངོས་ཀྱི་ནང་དོན་སྲུང་འཛིན་བྱས་པ་ནི་ལྟ་དགོངས་དངོས་བརྒྱུད་འཛིན་བྱས་པའི་ཚད་ལས་ལྷབ་འགྱུར་གྱིས་ལྷག །དེ་ལྟར་ཁོང་གི་བསམ་བློ་ལ་དང་དོད་ཆེར་བྱེད་ཐུབ་མེད་ཅིང་། རྟོག་ཞིབ་པ་ཞིག་གི་ཆ་ནས་སྨན་ལུན་གྱི་བརྩམས་ཆོས་དག་ཤིན་ཏུ་ཁྱད་འཕགས་ཡིན་མོད། མཚན་ཉིད་རིག་པ་བ་ཞིག་གི་ངོས་ནས་དེ་རྣམས་སྤྱིར་བཏང་བར་འདུག་པ་མ་ཟད་བཀས་བཅད་རིང་ལུགས་པའི་ཆར་གཏོགས་ཤིང་། ཁོང་གིས་རང་གི་རྟོག་ཞིབ་དག་ནམ་ཡང་ནོར་མེད་ཡིན་པའི་ཕྱི་གོས་ཀྱིས་གཡོགས་ཤིང་རང་གི་ཚོད་བགམ་རྣམས་ལ་འགྱུར་མེད་ཀྱི་ཕྱི་པགས་ཀྱིས་བཀབ་ཡོད་དོ། །

རོམ་གྱི་གསོ་རིག་ལ་ད་དུང་ཤིན་ཏུ་གླེང་རིན་ཡོད་པ་ཞིག་ནི་ཡུལ་འདིར་སྔ་མོ་ནས་འཕྲོད་བསྟེན་གྱི་ལས་དོན་མང་པོ་ཞིག་ཁྲིམས་ལུགས་སུ་གཏན་ལ་ཕབ་ཅིང་ཐུན་མོང་སྤྱིའི་སྒོ་ནས་འཕྲོད་བསྟེན་གྱི་བྱ་བ་སྒྲུབ་པའི་སྲོལ་བྱུང་ཡོད་དེ་དེང་གི་བཤད་སྟངས་ལྟར་ན་ཐུན་མོང་འཕྲོད་བསྟེན་གྱི་བྱ་བཞག་ཆེར་རྒྱས་ཡོད། གོང་དུ་བཤད་པ་བཞིན་གྲོང་ཁྱེར་གྱི་སྙིགས་ལུད་སྐྱོར་ཕུད་པའི་ས་འོག་ཏུ་སྦས་པའི་ཡུར་བ་དང་། རིམས་ནད་ཀྱི་འབྱུང་ཁུངས་གཙོ་བོར་གྱུར་པའི་ན་འདམ་གྱི་ཆུ་དྲངས་བྱེད་ཀྱི་གསང་ཡུར་ལ་སོགས་སྟོན་ནས་ཡོད། དེ་ཡང་རོམ་གྱི་ཡུལ་དུ་མ་དང་ཁྱད་པར་དུ་རོམ་གྱི་མཁར་གྲོང་ཆགས་སའི་ཡུལ་གྱི་ཉེ་འདབ་ཏུ་ན་འདམ་མང་དུ་ཡོད་པ་ལ་དུས་ཡུན་རིང་པོར་བརྟན་ས་བཟུང་བ་ཡིས་ཡུལ་འདིའི་མི་འབབ་ལ་རིམས་ནད་རྒྱུན་པར་བསྐྱེད་ཅིང་ཡང་འདི་དག་དང་འབྲེལ་བའི་འཕྲུང་ཆུ་ཡང་མི་གཙང་བ་བཅས་ཀྱིས་རྒྱལ་ཁབ་ཀྱི་རྩ

འཛུགས་ལ་བརྟེན་ནས་ན་འདམ་གྱི་ཆུ་བཀྲན་གནས་གཞན་དུ་དྲངས་པ་དང་ཡང་མཐོ་སའི་ཆུ་གཙང་པོ་མཁར་གྲོང་དུ་བླངས་པའི་ཆུ་སྦུག་ཆེན་པོ་མང་དུ་བཟོས་ཡོད་ལ། རོམ་བཙན་རྒྱལ་གྱི་དུས་སྐབས་སུ་ཁྲུས་ཁྱིང་དུ་བཀོལ་བའི་ཆུ་མ་གཏོགས་པར་མི་རེས་ཉིན་རེར་ཆུ་ཟེའུ་100རེ་སྤྱོད་བཞིན་ཡོད་ལ་དེ་དག་ནི་ཆུ་སྦུག་ཆེན་པོ་14ལ་བརྟེན་ནས་མཁོ་འདོན་བྱེད་པ་ཡིན་པས་འདི་ནི་དེང་དུས་ཀྱི་གྲོང་ཁྱེར་ཆེན་པོ་དག་ལའང་ཤིན་ཏུ་དཀོན་པའི་ཚད་རེད། དེ་བཞིན་རོམ་དུ་སྔ་བའི་དུས་ནས་སྐེར་ཁྱིམ་དུ་ཁྲུས་ཁྱིང་བཟོ་བ་དང་ཐུན་མོང་ཁྲུས་ཁྱིང་ཆེན་པོ་བཟོ་བའི་སྲོལ་ཡོད་དེ། རྩིས་བླངས་པ་ལྟར་ན་རོམ་བཙན་རྒྱལ་གྱི་དུས་སུ་ཁྲུས་ཁྱིང་གནས་800ལྷག་ན་བཙུགས་ཡོད་པ་དང་དེ་དག་གི་བཟོ་བསྐྲུན་བཀོད་པའང་ཧྲོད་ཁྲུས་དང་བསིལ་ཁྲུས། རླུང་རྒྱུ་བའི་གནས། ཕུར་མཉེ་བྱ་བའི་གནས་ལ་སོགས་ཤིན་ཏུ་སྤོན་ཐོན་ཅན་དུ་བསྐྲུན་ཡོད། ད་དུང་སྲིད་གཞུང་གིས་གྲོང་ཁྱེར་གྱི་གཙང་སྦྲ་ལ་ཆེད་དུ་འགན་ལེན་བྱེད་ཅིང་བཙན་རྒྱལ་དུས་སྐབས་སུ་ཐུན་མོང་གསང་སྤྱོད་བྱུང་ཡོད་ལ་སྐབས་ཤིག་ན་རོམ་དུ་ཐུན་མོང་གསང་སྤྱོད་གནས་150ལས་མི་ཉུང་བར་བཙུགས་ཡོད། དེ་བཞིན་ཟས་རིགས་ལ་གཞུང་བདག་བྱེད་པའི་ལམ་ལུགས་བཙུགས་ཡོད་དེ་ཚོང་ཅག་གིས་ཚོང་རའི་ཟས་རིགས་ལ་ལྟ་རྟོག་བྱེད་པ་དང་ཡུན་ལོན་པ་དང་ཁྲིམས་མིན་གྱི་ཚོང་ལས་སོགས་བཀག་ཚོག །གྲོ་ནི་ངེས་པར་རྒྱལ་ཁབ་མཛོད་ཁང་དུ་གསོག་ཉར་བྱེད་དགོས་ཤིང་བཙན་རྒྱལ་དུས་སྐབས་སུ་མཛོད་ཁང་300ལྷག་ཅིག་ཡོད་ལ་ལོ་རེར་དམིགས་བསལ་གྱི་དུས་ཚིགས་ཤིག་ལ་གྲོ་མང་པོ་མི་འབངས་ལ་སྦྱིན་གཏོང་བྱེད། ད་དུང་མི་ཤི་བ་གྲོང་ཁྱེར་ནང་དུ་དུར་སྦ་བྱེད་མི་ཆོག་ལ་ཕྱིས་སུ་རིའི་ཉེ་འདབ་ཏུ་ཐུན་མོང་དུར་ཁྲོད་ཅིག་བཟོས་པ་དང་རིམ་པར་དེ་རྒྱ་ཆེར་བསྐྱེད། དེ་ལས་གཞན་དུ་རོམ་གྱི་སྔོན་མའི་ཁྲིམས་ཡིག་གི་ཁྲོད་དུ་མངལ་འདེད་མི་ཉུང་བ་དང་གལ་ཏེ་བུད་མེད་ལ་མངལ་འདེད་དུ་བཅུག་ན་ཁྲིམས་ཆད་ཐོག་ཚུལ་དང་། ཡང་ཕྲུ་གུ་ཟླ་བ་བཅུ་གཅིག་པར་སྐྱེས་ན་ཁྲིམས་མཐུན་མིན་པ། ཕྲུ་གུ་བཙའ་བ་ལ་བཙའ་རོགས་མི་ལྔ་ལོང་ན་ད་གཟོད་ཁྲིམས་མཐུན་དུ་བརྩི་བ། སྨན་པའི་ལག་དགྲས་ནད་པ་བསད་ན་སྨན་པ་མཐར་བསྐྲོད་གཏོང་བ་ལ་སོགས་འཕྲོད་བསྟེན་དང་འབྲེལ་བའི་ནང་དོན་མང་པོ་ཞིག་གཏན་ལ་ཕབ་ཡོད་ཅིང་། འདི་དག་ལས་རོམ་གྱི་ཁྲིམས་འཛུགས་བདག་པོ་རྣམས་ཀྱིས་ཐུན་མོང་འཕྲོད་

བསྟེན་ནི་ཁོང་ཚག་གི་ལས་འགན་གྱི་གཙོ་བོ་ཞིག་ཏུ་བཟུང་འདུག་པ་གསལ་པོར་རྟོགས་ནུས།

དེ་ལྟར་རོམ་དུ་ཐོག་མའི་དུས་ཀྱི་སྨན་པ་ཕྱི་རྒྱལ་གྱི་མི་ཡིན་ལ་སྨན་པའི་ལས་ནི་བཟང་པོ་ཞིག་ཏུ་མི་བརྩི། སྤྱི་ལོ་46ལ་ཁེ་སར་སིས་རོམ་དུ་སྨན་པའི་ལས་གཉེར་བཞིན་པ་ཐམས་ཅད་ལ་རོམ་གྱི་སྤྱི་དམངས་ཀྱི་ཐོབ་ཐང་སྤྲད་པ་དང་། ཀུན་གྱིས་རེ་སྐུལ་བྱེད་བཞིན་པའི་དམིགས་བསལ་གྱི་དབང་ཆ་འདི་ཡིས་སྨན་པ་རྣམས་ཀྱི་ལ་རྒྱའི་དབུ་འཕང་ཆེ་རུ་བསྐྱེད་ཡོད། དེ་ནས་རིམ་པར་ཀུན་གྱིས་ཆེད་དུ་གསོ་རིག་སློབ་གཉེར་བྱེད་སའི་ཚ་འཛུགས་དགོས་པར་འདོད་པ་དང་། བཙན་རྒྱལ་དུས་སྐབས་སུ་སྨན་པ་སྐྱེད་སྲིང་བྱེད་སའི་གནས་ཨ་སྲིན་སི་དང་ཨེ་ལེག་ཟན་དར་མཁར་གྲོང་། ཨི་ཐ་ལི་བཅས་ཕྱད་ད་དུང་མིང་དུ་གྲགས་པ་དུ་མ་ཞིག་བྱུང་ཡོད། འོན་ཀྱང་གསོ་རིག་སློབ་གསོའི་སྡེ་ཁག་དངོས་ནི་དུས་རབས་གསུམ་པའི་སྐབས་ནས་ད་གཟོད་བྱུང་ལ། དེར་གཙོ་ཆེར་སྦྲེའུ་ལ་སོགས་པའི་སྲོག་ཆགས་ཀྱི་གཤག་འབྱེད་དང་སྨན་དུ་བཀོལ་བའི་རྩི་ཤིང་རིག་པར་སློབ་སྦྱོང་བྱེད། རོམ་བཙན་རྒྱལ་གྱི་དུས་མཇུག་ཏུ་ཐུན་མོང་གསོ་རིག་སློབ་གྲྭ་བཙུགས་ཡོད་ཅིང་སློབ་གྲྭ་དེ་དག་གི་སྨན་པ་ལ་རང་དབང་གི་ཐོབ་ཐང་ཡོད་འདུག །དེ་བས་རོམ་དུ་གསོ་རིག་སློབ་ཁྲིད་བྱེད་མཁན་ཞིག་ཡིན་ན་རོམ་དུ་སྐྱེས་པ་མིན་ཡང་སྤྱི་དམངས་ཀྱི་ཐོབ་ཐང་སྤྲད་ཡོད། ཕྱིས་སུ་ད་དུང་སྨན་ལས་གཉེར་མཁན་ཞིག་ཡིན་ཚེ་ངེས་པར་དུ་སློབ་གྲྭའི་ངོས་ལེན་ཐོབ་དགོས་པ་མ་ཟད་ངེས་པར་དུ་ཆེས་མཐོ་རིམ་གྱི་སྨན་པའི་བདེན་དཔང་ཡོད་ན་ད་གཟོད་སྨན་ལས་གཉེར་བའི་ཚོག་མཆན་ཐོབ་ཐུབ་པའི་ལམ་ལུགས་བཟོས། དེ་ལྟར་གསོ་རིག་སློབ་གསོ་རིམ་པར་མ་ལག་ཅན་དུ་གྱུར་པ་ན་སྨན་པའི་སྤྱི་ཚོགས་ཀྱི་ཐོབ་ཐང་ཡང་རྒྱུན་ལྡན་ཅན་དུ་གྱུར། རོམ་བཙན་རྒྱལ་རྒུད་པའི་ཕྱོགས་སུ་འགྲོ་བའི་དུས་ལ་སྨན་པའི་ཐོབ་ཐང་མངོན་གསལ་དུ་ཇེ་མཐོར་གྱུར་འདུག་ལ་རྒྱལ་སྲིད་དུས་མཇུག་ལ་ཕོ་བྲང་དུ་ཚོགས་མི་གཙོ་བོའི་གོ་གནས་ཐོབ་འདུག །གཞན་ཡང་རོམ་བཙན་རྒྱལ་གྱི་དུས་སྐབས་སུ་དམག་དོན་གསོ་རིག་ཀྱང་འཕེལ་རྒྱས་ཆེན་པོ་བྱུང་ཡོད་དེ། དམག་གི་རུ་སྡེ་དུ་མ་ཚུགས་པ་དང་བསྟུན་ནས་སྨན་བཅོས་ཞབས་ཞུའི་སྡེ་ཁག་ཀྱང་ཚུགས་ལ་སྐབས་དེར་དམག་སྡེ་རེ་རེར་སྨན་པ་ཡོད་པ་དང་སྨན་པ་ནི་འཐབ་མཁན་མིན་པའི་གྲས་སུ་འཛོག་པ་དང་སྨན་བཅོས་ལག་ལྡན་ལ་ཆེད་ཀྱི་སྒོ་ནས་རྨ

བཙོས་པ་ལ་སོགས་སུ་བསྟེན་བཞིན་ཡོད།

༣ རོམ་བཙན་རྒྱལ་འཛིན་རྗེས་ཀྱི་གསོ་རིག

སྐུ་ལུན་ནི་རོམ་བཙན་རྒྱལ་གྱི་ལས་དོན་ཆེ་རུ་འཕེལ་བ་དང་ཁེ་སར་སིའི་སྲིད་དབང་རྒྱ་ཆེར་དར་བའི་སྐབས་དང་ཁེལ་ཞིང་། ཁོང་གི་ལས་དོན་གྱིས་ཚན་རིག་བསམ་བློས་ཀུན་ནས་བཅིངས་པའི་སྤྱི་རིག་དང་རོམ་གྱི་གསོ་རིག་གི་མཐོ་རྣབས་ཤིག་མཚོན་ལ། དེའི་ཤོར་དུ་སྐབས་འདི་ནས་གསོ་བ་རིག་པ་རྒྱུད་པའི་ཕྱོགས་སུ་འགྲོ་བའི་མགོ་ཡང་བརྩམས་འདུག །ཕྱིར་ན་རོམ་བཙན་རྒྱལ་འཛིན་པའི་རྒྱུ་རྐྱེན་ལ་འཚོ་བའི་གོམས་སྲོལ་དང་སྲིད་དབང་འཕྲོག་རེས། སྤྱི་ཚོགས་ཀྱི་གྲལ་རིམ་སོ་སོ་དབྱུལ་ཕོར་གྱུར་པ་ལ་སོགས་བགྲང་བར་བྱེད་མོད་གསོ་རིག་ལོ་རྒྱུས་ཞིབ་འཇུག་པ་རྣམས་ཀྱི་ངོར་ས་ཡོམ་དང་ཆུ་ལོག་ལ་སོགས་རང་བྱུང་གནོད་འཚེ་མང་པོ་ཞིག་དང་བསྟུན་ཏེ་སྐབས་འདི་ནས་བཟུང་རོམ་དུ་ནད་ཡམས་ཆེན་པོ་བརྒྱུད་མར་བྱུང་ལ་སྤྱི་ལོ་79ནས་312ཀྱི་དུས་རབས་གཉིས་ལྷག་གི་རིང་དུ་བྱུང་ཡུན་རིང་བའི་རིམས་ནད་ཆེན་པོ་ལན་ལྔར་མཆེད་པ་ཡིས་རོམ་གྱི་མི་རྒྱུ་གཉིས་ལ་གོད་ཆག་ཆེན་པོ་ཐེབས་ཤིང་། རྒྱལ་ཁབ་ཆེན་པོའི་ཕྱི་ནང་གི་སྟོབས་ནུས་ཟད་པར་བྱེད་པའི་རྒྱུ་གཞན་ཐམས་ཅད་ལས་ལྷག་འདུག་ཅེས་གསོ་རིག་ལོ་རྒྱུས་ལ་ལྟ་བའི་མིག་ལྡན་པ་རྣམས་ཀྱིས་བཞེད་ཅིང་རྐྱེན་དབང་འདི་དག་གིས་གསོ་བ་རིག་པ་རང་ངོས་ནས་ཀྱང་འཕེལ་རྒྱས་ཀྱི་ཕྱོགས་སུ་འགྲོ་བ་ལ་འགལ་རྐྱེན་དུ་མ་བྱུང་འདུག །རིམས་ནད་ཆེན་པོ་ལན་དུ་མར་མཆེད་པ་ན་རྒྱལ་ཁབ་ཀྱང་ནུས་ཟད་ཐབས་རྟགས་ཀྱི་གནས་སུ་གྱུར་ཞིང་རྨོངས་དད་ཀྱི་གོམས་སྲོལ་ལ་འཇུ་བ་ལས་འོས་མེད་པར་གྱུར་ལ། ཁྱད་པར་དུ་ཤེས་རིག་མེད་པའི་མི་ཚོགས་ཀྱི་ཁྲོད་དུ་དེ་བས་མངོན་གསལ་ཡིན་ཏེ་འདི་ནི་རང་བྱུང་གོད་ཆག་གང་གི་སྐབས་ནའང་རྒྱུན་པར་མཐོང་བའི་སྣང་ཚུལ་ཞིག་ཀྱང་ཡིན། རིམས་ནད་ཡང་དང་བསྐྱར་དུ་མཆེད་པ་ཡིས་མི་རྣམས་སྨན་པ་ལ་ཡིད་ཆེས་མེད་པར་གྱུར་ཅིང་རྒྱུ་མཚན་མེད་པར་རྨོངས་དད་ཀྱི་ལས་སུ་ཞུགས་ལ། རྫུ་འཕྲུལ་དང་སྔགས་གྱུར་རིང་ལུགས་པ་སྐབས་འདིར་སྔར་ཡང་ཆེར་དར་རོ། །དེ་བས་མཚན་ཉིད་རིག་པའི་རིགས་འདེད་ཀྱང་དོགས་པའི་ཁྲིད་ནས་རྨུས་མར་གྱུར་ལ་ལྷ་ལ་དད་པའི་སྟོབས་ཀྱིས་དེ་དག་ཐམས་ཅད་ཟིལ་གྱིས་མནན་ཡོད། ཉེས་བཤགས་དང་སྐྱབས་

འཇིག་གི་འདུན་པ་དྲགས་པོ་ཞིག་མང་ཚོགས་ཀྱི་ཁྲོད་དུ་ཁྱབ་པར་གྱུར་ལ་འདི་ནས་སླར་ཡང་གསོ་བ་རིག་པ་དང་ཆོས་ལུགས་བསམ་བློ་ལྷན་བསྲེས་ཀྱི་རྣམ་པ་བྱུང་། ཡེ་ཤུའི་སྐུ་བརྙན་གྱི་ཞལ་རིས་ཨ་སི་ཁུ་ལེ་ཕིས་སིའི་སྔོན་ཚད་ཀྱི་བརྙན་གཟུགས་ལྟར་བཞེངས་ཡོད་ལ་སྨྲི་རིག་སླན་པ་ཨ་སི་ཁུ་ལེ་ཕིས་སིའི་སྐུ་བརྙན་སྐབས་ལན་རེར་ཡེ་ཤུའི་ལྷ་ཁང་དུ་བཞག་ཅིང་ཡེ་ཤུ་ཡིན་པ་ལྟར་དུ་མཆོད་བཀུར་བྱེད། དེ་ལྟར་བཙན་རྒྱལ་འཇིག་ལ་ཁད་པའི་སྐབས་འདིར་གསོ་བ་རིག་པ་སླར་ཡང་ཕྱུར་མཐུ་ཙམ་དུ་གྱུར་ཅིང་ཡེ་ཤུ་ནི་སེམས་དང་ལུས་གཉིས་ཀྱི་སྨན་པ་ལྟ་བུར། དེ་བཞིན་དུས་རབས་དང་པོའི་སྐབས་སུ་ཡེ་ཤུའི་ཆོས་ལུགས་ཀྱིས་སྐབས་དེའི་གསོ་རིག་ལ་བཀག་འགོག་བྱེད་པར་དཔྱད་རྒྱུ་མཚན་གཞན་ཡོད་དེ། སྐབས་དེར་མི་རྣམས་སྐྱབས་སུ་རེ་བའི་ལོག་ཆོས་དང་རྫུ་འཕྲུལ་གྱི་རིགས་མང་པོ་ཞིག་བདོ་བཞིན་ཡོད་པས་ཡེ་ཤུའི་ཚོགས་ལུགས་གཅིག་པོའི་གསོ་རིག་ཅིག་འབྱུང་བ་ལ་དགོས་མཁོ་ཆེ་ཞིང་། དད་པ་དང་ཕྱག་ཕྱ་བ། ལྷ་མར་ཕྱུག་པ་བཅས་བཅོས་ཐབས་ཀྱི་གཙོ་བོར་བྱེད་པའི་སྲོལ་བྱུང་ལ། ཡེ་ཤུའི་ཆོས་ལུགས་ཀྱི་འདུ་ཤེས་འཛིན་སྟངས་གསོ་བ་རིག་པའི་ཁ་ཕྱོགས་སེམས་སྤྲོག་ཤིང་ལྟ་བུར་གྱུར། དེ་བས་སྐབས་འདིར་གསོ་བ་རིག་པ་ལ་བསམ་གཞིག་ལྟག་པ་གང་ཡང་གཏོང་བའི་དགོས་པ་མེད་ཅིང་ཐ་ན་དེ་ནི་ལུགས་འགལ་དུ་འཛིན། དུས་རབས་གསུམ་པའི་མགོར་ཡེ་ཤུའི་ཆོས་ལུགས་འཛིན་པ་འགའ་རེར་སྒྲ་ལུན་ལ་དད་པ་བྱས་པའི་ཉེས་མིང་བཀལ་ཡོད་ཅིང་། ཕྱིས་སུ་སླེབས་པ་ན་ད་གཟོད་ཡེ་ཤུའི་ཆོས་ཚོགས་ཀྱིས་སྒྲ་ལུན་ནི་ཡེ་ཤུའི་གསུང་རབ་རྣམས་དང་འགལ་བ་མེད་པའི་སྨན་པར་བཟུང་ཡོད། དུས་ཡུན་འདི་དག་གི་ནང་ལ་མི་རྣམས་འཇིགས་སྐྲག་དང་སེམས་ཁྲལ། སྡུག་བསྔལ་གྱི་ཁོར་ཡུག་ཁྲོད་ཕྱོགས་ཐམས་ཅད་ལ་བདེ་འཇགས་འཚོལ་བ་ལས་འགན་གྱི་དང་པོར་བཟུང་ཡོད་པས་ཚན་རིག་དང་ཞིབ་འཇུག་ནི་དེ་མ་ཁད་དུ་ཆུད་པར་གྱུར་རོ། །ཡོད་ན་ནི་སྒྲ་ལུན་གྱི་ཕྱིས་སུ་ད་དུང་སྨན་ཡིག་བསྒྱུར་འབྲི་དང་གཞུང་སྟ་མར་འགྲེལ་པ་མཛད་པ་ལ་སོགས་ཀྱིས་ཆེས་པར་བྱས་པ་ལས་དངོས་སུ་བརྟག་བཤེར་བྱེད་པ་ནི་ཤིན་ཏུ་ཉུང་ཞིང་འདིའི་སྐབས་གྲགས་ཆེ་བ་སྨན་པ་ཨན་ཐེ་ལུ་སི་(Antyllus)ལ་སོགས་བྱུང་།

དུས་རབས་བཞི་པ་དང་ལྔ་བའི་མཚམས་ནས་བེ་སར་(Byzantium)རབ་རོམ་བཙན་

རྒྱལ་ཤར་མ་[1]རིམ་པར་དར་ནས་རིག་གནས་ལྟེ་བ་ཤར་ཕྱོགས་སུ་སྤར་བ་ན་ཁོན་སི་ཐན་ཐིན་(Constantine)ཡོ་རོབ་གསོ་རིག་རིག་གནས་ཀྱི་ལྟེ་དབུས་སུ་གྱུར་ལ། ཡེ་ཤུའི་ཆོས་ལུགས་ཀྱི་ལྟ་བ་ལྡོག་གྱུར་ཅན་གྱི་ཕུ་ལ་ཐོའི་ལུགས་གསར་པ་ལ་བསྙོས་ནས་ཁྱབ་པར་གྱུར་ཅིང་འདིས་ཚན་རིག་གི་ཞིབ་འཇུག་ལའང་ཚོད་འཛིན་ནམ་ཤུགས་རྐྱེན་ཆེན་པོ་ཐེབས་ཡོད། ཚན་རིག་ནི་ཆོས་ཚོགས་ཀྱི་ཁོངས་གཏོགས་སུ་གྱུར་པ་དང་ཆོས་བདག་ནི་དེ་སྐྱོང་མཁན་དུ་བྱས་ལ། ཆོས་བདག་འདི་དག་ལ་བརྟེན་ནས་སྐི་རིག་གི་སྲོལ་རྒྱུན་གསོ་རིག་རྒྱུད་འཛིན་བྱེད་ཐུབ་པར་གྱུར། སྔ་དུས་ཀྱི་ཡེ་ཤུའི་ཆོས་ལུགས་འཛིན་པའི་སྨན་པའི་ཁྲོད་ཕལ་ཆེ་བ་སི་རི་ཡའི་མི་ཡིན་ལ་དེའི་ཁྲོད་དུ་ཁོ་སི་མ་སི་(Cosmas)དང་ཏྲ་མིན་(Damian)སྤུན་གཉིས་ཀྱང་ཡོད། འདི་གཉིས་ཕྱིས་སུ་སྨན་པ་མཁས་པར་གྱུར་ནས་ཕྱི་རབས་རྣམས་ལས་འདི་གཉིས་ལ་དད་པ་བྱས་ཏེ་ནད་གསོ་བའི་སྲོལ་བྱུང་ལ་ཆེད་དུ་འདི་གཉིས་ལ་སྐྱབས་ཞུ་བྱེད་སའི་ལྷ་ཁང་ཡང་བཞེངས། དེ་བཞིན་དམིགས་བསལ་གྱི་གསོ་བཅོས་མཐུ་ནུས་ལྡན་པའི་མིའམ་ལྷ་མང་དུ་བྱུང་ནས་ནད་བྱེ་བྲག་པ་མང་པོ་ལ་རང་རང་གསོ་བའི་སྐྱབས་བཅོལ་མི་འདྲ་བ་བྱུང་། ཆོས་ཚོགས་ཀྱི་ཆོས་བདག་གིས་བཟུང་བའི་གསོ་རིག་ནི་ཁོང་ཅག་གི་མཚན་ཉིད་རིག་པ་དང་འདྲ་བར་ཡེ་ཤུའི་ཆོས་ཀྱི་ལྟ་བ་དང་འབྲལ་ཐབས་མེད་པར་གྱུར།

ཛུ་སི་ཐི་ནིན་(Justinian, 483~565)གྱི་དུས་སྐབས་སུ་རོམ་བཙན་རྒྱལ་ཤར་མ་ལ་ཤིན་ཏུ་འཇིགས་རྔམ་ཆེ་བའི་རིམས་ནད་ཅིག་གི་མནར་གཅོད་ཐེབས་ཡོད་པས་རིམས་ནད་དེ་ལའང་རྒྱལ་པོ་འདི་བའི་མིང་གིས་འབོད་པར་བྱེད། རིམས་ནད་འདིའི་སྔོན་ཙམ་སྤྱི་ལོ་512ལ་མེ་རི་ཆེན་པོ་འབར་བ་དང་དེར་བསྟུད་ནས་ས་ཡོམ་མང་དུ་བརྒྱུག་སྟེ་ཨེ་ཀྲེན་མཚོ་ཡི་གླིང་ཕྲན་མང་པོར་གནོད་བརླགས་ཆེན་པོ་ཐེབས། སྤྱི་ལོ་526ལོར་ས་ཡོམ་དྲག་པོ་ཞིག་བྱུང་ནས་ཨན་ཐོ་ཁུའི་(Antioch)གྲོང་ཁྱེར་རྨག་མེད་དུ་བཟོས་ལ་མི་ཁྲི་30ལྷག་ཁྱུར་མིད་བཏང་། སྤྱི་ལོ་542ལོར་ཁོན་སི་ཐན་ཐིན་མཁར་གྲོང་དུ་བྱི་རིམས་ཆེན་པོ་མཆེད་པར་གྱུར་ཅིང་ལོ་རྒྱུས་ཡིག་ཆར་བཀོད་པ་ལྟར་ན་ཁོན་སི་ཐན་ཐིན་མཁར་གྲོང་དུ་ཉིན་རེར་མི་གྲངས་ཁྲི་གཅིག་ལས་འདས་པ་ཚོ་ལས་

① སྤྱི་ལོ་395ལ་རོམ་བཙན་པོའི་རྒྱལ་ཁབ་འཐོར་བ་ནས་འདི་ཡི་སྲིད་དབང་བཙུགས་ཤིང་། 1453ལོར་ཨོ་སི་མན་ཏུར་ཁི་སིས་བཅོམ།

འདས་བཞིན་ཡོད། འདི་དང་འཕྲོ་མཐུད་ནས་བྱུང་བའི་ཕྱི་རིམས་ཀྱིས་རོམ་བཙན་རྒྱལ་ཕྲན་མའི་མི་གྲངས་ཀྱི་ཕྱེད་ཀའི་ཡན་ཆད་བརླགས་པར་གྱུར་ལ་འདུ་འཛིན་ཆེ་བའི་གྲོང་ཁྱེར་མང་པོ་ཞིག་དུས་ཐུང་ངུའི་ནང་ནག་སྟོང་ངེར་གྱུར། དེ་བས་རིམས་ནད་ལ་སོགས་པའི་གནོད་འཚེ་ཆེན་པོ་འདི་དག་ནི་བྷེ་ཟན་ཐུམ་ཤེས་རིག་ལ་སྐྱེས་སྟོབས་ཀྱིས་དབེན་ཞིང་ཟད་མཐར་ལྷུང་བྱེད་ཀྱི་རྒྱུ་རྐྱེན་གཙོ་བོར་གྱུར་ཡོད་ངེས་སོ། །

གསུམ། ཨ་རབ་ཀྱི་གསོ་རིག་གི་བྱུང་བ་དང་འཕེལ་རྒྱས་ཀྱི་དུས་རིམ་གཙོ་བོ།

༡ ཨ་རབ་གསོ་རིག་གི་ཐོག་མའི་བྱུང་བ།

འདིར་ཐོག་མར་ཨ་རབ་གསོ་རིག་ཇི་ལྟར་བྱུང་བའི་མགོ་ཁུངས་སྤྱི་བབ་ཏུ་གླེང་བ་ལ། རོམ་ནུབ་མའི་བཙན་རྒྱལ་འཇིག་པར་གྱུར་པ་ནི་ཤེས་རིག་ལོ་རྒྱུས་ཀྱི་གོམ་བགྲོད་མཚམས་བཞག་པའི་རྟགས་མཚན་ཞིག་ཏུ་འཛོག་ལ། དེ་དུས་སྔོན་ཆད་ཤེས་རིག་གི་ལྟེ་བར་གྱུར་པའི་ཡུལ་ལུང་རྣམས་འཁྲུག་ལོང་གིས་རྨེག་མེད་དུ་བཏོས་ཤིང་རིམས་ནད་ཀྱིས་ཡོངས་སུ་གཅོས་ནས་མི་གྲངས་ཇེ་ཉུང་དུ་ཕྱིན་པ་མ་ཟད། དམུ་རྒོད་ཀྱི་ཕྱུགས་སྐྱོང་མི་རིགས་ཀྱི་རྒོལ་བ་ཐེབས་ཤིང་མི་རིགས་དེ་དག་ཨལ་ཕེན་རི་རྒྱུད་(Alpen)བརྒལ་ནས་ཐད་ཀར་ཨི་ཐ་ལིའི་ཡུལ་དུ་ཐོན་ཡོད། གསོ་བ་རིག་པའང་སྨུལ་མེད་ཀྱི་སྤྱི་འགྲོས་སུ་བརྟན་པོར་བཙུགས་ནས་ལྐོག་གྱུར་རིང་ལུགས་པས་ཚོད་འཛིན་བྱས་ལ། རྟོག་འཛིན་གི་བཀག་བཅད་རིང་ལུགས་པའི་རྣམ་པར་བསྒྱུར་ནས་གསོན་ཤུགས་ཅན་གྱི་བསམ་བློ་གང་ཡང་སྐྱེ་བའི་གནས་མེད་པར་གྱུར། ཨི་ཐ་ལིར་ཡང་སྔར་གྱི་ཁྱད་དུ་འཕགས་པའི་སྲོལ་རྒྱུན་ཉམས་ནས་ཆོས་ཚོགས་དང་ཉམས་ལེན་གླིང་གི་ཁྲིམས་ར་ན་འཚོ་བའི་མི་རྣམས་ཁོ་ནས་ད་གཟོད་སྲོལ་རྒྱུན་འདིའི་ཤུལ་བཟུང་ཡོད། གཡུལ་འཁྲུག་གི་ཆ་ལང་རྗེས་བཞིན་པའི་སི་རི་ཡ་ནི་དངོས་ནས་སྐབས་འདིར་སྨི་རིག་གི་བསམ་བློ་དང་ཁྱད་པར་དུ་གསོ་བ་རིག་པའི་ཉེན་གཡོལ་གྱི་གནས་སུ་གྱུར་ལ། ཡུལ་འདིར་ཆེས་གནའ་བོའི་ཤེས་རིག་སྟེ་བ་བྷེ་ལོན་དང་། ཧི་ཐེ།(Hittie) ཨེ་ཅིབ། སྟག་གཟིག །ལྡེའུ་ལ་སོགས་པའི་ཤེས་རིག་ཀུན་གྱི་ཤུལ་རྗེས་བཞག་ཡོད།

ཡང་ས་དབུས་རྒྱ་མཚོའི་ཕྱོགས་ཀུན་ལ་ཤུགས་རྐྱེན་ཆེན་པོ་ཐེབས་མྱོང་བའི་རོམ་བཙན་པོའི་

རྒྱལ་ཁབ་དུས་སྐབས་ཀྱི་གསོ་རིག་ལུགས་སྲེའི་ཁྲོད་ནེས་ཐོ་རུ་སི་བྱ་བའི་ཆོས་[1]ཀྱི་གྲུབ་མཐའ་ལས་གསོ་དཔྱད་ཀྱི་ལུགས་ཤིག་གྲེས་ལ། ནེས་ཐོ་རུ་སིའི་ཆོས་ནི་ནེས་ཐོ་རུ་སི་(Nestorius)སྟེ་སྤྱི་ལོའི་དུས་རབས་ལྔ་པར་ཁོན་སི་ཐན་ཐིན་གྱི་ཆོས་བདག་ཆེན་མོ་བྱས་པ་དེས་སྲོལ་བཙུགས་ཤིང་ཁོང་ནི་440ལོར་ཡུལ་མཐར་ཁྲུལ་བའི་ཀོ་རིམ་ཁྲོད་ཨེ་ཅིབ་ཏུ་འདས་ལ་ཡེ་ཤུའི་ཆོས་དང་འབྲེལ་བའི་ལོག་ཆོས་མང་པོའི་སྲོལ་ཕྱེ་མཁན་ཁྲོད་ཀྱི་གཅིག་ཡིན། དེའི་ཚད་ལས་ཐལ་བའི་ཆོས་ལུགས་ལྟ་བ་ཡིས་ཐོག་མའི་དུས་ཀྱི་ཡེ་ཤུའི་ཆོས་ཚོགས་ཤིན་ཏུ་མི་དགའ་བར་བྱས་ནས། ཕྱིས་སུ་ལུགས་འདི་འཛིན་མཁན་ནུབ་ཕྱོགས་སུ་སྡོད་ལོང་མེད་པར་ཤར་ཕྱོགས་སུ་ཐོན་ནས་ཡུལ་མང་པོར་སྤེལ། ནེས་ཐོ་རུ་སིའི་ལུགས་འཛིན་མཁན་གྱིས་ཨེ་ཏྲི་ས་(Edessa)དང་ནི་སི་ཏྲིས་(Nisibis)[2]བྱ་བའི་ཡུལ་གཉིས་ཀྱི་གསོ་རིག་གི་ལུགས་སྲོལ་ཕྱེས་ལ་འདི་གཉིས་ཕལ་ཆེར་དུས་རབས་ལྔ་པའི་མཇུག་ཙམ་དུ་མཚན་སྙན་ཆེ། ཤར་ཕྱོགས་ཀྱི་ཡེ་ཤུའི་ཆོས་ལུགས་པ་འདི་དག་གིས་ཧྲི་རིག་གི་རིག་གནས་ཡུལ་དེ་དག་ཏུ་སྤེལ་ཞིང་། ཧྲི་རིག་ཡི་གེའི་གླེགས་བམ་རྣམས་སི་རི་ཡའི་སྐད་དུ་བསྒྱུར་ནས་དེ་དག་གི་ནང་དོན་རྣམས་སི་རི་ཡ་ནས་མེ་སོ་པོ་ཐ་མི་འ་བར་གྱི་ཤར་ཕྱོགས་ཡུལ་ལུང་ཀུན་ལ་ཁྱབ་པར་གྱུར། ཆོས་ལུགས་ལ་གནོད་སྐྱོན་བཟོས་པ་ཡིས་ཁོང་ཅག་རང་གི་རྒྱལ་ཁབ་ནས་མཐར་སྐྲོད་བཏང་ཡང་སྟག་གཟིག་གི་ཡུལ་ནས་ཡང་བསྐྱར་བདག་སྐྱོང་ཐོབ་ལ། བཀུར་བཟོ་དཔེ་མེད་བྱེད་པའི་རྒྱལ་ཁབ་དེ་དག་ལ་ཁོང་ཅག་གིས་ཀྱང་རིག་པའི་ནོར་མཛོད་སྨྲུན་ཅི་ཐུབ་བགྱིས་ཏེ། སྟག་གཟིག་གི་ཀོན་ཏྲིས་ཁ་ཕུར་(Gondischapur,Jundi Shapur)ལུགས་[3]ཀྱི་གསོ་རིག་ལུགས་སྲེ་ཡང་བསྐྲུན་པར་མཛད། སྟག་གཟིག་གི་ལུགས་འདིས་སྒྱུ་རྩལ་དང་ཚན་རིག་གི་རིག་གནས་ཐམས་ཅད་འཆད་ཉན་བྱེད་ཅིང་། ཨ་རབས་སི་ཐོ་ཐིལ་དང་ཏེ་ཕོ་ཁེ་རད་ཌིའི་འདོད་ཚུལ་ཀྱང་ཡོངས་སུ་དང་ལེན་བྱེད། ཀོན་ཏྲིས་ཁ་ཕུར་ནི་དུས་ཡུན་ཤིན་ཏུ་རིང་པོ་ཞིག་ལ་ནུབ་ཕྱོགས་གསོ་རིག་གི་མཛོད་ཁང་ལྟ་བུར་གྱུར་ལ། དུས་རབས་དགུ་པ་སྟེ་བྷ་གྷ་དྷའི་(Baghdad)ལུགས་བྱུང་བ་ན་ད་གཟོད་ཉམས་པར་གྱུར་པ་རེད། ལུགས་འདི་ཡིས་

① རྒྱ་ནག་སྐད་དུ景教ཞེས་འབོད་པ་དེ་ཡིན།
② སི་རི་ཡའི་མངའ་ཁོངས་ཀྱི་ཡུལ་མིང་ཞིག
③ ཨི་རན་ནམ་གནའ་བོའི་སྟག་གཟིག་གི་ཡུལ་ཞིག

ཕུལ་དུ་བྱུང་བའི་སྨན་པ་རྦ་ཁུ་ཐིས་ཁྲུའུ་(Bakhtîschû)དང་ཧུ་ཧེན།(Hunain) མེ་སུ་(Mesue)ལ་སོགས་མང་པོ་ཞིག་གསོ་སྐྱོང་བྱས་ཡོད། སྤྱི་ལོ་529ལོར་ལྷུ་སི་ཐི་ནིན་གྱིས་ཨ་སྲིན་སི་ཡི་ཕུ་ལ་ཐོའི་ལུགས་སུ་གཏོགས་པའི་མཇུག་མཐའི་ཆོས་ལོག་མཚན་ཉིད་རིག་པ་བ་རྣམས་ཡུལ་མཐར་སྐྲུགས་པ་ན་དེ་རྣམས་ཀྱང་ནེས་ཐོ་རུ་སིའི་ཆོས་ལུགས་ལས་དོན་ཁྲིད་ཞུགས་ཡོད། དེ་ལྟར་ སྒྲི་རིག་རིག་གནས་ལོག་ཆོས་ཚོགས་པ་གཞན་དག་སྡེ་ལྡེའུ་བ་དང་སྒྲི་རིག་ཅན་དུ་གྱུར་ཟིན་པའི་སྟག་གཟིག་པའི་རོགས་འདེགས་ལ་བརྟེན་ནས་ཤར་ཕྱོགས་པའི་གོས་ཀྱིས་ཁྱིབས་ཏེ་མེ་སོ་པོ་ཐ་མི་འ་བརྒྱུད་ནས་སྟག་གཟིག་ཏུ་ཐོན་ལ་དེར་གནས་བཅས།

ཨ་རབ་པ་རྣམས་ཆོས་ལུགས་ཀྱི་ངར་ཤུགས་ལ་བརྟེན་ནས་གྲོས་ཁ་གཅིག་ཏུ་འཛོམས་ཤིང་ཁོང་ཅག་གི་སྔར་གྱི་ཁབ་མཐའ་ལས་བརྒལ་ཞིང་སི་རི་ཡ་དང་སྟག་གཟིག་བཅས་པ་དབང་དུ་སྡུད་དུས་ལུགས་སྲེ་སྙིང་བ་འདི་དག་དང་ངོ་འཕྲོད་ལ་རྒྱལ་ཁའི་གོ་རིམ་ཁྲིད་ཚུང་ཟད་གཏིང་ཟབ་པའི་འབྲེལ་འདྲིས་ཀྱང་བྱུང་། དོན་ལ་ཁོང་ཅག་རིག་གནས་འདི་དག་དང་རྩད་ནས་རྒྱུས་མེད་པའང་མིན་ཏེ་སྔར་རྩེའི་སློ་གྲོས་(Mohammed, 570~632)ཀྱི་ཡར་སྔོན་ནས་སྒྲི་རིག་གི་སློབ་གྲྭ་ནས་ཐོན་པའི་སྨན་པས་ཚན་རིག་རིག་གནས་ཨ་རབ་ཀྱི་སར་ཁྱེར་སྨྱོང་ཡོད། ཨི་སི་ལམ་(Islam)གྱི་རྗེས་འཇུག་པ་(Mohammedan)ཚོས་མྱུར་བར་ནྡམ་སི་ཁུ་སི་(Damascus, 635)དང་ཁེ་སར་སི་མཁར་གྲོང་།(640) ཨེ་ལེག་ཟན་དར་མཁར་གྲོང་(643)སོགས་བརྒྱུད་མར་བླངས་ལ། ཨི་སི་ལམ་གྱི་མངའ་ཁོངས་ཆུ་བོ་སིནྡྷུ་ནས་ནུབ་ཀྱི་ཁུ་ཁ་སུ་(caucasus)བར་དུ་བཀྱངས་ཡོད་དེ། ཕལ་ཆེར་ཨ་ཧྥི་རི་ཁ་བྱང་མ་དང་སི་ཕེན་(Spain)ལྷོ་མ། སར་ཧྲིན་གླིང་(Sardinia)དང་སི་སི་ལི་གླིང་བཅས་འདུས་ཤིང་སྤྱི་ལོ་762ལ་རྦ་སྒྷ་ཧྡའི་མཁར་བརྩིགས་ནས་ཁ་ཆེའི་ཆོས་ལུགས་རྒྱལ་ཁབ་ཀྱི་རྒྱལ་སར་གྱུར།

རྩུབ་སྤྱོད་དང་ཁྲག་གིས་བཟོས་པའི་གཡུལ་འཁྲུག་གི་ལོ་ཟླའི་ནང་རྒྱལ་ཁ་ཐོབ་མཁན་གྱིས་དབང་བསྒྱུར་བའི་ཡུལ་གྱི་རིག་གནས་དང་ལེན་བྱེད་པའི་དགོས་པ་མཐོང་ནས་རིམ་པར་རིག་གནས་བདག་སྐྱོང་ལ་ནུས་པ་ཆེན་པོ་བཏོན། དེ་ལ་ཐོག་མར་རྦ་སྒྷ་ཧྡའི་ལུགས་འཕེལ་རྒྱས་སུ་

བཏང་ཞིང་རྗེས་ཐོག་ཏུ་ས་མར་ཁན་ཏི་(Samarkand)[1]དང་ཨི་སི་ཧྥ་ཧན་(Isfahan)།[2] རྣམ་སི་ཁྲུ་སི་བཅས་སུ་འང་དར་རྒྱས་ཆེ་བའི་སློབ་གླིང་དུ་མ་བཙུགས། ཕྱོགས་ནས་ཐོན་པའི་སློབ་མ་མང་པོ་སློབ་གླིང་འདི་དག་ཏུ་འདུས་ནས་རིག་པ་སྣ་ཚོགས་ལ་སྦྱོང་བ་བྱེད་ཅིང་ཁྱད་པར་དུ་ཆོས་ལུགས་དང་མཚན་ཉིད་རིག་པ། གསོ་བ་རིག་པ་བཅས་བསླབ་གཞིའི་གཙོ་བོར་བྱེད། སྤྱི་ལོ་765ལོར་ཁ་ལི་ཧྥ་[3]ཨལ་མན་སུར་(al-Mansûr, 769ལོར་འདས)གྱིས་སྔོན་རྙིས་ཁ་ཕུར་གྱི་གནའ་བོའི་སློབ་གྲྭ་ལ་འཕེལ་རྒྱས་དང་འཛུགས་སྐྲུན་ཆེ་རུ་མཛད་ཅིང་། དེ་བཞིན་ཁ་ལི་ཧྥ་གཞན་དག་སྟེ་ཁྱད་པར་དུ་ཧ་རུན་ཨལ་ར་ཤིད་(Harûn-al-Raschîd, 763?~809)བརྒྱུད་པ་ཡིས་ཧྥ་སྒུ་ཧྥའི་སློབ་གྲྭ་ལ་རྩིས་མཐོང་ཆེན་པོ་བྱས་ནས་རིག་གཞུང་གི་ལྟེ་བར་འགྱུར་ཐུབ་པར་བྱས་ལ་དུས་མཚུངས་སུ་དེར་རྒྱ་གར་བའི་བསམ་བློའི་ཤུགས་རྐྱེན་ཡང་ཆེ་རུ་ཐེབས་ཡོད། ད་དུང་སྐབས་དེའི་ཨ་རབ་བཙན་རྒྱལ་གྱི་མངའ་ཁོངས་སུ་ནེས་ཐོ་རུ་སིའི་ཆོས་ལུགས་སྨན་པ་དང་ས་ཧྥེན་བའི་(Sabaean)སྐར་མ་མཆོད་པའི་ཆོས་པ་དང་། གནམ་རིག་པ། གྲངས་རིག་པ་ལ་སོགས་པ་ཐམས་ཅད་ལ་རྩིས་མཐོང་བྱེད་པ་མ་ཟད། ཧྥི་རིག་གི་གཞུང་དང་ཁྱད་པར་དུ་ཧྥ་ལུན་གྱི་ཡིག་ཆ་མང་པོ་བསྒྱུར། ཨ་རབ་པ་རྣམས་གྲངས་རིག་དང་དངོས་ཁམས་རིག་པ། ཁྱད་པར་དུ་རྫས་འགྱུར་རིག་པ་བཅས་ལ་སྒྲོ་སྣང་ཆེན་པོ་འཕེལ་ནས་རིག་ཚན་འདི་དག་ལ་འཕེལ་རྒྱས་གསར་པ་བྱུང་། རིག་པ་འདི་དག་ཐམས་ཅད་དངོས་སྤྱོད་ཅན་གྱི་ཉམས་མྱོང་དང་ཡང་དག་པའི་ནད་ཐོག་ལྟ་ཞིབ་བཅས་བརྒྱུད་ནས་ཐོབ་པ་ཡིན་པས། གསོ་བ་རིག་པས་སྔར་ཡང་ཤར་ཕྱོགས་པའི་གྱོན་གོས་བྱིབས་ནས་ཧེ་ཕོ་ཁེ་རད་ཚེའི་ལུགས་ཀྱི་གསོ་དཔྱད་དེ་ཉམས་མྱོང་དང་གཏན་ཚིགས་ཀྱི་ངོ་བོ་ཅན་དེ་ཡང་བསྐྱར་གསོན་ཐུབ་པར་གྱུར། དེ་བཞིན་སི་ཕེན་དུ་གཏོགས་པའི་ཨ་རབ་པའི་རིག་གནས་འཛིན་མཁན་རྣམས་ཀྱིས་ཀྱང་ཁོར་རྡོ་ཝ་(Cordova)དང་སེ་ཝི་ལེ།(Seville) ཐོ་ལེ་རྡོ།(Toledo) མུར་སི་(Murcia)སོགས་སུ་རིམ་པར་སློབ་གྲྭ་བཙུགས་ལ་སྤྱི་ལོ་960ལོར་ཁོར་རྡོ་ཝ་ནས་པོད་གྲངས་ཁྲི་30ལོངས་པའི་དཔེ་མཛོད་ཁང་ཆེན་མོ་ཞིག་ཀྱང་བསྐྲུན་

① ཨུ་ཟ་ཧྥེ་ཁྲུ་སི་ཐན་གྱི་གྲོང་ཁྱེར་ཞིག

② ཨི་རན་གྱི་གྲོང་ཁྱེར་ཞིག

③ Khalifa ཞེས་པ་སྟེ་ཨ་རབ་བཙན་རྒྱལ་གྱི་སྐབས་སུ་ཆོས་སྲིད་གཉིས་ཀྱི་བདག་པོར་འཐོད་པ་དང་ཕྱིས་སུ་རྒྱལ་ཁབ་ཀྱི་གཙོ་འཛིན་ལ་གོའོ། །

ནས་སི་ཕེན་གྱི་རིག་གཞུང་ལྟེ་བར་གྱུར།

༢ ཨ་རབ་གསོ་རིག་འཕེལ་རྒྱས་ཀྱི་སྔོན་འགྲོའི་དུས་སྐབས།

དེ་ནི་ཨ་རབ་གསོ་རིག་ཐོག་མར་ཇི་ལྟར་བྱུང་ཚུལ་ཙམ་ཡིན་ལ། སྤྱིར་ཨ་རབ་ཀྱི་གསོ་བ་རིག་པ་དང་རྩོམ་རིག་འཕེལ་རྒྱས་ཀྱི་དུས་རིམ་ལ་སྐབས་ཆེན་པོ་གསུམ་དུ་ཕྱེས་ཆོག་སྟེ། ཐོག་མའི་སྔ་གོན་གྱི་དུས་དང་བར་དུ་འཕེལ་རྒྱས་ཆེ་བའི་དུས། མཐའ་མར་རྒུད་པའི་དུས་བཅས་ལས། དང་པོ་ནི་གཙོ་ཆེར་སྤྱི་ལོའི་དུས་རབས་བརྒྱད་པའི་དཀྱིལ་ནས་དུས་རབས་དགུ་པ་རྫིལ་པོ་(750~900)ཡིན་ལ། ཡང་ཧེ་ཅི་རའི་(Hejira,622)རྗེས་ཀྱི་དུས་རབས་གཉིས་གསུམ་གྱི་རིང་དུ་འཛིན་པའང་ཡོད། གང་ལྟར་དུས་སྐབས་འདིའི་གསོ་བ་རིག་པ་ལ་ཕྱོགས་གཉིས་ཀྱི་ཤུགས་རྐྱེན་ཆེ་བ་ལས་གཅིག་ནི་ཨ་རབ་མི་རིགས་ཀྱི་ཀོ་རན་ཆོས་དཔེ་ཡི་གཞི་རྩའི་ཆོས་ཁྲིམས་ཀྱི་ནང་དོན་དང་། ཅིག་ཤོས་ནི་ཧྲི་རིག་གསོ་རིག་ཡིན་ཏེ་དེ་མང་དུ་བསྒྱུར་བ་ལ་བརྟེན་ནས་ལུགས་སྣེ་མང་པོའི་སློབ་གླིང་ཀུན་ཏུ་ཁྱབ་པར་གྱུར་པ་ཡིན། ཡང་དུས་སྐབས་འདིར་གསོ་བ་རིག་པ་ལ་ད་དུང་ཨེ་ཅིབ་ཀྱི་ རྫུ་འཕྲུལ་དང་ལྕགས་འདུལ་ལག་རྩལ་ཤུགས་ཆེ་བའི་གསོ་རིག་གི་ཤུགས་རྐྱེན་ཡང་ཞུགས་ཡོད་དེ་འདི་དུས་ལྕགས་འདུལ་ལག་རྩལ་དར་བའི་མགོ་ཚུགས། ཁོང་ཅག་ཧྲི་རིག་གི་མཚན་ཉིད་རིག་པ་དང་ཁྱད་པར་དུ་ཨ་རས་སི་ཐོ་ཐེལ་གྱི་གཞུང་། ད་དུང་ཧྲི་རིག་གི་གནམ་རིག་པ་དང་ས་ཁམས་རིག་པ་བ་ཐམས་ཅད་དང་། ཁྱད་པར་དུ་ཐོ་ལེ་མི་སོགས་ལ་ཆ་རྒྱུས་ཡོད་པ་མ་ཟད། ཧེ་ཕོ་ཁེ་རད་ཚེ་ནས་ཨེ་ཧྲེན་གྱི་ཕུའུལ་(Paul)ལ་ཐུག་གི་བར་གྱི་ཧྲི་རིག་གི་སྨན་པ་གྲགས་ཆེ་བ་ཐམས་ཅད་ཤར་ཕྱོགས་པའི་རྣམ་པར་བསྒྱུར་བའམ་དེའི་ཕྱོགས་སྒྲིག་གོས་ཀྱིས་གཡོགས་ནས་གང་གི་ལྟ་བ་རྣམས་བརྒྱུད་འཛིན་མཛད། དེ་བས་དུས་སྐབས་དང་པོ་འདིར་རྩོམ་པ་པོ་རྣམས་རང་གི་འདོད་ཚུལ་བརྗོད་ནས་ཡིག་ཆ་མཛད་པ་གང་ཡང་མེད་པར་ཕལ་ཆེར་གནའ་བོའི་སྨན་པའི་བཞེད་དགོངས་ཀྱི་མཐའ་ལས་འདའ་ཐུབ་མེད། ཡིན་ནའང་དུས་སྐབས་འདིར་བྱུང་བའི་སྨན་པ་འགའ་ཞིག་ནི་ཤིན་ཏུ་མཚན་སྙན་ཆེ་ལ་ཁོང་ཅག་གིས་ཨ་རབ་ཀྱི་གསོ་བ་རིག་པ་དུས་མཚམས་གཉིས་པ་ལ་སྐྱེལ་བར་ནུས་པ་གལ་ཆེན་ཐོན་ཡོད། དཔེར་ན། སྟག་གཟིག་ཏུ་ཡོད་པའི་ནེས་ཐོ་རུ་སིའི་ཆོས་ལ་སྐྱབས་སུ་འགྲོ་བའི་རྔ་ཁྲུ་ཐེ་ཞུ་(Bokht-Iokoདང་

ཡང་ན་Bukht-Yishu ཡང་ན་ Bakhtyashû)སྟེ་དོན་ལ་ཡེ་ཤུའི་བྲན་གཡོག་ཞེས་པའི་ཁྱིམ་རྒྱུད་དུ་སྨན་པ་མིང་གྲགས་ཅན་མང་དུ་བྱུང་ལ། དུས་རབས་11པར་སླེབས་པའི་བར་དུ་ཉུང་མཐར་ཡང་རྒྱལ་པོའི་ཕོ་བྲང་གི་སྨན་པ་བདུན་ལྷག་བྱུང་འདུག །སྨན་པའི་ཁྱིམ་རྒྱུད་འདི་ཡི་ཐོག་མ་ལྗུར་ལྗི་སི་(George, Jurjis)བྱ་བ་ནི་ཀྲོན་ཏྲིས་ཁ་ཕུར་སྨན་ཁང་གི་མགོ་གཙོ་ཡིན་ཞིང་། ཕྱི་ལོ་765ལོར་ཧ་ལི་ཧྥ་ཨལ་མན་སུར་གྱིས་ཧྲ་སྤུ་ཧྲར་གདན་ཞུས་ནས་སྐྱེ་ལེན་གཟབ་རྒྱས་བྱས། དེའི་བུ་ནི་ཧ་ལི་ཧྥ་ཧ་རུན་ཨལ་ར་ཤིད་(Harûn-al-Raschîd)ཀྱི་བླ་སྨན་དུ་གྱུར་ལ་ཧེ་ཕོ་ཁེ་རད་ཚེའི་ལུགས་ཨ་རབ་ཏུ་སྤེལ་བའི་འཕྲུས་ཚབ་ཀྱི་མི་སྣ་ཞིག་ཀྱང་ཡིན། ཁྱིམ་རྒྱུད་འདིའི་རབས་བདུན་པ་ཧྲ་ཁུ་ཐེ་ཞུ་བཞི་པ་ནི་ཨལ་མུག་ཐ་ཏྲིར་(al-Muqtadir)གྱི་བླ་སྨན་ཡིན་ལ་ཕྱི་ལོ་940ལོར་འདས།

དེ་ལས་གཞན་ད་དུང་མིང་ཆེ་བའི་སྨན་པའི་ཁྱིམ་རྒྱུད་གཞན་ཞིག་ནི་ཁུར་ཧ་(Qurrah)ཞེས་པའི་ཁྱིམ་རྒྱུད་དེ། ཧ་རན་(Harrân མེ་སོ་ཕོ་ཐ་མི་འ་ཡི་ཡུལ་ཞིག)ཞེས་པའི་ཡུལ་ནས་ཐོན་པའི་ས་ཧྥེན་པ་(Sabaean)ཡིན་ལ། ཚ་བོ་སི་ཊན་(Sinan)ཞེས་པ་ནི་འབད་བརྩོན་ཆེ་བའི་ལོ་ཙཱ་བ་ཞིག་དང་ནུས་པ་ཅན་གྱི་སྨན་པ་ཞིག་ཡིན། སྐབས་དེའི་ཧ་ལི་ཧྥ་ཡིས་ཁོང་ལ་རིམས་ནད་དོ་དམ་པའི་འགན་བསྐོས་སྐྱོང་བ་དང་རྒྱུགས་བཞེར་ལྷན་ཚོགས་ཀྱི་མགོ་གཙོར་ཡང་བཞག །ཁོང་གིས་918ལོར་ཧྲ་སྤུ་ཧྲར་སྨན་ཁང་ཞིག་ཕྱེས་ལ་དེ་ནི་ཨ་རབ་ཏུ་སྨན་ཁང་དུ་མ་བྱུང་བ་ལས་ཆེས་ཐོག་མ་ཡིན།

༣ ཨ་རབ་གསོ་རིག་བར་དུ་ཆེས་ཆེར་དར་བའི་དུས་སྐབས།

ཨ་རབ་གསོ་རིག་འཕེལ་རྒྱས་ཀྱི་དུས་སྐབས་གཉིས་པ་ནི་ཆེས་གཟི་དཔལ་འབར་བའི་བར་སྐབས་ཤིག་ཡིན་ལ། སྤྱིར་ན་སྐབས་འདིའི་གསོ་རིག་འཛིན་པ་རྣམས་ཀྱི་བཞེད་པ་གལ་ཆེན་རིགས་གནའ་རབས་གསོ་རིག་ལས་ཐོན་པ་མ་ཟད། གོང་བཀུར་གྱི་སྒོ་ནས་ཧེ་ཕོ་ཁེ་རད་ཚེ་དང་ཀླ་ལེན་གྱི་གཞུང་རྣམས་ཁུངས་བཙལ་ཡུལ་དུ་བཟུང་འདུག་མོད། ཁོང་ཅག་ལ་སྔར་སྲོལ་བཞིན་དགེ་རྒན་འབའ་ཞིག་ལ་བརྟེན་པའི་ཚུལ་དོར་བའི་སྐྱེར་ཚུགས་ཀྱི་རྣམ་པ་ཞིག་མངོན་ཡོད་ལ། ཁོང་ཅག་གི་བརྩམས་ཆོས་ཀྱི་ཁྲོད་ནས་རང་ཉིད་ཀྱིས་རྟོག་ཞིབ་བྱེད་པའི་ཚུལ་མཐོང་ཐུབ་ཅིང་། ཐ་ན་ལུགས་མཐུན་གྱི་དགག་སྒྲུབ་དང་ལམ་ཀ་གསར་བའི་ཕྱོགས་སུ་གོམ་པ་ལེན་པའི་

གྲབས་བཤམས་འདུག་ལ་ཁྱད་པར་དུ་གསོ་བཅོས་ཀྱི་ཕྱོགས་ནས་དེ་ལྟར་སྣང་། སྐབས་འདིར་གསོ་དཔྱད་མཁས་པ་ར་ཛྷེ་སི་(Abû Bakr Muhammad ibn Zakariâཡང་ན་Rhzes,865~925) དང་ཨ་ཕི་སེན་ན་(Avicenna, 980~1037)ལ་སོགས་པ་བྱུང་ནས་གསོ་བ་རིག་པ་འཕེལ་རྒྱས་ཀྱི་དུས་རིམ་གསར་པ་ཞིག་ཏུ་བསྐྱལ།

སྤྱིར་ཨ་རབ་བཙན་རྒྱལ་དུས་སྐབས་ཀྱི་སྨན་པ་གལ་ཆེན་ཕལ་ཆེ་བ་སྟག་གཟིག་གི་མི་ཡིན་པ་བཞིན་ར་ཛྷེ་སི་ཞེས་པའང་སྟག་གཟིག་གི་བརྒྱུད་པ་ཡིན་ལ། ཁོང་གི་བརྩམས་ཆོས་ནི་དུས་རབས་དུ་མ་ཞིག་གི་རིང་ལ་ག་ས་གང་གི་སྨན་པ་ཐམས་ཅད་ཀྱིས་བསླབ་པར་བྱ་བའི་གཞིར་སྒྱུར་པ་མ་ཟད་ཐེ་ཚོམ་གང་ཡང་མེད་པའི་ཚད་ཐུབ་ཀྱི་གཞུང་དུ་ངོས་ལེན། ཁོང་ནི་ཀུན་གྱིས་སྐབས་དེའི་སྨན་པ་ཀུན་གྱི་རྒྱལ་པོ་ཏུ་ཁས་འཆེ་ཞིང་དོན་ལའང་གནས། ཁོང་ཧེ་ཕོ་ཁེ་རད་ཚེ་ལ་ཡིད་ཆེས་བརྟན་པའི་རྗེས་འཇུག་པ་ཞིག་རེད་ལ་མདོ་མེད་ཀྱི་སྨན་པའི་ལས་ཙམ་གཉེར་བའི་རིགས་ལ་ནམ་ཡང་མི་དགའ། ཨ་རབ་ཀྱི་རྒྱལ་ཁོངས་སུ་ཐོག་དང་པོར་དྲི་ཆུར་བརྟག་པ་ཤིན་ཏུ་གཙོ་བོར་འཛིན་པའི་ཚུལ་ལ་སུན་འབྱིན་བྱེད་མཁན་ཡང་ཁོང་ཡིན་ཏེ། སྐབས་དེའི་སྨན་པ་ཐམས་ཅད་ཀྱིས་དྲི་ཆུ་ཁོ་ནར་བརྟག་པ་ཙམ་གྱིས་ནད་པ་མ་མཐོང་ནའང་། མངལ་སྦྲུམ་ཡོད་མེད་དང་ཐ་ན་ནད་རིགས་ཡོད་དོ་ཚོག་ལ་ངོས་འཛིན་ལེགས་པར་བྱེད་ཐུབ་པར་འདོད། ཁོང་ལ་མཚན་སྙན་ཆེ་ཏུ་འབར་བ་ནི་འབྲུམ་པའི་ནད་སིབ་བུ་ལ་སོགས་པའི་འབྲུམ་ཐྲན་གཞན་དག་གི་ཁྲིད་ནས་ལོགས་སུ་བཀར་བ་ཙམ་མ་ཟད། སྲོག་ཆགས་ཀྱི་རྒྱུ་མ་རྐྱ་ཁ་བཅོམ་བྱེད་ཀྱི་སྐུད་པའི་རྒྱུར་བྱེད་པ་དང་དངུལ་ཆུའི་ལྡེ་གུ་ལ་སོགས་པའི་སྨན་སྦྱོར་གསར་པ་མང་པོ་ཞིག་བསྟན་ཡོད་པས་རེད་ལ། གཞན་སོར་མོའི་ཆུ་སྐྲངས་ཀྱི་སྐོར་ལེགས་པར་བསྟན་ཡོད་པའི་སྨན་པ་དང་པོ་ཡིན་པ་མ་ཟད། མེ་ཏྟི་ན་ལོན་བྱ་བའི་སྐུད་འདུ་ཡིས་བསྐྱེད་པའི་ཆུ་སྐྲངས་ཡང་འབྲུ་འབུ་ཞིག་ལས་བྱུང་བ་ཡིན་ཚུལ་དང་། དེ་བཞིན་གཤག་འབྱེད་རིག་པའི་ནང་དོན་གྱི་ཐད་ནས་ཀྱང་ཨོལ་ལྟོག་དབང་རྩའི་སྐོར་སོགས་ཞིབ་པར་སྤྲོས་ཡོད།

ཁྱད་པར་དུ་དུས་རབས་བཅུ་པ་དང་བཅུ་གཅིག་གི་མཚམས་སུ་བྱུང་བའི་ཆེས་ཕུལ་དུ་ཕྱིན་པའི་སྨན་པ་ཨ་ཕི་སེན་ནས་ཤར་ནུབ་གཉིས་ལ་ཤུགས་རྐྱེན་ཆེ་བའི་གསོ་རིག་བསྟན་བཅོས་གསོ་

བའི་གཞུང་ཞེས་པ་མཛད་ལ། གཞུང་དེ་ནི་རིག་གནས་ཤེས་བྱ་སྣ་ཚོགས་འདུས་ཤིང་ཡོད་ཚད་སྐྱབ་བྱེད་བཙན་པོའི་སྒོ་ནས་གཏན་ལ་ཕབ་པ་ཞིག་ཡིན་པས་མི་སྙེར་གྱི་ཉམས་མྱོང་པོ་ན་ལས་ཐོབ་པའི་ཤེས་བྱའི་རྒྱ་ཁྱོན་ལས་རིང་དུ་བརྒལ་ཡོད། གཞུང་འདི་དམིགས་འདུན་ཤིན་ཏུ་རྒྱ་ཆེ་བའི་སྒོ་ནས་བརྩམས་པ་ཞིག་ཡིན་ཏེ། དེས་ཧེ་ཕོ་ཁེ་རད་ཚི་དང་ཊ་ལུན་གྱི་གསོ་རིག་ལྟ་དགོངས་ཐམས་ཅད་དང་ཨ་རས་སི་ཐོ་ཐེལ་གྱི་སྐྱེ་དངོས་རིག་པའི་གོ་དོན་མ་ལག་ལྡན་པའི་སྒོ་ནས་ལྷན་དུ་བསྡེབས་ཡོད། མི་སུ་ཡང་ཁོང་གི་བསྟན་བཅོས་འདི་ཞིབ་ཀློག་ཅིག་བྱས་ཚེ་མཚན་སྙན་ཡོ་རོབ་ཡོངས་སུ་ཁྱབ་པའི་སྨན་པ་ཆེན་པོ་འདི་བར་ཡིད་འགུལ་མི་ཐེབས་མཁན་གཅིག་ཀྱང་མེད།

སྐབས་འདིར་ད་དུང་སྨན་པ་མཁས་པ་ཕྱི་རབས་ལ་བརྩམས་ཆོས་ཁྱད་པར་ཅན་བཞག་ཡོད་པ་དུ་མ་ཞིག་བྱུང་ཞིང་། ཁྱད་པར་དུ་སི་ཕེན་ལྷོ་ཕྱོགས་ཀྱི་ཨ་རབ་མངའ་ཁུལ་དུའང་མུར་ལེ་བའི་(Murle)གསོ་རིག་དར་རྒྱས་བྱུང་ནས་མི་སྣ་གྲགས་ཆེན་དུ་མ་བྱུང་ལ། ཨ་བྷུལ་ཁ་སིས་(Abulcasisཡང་ནAlsaharavius, 1013ལོར་འདས)ནི་ཁོར་ཌོ་ཞ་ཧྭ་གསོ་སྐྱོང་བྱས་པའི་ཨ་རབ་ལུགས་འཛིན་པའི་ཆེས་རླབས་ཆེན་གྱི་ཕྱི་བཅོས་སྨན་པ་ཡིན་ཏེ། ཁོང་གིས་ཕྱི་བཅོས་ཀྱི་གཞུང་ཆེན་མོ་ཞིག་མཛད་ལ་དེའི་ཕྱི་བཅོས་རིག་པའི་ཁྲིད་ཀྱི་མཚན་སྙན་ནི་ཨ་ཕི་སེན་ནའི་གསོ་བའི་གཞུང་ཞེས་པས་ཁོང་ནད་རིག་པའི་ཁྲིད་བཟུང་བའི་གོ་ཐོབ་དང་མཉམ། བརྩམས་ཆོས་དེའི་རིན་ཐང་ཆེ་ཤོས་ནི་སྐབས་དེའི་ཕྱི་བཅོས་ཀྱི་གནས་ཚུལ་དངོས་ཞིབ་པར་ངོ་སྤྲོད་མཛད་ཡོད་པ་མ་ཟད། ཤིན་ཏུ་དཀོན་པའི་བར་བཅུག་གི་རི་མོ་མང་དུ་བཀོད་ལ་ཞིབ་གསལ་དང་ལྡན་པའི་སྒོ་ནས་ཨ་རབ་གསོ་རིག་གི་ཕྱི་བཅོས་སྨན་པས་སྤྱད་པའི་ཆ་བྱད་རེ་རེ་ནས་ངོ་སྤྲོད་བགྱིས་ཡོད་པ་དེ་རེད།

ཨ་རབ་གསོ་རིག་ཆེས་ཆེར་དར་བའི་དུས་སྐབས་འདིར་ད་དུང་མིང་དུ་གྲགས་པའི་སྨན་པ་མང་པོ་ཞིག་བྱུང་ཡོད་དེ། དཔེར་ན། ཁོར་ཌོ་ཞ་ཡི་བཙུན་པ་ནི་ཁོ་ལ་སི་(Nicholas)ཞེས་པས་གཙོ་མཛད་དེ་སྤྱི་ལོ950~970བར་དུ་ཌི་འོ་སི་ཀོ་རི་ཌེ་སིའི་སྨན་རྫས་རིག་པ་(Materia Medica)ཞེས་པ་ཨ་རབ་ཡི་གེར་བསྒྱུར་བ་དང་འདི་ཡིས་སི་ཕེན་གྱི་ཡུལ་དུ་ཤུགས་རྐྱེན་ཆེན་པོ་ཐེབས་ཡོད་སྣང་། དེ་བཞིན་ཁོར་ཌོ་ཞ་ཡི་ཨལ་བྷ་ཁིར་(Al-Bâkri)བྱ་བས་ལག་ལེན་ཉམས་ཀྱི་ཡི་གེ་ཞེས་པ

མཛད་པ་དང་གཞན་སྨན་པ་དུ་མས་སྨན་གྱི་སྦྱིབ་སྦྱོར་དང་མིག་ནད་ཆེད་དུ་བཙོས་པའི་ཡིག་ཆ་མཛད་ནས་དུས་སྐབས་དེའི་སྔ་གཞུག་ལ་ཤར་ནུབ་ཀྱི་ཡུལ་ཀུན་ཏུ་ཕན་ནུས་ཆེན་པོ་བཏོན་ཡོད། དེ་དུས་བྷ་སི་རའི་(Basra)ཡུལ་གྱི་ཨལ་ཧ་ཟེན་(Alhazen, 965~1039)བྱ་བས་འོད་རིག་པར་ཞིབ་འཇུག་བྱས་ནས་སྔར་གྱི་ངོས་འཛིན་ལས་ཡོངས་སུ་ལྡོག་པའི་ལྟ་ཚུལ་བཏོན་ལ། ཁོང་གི་འོད་རིག་པ་དང་འབྲེལ་བའི་གཏམ་ཞེས་པས་འོད་ཀྱི་གནས་ལུགས་ཀྱི་གསང་གནད་མང་པོ་ཞིག་བཀྲོལ་ཞིང་། མིག་དང་མིག་གི་བྱེད་ལས་ལའང་ངོས་འཛིན་ཤིན་ཏུ་གསལ་པོ་བྱུང་བས་ཁོང་རང་འདིའི་ཐད་ཀྱི་མི་སྣ་གཙོ་བོར་ཡང་གྱུར།

༤ ཨ་རབ་གསོ་རིག་མཐའ་མར་ཀྱུད་པའི་དུས་སྐབས།

ཨ་རབ་གསོ་རིག་གི་དུས་སྐབས་གསུམ་པ་སྟེ་དུས་རབས་12ནས་17བར་དུའང་ཁྱད་དུ་འཕགས་པའི་མི་སྣ་འགའ་ཞིག་བྱུང་ཡོད་ཀྱང་སྤྱིའི་ཆ་ནས་ཀྱུད་པའི་དུས་སྐབས་ཤིག་ཏུ་བལྟས་ཆོག་སྟེ། སྐབས་འདིར་ཧ་ལི་ཧྥའི་སྲིད་དབང་ཉེན་ཁའི་གནས་སུ་ལྷུང་སྟེ་ནང་དུ་ཨ་རབ་པའི་རྒྱལ་བརྒྱུད་མི་འདྲ་བའི་བར་དུ་འཁྲུག་རྩོད་བྱུང་ཞིང་། ཕྱི་རུ་ཡེ་ཤུའི་ཆོས་ལུགས་འཛིན་པའི་རྒྱལ་ཁབ་རྣམས་རིམ་པར་སྟོབས་ཤུགས་རྒྱས་ལ། ཤར་ནུབ་གཉིས་ཀྱི་གཡུལ་འཁྲུག་མཇུག་རྫོགས་རྗེས་མུ་སི་ལིམ་བཙན་རྒྱལ་འཐོར་བའི་གྲབས་བྱས་ཏེ། མཇུག་མཐར་ཨོ་སི་མན་ཏུར་ཁི་སི་(Osman Turks)ཡིས་དམག་དྲངས་ཏེ་སྔོན་ཨ་རབ་བཙན་རྒྱལ་གྱི་མངའ་ཁོངས་སུ་གཏོགས་པའི་ཤར་ཕྱོགས་ཡུལ་ལུང་མང་པོ་ཞིག་བདག་འཛིན་བྱས་པས། ཧ་ལྷ་ཧྥའི་གསོ་རིག་གི་ལུགས་ཀྱང་དུས་རབས་12ནས་ཉམས་པར་གྱུར་ལ་རིགས་པ་སློབ་དང་སྨན་པ་རྣམས་སྔར་མུས་བཞིན་དགྲ་བོ་འགོག་རྒོལ་བྱེད་བཞིན་པའི་དབང་སྒྱུར་བ་དག་གནས་ཡུལ་གྱི་ཧྲམ་སི་ཁྲུ་སི་དང་ཨེ་ཅིབ་སོགས་སུ་ཁྲིད་ཅིང་། འདི་རྣམས་སུ་སྨན་ཁང་ཆེན་པོ་བཞེངས་ལ་ནུས་ཤུགས་ཅི་ཡོད་ཀྱིས་གསོ་བ་རིག་པ་དར་ཁྱབ་པར་བྱས།

དུས་རབས་12པར་མུ་སི་ལིམ་གྱི་ཆོས་སི་ཕེན་དུ་ཆེས་ཆེར་དར་བའི་སྐབས་སུ་སྤྱིར་ན་ཟིང་འཁྲུག་ལ་ཞི་བའི་དུས་མ་མཆིས་ཀྱང་བར་སྐབས་ཤིག་ལ་ཚན་རིག་ཆེས་ཆེར་དར་ཡོད་དེ། སྐབས་འདིར་སི་ཕེན་གྱི་ཁ་ཆེའི་ཆོས་ལུགས་འཛིན་པའི་ཁྲོད་མི་སྣ་གལ་ཆེན་ཞིག་ནི་ཨ་

ཨེབ་ཟུར་(Ibn Zubrཡང་ན་Avenzoar)ཞེས་པ་དང་དེ་ཡི་གྲོགས་པོ་ཡིན་ལ་སློབ་མའང་ཡིན་པའི་ཨ་ཧྲེར་རོ་འེ་སི་(Ibn Rushdཡང་ན་Averroes)། ད་དུང་འདི་ཡི་སློབ་བརྒྱུད་ཕྱི་མ་འགའ་བཅས་ཡིན་ཏེ། དེ་ལས་དང་པོ་ཨ་ཧྲེན་ཟུར་ནི"ཤེས་རབ་ཕུལ་ཕྱིན་ཅན"ཞེས་ཀུན་ལ་གྲགས་པ་ཆེ་ཞིང་། ཨ་ཕྲི་སེན་ནའི་མཚན་ཉིད་རིག་པ་དང་གཏན་ཚིགས་ལ་སྦྱར་བའི་གསོ་རིག་ལ་སྨུན་འཁྲིན་བྱས་ལ་ཐ་ན་སྨ་ལུན་ལའང་དགག་པ་མཇོད་པར་སྤོབས་པ་ཞིག་ཡིན། ཁོང་ནི་ཉམས་མྱོང་རིང་ལུགས་པ་ཞིག་ཡིན་པས་ལག་ལེན་ནི་ཐམས་ཅད་ལས་ཆེས་གཙོ་བོ་ཡིན་པར་འདོད་པ་དང་། ཕྱི་བཅོས་སམ་གཤག་བཅོས་ནི་སྨན་པ་ཞིག་གི་ལས་སུ་མི་འཚམ་པར་འདོད་ལ་ཐ་ན་སྨན་སྦྱིབ་པའང་སྨན་པའི་ལས་ཀ་དངོས་སུ་མི་གཏོགས་པར་འདོད། ཨ་རབ་ཀྱི་རྩོམ་པ་པོ་འདི་བའི་ལྟ་ཚུལ་ལས་དུས་རབས་བར་མ་དང་རིག་རྩལ་བསྐྱར་དར་གྱི་དུས་སྐབས་སུ་དར་བའི་ཁ་ཕྱོགས་ཤིག་སྟེ་ཁོང་ནད་དང་ཕྱི་བཅོས་སོ་སོར་དགར་བའི་གནས་ཚུལ་གྱི་འབྱུང་རྩ་གསལ་པོར་མཐོང་ནུས་ཏེ། སྣང་ཚུལ་འདིས་ཕྱིས་ཀྱི་དུས་རབས་དུ་མའི་ནང་ཚན་རིག་འཕེལ་རྒྱས་ལ་ངན་ཤུགས་ཐེབས་ཡོད་ཁར། ཁོང་ནད་སྨན་པ་དང་ཕྱི་བཅོས་སྨན་པའམ་དེ་དང་མཚུངས་པའི་ལས་ཐོབ་ཅུང་ཟད་དམའ་བའི་སྐྲ་བཞར་བ་ལྟ་བུའི་བར་ལ་རྩོད་རྙོག་དང་འཁྲུག་འཛིང་མང་པོ་བཟོས།

འདི་བའི་སློབ་མ་ཨ་ཧྲེར་རོ་འེ་སི་(Averroes, 1126~1198)བྱ་བ་ཡང་ཁོར་དྷོ་ཝ་རུ་སྐྱེས་ཤིང་། ཁོང་ནི་མཚན་ཉིད་རིག་པ་ལ་ཆེས་ཆེར་མཁས་པ་ཞིག་ཡིན་ལ་ཨ་རས་སི་ཐོ་ཐེལ་གྱི་གཞུང་དང་འབྲེལ་བའི་མཚན་ཉིད་རིག་པའི་བརྩམས་ཆོས་ཤིག་མཛད་པ་ཡིས་སྔོན་ནུབ་ཕྱོགས་ལ་ཤེས་རིག་ལས་འགྱུལ་གསར་པ་ཞིག་བསླངས་མྱོང་། གསོ་བ་རིག་པའི་ཐད་དུ་གཞུང་ཀུན་འདུས་ཞེས་པ་ཞིག་མཛད་པ་ནི་གནས་མང་གླེགས་བམ་གྱི་ཚུལ་དུ་བརྩམས་ལ། ནང་དོན་ལ་རྟོག་ཞིབ་གསོ་རིག་གི་སྐོར་དང་བསྡུར་བས་སྨ་ལུན་གྱི་བཞེད་སྟངས་དང་འདྲ་བས་ས་ཚོད་ཀྱི་མང་ཤོས་ཟིན་ཡོད། འདི་བའི་སློབ་མ་གྲགས་ཆེ་བ་ཞིག་ནི་མྰ་མོན་ཧྡེ་སི་(Maimonides, 1135~1204)ཞེས་པ་ཡིན་ལ་ཁོར་དྷོ་ཝ་རུ་སྐྱེས། ཁོང་སྤྱིར་ན་མཚན་ཉིད་རིག་པ་བ་དང་ཁྲིམས་ལུགས་ལ་ཁྱད་པར་མཁས་པ་ཞིག་ཡིན་མོད། ཁོང་གིས་བཞག་པའི་བརྩམས་ཆོས་ལས་གསོ་བ་རིག་པར་ཡང་ཤིན་ཏུ་མཁས་པ་ཞིག་ཡིན་ཚུལ་རྟོགས། དཔེར་ན་ཧེ་པོ་ཁེ་རད་ཏིའི་ལེགས་

བཤད་ཀྱི་དཔྱད་བརྗོད་དང་ཟས་སྨོམ་གྱི་སྐོར་དང་འབྲེལ་བའི་བརྩམས་ཆོས་མང་པོ་ལྷ་བུ་རེད་ལ། ཁྱད་པར་དུ་ཟས་སྨོམ་གྱི་སྐོར་ནི་ཕྱིས་བྱུང་འགྲོད་བསྟེན་བརྩམས་ཆོས་མང་པོའི་མིག་དཔེ་གལ་ཆེན་ཞིག་ཏུ་གྱུར་ལ། དུས་རབས་13ནས་15བར་གྱི་འགྲོད་བསྟེན་ཡིག་ཆ་ཀུན་ལས་ཕུད་དུ་བཀུར་བར་བྱེད། ཁོང་གི་བརྩམས་ཆོས་ཐམས་ཅད་ལ་རང་ཉིད་ཀྱི་སྙིར་ཚུགས་ཅན་གྱི་བསམ་བློས་ཀུན་ནས་ཁེངས་པར་བྱས་ཡོད་ལ། རྒྱུན་པར་སྨྲ་ལུན་གྱི་འདོད་ཚུལ་ལ་སུན་འབྱིན་བྱེད་པའི་ཁར་སྔ་མའི་གསུང་རབ་དང་རྒྱབ་འགལ་དུ་སོང་བའི་ལྟ་ཚུལ་འབའ་ཞིག་འཛིན་པར་བྱེད། ཁོང་མཚན་ཉིད་རིག་པ་བ་དང་རིགས་པའམ་གནས་ལུགས་སྨྲ་བ་ཞིག་ཡིན་པས་ཆོས་ལུགས་དད་མོས་ཀྱི་གནད་དོན་གྱི་དབང་གིས་མགོར་ཉམ་ཉེས་ཆེན་པོ་བབས་མྱོང་།

དུས་སྐབས་འདིར་གནོད་པའི་སྨན་པ་ལ་ད་དུང་སྨན་རྫས་དང་སྦེབ་སྦྱོར་གྱི་ཕྱོགས་སུ་ཡིག་ཆ་མཛད་མཁན་དང་མིག་ནད་བཅོས་པའི་སྨན་པ་དུ་མ་བྱུང་ཡོད་ལ། ཁྱད་པར་དུ་ཨལ་ཁ་ཡེ་སི་(Ahmad Al-Qâisî)བྱ་བར“ཨེ་ཅིབ་ཀྱི་སྨན་པའི་རྒྱལ་པོ”ཞེས་པའི་མཚན་སྙན་ཡོད་ཅིང་། ཁོང་གིས་མིག་ནད་ཀྱི་སྐོར་བཤད་པའི་ཡིག་ཆ་མཐོང་ཤུགས་འགྲིབས་པ་བཅོས་པའི་སྡོམ་ཚིག་(Result of Thinking on the Treatment of Troubles of Vision)ཅེས་པ་མཛད་ལ། མིག་གི་གཤག་འབྱེད་ཀྱི་གནས་མི་འདྲ་བ་ལ་བརྟེན་ནས་ཚན་པ་14རུ་ཕྱེས་ཡོད།

སི་ཕེན་སྐད་ཡང་ཡེ་ཤུའི་ཆོས་ལུགས་ཀྱི་རྒྱལ་ཁབ་ཀྱིས་ཕྱིར་བླངས་རྗེས་དེ་ཡི་ཨ་རབ་རིག་གནས་སྒྲི་རན་ཊའི་(Granada)[1]ཡུལ་གྲུ་ཆུང་ངུ་ཞིག་ཏུ་བསྐུམས་པར་གྱུར་སོང་། སི་རི་ཡ་དང་ཨེ་ཅིབ་ན་དར་བའི་ཨ་རབ་གསོ་རིག་ནི་དུས་རབས་14སླེབས་པ་ན་ད་དུང་སྤེལ་ཐུབ་པར་གྱུར་ཡོད་དེ། ཀྲམ་སི་ལུ་སི་དང་ཁ་ཡེ་རོ་(Cairo)ཡི་སྨན་ཁང་དག་ན་ལས་ལ་བརྩོན་བཞིན་པའི་སྨན་པའི་ཁྲིད་གྲུབ་འབྲས་འབུར་ཐོན་ཅན་དུ་མ་བྱུང་། ཨལ་ན་ཧྥི་སི་(al-Nafis ཡང་ན Annafis, 1288ལ་འདས)བྱ་བས་ཧེ་པོ་ཁི་རད་ཊིའི་ཡིག་ཆ་དང་ཨ་ཝི་སེན་ནའི«གསོ་བའི་གཞུང»བཅས་ལ་འགྲེལ་བཤད་མང་དུ་མཛད་ལ། ཁྱད་པར་དུ་ཕྱི་མ་དེའི་གཞུང་དོན་གནད་བསྡུས་སུ་བསྟན་པ་ནི་རིམ་པར་ཤར་ཕྱོགས་ཀྱི་གསུང་རབ་ཏུ་གྱུར་ཅིང་དེ་བས་ཀྱང་སྟག་གཟིག་དང་རྒྱ་གར་བྱང་

① སི་ཕེན་ལྗོངས་ཕྱོགས་ཀྱི་མཁར་གྲོང་ཞིག

ཕྱོགས་སུ་བཀོལ་རྒྱུག་ཤིན་ཏུ་ཆེ་བར་གྱུར།

གཞན་དུ་ན་སྨན་རྫས་རིག་པའི་ཁྱབ་ཁོངས་སུ་ཨ་རབ་ལ་འཕེལ་འགྱུར་ཆེན་པོ་བྱུང་ཡོད་དེ། དེར་རྩི་ཤིང་གི་སྨན་དང་རྫས་འགྱུར་གྱི་སྨན་མང་དུ་སྤྱད་ཅིང་སྨན་རྫས་ཉོ་ཚོང་ནི་ཤར་ཕྱོགས་ཀྱི་ཡུལ་འདི་ལ་ཆེས་ཆེར་དར་བ་ཡིན། འདིའི་ཐད་དུ་བྱུང་བའི་མཁས་པ་ཆེན་པོ་ཞིག་ནི་སི་པེན་གྱི་མ་ལ་ག་ར་བྱུང་བའི་ཨལ་བྷ་ཡེ་ཐར་(Ibn al-Baitâr, 1197~1248)ཞེས་པ་ཡིན་ལ། ཁོང་ནི་ཕྱུལ་དུ་ཕྱིན་པའི་རྩི་ཤིང་རིག་པ་བ་ཞིག་དང་ཧྲི་འོ་སི་ཁོ་རི་ཧྲེ་སིའི་རྗེས་སྐྱོང་མཆོག་ཏུ་གྱུར་པ་ཞིག་ཡིན། ཨེ་ཅིབ་ཀྱི་རྒྱལ་པོའི་ བླ་སྨན་དུ་བསྐོས་ལ་ཁ་ཡེ་རོའི་སློབ་གྲྭར་དགེ་རྒན་གྱི་འགན་ཡང་ཁུར་སྒྲོང་། སྨན་རྫས་གསར་པ་འཚོལ་བའི་ཕྱིར་དུ་ཁོང་ཤར་ཕྱོགས་ཀྱི་ཡུལ་ལུང་ཤིན་ཏུ་མང་པོར་འགྲིམས་ཤིང་། མཐར་སྨན་རྫས་རིག་པ་ལ་ཀུན་གྱིས་ཕྱི་མོར་བཀུར་བའི་ཡིག་ཆ་རྩི་ཤིང་སྨན་ཀུན་འདུས་པ་ཞེས་པ་མཛད། ལར་ན་ཨ་རབ་པ་ཡིས་རྫས་འགྱུར་རིག་པར་ཞིབ་འཇུག་བྱེད་པར་ཤིན་ཏུ་གཙིགས་ཆེན་བྱེད་ཅིང་ཤར་ཕྱོགས་ཀྱི་ཡུལ་དུ་རིན་ཐང་བྲལ་བའི་སྨན་རྫས་མང་པོ་འདུས་ཡོད་པས་སྨན་རྫས་རིག་པའི་ཚན་རིག་ཞིབ་འཇུག་ནི་ཨ་རབ་པ་ནས་མགོ་བརྩམས་ཞེས་གླེང་བར་བྱེད། དོན་ལ་འདི་ཡི་ཡར་ སྔོན་ལ་སྟག་གཟིག་པའི་བྲོ་རྫས་དང་ཚོན་རྩི་བཟོ་བའི་ལག་རྩལ་གྱིས་ཨ་རབ་པར་སྨན་བཟོའི་ལས་དོན་ཁྲིད་གྲུབ་འབྲས་ཆེན་པོ་ཐོན་པ་ལ་རྨང་གཞི་བཏང་ཡོད། དེ་ལྟར་ཨ་རབ་ཏུ་ང་ཚོས་ཐོག་དང་པོར་ངེས་པ་དོན་གྱི་སྨན་ལེན་ཁང་མཐོང་ནུས་ལ། ཨི་ཐ་ལིའི་རྔོ་ལོག་ན་སློབ་གྲྭ་ཆེན་མོའི་དཔེ་མཛོད་ཁང་དུ་ཡོད་པའི་ཨ་ཕྲི་སེན་ནའི་སྨན་ཡིག་ཕྱོགས་བསྡུས་ཀྱི་ཁྲིད་དང་། ཨ་རབ་པའི་སྨན་ཡིག་ཕྱོགས་བསྡུས་གཞན་མང་པོ་ཞིག་ཏུ་གནའ་རབས་ཀྱི་སྨན་ལེན་ཁང་དུ་མའི་བར་བཅུག་རི་མོ་བཀོད་འདུག་སྟེ་དེར་ཐེམ་སྐམ་གྱི་སྟེང་དུ་རྫ་སྣོད་མང་པོ་བསྟར་མར་བཞག་པ་མཐོང་འོང་།

སྐབས་འདིར་གསོ་རིག་གི་གཞུང་འཆད་ཉན་དང་འཕྲོད་བསྟེན་ལས་དོན་གྱི་རྩ་འཛུགས་བཅས་ལ་འཕེལ་རྒྱས་བྱུང་ཡོད་དེ། སྔ་དུས་དུས་རབས་དགུ་པ་དང་བཅུ་བའི་ནང་ལ་སྐབས་དེའི་ཏ་ལི་ཕྷ་ཡིས་ཧྭ་སྒྲུ་ཧྲར་སྨན་ཁང་བཞེངས་ལ། སྤྱི་ལོ་970ལོར་བཞེངས་པ་དེ་ཏུ་སྨན་པ་25ལས་ཀ་བྱེད་ཀྱི་ཡོད་པ་མ་ཟད་སློབ་མར་སློབ་ཁྲིད་དང་རྒྱུགས་བཤེར་གྱིས་སློབ་མའི་སྦྱངས་འབྲས་ལ་

ཚད་ལྡན་པའི་སློབ་བཙུགས། སྨན་ཁང་འདི་སྤྱི་ལོ་1258ལོར་མཁར་གྲོང་འདི་བཅོམ་པའི་དུས་ལ་ཐུག་གི་བར་དུ་རྒྱུན་ཆགས་མེད། དེ་ལྟར་ཨ་རབ་བཙན་རྒྱལ་གྱི་རྒྱལ་ཁོངས་སུ་ཡིག་ཆར་བཀོད་ཡོད་པའི་སྨན་ཁང་34བྱུང་མྱོང་ལ། ཧྥ་སྥུ་ཧྲར་ཡོད་པའི་སྨན་ཁང་འདི་རྣམས་ལ་གྲགས་པ་ཆེ་སྟེ་སྟག་གཟིག་དང་སི་ཕེན་གྱི་སྨན་པ་མང་པོའང་གནས་འདིར་ཕྱིན་ནས་སློབ་གཉེར་བྱེད་པ་ཡིན། སྨན་ཁང་དེ་རྣམས་བཀོད་སྒྲིག་བྱས་པ་ཤིན་ཏུ་འཕྲུལ་ཚང་ཡིན་ལ་དཔེར་ན་1283ལོར་ཁ་ཡི་རོ་ནས་བཙུགས་པའི་སྨན་ཁང་དུ་མཚོན་རྨ་དང་། མིག་ནད། ཚ་བའི་ནད་སོགས་ཀྱི་ཚན་ཁག་ཕྱེས་པ་དང་ནད་གཡོག་ཕོ་མོ་བསྟུས་ཡོད་པ་སོགས་སྒྲིག་གཞི་ཚགས་དམ། ཁྱད་པར་དུ་དེ་དུས་ལ་ཨ་རབ་པའི་སྨན་པའི་ལས་གཉེར་མཁན་རྣམས་ལ་ལས་ཀའི་ཕོགས་དངུལ་ཤིན་ཏུ་མཐོ་ལ་མཚན་སྙན་ཆེ་བའི་སྨན་པ་ནི་ནོར་གྱི་ཕྱུག་པོར་གྱུར་ཡོད་སྐད། དེ་བཞིན་སྐབས་འདིར་མཁར་གྲོང་མང་པོ་ཞིག་ཏུ་དཔེ་མཛོད་ཁང་དུ་མ་ཞིག་བཙུགས་ཡོད་ལ་སི་ཕེན་དུ་བཞེངས་པའི་ཆེས་ཆེ་བའི་དཔེ་མཛོད་ཁང་ཞིག་ཏུ་དེབ་གྲངས་ཁྲི་ཁྲག་བཅུར་ལོངས་པ་ཡོད། ན་དུང་ཧྥ་སྥུ་ཧྲ་ནས་བཙམས་ཏེ་སྨན་པའི་ལས་རིགས་དང་ཀུན་སྤྱོད་ལ་ལྟ་ཞིབ་བྱེད་པའི་ལས་ཁུངས་ཧྥ(hisba)ཞེས་པ་བཙུགས་ནས་དེས་སྨན་པའི་ཤེས་བྱ་དང་ལག་རྩལ་ཆུ་ཚད་དུ་ལོངས་མིན་བརྟག་བཤེར་བྱེད།

དུས་རབས་བཅུ་གསུམ་པའི་དཀྱིལ་དུ་སླེབས་པ་ན་ཨ་རབ་པའི་སྲིད་དབང་རིམ་པར་རྒུད་པར་གྱུར་ལ། སྤྱི་ལོ་1236ལོར་སི་ཕེན་གྱི་ཁོར་ཌོ་ཝའི་མཁར་གྲོང་ཁ་སི་ཐི་ལེའི་(Castile)ཧྲིར་ཧྲིན་ཧྲི་རབས་གཉིས་པའི་(Ferdinand Ⅱ)ལག་ཏུ་ལྷུང་ཞིང་སྤྱི་ལོ་1258ལོར་ཧྥ་སྥུ་ཧྲའི་མཁར་སོག་པོས་བཅོམ། དེ་དུས་ནས་བཟུང་ཨ་རབ་ཀྱི་ཤེས་རིག་སི་ཕེན་ནས་རྒྱང་ཕུད་བཏང་ལ་ཤར་ཕྱོགས་སུའང་བཅོམ་བརླགས་བྱས་ནས་ཕལ་ཆེར་ས་དབུས་རྒྱ་མཚོའི་ཉེ་འཁོར་ནས་གཏན་དུ་ཡལ་བར་གྱུར་མོད་ཀྱི་ལོ་རྒྱུས་སྟེང་ནས་ཡང་བསུབ་ཏུ་མེད་པའི་རྟགས་མཚན་བཀོད་ཡོད་དོ། །

གཞན་དུས་རབས་བར་མའི་ནང་ལ་ཡོ་རོབ་ཀྱི་གསོ་རིག་སློབ་གཉེར་དང་ལག་ལེན་བྱེད་སྟངས་ནི་གཙོ་ཆེར་ཆོས་ཚོགས་མིན་པའི་ཚ་འཛུགས་དང་ཆོས་ཚོགས་ཀྱི་ནང་དུ་སྤེལ་བ་བཅས་རྣམ་པ་གཉིས་མཆིས་ལ། དེ་བས་ཀྱང་ཆོས་ཚོགས་ཀྱི་ཤུགས་རྐྱེན་ལ་བརྟེན་ནས་ཧྥ་རན་སི་དང་

དབྱིན་ཇི། འཛར་མན། ཨི་ཐ་ལི་བཅས་སུ་སློབ་གྲྭ་དུ་མ་བཙུགས་ཤིང་དེ་རྣམས་སུ་གཙོ་ཆེར་བསླབ་ཚན་ནམ་རིག་གནས་སྨྲ་བདུན་འཆད་ཉན་བྱེད་པ་ལས་གསོ་བ་རིག་པའང་ཡན་ལག་གཅིག་ཏུ་གྱུར་ཡོད། གོམས་སྲོལ་འདི་ནི་མི་འགྱངས་པར་ཡོ་རོབ་ནུབ་པའི་ཡུལ་ལུང་ཁྱིལ་པོར་ཁྱབ་པར་གྱུར། ཆོས་ཚོགས་ཀྱི་གསོ་རིག་ནི་དུས་རབས་10བར་སླེབས་པ་ན་ཕལ་ཆེར་ཡོངས་སུ་ཉམས་པར་གྱུར་ལ་དེའི་རྒྱུ་རྐྱེན་གཙོ་བོ་ཞིག་ནི་གསོ་རིག་དར་ཆེ་བ་ན་དེ་བསླབས་ཟིན་པའི་བཙུན་པ་དག་རྒྱུན་པར་སྐོ་ཕྱིར་འགྲིམས་དགོས་ལ་དེས་ཉམས་ལེན་གླིང་གི་སྒྲིག་ལམ་ལ་གནོད་སྐྱོན་ཆེ་བས་ཕྱིས་སུ་རིམ་པར་གསོ་རིག་གི་གཞུང་འཆད་ཉན་ལ་བཀག་འགོག་ཐེབས་པ་དང་། གཞན་ཡང་སྐབས་དེའི་སྤྱི་ཕྱིར་རིག་གཞུང་དང་ཚན་རིག་གི་ལས་སྒོ་ལ་བཀག་འགོག་བྱེད་པའི་ཆོས་ཚོགས་དུ་མ་བྱུང་བ་ལ་སོགས་པའི་རྐྱེན་གྱིས་ཡིན། གསོ་དཔྱད་འཆད་ཉན་གྱི་རྩ་འཛུགས་དེ་དག་ཉམས་པར་གྱུར་པ་ན་སྔོན་དུས་རབས་བདུན་པའི་མཇུག་ཙམ་ནས་རྨང་གཞི་བཏང་ཡོད་པའི་ཨི་ཐ་ལིའི་ལྷོ་ཕྱོགས་ཀྱི་ས་ལེར་ནོ་(Salerno)སློབ་གྲྭ་རིམ་པར་དར་རྒྱས་སུ་ཕྱིན་ཏེ་ནུབ་ཕྱོགས་གསོ་རིག་འཛིན་སྐྱོང་བྱེད་པའི་ལྟེ་གནས་གལ་ཆེན་ཞིག་ཏུ་གྱུར་ཅིང་། ཁྱད་པར་དུ་དུས་རབས་11པའི་མཇུག་ནས་ཨ་རབ་གསོ་རིག་གི་རྣམ་པའམ་ཤན་ཞུགས་ཏེ་ཆེས་ཆེར་དར་བ་དང་དུས་རབས་12ནས་13གྱི་སྐབས་སུ་ནི་གསོ་རིག་རིག་གཞུང་གི་ལྟེ་དབུས་སུ་གྱུར་པའི་ས་ལེར་ནོ་སློབ་གྲྭའི་སྐད་གྲགས་འཛམ་གླིང་ཁྱིལ་པོར་ཁྱབ་པར་གྱུར། ཡིན་ནའང་དུས་རབས་13པའི་མཇུག་ཙམ་ནས་རིམ་པར་རྒུད་པར་གྱུར་ལ་ཕལ་ཆེར་དུས་རབས15བའི་སྟོད་ཙམ་ལ་མིང་གི་ལྷག་མར་གྱུར། ཡིན་ནའང་། བརྒྱུད་རིམ་འདིའི་ཁྲོད་གསོ་རིག་ཞིབ་འཇུག་གི་ལས་དོན་ཡུན་གྱིས་མདུན་དུ་བསྐྱོད་པ་དང་། རིམ་པར་དུས་རབས16པར་སླེབས་ནས་གཤག་འབྱེད་རིག་པ་དང་སྐྱེ་ལུགས་རིག་པའི་ཐད་དུ་གསར་རྙོགས་གལ་ཆེན་མང་པོ་བྱུང་བ་ན་དེང་རབས་གསོ་རིག་གི་སྒོ་སྒྲིགས་ཀྱང་དལ་གྱིས་ཕྱེས་པར་ངེས་འཛིན།

དེ་ལྟར་ནུབ་ཕྱོགས་འཇིག་རྟེན་གྱི་གསོ་དཔྱད་ནི་གཙུག་མའི་ཉམས་མྱོང་དང་བཙུན་པའི་ཚོ་གའི་སྒོ་ནས་སྤེལ་དུས་སུ་འཕེལ་རྒྱས་ཅུང་ཟད་རེ་བྱུང་ཞིང་། སྤྱི་རིག་གི་འོད་སྟོང་འབར་བའི་དུས་སྐབས་སུ་ཚན་རིག་ཞིབ་འཇུག་གི་ཆེས་མཐོ་བའི་རྒྱ་ཚད་དུ་སླེབས། དེ་ནས་ཨེ་ལེག་ཟན་

དར་མཁར་གྲོང་གི་ལུགས་དང་སི་སི་ལི། ཨི་ཤ་ཡ་ཆུང་བ་བཅས་སུ་དངོས་བཤེར་ཅན་དང་མཚན་ཉིད་རིག་པ་ཅན་དུ་གྱུར་ལ། སྔོན་དུས་རོམ་བཙན་རྒྱལ་གྱི་ཆབ་སྲིད་དང་འཕྲོད་བསྟེན་ལ་ཤུགས་རྐྱེན་ཆེན་པོ་བཟོས་ཤིང་། རོམ་ཆེན་པོ་རྒྱུད་པར་བརྩམས་པ་ནས་ཡང་བསྒྱུར་ཆོས་ཚོགས་ཀྱི་གྲིབ་མའི་འོག་ཏུ་ནུབ་པར་གྱུར། ཡང་བར་སྐབས་ཤིག་ལ་ཨ་རབ་པའི་ཞིང་ཁམས་སུ་སླར་ཡང་གསོན་ཉམས་དོད་པོར་མངོན་ཞིང་། མ་མཐར་ཡང་དམངས་ཁྲོད་ཅན་གྱི་རྣམ་པ་ཞིག་ནས་ཡང་སྲུང་འཛིན་བྱས་སོ། །དེ་ཡང་གསལ་བཤད་བྱེད་དགོས་པ་ཞིག་ལ་རྩོམ་ཡིག་འདིར་བཤད་པའི་གསོ་བ་རིག་པའི་གཞུང་དང་ལག་ལེན་གྱི་གནད་ཆེ་གེ་མོ་ཕྱི་མཁན་ནམ་ཐོག་དང་པོར་སྟོན་མཁན་ཡིན་ཞེས་སྔ་ཕྱིར་ཐེངས་དུ་མར་ཐོན་པ་ནི་གཙོ་ཆེར་ནུབ་ཕྱོགས་གསོ་རིག་གི་མ་ལག་གམ་ཁྲིམས་ར་རང་གི་ནང་ལ་བལྟས་ནས་བཤད་པའམ་དེར་ཁོང་རང་ཚོར་གོམས་པའི་དབང་དུ་བྱས་པ་ལས་ཤར་ཕྱོགས་ཀྱི་ལུགས་སྡེ་ལ་སོགས་སྤྱི་ལ་ཁྱབ་པའི་ངེས་པ་ནི་མེད་དོ། །

གཉིས་པ། ཡེ་བྲག་འཇུས་ཚབ་ཀྱི་བསྟན་བཅོས་དང་སྨན་པ་མཁས་པའི་ལོ་རྒྱུས་བརྗོད་པ།

གཅིག སྐྱེ་རིག་གི་གསོ་རིག་གི་བསྟན་བཅོས་གལ་ཆེན་དང་མཛད་མཁན།

ལར་ན་ཕེ་ཐ་ཀྵོ་ར་སི་ལ་སོགས་པའི་མཚན་ཉིད་རིག་པ་བ་གྲགས་ཅན་དུ་མ་ཞིག་ཀྱང་སྨན་པ་ཡིན་མོད། འདིར་གསོ་བ་རིག་པའི་བརྩམས་ཆོས་གལ་ཆེན་བཞག་ཡོད་ཅིང་ལོ་རྒྱུས་རྣམ་ཐར་ཙུང་ཟད་གསལ་པོ་ཡིན་པ་རྣམས་གཙོ་ཆེར་གླེང་བར་བྱ་ན་ཐོག་མར་ཧེ་ཕོ་ཁེ་རད་ཚི་ནས་རྩོམ་པར་བྱ་སྟེ། ཧེ་ཕོ་ཁེ་རད་ཚིའི་ལོ་རྒྱུས་ནི་དུས་རབས་གཉིས་པའི་སྐབས་ཀྱི་སོ་ར་ནུ་སིས་(Soranus)བྲིས་པའི་རྣམ་ཐར་ལས་བླངས་པ་ཡིན་ལ། རྒྱུ་ཆ་འདི་དག་གི་ཁུངས་དངོས་ནི་སྤྱི་ལོའི་སྔོན་གྱི་དུས་རབས་གསུམ་པའི་དུས་ཀྱི་ལོ་རྒྱུས་ཟིན་ཐོ་དང་སྐྱེ་རིག་གི་རྩོམ་པ་པོ་གཞན་གྱི་བརྩམས་ཆོས་དག་ཡིན་ཞིང་། ཁྱད་པར་དུ་ཕུ་ལ་ཐོས་མཛད་པའི་ཕུ་རོ་ཐ་ཀྵོ་ར་སིའི་ཚན་པ་(Protagoras)ཞེས་པ་དང་ཕྷེ་ཌྲུ་སིའི་ཚན་པ་(Phaedrus)ཞེས་པ་གཉིས་ལས་བཏུས་པ་ཡིན། ཁོང་གི་འཁྲུངས་འདས་ལོ་དུས་ལ་རྩོད་པ་ཆེ་ཡང་ཕལ་ཆེར་གྱིས་སོ་ར་ནུ་སིའི་ལུགས་བཞིན་སྤྱི་ལོའི་སྔོན་གྱི་ལོ་460(459ལ་འཛིན་པའང་ཡོད)ལ་འཁྲུངས་པ་དང་སྔོན་གྱི་ལོ་355སྟེ་དགུང་ལོ་

104སྐྱེང་གཤེགས་པར་འདོད་ཅིང་། ཡང་ལ་ལས་དགུང་ལོ་95སྐྱེང་གཤེགས་ཞེས་བཞེད། དུས་རབས་སྔོན་མའི་སྟོད་དུ་སྒྲི་རི་སིའི་ཁོ་སི་གླིང་དུ་གནའ་བོའི་ཨ་སི་ཁྲུ་ལེ་ཕིས་སིའི་ལྷ་ཁང་ཞིག་གི་ཤུལ་རྙེད་པའི་ཁྲོད་སྤྱི་ལོའི་སྔོན་གྱི་དུས་རབས་བཞི་པའི་བརྐོས་བརྙན་ཞིག་བྱུང་བ་ལ་ཧེ་ཕོ་ཁེ་རད་ཚིའི་སྐུ་བརྙན་ཡིན་པར་ཆ་འཛོག་བྱེད། ཧེ་ཕོ་ཁེ་རད་ཚིའི་ཁྲིམ་རྒྱུད་སྐོར་གྱི་རྒྱུ་ཆ་ལ་ཡིད་རྟོན་ཆེར་མེད་ཅིང་ཕལ་ཆེ་བར་ལྷ་སྒྲུང་གི་ཤན་ཞུགས་ཡོད། སོ་ར་ནུ་སིའི་འདོད་ཚུལ་ལ་ཁོང་ནི་ཨ་སི་ཁྲུ་ལེ་ཕིས་ཡ་རྒྱི་རིགས་ཀྱི་རབས་ཉི་ཤུ་པ་ཡིན་པ་དང་། ཡང་ལྗུར་རྡེན་(Jourdain)བྱ་བས་ཁོང་ནི་ཨ་སི་ཁྲུ་ལེ་ཕིས་ཡ་རྒྱི་རིགས་ཀྱི་རབས་བདུན་པའི་བུ་གཉིས་པ་ཡིན་པར་བཤད། ཁོང་གི་ཕ་ནི་སྨན་པ་ཞིག་ཡིན་ཏེ་མིང་ལ་ཧེ་ར་ཁྲུ་ལེ་རྡི་སུ་(Heracleides)ཞེས་ཟེར་བ་དང་མ་ནི་ཕུ་ར་ཁྲུ་སི་ཐེ་ལ་(Praxitela)བྱ་བ་ཡིན། ཁོང་གི་དགེ་རྒན་གཙོ་བོ་ནི་རང་གི་ཕ་ཡིན་ཞིང་གཞན་རྡེ་མོ་ཁྲུ་རི་ཐུ་སི་(Democritus)དང་སྒོར་རྗེ་སི་(S.Gorgias)ལས་མཚན་ཉིད་རིག་པར་སྦྱངས་ཡོད་སྲིད། ཁོང་རང་རྒྱུན་པར་ཐག་རིང་པོའི་སར་མཆོ་འགྲུལ་བྱེད་པ་དང་ཐ་རྗེས་སུ་ས་སོ་སི་(Thasos)དང་། སེ་ས་ལེ། སི་ར་སེ་(Thrace)། ཕུ་རོ་ཕོན་ཐི་སི་(Propontis)སོགས་སུ་ཕྱིན་ཡོད་པ་བརྩམས་ཆོས་རང་ལས་རྟོགས་ཐུབ་ཅིང་། ཡང་ལ་ལས་ཁོང་ཨེ་ཅིབ་དང་ལི་པེ་ཡ། སི་སྲི་ཡ་(Scythia,大月氏)སོགས་སུའང་ཕྱིན་མྱོང་བར་འདོད། ཕུ་ལ་ཐོ་ཡིས་ཁོང་སྐབས་དེའི་ཧྲི་ཏི་འ་སུ་སོགས་མི་སྣ་གྲགས་ཆེན་དག་དང་གོ་ཐོབ་མཉམ་པའི་སྨོ་ནས་གླེང་ཞིང་། ཨ་རས་སི་ཐོ་ཐེལ་གྱིས་ཁོང་ལ་ནླབས་ཆེ་བའི་ཧེ་ཕོ་ཁེ་རད་ཚི་ཞེས་བོས་འདུག །དེ་བཞིན་ཐ་ཕྱིས་སུ་བྱུང་བའི་མཁས་པ་མང་པོས་ཁོང་ལ་གདེང་འཛོག་སྟོན་པའི་གུས་ཚིག་འབའ་ཞིག་འབུལ་བར་བྱེད། ཡིན་ནའང་། ཁོང་དང་འབྲེལ་བའི་གནའ་བོའི་ཡིག་ཆ་མང་པོ་ཞིག་ཏུ་ངོ་མཚར་གྱི་སྣང་བརྙན་དུ་མ་བསྒྲུན་ཡོད་ལ་ལྷ་སྒྲུང་དང་སྦྱར་བའི་ཆའང་མང་དུ་ཐོན།

ཁོང་ནི་སྨན་པ་ཆེན་པོ་ཞིག་ཡིན་པའི་ཁར་མཚན་ཉིད་རིག་པ་བ་ཞིག་ཀྱང་ཡིན་ཏེ། མཚན་ཉིད་རིག་པ་ནི་གཏན་ཚིགས་སམ་རིགས་པའི་ལམ་ནས་ཞིབ་ཏུ་ཞིབ་ཅིང་ཕྲ་བར་རང་བྱུང་སྣང་ཚུལ་ལ་ཞིབ་འཇུག་བྱེད་པ་ཞིག་ཡིན་པའི་ཆ་ནས། ཁོང་གིས་དེ་དུས་ནས་མདོ་མེད་ཀྱི་རིག་འདེད་ལ་སྲུན་འཕྲིན་ཆེ་ཏུ་མཛད་ཡོད་དེ། སོ་ཁྲུ་ར་ཐེ་སི་ཡིས་མཚན་ཉིད་རིག་པའི་དཔྱད་བྱ་

འཇིག་རྟེན་ཁམས་གཙོ་བོར་བྱེད་པ་ནས་ཀུན་སྤྱོད་ལ་ཞིབ་འཇུག་བྱེད་པའི་ཐད་དུ་བསྒྱུར་བ་དེ་བཞིན། ཏེ་ཕོ་ཁེ་རད་ཆོས་ཕྱོགས་གཅིག་ནས་གསོ་བ་རིག་པ་རྨོངས་དད་ལས་ཐར་བར་བྱས་ལ། ཕྱོགས་གཞན་ཞིག་ནས་གསོ་བ་རིག་པ་མཚན་ཉིད་རིག་པའི་རིག་པའི་རྩོད་གླེང་ཁོ་ནའི་དཔྱད་ཐབས་ལས་བཀྲལ་བར་བགྱིས་ཏེ། མཁས་མཛངས་ལྡན་པའི་སྒོ་ནས་གསོ་བ་རིག་པ་ཐད་ཀའི་དམིགས་ཡུལ་ཏེ་ནད་པ་གསོ་བའི་མཐར་ཐུག་གི་དགོས་ཆེད་ཀྱི་སྟེང་དུ་འབབ་ཐུབ་པར་བྱས། ཁོང་གིས་ད་དུང་མཚན་ཉིད་རིག་པ་ལ་གོམས་འདྲིས་ཆེ་བའི་མི་ཞིག་ནི་འཕགས་མཆོག་ཅིག་དང་ཁྱད་པར་མེད་ལ། སྨན་པའི་ལས་ཀ་ནམ་ཡང་རིགས་འདེད་དང་ཁ་བྲལ་ཐབས་མེད་ལ། སྔ་དུས་ཀྱི་བཙུན་པའི་གསོ་རིག་སོགས་དང་ཆ་མཐུན་པར་སྨན་པའི་ལས་ཀ་ནི་ཆེས་ བླ་ན་མཐོ་བ་ཞིག་ཡིན་པ། ད་དུང་ནད་གཞི་ཆེ་ཕྲ་གང་དང་འཕྲད་ཀྱང་མཐོང་བཟོས་འདྲ་མིན་མི་བྱེད་པར་ཐམས་ཅད་ལ་གཅིག་མཚུངས་ཀྱི་སྒོ་ནས་གཅིགས་ཆེན་བྱེད་དགོས་ཚུལ་ནན་དུ་བསྟན། གང་ལྟར་ཡང་གལ་སྲིད་ལོ་རྒྱུས་སྟེང་གི་རླབས་ཆེན་གྱི་སྨན་པ་འདིའི་མཛད་རྗེས་ལ་གདེང་འཇོག་ཅིག་བྱ་དགོས་ན་ཆེས་གཙོ་ཆེ་བ་ནི་ཁོང་གིས་བསྟན་པ་སྟེ། ན་ཚ་ནི་རང་བྱུང་གི་གོ་རིམ་ཞིག་ཡིན་ལ། མངོན་རྟགས་ནི་ལུས་ཀྱིས་ན་ཚ་ལ་བཏོན་པའི་འགྱུར་བ་ཡིན། སྨན་པའི་བྱེད་ནུས་གཙོ་བོ་ནི་ལུས་ཀྱི་རང་བྱུང་གི་བྱེད་ནུས་ལ་རམ་འདེགས་བྱེད་པ་དེ་ཡིན་ཞེས་པའི་ལྟ་བ་ཆེན་པོ་དེ་ཡིན་སྲིད་ཅེས་ལོ་རྒྱུས་སྨྲ་བ་རྣམས་འདོད།

ཁོང་ནི་སྐབས་དེར་མཚན་སྙན་ཆེས་ཆེར་འབར་བའི་སྨན་པ་ཡིན་པ་མ་ཟད། ཤེས་རྒྱ་ཆེས་ཡངས་པའི་ཞིབ་འཇུག་པ་དང་རིག་པ་ཆེས་རྣོ་བའི་རྟོག་ཞིབ་པ་ཙ་གྱུར་ཡོད་པས། སྐབས་དེར་དར་ཆེ་བའི་གསོ་རིག་ལུགས་སྡེའི་སྡེ་ཁྲིད་མཁན་ཡིན་ལ་ཕྱོགས་ནས་འདུས་པའི་སློབ་མའང་ཁྲི་ཚོགས་ཆེ་ཙ་གྲུབ། ཁོང་གི་བཞེད་པ་སྨྲི་རིག་ཡོངས་ལ་ཁྱབ་པ་མ་ཟད་བར་སྐབས་ཤིག་ལ་སྨྲི་རིག་ལས་ཀྱང་བཀྲལ་ནས་ཡུལ་ལུང་གཞན་དུ་དར་བར་གྱུར། གཞན་ཡང་ཁོང་ལ་འདི་ལྟར་མཚན་སྙན་ཆེ་ཙ་འབར་བ་ནི་ཧེ་ཕོ་ཁེ་རད་ཆོའི་གསུང་བཀུས་ཞེས་པའི་བསྟན་བཅོས་ཆེན་པོ་དེ་དང་འབྲེལ་ཐབས་མེད་ཅིང་། ལར་ན་ཉེ་རབས་ཀྱི་ལོ་རྒྱུས་རིག་པ་སྨྲ་བ་རྣམས་ཀྱིས་བསྟན་བཅོས་ཆེན་པོ་འདི་ལས་དཔེ་ཚན་འགའ་ཤས་ནི་དུས་སྐབས་མི་གཅིག་ལ་ལུགས་སྡེ་མི་འདྲ་བའི་

སྨན་པས་བྲིས་པར་འདོད་མོད། དེ་ལས་གཞུང་ཕལ་ཆེར་ཞིག་ཧེ་ཕོ་ཁེ་རད་ཚེ་རང་ཉིད་ཀྱིས་བརྩམས་པའམ་རང་དང་ཉེ་འབྲེལ་ཡོད་པའི་མིས་བྲིས་པ་ཡིན་པར་ངོས་ལེན་བྱེད། དེ་ཡང་དཔེ་ཚན་མང་པོ་འདི་རྣམས་ལྷན་དུ་བསྡུས་ནས་རྩོམ་མཁན་ཧེ་ཕོ་ཁེ་རད་ཚེའི་མིང་སྦྱར་བའི་དུས་ནི་སྤྱི་ལོའི་སྔོན་གྱི་དུས་རབས་གསུམ་པ་ཡིན་ལ། སྐབས་དེར་ཨེ་ལག་ཟན་དར་བཙན་རྒྱལ་གྱི་ཨེ་ཅིབ་དབང་བསྒྱུར་བས་བཀའ་ཕབ་སྟེ་གཞུང་འདི་རྣམས་ལྷན་དུ་བསྒྲིགས་ནས་ཨེ་ལག་ཟན་དར་གྲོང་གི་དཔེ་མཛོད་ཁང་དུ་ཉར་བར་བྱས་ལ། འདིའི་ཡར་སྔོན་དུ་གཞུང་འདི་དག་ཀྲི་རིག་ཧྲིལ་པོར་ཁྲབ་བརྡལ་དུ་སོང་ཡོད་ཅིང་སྐབས་རེར་ཡུལ་གཞན་དུའང་ཁྱེར་ཡོད། བརྩམས་ཆོས་འདི་དག་ཐོག་མའི་དུས་སུ་ཀྲི་རིག་གི་གནའ་སྐད་དམ་ཨི་འོ་ཉེ་ཡའི་ཡུལ་སྐད་ཀྱིས་བྲིས་ཤིང་གཞུང་ཚན་སྔ་ཕྱིའི་འབྲི་སྟངས་ལ་ཧེ་བག་ཆེན་པོ་བདོག །དེ་ལས་ཚིག་སྦྱོར་དང་འབྲི་སྟངས་རྒྱུད་དུ་བྱུང་བའི་སྐོར་རྣམས་ཧེ་སྔོན་དུས་ཀྱི་རྩོམ་མཁན་ཆེན་པོ་དག་གི་བརྩམས་ཆོས་དང་འགྲན་བརྗོད་པ་དག་འདི་བས་དངོས་སུ་བརྩམས་པར་བཟུང་བ་ཡིན། ཡིན་ནའང་། ད་ལྟ་ང་ཚོར་ལག་སོན་འབྱུང་ཐུབ་པའི་ཆེས་གནའ་བོའི་མ་རྩོམ་ནི་དུས་རབས་བཅུ་པ་ནས་བཅུ་གཉིས་པའི་ནང་ལ་བྱུང་བའི་ལག་བྲིས་ཤིག་ཡིན་ལ་འདི་ད་ལྟ་ནུབ་ཕྱོགས་ཀྱི་དཔེ་མཛོད་ཁང་དུ་མ་ན་ཉར་ཡོད། དེ་ལྟ་མོད་ཀྱི་ཁོང་གི་བརྩམས་ཆོས་ཡོངས་སུ་རྫོགས་པའམ་ཆ་ཚང་བ་ཞིག་རྙེད་དུ་མེད། ཆེས་ཐོག་མར་པར་དུ་བཏབ་པ་ནི་རོམ་དུ་སྤྱི་ལོ1525ལོར་ལ་ཐིན་ཡི་གེར་བཏབ་པ་དེ་ཡིན་ལ་དེའི་ཕྱིས་སུའང་པར་དུ་བཏབ་པ་མང་པོ་བྱུང་། དེང་རབས་ཀྱི་པར་རྣམས་ལས་ཆེས་གསལ་ཁ་ལྡན་ལ་ཆེས་རིན་ཐང་ཆེ་བ་ནི་དུས་རབས་བཅུ་དགུ་པའི་དཀྱིལ་དུ་ཕ་རིས་སུ་པར་དུ་བཏབ་པའི་ལི་ཁྲི་(E. Littré)ཡི་ཕྲ་རན་སིའི་འགྱུར་དེ་ཡིན་པར་བཤད། གཞུང་འདི་ལ་ད་དུང་སྔ་བའི་དུས་ནས་འགྲེལ་པ་བྱུང་ཡོད་ལ་ཆེས་སྔ་བའི་འགྲེལ་པ་རྩོམ་མཁན་ནི་ཀ་ལུན་(Galen)དང་ཧེ་རོ་ཧྥི་ལུ་སི་(Herophilus)ཡིན། དེ་བས་ཀྱང་ཕྱིས་བྱུང་དག་ལ་ཕན་སླིབ་ཆེ་བ་ནི་སྤྱི་ལོ་50བའི་སྐབས་སུ་བྱུང་བའི་ཨེ་རོ་ཐེ་ནུ་སི་(Erotianus)ཡི་བདམས་འགྲེལ་དེ་ཡིན། དེའི་ཕྱིས་སུ་ཨ་རབ་དང་རིག་རྩལ་བསྐྱར་དར་གྱི་སྐབས་སུའང་འགྲེལ་པ་ཆ་ཚང་མང་དུ་མཛད་འདུག །དེ་ལྟར་དུས་རབས་བརྒྱུད་པའི་མགོ་ནས་བཟུང་སྟེ་གསོ་རིག་གི་འགྲེལ་བཤད་ཕལ་ཆེར་ཞིག་ཧེ་ཕོ་ཁེ་རད་ཚེའི་བརྩམས་

ཚོས་གང་ཧུང་ཞིག་ལ་དམིགས་ནས་བྲིས་ཡོད། མ་ཟུམ་དེ་དག་ཀྱང་ཏེ་ཕོ་ཁེ་རད་ཚེའི་གསུང་དངོས་ཡིན་མིན་དང་ཟུམ་མཁན་སུ་ཡིན་སྐོར་གྱི་གནད་དོན་ནི་ཏ་ལམ་ལོ་ཇོ་2000ལྷག་ལ་རྩོད་གླེང་བྱས་ཤིང་ སྔ་ལུན་ནས་བཟུང་སྟེ་ཁོང་གི་གསུང་ཟུམ་ཡང་དག་པ་འབྱེད་པར་འབད་པ་བྱས་ཡོད། གང་ལྟར་ཡང་། ཕྱོགས་བསྒྲིགས་འདིའི་ཁྲོད་དུ་གཞུང་ཚན་ལ་ལ་ནི་ལུགས་མི་འདྲ་བའི་ཟུམ་མཁན་གྱིས་དུས་སྐབས་མི་འདྲ་བའི་ནང་བྲིས་པ་ཡིན་ཐག་ཆོད་ལ། འདི་ཡི་ཟུམ་སྒྲིག་དང་འབྲི་སྟངས་ཀྱི་ཆ་ནས་བལྟས་ཚེ་ནང་འགལ་གྱི་ཆ་རྣམས་གསལ་པོར་མཐོང་ཐུབ་ལ། ཐ་ན་མ་ཕྱི་མི་འདྲ་བའི་བར་ལ་ཁ་བྱང་འདྲ་ནའང་ནང་དོན་མི་མཐུན་པ་འབྱུང་བས། གནའ་དཔེའི་པར་གཞི་ལ་ཆེད་དུ་ཞིབ་འཇུག་བྱེད་མཁན་མིན་ནའང་བར་ཁྱད་འདི་ནི་ལས་སླ་བོའི་སྒོ་ནས་རྟོགས་པར་ནུས། འདི་ཡང་གནའ་བོའི་གཞུང་རྙིང་གཞན་དག་དང་འདྲ་བར་ཨེ་ལག་ཟན་དར་གྲོང་དུ་ཕྱོགས་བསྡུ་དང་ཟུམ་སྒྲིག་བྱས་པ་ཡིན་ལ། དོན་ལའང་ཟུམ་ཁུངས་མི་འདྲ་བའི་གཞུང་ཚན་མང་པོ་ལྷན་དུ་བསྡེབས་པ་ཞིག་ཡིན། ཡིན་ནའང་ཟུམ་ཁུངས་མི་འདྲ་བ་འདི་རྣམས་ལས་ཕལ་ཆེ་བ་ལ་ཏེ་ཕོ་ཁེ་རད་ཚོ་རང་དང་ཁོང་གི་སློབ་བརྒྱུད་ཀྱི་ཤུགས་རྐྱེན་ཐེབས་ཡོད།

ལོ་རྒྱུས་ཞིབ་འཇུག་པ་རྣམས་ཀྱིས་ཨལ་ཁི་མོན་ལུགས་ཀྱིས་ཏེ་ཕོ་ཁེ་རད་ཚོའི་ལུགས་ཀྱི་བསམ་བློའི་འབྱུང་རྩར་ནུས་ཤུགས་ཆེན་པོ་ཐོན་ཡོད་པར་འདོད་ཅིང་ཏེ་ཕོ་ཁེ་རད་ཚོའི་གསུང་བཏུས་ཁྲོད་ཀྱི་དཔེ་ཚན་འགའ་ཞིག་ཀྱང་དེ་ཡི་ཤུགས་རྐྱེན་ལས་བྱུང་བར་བཤད་དེ། དཔེར་ན་གནའ་བོའི་གསོ་དཔྱད་གླེང་བ་ཞེས་པ་ནི་དོན་ལ་ལུགས་སྤྱི་མ་དེའི་བརྒྱུད་པ་ཞིག་གིས་བྲིས་པ་དང་གཞུང་འདིར་བསྟན་པའི་སྨན་པ་སྤྱི་མ་དག་ཅེས་པ་ནི་ཕེ་ཐ་གོ་ར་སིའི་ལུགས་འཛིན་པ་དག་ལ་བྱ་བ་ཡིན་པར་སྨྲ། ད་དུང་ཞིབ་འཇུག་པ་ལ་ལས་དེར་བྱུང་བའི་ལྷས་བཏང་བའི་ནད་ཅེས་པ་ཁི་རོ་ཐོན་གྱི་ལུགས་འཛིན་པའི་སྨན་པའི་གཞུང་ལས་ཐོན་པ་དང་། གཟའ་འཁོར་ཞེས་པ་ནི་ཨི་འོ་ནྲེ་ཡའི་(མི་ལེ་ཐུ)ལུགས་འཛིན་མཁན་གྱི་ཁྲོད་ནས་བྱུང་བར་འདོད་པ་ལ་སོགས། མདོར་ན་ཐད་འདིར་ཞིབ་འཇུག་བྱེད་མཁན་ཕལ་མོ་ཆེའི་གཅིག་གྱུར་གྱི་ལྟ་བ་ལ་ཨལ་ཁི་མོན་གྱི་ལུགས་ནི་ཕྱི་མ་དག་གི་བྱུང་བ་ལ་ཆེས་གལ་ཆེན་ཞིག་ཡིན་པར་འདོད་དོ། །

མཁས་པ་འདི་ཡི་ཕྱིས་སུ་ཁོང་གི་སློབ་མ་མཁས་པ་གོང་དུ་བཤད་པ་རྣམས་དང་གཞན་

ཨ་རས་སི་ཐོ་ཐེལ་ལ་སོགས་པ་བྱུང་ནས་བརྩམས་ཆོས་ཀྱང་བཞག་ཡོད་ལ། དེ་དག་ལས་སྐབས་འདིར་གླེང་འོས་པ་ཞིག་ནི་ཨ་རས་སི་ཐོ་ཐེལ་གྱི་ཐུགས་དཀྱིལ་གྱི་སློབ་མ་ཐོ་ཕྲ་ར་སི་ཐུ་སི་(Theophrastus སྔོན་370~སྔོན་285)ཞེས་པ་ཡིན་ཏེ། ཁོང་ནི་ཐོག་དང་པོར་ཚན་རིག་གི་ཐབས་ལམ་སྤྱད་ནས་རྩི་ཤིང་ལོ་རྒྱུས་ལ་ཞིབ་འཇུག་བྱེད་མཁན་ཞིག་ཡིན་ལ། གནའ་བོའི་དུས་སུ་ཆེས་མིང་དུ་གྲགས་པའི་རྩི་ཤིང་རིག་པ་བའང་ཡིན་ཏེ་དེ་ནས་རིག་རྩལ་བསྐྱར་དར་ལ་ཐུག་གི་བར་དུ་ཁོང་ལས་བརྒལ་ཐུབ་མཁན་སུ་ཡང་བྱུང་མེད། ཁོང་གིས་མཛད་པའི་རྩི་ཤིང་གི་ལོ་རྒྱུས་(དེབ་དགུ)ཞེས་པ་དང་རྩི་ཤིང་གི་བྱུང་བ་(དེབ་དྲུག)ཞེས་པ་གཉིས་ཀྱི་ནང་དུ་གཏིང་ཟབ་པའི་རྟོག་ཞིབ་བགྱིས་པ་སྟེ་སྐྱེ་ལྡན་ནམ་ཚེ་སྲོག་གི་སྣང་ཚུལ་མཐའ་དག་ཆེས་ཞིབ་གསལ་ལྡན་པར་བྲིས་པ་ལ་སྐབས་དེར་ཤེས་ཡོད་པའི་རྩི་ཤིང་ཡོད་དོ་ཅོག་ཚུད་པར་བྱས་ཡོད། ཁོང་གི་བརྩམས་ཆོས་འདི་ལོ་ཙ་ཉིས་སྟོང་ལ་ཉེ་བའི་རིང་དུ་རྩི་ཤིང་རིག་པའི་འཕྲུས་ཚབ་ཅན་གྱི་སློབ་དེབ་ཏུ་གྱུར་ཅིང་དེའི་ཁྲོད་གསོ་བཅོས་ཀྱི་ཕན་ནུས་སྦྱོར་ཡོད་པའང་མང་པོ་བྱུང་། དེ་བས་འདི་ནི་གནའ་རབས་ཚན་རིག་གི་དན་རྟགས་གལ་ཆེན་ཞིག་ཏུ་བཟུང་བས་ཆོག་གོ། །འདི་ཡི་ལ་ཐིན་ཡི་གེའི་པར་གཞི་དང་པོ་ནི་སྤྱི་ལོ1483ལ་ཐྲེ་བི་སོ་(Treviso)རུ་པར་དུ་བཏབ་ཅིང་། གྲི་རིག་ཡི་གེའི་པར་གཞི་དང་པོ་ནི་1497ལ་ཝེ་ནེ་སིར་པར་དུ་བཏབ། ལོ་ཧྲི་(Loeb)ཡི་གནའ་གཞུང་དཔེ་ཚོགས་སུ་ཧོར་ཐུ་(A. Hort)ཡི་གྲི་རིག་ཡི་གེ་དང་དབྱིན་ཡིག་སྦྲགས་མའི་པར་གཞི་ཡང་བསྐྲུས་ཡོད།

གཉིས། རོམ་གྱི་གསོ་རིག་གི་བསྟན་བཅོས་གལ་ཆེན་དང་མཛད་མཁན།

སྤྱིར་ན་སྐབས་འདིར་སོ་ར་ནུ་སིའི་མོ་ནད་དང་བྱིས་པའི་ནད་ཀྱི་སྐོར་གྱི་བརྩམས་ཆོས་ཀྱང་བྱུང་ནས་དེའི་ཕྱིས་ཀྱི་སྤྱི་ལོའི་དུས་རབས་5ནས་6ཙམ་ལ་མོ་སི་ཁྲུ་སི་བྱ་བས་གྲི་རིག་གི་ཡི་གེ་ནས་ལ་ཐིན་གྱི་ཡི་གེར་བསྒྱུར་བ་དང་ཁོང་རང་ནས་སྐབས་དེའི་རྩོམ་སྟངས་ཀྱི་སྒོ་ནས་སོ་ར་ནུ་སིའི་བརྩམས་ཆོས་ཀྱི་གཅེས་བསྡུས་མཛད་པ་སོགས་ཡིག་ཆ་དུ་མ་ཞིག་བྱུང་ཡོད་ལ། དེ་དག་ཐམས་ཅད་ལས་ཀྱང་ཆེས་གླེང་རིན་ཡོད་པ་ཞིག་ནི་སྤྱི་ལོའི་དུས་རབས་དང་པོའི་སྐབས་ཀྱི་གནས་མང་མཁས་པ་སེལ་སུ་སི་བྱ་བ་དང་ཁོང་གིས་མཛད་པའི་གསོ་རིག་ཡིག་ཆའི་སྐོར་ཡིན་

པས་འདིར་ཅུང་ཟད་བརྗོད་པ་ལ།

དོན་ལ་སེལ་སུ་སི་བྱ་བའང་ཆེད་གཉེར་སྨན་པ་ཞིག་མ་ཡིན་པར་གོང་དུ་བཤད་པའི་ལྷ་རོ་ལ་སོགས་དང་འདྲ་བར་གནས་མང་མཁས་པ་ཞིག་ཡིན་ལ། ཁོང་ནི་སྨན་པ་དངོས་མིན་ཡང་སྨན་པའི་ཤག་པོ་རྣལ་མ་ཞིག་རེད་དེ། ཁོང་གི་ཤེས་རྒྱ་ནི་ཤིན་ཏུ་མཐའ་ཡངས་ཤིང་རང་བྱུང་ཚན་རིག་དང་གསོ་བ་རིག་པར་ཞིབ་འཇུག་ཟབ་མོ་མཛད་ཡོད། ཁོང་ནི་ཨི་ཐ་ལིའི་གནའ་བོའི་གསོ་རིག་ལོ་རྒྱུས་ཁྲིད་ཆེས་འཛིན་ཐང་ལྡན་ཞིང་ཆེས་རིག་པ་གྲུང་བའི་མི་སྣ་ཞིག་ཡིན་པར་ཐེ་ཚོམ་མེད་ཅིང་། ཁོང་གིས་སྙི་རིག་དང་ཨེ་ཅིབ། རོམ་བཅས་ཀྱི་མཚན་ཉིད་ཀྱི་ལྟ་བ་དང་དོན་དངོས་ཉམས་མྱོང་ཁག་ལས་གང་ཞིག་ཚུལ་ཇི་ལྟར་བསྡུ་ལེན་བྱེད་པའི་ཐབས་ཚུལ་གསལ་པོར་རྟོགས་ཡོད་ལ། སྔོན་གྱི་གསོ་རིག་ཡིག་ཚང་དག་ལ་མཐོང་གོམས་ལྡན་ཁར་ཁོང་ནི་ད་དུང་སེམས་རྣལ་དུ་ཕབ་པའི་སྙན་བརྗོད་མཁན་ཞིག་དང་གོ་བ་གཏིང་ཟབ་པའི་རྟོག་ཞིབ་མཁན་ཞིག་ཀྱང་རེད་འདུག །ཁོང་ལ་སྲོལ་ལུགས་དང་ཕྱོགས་ཁག་གང་གི་བཀག་རྒྱ་མི་ཐེབས་ཤིང་། སྐབས་དེར་རྒྱུན་གོམས་སུ་སོང་བའི་བསམ་བློའི་ཁྲིད་རྒྱུད་འཛིན་བྱ་རིགས་པར་འདོད་པ་ཐམས་ཅད་གནད་བསྡུས་ཀྱི་སྒོ་ནས་ཕྱོགས་བསྒྲིགས་བྱེད། གསོ་རིག་ཀུན་སྦྱོད་དང་གསོ་རིག་ལོ་རྒྱུས་ཀྱི་ཆ་ནས་ཁོང་ནི་ཧེ་ཕོ་ཁེ་རད་ཀིར་དད་པ་བརྟན་པའི་སློབ་མ་ཞིག་ཏུ་བལྟས་ཆོག་ལ། ཁོང་གིས་སྨན་པ་རྣམས་རང་ཉིད་ལ་སྐྱོན་ཆ་ཡོད་པ་དང་ལེན་བྱེད་དགོས་ཞེས་འབོད་སྐུལ་བཏང་ཞིང་། ཤེས་རབ་ཅན་གྱི་མི་ཞིག་ལ་མཚོན་ན་ཞེ་དག་པས་རང་གི་ཉེས་སྐྱོན་ངོས་ལེན་རྒྱུ་ནི་ཤིན་ཏུ་འོས་པའི་ལས་ཤིག་སྟེ། དེས་ཕྱི་རབས་པ་རྣམས་སྐྱོན་དེ་འདྲ་བཟོ་བར་སྔོན་འགོག་བྱེད་པའི་ཐད་དུ་ཕན་སླེབ་ཤིན་ཏུ་ཆེ་ཞེས་སྨྲ། དེ་བས་ཁོང་ལ་ཐོབ་པའི་མཚན་སྙན་དང་ཁྱད་པར་དུ་རིག་རྩལ་བསྐྱར་དར་དུས་སྐབས་སུ་ཐོབ་པའི་སྙན་གྲགས་ཆེས་ཆེར་འཚམ་པ་ཞིག་རེད་ལ། སྐབས་དེར་བསྐྱར་དར་གྱི་ལ་ཐིན་སྐད་རྩལ་དང་རྩོམ་རིག་གིས་དངོས་ནས་ཡང་བསྐྱར་ཨི་ཐ་ལིའི་མི་རིགས་ལ་སྤོབས་སེམས་ཆེ་རུ་བསྐྱེད་པའི་དུས་དང་ཁེལ་ཡོད་ན། ཨི་ཐ་ལི་བས་སེལ་སུ་སིའི་བླ་མེད་མཛད་སྦྱོད་དང་ངོ་མཚར་གྱི་རྩོམ་སྟངས། ཞིབ་ཚགས་ཀྱི་རིགས་ལམ། དོན་དངོས་ལ་གཙོགས་ཆེན་བྱེད་པའི་སྐོར་ཆོས་སོགས་མཐོང་ནས་རོམ་སྔོན་མའི་སྲོལ་

རྒྱུན་གྱི་མིག་དཔེར་འཛིན་པར་བྱེད། དེ་ལ་སོགས་པའི་ཆ་ནས་ཁོང་ནི་ནུབ་ཕྱོགས་གསོ་རིག་ཡིག་ཚང་ཐད་ཆེས་གསར་ཉམས་མངོན་ཞིང་དར་རྒྱས་ཆེས་ཆེ་བའི་དུས་ཀྱི་དབུ་ཁྲིད་དུ་ངོས་འཛིན་བྱས་ཆོག་གོ། །

ཁོང་ནི་གནས་མང་མཁས་པ་ཨང་དང་པོར་བགྲང་ཆོག་ལ་ཁོང་གི་སྔོན་ལ་བྱུང་བའི་ཁ་ཐོ་སོགས་ཀྱང་འདི་ལྟར་ཤེས་རྒྱ་ཤིན་ཏུ་ཆེ་སྲིད་མོད་དེ་དག་གིས་བཞག་པའི་ཡིག་ཆ་ནི་ཁ་ཐོར་ཙམ་ལས་མེད། དེ་དང་བསྡུར་བས་སེལ་སུ་སིའི་གསུང་རྩོམ་ཕྱོགས་བསྒྲིགས་སུ་ཞིང་ལས་དང་དམག་དོན་ལག་རྩལ། སྨན་ངག །མཚན་ཉིད་རིག་པ། ཁྲིམས་ལུགས། གསོ་རིག་ལ་སོགས་འདུས་ཡོད་ལ། གསོ་བ་རིག་པའི་སྐོར་བརྗོད་པ་ནི་དེབ་དྲུག་པ་ཡིན། ཚོད་དཔག་བྱས་པ་ལ་དེ་དག་བརྩམས་ནས་གྲུབ་པའི་ལོ་ནི་སྤྱི་ལོ་25ནས་35བར་ཡིན། འདི་དག་ལ་དེ་དུས་མཐོང་བཟོས་ཆེར་བྱས་མེད་དེ་ཕལ་ཆེར་སྐབས་དེའི་སྨན་པ་ཐམས་ཅད་ཀྱི་རིག་པ་ཡིན་པ་ལ་རོམ་གྱི་མིའི་བརྩམས་ཆོས་ལ་དེ་ཙམ་བརྩི་མཐོང་མེད་པའི་དབང་གིས་ཡིན་སྲིད། དུས་རབས་བར་མའི་སྐབས་སུ་སླེབས་པ་ནའང་ཁོང་ལ་སྙན་གྲགས་ཆེན་པོ་རྒྱས་ཐུབ་མེད། ཕྱིས་སུ་ཆོས་བདག་ཉི་ཁོ་ལུ་སིས་(Nikolaus,1397~1455)སླར་ཡང་སེལ་སུ་སིའི་གསུང་རྩོམ་སྟོག་འདོན་བྱས་པ་རེད། ཁོང་གི་གསོ་བ་རིག་པ་གླེང་བ་ཞེས་པ་ནི་ཐོག་མར་པར་སྐྲུན་བྱས་པའི་གསོ་རིག་སྤྱི་ཁྱབ་ཀྱི་གཞུང་ཞིག་རེད་དེ། དེའི་པར་གཞི་དང་པོ་ནི་སྤྱི་ལོ1478ལོར་པར་དུ་བསྐྲུན་པ་དང་ཕྱིས་སུ་པར་གཞི་སྣ་ཚོགས་བྱུང་འདུག་ལ་ཁྱད་པར་དུ་རིག་རྩལ་བསྐྱར་དར་གྱི་དུས་སྐབས་སུ་ཁྱབ་སྤེལ་ཆེ་རུ་བྱུང་། དེ་ལྟར་ཁོང་ལ་རིག་རྩལ་བསྐྱར་དར་དུས་སུ་ཚད་མཐོ་ཞིང་རྒྱ་ཆེ་བའི་སྒོ་ནས་ཞིབ་འཇུག་བྱས་ཡོད་པ་མ་ཟད་དུས་རབས་བཅུ་དགུ་པར་ཐོན་པ་ན་ད་དུང་སྔང་ཚུལ་དེ་ཡལ་མེད་ཅིང་ཁྱད་པར་དུ་ཨི་ཐ་ལིར་ཚུལ་དེ་ཤུགས་དྲགས། འབུམ་རམས་པ་རྡེལ་ལུན་སྒོ་(A. del Lungo)ཡི་འགྱུར་ནི་ཆེས་ལེགས་པའི་ལ་ཐིན་དང་ཨི་ཐ་ལིའི་ཡི་གེའི་ཤན་སྦྱར་ཡིན་ལ། དུས་རབས་སྔོན་མའི་སྟོད་དུ་(1935~1938)དབྱིན་འགྱུར་མའང་པར་དུ་བསྐྲུན། ད་དུང་འཇར་མན་གྱི་འགྱུར་སོགས་ཀྱང་བྱུང་ཡོད།

སེལ་སུ་སིའི་བརྩམས་ཆོས་ལས་ང་ཚོས་ཨེ་ལིག་ཟན་དར་མཁར་གྲོང་ལུགས་ཀྱི་རྩ་ཆེའི་

ཡིག་ཆའི་གནས་ཚུལ་ཤེས་ཐུབ་པ་དང་ཁོང་གིས་སྔོན་བྱོན་མི་སྣ་རླབས་ཆེན་ལ་གོང་བཀུར་མཛད་པའི་ཚུལ་ཀྱང་མཐོང་ཐུབ། ཁོང་གི་བརྩམས་ཆོས་ཀྱི་མགོ་བརྗོད་དུ་གསོ་རིག་ལོ་རྒྱུས་སྐོར་གྱི་དཔྱད་རྩོམ་ཞིག་འདུག་པ་ལས་ཧེ་ཕོ་ཁི་རད་ཊིའི་གསོ་རིག་འཕེལ་རྒྱས་ཐད་ཀྱི་ཕྱག་རྗེས་དང་། ཨ་སི་ཁྲུ་ལེ་ཕིས་ཡ་ཌིས་སྲོལ་བཏོད་པའི་རིགས་པའི་གཞི་སྒྲོམ་དང་ཐབས་ལམ་སྨྲ་བའི་ལུགས་ཀྱི་འདོད་ཚུལ་བཅས་ལ་དཔྱད་འཇོག་ཞིབ་པར་མཛད་པ་མ་ཟད། ཁོ་རང་ཉིད་ལ་ཐུག་གི་བར་གྱི་གསོ་རིག་འཕེལ་རྒྱས་གནས་ཚུལ་ལ་གླེང་བརྗོད་བྱས་ཡོད། ད་དུང་ཁོང་གི་བརྩམས་ཆོས་ཁྲིད་དུས་སྐབས་མི་གཅིག་པ་དང་ལུགས་མི་གཅིག་པའི་སྨན་པ་ཕལ་ཆེར་བརྒྱད་ཅུ་ལྷག་གི་གནས་ཚུལ་བཀོད་ཡོད་ཅིང་སྨན་པ་ལ་ལའི་མཚན་ནི་ཁོང་གི་གསུང་རྩོམ་ཁོ་ན་ལས་གཞན་གང་དུའང་མཐོང་དཀོན། དེ་བས་ཁོང་ནི་ཆེས་ཐོག་མར་མ་ལག་དང་ལྡན་པའི་སྒོ་ནས་གསོ་རིག་ལོ་རྒྱུས་འབྲི་བརྗོད་བྱེད་མཁན་དུ་ངོས་བཟུང་ཆོག་ལ། ཆེས་ཐོག་མར་སྤྱི་རིག་གསོ་རིག་གི་ཐ་སྙད་མང་པོ་ལ་ཐིན་ཡི་གེར་ཕབ་མཁན་ཡང་ཁོང་རང་ཡིན་ལ་མ་མཐར་ལ་ཐིན་ཐ་སྙད་མང་པོའི་གསར་བཟོ་མཁན་ནམ་ཕྱོགས་བསྒྲིགས་མཁན་ཐོག་མ་ཏུ་བལྟས་ཆོག་སྟེ་མིང་བརྡ་འདི་དག་ལོ་ངོ་ཉིས་སྟོང་ལྷག་གི་རིང་དུ་གསོ་བ་རིག་པའི་ཁྲིད་བཀོལ་སྤྱོད་བྱས་ཡོད།

ཁོང་ལས་གཞན་ད་དུང་གླེང་བར་འོས་པའི་གནས་མང་མཁས་པ་ཞིག་ནི་ཕུ་ལི་ནིའུ་སི་བྱ་བ་ཡིན་ལ། ཁོང་གི་བརྩམས་ཆོས«རྟེན་མཛོད་ལོ་རྒྱུས»ཞེས་པ་ནི་དུས་རབས་དུ་མར་བརྩི་མཐོང་ཆེ་བའི་གསོ་རིག་བརྩམས་ཆོས་སུ་བྱེད། ཁོང་ནི་འཛར་མན་དུ་དུས་ཡུན་རིང་པོར་དམག་ཁྲུར་ལས་འགན་བླངས་ལ་ཕྱིས་སུ་སི་ཕེན་གྱི་དམག་སྤྱི་ཡང་མཛད་སྐྱོང་། སྦྱ་སོར་རོམ་དང་མི་སེ་ནུམ་(Misenum)དུ་གཞིས་སྡོད་བྱས་ཏེ་གནས་དེར་རོམ་དམག་དཔུང་གི་བཀོད་འདོམས་པར་བསྐོད་སྐྱོང་། [ཐིངས་འདིར་འཕྱུར་བའི་མེ་རིས་ཕོམ་ཕེལ་(Pompell)དང་ཧེར་ཁྲུ་ལ་ནེའུ་མོ་(Hercu laneum)གཉིས་རྩིག་མེད་དུ་བཟོས]ཚང་མས་ཤེས་གསལ་ལྟར་ཁོང་རང་ཝེ་སུ་ཝིའུ་སི་(vesuvius)མེ་རི་འཕྱུར་བར་རྟོག་ཞིབ་བྱ་བའི་ཕྱིར་ཆེད་དུ་ཉེ་སར་ཕྱིན་ནས་སྐབས་མ་ལེགས་པར་རྐྱེན་ལམ་དུ་ཤོར། ཁོང་གི་གསུང་རྩོམ་ད་ལྟའི་བར་གནས་ཡོད་པ་ནི་རྟེན་མཛོད་ལོ་རྒྱུས་ཞེས་པ་ཡིན་ལ་ཁྲོན་དེབ་37མཆི། འདི་ཡི་དེབ་20བ་ནས་27པའི་བར་ལ་རྩི་ཤིང་གི་སྨན་བཀོད་

ཡོད་ལ། དེབ་28པ་ནས་32བའི་བར་ལ་སྲོག་ཆགས་ཀྱི་སྨན་དང་གཏེར་དངོས་ཀྱི་སྨན་བཀོད་ཡོད། དེར་བཙམས་ཆོས་གཞན་མང་པོ་ལས་བཏུས་པའི་ཡིག་ཆའང་ཡོད་ཅིང་དེ་སྔ་བཙམས་ཆོས་སྔོར་ཞིག་དཔེ་རྒྱུན་ཆད་འདུག །ཁོང་གིས་དབྱེ་བསལ་དང་རིན་ཐང་ཆེར་མེད་པའི་གླེང་བརྗོད་མང་པོ་ཞིག་ལ་རང་གི་འདོད་ཚུལ་རྩ་ཆེ་བས་བསྟན་ཁ་བཏབ་ཡོད་ཅིང་། སྤྱིར་བཏང་གསོ་རིག་གི་ཚན་རིག་རང་བཞིན་གྱི་ཞིབ་འཇུག་ལ་རྐྱལ་བ་བྱས་ནའང་ཁོང་གི་བཙམས་ཆོས་ལས་གལ་ཆེའི་འདོད་ཚུལ་མང་པོ་ཞིག་མཐོང་ཐུབ་ཅིང་།   དེས་གསོ་རིག་ཤེས་བྱ་མང་པོ་ཞིག་དང་སྐབས་དེའི་གསོ་རིག་གནས་བབ་མང་པོ་ཞིག་ང་ཚོས་རྟོགས་ཐུབ་པར་བྱས་ཡོད། བཙམས་ཆོས་འདིའི་པར་གཞི་དང་པོ་ནི་ཇོ་ཕན་ནི་(Giovanni di Spira)ཡིས་1469ལོར་ཝེ་ཉི་སེར་(Venice)པར་དུ་བཏབ། དུས་རབས་བར་མར་ཕུ་ལི་ནིའུ་སི་ནི་སྨན་པ་རྣམས་ཀྱི་བློ་འདྲི་དང་ཁུངས་བཙལ་སའི་རྩོམ་པ་པོ་གཙོ་བོར་གྱུར་ཡོད་ལ། བཙམས་ཆོས་འདི་སྔོན་ཆད་ལག་བྲིས་སྣ་ཚོགས་ཀྱི་སྒོ་ནས་ཉར་ཚགས་བྱས་ཤིང་སྔ་ཕྱིར་པར་གཞི་མི་འདྲ་བ་བརྒྱད་ཅུ་ལྷག་ཅིག་བྱུང་འདུག །དབྱིན་ཡིག་ཉིང་མའི་འགྱུར་ནི་ཕུ་ལེ་མོན་ཧོ་ལན་ཊི་(Phulemon Holland)ཡིས་བྱས་(1601ལོ་ལ་ལུན་རྡོན་དུ)། སྒྲོ་བས་བརྟས་པའི་སྦྲིག་པ་པོ་ཞིག་དང་ངལ་བ་མེད་པའི་ཀློག་པ་པོ་ཞིག་གི་ངོས་ནས་ཕུ་ལི་ནིའུ་སིས་ང་ཚོར་སྐབས་དེའི་རིག་གནས་ཀྱི་རིན་ཐང་ཅན་གྱི་རྫོ་རིང་ཞིག་བསྐྲུངས་ཡོད་ལ། སྐབས་དེར་རོམ་དུ་རྒྱུག་ཆེ་བའི་གསོ་རིག་སྲོལ་ལུགས་དང་ལག་ལེན། བཅོས་ཐབས་བཅས་ཤེས་འདོད་མཁན་ཞིག་ལ་མཚོན་ན་ཁོང་གི་གསུང་རྩོམ་ནི་འཛད་དུ་མེད་པའི་གཏེར་ཆེན་པོ་ཞིག་དང་འདྲ།

གོང་དུ་བཤད་པ་བཞིན་སྲོག་རླུང་སྨྲ་བ་དང་མགོ་སྙོམས་སྨྲ་བ་དང་དུས་མཉམ་དུ་བྱུང་བའི་ཨ་རེ་ཐེའུ་སི་ཞེས་པས་བཙམས་ཆོས་དུ་མ་སྤེལ་བའི་ཁྱད་ཆེས་རིན་ཐང་ལྡན་པ་ནི། མྱུར་གཤིས་དང་དལ་གཤིས་ནད་ཀྱི་རྒྱུ་རྐྱེན་དང་མངོན་རྟགས་དང་མྱུར་གཤིས་དང་དལ་གཤིས་ནད་ཀྱི་བཅོས་ཐབས་ཞེས་པ་གཉིས་ཡིན་ལ་དེ་རེ་རེར་དེབ་བཞི་རེ་བདོག་ཅིང་ཨི་འོ་ཉི་ཡའི་ཡུལ་སྐད་ཀྱི་ལམ་ནས་བྲིས་སྣང་། ཨ་རེ་ཐེའུ་སི་ནི་དངོས་གནས་ཧི་ཕོ་ཁེ་རད་ཌི་དང་རང་བཞིན་འདྲ་བའི་སྨན་པ་ཞིག་ཡིན་འདུག་སྟེ། ཕྱིས་བྱུང་རྣམས་ཀྱིས་ཁོང་ནི་ཧི་ཕོ་ཁེ་རད་ཌིའི་རྗེས་

ཀྱི་རྩོམ་པ་པོའི་ཁྲོད་དེ་ཡི་ལྷད་མེད་ཀྱི་དགོངས་པ་ཆེས་ལེགས་པོར་གསལ་འདོན་བྱེད་མཁན་ཡིན་ཞེས་གདེང་འཇོག་མཛད་ཡོད། ཁོང་རང་ཡང་བསྐྱར་ནད་པར་རྟོག་ཞིབ་བྱེད་པ་དང་ནད་ཐོག་ཞིབ་འཇུག །སྨན་པ་དག་ནད་པར་ཕན་གདགས་ནུས་པའི་མིར་འགྱུར་རྒྱུའི་ལམ་ཀར་འཇུས་འདུག །ཁོང་རང་སྨན་པའི་འོས་འགན་ལ་ངོས་འཛིན་གསལ་པོ་ཡོད་ཁར་སྨན་གྱི་ལས་དོན་ནི་རྣམ་དག་དགེ་རྩའི་ལས་རིགས་འབབ་ཞིག་ཏུ་འཛིན་པར་བྱེད། ཁོང་གི་སྨི་རིག་ཡི་གེའི་བརྩམས་ཆོས་དང་པོ་ནི་སྤྱི་ལོ1554ལོར་ཕེ་རི་སིར་པར་སྐྲུན་བྱས་ཤིང་། ལ་ཐིན་ཡི་གེའི་བརྩམས་ཆོས་དང་པོ་དེ་སྤྱི་ལོ1552ལོར་ཕེ་ཉི་སེར་པར་དུ་བསྐྲུན། དེ་བཞིན་ཧྥ་ཡིག་གི་འགྱུར་སྤྱི་ལོ1834ལོར་ཕེ་རི་སི་དང་ཨི་ཐ་ལིའི་འགྱུར་སྤྱི་ལོ1838ལོར་ཧྥ་ལོ་རེན་སེ། ཨ་ཌམ་སིའི་(F. Adams)དབྱིན་འགྱུར་མའི་ཟུར་བཀོད་ཅན་གྱི་སྨི་རིག་ཡི་གེའི་པར་ནི་སྤྱི་ལོ1856ལོར་ལུན་གྲོན་དུ་པར་དུ་བསྐྲུན་ནོ། །

དུས་རབས་དང་པོའི་ནང་སྟེ་ཕུ་ལི་ནིའུ་སི་དང་དུས་མཉམ་པའི་ཌི་འོ་སི་ཁོ་རི་ཌེ་སི་བྱ་བས་སྨན་རྫས་རིག་པའི་བསྟན་བཅོས་གལ་ཆེན་མཛད་པ་ལ་དེབ་ལྔ་ཡོད་ཅིང་། དེར་སྲོག་ཆགས་དང་རྩི་ཤིང་། གཏེར་དངོས་བཅས་ལས་བྱུང་བའི་སྨན་རྫས་ཐམས་ཅད་ཞིབ་པར་སྤྲོས་ཡོད་ལ། ཁོང་གི་རྩོམ་ཉམས་དང་འབྲི་སྟངས་ཡང་ཕུ་ལི་ནིའུ་སི་དང་ཤིན་ཏུ་མཚུངས་པས་ཁོང་གཉིས་ཀྱིས་ཡིག་ཆ་མཛད་པ་ལ་ཁུངས་བཙལ་ཡུལ་གཅིག་མཐུན་མང་དུ་བྱུང་ཡོད་པ་རྟོགས་ནུས། ཌི་འོ་སི་ཁོ་རི་ཌེ་སིས་སྨི་རིག་ཡི་གེའི་ལམ་ནས་གསུང་རྩོམ་མཛད་ཡོད་ལ། འབྲི་སྟངས་ལ་ཁྱད་མཚར་བའི་ཆ་གང་ཡང་མ་མཆིས། ལར་ན་ཁོང་རང་ནས་ཀྱང་ཀློག་པ་པོར་བརྩམས་ཆོས་ཀྱི་ནང་དོན་གཙོ་བོར་འཛིན་པ་ལས་རྩོམ་སྟངས་ཕྱུལ་བྱུང་ཡིན་མིན་ལ་མི་བལྟ་བར་བྱ་ཞེས་གསལ་བཏབ་སྐྱོང་། ཁོང་གི་བརྩམས་ཆོས་ལས་ཆེས་གཙོ་ཆེ་བ་ནི་སྨན་སྦྱོར་ཀུན་འདུས་ཞེས་པ་ཡིན་ལ། འདིའི་ཁྲོད་དུ་ཤིན་ཏུ་གལ་ཆེ་བའི་སྨན་རྫས་ཀྱི་མིང་བྱང་ཞིག་བཀོད་ཡོད་པ་མ་ཟད་དེར་སྦྱོར་ཐབས་ཀྱང་ཞིབ་པར་བསྟན་ཡོད། དེར་བསྡོམས་པས་དེབ་ལྔ་ཡོད་ཅིང་མཐར་ཡང་དེབ་དྲུག་པ་སྟེ་དུག་སྨན་བཤད་པ་ཞེས་པ་ཁ་སྣོན་བྱས་འདུག་སྟེ་དེར་དུག་སྦྱོར་དང་དུག་སེལ་གྱི་སྨན་བཅས་བཀོད་ཡོད། ཨར་ཌི་སི་པར་གཞིའི་ཁྲོད་ཚན་པ་འདིའི་རྗེས་སུ་ད་དུང་སྲོག་ཆགས་

ལས་བྱུང་བའི་དུག་སྦྱོར་ཞེས་པ་ཞིག་སྤྱར་ཡོད། ཁོང་གི་བརྩམས་ཆོས་ཀྱི་ལག་བྲིས་ཆེས་གལ་ཆེན་ཞིག་ནི་ཧྥ་རན་སིའི་རྒྱལ་གཉེར་དཔེ་མཛོད་ཁང་དུ་ཡོད་པའི་དུས་རབས་དགུ་བའི་བྲིས་མ་དེ་ཡིན་ཞིང་། སྒྲི་རིག་ཡི་གེའི་པར་གཞི་དང་པོ་ནི་ཨལ་ཧྲུ་སིར་(Aldus)1499ལོར་དཔར་དུ་བཏབ་པ་ཡིན། ཁོ་ལེས་(Colle)བསྒྱུར་བའི་ལ་ཐིན་ཡི་གེའི་པར་དང་པོ་ནི་1478ལོར་པར་དུ་བཏབ། དེ་བཞིན་ཨི་ཐ་ལིའི་ཡི་གེའི་པར་དང་པོ་1542ལོར་པར་དུ་བཏབ། དེ་བས་ཀྱང་ཆེས་ལེགས་པ་ནི་མ་ཐི་འོ་ལིའི་(Mattioli)འགྱུར་ཡིན་ཏེ་1544ལོར་ཝེ་ནི་སིར་པར་དུ་བསྐྲུན་ལ་དེར་ད་དུང་ཞིབ་གསལ་གྱི་མཆན་འགྲེལ་ཀྱང་བཀོད་ཡོད། འགྱུར་འདིའི་པར་གཞི་ཆེས་ལེགས་པ་ནི་ཝལ་སྒྲི་རི་སི་(Valgrisi)ཡིས་1568ལོར་ཝེ་ནི་སིར་པར་དུ་བཏབ་པ་ཡིན་ཞིང་དེར་ཤིན་ཏུ་མཛེས་པའི་དཔེ་རིས་ཀྱང་བཀོད་ཡོད། དེང་རབས་སྒྲི་རི་སིའི་ཡི་གེའི་པར་གཞི་ཆེས་ལེགས་པ་ནི་ཝེའོ་མན་(Max Wellmann)གྱིས་པར་དུ་བཏབ་པ་ཡིན་ལ་དེར་དེབ་གསུམ་ཡོད་(1906~1914)། དུས་རབས་17པར་དབྱིན་ཡིག་གི་འགྱུར་ཞིག་ཀྱང་ཡོད་ལ་ལྒོན་ཐེར་(R. T. Gunther)གྱིས་དག་སྒྲིག་བྱས་ནས་1934ལོར་ཨོ་ཁུ་སི་ཧྥོ་ཌི་སློབ་གྲྭ་ཆེན་མོར་པར་དུ་བཏབ།

དུས་རབས་གཉིས་པའི་སྟོད་དུ་རོམ་གྱི་གསོ་རིག་ལོ་རྒྱུས་ལ་ཤུགས་རྐྱེན་ཆེ་བའི་སྨན་པ་ཀླ་ལུན་བྱ་བ་ཨེ་ཤ་ཡ་ཆུང་བའི་ཕེར་སྒྲི་མན་(Pergamon)ཞེས་པར་འཁྲུངས་ཤིང་། ཡུལ་འདིར་མིང་གྲགས་ཆེ་བའི་ཨ་སི་ཁུ་ལེ་ཕིས་སིའི་ལྷ་ཁང་ཞིག་ཀྱང་ཡོད། ཁོང་རང་ཉིད་ཀྱི་བརྩམས་ཆོས་ལས་ང་ཚོའི་ཁོང་གི་མི་ཚེ་གནས་ཚུལ་གསལ་པོར་རྟོགས་ནུས་ཏེ་ཁོང་ན་ཕྲ་བའི་དུས་ན་ཐོག་མར་མཚན་ཉིད་རིག་པར་སྦྱངས་ལ་རྗེས་སུ་གསོ་བ་རིག་པར་སློབ་གཉེར་མཛད། ཁོང་གི་གཤག་འབྱེད་རིག་པའི་དགེ་རྒན་ནི་ས་ཐེ་རུ་སི་(Satyrus)དང་ཧེ་ཕོ་ཁེ་རད་ཚོའི་བརྒྱུད་པ་འཛིན་པ་སི་ཁྲ་ཐོ་ནི་ཁུ་སི་(Stratonicus)བྱ་བ་ཡིན། ཀླ་ལུན་གྱི་གསོ་དཔྱད་ཀྱི་སྐོར་ལ་དགའ་བས་འབད་ཡོད་ཅིང་ནད་པ་བརྟག་བཅོས་ལ་ངལ་བ་ལྷུར་ལེན་བགྱིས་འདུག །ཤེས་བྱ་མང་དུ་ཐོབ་པའི་སླད་དུ་ཕྱི་རྒྱལ་དུ་སློབ་གཉེར་ལ་ཕྱིན་ཅིང་སི་མེར་ན་(Smyrna)ཏུ་ཕེ་ལོ་ཕུ་སིའི་(Pelops)སློབ་མར་གྱུར་ལ། ཨེ་ལེག་ཟན་དར་མཁར་གྲོང་དུ་གཤག་འབྱེད་རིག་པར་སྦྱང་བ་བྱས། ཧེ་ཕོ་ཁེ་རད་ཚོའི་སྨན་ཡིག་དང་ལག་ལེན་ལ་སློབ་སྦྱོང་བྱེད་པའི་ཐད་དུ་བརྩོན་པ་ཆེན་པོས་འབད་ཅིང་། ཐལ་

ཆེར་ལོ་10ཡི་རྗེས་ཏེ་ཁོང་རང་ལོ་28ལ་བྱུད་པ་ན་ཕྱིར་ཕེར་ཀྲི་མན་དུ་ལོག་ཅིང་འདི་དུས་ཁོང་ལ་གྲགས་པ་ཆེན་པོ་ཐོན་འདུག །སྐབས་ཞིག་ལ་ཁོང་གྱི་རྒྱལ་བའི་སྨན་པ་བྱས་ཤིང་འདི་ནི་དེ་དུས་དགའ་བསུ་ཐོབ་བཞིན་པའི་ལས་གནས་ཤིག་ཡིན། འོན་ཀྱང་ལོ་འགའ་སོང་རྗེས་སུ་གྲོང་ཁྱེར་ཆེན་པོར་འགྲོ་འདོད་ཀྱི་ཀུན་སློང་གིས་ཁོང་རང་རོམ་དུ་ཕྱིན་ཅིང་དུས་ཡུན་ཐུང་ངུའི་ནང་རོམ་དུ་མཚན་སྙན་ཆེ་ཏུ་རྒྱས། རིམ་པར་གནས་དེའི་སྨན་པ་རྣམས་དང་འབྲེལ་ཐུག་བྱུང་བ་མ་ཟད་ཁོང་གི་སྨན་པའི་ལས་སུ་སེམས་ཤུགས་ཀྱིས་འཇུག་ཅིང་ཆེས་ཆེར་རིགས་པ་དོན་དུ་གཉེར་མཁན་ཞིག་ཡིན་པའི་ཆ་ནས་ཁོང་ལ་ཐོབ་པའི་གོ་བབ་དེར་སྦྱར་གྱི་སྨན་པ་སུ་ཡང་སླེབས་དཀའ་བར་གྱུར། རོམ་དུ་ཁོང་གི་གམ་དུ་འོང་བའི་ནད་པ་རིམ་པར་ཇེ་མང་དུ་གྱུར་ཅིང་ཁོང་གིས་ཐུན་མོང་གི་འཁྲབ་རར་གཏམ་བཤད་སྤེལ་བ་དང་མི་ཚོགས་ཀྱི་དབུས་སུ་སྲོག་ཆགས་ཚོད་ལྟ་བྱས་པ་བཅས་ཀྱིས་སྙན་གྲགས་སྒྱུར་བར་རོམ་གྱི་ཕྱི་ཏུ་བརྒྱལ། ཁོང་ལ་བརྩམས་ཆོས་མང་དུ་ཐོན་པ་ཡིས་དེ་དུས་སྙན་གྲགས་ཆེ་བའི་རྩོམ་པ་པོའི་ཁྲོད་དུའང་གོ་གནས་ངེས་ཅན་ཐོབ། ཁོང་ལ་གྲུབ་འབྲས་ཐོན་པ་དང་དུས་མཉམ་དུ་རོམ་གྱི་སྨན་པ་གཞན་པའི་སུན་འབྱིན་དང་བཀག་འགོག་ཐེབས་ནས་མཐར་སྔོད་མི་བདེ་བའི་གནས་སུ་སླེབས། ཁོང་གིས་བརྟུ་བརྒྱིགས་བྱས་པའི་ནད་ཐོག་ཐོ་ཡིག་གི་ཁྲོད་དུ་རང་ཉིད་ཀྱི་ངོས་འཛིན་དང་བཅོས་ཀའི་གྲུབ་འབྲས་ཝུད་ཆེན་པོས་བསྒྲགས་ཡོད་པ་མ་ཟད་རང་གི་གསོ་ཐབས་ཐམས་ཅད་ཤིན་ཏུ་ཁྱད་མཚར་བ་ཡིན་ཚུལ་མང་དུ་སྤྲོས་ཡོད། ང་ཚོས་ཁོང་གི་ནད་ཐོག་ཐོ་ཡིག་ལས་མི་འཐད་པའི་རྣམ་འགྱུར་འཛིན་མཁན་བར་ལ་ཇི་ལྟར་ཚིག་རྩོད་བྱས་ཚུལ་རྟོགས་པར་ནུས་ལ། དེ་བཞིན་ཁོང་ལ་དྲིན་ལན་ལོག་ཚུལ་དང་གདེང་འཇོག་ཐོབ་ཚུལ་སོགས་ཤིན་ཏུ་གསལ་པོར་མཐོང་ནུས། སྤྱི་ལོ་166ལོར་ཨན་ཐོ་ཉི་ནུ་སིར་(Antoninus)གྱི་རིམས་མཆེད་དུས་ཀྱི་སྔོན་ཙམ་ལ་རོམ་ནས་ཕྱིར་ཕེར་ཀྲི་མན་དུ་ལོག །

ཁོང་གི་བརྩམས་ཆོས་ཞི་བདེ་པོ་བྲང་ལ་མེ་སྐྱོན་བྱུང་བའི་ཁྲོད་རྩ་བརླགས་སུ་སོང་བ་བརྩིས་ན་བསྡོམས་པས་400ལྷག་ཡོད་ལ། དཔེ་རྒྱུན་ཡོད་པའི་ཁྲོད་ཁོང་གི་བརྩམས་ཆོས་དངོས་ཡིན་པ་83ལྷག་ཅིག་འདུག །ད་དུང་དེབ་19ནི་དོགས་པ་ཡོད་ཅིང་དེབ་15ནི་ཧེ་ཕོ་ཁེ་རད་ཚོའི་བརྩམས་ཆོས་ཀྱི་འགྱུར་འགྲེལ་སྐོར་ཡིན། སྐྲ་ལུན་གྱི་བརྩམས་ཆོས་གཞན་སྐོར་ཞིག་དུས་རབས་

སྟོན་མའི་སྐྱོད་ཙམ་ལ་རྙེད་ཅིང་དེ་དག་ནི་ཨ་རབ་ཀྱི་བསྒྱུར་ཡིག་གི་ཁྲོད་དུ་ཡོད། འདི་དག་ཐམས་ཅད་ཁོན་གྱིས་བགྱིས་པའི་སྨྲ་ལུན་གྱི་གསུང་རྩོམ་ཕྱོགས་བསྒྲིགས་ཁྲོད་དུ་བསྡུས་ཡོད་ཅིང་། དེ་རྣམས་ལས་ཆེས་གལ་ཆེ་བ་ནི་སྨན་པ་སླ་ན་མེད་པ་དང་ཁྱད་འཕགས་ཀྱི་མཚན་ཉིད་རིག་པ། ཧེ་ཕོ་ཁི་རད་ཌིའི་འབྱུང་རྒྱུ་གླིང་བ། གཤག་འཅིད་ཀྱི་རྣོ་བཀྲ། སྔོད་རྩ་དང་འཕར་རྩའི་གཤག་འཅིད། ཤ་རྐོད་ཀྱི་འགྲོ་འགྲུལ། ཧེ་ཕོ་ཁི་རད་ཌི་དང་ཕུ་ལ་ཐོའི་བསླབ་བྱ། ནད་བྱུང་བའི་གནས། ལུས་ཀྱི་གནས་སོ་སོའི་བྱེད་ལས། སྨན་དཔྱད་ཀྱི་ལག་རྩལ། གསོ་བཅོས་ཀྱི་ཐབས་ཚུལ་ཞེས་པ་ལ་སོགས་ཡོད་ཅིང་འདི་དག་ཕུད་ད་དུང་བྱུང་ཁུངས་ལ་དོགས་པ་ཡོད་པའི་བརྩམས་ཆོས་སམ་སྟོན་འཇུག་བྱས་པ་དུ་མ་ཡོད་ལ་དེ་རྣམས་སུ་མ་འདུས་པའང་འགའ་ཞིག་མཆིས། ཁོང་གི་གསུང་རྩོམ་ཕྱོགས་བསྒྲིགས་ཀྱི་ལ་ཐིན་འགྱུར་མའི་པར་གཞི་དང་པོ་ནི་སྔོན་དུས་མིང་ལ་ཌོ་ནར་ཌོ (Diomedes Bonardo)བྱ་བ་ཞིག་གིས་བསྒྱུར་ཅིང་1490ལོར་ལྷེ་ཉི་སེར་པར་དུ་བཏབ་ལ། གསུང་རྩོམ་ཕྱོགས་བསྒྲིགས་ཀྱི་ཧྲི་རིག་མ་རྩོམ་གྱི་པར་དང་པོ་ནི1525ལོར་ལྷེ་ཉི་སེར་པར་དུ་བསྐྲུན་ཅིང་བསྒོམས་པས་དེབ་ལྔ་ཡོད། དེ་ཕྱིས་སུ1541ལོའི་ལྫོན་ཐའི་(Giunta) པར་མ་ལ་སོགས་བྱུང་ཞིང་དུས་རབས་18པའི་མཇུག་ཏུ་སྨྲ་ལུན་གྱི་བརྩམས་ཆོས་དག་རྒྱུན་པར་བྲུར་ལྟ་བྱེད་སའི་སྐད་གཞུང་དུ་གྱུར་ལ་ཁོང་རང་ཧེ་ཕོ་ཁི་རད་ཌི་དང་དཔྱང་བ་གཤིབ་ནུས་པའི་མི་སྣ་གཅིག་ཕུར་བཟུང་ཡོད། ཧྥ་རེ་མོའི་ཧྥ་ཡིག་གི་འགྱུར་དེབ་གཉིས་ཅན་ཕེ་རིས་སུ་པར་དུ་བཏབ་པ(1854~1856)ནི་ཆེས་ལེགས་པ་ཞིག་རེད་ལ་དེར་རིན་ཐང་ཆེ་བའི་སྐྱེ་ལུགས་རིག་པ་དང་གཤག་འཅིད་རིག་པའི་ནང་དོན་མང་པོ་ཞིག་ཀྱང་འདུས་ཡོད།

སྨྲ་ལུན་གྱི་རྗེས་སུའང་སྨན་པ་དུ་མ་བྱུང་ནས་ཡིག་ཆ་ཅི་རིགས་མཛད་ཡོད་པ་འདིར་མདོར་བསྡུས་སུ་བཀོད་ན། ཁོང་ནད་དང་ཕྱི་བཅོས་ལ་མཁས་པའི་སྨན་པ་ཨན་ཐེ་ལུ་སི་བྱ་བས་སྨན་དཔྱད་གླིང་བ་ཞེས་པ་པོད་བཞི་ཅན་ཞིག་མཛད་ཅིང་ནང་དོན་མང་པོ་ཞིག་ཕྱི་བཅོས་དང་འབྲེལ་བ་ཡོད། ཁོང་མཚན་སྙན་གྲུས་བྱེད་གཙོ་བོ་ནི་འཕར་རྩ་ལ་རྩ་སྐྲན་རིགས་གཉིས་སུ་འབྱུང་བ་དང་དེ་སོ་སོར་ལག་ཐབས་བསྟེན་རིགས་མིན་དང་ཇི་ལྟར་བསྟེན་པའི་ཚུལ་ཞིབ་པར་སྤྲོས་པ་ཡིན་ཏེ། གཞན་པགས་པ་བསྐྱད་པ་སླར་གསོ་བའི་ལག་ཐབས་དང་། མིག་ནད་

ལ་སྨན་གྱིས་བཅོས་པ་དང་བར་འགྲིབས་སོགས་མིག་འཁྲིད་ཀྱི་ལག་ཐབས། ད་དུང་ཆུ་ཚན་ལ་རིགས་དུ་མར་ཕྱེས་ནས་ནད་གཞི་གང་རིགས་ལ་འཕྲོད་མིན་སོགས་སྟར་ལས་གསལ་བར་བཀོད་ཡོད། ཁོང་གི་བརྩམས་ཆོས་ཀྱི་པར་རྙིང་ཐོག་མར་སྤྱི་ལོ་1799ལ་སི་ཕུ་རེན་སྒེལ་(Sprengel)པར་དུ་བཏབ་ཅིང་ཕྱིས་སུ་1851~1876ལ་ཕེ་རིས་སུ་པར་བསྐྲུན་བྱས། འདི་ལས་གཞན་དུས་རབས་ལྔ་པའི་མགོར་བྱུང་བའི་ཨ་ཧྥི་རི་སི་བྱ་བའི《སྔོ་སྨན་གྱི་ནུས་པ་དང་གསོ་ཐབས》ཞེས་རྩི་ཤིང་གི་སྨན་ནུས་ཞིབ་པར་བཀོད་པ་ཞིག་ཡིན་ཞིང་ཕལ་ཆེ་བ་ཕུ་ལི་ནིའུ་སིའི་བརྩམས་ཆོས་ཀྱི་ཁྲོད་དུ་བྱུང་བ་ཡིན། མོ་ཏྲི་ནའི་(Modena)དཔེ་མཛོད་ཁང་དུ་ཉར་ཡོད་པའི་འདིའི་པར་རྙིང་བ་ནི་1925ལོར་སི་མོ་ནི་ནིར་(R. Simonini)པར་དུ་བསྐྲུན་ལ་ཡང་1935ལོར་ལེ་ཏྲིན་(Leiden)དུ་མཆན་འགྲེལ་ཡོད་པ་ཞིག་པར་དུ་བཏབ། དུས་རབས་བཞི་པ་དང་ལྔ་པའི་ནང་ལ་ཨ་ཧྥེར་(Vindicianus Afer)བྱ་བའི་ཉམས་ཡིག་ཅེས་པ་དང་། ཕུ་རི་ཞི་ནུ་སིའི་(T. Priscianus)སྨན་གྱི་བེའུ་བུམ་ཞེས་པ་པོད་བཞི་ཅན། ད་དུང་ཞི་ལི་ཨ་སིའི་གྲགས་ཆེ་བའི་དལ་གཉིས་དང་མྱུར་གཉིས་ནད་བཤད་པ་ཞེས་པ་གཙོ་ཆེར་སོ་ར་ནུ་སིའི་བཞེད་པ་ཁུངས་སུ་བྱས། དེ་ལས་དལ་གཉིས་ནད་དང་འབྲེལ་བའི་ནང་དོན་སྐོར་ཨལ་ཏུ་སི་(Aldus)ཡིས་གནའ་བོའི་གསོ་དཔྱད་ཅེས་མིང་དུ་བཏགས་ནས་1547ལོར་པར་དུ་བཏབ། སྨན་པ་འདི་ནི་རོམ་བཙན་རྒྱལ་ནུབ་མའི་གསོ་རིག་རྩོམ་པ་པོའི་ཁྲོད་ཀྱི་ཆེས་མཇུག་མཐའ་བ་ཡིན་ནོ། །

ཧྲི་ཟན་ཐུམ་གྱི་དུས་སྐབས་ལ་སྨན་པ་གཙོ་ཆེ་བ་འགའ་ཞིག་སྐྱེས་ནས་སྨན་གྱི་ཡིག་ཆའང་མཛད་པ་ཡོད་དེ། དེ་དག་ལས་གཅིག་ནི་ཨོ་རས་ཟྷ་ཞི་འ་སི་བྱ་བ་ཡིན་ལ་ཁོང་སྐུ་དྲག་གི་ཁྱིམ་རྒྱུད་ཅིག་ནས་སྐྱེས་ཤིང་355ལོར་རྒྱལ་པོ་ཇུ་ལེན་(Julian)གྱི་ཕོ་བྲང་སྨན་པ་མཛད། རྒྱལ་པོ་དང་མཉམ་དུ་ཡུལ་མང་པོར་ལྡོངས་རྒྱུ་མཛད་ཅིང་ཁོང་གི་ཆོས་ཁང་གསོ་རིག་ཅེས་པ་ནི་ཇུ་ལེན་གྱི་བཀའ་བཞིན་གསོ་རིག་ཡིག་ཆ་མང་པོ་ལས་བསྒྲིགས་པ་ཡིན་ལ་དམིགས་ཡུལ་ནི་གནའ་རབས་ཀྱི་གསོ་རིག་ཐམས་ཅད་གླེགས་བམ་གཅིག་ཏུ་བསྡུ་ཐུབ་པའི་ཕྱིར་དུ་རེད། ཁོང་གི་བར་བརྩམས་ཆོས་དག་ཐོག་དང་པོར་བསྡུ་བསྒྲིགས་མཛད་དེ་པོད་བདུན་ཙུར་བགོས་ནས་1851~1856ལ་ཕེ་རིས་སུ་པར་དུ་བཏབ། དེར་ཟླ་ལུན་གཙོ་བོར་བཟུང་སྟེ་སྔ་དུས་ཀྱི་མཁས་པ་མང་པོའི་ཡིག

ཆ་གཞིར་བཟུང་ཡོད། ད་དུང་སྨན་པ་གཞན་ཞིག་ནི་དུས་རབས་དྲུག་པར་བྱུང་བའི་ཨ་ཐེ་འོ་སི་(Aëtius)བྱ་བ་ཡིན་ལ། ཐི་གྷི་རི་སི་གཙང་པོའི་(Tigris River)འགྲམ་གྱི་ཨམ་ཌ་གྲོང་ཁྱེར་དུ་བསྐྱད་སྐྱོང་། ཨེ་ལེག་ཟན་དར་མཁར་གྲོང་དུ་སློབ་གཉེར་ལ་ཕྱིན་ཅིང་རྒྱལ་པོ་ཇུ་སི་ཐི་ནིན་གྱི་སྐབས་སུ་རྗེ་ཟན་ཐུམ་དུ་བསྐྱད་དེ་སྐྱི་རིག་རྩོམ་པ་པོ་མང་པོའི་རྣམ་ཐར་ཀྱང་བྲིས། ཁོང་གིས་མཛད་པའི་སྐབས་བཞི་པ་ཞེས་པ་ལ་ནང་དོན་ཚན་པ་ཆེན་པོ་བཞིས་གྲུབ་ཅིང་ཚན་པ་ཆེན་པོ་རེ་རེ་ལའང་ནང་གསེས་ཚན་ཆུང་བཞི་རེ་ཡོད་པས་བསྡོམས་པས་པོད་བཅུ་དྲུག་ཅན་དུ་གྲུབ་ལ་མིང་ཡང་དེ་ལྟར་བཏགས། འདི་ནི་ཕྱོགས་བསྒྲིགས་བྱས་པའི་བརྩམས་ཆོས་ཤིག་རེད་ལ། རུ་ཕུ་སི་དང་ལེ་འོ་ནི་ཌེ་སིའི་(Leonides)མཚོན་རྨ་གསོ་བའི་ནང་དོན་དང་། སོ་ར་ནུ་སི་དང་ཧྥི་ལུ་མེན་སིའི་(Philumenus)མོ་ནད་དང་བུ་བཙའི་སྐོར་གྱི་ཡིག་ཆ་སོགས་གཞིར་བཞག་ནས་བསྒྲིགས། ཁོང་ད་དུང་མིག །རྣ། སྣ། གྲེ་བ། སོ་བཅས་ཀྱི་ནད་ཀྱི་སྐོར་སྤྲོས་པ་ཁྱད་དུ་འཕགས་ཤིང་། ལྦ་བ་དང་ཕྱི་དུག །གག་པ་བཅས་ཀྱི་བཏག་བཅོས་དང་། རྨ་བཅོས་སྐོར་ཏེ་སྐྲག་སྨེན་དང་གཅིན་ལམ་འཁྲིད་པ། གཞང་འབྲུམ་གཅོད་པ་ལ་སོགས་པའི་ཐད་དུ་ཞིབ་གསལ་དུ་སྤྲོས་ཡོད་ལ། ཁོང་ནི་དཔྱད་པའི་འཕར་རྩའི་རྩ་སྒྲན་གྱི་སྟོད་དུ་སྟོམ་པའི་ལག་ཐབས་སྤྲོ་མཁན་ཡིན་པར་བཤད། ཡིན་ནའང་ཁོང་གིས་ད་དུང«ལྷ་ཆེམས»ལས་བྱུང་བའི་སྔགས་ཟློ་བའི་བཅོས་ཐབས་ཀྱང་ནང་དུ་བླངས་ཡོད་ཅིང་དེའི་ཞོར་ལ་གསོ་ཐབས་དུ་མ་ཞིག་ཀྱང་སྤྲགས་ཡོད། ཁོང་གི་བརྩམས་ཆོས་ཀྱི་སྐྱི་རིག་མ་ཡིག་ཆ་ཚང་ཞིག་མེད་ལ་ལ་ཐིན་གྱི་འགྱུར་ཆ་ཚང་ནི་1534ལ་པེ་ཧྲེ་སེར་པར་དུ་བཏབ་ཅིང་ཕྱིས་སུའང་པར་གཞི་གཞན་བྱུང་འདུག །

ཁྲ་ལེ་སིའི་ཨེ་ལེག་ཟན་དར་(Alexander of Tralles,525~605?)ཡང་རྗེ་ཟན་ཐུམ་གྱི་གསོ་རིག་རྩོམ་པ་པོའི་གྲས་ནས་ཉེ་རབས་སུ་ཞིབ་འཇུག་བགྱིས་པ་མང་བ་ཞིག་རེད་ལ། ཁོང་རོམ་དུ་སྨན་པའི་ལས་བགྱིས་ཤིང་སློབ་ཁྲིད་ཀྱི་འགན་ཡང་བཞེས་སྐྱོང་ཡོད་སྲིད། ཁོང་གིས་བྱས་པའི་ཡིག་ཆ་གལ་ཆེན་ཞིག་ནི་པོད་བཅུ་གཉིས་ཀྱི་བདག་ཉིད་ཅན་གྱི་ཁོང་ནད་ཀྱི་ནད་ལུགས་དང་གསོ་བཅོས་སྐོར་སྤྲོས་པ་དེ་ཡིན། ཁོང་གི་བརྩམས་ཆོས་མི་འགྱངས་པར་ཨ་རབ་ཀྱི་ཡི་གེར་བསྒྱུར་ཅིང་དེར་ཁུངས་བཙོལ་གཙོ་བོར་གྱུར། ལ་ཐིན་གྱི་འགྱུར་ནི་ཐོག་དང་པོ1504ལ་པར་དུ་

བཏབ་ཅིང་། སྨི་རིག་ཡི་གེའི་པར་དང་པོ་ནི་1548ལ་ཕེ་རིས་སུ་པར་དུ་བསྐྲུན། ད་དུང་འཇར་མན་གྱི་འགྱུར་དང་ཧྲ་རན་སིའི་འགྱུར་སོགས་ཀྱང་རིམ་པར་པར་དུ་བཏབ་ཡོད།

གསུམ། ཨ་རབ་ཀྱི་གསོ་རིག་གི་བསྟན་བཅོས་གལ་ཆེན་དང་མཛད་མཁན།

གོང་དུ་བཤད་པ་བཞིན་ཨ་རབ་གསོ་རིག་གི་དུས་སྐབས་དང་པོའི་ནང་ལ་སྨི་རིག་གསོ་རིག་གི་གཞུང་བསྒྱུར་བ་དང་དེ་རྣམས་ཡང་བསྐྱར་སྒྲིག་རྩོམ་དང་འགྲེལ་པ་མཛད་པ་ལ་སོགས་པ་ཁོ་ནས་འཐུས་པར་བྱས་ལ། ཐོག་མར་གསོ་དཔྱད་ཀུན་འདུས་ཞེས་པ་སི་རི་ཡའི་ཡི་གེ་ལས་ཨ་རབ་ཡི་གེར་བསྒྱུར་བ་ནི་ཁོང་ཅག་གི་ལག་ཏུ་ཐོན་པའི་སྨི་རིག་གི་བརྩམས་ཆོས་ཐོག་མ་ཡིན་ལ། ཡང་མ་ས་བ་ཡ་(Mâsawayhདང་ལ་ཐིན་ཡི་གེར་Mesueཞེས་འབྲི། 857ལོར་འདས)ཞེས་པ་ནི་སི་རི་ཡའི་ཡིག་ཆ་མཛད་མཁན་གྱི་ཁྲིད་ཐོག་དང་པོ་ཨ་རབ་ཡི་གེས་རྩོམ་འབྲི་བྱེད་མཁན་ཡིན་ལ། ཟས་སྐོམ་དང་སོ་ནད་ཀྱི་སྐོར་ལ་སོགས་ནས་བརྩམས་ཆོས་མང་དུ་སྤེལ་ཡོད་པའི་ཁྲིད་ནས་ཆེས་གཙོ་ཆེ་བ་ཞིག་ནི་ལེགས་པར་བཤད་པ་ཞེས་པ་རེད། དེ་སྤྱི་ལོ་1489ལོར་ཐོག་དང་པོར་པར་དུ་བཏབ། དེ་ཡི་སློབ་མའི་ཁྲིད་ཆེས་གྲགས་ཆེ་བ་ནི་ཧུ་ཎན་(Hunain ibn Ishâqདང་ནུབ་ཕྱོགས་པསJohannitiusཞེས་འབོད་ཅིང་809~873ལོའི་བར་གྱི་མི་ཡིན)ཅེས་པ་མེ་སོ་པོ་ཐ་མི་འ་ཡི་ཧི་ར་(Hira)ཞེས་པར་སྐྱེས་པ་དེ་ཡིན། ཁོང་ནི་ཤར་ཕྱོགས་པའི་ཁྲིད་སྨི་རིག་གི་ཤེས་རིག་ལ་ཆེས་མཁས་པ་ཡིན་ཞིང་ཨ་རབ་ཀྱི་ཚན་རིག་ལག་རྩལ་གྱི་ཐ་སྙད་དང་རྗོད་སྟངས་སྐོར་གསར་དུ་བཟོ་མཁན་ཡིན། ཁོང་གིས་སྨི་རིག་གི་ཡིག་ཆ་སི་རི་ཡ་དང་ཨ་རབ་ཀྱི་ཡི་གེར་བསྒྱུར་བ་ལ་བརྩམས་ཆོས་200ལྷག་ཡོད་ཅིང་། དེ་རྣམས་ལས་ཕལ་ཆེ་བ་ཐོག་མར་སི་རི་ཡའི་ཡི་གེར་བསྒྱུར་ལ་ཕྱིས་སུ་ཁོང་གི་སློབ་མས་ཨ་རབ་ཀྱི་ཡི་གེར་བསྒྱུར་བ་ཡིན། ཁོང་གིས་ཧེ་ཕོ་ཁེ་རད་ཊིའི་གསུང་བཀུས་དང་ཨོ་རས་ཧྲ་ཞི་འ་སི། ཨེ་ཧྥེན་གྱི་ཕྲུལ་གྱི་གསུང་རྩོམ་ཡོངས་སུ་རྫོགས་པ། ཀྲི་འོ་སི་ཁོ་རི་ཏྲེ་སིའི་སྨན་རྫས་རིག་པའི་གཞུང་ཐམས་ཅད་ཨ་རབ་ཡི་གེར་བསྒྱུར་ལ། དེ་དག་ལས་ཀྲི་འོ་སི་ཁོ་རི་ཏྲེ་སིའི་སྨན་རྫས་ཀྱི་གཞུང་གིས་ཕྱིས་ཀྱི་ཡིག་ཆ་རྩོམ་མཁན་རྣམས་ལ་ཤུགས་རྐྱེན་ཆེ། དེ་ལྟར་ཁོང་ཨི་སི་ལམ་གྱི་ཆོས་ཡུལ་དུ་བྱུང་བའི་སྨན་པ་དང་ཆེས་མཚན་སྙན་ཆེ་བའི་ཚན་རིག་པར་གྱུར། ཁོང་རང་གིས་མཛད་པའི་གཞུང་ཡང་བརྒྱ་ཕྲག་ལ་ཉེ་བ་ཞིག་ཡོད་པ་ལས་

མིང་དུ་གྲགས་པ་ནི་དྲི་བ་དྲིས་ལན་གྱི་ཚུལ་དུ་མཛད་པའི་གསོ་དཔྱད་དྲིས་ལན་ཞེས་པ་དང་མིག་གི་བཤད་པ་བཅུ་ཞེས་པ་རེད་ལ་ཨ་རབ་ཀྱི་ཡི་གེ་དང་ལ་ཐིན་ཡི་གེའི་པར་རྒྱུན་མ་ཡལ་བར་སྤེལ་ཐུབ་ཡོད། ཁོང་གི་སློབ་མ་ལས་ཀྱང་མིང་ཆེ་བ་ནི་བུ་དང་ཚ་བོ་གཉིས་ཡིན་ལ་དེ་རྣམས་ཀྱིས་ཀྱང་མཚན་ཉིད་རིག་པའི་གཞུང་ཨ་རབ་ཡི་གེར་བསྒྱུར་བ་དང་ཧུ་ཋན་གྱི་སི་རི་ཡའི་འགྱུར་ཨ་རབ་ཀྱི་ཡི་གེར་བསྒྱུར་བ་སོགས་ལོ་ཙྪའི་འཕྲིན་ལས་ཆེ་ཏུ་དར།

ཡང་སི་རི་ཡའི་ཡེ་ཤུའི་ཆོས་ལུགས་འཛིན་པ་སེ་ར་ཕིན་(Serafionཡང་ནSerapion)གྱིས་མཛད་པའི་ཡིག་ཆ་འགའ་ཞིག་ཀྱང་དུས་དེར་ཨ་རབ་ཡི་གེར་བསྒྱུར་ལ། ཁོང་གི་བརྩམས་ཆོས་གཙོ་བོ་ལེགས་པར་བཤད་པ་ཞེས་པ་བམ་པོ་བཅུ་གཉིས་ཅན་དེ་ཨ་རབ་ཀྱི་སློབ་གྲྭའི་སློབ་དེབ་ཏུ་བྱེད་ལ། ད་ལྟའང་ཤར་ཕྱོགས་ཀྱི་གསོ་རིག་དཔེ་མཛོད་ཁང་ཆེན་པོ་དག་ཏུ་ཉེད་བཏུབ། གཞན་ཁོང་གི་གཞུང་ཀུན་འདུས་ཞེས་བམ་པོ་བདུན་ཅན་ཞིག་མཛད་པ་ནི་ཡོངས་སུ་རྫོགས་པ་ཁྲ་ལེ་སིའི་ཨེ་ལིག་ཟན་དར་གྱི་ཡིག་ཆར་གཞི་བཅོལ་ཡོད། དེ་ཕྱིས་སུ་ལ་ཐིན་གྱི་ཡི་གེར་བསྒྱུར་ནས་1479ལོར་ལྷེ་ཉི་སེར་པར་དུ་བཏབ། ཨ་ལུང་ཐ་བྷ་རི་(Alî ibn Rabban al-Tabarî)བྱ་བ་སྟག་གཟིག་གི་ཤར་ཁུལ་དུ་སྐྱེས་ལ་དེས་ཤེས་རིག་གི་དགའ་ཚལ་ཞེས་པ་ཞིག་མཛད་ཅིང་འདི་ནི་ཆེས་སྔ་བའི་གནས་མང་གླེགས་བམ་ཞིག་ཡིན་ལ། འདི་ལས་ལེའུ་གཅིག་གིས་རྒྱ་གར་གསོ་རིག་གིས་སྟག་གཟིག་གི་གསོ་རིག་ལ་ཇི་ལྟར་ཤུགས་རྐྱེན་ཐེབས་ཚུལ་སྐོར་སྤྲོས་པ་ནི་ཆེས་དོན་སྙིང་ལྡན་པ་ཞིག་རེད། དེ་ལྟར་དུས་རབས་9བའི་ཨ་རབ་གསོ་རིག་གི་བརྩམས་ཆོས་མཐའ་དག་སྔི་རིག་གསོ་རིག་ལས་ཚུར་དྲངས་པ་འབའ་ཞིག་ཡིན།

དེ་ན་དུས་རབས་དགུ་པ་ནས་བཅུ་བའི་བར་གྱི་ཨ་རབ་གསོ་རིག་གི་གཞུང་རྩོམ་མཁན་གྲགས་ཆེན་ར་ཛྷེ་སི་ཞེས་པ་དང་ཐོག་ཧྲ་སྟུ་རྣར་གསོ་བ་རིག་པ་སྦྱངས་མཐར་སླར་ཁོང་གི་སྐྱེས་ཡུལ་ཐེ་ཧུ་རན་(Tehran)དང་ཐག་མི་རིང་བའི་ཐ་བྷ་རི་སྟྲིན་(Tabaristan)དུ་རེ་(Rayཡང་ན་Raj)སྨན་ཁང་དུ་སྨན་པའི་ལས་བཀྱིས། ཕྱིས་སུ་སླར་ཡང་ཧྲ་སྟུ་རྣར་འཁོར་ལ་དེ་ནས་མི་རིང་བར་སྨན་པ་དང་དགེ་རྒན་གྲགས་ཅན་ཞིག་ཏུ་གྱུར། ཡང་རྫས་འགྱུར་གྱི་དངོས་བཤེར་ལེགས་འགྲུབ་མ་བྱུང་བ་ལ་བརྟེན་ནས་ཡུལ་གྱི་རྒྱལ་པོས་མནར་གཅོད་བཏང་ལ་དེ་ལ་རྐྱེན་བྱས་ཏེ་མིག་གཉིས་

ཀྱང་ཡོང་པར་གྱུར་པར་བཤད་ལ། ཕྱིས་སུ་མིག་སྨན་ཕྱི་བའི་རེ་བ་བཅངས་ཡང་མིག་ལ་དྲ་བཙོས་བྱེད་མཁན་གྱི་སྨན་པར་མིག་གི་སྦྱིར་བཏང་བའི་གཞག་འཆེད་ཤེས་བྱ་མེད་པ་རྟོགས་ནས་དྲ་བཙོས་ཀྱང་དང་ལེན་མ་བྱས། ཁོང་རང་དཀྱུང་པོ་མཐོ་བོར་སླེབས་པ་ན་འདས་ཤིང་ཕྱི་རབས་པར་གསོ་རིག་དང་མཚན་ཉིད་རིག་པ། ཆོས་ལུགས། གྲངས་རིག །གནམ་རིག་ལ་སོགས་པའི་དཔེ་ཚན་ཉིས་བརྒྱ་ལྷག་བཞག་ཡོད། དེ་དག་ཉར་ཚགས་བྱས་པའི་ཁྲོད་ཆེས་གལ་ཆེ་བའི་དཔེ་ཚན་གསུམ་ཡོད་པ་ལས་དང་པོ་ནི་དངོས་སྤྱོད་གསོ་རིག་གམ་གསོ་བཙོས་ཀྱི་སྐོར་དང་འབྲེལ་བའི་གནས་མང་སླེགས་བམ་ལྟ་བུ་ཞིག་ཏུ་འདུག་ལ། ནུབ་ཕྱོགས་པའི་ཡིག་ཆའི་ཁྲོད་དེ་ལ་གཞུང་ཀུན་འདུས་(Liber Continens)ཞེས་འབོད། འདི་ནི་ཤིན་ཏུ་གཏོས་ཆེ་བའི་ཕྱོགས་བསྒྲིགས་བརྩམས་ཆོས་ཤིག་ཡིན་ལ་དུས་རབས་བཅུ་བའི་མགོ་ལ་ཐུག་པའི་བར་གྱི་ཁ་ཆེའི་ཆོས་ལུགས་འཛིན་པའི་རྒྱལ་ཁོངས་ཀྱི་ཤེས་བྱ་ཐམས་ཅད་ཚུད་ཡོད། ར་ཛྷ་སི་ནི་གཞུང་འདི་མཇུག་མ་གྲུབ་པའི་དུས་ན་འདས་པས་ཕྱིས་སུ་ཁོང་གི་སློབ་མས་ཡོངས་སུ་རྫོགས་པར་བྱས། ཕྱིས་སུ་ལྡེའུའི་སྨན་པ་ཞིག་གིས་ལ་ཐིན་ཡི་གེར་བསྒྱུར་ནས་སྤྱི་ལོ1279ལ་གྲུབ་ཅིང་ད་ལྟ་ཨེ་སི་ཁོ་རོར(Escorial)ཡོད་པའི་མ་ཕྱོམ་ཆ་ཚང་ལ་པོད་24ཡོད། ཕྱིས་སུ་ཡང་ཧྲི་རེ་ཞི་འ་ཏུ་1486ལོར་པར་སྐྲུན་བྱས་པ་ནི་པར་ངོས་ཤིན་ཏུ་ཆེ་ལ་ལྗིད་དང་ལྡན་པ་ཞིག་ཡིན།

ར་ཛྷ་སིའི་བརྩམས་ཆོས་གལ་ཆེན་གཉིས་པ་ནི་ཨལ་མན་སོ་རེམ་ལ་ཕུལ་བའི་སྨན་གཞུང་ཞེས་པ་ཡིན་ལ། དེ་ནི་ཁོང་གིས་ཁོ་ར་སན་(Chorasan)གྱི་མི་དབང་ཨལ་མན་སུར་ལ་སྐྱེས་སུ་ཕུལ་བ་ཞིག་ཡིན། འདིར་དཔྱད་ཕྱོམ་བཅུའི་དོན་བསྡུས་ཏེ་བཀོད་ཡོད་ཅིང་ཐམས་ཅད་གསོ་རིག་གི་གནད་དོན་སྙིང་བ་འབབ་ཞིག་ཡིན་ཏེ། ཆེས་དོ་སྣང་བྱེད་དགོས་པ་ཞིག་ནི་རྨ་སྦྱིར་བསྟན་པའི་དོན་ཚན་བདུན་པ་དང་ནད་རིགས་སྣ་ཚོགས་ཀྱི་གསོ་ཐབས་བསྟན་པའི་དོན་ཚན་དགུ་པ་གཉིས་ཡིན། གཞུང་འདི་རྒྱུན་པར་ནུབ་ཕྱོགས་ཀྱི་སློབ་གྲྭ་ཆེན་མོའི་ནང་ཀློག་འདོན་དང་དཔྱད་བརྗོད་བྱེད་ལ། གཅིག་ཕྱུར་རམ་ཡང་ན་ཧྲ་ལུན་གྱི་སྨན་གཞུང་དང་ལྷན་དུ་སྦྲེར་ནས་པར་སྐྲུན་བྱེད། རིག་རྩལ་བསྐྱར་དར་གྱི་དུས་སུ་ར་ཛྷ་སིའི་ལེགས་བཤད་ཅེས་པའང་ཀུན་གྱིས་ལུང་འདྲེན་བྱེད་པར་སྨྲོ་ཞིང་དེར་ཆེས་མིང་དུ་གྲགས་པའི་ཚིག་ཅིག་ནི། “ཧྲ་ལུན་དང་

ཨ་རབས་སི་ཐོ་ཐིལ་གྱི་བསམ་ཚུལ་མཐུན་པའི་གནད་དོན་ལ་ནི་སྨན་པ་རྣམས་ཀྱང་གྲོས་མཐུན་འགྱུར་སྲིད་ལ། སྔ་མ་དེ་ཚོའི་འདོད་ཚུལ་མི་མཐུན་པ་ལ་སྨན་པ་རྣམས་ཀྱང་གཅིག་མཐུན་འགྱུར་ཐབས་མེད”ཅེས་པ་རེད། གསོ་རིག་ལོ་རྒྱུས་སྨྲ་བའི་ངོར་ལ་ནི་འབྲུམ་པའི་སྐོར་སྤྲོས་པའི་ཚན་པ་ནི་ཕོང་གི་བཅུམས་ཆོས་ལས་ཆེས་གལ་ཆེན་ཞིག་རེད་དེ། རིམས་ནད་བཤད་པ་(Liber de Pestilentia)ཞེས་པ་ཝ་ལ་(Valla)ཡིས་གཏན་ཚིགས་རིག་པའི་གཞུང་བཏུས་ཞེས་པའི་བསྒྲིགས་སུ་བླངས་ཡོད་ཅིང་1498ལོར་ལྷེ་ཉི་སེར་པར་དུ་བཏབ།

ར་ཛྷ་སིའི་རྗེས་ཙམ་ལ་བྱུང་བའི་སྨན་པ་ཨལ་མ་ཀྶུ་སི་(al-Magûsî)བྱ་བ་སྟེ་ནུབ་ཕྱོགས་སུ་ཧ་ལི་ཨབ་སི་(Haly Abbas, 930~994)ཞེས་པའང་རིག་རྩལ་བསྐྱར་དར་སྐབས་སུ་ལུང་འདྲེན་བྱེད་མང་བའི་མཁས་པ་ཞིག་ཡིན་ལ། ཕོང་སྟག་གཟིག་ནུབ་ཕྱོགས་སུ་སྐྱེས་ཤིང་སྟོན་རྐྱེས་ཁ་ཕུར་དང་ཁད་ཉེ། ཕོང་གིས་གསོ་རིག་ལག་རྩལ་ཡོངས་འདུས་ཞེས་པ་མཛད་ལ་འདི་ལ་1492ལོའི་ལྷེ་ཉེ་སེར་གྱི་པར་ཡོད། ཅུང་ཟད་མ་འགོར་བར་ཨ་ཕི་སེན་ནའི་གསོ་བའི་གཞུང་ཞེས་པས་འདི་ཡི་མཚན་སྙན་ཡོངས་སུ་འབུར་འཇོམས་བྱས་སོང་། སྔ་དུས་ཀྱི་གསོ་དཔྱད་འཛིན་པ་མང་པོ་ཞིག་གིས་ད་དུང་ཡང་གཞུང་འདི་ཕྱོགས་གང་ནས་བལྟས་ཀྱང་གསོ་བའི་གཞུང་ཞེས་པ་ལས་ཁྱད་དུ་འཕགས་པར་འདོད། སྨན་པ་འདི་བས་འཕར་བ་དང་མི་འཕར་བའི་རྩའི་བར་ལ་བུ་ག་ཕྲ་མོ་ཡོད་ཅེས་ཁྲག་རྩ་ཕྲ་མོའི་གནས་ལུགས་ལ་སྔར་ནས་ངེས་ཤེས་འདྲོངས་ཡོད་ཅེས་ཀྱང་བཞེད།

དུས་སྐབས་འདིར་ཆེས་ཕུལ་དུ་ཕྱིན་པའི་སྨན་པ་ཨ་ཕི་སེན་ན་ཞེས་པ་ཡང་སྟག་གཟིག་ནས་སྐྱེས་ཤིང་། ལོ་10སོན་པ་ན་ཀོ་རན་ཆོས་དཔེ་ཞེས་པ་ཕོང་དུ་ཆུད་པ་དང་། དེའི་རྗེས་སུ་བརྡ་སྤྲོད་དང་སྐད་ཡིག །དབྱིབས་རྩིས་དང་གནམ་རིག་སོགས་ལ་སྦྱངས་པ་བྱས། ཨ་རབས་སི་ཐོ་ཐིལ་གྱི་མཚན་ཉིད་རིག་པའི་གཞུང་ལ་སྦྱངས་པ་དཔྱིས་ཕྱིན་པར་མཛད་ཅིང་ཕྱིས་སུ་ཡང་གསོ་བ་རིག་པར་སྦྱངས། སྐྱེ་བོ་ཐམས་ཅད་ན་གཞོན་སྨན་པ་འདིའི་རིག་སྟོབས་ལ་ཧ་ལས་པར་བྱེད་ཅིང་ཕོང་སྐབས་དེའི་གསོ་རིག་ཡིག་ཆ་ཐམས་ཅད་ལ་རྒྱུས་ཕོག་ལོན་པར་གྱུར། ལོ་16ནས་མགོ་བཙུམས་ཏེ་གསོ་རིག་གི་དཔྱད་རྩོམ་བྲིས་ཤིང་དཀའ་སྡུག་དང་ཇ་དྲག་གི་ལོ་ཟླ་རིམ་པར་བརྒྱུད་མཐར་དགུང་ལོ་50ལྷག་ནས་འདས། ཕོང་གིས་རང་གི་ཉམས་མྱོང་རྣམས་ཕྱོགས་བསྡུས་ཀྱིས་

གསོ་བའི་གཞུང་ཞེས་པ་མཛད་ཅིང་། གཞུང་འདི་ཤར་ཕྱོགས་དང་ཅུང་ཟད་འགོར་རྗེས་ཀྱི་ནུབ་ཕྱོགས་བཅས་པ་ཐམས་ཅད་ཀྱིས་ཚད་ཐུབ་སྐྱུལ་མེད་ཀྱི་ཡིག་ཆར་བརྩི། གཞུང་འདི་ཆེས་ཐོག་མར་ནུབ་ཕྱོགས་ཀྱི་ཡི་གེར་བསྒྱུར་མཁན་ནི་ལྗེ་ར་རྡི(Gerard of Gremona, 1114~1187)བྱ་བ་ཡིན། གསོ་བའི་གཞུང་ཞེས་པའི་པར་གཞི་ཆ་ཚང་བ་ནི་1473ལོར་མི་ལ་ནོ(Milano)རུ་པར་དུ་བཏབ་ཅིང་1523ལོར་ལྗུན་ཐ(Giunta)དཔེ་སྐྲུན་ཁང་གིས་ཀྱང་དེབ་འདི་པར་སྐྲུན་བྱས་ལ་སྐབས་དེར་ཆེས་ཕུལ་དུ་བྱུང་བའི་ཨོ་ཐ་ཡིའི་ཆེད་མཁས་པའི་མཆན་འགྲེལ་ཟུར་བཀོད་བགྱིས་ཡོད།

ཨ་ཕུ་སེན་ན་དང་དུས་མཚུངས་སུ་ད་དུང་སྟག་གཟིག་གི་སྨན་པ་མུ་བ་ཧྥ་ཁི(Abû Mansûr Muwaffaq)ཞེས་པས་ཕལ་ཆེར་975ལོར་སྟག་གཟིག་གི་ཡི་གེའི་ལམ་ནས་གསོ་རིག་སྤྱི་དོན་ཞེས་པ་མཛད་ཅིང་དེར་ཡང་ཤར་ཕྱོགས་པའི་སྨན་རྫས་མང་པོ་ཞིག་བསྟན་འདུག །དེ་ལས་གཞན་ར་ཧྥུ་སི་དང་དུས་མཉམ་པའི་ལྷུ་རྡེ་སི་རྡིང་མ(Isaac Judaeus the elder,880?~932?)ཞེས་པ་མུ་སི་ལིམ་ནུབ་མའི་ཆེས་ རླབས་ཆེན་གྱི་སྨན་པ་དང་མིག་ནད་ལ་ཁྱད་པར་དུ་མཁས་པ་ཞིག་ཡིན། དེ་ཡིས་ཀྱང་གནས་ལུགས་དང་ཚ་བ། དྲི་ཆུ་ཞེས་པའི་བརྩམས་ཆོས་ཁྱད་དུ་འཕགས་པ་དུ་མ་མཛད་ཅིང་། དེ་རྣམས་ཨོ་ས་ཞིའི་གསུང་བཏུས་ཞེས་པའི་བསྒྲིགས་སུ་བླངས་ནས་1515ལོར་ལྱོན(Lyon)དུ་པར་བསྐྲུན་བྱས། འདི་བས་ད་དུང་ལག་ལེན་མཇུབ་ཚུགས་སུ་བསྟན་པ་ཞེས་པ་དང་ཁྱད་པར་ཟས་ཀྱི་སྤྱང་བླང་ཞེས་པ་ལ་སོགས་ཀྱང་མཛད་ཡོད།

ཕྱི་བཅོས་རིག་པའི་མཁས་པ་ཨ་ཧྲུལ་ཁ་སིས་ཞེས་པ་སི་ཕེན་གྱི་ཁོར་དྷོ་ཕའི་ཉེ་སར་སྐྱེས། ཀུན་ལ་མཚར་སྣང་སྐྱེར་བ་ཞིག་ལ་ཁོང་རང་ཉིད་ནི་ཕྱི་བཅོས་ཀྱི་སྨན་པ་ངོ་མ་ཞིག་མིན་སྲིད་ནའང་། ཨ་རབ་ཕྱི་བཅོས་རིག་པའི་རྩོམ་པ་པོའི་ཁྲོད་དུ་ཆེས་རླབས་ཆེ་བ་ཞིག་ཡིན་པ་ལ་ཅིས་ཀྱང་བསྙོན་དུ་མེད། སྤྱིར་ན་ཁོང་གི་བརྩམས་ཆོས་ཡོངས་སུ་རྫོགས་པ་གསར་རྩོམ་འབའ་ཞིག་མ་ཡིན་པར་དེར་བཀོད་པའི་གཞུང་དོན་དང་སྨན་ཡིག་མང་པོ་ཞིག་ཨེ་སྒྲེན་གྱི་སྲུལ་གྱི་ཡིག་ཆ་ལས་བཤུས་པ་ཡིན། ཡིན་ནའང་ལོ་རྒྱུས་ཀྱི་མིག་གིས་བལྟས་ཚེ་ཁྱད་དུ་འཕགས་པའི་ཆ་མང་བར་མཐོང་ནུས་ཏེ། རང་ངོས་ནས་རྟོག་ཞིབ་བགྱིས་པའི་སྐོར་འབྲི་བརྗོད་མཛད་པ་ལས་རྩོམ་མཁན་ནི་གནའ་གཞུང་ལ་བྱང་གོམས་ལྡན་པ་ཞིག་ཡིན་ཁར་རིག་སྟོབས་རྒྱས་ལ་ལག་རྩལ་དང་

ལྡན་པའི་སྨན་པ་ཞིག་ཡིན་པ་ རྗེས་སུ་དཔོག་ནུས། ཁོང་གིས་གནས་མང་གླིགས་བམ་གྱི་ངོ་བོ་ལྡན་པའི་བརྩམས་ཆོས་མིང་ལ་ལག་དེབ་(Tesrif, al-Tasrif དང་ཡང་ན Vade Mecum)ཅེས་པ་མཛད་ལ། དེ་ཡི་ལེའུ་30བ་ནི་ཆེད་དུ་ཕྱི་བཅོས་ཀྱི་སྐོར་བརྗོད་པ་ཞིག་ཡིན་ཏེ་ཚན་པ་གསུམ་དུ་བགོས་ཡོད། ལྷ་ར་ཏྲི་ཡིས་ལ་ཐིན་ཡི་གེ་སོགས་སུ་བསྒྱུར་ནས་ནུབ་ཕྱོགས་རྒྱལ་ཁབ་ཡོངས་ཀྱི་སྲིད་ན་དགོན་པའི་ཕྱི་བཅོས་ཀྱི་གཞུང་དུ་གྱུར། ཡིན་ནའང་འདི་ལས་གཞུང་དོན་ཕལ་ཆེ་བ་ཞིག་ནི་ཨེ་སྐེན་གྱི་ཕྱུལ་གྱི་བཞེད་པ་ཡིན་ལ། དུས་རབས་14བའི་ཕྱི་བཅོས་མཁས་པ་ཐམས་ཅད་ཀྱིས་འདི་ལས་ཤེས་བྱ་སྤྱད་ལེན་བགྱིས་པ་ཡིན།

ཨ་རབ་གསོ་རིག་རྒྱུད་པ་ལ་མངོན་དུ་ཕྱོགས་པའི་སྐབས་ནའང་སྔ་མའི་གཞུང་ལ་འགྲེལ་བཤད་མཛད་པ་ལ་སོགས་ཡིག་ཆ་དུ་མ་ཞིག་བྱུང་ཡོད་ལ། ཁྱད་པར་དུ་ཨ་རབ་པ་ལ་སྨན་རྫས་རིག་པ་ཆེས་ཆེར་དར་བ་ནི་ནུབ་ཕྱོགས་ལས་ཀྱང་སྔོན་དུ་སོང་ཡོད་ཚུལ་ཀུན་གྱིས་ཁས་འཆེ་ཞིང་། འདིའི་ཐད་ཀྱི་འཐུས་ཚབ་བརྩམས་ཆོས་ལ་སྨན་རྫས་རིག་པ་ལ་ཤིན་ཏུ་མཁས་པའི་ཨལ་ཧྲ་ཡི་ཐར་གྱི་རྩོམ་ཤིང་སྨན་ཀུན་འདུས་པ་(The Corpus of Simples)ཞེས་པ་ཡོད་ཅིང་དུས་རབས་བཅུ་དགུ་པའི་སྨད་དུ་ཕྲ་རན་སིའི་ཡི་གེར་བསྒྱུར། དེ་བཞིན་ཨ་རབ་གསོ་རིག་གི་ལོ་རྒྱུས་ཀྱི་ཆར་ངེས་པར་གླེང་འོས་པའི་གླེགས་བམ་རིན་ཐང་ཆེ་བ་ཞིག་ནི་གནའ་བོའི་གསོ་དཔྱད་ཀྱི་བྱུང་རིམ་ཞེས་པ་ཡིན་ཏེ། དེ་ནི་ཉེ་རབས་ལ་ཐུག་གི་བར་དུ་མཇུག་མཐའི་ཚན་པ་རེ་གཉིས་ཕྲ་རན་སི་དང་འཇར་མན་གྱི་ཡི་གེར་བསྒྱུར་བ་ལས་ཆ་ཚང་བ་ནུབ་ཕྱོགས་ལའང་འགྱུར་ཐུབ་མེད་པར་སྣང་། འདི་ཡི་རྩོམ་པ་པོ་ནི་ཡུ་ས་ཡེ་བྷི་འ་(Ibn abî Usaibia, 1203~1270)བྱ་བ་ཡིན་ཏེ་གསོ་བ་རིག་པར་སྦྱངས་པ་དཔྱིས་ཕྱིན་པར་མཛད་ཡོད་མཁན་ཞིག་ཡིན། དེབ་འདིར་ཨ་རབ་ཀྱི་སྨན་པ་400ལས་བརྒལ་བའི་རྣམ་ཐར་བྲིས་ཡོད་ན་མུ་སི་ལིམ་གྱི་གསོ་རིག་ལོ་རྒྱུས་ཀྱི་འབྱུང་ཁུངས་གལ་ཆེན་ཞིག་ཏུ་བལྟས་པས་ཆོག །ཕྱིས་ཀྱི་མཁས་པས་འདིའི་ཁྲིད་ནས་རྒྱུ་ཆ་མང་པོ་བླངས་ཡོད། དེ་ལས་གཞན་པའི་ལོ་རྒྱུས་རིག་པ་བ་ལྷེའུ་བའི་ཁྲིམ་རྒྱུད་ནས་སྐྱེས་པའི་ཕྲར་ལྷི་(Abûl Faraj, 1226~1296)ཞེས་པས་མཛད་པའི་རྒྱལ་རབས་རིམ་བྱུང་གི་ལོ་རྒྱུས་ཞེས་པ་ལས་ཨ་རབ་པའི་ཤེས་རིག་གི་འཕེལ་རིམ་དང་ཁྱད་པར་དུ་གསོ་བ་རིག་པའི་བྱུང་རིམ་ཤིན་

ཏུ་གསལ་པོར་བཀོད་ཡོད།

གསུམ་པ། རིགས་པའི་གཞུང་ལུགས་གྲུབ་པའི་གོ་རིམ་དང་དེའི་རྣམ་གཞག་སྤྱིར་བཤད་པ།

གཅིག ཐོག་མའི་དུས་སུ་རིགས་པའི་གཞུང་ལུགས་གྲུབ་ཚུལ།

གོང་དུ་ཅུང་ཟད་བཤད་པ་བཞིན་གསོ་རིག་གི་རིགས་པའི་གཞུང་ལུགས་བྱུང་བ་ནི་སྤྱི་རིག་གི་གནའ་བོའི་མཚན་ཉིད་རིག་པ་དང་ཆེས་ཆེར་རག་ལས་ཤིང་། མཚན་ཉིད་རིག་པའི་ལུགས་སྲོལ་དག་ལས་ཆེས་སྔ་བ་ནི་མི་ལེ་ཐུའི་ལུགས་འཛིན་པ་ཡིན་ལ་དེའི་སྲོལ་ཕྱེ་མཁན་ནི་ཐ་ལེ་སུ(Thales)བྱ་བ་ཡིན། དེ་བས་འདི་བ་ཨ་རས་སི་ཐོ་ཐེལ་གྱིས་སྤྱིར་མཚན་ཉིད་རིག་པའི་ཕ་རྒན་ཡིན་པར་ཁས་འཆེ། འདི་བས་འཇིག་རྟེན་ཁམས་ཀྱི་ཆོས་ཐམས་ཅད་ཀྱི་འབྱུང་རྩ་གཅིག་ལས་མེད་ཅིང་དེ་ལ་བརྟེན་ནས་ཚེ་སྲོག་ཀུང་བྱུང་བ་དང་། དེ་ནི་གཟུགས་ཅན་གྱི་དངོས་པོ་སྣེ་ཚུ་རྒྱང་བ་ཡིན་ལ་ས་བོན་སྨིན་པ་དང་རྩི་ཤིང་གི་ཚེ་སྲོག །མི་དང་སྲོག་ཆགས་ཀུན་གྱི་ཚེ་སྲོག་མཐའ་དག་ཆུའམ་དེའི་རྣམ་འགྱུར་ཁོ་ན་ཙམ་ལས་བྱུང་བ། ད་དུང་ལུས་དང་རྣམ་ཤེས་གཉིས་ངོ་བོ་ཐ་དད་ཡིན་པ་ལ་སོགས་པའི་འདོད་ཚུལ་བཏོན། ཡང་འདི་ལས་ཅུང་ཟད་འཕྱི་བའི་དུས་ན་མི་ལེ་ཐུ་ཏུ་བྱུང་བའི་ཨ་ན་ཁུ་མེན(Anaximenes སྔོན་570~སྔོན་500)ཞེས་པས་དངོས་པོའི་འབྱུང་གཞི་རྒྱུ་མ་ཡིན་པར་རླུང་ཡིན་ཏེ། རླུང་གི་ཕྱོགས་གཅིག་ཏུ་སྡུད་པ་དང་ཕྱོགས་སོ་སོར་གྱེས་པར་བྱེད་པ(ཡང་ན་སྐ་བར་སྡུད་པ་དང་སླ་བར་ཕྱེ་བ)ཡིས་ཚེ་སྲོག་གི་སྣང་ཚུལ་བྱུང་བར་བཞེད། དེ་ན་འདོད་ཚུལ་འདི་དག་ནི་སྐྱེ་དངོས་རིག་པའི་མ་ལག་གྲུབ་པ་ལ་མེད་དུ་མི་རུང་བའི་བསམ་བློ་ཆེས་གལ་ཆེན་དག་ཡིན་ལ། ཕལ་ཆེར་དུས་སྐབས་འདིའི་ཡས་མས་སུ་འཛམ་གླིང་ཤར་ནུབ་ཀྱི་ཡུལ་གྲུ་དུ་མར་བསམ་བློ་བ་ཆེན་པོ་མང་དུ་འབྲུངས་ཤིང་། གོང་གི་འདོད་ཚུལ་དེ་རིགས་ཤར་ཕྱོགས་པའི་ལྟ་བ་དང་འབྲེལ་བ་ཟབ་མོ་ཡོད་པས་ན་དུས་རབས་བཅུ་དགུ་པའི་སྐྱེ་དངོས་རིག་པ་སྨྲ་བ་ཆེན་པོ་ཧུ་ཞི་ལེ(T. H. Huxley)ཡིས། འདོད་ཚུལ་འདི་ནི"ཨོ་སྐྱེན་མཚོ་དང་ཧིན་རྡུ་སི་ཐན་བར་ལ་ཁྱབ་མོང་གི་བསམ་བློའི་ཏུ་རྩི་བསྐལ་ཡོད་པ"ཏུ་མའི་ཁྲོད་ཀྱི་ཆ་ཤས་ཤིག་ཡིན་པར་བཞེད། དོན་ལྟར་ཤར་ནུབ་གཉིས་ཀྱི་འདོད་ཚུལ་ལ་ཁྱབ་མོང་གི་ཆ་

མང་དུ་མཐོང་ལ་གཞམ་དུ་སྐབས་སུ་བབས་པ་ན་འཆད་པར་བྱ།

ཨི་ཐ་ལི་ལྷོ་མའི་ལུགས་ཀྱི་སྲོལ་འབྱེད་པ་ཕེ་ཐ་གོ་ར་སི་བྱ་བ་ཡང་ཕྱོགས་གཅིག་ནས་བལྟས་ན་སྨན་པ་ཞིག་ཀྱང་ཡིན་ལ་ཁོང་གིས་སྲོག་ཆགས་ཀྱི་ལུས་ཀྱི་གནས་ལུགས་ལ་རྟོག་ཞིབ་ཟབ་མོ་བྱས་འདུག །གཅིག་བྱས་ན་འདི་ནི་ཁོའི་ཡར་སྔོན་གྱི་ཁི་རོ་ཐོན་གསོ་རིག་གི་ལུགས་ལ་འབྲེལ་བ་ཡོད་སྲིད་ཅིང་། གང་ལྟར་ཡང་སྔ་ཕྱིའི་ལུགས་སྲོལ་འདི་གཉིས་ལ་བརྟེན་ནས་བྱུང་བའི་སྨན་པའི་གྲོད་གྲགས་ཆེ་བ་ཨལ་ཁི་མེའོན་(སྔོན་གྱི་ལོ500)བྱ་བ་བྱུང་ཞིང་། སྤྱིར་བཏང་གི་འདོད་ཚུལ་ལ་འདི་བ་ནི་ཆེས་ཐོག་མར་གཤག་འབྱེད་བྱེད་མཁན་ཡིན་ལ་གཤག་འབྱེད་རིག་པའི་ཐད་དུ་གསར་མཐོང་གལ་ཆེན་བྱུང་ཡོད་པར་ངོས་འཛིན། ཁོས་སྲོག་ཆགས་ལ་ཚོད་ལྟ་བྱས་པའི་ཁར་གསོ་བ་རིག་པ་འདི་མཚན་ཉིད་རིག་པ་དང་སྦྱར་ཏེ་གཞི་མཐུན་(Isonomia)ལྟ་བ་ཞེས་མི་ལུས་གྲུབ་བྱེད་ཀྱི་རྫས་རིགས་མང་པོ་ཀུན་ཞི་མཐུན་གྱི་སྒོ་ནས་གནས་ཡོད་པར་བཤད་པ་དང་། འདོད་ཚུལ་འདི་ལྟར་ན་བདེ་ཐང་ཞེས་པ་ནི་ཡོངས་སུ་ཞི་མཐུན་དུ་གནས་པའི་རྣམ་པ་ཞིག་ཡིན་ཏེ། ན་ཚ་ནི་ཞི་མཐུན་ལ་གཏོར་བཤིག་ཐེབས་པའི་ཕྱིའི་མངོན་ཚུལ་དང་། གསོ་བཅོས་ནི་འཁྲུགས་པའི་རྣམ་པ་སླར་ཡང་ཞི་མཐུན་གྱི་གནས་སུ་བཙུད་པ་ལ་བྱ་ཞེས་སྨྲ། བསམ་བློའི་མ་ལག་འདི་ལ་བརྟེན་ནས་ཕྱིས་ཀྱི་ཨེམ་ཕེ་ཌོ་ཁྲེ་ལུ་སིའི་བཞེད་པ་བྱུང་བར་མ་ཟད། གཙོ་ཆེར་མ་ལག་གམ་རྨང་གཞི་འདིའི་སྟེང་དུ་ཕྱིས་ཀྱི་ལོ་ངོ་ཉིས་སྟོང་ལྷག་གི་རིང་ནད་ལུགས་རིག་པ་ཀུན་གྱི་རྨང་གཞིར་གྱུར་པའི་ཕུང་གཤེར་ནད་ལུགས་རིག་པའི་རྩ་དོན་གྲུབ་པར་བྱས། ཁོང་གིས་ད་དུང་ཤེས་པ་དང་ཚོར་བའི་གནས་གཞིའམ་ལྟེ་བ་སྤྱི་མ་དག་གིས་འདོད་པའི་སྙིང་མ་ཡིན་པར་ཀླད་པ་ཡིན་པར་སྨྲས་ཤིང་ཐོག་དང་པོར་གཟུགས་འཛིན་དབང་རྩ་ལ་རྟོག་ཞིབ་བྱས་ལ། མིག་གིས་གཟུགས་འཛིན་པར་རྐྱེན་གསུམ་སྟེ་ཕྱིའི་འོད་དང་མིག་འབྲས་ཀྱི་རྡོད། འོད་འཕྲོ་བར་ནུས་པའི་ཆུའི་ཁྲིམ་བཅས་ཚང་དགོས་པར་བཤད་པ། ད་དུང་ར་ཞིག་གི་མགོ་བོར་བརྟག་དུས་རྣ་གྲེའི་སྦུ་གུ་རྙེད་པ། ཁྱད་པར་དུ་ཁྲག་འཁོར་རྒྱུག་གི་གནས་ལུགས་ལས་འཕར་རྩ་དང་སྡོད་རྩའི་ཁྱད་པར་ཕྱེས་པ་སོགས་ལུས་ཀྱི་གནས་ལུགས་ཐད་གསར་རྙེགས་མང་དུ་བྱུང་། ཁོང་གི་བརྩམས་ཆོས་ཀྱི་ཁྲོད་དུ་མིའི་རང་བཞིན་དང་དེ་ཡིས་ནད་གཞི་ལ་འགྱུར་ལྡོག་བྱེད་པའི་ཚུལ་བསྟན་ཡོད་ལ།

འབྱུང་བ་ནི་གཉིས་གཉིས་ཟུང་སྦྱོར་དུ་གནས་ཏེ་སྐམ་བརླན་གཉིས་དང་ཚ་གྲང་གཉིས། མངར་ཁ་གཉིས་ལ་སོགས་པ་ལྟ་བུ་དང་། ན་ཚ་ནི་འབྱུང་བ་གཅིག་གཞན་ཞིག་ལས་མང་བའམ་འབྱུང་བ་ཆ་གཅིག་ཆ་གཞན་ཞིག་ལས་མང་བ་ཡིས་བསྐྱེད་ལ་འཚོ་བཅུད་དང་གནམ་གཤིས། ཁོར་ཡུག །ས་བབས་སོགས་ཀྱིས་དེ་དག་གི་འབྲེལ་བར་ཤུགས་རྐྱེན་ཐེབས་པར་བྱེད་ཅེས་བསྟན། དེ་ན་ཨལ་ཁི་མོན་གྱི་གཞི་རྩའི་འདོད་པ་ནི་སྲོག་ཆགས་ཀྱི་ཚེ་སྲོག་དེ་འགྱུལ་སྐྱོད་ཀྱི་རྣམ་པ་ཞིག་ཡིན་ལ་དེ་ཡང་ཁྲག་གི་འཁོར་རྒྱུག་ལ་གཏོགས་པའི་འགྱུལ་སྐྱོད་ཅིག་ཡིན་ཞིང་། ཁྲག་གི་རྒྱུ་སྟངས་ནི་དུས་རྣམ་ཀུན་ཏུ་གཅིག་པའི་ངེས་པ་མེད་མོད་མུ་མཐུད་ནས་འཁོར་རྒྱུག་བྱེད་པ་ཡིན། བསམ་བློ་དང་ཚོར་བ་ནི་མཐོང་མི་བཏུབ་ལ་རྟོགས་ཀྱང་མི་ནུས་པའི་ཀླད་པའི་འགྱུལ་སྟངས་ཤིག་ལས་བསྐྱེད་པ་ཡིན། དེ་བཞིན་འགྱུལ་སྐྱོད་ནི་ཚེ་སྲོག་གནས་པར་བྱེད་པའི་རྒྱུ་རྐྱེན་གཙོ་བོ་ཞིག་ཡིན་པས་ཚེ་སྲོག་རྒྱུན་འཛུགས་དང་ཞི་མཐུན་གྱི་འགྱུལ་སྐྱོད་ལ་གནོད་སྐྱོན་ཐེབས་ཚེ་ནད་གཞི་བསྐྱེད་པར་བྱེད་པ་ཡིན་ཞེས་པའོ། །དེ་བས་ན་འདི་བར་སྐྱི་དངོས་རིག་པ་དང་གསོ་རིག་གི་ཁྱབ་ཁོངས་སུ་ཁྱད་དུ་འཕགས་པའི་གསར་བཏོད་པ་ཞིག་ཏུ་གྱུར་ཡོད་ལ། ཁོས་ནམ་ཡང་རང་ཉིད་ཀྱི་ཉམས་མྱོང་དངོས་ལ་བརྟེན་ནས་རང་གི་བསམ་བློའི་བདེན་དོན་ར་སྤྲོད་པར་བྱེད།

ལུགས་འདི་འཛིན་པའི་སྨན་པ་གལ་ཆེན་གཞན་ཞིག་ནི་ཕྱི་ལོ་ལུ་སི་བྱ་བ་ཡིན་ཏེ། འདི་བ་ཕལ་ཆེར་སྤྱི་ལོའི་སྔོན་གྱི་དུས་རབས5བའི་དཀྱིལ་གྱི་མི་ཡིན་ཞིང་། ཕུ་ལ་ཐོ་དང་ཕེ་ཐ་ཀྲོ་ར་སིའི་ལུགས་འཛིན་མཁན་སྔ་མའི་གྲས་ཀྱི་མི་སྣ་གལ་ཆེན་ཞིག་ཡིན། དོན་ལ་ཁོང་ནི་ལུགས་གཞན་ཞིག་གི་སྣེ་ཁྲིད་མཁན་དུ་བལྟས་ཀྱང་ཆོག་སྟེ། ཁོའི་འདོད་པ་ལ་འཇིག་རྟེན་དང་མི་གཉིས་ལ་ཤིན་ཏུ་མཚུངས་པའི་ཆ་གཅིག་ཡོད་པ་ནི་འཇིག་རྟེན་མེ་ལྟེ་བར་བྱས་ཤིང་མེ་ནི་དྲོད་གཞི་རྩར་བྱས་ནས་གྲུབ་ཡོད། ལོ་ཏོག་གི་ས་བོན་ལ་གནས་པའི་དྲོད་དང་བུ་སྣོད་ཀྱི་དྲོད་གཉིས་ནི་ཚེ་སྲོག་ཐམས་ཅད་ཀྱི་འབྱུང་གཞི་ཡིན་ཞིང་ལུས་ཀྱི་དྲོད་ཚད་གྲང་བ་ཡིས་སློམས་པར་བྱེད་དགོས་པས་ན་ཕྱིའི་དབུགས་རྔུབ་པ་དང་། འདི་ལྟར་དྲོད་གྲང་བརྗེ་བའམ་སློམས་པར་བྱེད་པ་ནི་ཁྲག་དང་གཤེར་བག །མཁྲིས་སེར་དང་མཁྲིས་ནག་བཅས་ཀྱི་བར་ལའང་འབྱུང་ཞིང་། ནང་ཁྲོལ་བརྗེ་སྦྱོར་གྱི་གོ་རིམ་ལ་འགྱུར་ལྡོག་གང་ཞིག་བྱུང་བ་ཡིས་ནད་ཀྱང་བསྐྱེད་པ་རེད། དེ་

བས་ཚེ་སྲོག་ནི་ཞི་མཐུན་གྱི་རྣམ་པ་འཛིན་པ་སྟེ་ངོ་བོ་ལྡོག་པའི་རྫས་རིགས་གཅིག་ཏུ་འདྲེས་པ་ཞིག་ཡིན་པར་བཞེད། འདོད་ཚུལ་འདི་དག་གིས་ཕྱིས་ཀྱི་ཕྱུ་ལ་ཐོའི་ལུས་དང་སྲོག །ནད་སོགས་ཀྱི་ངོས་འཛིན་ལ་ཤུགས་རྐྱེན་ཐེབས་ཤིང་། ཁྱད་པར་དུ་ཕྱིས་ཀྱི་སྨན་པ་གྲགས་ཅན་ཧེ་ཕོ་ཁེ་རད་ཊེའི་བརྩམས་ཆོས་ལ་ནུས་པ་གལ་ཆེན་ཐོན་ཡོད་ཚུལ་གོང་དུ་ཅུང་ཟད་བཤད་ཟིན་པ་ལྟར་རོ། །ཡིན་ན་འང་ཁོའི་འདོད་ཚུལ་དུ་མ་ཞིག་འདིའི་ཡར་སྔོན་ལ་བྱུང་བའི་ཧེ་ར་ཁུ་ལི་ཐུ་(Heraclitus སྔོན་གྱི་556~སྔོན་གྱི་460)ནས་ཕར་མེ་ནི་ཌི་སུའི་(Parmenides སྔོན་གྱི་540)བར་གྱི་མཚན་ཉིད་རིག་པའི་འདོད་པ་དག་དང་འབྲེལ་བ་ཆེ་སྟེ། ཕར་མེ་ནི་ཌི་སུ་ཡིས་ཚེ་སྲོག་གི་རྒྱུ་ནི་དྲོད་ཡིན་པ་དང་སྐྱེ་དངོས་རྣམས་སའི་ཁྲོད་དུ་དྲོད་ལ་བརྟེན་ནས་སྐྱེ་བ་ཡིན་ཞེས་བཞེད། དེ་བས་ཀྱང་ཧེ་ར་ཁུ་ལི་ཐུ་ནི་སོ་ཁྲ་ར་ཐེ་སིའི་ཡར་སྔོན་ལ་བྱུང་བའི་ཕྱི་རིག་གི་མཚན་ཉིད་རིག་པར་ཤུགས་རྐྱེན་ཆེས་ཆེ་བའི་མཚན་ཉིད་རིག་པ་བ་ཡིན་པ་དང་། ཁོས་གདོས་བཅས་ཀྱི་བེམ་པོའི་རྩོམ་གཞི་ནི་མེའི་རྒྱུ་རྐྱེན་བ་ཡིན་པའི་ལྟ་བ་ཐོག་མར་བཏོན་ཡོད།

དེ་ལས་གཞན་པའི་མི་སྣ་གྲགས་ཆེ་བ་ཞིག་ནི་ཨེམ་ཕེ་རྡོ་ཁྲུ་ལུ་སི་བྱ་བ་ཡིན་ཏེ་ཁོང་ནི་ཕེ་ཐ་གོ་ར་སིའི་ལུགས་དང་ཨེ་ལེ་ཐི་ཁྲུའི་ལུགས་(Eleatic)གཉིས་ཀྱི་ཤུགས་རྐྱེན་ལ་བརྟེན་པའི་ལུགས་གསར་པ་ཞིག་གི་སྲོལ་བཏོད་པ་ཡིན་ཞིང་། ཁོའི་བརྩམས་ཆོས་ཆེས་གལ་ཆེན་དེ་ནི་རང་བྱུང་ཞེས་པ་སྟེ་རྐང་པ་600ཙམ་གྱི་ཟབ་སྙོམ་བསྟེན་ཐབས་ཀྱི་གཞུང་ཞིག་ཡིན་ལ་ཕ་ས་ནི་སི་(Pausanias)ས་ཁྲལ་གྱི་སྨན་པ་དག་གི་ཆེད་དུ་བྲིས་པ་ཞིག་རེད། ཁོའི་འདོད་ཚུལ་ལ་འཛིག་རྟེན་ནི་རྒྱུའམ་འབྱུང་བ་བཞི་སྟེ་མེ་དང་ཆུ་དང་རླུང་(དབུགས)དང་ས་བཅས་ཀྱིས་གྲུབ་ཅིང་འདི་བཞི་ནི་ཆོས་ཐམས་ཅད་ཀྱི་ཁུངས་སམ་རྩ་བ་ཡིན་པར་བཞེད། རྫས་འདི་དག་ཡེ་གདོད་མ་ནས་གྲུབ་ཅིང་དུས་གཏན་དུ་མི་ཤིགས་པ་ཡིན་ལ། འདས་དང་མ་འོངས་ད་ལྟར་གྱུར་པའི་རྫས་མཐའ་དག་འདི་བཞི་ཡི་ཁམས་ལས་འབྱུང་བར་བྱེད། འདི་བཞི་ནི་ཕན་ཚུན་བར་བྱེད་ལས་འདྲ་མཉམ་ཡིན་ལ་རྫས་རེ་རེར་རང་རང་གི་གཤིས་སམ་ངོ་བོ་འཛིན་པ་དང་དུས་སྐད་ཅིག་རེ་རེའི་ནང་ལའང་ཕན་ཚུན་ཚོད་འཛིན་བྱེད། མི་ལུས་ཀྱང་སྐྱེ་དངོས་གཞན་དག་དང་འདྲ་བར་རྒྱུ་འདི་བཞི་ལས་གྲུབ་ཅིང་རྒྱུ་འདི་བཞི་སྙོམས་པར་གནས་པ་ན་བདེ་ཐང་དང་འཁྲུགས་པའམ་མི་

མཐུན་པའི་ཚེ་ནད་དུ་གྱུར་པ་ཡིན་པར་བཞེད། ཁོས་ད་དུང་འབྱུང་བ་རེ་རེའི་ཕན་ནུས་སྨོམས་པའི་འགྱུལ་སྣང་ལས་གཅིག་གྱུར་གྱི་ཕུང་པོ་གྲུབ་ཅིང་ཕན་ནུས་མི་སྨོམས་པའི་འགྱུལ་སྣང་ལས་གཅིག་གྱུར་གྱི་རྣམ་པ་གཏོར་ནས་སོ་སོ་ཁྲེས་པར་བྱས། དེ་བས་མི་སྨོམས་པ་སྨོམས་པར་བྱེད་པ་དང་སྨོམས་པ་མི་སྨོམས་པར་འགྱུར་བའི་གོ་རིམ་ཁྲོད་འབྱུང་བའི་བར་ལ་འཕུད་འདྲེན་གྱི་ནུས་ཤུགས་གཉིས་འབྱུང་བ་དང་། དངོས་པོ་རིགས་འདྲ་བའམ་ཕྱོགས་མཚུངས་པ་དག་འབྱུང་བའི་རྒྱུ་བའམ་འགྱུལ་སྣང་འདྲ་བ་ལ་བརྟེན་ནས་ཕན་ནུས་འདྲེན་པ་དང་། ཕྱི་རོལ་གྱི་དངོས་པོ་ལས་ཐོན་པའི་དབུགས་སམ་རླངས་པ་ལུས་ཀྱི་བ་སྤུའི་བུ་ག་བརྒྱུད་ནས་ལུས་སུ་འཇུལ་བར་བྱེད་པ་སྟེ། དབུགས་ནི་བ་སྤུའི་སྒོ་དང་སྒྲོ་བ་གཉིས་སུ་རྒྱུ་བའམ་འཕྲིན་ཐུབ་ནུས་པར་བཞེད། ད་དུང་ཁྲག་གིས་སྲོག་ཆགས་ཀྱི་ལུས་ཀྱི་དྲོད་འཛིན་པར་བྱེད་པ་དང་མངལ་སྦྲུམ་པའི་དུས་རིམ་ལས་སྙིང་ནི་ཆེས་ཐོག་མར་སྐྱེས་པའི་དབང་པོ་ཡིན་པར་བཞེད། དེ་བས་ཁོའི་བཞེད་པ་འདིའི་ཁྲོད་དུ་འདི་ཡི་ཡར་སྔོན་གྱི་མཚན་ཉིད་རིག་པ་བའི་དཔྱད་སྟངས་དག་རྙེད་པར་ནུས་ལ་ཁོའི་རྫས་ཀྱི་མཚན་ཉིད་རིག་པ་བའི་བསམ་བློ་དག་གི་མགོ་ཁུངས་ཀྱང་མཐོང་བར་བྱེད། ཁོང་ནི་སྐྱེ་རིག་མཚན་ཉིད་རིག་པ་བའི་ཁྲོད་ཁྱད་དུ་འཕགས་པ་ཞིག་ཡིན་ཏེ་ཁོས་རང་བྱུང་མཚན་ཉིད་རིག་པ་རྒྱང་གཞིར་བྱས་པའི་སྙིང་མཚན་ཉིད་རིག་པའི་མ་ལག་ཅིག་གྲུབ་པར་བྱས་ལ། ཁོང་ནི་གནས་ལུགས་བཙན་ལ་གཞི་རྩའི་རང་བཞིན་ལྡན་པ། ད་དུང་ཡོད་ཚད་གསར་པ་ཡིན་པའི་བཞེད་ལུགས་ཤིག་གིས་འཛིག་རྟེན་ལ་གོ་བའམ་འགྲེལ་བཤད་བྱེད་མཁན་ཐོག་མ་ཡིན། དེ་ན་སོ་ཁྲུ་ར་ཐེ་སིའི་ཡར་སྔོན་གྱི་བསམ་བློ་བའི་ཁྲོད་ཕྱིས་ཀྱི་དེ་ཝོ་ཁེ་རད་ཚེའི་ལུགས་ལ་བགྲོད་ལམ་འདིང་མཁན་གྱི་སྔན་པ་དག་གི་ཁྲོད་མཁས་པ་འདི་རང་ནི་ཆེས་མཐོ་སར་བཀུར་འོས་པ་ཞིག་རེད་དེ། རྒྱུ་མཚན་ནི་ཁོང་རང་སྐྱེ་ལུགས་རིག་པའི་ཆེས་དཀའ་རྙོག་ཅན་གྱི་གནད་དོན་ལ་ངོས་འཛིན་གསལ་པོ་ཡོད་མཁན་ཡིན་པས་རེད། ཁོང་གིས་ད་དུང་སྐྱེ་དངོས་ནི་དོན་སྙོད་དམ་དབང་པོ་རྐྱང་བ་དུ་མ་ལྷན་དུ་ཚོགས་ནས་གྲུབ་ཅིང་། འདི་དག་ལེགས་པར་སྦྱར་བའི་ཆ་རྐྱེན་འོག་བྱེད་ལས་ལྷན་དུ་བསྡོངས་ནས་ད་གཟོད་ཚེ་སྲོག་གི་རྒྱུན་བསྲིང་བར་ནུས་པ་དང་། ལུས་དང་ཕྱི་རོལ་དངོས་པོའི་བར་གྱི་བརྗེ་ལེན་ནི་ཤིན་ཏུ་ཕྲ་བའི་ཆ་རྟུལ་བ་སྤུའི་བུ་ག་བརྒྱུད་ནས

བྱེད་པ་སོགས་ཀྱི་ལྟ་བ་ནི་དེང་རབས་ཀྱི་རིག་པ་དག་དང་ཤིན་ཏུ་ཁད་ཉེ་བར་མཁས་པ་རྣམས་བཞེད། འདི་ལ་བརྟེན་ནས་སི་སི་ལིའི་(Sicilia)[①]གསོ་རིག་གི་ལུགས་སྲེ་ཡང་ཆེ་ཏུ་དར་ཞིང་བརྒྱུད་པ་འཛིན་མཁན་དུ་མ་བྱུང་།

ཁོང་དང་དུས་མཉམ་པའི་ཁུ་ལ་ཟོ་མེན་(Clazomene སྔོན་གྱི་450)ནི་མཚན་ཉིད་རིག་པ་སྨྲ་བ་གྲགས་ཅན་ཞིག་སྟེ། ཁོས་གཟུགས་ཅན་དངོས་པོ་ནི་རྒྱུའམ་ས་བོན་རྣམ་པ་སྣ་ཚོགས་པས་གྲུབ་པའི་ལྟ་བ་བཏོན་ཞིང་། ཤིན་ཏུ་ཕྲ་བའི་ཆ་རྡུལ་གྲངས་ལས་འདས་པ་ཞིག་ཤེས་པའི་བྱེད་ནུས་ཀྱིས་འདུས་པ་དང་གྱེས་པར་བྱས་པ་ཡིན་ལ། ཤེས་པ་ནི་འཇིག་རྟེན་ཁམས་ཆེན་པོའི་བདག་པོ་དང་འདྲ་བར་བཞེད། འདི་བ་གསོ་རིག་གི་ཐད་དུའང་གྲགས་པ་ཐོན་ཡོད་དེ་སྲོག་ཆགས་གཤག་འབྱེད་བྱེད་མཁན་གྱི་མི་དང་པོ་དེ་ཡིན་པར་བཞེད་པ་དང་། མཁྲིས་ཁུ་ནི་ནད་གཞི་ཐལ་ཆེར་གྱི་འབྱུང་ཁུངས་ཡིན་པར་འདོད། ད་དུང་རྩལ་ཐྲན་སྨྲ་བའི་སྲོལ་འབྱེད་པ་ཉེ་མོ་ཁུ་རི་ཐུ་སིས་རིམས་ནད་ཀྱི་རྒྱུ་རྐྱེན་ལ་ཞིབ་འཇུག་བྱས་པ་སོགས་ཤུགས་རྐྱེན་ཆེ་བའི་སྨན་པ་གཞན་ཡང་དུ་མ་བྱུང་ཡོད། ཨི་ཐ་ལིའི་ལྷོ་ཕྱོགས་དང་སི་སི་ལིའི་གསོ་རིག་ལུགས་སྲེ་མཚན་ཉིད་རིག་པའི་ལུགས་སྲེ་དང་འགྲོགས་ནས་འཕེལ་རྒྱས་སུ་ཕྱིན་ཅིང་རིག་པ་གཉིས་ཀྱིས་ཕན་ཚུན་ལ་ཤུགས་རྐྱེན་ཐེབས་རེས་བྱས་ཡོད། འདི་ལས་གཞན་པའི་ལུགས་སྲེ་ལ་ཁེ་རེན་(Cyrene)དང་། རོ་ཌེས།(Rhodes)ཅི་རྒྱས། ཁོ་སི་གླིང་བཅས་སུ་ལུགས་སྲེ་མི་འདྲ་བ་དུ་མར་འཕེལ་བར་གྱུར་ལ་དེ་བས་ཀྱང་ཕྱི་མ་དེའི་ལུགས་སུ་སྨན་པ་མཁས་ཆེན་མང་དུ་བྱུང་ནས་ནད་གྱུར་གྱི་གནས་ལུགས་སོགས་ཀྱི་ལྟ་བ་གལ་ཆེན་དུ་མ་བཏོན།

དེ་ལྟར་སྨན་གྱི་ལུགས་སྲེ་དུ་མར་འཕེལ་བའི་ཁར་སྨན་པའི་རྩ་འཛུགས་ཀྱང་ཆེས་ཆེར་དར་ཡོད་དེ། ལྷ་ཁང་དུ་སྤྱོད་བཞིན་པའི་བཙུན་པའི་གསོ་རིག་སྒྲིག་གཞི་ཤིན་ཏུ་ཚགས་དམ་ལ། ད་དུང་གོ་ཐོབ་ཅན་གྱི་མི་སྣའི་བླ་སྨན་དང་། གྲོང་དང་གྲོང་གི་བར་ལ་རྒྱུ་བའི་སྨན་པ། ཁྱིམ་རྒྱུད་སྨན་པ་ནས་ལུགས་སྲེའི་སྨན་པར་གྱུར་པ་ལ་སོགས་པའི་སྒྲིག་འཛུགས་ཀྱི་རྣམ་པའང་བྱུང་། ལས་རིགས་ཀྱི་སྒོ་ནས་ཀྱང་སྨན་པ་ལས་གཞན་བདེ་སྲུང་གི་ལས་དང་འབྲེལ་བའི་མི་སྣ་

① ཨི་ཐ་ལིའི་གླིང་ཞིག་གི་མིང་སྟེ། ཨེམ་པེ་རྡོ་ཁུ་ལུ་སི་དང་དེའི་བརྒྱུད་པ་དར་ཆེ་བའི་ཡུལ་ཞིག

གཞན་ཡོད་ལ། ད་དུང་སྨན་སྦྱིབ་མཁན་དང་བཅའ་རྩོགས་ལ་སོགས་ཀྱང་མཆིས། དེ་བས་ཧེ་ཕོ་ཁི་རད་ཆེའི་གསུང་བཏུས་ཁྲོད་དུ་སྨན་པའི་ཚད་ལྡན་གྱི་ལག་རྩལ་དུ་མ་བཀོད་ཡོད་པའང་སྨན་པ་མཁས་པ་ཁོང་དངོས་ཀྱི་ཉམས་མྱོང་སྤྱི་བསྡོམས་ཙམ་མ་ཡིན་པར་སྐབས་དེར་གོམས་སྲོལ་དུ་གྱུར་ཅིང་ཀུན་ལ་ཆ་རྒྱུས་ཆེ་བ། ཐུན་མོང་གིས་ངོས་ལེན་པའི་ནང་དོན་གྱི་རིགས་གཅིག་ཏུ་བསྡེབས་པ་ཞིག་ཡིན་པར་བཤད། དེ་ལྟར་ གྲི་རིག་གསོ་རིག་གི་གཞི་རྩའི་བསམ་བློའི་གྲུབ་སྟངས་ལ་རྒྱུ་རྐྱེན་མི་འདྲ་བ་སྣ་ཚོགས་པ་ཞིག་གི་ཤུགས་རྐྱེན་དུས་མཉམ་དུ་ཕོག་ཡོད་པ་ནི་ཁྱད་ཆོས་ཤིག་ཏུ་མངོན་ཞིང་། སྤྱིར་ན་རྒྱུ་རྐྱེན་དེ་དག་གི་བར་ལའང་དྲག་གཉོམ་གྱི་ཁྱད་པར་མཆིས་ཏེ། གཅིག་ན་ཉམས་མྱོང་དང་དམངས་ཁྲོད་གསོ་རིག་རྨང་གཞིར་ཡོད་པ་ལ། ཕྱོགས་གཞན་ཞིག་ཏུ་ཨ་ཤུར་(Assyria)དང་བ་བྷེ་ལོན་གྱི་གྲངས་རིག་དང་གནམ་རིག་ཤེས་བྱ། ད་དུང་གནའ་བོའི་ཨེ་ཅིབ་དང་ལྷེའུ་བའི་འཕྲོད་བསྟེན་སྒྲིག་འཛུགས་ཀྱི་ཤུགས་རྐྱེན་ཕོག་ཡོད་པ། རྒྱུ་རྐྱེན་དེ་དག་གྲི་རིག་དང་ཨི་ཐ་ལི་ལྷོ་མའི་མཚན་ཉིད་རིག་པའི་སྐྱུལ་འདེད་འོག་གཞི་གཅིག་ཏུ་འདྲེས་ནས། ང་ཚོས་རྒྱག་པར་བཤད་བཞིན་པའི་ཧེ་ཕོ་ཁི་རད་ཆེའི་ལུགས་ཀྱི་གསོ་རིག་མཐོ་རླབས་ཆེན་པོ་འཕྱུར་བ་དེའི་སྔོན་འགྲོའམ་རྨང་གཞི་རུ་གྱུར་ཡོད།

གཉིས། ཧེ་ཕོ་ཁི་རད་ཆེའི་ལུགས་ཀྱི་གསོ་རིག་གི་རྣམ་གཞག

༡ སྨན་པའི་ཀུན་སྤྱོད་སྐོར།

སྨན་པ་འདི་བའི་གསུང་རྩོམ་དུ་སྨན་པའི་ཀུན་སྤྱོད་ལ་གཙིགས་ཆེན་བྱས་པ་ནི་ཀུན་ལས་ཁྱད་དུ་འཕགས་པའི་ཆ་ཞིག་ཡིན་ཏེ། མིང་དུ་གྲགས་པའི་ཧེ་ཕོ་ཁི་རད་ཆེའི་དམ་ཚིག་ཅེས་པའང་སྐབས་འདིར་བྱུང་ཞིང་། གཞན་ཡང་ཁོང་གི་ལུགས་སྡེའི་གཞུང་དག་ལས་སྨན་པ་བཤད་པ་དང་། བླ་ན་མཐོ་བའི་སྤྱོད་པ། ཁྲིམས་བཞིན་སྤྱོད་པ། སྒྱུ་རྩལ་གླིང་བ། གནའ་བོའི་གསོ་རིག་གླིང་བ་ཞེས་པ་ལ་སོགས་ཀྱིས་ཚུལ་མཐུན་གྱི་སྨན་པ་ཞིག་ཇི་ལྟར་འཁྱོངས་དགོས་ཚུལ་གསལ་པོར་བཤད་ཡོད་ལ། དེ་བས་ཀྱང་བླ་ན་མཐོ་བའི་སྤྱོད་པ་དང་གདམས་ངག་ཅེས་པ་གཉིས་ལས་བསྟན་པའི་སྤྱོད་པ་རྣམ་པར་དག་པའི་ཚུལ་སྲོས་པ་ནི་ཐམས་ཅད་ངོ་མཚར་བར་བྱེད་པ་ཞིག་སྟེ་འདིར་ཙུང་ཟད་བཀོད་ན།

མཚན་ཉིད་རིག་པ་བའང་ཡིན་པའི་སྨན་པ་ཞིག་ནི་འགྲོ་བའི་མགོན་དང་མཚུངས་ཤིང་གསོ་རིག་དང་མཚན་ཉིད་རིག་པ་གཉིས་ལ་ཧེ་བག་ཆེན་པོ་མེད་དེ་སྨན་པ་ལའང་མཚན་ཉིད་རིག་པ་བ་ཕུལ་དུ་ཕྱིན་པ་ཞིག་གི་ཕྲུས་ཀ་སྟེ། གཞན་ཕན་གྱི་སེམས་དང་སྙིང་རུས་ལྡན་པ། ཁེངས་སྐྱུང་ཤེས་པ། བྱད་གཟུགས་ལེགས་པ། གཟབ་ནན། སེམས་རྣལ་དུ་ཕབ་ནས་བརྟག་པ། ད་དུང་སེམས་ལྷོད་ལ་བློ་ཐག་ཆོད་པ། དྭངས་གཙང་བཅས་ཡིན་པའི་འཚོ་ཐབས། བབས་ཆགས་ཀྱི་གོམས་གཤིས། འཚོ་བའི་རྒྱུན་ཤེས་ཡོད་པ། བྱ་ངན་ལ་འཛེམ་པ། ངོགས་པ་མི་ཟ་བ། ལྷ་ལ་དད་པ་སོགས་ཀྱི་གཤིས་སྤྱོད་འཛོམས་པར་རིགས་ཞེས་དང་། ཡང་དེ་ཙ། གློ་བུར་གྱི་དགོས་མཁོ་ལ་དམིགས་ནས་སྐབས་བདེའི་སྨན་སྦྱོར་གྲ་སྒྲིག་བྱེད་པས་བསྔགས་ཏེ། སྨན་པ་རྣམས་རྒྱུན་པར་གནད་འགག་དང་འཕྲད་ཚེ་འོས་འཚམ་གྱི་སྨན་སྦྱོར་ཞིག་འདེམས་དཀའ་བ་ཡིན། སྨན་པ་ནད་པའི་ཁང་བ་རུ་འགྲོ་དུས་རང་ཉིད་ཀྱི་སྤྱོད་པ་དང་སྨྲ་བརྗོད་ལ་མཉམ་འཛོག་བྱེད་དགོས་ཤིང་། གྱོན་གོས་གྲལ་དག་ལ་རྣམ་འགྱུར་བབས་ཆགས་པ། ནད་པ་ལ་སེམས་ཁུར་ཆེན་པོ་བྱེད་པ། སེམས་རྣལ་དུ་ཕབ་ནས་དྲི་བར་ལན་འདེབས་པ་ལས་ཁོང་ཁྲོ་མི་རུང་བ་དང་དཀའ་ཁག་ལ་འཕྲད་པ་ན་སེམས་ལྷོད་ལ་འབབ་ཐུབ་པ། ད་དུང་ཆེས་གལ་ཆེན་ཞིག་ནི་ཡང་དང་བསྐྱར་དུ་བརྟག་དཔྱད་བྱས་ཏེ་ནོར་འཁྲུལ་མི་འབྱུང་བར་བྱ་ཞིང་། སྨན་པས་ཡིད་གཟབ་བྱེད་དགོས་པ་ལ་ནད་པས་རང་ཉིད་ཀྱིས་སྔོན་ཆད་བསྟེན་མྱོང་བའི་སྨན་གྱི་སྐོར་ལབ་དུས་རྒྱུན་པར་རྫུན་གཏམ་འབྱུང་བ་ཡིན། ནད་པའི་མལ་སྟངས་ལ་ཡིད་འཛོག་བྱེད་རྒྱུ་གལ་ཆེ་ཞིང་དུས་ཚོགས་དང་ནད་བབ་མི་འདྲ་བ་ལ་གཞིགས་ནས་མལ་ཁྲིའི་གནས་ཀྱང་བརྗེ་བར་རིགས་ཤིང་ཕྱིའི་འཛེར་སྣྲ་དང་དྲི་ངན་ལ་གཡོལ་ཐབས་བྱེད་དགོས། ནད་པ་ལ་འབྱུང་འགྱུར་གྱི་དོན་རྣམས་བཤད་མི་རུང་སྟེ་ཁྱད་པར་དུ་དངངས་སྐྲག་བསྐྱེད་པའི་སྐོར་གསང་བར་བྱ་ལ་དེས་ནད་པ་ཕལ་ཆེར་བློ་ཕམ་པར་བྱེད། མི་ལ་བྱམས་པ་དང་ལག་རྩལ་ལ་དགའ་བ་གཉིས་ནི་འདྲ་མཉམ་ཡིན་ལ་སྨན་པ་ནད་པའི་སྟེང་ནས་དཀའ་ལས་དང་འཕྲད་ནས་ངོགས་མི་བདེ་བར་གྱུར་པའང་མི་རུང་བ་མིན་ལ། ཉམས་མྱོང་གིས་དབེན་ནས་ནད་གཞི་ཚུལ་བཞིན་འབྱེད་དཀའ་ན་སྨན་པ་གཞན་བཅོལ་ནས་ངོས་འཛིན་བྱེད་དུ་འཇུག་དགོས་ལ། འདི་ལྟར་མཉམ་དུ་ཞིབ་དཔྱད་

བགྲིས་ནས་ནད་པའི་གནས་ཚུལ་གསལ་པོར་རྟོགས་ཐུབ་པར་གྱུར་ན་ནད་པ་ལ་འཚང་ཕན་པ་ཆེ། བརྟག་དཔྱད་རིམ་འདེགས་སུ་བོས་པའི་སྨན་པ་ལ་ནམ་ཡང་ཚིག་རྩོད་བྱེད་མི་རུང་ལ་ཕན་ཚུན་འཕྲུ་སློད་ཀྱི་གཏམ་ཀྱང་བཤད་མི་རིགས། ཞེས་སོགས་འབྱུང་བ་ནི་དེང་གི་དུས་ལའང་ཤིན་ཏུ་འཚམ་ཞིང་འདི་ལྟ་བུ་དག་ནི་ལོ་ངོ་ཉིས་སྟོང་ཡར་སྔོན་ལ་ཇི་ལྟར་བྱུང་སྙམ་པའི་ངོ་མཚར་སྐྱེ།

གཞུང་དོན་འདི་དག་ལས་སྐབས་དེར་སྤྱོད་པའི་ཆོས་ལུགས་མ་འདྲེས་པའི་གསོ་རིག་ལ་འཕེལ་རྒྱས་ཤིན་ཏུ་ཆེ་ཞིང་། དེ་བཙུན་པའི་གསོ་རིག་དང་མཉམ་གནས་བྱེད་ནའང་ངོ་བོ་མ་འདྲེས་པར་སོ་སོར་བཟུང་ཡོད་པ་ཤེས། རྩོམ་པ་པོས་རྒྱ་ཆེ་ཞིང་གཏིང་རིང་བའི་ཤེས་རབ་ལ་བརྟེན་ནས་བྲིས་ཡོད་པ་མཐོང་ན་འདི་ནི་མདོ་བསམ་གཏིང་ཟབ་ཅིང་རྒྱུན་རིང་པོའི་ཉམས་མྱོང་གྱི་སྙོམ་བྱས་པ་ལས་གྲོན་པ་ཡིན་ཚུལ་གསལ་ཞིང་། བསྡུགས་བརྗོད་ལ་མི་ཉན་པར་རྒྱུན་ཆད་མེད་པར་གནས་ལུགས་བཙལ་བ་དང་། རང་སྙིང་གི་སྐྱོན་རྣམས་བླ་ན་མཐོ་བའི་སྤྱོད་ལུགས་ཚད་གཞི་ཞིག་གི་སྒོ་ནས་སྡོམ་པར་བྱེད་པ། ད་དུང་ནད་པའི་ཕན་བདེ་འབའ་ཞིག་དོན་དུ་གཉེར་བའི་བསམ་སྤྱོད་ལ་སོགས་པ་འདི་ཀུན་ཨ་སི་ཁྲུ་ལེ་ཕིས་སིའི་ལྷ་ཁང་གི་སློབ་སྟོན་དང་ལག་བསྟར་ཙམ་ལས་ཐོབ་ཐབས་མེད་པར། ནད་པའི་མལ་ཁྲིའི་འགྲམ་དུ་རྒྱུན་རིང་པོར་སླེབ་དུས་ཆེན་པོས་ཞིབ་འཇུག་བྱས་པའི་འབྲས་བུ་ཡིན་ངེས།

༢ སྐྱེ་དངོས་དང་། གཤག་འབྱེད། སྐྱེ་ལུགས་བཅས་སམ་ཡང་ན་ཕུང་གཤེར་ནད་ལུགས་རིག་པའི་ངོས་འཛིན།

ཀུན་སྤྱོད་ལ་བླ་ལྷག་གིས་གཙིགས་ཆེན་བྱེད་པའི་རྩང་གཞིའི་སྟེང་ནས་ལུགས་འདི་ལ་གསོ་རིག་ཤེས་བྱའི་མ་ལག་གང་འདྲ་ཞིག་གྲུབ་ཡོད་ཚུལ་ལ་རྒྱུས་ལོན་ཞིག་བྱ་སྟེ། ལུགས་འདིའི་གཞི་རྩའི་ལྟ་བ་ནི་སྐྱེ་དངོས་རིག་པའི་ཐད་ཀྱི་ངོས་འཛིན་ཡིན་ལ། དེ་ཡིས་ལུགས་འདི་འཛིན་པའི་སྨན་པ་ཀུན་གྱི་བསམ་བློ་དང་ལག་ལེན་གྱི་ཁ་ཕྱོགས་ཐག་གཅོད་བྱས་ཡོད། ལྟ་སྟངས་འདི་ནི་མཚན་ཉིད་རིག་པའི་ལུགས་ལས་བྱུང་བ་མ་ཟད་རྟོག་ཞིབ་དང་ཉམས་མྱོང་གིས་བརྟར་ཤ་བཅད་ཡོད། དེ་ལྟ་བུའི་རྟོག་ཞིབ་དང་ཉམས་མྱོང་ནི་ཧེ་པོ་ཁེ་རད་ཚེར་མཚོན་ན་ཆེས་མེད་ཐབས་མེད་པ་ཞིག་ཡིན་པ་ལས་ལྷ་དང་འབྲེལ་བའི་བསམ་བློ་ཐམས་ཅད་རྒྱང་དུ་གཡུག་པར

བྱེད་ཅིང་། ཁོང་གིས་མི་ལུས་ནི་འབྱུང་བ་བཞི་སྟེ་དབུགས་(རླུང)དང་། ས། ཆུ། མེ་བཞི་ཡིས་གྲུབ་པ་དང་འདི་བཞི་ལྷན་དུ་འདུས་ནས་ལུས་ཀྱི་ཆ་ཤས་ཐམས་ཅད་བསྐྱེད་པར་བཞེད། འདི་བཞི་པོ་རང་རང་ལ་ཁྱད་ཆོས་ཡོད་དེ་གྲང་བ། དྲོ་བ། སྐམ་པ། བརླན་པ་བཅས་ཡིན་ཞིང་དེ་བཞིན་ལུས་ཀྱི་ཆ་ཤས་མི་འདྲ་བ་ལའང་ཁྱད་ཆོས་མི་འདྲ་བ་མངོན།

ཚེ་སྲོག་གི་རྩ་བ་ནི་དྲོད་ལ་ཐུག་ཡོད་མོད་དྲོད་ལུས་ཡོངས་ལ་ཁྱབ་ནས་སྙོམས་པར་གནས་དགོས་ན་སྲོག་རླུང་གིས་རྒྱུན་མཐུད་ནས་བསྐྱོད་པར་བྱེད་དགོས་པར་བཤད། དེ་བས་ལུགས་འདིའི་སྐྱེ་ལུགས་རིག་པ་ལ་བ་རྡེ་ལོན་དང་ཨེ་ཅིབ་ཀྱི་བསམ་བློའི་ཤུགས་རྐྱེན་ཐེབས་ཡོད་པ་རྟོགས་ནུས། སྙིང་གི་གཡོན་ཕྱོགས་ནི་དྲོད་ཀྱི་གནས་ས་ཡིན་ལ་དྲོད་ཡོད་པ་ལ་བརྟེན་ནས་དོན་སྣོད་དང་ཕུང་གཤེར་ལ་འཚོ་བཅུད་བྱུང་བ་ཡིན། ཁྲག་མཆིན་པའི་གནས་སུ་གསོག་ཅིང་དེའི་འཁོར་རྒྱུག་ལ་བརྟེན་ནས་སྙིང་གི་གཡོན་ཕྱོགས་ལ་ངེས་པར་མགོ་བའི་དྲོད་འདོན་སྤྲོད་བྱེད། སྲོག་རླུང་ནི་བུ་གའམ་འཕར་རྩ་བརྒྱུད་ནས་སྙིང་ལ་ཐོན་ལ་སྙིང་གི་དབུས་སུ་གནས། དེ་ལུས་ཀྱི་སྟོད་རྩ་ཐམས་ཅད་ལ་ཁྱབ་ཅིང་སྙོམས་པར་གནས་བྱེད་ཀྱི་ནུས་པ་ལྡན་ཏེ་ཁྱད་པར་དུ་གཤེར་གཟུགས་ཟགས་ཐོན་བྱེད་པའི་དོན་སྣོད་དབང་པོ་ལ་གནས་པར་བྱེད།

མི་གཉིས་གླིང་བ་ཞེས་པའི་ལེའུ་རུ་འདི་ལྟར་བསྟན་འདུག་སྟེ། མིའི་ལུས་ལ་ཁྲག་དང་གཤེར་བག མཁྲིས་སེར། མཁྲིས་ནག་བཅས་བཞི་ཚོགས་ཡོད་ཅིང་འདི་བཞི་ཡིས་མིའི་རང་བཞིན་བསྒྲུབ་པ་ཡིན། རྒྱུ་འདི་བཞི་ལས་མི་རྣམས་ཚ་གདུང་དང་བདེ་བ་ཡི་ཚོར་བ་སྐྱོང་བར་བྱེད་ལ། རྒྱུ་འདི་བཞིའི་བསྡུར་ཚད་དང་བྱེད་ནུས། བོངས་ཚད་བཅས་འོས་འཚམ་ཡིན་པ་མ་ཟད་ཡོངས་སུ་འདྲེས་པར་གྱུར་ན་ད་གཟོད་བདེ་ཐང་དུ་གནས་ཐུབ་ལ། རྒྱུ་གང་ཞིག་མང་བའམ་ཟད་པར་གྱུར་པ། ཡང་ན་རྒྱུ་གང་ཞིག་ཁེར་རྐྱང་དུ་ལུས་ཀྱི་གནས་གང་ལ་བསྡད་དེ་ཁྲག་དང་རྒྱུ་གཞན་རྣམས་དང་ལྷན་དུ་མི་སྡོད་ན་ན་བའི་སྡུག་བསྔལ་བྱེད། གལ་ཏེ་རྒྱུ་བཞི་ལས་གང་ཞིག་གཞན་རྣམས་ལས་ཁ་གྱེས་ཏེ་ཁེར་སྡོད་བྱས་ཚེ་སྔར་གནས་སུ་ནད་སློང་བ་མ་ཟད་གནས་གསར་པ་དེར་ཡང་ནད་བསྐྱེད་པར་བྱེད་ལ་རྒྱུ་མཚན་ནི་མང་དྲགས་པ་ཡིས་ན་ཚ་སྡུག་བསྔལ་བསྐྱེད་པས་རེད། དོན་ལ་རྒྱུ་གང་ཅུང་ཞིག་ལུས་ཀྱི་ཕྱི་རུ་ཟགས་པ་ཚད་ལས་ཐལ་བ་ན་སྟོང་

བར་གྱུར་པའི་གནས་དེར་ནད་གསོག་པར་བྱེད་ཅིང་། འདི་ལྟར་སྟོང་བར་གྱུར་པ་སྡེ་རྒྱུ་གཅིག་གཞན་དག་ལས་གྱེས་ནས་གཞན་དུ་བྱེར་བ་ན་ན་ཚ་ཉེས་བརྩེགས་སྒྱོང་བར་བྱེད་ལ། གཅིག་ནི་གནས་བུད་བྱུང་བའི་ས་དང་ཅིག་ཤོས་ནི་གསར་དུ་ཐོན་སའི་གནས་ཀྱི་ན་ཚ་བཅས་སོ། །

འདོད་ཚུལ་འདི་ལ་ཕྱིས་བྱུང་གི་གསོ་རིག་འཛིན་པ་དང་ལོ་རྒྱུས་སྨྲ་བ་སོགས་ཀྱི་ཁྲོད་དུ་ལྟ་བ་རྙིང་པོ་ཅན་དུ་ངོས་འཛིན་མཁན་ཡོད་མོད། ཞིབ་དཔྱོད་ཅན་གྱི་གསོ་རིག་ལོ་རྒྱུས་སྨྲ་བ་ཕལ་ཆེར་གྱིས་འདི་ནི་གོ་བ་གཏིང་ཟབ་ལ་རྒྱ་ཆེ་བ་ཞིག་ཏུ་འཛིན་ཏེ། ཕུང་གཤེར་བཞི་ཡི་སྒོ་ནས་ལུས་ཀྱི་དོན་སྙོད་དབང་པོ་ཐམས་ཅད་ལྷན་ཅིག་ཏུ་སྦྲེལ་ཡོད་ཅིང་ཕན་ཚུན་ཚོར་བར་ནུས་པའི་བྱེད་ལས་གྲུབ་ཡོད་ཅེས་སྨྲ། ཚུལ་དེ་ནི་ཟས་སྐོམ་གླིང་བ་ཞེས་པའི་ལེའུར། ཐམས་ཅད་ཕུང་གཤེར་གཅིག་གྱུར་ལྷན་འདྲེས་ཀྱི་རྩ་བའི་སྙིང་གཞི་ཚུགས་ཤིང་། གཅིག་གྱུར་གྱི་ཕུང་གཤེར་ཞི་མཐུན་དང་གཅིག་གྱུར་གྱི་ཚོར་འདུ་ནི་ཀུན་གྱི་རྨང་གཞི་རུ་གྲུབ། ཅེས་བཤད་པས་སོ། །དེ་བཞིན་ཕུང་གཤེར་གྱི་རང་བཞིན་དག་དུས་ཚིགས་ཀྱི་འགྱུར་བ་དང་བསྟུན་ནས་ནད་གཞི་དམིགས་བསལ་བ་སྐྱེད་བྱེད་དུ་འགྱུར་བཞིན་ཡོད་པར་བསྟན་པ་འདི་ནི་ཕུང་གཤེར་ནད་ལུགས་རིག་པའི་ཁྲོད་ཆེས་དོན་སྙིང་ལྡན་པ་ཞིག་ཡིན་པར་ཁས་འཆེ།

མིག་སྟར་ཤེས་གསལ་བྱུང་བ་ལ་ཧེ་ཕོ་ཁེ་རད་ཚེའི་ལུགས་ཀྱི་གཤག་འབྱེད་ཤེས་བྱ་ནི་སྲོག་ཆགས་གཤག་འབྱེད་ཀྱི་ཉམས་མྱོང་ལ་བརྟེན་པ་ཡིན་ཞིང་། ཞིབ་འཇུག་པ་ལ་ལས་སྐབས་དེར་མི་ལུས་གཤག་འབྱེད་ཀྱི་ཐབས་ལམ་དར་ཡོད་པར་འདོད་མོད་ཁོང་ཚོའི་རྒྱུ་མཚན་དེས་རྩ་བ་ནས་ཚུལ་དེ་བསྒྲུབ་ཐུབ་མེད། གཤག་འབྱེད་རིག་པའི་ཚན་པ་སོ་སོའི་སྐབས་ལ་ཤེས་བྱ་ཤིན་ཏུ་ཉུང་བ་(རུས་པ་ཕུད)ཡིས་སྐབས་དེར་ཕལ་ཆེར་བེམ་པོ་གཤག་པའི་ཚུལ་ཤེས་ཀྱི་མེད་པ་རྟོགས་ཐུབ། རུས་པའི་ཐད་དུ་ཡང་དག་པའི་ངོས་འཛིན་བྱུང་ཡོད་ཅིང་རུས་པའི་ཕྱི་བཅོས་སྐོར་ཆེ་རུ་དར་བ་ཡིས་ཚུལ་འདི་མཐོང་བར་ནུས། སྐབས་དེར་རྩ་དཀར་དང་ཆུ་བ་གཉིས་ཀྱོད་ཤ་དང་ནོར་བ་དང་གཞན་ཁྲག་རྩ་ལ་འཁྲུལ་འདུག་པའང་ཡོད། ཕྱིར་ན་དོན་སྙོད་ཀྱི་མིང་ཐོན་ནས་གོ་བ་སྟབས་བདེ་རེ་བླངས་འདུག་མོད་བྱང་ཁོག་སྟོད་སྨད་ཀྱི་དོན་སྙོད་གནས་སྟངས་ངོས་འཛིན་ད་དུང་མག་མོག་ཡིན། འཕར་རྩ་ཞེས་པའི་ཐ་སྙད་འདིས་སློ་ཡུ་དང་སློ་ཡུའི་ཡན་ལག་སྟོན་བཞིན་

ཡོད་པ་དང་ཕྱིས་སུ་དབུགས་རྒྱུ་བའི་ཁྲག་རྩ་ཐམས་ཅད་ལ་མིང་འདི་ཡིས་འབོད་པར་བྱེད་དེ་སྐབས་དེར་མི་ཤི་རྗེས་སུ་དབུགས་རྒྱུ་བའི་རྩ་སྦུབས་འདི་སྟོང་བ་ཡིན་པས་རེད། སྦོད་རྩ་ཞེས་པ་ནི་ཁྲག་རྒྱུ་བའི་རྩ་སྦུབས་ལ་བྱ་ཞིང་། སྙིང་གི་གྲུབ་སྟངས་དང་ཁྲག་འཁོར་རྒྱུག་གི་གནས་ལུགས་ད་དུང་རྟོགས་མེད་ཅིང་ལུགས་འདིའི་ཡིག་ཆ་ལ་ལར་སྦོད་རྩ་ཡིས་ཁྲག་མགོ་བོའི་གནས་སུ་སྐྱེལ་ཚུལ་བཤད་འདུག །དེ་བཞིན་སྐྱེ་ལུགས་རིག་པ་སོགས་ཀྱི་ཐད་དུའང་སྒྲིག་ཆགས་ལས་མཐོང་བའམ་བསམ་གཞིག་ཁོ་ན་ལ་བརྟེན་ནས་བྱུང་བའི་ངོས་འཛིན་དུ་མ་ཐོན་ཡོད་དེ། བུ་སྣོད་ནི་ནམ་ཡང་ཟུར་གཉིས་ཅན་ཞིག་ཡིན་པ་དང་། གཡས་ཕྱོགས་སུ་ཕོ་སྦྲུམ་པ་དང་གཡོན་ཕྱོགས་སུ་མོ་སྦྲུམ་པ། མངལ་སྦྲུམ་པ་ནི་ཕོ་མོའི་ས་བོན་ལྷན་དུ་འདྲེས་པ་ལས་བྱུང་བར་བཞེད། ཀླད་པ་ནི་བསམ་པའམ་ཚོར་བའི་རྟེན་གཞི་ཡིན་པའི་ཁར་གཤེར་རྫིན་ཞིག་ཡིན་ལ་ལུས་ནས་ཐོན་པའི་གཤེར་ཁུ་མང་པོ་ཚོགས་པའི་གནས་ཤིག་ཏུ་ངོས་འཛིན་བྱས་འདུག །གཟུགས་མཐོང་བ་ནི་མིག་གི་རྒྱལ་མོའི་སྟེང་དུ་གཟུགས་བརྙན་ཤར་བ་ལས་བྱུང་བ་དང་ན་བུས་ཀྱིས་སྒྲ་ཀླད་པའི་གནས་སུ་སྐྱེལ་བར་བྱེད་ཅེས་བཞེད།

ཧེ་ཕོ་ཁེ་རད་ཚེའི་ལུགས་ཀྱི་ནད་ལུགས་རིག་པ་ལ་སྤྱིར་བཏང་ནད་ལུགས་རིག་པ་དང་གཟུགས་གཤིས་ནད་ལུགས་རིག་པ་གཉིས་ཡོད་པ་ལས། སྔ་མ་ལས་སྨན་པ་རྣམས་ཀྱིས་ཕུང་གཤེར་ལ་ཆེས་ཆེར་གཙིགས་ཆེན་བྱེད་ཅིང་དེའི་རྒྱུ་མཚན་ནི་ལུས་སྒྲིག་གི་རྩ་བ་རྒྱུ་འདི་བཞི་ལས་གྲུབ་པའི་དབང་གིས་རེད་དེ། ཁྲག་ནི་སྙིང་ལས་ཐོན་ཞིང་དྲོད་ཀྱི་རྟེན་བྱེད་པ། གཤེར་བག་ནི་ཀླད་པ་ལས་ཐོན་ཞིང་ངོ་བོ་གྲང་བ་ལུས་ཡོངས་ལ་ཁྱབ་པ། མཁྲིས་སེར་ནི་མཆིན་པ་ལས་ཐོན་ཞིང་ངོ་བོ་སྐམ་པ། མཁྲིས་ནག་ནི་ཕོ་མཆེར་ལས་ཐོན་ལ་ངོ་བོ་བརླན་པ་བཅས་སུ་འདོད། འདི་ལ་ད་དུང་ལྟ་བ་གཙོ་བོ་འགའ་ཡོད་པ་ལས་གཅིག་ནི་རང་བྱུང་ཞེས་པ་འདི་ཡིན་ལ། དེའི་དོན་ནི་སྙོམས་གནས་ཀྱི་ཕུང་གཤེར་འབྲུགས་པར་བྱེད་པའི་རྒྱུ་རྐྱེན་རྣམས་འགོག་པའི་རང་ལུས་ཀྱི་ནུས་པ་ཞིག་ལ་བྱ་སྟེ་འདི་མྱུར་གཤིས་ཅན་གྱི་ནད་དག་གི་སྐབས་སུ་མངོན་གསལ་ཡིན་པར་བཤད། གཉིས་ནི་ནད་གཞི་ཐམས་ཅད་རིམ་པ་གསུམ་དུ་ཕྱེས་ཚོག་པ་སྟེ། དྲོད་ཀྱིས་ཁོང་དུ་བསྡིན་པའི་རླན་གཤེར་གྱི་ངོ་བོ་བསྒྱུར་བའམ་ཞུ་བར་བྱས་ནས་ལུས་ཀྱི་གཤེར་གཟུགས

སྤྱི་བསྒྱུར་བའི་གོ་རིམ་བཞིན། སྤྱིར་བཏང་ན་ཚ་ཐམས་ཅད་ཀྱང་དང་པོ་མ་སྨིན་པའི་གནས་སྐབས་ཏེ་གཤེར་ཁུ་མ་ཞུ་བའམ་མ་སྨིན་པ་ལ་བྱ་ཞིང་། བར་དུ་རྫོད་ནུས་ལ་བརྟེན་ནས་རང་བཞིན་གྱིས་ནད་གཞི་སྨིན་པའམ་ཞུ་བར་བྱེད་པའི་གནས་སྐབས། མཐའ་མར་ནད་ཚུལ་འགྱུར་བའི་རིམ་པ་སྟེ་རང་བྱུང་དང་ནད་གཞིའི་བར་ལ་རྒྱལ་ཕམ་གྱི་འཁྲུག་འཛིང་བྱེད་པའི་གནས་སྐབས་བཅས་ཡིན་ཞིང་། འགྱུར་བའི་སྐབས་འདིའི་ཁྱད་ཆོས་སུ་ཟགས་ཐོན་ཛས་ཛེ་མང་དུ་འགྲོ་བ་དང་། ཚ་རྒྱས་པའི་རྣམ་པ་གནས་སྐབས་གཅིག་ནས་གཞན་ཞིག་ཏུ་འགྱུར་བ་སྟེ་ནད་ཚུལ་འགྱུར་ལྡོག་བྱེད་པ་མ་ཟད་རྟག་པར་བརྗེད་བྱེད་ཀྱི་རྟགས་སྟོན། འགྱུར་བའི་སྐབས་ཀྱི་དུས་ཡུན་ནི་སྤྱིར་བཏང་ཉིན་གསུམ་ནས་བཞིའི་བར་ཡིན་མོད་འདི་ནམ་ཡང་འགྱུར་མེད་ཅིག་མིན། གཞན་དུ་ན་གཞུང་ཚན་འགའ་རེའི་སྐབས་སུ་ན་ཚ་ནི་ཟས་སྐོམ་དང་གནམ་གཤིས་མི་འདྲ་བ་ལས་བསྐྱེད་པར་འདོད་པ་སོགས་ཧེ་པོ་ཁི་རད་ཊེའི་ལུགས་དངོས་དང་འགལ་བའི་ལྟ་བའང་ཐོན་འདུག །ནད་ལུགས་རིག་པ་འདིས་ད་དུང་ནད་ལ་རིགས་ཕྱེ་བ་དང་གཙོ་ཆེར་ནད་རྟགས་མངོན་ཚུལ་གྱི་སྒོ་ནས་དགར་བར་བྱེད་དེ། ཚ་བ་ལས་འདར་བུ་དང་ཉིན་དང་པོ། ཉིན་གཉིས་པ། ཉིན་གསུམ་པ་སོགས་ངོས་བཟུང་ཞིང་། འཕྲིན་རྒྱབ་ལམ་གྱི་ནད་ལས་སྣ་ཚད་དང་གྲེ་ཚད། གློ་ཚད་བཅས་བསྟན་ཞིང་སྐབས་ལན་རེར་གློ་ཚད་དང་བྲང་སྐྱིའི་ཚ་ནད་གཉིས་འབྲེལ་བ་ཡོད། ད་དུང་གློ་ཚད་ཀྱི་རྒྱུ་ནི་ལུད་པ་ཡིན་པ་དང་ལུད་པ་མགོ་བོ་ལས་ཐུར་དུ་བབས་ནས་རྣག་ཏུ་འགྱུར་ལ། རྣག་ཁྲག་དང་འབྱར་བག་བསགས་ནས་སྣྲན་རྫོག་ཏུ་འདྲིལ་བའང་ཡོད་པར་བཤད། གཞན་ཡང་གཙོང་ཆེན་ལ་སོགས་གློ་ནད་ཀྱི་རྣམ་དབྱེ་མང་ཞིང་། དབང་རྩ་མ་ལག་གི་ནད་ཕལ་ཆེར་ནི་དེའི་འབྱར་བག་ཟད་པར་གྱུར་ནས་དབང་རྩ་སྐམ་པ་ལས་བྱུང་བ་ཡིན་ཏེ། དེར་བརྒྱལ་གཟེར་དང་ལུས་སྨད་ཞ་བ། འཇུམ་བུ་ལྷག་དགུ། གཟའ་གྲིབ། དངངས་འགྲེལ་སོགས་ཀྱང་ཚུལ་འདི་ལྟར་བྱུང་བར་བཞེད། ཡིན་ནའང་བརྒྱལ་གཟེར་ལྷས་བཏང་བའི་ནད་དུ་འཛིན་པ་ནི་རྨོངས་དད་དུ་ལྷ་ལ་འབྲུལ་སྣང་དང་བརྗེད་ངས་ཆེ་བའི་རིགས་ཀུན་བརྗེད་བྱེད་ཀྱི་ཁུངས་སུ་བསྡུ་བར་བྱེད། སེམས་དང་ནད་རྒྱུའི་འབྲེལ་བའི་ཐད་དུ། སྤྱིར་ན་སེམས་ཀྱིས་ལུས་ཀྱི་རང་བྱུང་གི་ནུས་པ་ལ་ཤུགས་རྐྱེན་སྟེར་ནའང་སེམས་ཀྱིས་ཐད་ཀར་ནད་བསྐྱེད་པར

མི་འདོད། དེ་བས་ཉི་འོད་དང་བསིལ་གྲིབ། ནམ་ཟླ། རླུང་དང་ཆར་ཆུ། རླངས་པ། ད་དུང་མི་རྒྱུད་དང་ཟས་གོས་ཐོན་མི་སྐོམས་པ་ལ་སོགས་ལས་ནད་གཞི་འབྱུང་བར་ནུས་པ་ཆེན་པོ་འདོན་པར་བཤད། འདིར་ད་དུང་སྟོན་མའི་ཚུལ་དུ་བཤད་དགོས་པ་ཞིག་ལ་ཧེ་ཕོ་ཁེ་རད་ཆེའི་གསུང་བཏུས་ཀྱི་ཁྲོད་དུ་བྱུང་བའི་ནད་རྒྱུས་47ནི་ཕྱིས་ཀྱི་ལོ་ངོ་1700ལྷག་གི་རིང་ལ་ཁོང་ནད་སྐོར་གྱི་མིང་དོན་མཚུངས་པའི་ནད་ཐོག་ནད་རྒྱུས་ཀྱི་ཡིག་ཆར་གྱུར་པ་དང་། དེའི་ཁྲོད་དུ་60%ནད་མཇུག་མི་ལེགས་པར་ཤི་ཟིན་པ་ཤ་སྟག་ཡིན་པས། ཁོང་རང་ལྷ་ལུན་སོགས་དང་མི་འདྲ་བར་རང་མཆོག་འཛིན་གྱི་ང་རྒྱལ་མེད་ཅིང་། དངོས་ནས་ཚོད་ལྟ་ལེགས་འགྲུབ་མ་བྱུང་བ་དང་ཐམ་ཉེས་རེག་པའི་རྒྱུ་མཚན་འཚོལ་རྒྱུ་གལ་ཆེ་ཚུལ་བསྟན་པ་དོན་ལ་གནས།

ཕྱི་མ་གཟུགས་གཤིས་ནད་ལུགས་རིག་པ་ནི་ཤིན་ཏུ་ཡིད་འཛོག་བྱ་རིགས་པ་ཞིག་ཏུ་འཛིན་ཏེ། ཧེ་ཕོ་ཁེ་རད་ཆོས་མཛད་པའི«རླུང་དང་ཆུ། ཡུལ་ཕྱོགས་བཅས་གླིང་བ»ཞེས་པར་འདིའི་ཚུལ་ཞིབ་པར་སྦྲས་ཡོད་ལ། དེའི་ས་བཅད་དང་པོར་གནམ་གཤིས་རིག་པའི་སྐོར་བཤད་ནས་ཡུལ་ཕྱོགས་ངེས་ཅན་ཞིག་ལ་བྱུང་བའི་ནད་དང་ཡུལ་དེའི་ནམ་ཟླ་དུས་ཚིགས་ལ་འབྲེལ་བ་ཡོད་པའི་ལྟ་ཚུལ་བཏོན། ས་བཅད་གཉིས་པར་ཡོ་རོབ་གླིང་དང་ཡ་གླིང་གཉིས་ཀྱི་ཁྱད་པར་བཤད་ཡོད། འདི་ནི་ཆེས་ཐོག་མར་ཕྱི་རྐྱེན་ཡང་ནད་སྐྱེད་བྱེད་དུ་འགྱོ་བའི་གནད་ཕྲེས་པ་ཡིན་པར་འདོད་དེ། འཛིག་རྟེན་ཆེན་པོ་དང་ཆུང་ངུའམ་ཕྱིའི་སྣོད་དང་དེ་ལ་བརྟེན་པའི་སེམས་ཅན་གཉིས་ཀྱི་འབྲེལ་བ་ཚུལ་བཞིན་བསྟན་པ་ཆེས་སྔ་བ་དེ་ཡིན་ཞེས་སྨྲ། འདིར་ས་བཅད་དང་པོའི་ནང་དོན་ཞུང་ཙམ་ཞིག་བཀོད་ནས་ཚུལ་འདིར་རྒྱུས་ལོན་བྱ་བ་ལ། དེར"གལ་སྲིད་སུ་ཞིག་ཡང་དག་པར་གསོ་བ་རིག་པར་ཞིབ་འཇུག་བགྱིད་པར་བསམ་ན་འདི་ལྟར་བྱ་དགོས་ཏེ། ཐོག་མར་ལོ་རེའི་དུས་ཚིགས་རེ་རེར་ནད་བསྐྱེད་པ་ལ་ཤུགས་རྐྱེན་ཅི་ཞིག་ཡོད་ཚུལ་ངེས་དགོས་ཤིང་རྒྱུ་མཚན་ནི་དུས་ཚིགས་རེ་རེའི་འགྱུར་ལྡོག་ཤིན་ཏུ་ཆེ་བའི་ཕྱིར། དེའི་འཕྲོར་གྲང་རླུང་དང་དྲོད་རླུང་ལ་བསམ་བློ་གཏོང་དགོས་ཏེ་ཁྱད་པར་དུ་ཡུལ་ཕྱོགས་ཐམས་ཅད་ལ་འབྱུང་བའམ་ཡང་ན་ཡུལ་ཕྱོགས་འགའ་རེ་ལ་དམིགས་བསལ་དུ་འབྱུང་བའི་རིགས་ལ་ཡིད་འཛོག་བྱེད་དགོས། དེ་ནས་གཞན་ཆུའི་ངོ་བོ་ལ་རྟོག་དཔྱོད་བྱེད་དགོས་ཏེ་ཆུའི་བྲོ་བ་དང་ལྗི་ཡང་མི་འདྲ་བ་ལས་དེའི་

ཛ་བོ་ལ་དེ་བག་ཆེན་པོ་འབྱུང་སྟེ། ཕྱོགས་འདི་དག་ལ་བསམ་གཞིག་བྱེད་དུས་དེ་དག་རེ་རེས་བསྐྱེད་པའི་གནད་དོན་གསལ་པོར་ངེས་དགོས། གལ་ཏེ་སྨན་པས་གནས་ཚུལ་འདི་དག་ཞིབ་པར་རྟོགས་ན་ཆ་རྒྱུས་མེད་པའི་ཡུལ་ཕྱོགས་ཤིག་ལ་ཐོན་ནའང་ཡུལ་དེའི་ནད་གཞིའི་སྐོར་ལ་རྨོངས་པར་མི་འགྱུར་ལ་ཡུལ་ཕྱོགས་ཀུན་ལ་ཡོད་པའི་རིམས་ནད་ཀྱང་མྱུར་བར་ངོས་འཛིན་ཐུབ།" ཅེས་བསྟན་ཅིང་ཁོང་རང་ནས་ས་གནས་ལ་ལར་རྒྱུན་དུ་འབྱུང་བའི་ནད་ཀྱི་སྐོར་ཞིབ་པར་སྤྲོས་ཤིང་ན་འདམ་དང་རྫིང་བུའི་ཆུ། ཤིན་ཏུ་འཁྱགས་པའི་ཆུ་སོགས་ཀྱིས་ལུས་ལ་ནད་གང་རིགས་བསྐྱེད་པའི་ཚུལ་བཤད་འདུག །དེ་ལས་གཞན་ཡིག་ཆ་དེར་ད་དུང་ཡོ་རོབ་གླིང་དང་ཡ་གླིང་གི་ས་བབས་གནམ་གཤིས་མི་འདྲ་བའི་ཚུལ་བསྡུར་ནས་ཡུལ་ཕྱོགས་གཉིས་ཀྱི་རྩི་ཤིང་ལོ་ཏོག་རྒྱས་མིན་དང་། མིའི་གཤིས་རྒྱུད་འཇམ་རྩུབ། རི་དྭགས་སྲོག་ཆགས་འཕེལ་ཆེ་མིན་སོགས་ལ་དཔྱེ་ཞིབ་བྱས་ཤིང་། ཁྱད་པར་དུ་ཡ་གླིང་གི་གནམ་གཤིས་ཟྟྲ་འཇམ་གྱི་འོག་ཏུ་མི་རྣམས་ཤེད་ཤུགས་དང་། སྙིང་སྟོབས། བློ་ཐག་ཆོད་པ་ཅན་དུ་སྐྱེ་བ་དཀའ་ལ་དེ་ལས་ལྡོག་སྟེ་བདེ་འཇམ་བག་ཡེངས་ལ་ཆེམ་ནས་སྡོད་པ་ཡིན་པར་བཤད། མདོར་ན་གཞུང་ཚན་འདིར་འཚོ་སྡོད་ཀྱི་ཁོར་ཡུག་དང་མིའི་ལུས་སེམས་བར་ལ་ཐད་ཀར་འབྲེལ་བ་གྲུབ་ཚུལ་ནི་མྱུར་ལྡན་ལ་གཏིང་ཟབ་པའི་སྒོ་ནས་དཔྱེ་ཞིབ་མཛད་པ་ཡིས་གཟུགས་གཤིས་ནད་ལུགས་རིག་པའི་བསམ་བློ་ལ་རྨང་གཞི་བརྟན་པོ་བཏིང་ཡོད།

༣ ནད་ངོས་དང་ཁ་དམར་གདགས་ཐབས།

ཐོག་མར་ཆེས་གལ་ཆེ་ཞིང་ཆེས་ངོས་ཟིན་སླ་བ་ནས་མགོ་རྩོམ་དགོས་ལ། ངེས་པར་དུ་མཐོང་བར་ནུས་པ་ཐམས་ཅད་དང་རིག་པར་ནུས་པ་ཐམས་ཅད། ཐོས་པར་ནུས་པ་ཐམས་ཅད་ལ་ཞིབ་བཤེར་བྱེད་པ་ལས་གཞན་ད་དུང་དབྱེ་འབྱེད་ནུས་པ་ཡོད་ཚད་དང་བེད་སྤྱོད་ནུས་པ་ཡོད་ཚད་ཀྱི་སྒོ་ནས་ངོས་འཛིན་འོས་ཞེས་བཞེད། ནད་པར་བརྟག་དུས་ནི་ཞོགས་པ་ཞེགས་ཤིང་འདི་དུས་ནད་པ་དང་སྨན་པའི་སེམས་ཁམས་སློམས་པར་གནས་པའི་སྐབས་ཡིན་པས་རེད། དེ་ལའང་ཐོག་མར་ནད་པའི་ལུས་ཕུང་ལ་བརྟག་བཤེར་ཞིབ་ཏུ་བྱས་རྗེས་ནད་པས་བཏང་བའི་བཤང་གཅི་སོགས་སྐྱིགས་མ་དང་། དབུགས་འབྱིན་རྔུབ། རྔུལ་ཆུ། ནད་པའི་སྤྱོད་

པ། ཁྲིད་པར་དུ་དྲི་ཆུ་བཅས་ལ་བལྟ་བ་དང་། ལུས་དྲོད་ནི་ལག་པ་ནད་པའི་བྲང་ཁར་བཞག་ནས་འཇལ་བར་བྱ། མཆིན་མཆེར་གློ་བའི་སྦྲ་སྙི་དང་ཆེ་ཆུང་བཀོད་ཡོད་པར་གཞིགས་ན་དེ་དུས་ནས་བརྟེག་པའི་ངོས་འཛིན་ཐབས་དར་ཡོད་སྲིད། ཉན་པའི་ངོས་འཛིན་ཐབས་ནི་ཉུང་ཟད་མང་དུ་འབྱུང་སྟེ་ནད་པའི་བྲང་གཞུང་སྦྲུགས་པ་ལ་བརྟེན་ནས་ལྦུ་བའི་སྒྲ་ཡོད་མེད་དང་འདར་སྒྲ་ལ་བརྟག་ནས་རྣག་བསགས་ཡོད་མེད། ཐད་ཀར་རྣ་བ་རྫོ་སྟོད་ལ་སྦྱར་ནས་ཉན་ལ་གལ་སྲིད་རྣག་ཡོད་ན་སྤུར་བའི་ཏར་སྒྲ་དང་མཚུངས་པར་འབྱུང་བ། བྲང་སྙིའི་ཚ་ནད་ལ་གོ་ཐག་རྫུབ་བདར་བྱེད་པ་དང་འདྲ་བའི་སྒྲ་འབྱུང་ཚུལ་ལ་སོགས་འདིའི་སྐོར་ཉུང་ཟད་ཞིབ་པར་བཀོད་འདུག་པ་ལས་ཤེས།

ལུགས་འདིས་ད་དུང་ཁ་དམར་གདགས་པ་ལ་ཤིན་ཏུ་དང་དོད་བྱེད་དེ། ཁ་དམར་ལེགས་པར་གདགས་ཐུབ་པའི་སྨན་པ་ལ་ད་གཟོད་ནད་པས་ཡིད་རྟོན་བྱེད་ཐུབ་པར་བཤད། ཕུང་གཤེར་སྐོམས་པར་གནས་པའི་རྟགས་སུ་མདངས་མཛེས་པ་དང་གཉིད་ལེགས་པ། ཤེས་པ་གསལ་བ། ནད་འགྱུར་དུས་རིམ་དུ་རྟུལ་མང་བ། འགྲོ་འགུལ་བདེ་བ། ཁོང་ཁྲོ་མེད་པ་བཅས་ནི་ནད་རྗེས་ལེགས་པར་འབྱུང་བའི་སྔ་ལྟས་ཡིན་ལ། ཡང་ཁ་དམར་མི་ལེགས་པ་ལ་གཉིད་པའི་སྐབས་སུ་ཁ་གདངས་མིག་ཅེར་བ། རྐང་པ་སོ་སོར་བརྐྱངས་པ། ཚ་བ་རྒྱས་པ། ནད་ཚུལ་གྱི་བྱུར་འགྱུར་བ། གཉིད་ཡེར་བ། རྒྱུན་པར་འབྲུ་བ། ངོ་མདངས་མི་ལེགས་པ་བཅས་འབྱུང་། དེ་བཞིན་ཧེ་ཕོ་ཁི་རད་ཆི་ངོ་གདོང་ཞེས་སུ་གྲགས་པའམ་ཁ་དམར་མི་ལེགས་པའི་སྔ་ལྟས་ཤིག་ཡིན་ཏེ། དེར་སྣ་འབྲུག་མིག་ཐུར་བལྟས། རྣ་ལྐན་ནང་དུ་ཀོང་པ། རྣ་བ་འཁྱགས་ཤིང་རྣ་གཤོག་ཕྱིར་བཟློས་པ། ངོ་པགས་སྐམ་ལ་རྫུབ་ཅིང་འཐེན། ངོ་མདངས་སེར་རམ་ནག་པ་འབྱུང་བ་བཅས་ཡིན། དེ་ལྟར་ཁ་དམར་གདགས་ཐབས་དང་འབྲེལ་བའི་གཞུང་ཚན་ད་དུང་དུ་མ་ཡོད་ལ། དེ་དག་ལས«གདམས་ངག»ཅེས་པ་ནི་ཤིན་ཏུ་གྲགས་ཆེ་ཞིང་ད་ལྟའི་བར་དུ་རྒྱལ་ཁབ་མང་པོར་འདི་ལ་འགྲེལ་བཤད་བརྒྱ་ཕྲག་མང་པོ་བརྩམས་ཡོད་པ་དང་། ཡིག་རིགས་མི་འདྲ་བའི་པར་གཞི་སྣ་ཚོགས་པ་གྲངས་ཀྱིས་ཚོད་དཀའ་བ་བྱུང་ཡོད་པས་ཆེས་དར་ཁྱབ་ཆེ་བའམ་ལེགས་འགྲུབ་བྱུང་བའི་སྨན་གཞུང་དུ་བརྩི་བར་བྱེད།

དེས་ན་འདིར་གདམས་ངག་ཅེས་པའི་ཁྱད་ཀྱི་ཚིག་ཤིན་ཏུ་གལ་ཆེན་འགའ་ཞིག་འགོད་པར་བྱ་བ་ལ་དེར།

ཚེ་སྲོག་གི་གནས་ཡུན་ཐུང་ལ་སྐྱེ་རྩལ་ནི་དེ་བས་རིང་། གོ་སྐབས་རྣམས་ཡལ་ཞིང་ཉམས་མྱོང་དག་བརྗེད་ཚེ་བླང་དོར་ཀྱང་དཀའ་བོ། །

སྨན་གྱིས་བཅོས་པར་མི་ནུས་པ་ནི་དཔྱད་ཀྱིས་བཅོས་ལ། དཔྱད་ལྕགས་ཀྱིས་གསོ་མ་ནུས་པ་མེ་བཙའི་ཐབས་ཀྱིས་བཅོས། དེས་ཀྱང་གསོ་བར་མི་ནུས་ཚེ་གསོ་བ་སྤང་བར་བྱ་བ་ཡིན།

ཤིན་ཏུ་གདུག་པའི་ནད་བཅོས་པར་གསོ་བའི་ཐབས་ཚུལ་ཀྱང་ཞིབ་ལ་དམ་པ་དགོས།

ཟས་སྐོམ་སྤྱོད་བའི་བཅོས་ཐབས་ནི་ཀན་པོའི་ཟུངས་ཀྱིས་ཆེས་ཐེག་པར་ནུས་ཤིང་། དེའི་འཕྲོར་དར་མ། དེ་ནས་གཞོན་ནུ། མཐའ་མར་ཕྲུ་གུ་ཡིན་ཏེ་ཕྲུ་གུའི་ལུས་ཀྱི་སྐྱེ་འཚར་ཆེས་དྲག་པའི་རྒྱུན་ནོ། །

དོད་དྲག་ནད་ལ་བཤལ་བཅོས་སྤང་ཞིང་ནད་གཞིའི་ཐོག་མའི་དུས་སུའང་འཛེམ་པར་རིགས།

ལུས་ཡོངས་སུ་རྫོགས་པར་ན་བའི་སྣང་བ་འབྱུང་མོད་གཟེར་ཟུག་གི་ཚོར་བ་རྣོན་པོར་མི་ཐོན་པ་ནི། ཤེས་པ་འཁྲུགས་པའི་རྟགས་སུ་བྱེད།

དོད་དྲག་ནད་ཡིན་ཡང་འཚོ་འཆི་ཁ་དམར་གདགས་པ་ནི་དཀའ་བའི་གནས་སོ། །

ན་སྟངས་རིགས་གཉིས་དུས་མཉམ་པར་ལུས་ཀྱི་གནས་མི་འདྲ་བར་བྱུང་ན། དྲག་གཟེར་ཅན་གྱིས་ཡང་བའི་ན་ཟུག་གནོན་པར་བྱེད།

རྣག་ཅན་དུ་འགྱུར་བའི་དུས་ཀྱི་ན་ཟུག་དང་ཚ་བ་ནི་རྣག་གཞུག་གི་དུས་ལས་དྲག་པ་ཡིན།

ཀན་པོ་ལ་རྒྱུན་པར་དབུགས་འཚུབ་ཅིང་གློ་ལུ་ཅན་གྱི་ཚ་ནད་བསྒོངས། གཅིན་འདོར་དཀའ་ལ་ཚིགས་གཞི་ན། མཁལ་ཚད་ཡོད་ལ་ཟྲི་འཁོར་གཟའ་གྲིབ་འབྱུང་། ནད་གཞི་ལྡི་ཞིང་ལུས་ཡོངས་ཟ་འཕྲུག་བྱེད། གཉིད་ཡེར་རྒྱུ་མ་མིག་སྣར་གཤེར་ཆུ་འཛག །མཐོང་ཤུགས་རིབ་ཅིང་སྐྱ་འགྲིབས་རྣ་དབང་ཞན་པ་སོགས་འབྱུང་།

དལ་དང་མྱུར་བའི་ནད་རིགས་གང་ཡིན་པ་དང་ཕྱིའི་སྣང་རྣམ་བྱུང་བ། དེ་བཞིན་རྒྱུ་རྐྱེན་གཞན་བཅས་ཀྱིས་ལུས་སྟོབས་ཞན་པར་གྱུར་པའི་སྐབས། མཁྲིས་ཁུ་ནག་པོའམ་ཁྲག་ནག་པོ་འདྲ་བ་སྐྱོར་དོན་ན་ཕྱི་ཉིན་འཆི།

ནད་རྗེས་སོས་པའི་གོ་རིམ་ལ་ལུས་ཀྱི་གནས་གང་དུ་ན་ཟུག་བྱུང་ན་དེ་རང་དུ་ནད་རྩ་བསགས་ནས་ཡོད།

ཚ་བའི་ནད་ཅན་ལ་རྟུལ་ནག་དོན་རྗེས་ཚད་གཉའ་ད་དུང་མི་ཆོག་པ་མི་ལེགས་ཏེ། འདི་ཡིས་ནད་པའི་ཉམས་སྟོབས་ཟད་ཅིང་གཤེར་ཁུ་དེ་ལས་མང་བ་ཤོར་བ་མཚོན་པའོ། །

ཚད་པའི་ནད་ཅན་ལ་ཉིན་བདུན་པའི་སྔོན་དུ་མཁྲིས་སེར་གྱི་རྟགས་མངོན་ཆེ། རྒྱུ་མའི་གནས་ནས་ཆུ་སེར་མ་ཐོན་ན་ནད་ཚུལ་མི་ལེགས་སོ། །

དྲི་ཆུར་ཁྲག་གམ་རྣག་འདྲེས་ཚེ་མཁལ་མའམ་ལྷང་པར་རལ་ཟགས་ཡོད་པའི་རྟགས།

ཁྲག་གཅིན་འབྱུང་བ་ཡོད་དོ་ཅོག་ནི་མཁལ་མའི་ནང་གི་སྡོད་རྩ་ཕྲ་མོ་ཞིག་ཆད་པ་ལས་བྱུང་བ་ཡིན།

ནད་པའི་དྲི་ཆུར་ཟ་ཁུ་འདྲེས་པ་ནི་ལྷང་པའི་(ཡང་ན་མཁལ་མ)ནང་དུ་རྡེའུ་སྐྲན་ཡོད་པའི་རྟགས།

གཙོང་ཆེན་ནད་ནི་ན་ཚོད་18ནས་35བར་ལ་འབྱུང་།

ལྷུ་བ་ཅན་གྱི་ཁྲག་ལུ་བའི་ཁྲག་ནི་གློ་བའི་ནང་ནས་ཐོན།

གཅོང་ཆེན་ནད་ལ་འབྲུ་བ་བྱུང་ན་ཚེ་ལ་གནོད་པའི་རྟགས་སུ་བྱེད།

རྒན་པོའི་མཁལ་མ་དང་ལྷང་པའི་ནད་ནི་གསོ་བ་དཀའ།

གསོག་པའི་དུས་ཀྱི་འབྲས་ནད་ལ་བཅོས་ཐབས་གང་ཡང་མི་བསྟེན་ཞིང་། གལ་སྲིད་བཅོས་ན་མྱུར་འཆི་སྟེ་མ་བཅོས་ཚེ་ཡུན་ཙམ་ཐང་བསྲིང་།

རྒྱུ་མར་ན་ཟུག་དྲག་པོ་གཏོང་བའི་ཁར་ཡན་ལག་བཞི་ལ་གྲང་འདར་བྱེད་པའི་རྟགས་བྱུང་བ་མི་ལེགས།

ཞེས་འབྱུང་།

ད་དུང་འདར་ནད་ལ་ནད་གཞན་གྱི་བསྙོངས་ཟླ་བྱུང་ཚེ་རྣམ་འགྱུར་ཅི་ཞིག་སྟོན་པའི་སྐོར་བཀོད་པ་ནི་ཆེས་ཁྱད་ཆོས་ཅན་དག་སྟེ། འདར་ནད་ཉིན་གསུམ་པ་བྱུང་བ་ལ་ནད་ཟླ་བའི་རིགས་(བརྒྱལ་གཟེར)མི་འབྱུང་ཞེས་དང་། གལ་སྲིད་བརྒྱལ་གཟེར་སྔོན་ལ་བྱུང་ཞིང་རྗེས་སུ་འདར་ནད་ཉིན་གསུམ་པ་བྱུང་ན་སྔ་མ་དེ་བཅོས་སུ་རུང་ཞེས་པ། ད་དུང་འདར་ནད་ཉིན་གསུམ་པ་བྱུང་བ་ལ་འགྲུམ་འདར་འབྱུང་བ་མེད་ཅིང་། ཡང་བརྒྱལ་གཟེར་སྔོན་ལ་བྱུང་ནས་དེའི་སྟེང་དུ་འདར་ནད་ཉིན་གསུམ་པ་བྱུང་ཚེ་བརྒྱལ་གཟེར་རང་བཞིན་གྱིས་སོས་པར་འགྱུར་བ། དེ་བཞིན་སྐྱོ་འཚོལ་ནད་ཀྱི་ཁར་རྒྱུས་ཚད་ཟླ་བརྣན་དུ་བྱུང་ན་སྐྱོ་འཚོལ་ཞི་བར་འགྱུར་བ་སོགས་ནད་ཟླ་བརྣན་ཅན་གྱི་རྣམ་འགྱུར་ཞིབ་པར་སྤྲོས་ཡོད།

༨ མཆོན་རྨ་དང་། མིག་ནད། བཙའ་ཐབས་སོགས།

ཧེ་ཕོ་ཁེ་རད་ཚིའི་གསུང་བཏུས་ཀྱིས་སྐབས་དེའི་མཚོན་རྨའི་གསོ་ཐབས་སྐོར་ལེགས་པར་ཡི་གེར་བཀོད་ཡོད་དེ། སྐབས་དེར་ཞ་ཉེ་དང་ཟངས་ཀྱི་རྒྱུ་ལས་བྱས་པའི་ཟུག་རྔུ་བརྟག་བྱེད་དྲང་པོ་དང་གུག་ཀྱག་ཅན། སྦུབས་ཅན་དང་སྦུབས་མེད་བཅས་ཡོད་ལ། གཅགས་བུ་སྣ་ཚོགས་དང་ཏིལ་བ། ཆུ་སྤྲི། མགོ་རུས་ལ་གསེང་བུག་བརྟོད་བྱེད་ཀྱི་དབུག་ཐུར་དང་། གསང་ལམ་འབྱེད་ཆས། ཁབ་རྒྱག་ཆས། གསེབ་སྦུག །སྐམ་པའི་རིགས་སོགས་ཡོད་ལ། ཁྱད་པར་དུ་རུས་ཆག་དང་ཚིགས་བྱུང་ཤོར་གྱི་སྐོར་བཀོད་པ་ནི་ཆེས་ཁྱད་ཆོས་ལྡན་ལ་དུས་ཡུན་རིང་པོར་བསགས་པའི་མན་ངག་གི་སྙིང་པོ་ཡིན་པ་ཤེས་པར་ནུས། དེ་ལ་རུས་པ་དང་ཚིགས་གཞིའི་གཤག་འབྱེད་དང་འགྲོ་འགྲུལ་སྐྱེ་ལུགས་རིག་པ་བཅས་གསལ་ལ་ཡང་དག་པར་རྟོགས་ཡོད་ཅིང་། ཁོང་གིས་རུས་པའི་ཆག་གྲུག་ལ་རྨ་ཅན་དང་རྨ་མེད་ཀྱི་ཁྱད་པར་ཕྱེས་ཡོད་པའི་སྟེང་

རུས་པ་འཁོར་བའི་དུས་ཡུན་ཕལ་ཆེར་གཏན་ལ་འབེབ་ཐུབ། ཆིངས་དཀྲི་ཐབས་ཡང་དག་པར་སྦྱོར་ཡོད་དེ། ཆིངས་ཉིན་གསུམ་གྱི་རྗེས་ནས་ཐེངས་གཅིག་བརྗེ་དགོས་ལ་ཉིན་བདུན་གྱི་རྗེས་ནས་སྐྲངས་པ་ཞི་རྗེས་ཙུང་ཟད་དམ་པའི་སྒོ་ནས་ཆིངས་དཀྲི་དགོས། ཕྱིར་བཏང་ཉིན་30རྗེས་ནས་རུས་ཆག་འཁོར་བར་ནུས་ཞིས་ཡན་ལག་ཆག་པ་མཐུད་པའི་མཚམས་ལེགས་པར་ངོས་ཟིན་འདུག །རྐང་པའི་རུས་ཆག་ལ་ཆེད་དུ་སྦྱོད་པའི་ཆ་བྱད་དང་དཔུང་བའི་རུས་ཆག་ལ་སྦྱོད་པའི་ཆིངས་དམ་པོ་ལ་སོགས་ཡོད། དཔུང་ཚིགས་ཤོར་བ་སླར་ཡང་གཞུག་པ་ལ་ལག་རོགས་དགོས་ཤིང་། སླན་པའི་རྐང་པའམ་ཕྲག་པ། ཡང་ན་ལག་པ་སོགས་ནད་པའི་མཆན་ཁོག་ཏུ་གཏད་དེ་འཐེན་པའམ། ཡང་ཤིང་དུམ་དང་སྐས་ཤིང་། སྟོང་ཕྲན་སོགས་ཀྱིས་གཏད་ནས་འཐེན་པ། དཔྱི་ཚིགས་ཤོར་བ་གཞུག་པ་ལ་ཤིང་གིས་བཟོས་པའི་ཧེ་ཕོ་ཁེ་རད་ཚོའི་རྐུབ་སྙིགས་ཞེས་པའི་སྟེང་དུ་ནད་པ་ཉལ་དུ་བཅུག་ལ་གོང་འོལ་གཉིས་སུ་འཐེན་པས་གཞུག་པ་སླ། གཞན་སྒྲིག་རུས་དང་མཁྲིག་ཚིགས། སོར་ཚིགས། མ་ནེ་བུད་པ་སོགས་ཀྱི་གཞུག་ཐབས་རྒྱས་པར་བསྟན་ཡོད། དེ་བཞིན་མགོ་བོ་ལ་རྨ་བྱུང་ནས་མགོ་རུས་ལ་གསེང་བུག་བརྟོད་པར་ཤིན་ཏུ་མཁྱེགས་ནས་རྒྱུ་དར་གྱི་བར་དུ་རྟོལ་མི་རུང་བར་རུས་པ་རང་བཞིན་གྱིས་གས་པར་བྱེད་དགོས། དབུག་ཐུར་རྒྱུན་པར་ཚུའི་ནང་དུ་བཙུག་ནས་འཁྱུགས་པར་བྱེད་དགོས་ལ་དེས་མགོ་རུས་ལ་ཚ་རྒྱས་པ་འགོག་ནུས་པར་བཤད། གཞང་ནད་ལ་ལག་ཐབས་བསྟེན་པའི་སྐོར་ནས་ཀྱང་མང་དུ་སྦྱོར་ཤིང་ཁྱད་པར་དུ་གཞང་རྗོལ་དང་གཞང་འབྲུམ་ལ་བརྟག་བྱེད་སློ་དཀར་ཅན་སྤྱོད་རིགས་ལ་ཁབ་མགོ་རྗོལ་མཚམས་སུ་མྱུལ་རྗེས་འདུ་འདྲིལ་བྱེད་རྫས་སམ་ཆིངས་ཀྱིས་དཀྲི་དགོས་པར་བསྟན། གཞང་འབྲུམ་ལ་རེང་བུ་དང་ཏིལ་བས་བསྲེག་པ་དང་རྗེས་སུ་ཀྱིང་བུས་བཞར་བར་བཤད། རྨ་ཁ་འབྲུ་བྱེད་ལ་ཆུ་གཙང་མ་དང་ཆུ་ཁོལ། ཚང་སོགས་བྱེད་པ་ལས་རུལ་འགོག་རྫས་སོགས་གང་ཡང་མེད། རྨ་ཁ་རྣོན་ཅན་དང་བསྡུར་བས་སྐམ་པ་གསོ་སླ་ཞིང་ཆིངས་མི་གཙང་བ་དཀྲི་བ་སོགས་མི་རུང་བར་འདོད། རྨ་ཁ་གཙང་བར་གནས་ན་སོས་རིམ་དང་པོ་འགྱུང་ཞིང་། དེ་ནས་སོས་རིམ་གཉིས་པར་ཐོན་པ། ད་དུང་ནག་གི་དུས་དང་ཇི་ལྟར་གསོ་བའི་ཚུལ་སོགས་ཞིབ་པར་སྦྱོར་འདུག

བུ་བཙའ་བ་དང་མོ་ནད་ཀྱི་སྐོར་ལ་སྦྲུམ་མ་ནི་གཙོ་ཆེར་བཙའ་རོགས་[1]ཀྱིས་བརྟག་པ་ལས་སྨན་པས་ནི་མིན། དེ་དུས་ཁམས་འདྲེན་སྨྲ་གུ་དང་བྱ་ལེ། བུ་སྣོད་ཀྱི་གནས་སོགས་ལ་གོ་བ་གསལ་པོ་མེད་ཅིང་གྲང་བ་དཀར་པོ་ལ་ངོས་འཛིན་ཡོད་དེ། ནུ་མགོའི་འོག་ཏུ་ཁྲག་རྩུང་ཟུང་གཏར་བ་དང་གསང་ལམ་དུ་རེང་བུ་བཙུག་ནས་གསོ་བར་བྱེད། བུ་སྣོད་ལུག་པ་དང་མངལ་འབྲས། མངལ་མི་ལེན་པ་བཅས་ལ་སླར་ཡང་བུ་སྣོད་གཞུང་ལེབ་སྨན་དུ་བསྟེན་ནས་གསོ་བ་དང་གཞན་རྒྱུ་རྐྱེན་མི་འདྲ་བར་དམིགས་ནས་བཅོས་ཀ་མི་མཐུན་པ་བསྟེན་བཞིན་ཡོད། མངལ་མི་ལེན་པ་ལ་ཚ་ག་སྣ་ཚོགས་ཀྱི་ཁྱད་མཚར་བཅོས་ཐབས་མང་དུ་བྱུང་ཡོད་པས་སྐབས་འདིར་ཕྱོགས་འདི་ལ་ད་དུང་ངོས་འཛིན་ཡང་དག་མེད་པར་ཕྱིས་བྱུང་ལོ་རྒྱུས་སྨྲ་བ་རྣམས་འདོད།

༥ གསོ་ཐབས་གཙོ་བོ་རང་བྱུང་གི་གསོ་བའི་ནུས་པ།

ལུགས་འདི་ཡིས་ནད་སོས་པ་ནི་རང་བྱུང་གི་ནུས་ཤུགས་ལ་བརྟེན་པ་ཡིན་ཞིང་རང་བྱུང་ནི་ཚེ་སྲོག་གི་སྟོབས་ནུས་ལས་ཐོབ་པ་ཡིན་པར་འདོད་དེ། རིམས་ནད་གླིང་བ་ཞེས་པའི་གཞུང་ཚན་དུ་རང་བྱུང་གི་ནུས་ཤུགས་རང་ངོས་ནས་སྦྱོང་བརྡར་དང་ཕྱོགས་སྟོན་གང་ཡང་མེད་པར་ཐབས་ལམ་བཙལ་བ་ཡིན་ལ་དེ་ནི་ཡང་དག་པའང་ཡིན་ཞེས་བཞེད་ཅིང་། ལུས་སྟེང་ན་རང་ཉིད་ཀྱི་གསོ་ཐབས་ལྷན་སྐྱེས་སུ་ཡོད་དེ་ནད་ཀྱི་མངོན་རྟགས་དང་ཁྱད་པར་དུ་ཚ་བ་ནི་ལུས་ཀྱིས་ཤེད་ཤུགས་བརྟོན་པའི་རྟགས་མཚན་ཡིན་ལ། ལུས་ཀྱི་ཤེད་ཤུགས་ཀྱིས་རང་ཉིད་ཀྱི་ཚེ་སྲོག་གི་སྟོབས་ནུས་དང་དེས་ནད་གཞི་ལ་འགོག་རྒོལ་བྱེད་པའི་ནུས་པ་མཚོན་པར་བྱེད། ཡིན་ནའང་ལུགས་འདིས་རང་བྱུང་གི་སྟོབས་ནུས་དེར་ངོས་འཛིན་བྱས་པ་ལ་མི་འདྲ་བ་དུ་མ་འབྱུང་སྟེ། སྐབས་ལན་རེར་རང་བྱུང་གིས་ལུས་ཡོངས་སྟོན་གྱི་ཡོད་པ་དང་། ཡང་སྐབས་ལན་རེར་ཕུང་གཤེར་གཙོ་བོ་བཞི་སྟོན་གྱི་ཡོད་པ། དེ་བཞིན་ཡང་སྐབས་སུ་འདི་ཡིས་དབང་སྒྱུར་གྱི་སྟོབས་ནུས་སྟོན་པར་བཤད་པ་སོགས་མི་འདྲ་ཡང་མདོར་ན་འདི་ནི་ལུས་སྟེང་ལ་ཆད་དུ་མི་རུང་ཞིང་ལྷན་སྐྱེས་སུ་གནས་ཡོད་པ་ཞིག་ཏུ་འཛིན་པར་བྱེད། དེ་བས་རང་བྱུང་གི་སྟོབས་ནུས་ནི་ནད་གཞི་རང་ངོས་ནས་གསོ་བའི་སྨན་པ་རང་དུ་གོ་བར་བྱེད་དོ། །དེ་བས་ན་གསོ་བཅོས་ཐབས་

[1] བུད་མེད་ཀྱི་ཁྲོད་དུ་བུ་བཙའ་བ་ལ་བྱང་གོམས་ཐོན་པའི་ཆེད་དམིགས་ཀྱི་ལས་རིགས་ཤིག

ཚུལ་ནི་སྐབས་བསྟུན་ནམ་རིམ་འགྱུར་ཅན་ཞིག་ཡིན་ཏེ། ན་ལུགས་དང་མངོན་རྟགས་ལ་ཞིབ་པར་བརྟག་ནས་རིམ་འགྱུར་བྱེད་པ་མ་ཟད་རང་བྱུང་གི་སྟོབས་ནུས་ལ་རམ་འདེགས་སམ་རང་བྱུང་ལ་ཡུན་གྱིས་གོམས་ཡོབ་བྱེད་དུ་འཇུག་པའི་བརྒྱུད་རིམ་ཞིག་ཡིན། དེ་ལས་གཞན་གསོ་ཚུལ་གལ་ཆེན་ཞིག་ནི་སྨན་པས་གོ་སྐབས་ཆེས་ལེགས་པ་ཞིག་བདམས་ནས་གསོ་བཅོས་བྱེད་པ་སྟེ། འདི་ནི་དུག་གིས་དུག་ནད་གསོ་བའི་(རིགས་མཐུན་གྱི་གསོ་ཐབས)གནས་ལུགས་ཡིན་ལ་དམིགས་ཡུལ་ནི་ན་ལུགས་དང་མཐུན་པ་ལ་རང་གི་གཉེན་པོ་བསྟེན་པའོ། །དེ་ལྟར་རང་བྱུང་དང་སྨན་པ་གཉིས་ཟུང་འབྲེལ་གྱིས་འབད་བརྩོན་བགྱིས་ཚེ་ནད་གཞི་སང་དྲག་འགྱུར་ཐུབ། དེ་བས་གཙིན་སྲིའི་ནད་སྐྱེད་པར་བྱེད་པའི་སྨན་རྫས་ཀྱིས་གཙིན་སྲི་གསོ་བར་ཡང་ནུས་ལ། དེ་བཞིན་སྐྲོ་ལུ་བར་བྱེད་པའི་སྨན་གྱིས་སྐྲོ་ལུ་གསོ་བར་ཡང་ནུས།

དེ་ལ་སོགས་ཏེ་ཟས་བསྟེན་ཐབས་དང་ལུས་ཀྱི་སྦྱོང་བརྡར། ཕུར་མཉེ། མཚོ་ནང་དུ་ཁྲུས་སུ་ཞུགས་པ་སོགས་ལ་དང་དོད་ཆེ་ཞིང་། ནད་གཞི་དྲག་པོར་འགྱུར་དུས་ཟས་བཅུད་དམད་དགོས་ལ་ཚ་བ་དང་མཆོན་རྩའི་སྐབས་སུ་གཤེར་ཆུའམ་སྐོམ་གྱི་རིགས་མང་དུ་བསྟེན་པ་སྟེ། ཆང་ཅུང་ཙམ་བསྟེན་པ་དང་སྨྲང་ཁུ། ཕྱེ་ཚོད་བཅས་བསྟགས་ལ་ཧི་རྦུས་ལུགས་ཀྱིས་འོ་མ་སྨན་རྫས་ཀྱི་གཙོ་བོར་བྱེད། སྐབས་དེར་ཧེ་པོ་ཋི་རད་ཚིའི་ལུགས་ཀྱིས་གཏར་གའི་བཅོས་ཐབས་སྤྱོད་པར་མི་བྱེད་མོད་ཧི་རྦུས་ལུགས་ཀྱིས་རྒྱུན་པར་སྤྱོད་ལ། དེར་བུམ་པ་ཡིས་དྲངས་པ་དང་གཙགས་བུས་གཏར་བ་རིགས་གཉིས་སུ་མཆིས་ཤིང་བུམ་པ་ལ་རྒྱུ་ཟངས་དང་ཤེལ་ལས་བྱས་པ་མི་འདྲ་བ་ཡོད། དེ་ན་ཧེ་པོ་ཋི་རད་ཚིའི་ལུགས་ལ་སྨན་རྫས་ཀྱི་བཅོས་ཤིན་ཏུ་དར་ཆེ། འོན་ཀྱང་སྨན་རྫས་དེ་དག་ལས་ཕལ་ཆེ་བ་ཧི་རྦུས་ལུགས་ཀྱི་བཙམས་ཆོས་དག་ཏུ་འབྱུང་ལ། བཙམས་ཆོས་དེ་དག་ཏུ་བྱུང་བའི་སྨན་སྣ་བརྒྱ་ཕྲག་དུ་མ་ལས་ཕལ་ཆེ་བའི་མགོ་ཁྲུངས་ནི་ཨེ་ཅིབ་ཡིན་པ་ཐག་གིས་ཆོད་དེ། དེར་བྱུང་བའི་སྨན་རྫས་གཙོ་བོ་འགའ་ཞིག་འདིར་བཀོད་ན།

བཤལ་གྱི་སྦྱོར་བ་ལ་འོ་མ་དང་དེ་བས་ཀྱང་བོང་བུའི་འོ་མ། ཀུབ་བརྗོས་པ། ཚོད་རིལ་ལ་སོགས་ཡོད་པ་དང་དེ་དག་རྒྱུན་པར་སྦྲང་རྩི་ལ་སྦྱོར་བར་བྱེད་ལ། ནུས་པ་ཅུང་ཟད་རྩུབ་པའི་བཤལ་སྨན་ལ་སྟེའུ་ནག་པོ་དང་དན་ཁྲ། ཀུབ་ཤ་བཅས་སྤྱོད།

སྐྱུགས་ཀྱི་སྦྱོར་བ་ལ་ཆུ་དྲོན་མོ་དང་སྟེའུ་དཀར་པོ། གུར་ཏིག །དུག་ཅན་ལ་སེར་རྩ་བ་བཅས་སྦྱོད། རྟུལ་ཆུ་འདོན་པ་ལ་ཟས་དྲོན་མོའི་རིགས་དང་། གཅིན་འབེབ་པ་ལ་མཚོ་སྐྱེས་ཅོང་ཁྲོ། ཞྭ་ཚལ། ཙ་སྲུ། འདམ་སྨུག །ཁྲིད་པར་བྱེད་པ་ལ་ལང་ཐང་ཙེ་དང་མནྟ་ཏྲོ་ར། ཉལ་ཐ། འདུ་འདྲིལ་བྱེད་རྫས་ལ་མོན་ཆ་རའི་ཤུན་པ། སྦྲུལ་ཁྲག །སང་རས་སོགས་སྦྱོད། ཕྱི་རུ་བྱུག་པ་ལ་ཚྭ། བྲོ་སྐྱུར། སྐྱུ་རུའི་ཚི་སྣུམ། ཆང་སོགས། རྨ་ཁ་འཕྱུད་འབྲུ་བྱས་རྗེས་སུ་གནོན་རས་ཀྱིས་འདེབས་པ། མིག་ནད་བཅོས་པ་ལ་ཚོལ་རིགས་སྨ་ཚོགས་བསྟེན་པ། སོ་ནད་བཅོས་པ་ལ་གཏེར་རྫས་ཀྱི་སྨན་སྣ་བདུག་པ་སྟེ། ཤུ་ཟྲི་དང་རྗེ་སྣུམ་སྙིགས་མ། ད་ཚུར་བཅས་སྦྱོད་པ། པགས་ནད་སྣ་ཚོགས་ལ་ཞ་ཉེ་དང་ཟངས། རྫིན་བཅས་ཀྱི་སྦྱོར་བ་བསྟེན། འོན་ཀྱང་ཧེ་ཕོ་ཁེ་རད་ཚེ་ཡིས་སྨན་པ་ནི་རང་བྱུང་གི་གཡོག་པོ་ཙམ་ཡིན་ཞིང་། གལ་སྲིད་རང་བྱུང་དང་གོ་ལྡོག་པར་གྱུར་ཚེ་གསོ་ཐབས་མཐའ་དག་ངལ་བ་འབྲས་མེད་དུ་འགྱུར་ཞེས་བཤད།

གསུམ། ཧེ་ཕོ་ཁེ་རད་ཚེའི་ཕྱིས་ཀྱི་གཞུང་ལུགས་འཕེལ་རྒྱས།

གོང་དུ་བཤད་པ་བཞིན་ཧྲི་རིག་བཙན་རྒྱལ་གྱི་དུས་སྐབས་སུ་གསོ་རིག་ལ་ཡང་བསྐྱར་ཞིབ་འཇུག་རྣལ་མ་བྱེད་པའི་སྐུ་རེངས་ཞིག་བཏིགས་འོང་ཡང་དེ་ནི་བར་སྐབས་ཀྱི་སྣང་དབྱངས་ཙམ་དུ་ཟད་པར་གྱུར། ཡིན་ནའང་། ཕྱིས་ཀྱི་གསོ་རིག་གི་འཕེལ་རྒྱས་ཪ་མའི་ཁྲོད་ནས་མཐོང་བར་འགྱུར་བའི་སྐབས་འདིའི་ཤུགས་རྐྱེན་ནམ་རྗེས་ཤུལ་དེ་སྐྱེད་བྱེད་ཀྱི་གསོན་ཤུགས་དངོས་མདོར་བསྡུས་ཙམ་སྒྲོ་བར་བྱ་བ་ལ། སྐབས་འདིར་ནི་གཙོ་ཆེར་གཤག་འབྱེད་རིག་པ་དང་སྐྱེ་ལུགས་རིག་པ། དངོས་བཤེར་ནད་ལུགས་རིག་པ་བཅས་ཀྱི་ཞིབ་འཇུག་གི་ལས་སྒྲིལ་འདུག་སྟེ་དེ་ནི་ཆེད་དུ་ཧེ་ཕོ་ཁེ་རད་ཚེའི་མི་འདྲ་ས་རྣམས་སྐོང་བ་དང་ཀུན་ནས་མཚུངས། དེ་ལ་འདིར་གླེང་དགོས་པའི་སྨན་པ་དང་པོ་ནི་ཧེ་ལོ་ཧྥི་ལུ་སི་ཡིན་ལ་ཁོང་ནི་ཕལ་ཆེར་སྤྱི་ལོའི་སྔོན་གྱི་ལོ་300ཡས་མས་ཀྱི་མི་ཡིན། ཕལ་ཆེར་བརྩམས་ཆོས་གང་ཡང་ཕྱི་རབས་པར་བཞག་མེད་མོད་ཁོང་དང་དུས་མཉམ་པའི་མི་སྣ་འམ་དེ་ཡི་རྗེས་འཇུག་པའི་བརྩམས་ཆོས་དག་ལས་ཁོང་ནི་གཤག་འབྱེད་རིག་པའི་གནས་ལ་འཇུག་པ་ཤིན་ཏུ་ཡངས་པ་ཞིག་ཡིན་ཚུལ་རྟོགས། ཁོང་ནི་ཐོག་དང་པོ་ཀླད་པ་དང་རྒྱུངས་པར་གཤག་འབྱེད་ཀྱི་སྒོ་ནས་ཞིབ་འཇུག་བྱེད་མཁན་ཡིན་

ལ་ཁྱད་པར་དུ་དབང་རྩ་དང་ཁྲག་རྩ་གཉིས་ལ་ཁྱད་པར་ཕྱེས་པ་ཡིན་ཏེ་འདི་ནི་ཏེ་ཕོ་ཁེ་རད་ཚེའི་གཞུང་དུའང་གསལ་པོ་མིན། ད་དུང་ཆོར་བ་དག་དབང་རྩས་བསྐྱལ་ཏེ་ཀླད་གཞུང་དུ་ཐོན་པར་བྱེད་པ་མ་ཟད་དེས་སླར་ཡང་འགྲོ་འགུལ་ཐམས་ཅད་ཚོད་འཛིན་བྱེད་པའི་ཚུལ་རྟོགས། ཁོང་གིས་བེམ་པོ་གཤག་འབྱེད་ཀྱི་ལས་བགྱིས་ཡོད་ཅིང་བྱང་ཁོག་སྨད་ཀྱི་དོན་སྣོད། བུད་མེད་ཀྱི་སྐྱེ་འཕེལ་དབང་པོ་སོགས་ཀྱི་གནས་ཚུལ་ཞིབ་པར་སྦྱར་ཡོད། དེ་ལས་གཞན་རྨེན་བུའི་རྩ་ཡང་བྱེ་བྲག་ཏུ་ཕྱེས་ཡོད་ཀྱང་དེའི་འབྲེལ་ཁུངས་དང་བྱེད་ལས་སོགས་ཞིབ་པར་རྟོགས་ཐུབ་མེད། དབུགས་འབྱིན་རྔུབ་ཀྱི་ཚུལ་ལ་རྟོག་ཞིབ་བགྱིས་ནས་ཁྲག་དང་བཅས་པ་འཁོར་བསྐྱོད་ཀྱི་གནས་ལུགས་ལ་འགྲེལ་བཤད་བྱ་བའི་བགྱི་བ་བརྩམས་པ་བཅས་ཀྱིས་འདི་བ་གཤག་འབྱེད་རིག་པ་བ་ཆེས་ཐོག་མ་དང་ཆེས་ཕུལ་དུ་བྱུང་བ་ཞིག་ཏུ་ངོས་འཛིན། དེ་བཞིན་ཁོང་ནད་ཐོག་སྨན་པ་ཞིག་ཀྱང་ཡིན་ཞིང་རྩ་བརྟག་རིག་པའི་སྲོལ་ཕྱེ་མཁན་དུ་འདོད་དེ། ཁོང་གིས་ཆུ་ཚོད་(དེམ་མཆུ་ལས་ཆུ་ཐིགས་ལྷུང་བ་རྩི་བ)ལ་བརྟེན་ནས་རྩའི་འཕར་ཚད་བརྩིས་ལ་རྩའི་ཁྲིམ་ལྡོད་ལ་ཐོག་མར་དབྱེ་ཞིབ་བྱས། དེ་བས་ཟླ་ལུན་གྱིས་ཏེ་ལོ་ཧྲི་ལུ་སི་ནི་ཐོག་དང་པོར་མི་དང་སྲོག་ཆགས་གཤག་འབྱེད་བྱེད་མཁན་དུ་འཛིན་ལ། ཡང་ལ་ལས་འདི་བ་མི་མང་གི་དབུས་སུ་གཤག་འབྱེད་ལག་ལེན་བྱེད་མཁན་ཡིན་པར་རློམ། ཁོང་གི་དབང་རྩ་མ་ལག་གི་གསར་རྟོགས་ནི་ཆེས་གལ་ཆེ་བ་ཞིག་རེད་ལ་དེ་བས་ཀྱང་ཀླད་པ་ནི་མ་ལག་འདིའི་ལྟེ་བ་དང་སེམས་ཀྱི་གནས་གཞི་ཡིན་པར་བཤད། འདི་ནི་ཨ་རས་སི་ཐོ་ཐེལ་གྱི་སྙིང་ནི་བློའི་རྟེན་གཞི་ཡིན་པར་འདོད་པ་དང་ལྡོག་སྟེ་བཏོན་པའི་ལྟ་ཚུལ་ཞིག་རེད། དེ་ལས་གཞན་ཁོང་གིས་ཀླད་པ་དང་ཀླད་སྙིང་གི་ཁྱད་པར་ཕྱེས་པ་དང་ཕོ་བའི་སང་ཚགས་དང་རྩའི་འཕར་ལྡང་ཐོག་མ་ནས་ཁྲག་རྩ་ལས་བྱུང་བ་ཡིན་ཚུལ་ལ་སོགས་པའི་ངོས་འཛིན་གསར་པ་དུ་མ་ཞིག་བཏོན།

ཤིན་ཏུ་གྲགས་ཆེ་བའི་སྨན་པ་ཅིག་ཤོས་ནི་ཨེ་ར་སི་སི་ཐྲ་ཐུ་སི་ཞེས་པ་ཡིན་ལ་ཁོང་ནི་སྨན་པ་ཞིག་གི་ཁྱིམ་དུ་སྐྱེས་པ་དང་ཏི་རྒྱས་ཀྱི་ལུགས་འཛིན་མཁན་ཡིན་པས་ནད་ལུགས་རིག་པའི་ཐད་དུ་ཏི་རྒྱས་ལུགས་ཀྱི་བསམ་བློ་གཙོ་བོར་བྱེད། དེ་བས་ཁོང་གིས་ཕུང་གཤེར་སྦྲ་བ་ཁས་མི་ལེན་པར་ནད་ཀྱི་འབྱུང་རྐྱེན་ནི་ཐད་ཀར་ཕུང་གྲུབ་དང་ཁྲག་རྩ་ལ་རག་ལས་ཡོད་པར་འདོད་

པ་དང་། ཁྲག་གིས་ལུས་ལ་ཟུངས་མཐོ་སྤྲོད་བྱེད་པ་དང་སྲོག་རླུང་ཞེས་པ་ཚེ་སྲོག་ལ་མེད་ཐབས་མེད་པའི་རྫས་སུ་འཛིན། ཁོང་ནི་ཕལ་ཆེར་ཐོག་དང་པོ་ནད་ལུགས་གཤག་འབྱེད་ཀྱི་ལས་བགྱིད་མཁན་དུ་བཟུང་ཆོག་སྟེ་བྲང་སྐྱིའི་ཚ་ནད་དང་སྙིང་ཁྲིམ་ཚ་ནད་ལ་གཤག་འབྱེད་ཀྱི་སྒོ་ནས་རྒྱུ་རྐྱེན་ཅི་ཡོད་ལ་རྟོག་ཞིབ་བྱེད་མཁན་ཡིན། གསུམ་པར་ཆུ་གསོག་པ་དང་མཆིན་པ་སྲ་བར་གྱུར་པ་གཉིས་ལ་འབྲེལ་བ་ཡོད་ཚུལ་དང་། ཀླད་པ་རྒྱུན་ལྡན་གྱི་གཤག་འབྱེད་དང་ནད་ལུགས་གཤག་འབྱེད་གཉིས་ཐད་དེ་མི་འདྲ་བའི་ཚུལ། དེ་བཞིན་ཀླད་པ་ནི་སེམས་ཁམས་ཀྱི་རྟེན་གཞི་ཡིན་པ་ལ་སོགས་ཀྱི་འདོད་ཚུལ་བརྗོད། དེ་བས་ཨེ་ར་སི་སི་ཐྲ་ཐུ་སི་འདི་བ་གཤག་འབྱེད་རིག་པ་བ་ཞིག་ཏུ་འཛིན་པ་ལས་ད་དུང་སྐྱེ་ལུགས་རིག་པ་བ་དང་ནད་ལུགས་རིག་པ་བ་ཞིག་ཏུ་བཟུང་ནའང་འོས་འཚམ་ཡིན་ལ། ལོ་རྒྱུས་སྨྲ་བ་ལ་ལས་ཁོང་ནི་སྐྱེ་ལུགས་རིག་པའི་སྲོལ་གཏོད་པར་འཛིན་པར་བྱེད། ཁོང་གིས་དོན་སྣོད་དང་དབང་པོ་རེ་རེར་སྡོད་རྩ་དང་འཕར་རྩ། དབང་རྩ་གསུམ་རེ་འདུས་ཡོད་པ་དང་། གློ་བའི་ནང་དུ་རྔུབ་པའི་མཁའ་དབུགས་སྙིང་དུ་འང་འགྲོ་ལ། སྙིང་གི་གནས་སུ་ཚེ་སྲོག་གི་རླུང་དུ་གྱུར་ནས་འཕར་རྩ་བརྒྱུད་དེ་ལུས་ཀྱི་གནས་ཡོངས་སུ་སྐྱེལ་བར་བྱེད། དེ་བཞིན་ཚེ་སྲོག་གི་རླུང་ཀླད་པའི་གནས་སུ་ཕྱིན་ནས་སྲོག་ཆགས་ཀྱི་སྲོག་རླུང་དུ་གྱུར་ལ་དེ་དག་དབང་རྩ་བརྒྱུད་ནས་ལུས་ཀྱི་གནས་ཡོངས་སུ་སྐྱེལ་བ་ཡིན། ཁྱད་པར་དུ་ཁྲག་ནི་སྡོད་རྩ་ནས་ཞིབ་ཏུ་ཕྲ་བའི་རྩ་ཕྲན་བརྒྱུད་དེ་འཕར་རྩའི་གནས་སུ་འགྲོ་བར་བཤད་པས་ཁོང་ནི་དེ་དུས་ནས་ཁྲག་འཁོར་རྒྱུག་གི་ལྟ་བ་དང་ཁད་ཉེ་བར་ཕྱིན། འོན་ཀྱང་ཁོང་གིས་གནས་ལུགས་ཡང་དག་དང་ཁ་ཕྱོགས་ལྡོག་སྟེ་བསྟན་འདུག་པ་རེད། ད་དུང་རྩེ་གཉིས་སྙིང་འདབ་ཀྱི་བྱེད་ལས་བསྟན་པ་ལ་དེ་ཡིས་ཚེ་སྲོག་གི་རླུང་བཀག་ནས་སྙིང་ལས་འབྲལ་མི་ནུས་པར་བསྟན་པ་སྟེ་དོན་ལ་ཚེ་སྲོག་གི་རླུང་སྲོག་རྩ་ཁོ་ན་བརྒྱུད་ནས་ད་གཟོད་སྙིང་ལས་གནས་གཞན་དུ་འགྲོ་ཐུབ་པར་བསྟན་པ་རེད། ཚུལ་འདི་དག་ལས་སྨན་པ་མཁས་པ་འདི་རྣམས་ལ་སྔར་གཙོད་ཀྱི་ལུགས་སྲོལ་གང་གི་བཀག་སྡོམ་མེད་པར་ཡོད་ཚད་རང་གི་ཉམས་དཔྱོད་ལ་བརྟེན་ཏེ་རྟོག་ཞིབ་བགྱིད་པའི་ཐབས་ལ་འཇུས་འདུག་པ་རྟོགས་པར་ནུས་སོ། །

བཞི། རོམ་གྱི་གསོ་རིག་གི་གཞུང་ལུགས་དང་ལྷ་གྲུབ་གལ་ཆེན།

རོམ་གྱི་གསོ་རིག་ལས་ཐུན་མིན་གྱི་རྣམ་གཞག་གམ་འདོད་ཚུལ་འགའ་ཞིག་ཇི་ལྟར་གྲུབ་པའི་ཚུལ་བརྗོད་པ་ལ། ཐོག་མར་སྤྱི་མཐུན་རྒྱལ་ཁབ་དུས་མཇུག་ཏུ་ཐྱི་རིག་གི་སྨན་པ་མང་པོ་རོམ་དུ་འབྱོར་བའི་ཁྲོད་ནས་ཨ་སི་ཁྲུ་ལེ་ཕིས་ཡ་ཌི་བྱ་བས་ཕྲ་རྡུལ་ནད་ལུགས་རིག་པ་ཞེས་པ་བཏོན་ནས་ཏེ་ཕོ་ཁེ་རད་ཚེ་དང་ཨེ་ལེག་ཟན་དར་མཁར་གྲོང་གི་ལུགས་བཀག་པ་རེད་ལ། ལར་ན་སྨན་པ་འདི་བའི་ལྷ་གྲུབ་ལ་ཕྱིས་བྱུང་དག་གིས་ངོས་ལེན་བྱེད་མིན་ཅི་རིགས་སུ་བྱུང་ཡང་ཉེ་དུས་ཀྱི་དཔྱད་བརྗོད་ལྟར་ན། ཁོང་གི་རྡུལ་ཕྲན་སྨྲ་བའི་གོ་དོན་གྱིས་ཏེ་ཕོ་ཁེ་རད་ཚེའི་ནད་ལུགས་རིག་པར་འགྲེལ་བཤད་གནད་དུ་ཕོག་པ་ཞིག་འཁྱོངས་པར་ནུས་ཤུགས་གལ་ཆེན་ཐོན་ཡོད་ཅེས་ངོས་ལེན། དོན་ལའང་ཁོས་ལུགས་སྔ་མ་དེ་དག་གི་དར་ཆ་བསྒྲིངས་མཁན་རྣམས་བཀག་ནས་དེ་བས་ཀྱང་སྔ་བའི་རྡུལ་ཕྲན་སྨྲ་བའི་བཞེད་པའི་སྟེང་དུ་ལོག་པ་རེད་ལ། རྡུལ་ཕྲན་སྨྲ་བ་དེ་ཨེ་པི་ཁྱུ་རུ་སིའི་(Epicurus)རྡུལ་ཕྲན་སྨྲ་བ་དང་འབྲེལ་བ་དམ་ཟབ་ཡོད་པ་མ་ཟད་དེས་ཁོང་གི་ནད་ལུགས་རིག་པའི་རྨང་གཞིའང་གྲུབ་ཡོད། ཁོང་ནི་དངོས་གཙོ་སྨྲ་བ་ཞིག་ཡིན་པས་སེམས་དང་འབྲེལ་བའི་རིག་འདེད་ཀྱི་དཔྱད་ཐབས་སོགས་དང་ལེན་མི་བྱེད། ཁོང་གིས་རྡུལ་ཕྲན་གཅིག་གཞན་གྱི་གནས་སུ་མུ་མཐུད་དུ་སོང་ནས་ཅིག་ཤོས་དང་འདྲེས་པར་གྱུར་ལ་དེ་ཡང་བུ་ག་ཕྲ་མོ་དང་བ་སྤུའི་སྒོ་དག་ཏུ་རྒྱུན་ཆད་མེད་པར་འགྲུལ་སྐྱོད་བྱེད། རྡུལ་ཕྲ་བ་འདི་རྣམས་ད་དུང་ཕྲ་བར་བཤིག་ཆོག་སྟེ་དེ་ཡི་ཕྲ་བ་ལ་ཚད་གཟུང་མེད་པ་དང་། རྡུལ་དག་འགྲུལ་བསྐྱོད་དང་དེ་ལས་ཕྲ་བར་ཕྱེ་བ་ལས་ལུས་ཀྱི་ཕུང་པོ་ཐམས་ཅད་གྲུབ་པ་ཡིན་ལ། རྣམ་ཤེས་འགྲུབ་བྱེད་ཀྱི་རྡུལ་ཕྲ་མོ་ནི་དེ་བས་ཀྱང་ཕུན་སུམ་ཚོགས་པ་ཞིག་ཡིན་པ། ད་དུང་ཚ་བ་དང་གྲང་བ་ཡང་ཕྲ་རྡུལ་གྱི་འགྲུལ་བསྐྱོད་ལས་བྱུང་བ་ཡིན། དེས་ན་བདེ་ཐང་ཞེས་པའང་རྡུལ་ཕྲ་མོ་བུ་གའི་ཁྲོད་དུ་ལེགས་པར་རྒྱུ་བའི་རྣམ་པ་ལ་བྱ་ཞེས་མདོར་ན། ཁོང་གི་ནད་ལུགས་རིག་པའི་ལྟ་བའི་ངོ་བོ་ནི་འཕྲུལ་ཆས་སྨྲ་བ་དང་གཟུགས་ཅན་སྨྲ་བ་(Solidistic)ཡིན་ནོ། །ཁོང་གིས་ད་དུང་འདར་ནད་ཀྱི་སྐོར་རྒྱས་པར་སྤྲོས་ལ་དལ་གཤིས་ནད་དང་མྱུར་གཤིས་ནད་ཀྱི་དབྱེ་བ་ཞིབ་གསལ་དུ་བསྟན་ཡོད། ཡིན་ནའང་། ཏེ་ཕོ་ཁེ་རད་ཚེའི་ལུགས་ཀྱི“ནད་འགྱུར་མཚམས”ཞེས་

པའི་རྣམ་གཞག་དང་རང་བྱུང་གི་སྐྱར་སོས་ནུས་པ་སོགས་ངོས་མི་ལེན། དེ་ལ་ཕོས་འཕྲུལ་ཆས་སམ་དངོས་རྫས་ཁོ་ནའི་གནས་ལུགས་ལྟར་ཟས་སྨན་ཁོ་ནའི་གསོ་ཚུལ་བསྟེན་པ་ཡིན་ལ། བཅོས་ཐབས་ཕལ་ཆེར་ཞིག་ཁ་ཟས་སྡོམ་པ་དང་ཤ་མི་ཟ་བ། ཟས་ཀྱིས་བཅོས་པ། རྒྱུན་པར་འགྲོ་འགུལ་བྱེད་པ། ཧར་ཞེན་པ། ཕུར་མཉེ། ཆུ་ལུམས་ལ་སོགས་པས་བྱེད་པ་ལས་སྨན་རྫས་ཀྱིས་བཅོས་པ་ཤིན་ཏུ་ཉུང་ལ། ཁྱད་པར་དུ་སྐབས་དེ་དུས་དར་ཆེ་བའི་བཤལ་གྱི་བཅོས་ཀ་བསྟེན་པར་མི་བྱའོ། །ཕོང་གིས་ཕྱི་རབས་པར་གདམས་ངག་གལ་ཆེན་ཞིག་བཞག་ཡོད་པ་ནི་སྤྱིར་གསོ་དཔྱད་ཀྱི་ལག་ལྷང་འདི་དག་མགྱོགས་མྱུར་དང་བདེ་འཇགས། སྤྲོ་སྙིང་སུམ་འཛོམས་ཅན་ཞིག་ཡིན་དགོས་ཞེས་བསྟན་པ་དེ་རེད་དེ། ཤུལ་འཛིན་གྱི་བུ་སློབ་ཀུང་གྲགས་ཆེ་བ་དུ་མ་བྱུང་ཡོད།

དེ་ཡི་ཕྱིས་སུ་སྲི་མི་སོན་གྱིས་སྲོལ་ཕྱེས་པའི་ཐབས་ལམ་སྨྲ་བ་ཞེས་པ་དེས་གོང་གི་ཨ་སི་ཁུ་ལེ་ཕིས་ཡ་ཌིའི་རྡུལ་ཕྲན་སྨྲ་བ་ངོས་བླངས་པའི་སྟེང་དུ་ཡང་གྲིམ་ལྷོད་ཀྱི་རྣམ་གཞག་ཅེས་པ་བརྗོད་ཞིང་དེས་ན་ཚ་ཐམས་ཅད་རྣམ་འགྱུར་གཉིས་སུ་བསྡུས་ཆོག་ལ། གཅིག་ནི་གྲིམ་པའི་གནས་སྐབས་དང་ཅིག་ཤོས་ལྷོད་པའི་གནས་སྐབས་བཅས་ཡིན་པ་དང་། གནས་སྐབས་འདི་གཉིས་བ་སྦུའི་བུ་གའི་སྒོ་སྡོམ་ཚུལ་ལོག་པ་ལས་བྱུང་བ་སྟེ། བསྡམ་དྲག་པ་ཡིས་གྲིམ་པའི་ནད་དང་ལྷོད་ཆེས་པ་ལས་ལྷོད་པའི་ནད་བྱུང་བ་ཡིན། དེ་བས་གསོ་བཅོས་སྐབས་སུ་མྱུར་གཤིས་དང་དལ་གཤིས་གང་ཡིན་དགར་དགོས་པའི་ཁར་བ་སྦུའི་བུ་ག་ཐ་མལ་སོར་གནས་བྱེད་དགོས་ཞེས་སྨན་རྫས་ཀྱང་གྲིམ་པ་འགོག་པ་དང་ལྷོད་པ་འགོག་པ་རིགས་གཉིས་སུ་ཕྱེ། འདི་ནི་ངོ་དྲག་ནད་དང་འཕྲད་པ་ན་ཐད་ཀར་ལག་ལེན་དུ་འདེབས་བདེ་བའི་གསོ་ཐབས་ཤིག་ཡིན་ལ། ནད་གཞིར་གོ་བ་རགས་མོ་ཞིག་ལེན་པ་ལ་ཤིན་ཏུ་འཁྱེར་བདེ་བ་ཞིག་ཡིན་པས་ཀུན་གྱི་ངོས་ལེན་ཐོབ་པར་གྱུར། ཡང་གནས་སྐབས་གཉིས་སུ་ཕྱེ་བ་དེ་ལས་གཞན་ད་དུང་མཆོན་རྒྱ་ལ་སོགས་ཚུད་པའི་ལེགས་པའི་གནས་སྐབས་ཞེས་པ་ཞིག་ཀྱང་དགར་བར་བྱེད། ཐབས་ལམ་སྨྲ་བའི་ལུགས་འདིས་ཟས་སྨོམ་དང་དུས་ཀྱི་སྒོ་ནས་བཅོས་པའི་ཕྱོགས་ལ་སྣང་ཚུལ་བྱས་མེད་པ་ནི་གལ་འགག་ཅན་ཞིག་ཏུ་འདུག་མོད། ཕོང་ཆོས་ནམ་ཡང་གྲུབ་འབྲས་རྙེད་ཚད་ཐམས་ཅད་ལ་དབྱེ་བསལ་མེད་པར་རང་གི་རྣམ་གཞག་གམ་འདོད་ཚུལ་གྱིས་འགྲེལ་བཤད་ཅི་ཐུབ་བྱེད།

རོམ་བཙན་རྒྱལ་གྱི་དུས་སུ་ཐབས་ལམ་སྨྲ་བའི་ལུགས་འཛིན་མཁན་གྱི་སྨན་པ་ཆེན་པོ་སོ་ར་ནུ་སི་བྱུང་བ་དེས་མོ་ནད་ཀྱི་སྐོར་ནས་ཉམས་ཡིག་མཛད་ཅིང་དེས་ཕྱིས་ཀྱི་དུས་རབས་མང་པོ་ཞིག་གི་རིང་ཐད་འདིར་ཤུགས་རྐྱེན་ཆེན་པོ་ཐེབས་ཡོད་དེ། ཕྱིར་ན་སོ་ར་ནུ་སིས་བུད་མེད་ཀྱི་སྐྱེ་འཕེལ་མ་ལག་ལ་རྒྱུས་ལོན་ཆེན་པོ་བྱེད་ཐུབ་མེད་ཀྱང་ཉམས་མྱོང་གི་ཤེས་བྱ་མང་པོ་ཞིག་ལ་ཤིན་ཏུ་རིན་ཐང་ཆེ་སྟེ། དཔེར་ན། བལ་རྫོག་དང་སྨུམ་གྱི་ཁཏྲ། ཚོལ་གྱི་རིང་བུ་སོགས་བུ་སྣོད་ཀྱི་སྒོ་ཊ་བཙུག་ནས་མངལ་མི་ལེན་པའི་ཐབས་བྱེད་པ་དང་། ཆ་བྱད་སོགས་སྤྱད་ནས་མངལ་བུ་སྐྱོར་འདེད་མི་ཆོག་པར་བཤད་པ། མངལ་འཕེལ་བ་རྫོགས་པ་ལ་མངོན་རྟགས་གང་དག་འབྱུང་ཚུལ་དང་ལྟོ་ཐག་གཅོད་དུས་སྔོན་ལ་ནང་ཐད་དུ་སྡོམ་དགོས་པར་བསྟན་པ། ད་དུང་ཁོང་ནི་བཙས་མ་ཐག་པའི་ཕྲུ་གུའི་མིག་སྨུམ་གྱིས་འབྲུ་མཁན་ཡིན་ལ། ཕྲུ་གུར་ནུ་ཞོ་ལྡུད་པ་ལའང་སྐྱེས་པ་ནས་ཉིན་གསུམ་གྱི་བར་ལ་མི་ལྡུད་པ་དང་ཐོག་མའི་ཉིན་གཉིས་ཀྱི་རིང་ལ་གདུས་ཟིན་པའི་སྦྲང་རྩི་ལས་གཞན་གང་ཡང་མི་ཊུང་བར་བཤད། དེ་བཞིན་ཁོང་གི་བརྩམས་ཆོས་སུ་ཕྱིས་པར་ནུ་ཞོ་ལྡུད་པ་དང་གཅོད་པ། ཟས་སྐོམ་བསྟེན་ཐབས། ཁྲུས་བྱེད་ཐབས། སོའི་གཙང་སྲུ་བསྟེན་ཚུལ། ལྟོ་བ་འཁྲུ་བ་ལ་སོགས་པའི་ན་ཚ་ལ་ནད་གཡོག་བྱེད་ཚུལ་སོགས་ཞིབ་པར་སྦྲིས་ཡོད་པ་ལས་ཁོང་ནི་ཉམས་མྱོང་ལྡན་ལ་གཟབ་ནན་ཅན་གྱི་སྨན་པ་ཕུལ་དུ་བྱུང་བ་ཞིག་ཡིན་པ་རྟོགས་ནུས།

དེ་ནས་རོམ་གྱི་གནས་མང་མཁས་པ་སེལ་སུ་སིའི་གསུང་རྩོམ་ཁྲོད་དུ་གཤག་འཆོས་རིག་པའི་སྐོར་ཤིན་ཏུ་ཉུང་ལ་དེ་ནི་སྨན་པ་ཞིག་གིས་བེད་སྤྱོད་པའི་སྨན་ཡིག་ཁྲོད་དེ་ལ་དགོས་པ་ཆེར་མེད་པ་བསམ་པ་ཨེ་ཡིན་ནམ་སྙམ། གང་ལྟར་སྐབས་དེར་རོམ་དུ་བེམ་པོ་གཤག་འཆོས་བྱས་ཆོག་པ་ལ་ཐེ་ཚོམ་མེད། ཁོང་ལ་དེ་དུས་བེམ་པོར་བརྟག་བཤེར་བྱེད་པའི་གོ་སྐབས་བྱུང་ཡོད་པའང་ཤེས་ཐུབ་སྟེ་མགོ་བོའི་གཤག་འཆོས་སྐོར་སྦྲིས་པ་ལས་ཁོང་ལ་མགོ་བའི་གྲུབ་ཚུལ་གསལ་པོར་ངེས་ཡོད་པ་རྟོགས་ནུས། དཔེར་ན། རྣ་སྦུབས་འཁྱིལ་བའི་ཚུལ་དང་། སྡོད་རྩ་དང་འཕར་རྩའི་དབྱེ་བ། ད་དུང་འཕར་རྩ་བཅད་ན་ཁྲག་ཐོལ་གྱིས་ཐོན་པར་བཤད་ལ། འདི་ཡིས་ཡར་སྔོན་གྱི་ཧེ་ཕོ་ཁེ་རད་ཚིའི་ལུགས་ལ་འཕར་རྩར་དབུགས་ཡོད་པའི་ནོར་འཁྲུལ་གྱི་ལྟ་

བ་དག་བཅོས་བྱས་པར་འདོད། ཁོང་གིས་ད་དུང“གསོ་བ་རིག་པ་ནི་གཞུང་ལུགས་དང་འབྲེལ་བ་དམ་ནའང་། དེ་རྣམས་ཐམས་ཅད་དངོས་སུ་མཐོང་ནུས་པའི་རྒྱུ་རྐྱེན་གྱི་རྨང་གཞིའི་སྟེང་འཛུགས་པར་རིགས་པ་ལས་སྐོག་གྱུར་དང་གོ་དཀའ་བའི་རྒྱུ་རྐྱེན་རིགས་གསོ་དཔྱད་བསམ་བློའི་ཁྲིད་འདོར་བར་འོས་པ་མ་ཟད་ལག་ལེན་དག་གི་སྐབས་ནའང་འདོར་བར་རིགས། དེ་བཞིན་མི་གསོན་པོའི་ལུས་ལ་གཤག་ནས་ལྟ་བ་ནི་གདུག་རྩུབ་ཅན་དུ་མཐོང་ལ་མི་རིགས་པ་ཞིག་ཀྱང་ཡིན། འོན་ཏེ་ཞིབ་འཇུག་པ་ཞིག་གི་ངོས་ནས་གསལ་པོར་ངེས་པའི་ཆེད་དུ་བེམ་པོ་ལ་ལྟ་རྒྱུ་ཤིན་ཏུ་གལ་ཆེ་སྟེ། ལུས་ཀྱི་གྲུབ་ཆ་རེ་རེའི་གནས་ཡུལ་དང་གྲུབ་སྟངས་མི་གསོན་པོའི་སྟེང་དུ་ལྟ་བ་ལས་བེམ་པོའི་སྟེང་དུ་བལྟ་བས་ལེགས”ཞེས་བསྟན། གཞན་ཁོང་གི་སྐྱེ་ལུགས་རིག་པའི་ཐད་ཀྱི་ཤེས་བྱ་རྣམས་ནི་ཨེ་ལེག་ཟན་དར་མཁར་གྲོང་གི་ལུགས་ལས་ཐོན་ཞིང་། ནད་ལུགས་རིག་པའི་བསམ་བློ་ནི་ཐམས་ཅད་ཧེ་ཕོ་ཁེ་རད་ཚེའི་རྗེས་སུ་འབྲངས་འདུག་ལ། ཁོང་རང་གནའ་བོའི་མཁས་པ་ཆེན་པོ་སྟེ་ཧེ་ཕོ་ཁེ་རད་ཚེའི་དགོངས་པ་ལ་དོགས་པ་གང་ཡང་མེད་ཅེས། གོང་མ་དེ་དང་འདྲ་བར་ནམ་ཟླ་དུས་ཚིགས་དང་ནད་པའི་རྟེན་དང་ན་སོ་སོགས་ལ་ཤིན་ཏུ་གཙིགས་ཆེན་བྱེད།

ནད་ལུགས་རིག་པ་བྱེ་བྲག་ཏུ་བཤད་པ་ཞེས་པ་ནི་སྤྱིར་བཏང་ཧེ་ཕོ་ཁེ་རད་ཚེའི་འདོད་ཚུལ་གཞིར་བཞག་ནས་བཤད་པ་ཡིན་མོད། གནད་ཆེ་བའི་གླེང་བརྗོད་འགའ་རེར་ད་དུང་འགྱུར་ཁུངས་གཞན་ཡང་ཡོད་སྲིད། ཁ་ལས་ཁྲག་བཞུར་བ་ལ་ཚ་བ་དང་མགོ་བོ་ན་བའམ་ཐང་གཞུང་ན་བ་བཅས་བསྟོངས་མེད་ན་ནི་སྐྲ་གྲིའམ་ཡང་ན་མིད་པར་གས་རྨས་བྱུང་བ་ཡིན་ལ། དྲི་ཆུ་རྣག་ཅན་ལ་ཀུ་ཡ་(whitsediment)ལྡན་ན་ཚིགས་མིག་ན་བའི་སྔ་ལྟས་སུ་བྱེད་པ། དྲི་ཆུ་ཐིགས་པ་རེ་རེར་འབབ་ཅིང་ཁྲག་འདྲེས་ལ། མདོ་ཉུས་ཀྱི་གནས་སུ་དྲག་གཟེར་བྱུང་བ་བཅས་ནི་ལྷང་པ་རེད་པར་གྱུར་པར་འདོད། དེ་མིན་མཁལ་མའི་ནད་ཀྱི་མཚོན་རྟགས་ལ་མཁལ་མའི་གནས་སུ་ན་བ་དང་། དྲི་ཆུ་མང་བ། རྐྱུགས་མེར་ལྡང་བ། ཆུ་མདོག་ཐལ་སྐྱ་ཆུ་དང་འདྲ་བ། ལན་རེར་ལྦུ་བ་དང་ཁྲག །ཀུ་ཡ་བྱེ་མ་འདྲ་བ་བཅས་འབྱུང་སྲིད་པར་བཤད། ལུད་པར་ཁྲག་ལྦུ་བ་ཅན་བྱུང་ན་གློ་བར་ནད་ཡོད་པའི་རྟགས་དང་། སྐབས་ལུད་དཀར་པོ་གར་ལ་འབྱུར་བག

དང་འདྲ་ན་ནད་མཇུག་ལེགས་ཀྱང་། ལུད་པ་རྣག་ཅན་ལ་ཚད་གཞུག་ལུས་ནས་ཁ་སྐོམ་པ་དང་ཡུན་རིང་ཡི་ག་འཆུས་ན་ནད་རྗེས་ལེགས་པོ་མེད་ལ་དེའི་སྟེང་དུ་འབྲུ་བ་བྱུང་ན་འཆི་ལ་ཉེ་བ་ཡིན་ཞེས་བཤད།

དེ་བཞིན་འདར་ནད་དམ་ཚ་བའི་ནད་ཀྱི་སྐོར་ལ་ཉིན་རེ་རེར་འབྱུང་བ་དང་ཉིན་རེ་བཅད་ནས་འབྱུང་བ། ཉིན་གསུམ་རེ་བཅད་ནས་འབྱུང་བ་བཅས་སུ་དབྱེ་ཞིང་། ཡང་ཚ་བ་ལ་ལ་སླར་འབྱུང་བའི་དུས་ཡུན་དེ་ལས་ཀྱང་རིང་བ་ཡོད་ཀྱང་སྣང་ཚུལ་འདི་ནི་ཙུང་ཟད་མཐོང་ཞུང་ཞིང་ཉིན་གསུམ་འདར་ནད་ལ་རྗོགས་སླ་བའི་ཁྱད་ཆོས་ལྡན་ཏེ། འདི་ལ་ཕལ་ཆེར་ནམ་རྒྱུན་འདར་བའི་རྟགས་ནས་མགོ་རྩོམ་ལ། དེ་ནས་ཚ་བ་སྐྱེ། དེ་རྗེས་ཉིན་གཉིས་ལ་རྟགས་གང་ཡང་མེད་ཅིང་། ཉིན་བཞི་པ་ནས་ཡང་བསྐྱར་འབྱུང་ཞེས་བཤད། གཞན་ཡང་། ཉིན་རེའི་རྗེས་སུ་འབྱུང་བའི་འདར་ནད་ལ་རིགས་གཉིས་ཡོད་ལ། དང་པོ་ནི་ནད་ཀྱི་མགོ་མཇུག་གང་ལའང་ཉིན་གསུམ་རེར་འབྱུང་བའི་འདར་ནད་དང་ཕལ་ཆེར་རྟགས་མཚུངས་ལ། དེ་གཉིས་ཁྱད་པར་ཙུང་ཟད་རྒྱུག་པ་ནི་འདི་ཉིན་གཉིས་པར་མི་འབྱུང་བར་ཉིན་གསུམ་པ་ནས་བསྐྱར་དུ་འབྱུང་བ་ཡིན། ཅིག་ཤོས་ནི་དེ་བས་ངོ་བོ་ལྡི་བ་སྟེ་དེ་ཡང་སྔོན་མ་བཞིན་ཉིན་གསུམ་པར་བསྐྱར་དུ་འབྱུང་བ་ཡིན་ཡང་། དོན་ལ་དུས་ཚོད48ནང་ཕལ་ཆེར་དུས་ཚོད36ནི་ནད་ལྡང་བའི་སྐབས་ཡིན། ལན་རེར་ཉུང་ལ་ལན་རེར་མང་། སྐྱིད་ཙུང་ཟད་བྱུང་བའི་སྐབས་སུའང་ཚ་བ་ཡོངས་སུ་ཞི་བ་མེད། འོན་ཀྱང་ཉིན་རེར་ཚ་རྟགས་སྟོན་པའི་འདར་ནད་ལ་འགྱུར་ལྡོག་མང་ཞིང་རྙོག་འཛིང་ཆེ་སྟེ། དེའི་ལ་ལར་ཐད་ཀར་ཚ་བའི་མངོན་རྟགས་འབྱུང་བ་དང་ཡང་ལ་ལར་གྲང་ཟུག་མི་ཐེག་པ་དང་ཡང་ན་གྲང་ཤུམ་བྱེད་ལ། ཚ་བ་ལ་ལ་མངོན་རྟགས་ཞི་བར་གྱུར་ནས་སླར་གང་ཡང་ལྡང་བ་མེད་ལ་ཡང་ལ་ལ་ཚད་གཉའ་ཙུང་ཟད་དམད་པར་གྱུར་ཀྱང་ཐེངས་རྗེས་མར་ལྡང་བའི་བར་དུ་ད་དུང་ཚ་བ་ཕྲན་བུ་གནས་པར་བྱེད། ཡང་རིགས་གཞན་ཞིག་ནི་ཐོག་མར་སྐྱེ་བའི་དུས་ནས་སྐྱིད་ཅི་ཡང་མེད་པར་རྒྱུན་བསྲིངས་ནས་འབྱུང་བ་ཡིན། དེ་བཞིན་ལ་ལ་ཚ་བ་ཆེ་ཏྭ་རྒྱས་ལ་འགའ་རེ་ཙུང་ཟད་ཡང་། ལ་ལ་ཉིན་རེ་རེ་བཞིན་འདྲ་ཞིང་ལ་ལ་མི་འདྲ། ནད་གཞི་མངོན་དུ་བྱེད་དུས་ཀྱང་ཉིན་གཅིག་ལ་ཡང་ཞིང་ཅིག་ཤོས་ལ་ལྡི་བ་འབྱུང་བ། ལ་ལ་

ཉིན་གཉིས་པར་ཡང་དུས་ཚོད་སྔ་ཉིན་དང་འདྲ་བར་འབྱུང་ལ་ཡང་ལ་ལ་དེ་ལས་སྔ་བའམ་ཡང་ན་འཕྱི། ལ་ལ་ནད་གཞི་ལྷང་བའམ་སྐྱིད་འབྱུང་བ་ལ་ཉིན་མཚན་གཅིག་གི་ཡུན་དགོས་ཤིང་། ཡང་འགའ་རེ་དེ་ལས་ཉུང་བའམ་མང་བ་ཡོད། ལ་ལ་བྲེལ་འཚབ་ཀྱི་སྐབས་སུ་རྟུལ་ནག་འབྱུང་ལ་འགའ་རེར་མེད། ལ་ལར་རྟུལ་ཐོན་རྗེས་སུ་ཡོངས་སུ་ཞི་ཡང་ལ་ལ་དེ་རྗེས་ལུས་པོ་ཉམས་དམད་པར་འགྱུར་ཞེས་ཚ་བའི་ནད་ཀྱི་རྣམ་འགྱུར་སྣ་ཚོགས་ལ་ཉམས་ཞིབ་བྱས་པའི་མཐོང་སྣང་དག་ཞིབ་པར་བཀོད་འདུག །

སེལ་སུ་སིས་ཚད་པ་ནི་ནད་གཞི་ཤིན་ཏུ་གཙོ་བོ་ཞིག་ཏུ་འཛིན་པ་མ་ཟད་ཤེས་པ་འཚོལ་བའང་སྤྱི་ཁྱབ་ཀྱི་ནད་ཅིག་ཏུ་བརྩི་ཞིང་དེའི་མངོན་ཚུལ་ནི་བརྗེད་ངས་དང་དངངས་འགྲིལ་བཅས་སུ་འབྱུང་ལ། དེ་ཡི་མངོན་ཚུལ་གཞན་ཞིག་ནི་སྟོང་འདད་རྒྱག་པ་ཡིན་ལ་དེས་རིག་པ་དང་སེམས་ཀྱི་བྱམས་བརྩེའི་རང་བཞིན་ལ་གནོད་སྐྱོན་ཐེབས་པར་བྱེད་པ། ད་དུང་གཉིད་ཞེན་ནད་(Lethargus)ཅེས་པའི་སྐོར་མང་དུ་སྤྲོས་ལ་དེ་ནི་འགོག་ཐབས་མེད་པའི་གཉིད་ཞེན་ལ་བྱ་བ་ཡིན་ཞིང་སློ་བུར་དུ་འཆི་བའི་བར་དུ་དེ་ལྟར་རྒྱུན་བསྲིང་བར་བཤད། ཟད་བྱེད་(tahes ལ་ཐིན་ཡི་གེར་ཟད་པའི་དོན)ཅེས་པའི་ཐ་སྙད་ནི་གཙང་ཆེན་དང་ཉམས་དམད་པར་བྱེད་པའི་ནད་གཞན་ལ་བཤད་པ་ཡིན་ཏེ་ཁོང་གིས་འདིའི་སྐོར་ལ་ཡང་ཞིབ་ཕྲའི་གླེང་བརྗོད་མཛད་ཡོད་དེ། ཟད་བྱེད་ཀྱི་ནད་ལ་ཐོག་མའི་དུས་སུ་ཤིན་ཏུ་གཟབ་ནན་བྱ་དགོས་ལ་ཡིད་གཟབ་མ་བྱས་པའི་དབང་གིས་འདི་རང་གསོ་བཅོས་ལེགས་འགྲུབ་མི་འབྱུང་བ་ཡོད་ཅེས་བཤད། ལྷག་ཏུ་ཁོང་གིས་ནད་དེ་ལ་ས་ཆུའི་སྒོ་ནས་བཅོས་པའི་ཐབས་དང་། རྒྱ་མཚོའི་འགྲུལ་བཞུད། ཨེ་ཅིབ་ཏུ་གཞིས་འདེབས་པ། འགྲོ་འགྲུལ་ཡང་བར་བསྟེན་པ། བཟའ་བཏུང་དང་ཁྱད་པར་དུ་བ་གླང་འོ་མ་བསྟེན་པ། ཤུར་མཉེ་ཡང་བོའི་རིགས་དང་ཆུ་ཚན་གྱི་ཁྲུས་སོགས་ལ་ཤིན་ཏུ་གཙིགས་ཆེན་བྱེད་ཅིང་ཐང་ཆུ་དང་སྦྲང་རྩི་གཉིས་ནི་གློ་གཙང་ཟད་བྱེད་ལ་སྨན་པའི་རྫས་སུ་བྱེད། ད་དུང་ནད་གཞི་སྤྱིར་བཏང་བའི་ཁྲིད་བརྒྱལ་གཟེར་གྱི་ནད་ཀྱང་གླེང་ཡོད་ལ་དེར་ཟས་སྐོམ་བསྟེན་པ་ལ་གཟབ་ནན་བྱེད་པ་དང་ཆང་རག་སྤོམ་པ། གནས་བྱེ་བྲག་པའི་བསྲུ་འདྲེན་གསོ་བཅོས་ཏེ་ཏེལ་བ་དང་། ལྷན་སྐྱེས་ཀྱི་འགོག་ནུས་སློང་བྱེད་ཀྱི་སྐྱོ་མ་བསྐྱུ་བྱུག་བྱེད་པའི་ཐབས་སོགས་

བསྟེན་རིགས་པར་བཤད།

ཁོང་གིས་མགོ་བོ་ན་བ་ལ་ལྷག་ཏུ་མཉམ་འཇོག་བྱེད་ཅིང་འདི་ལ་འབྱུང་ཁུངས་འདྲ་མིན་སྣ་ཚོགས་ཡོད་པར་ཤེས་ནས། རྟག་པར་ཟས་སྐོམ་དང་། གདར་ག ༼སྐྱི་ཚེ་ཕྱི་མའི་ཁརྣ། ཕུར་མཉེ་སོགས་ཀྱིས་བཅོས་པར་བྱེད། གྲི་བའི་ཚད་པ་ལ་གཏར་གས་བཅོས་པ་དང་རྣག་ཅན་དུ་གྱུར་ན་དྲལ་དགོས་པར་བསྟན། དབུགས་འཚོང་དང་འཕྲིན་རྫུབ་དཀའ་བ་ལ་གཏར་ག་དང་བཤལ་བསིལ་རྫྲོད་ཀྱི་དུགས། སྨྱུགས་སྨན། གཅིན་འབེབ་སྦྱོར་བ་ལ་སོགས་ཀྱི་བཅོས་ཐབས་བསྟེན་པ། དེ་བཞིན་གློ་ཚད་བཅོས་ཐབས་ཐད་ལའང་གཏར་ག་དང་། འཇུ་སླ་བའི་ཁ་ཟས་བསྟེན་པ། རྒྱུན་པར་དུགས་བྱེད་པའི་རས་བཟེ་བ་དང་ཁང་བའི་ནང་དུ་མཁའ་དབུགས་གསར་པ་རྒྱུ་བར་བྱེད་དགོས་པར་བསྟན། སྙིག་སྨྱུགས་ཅན་གྱི་མྱུར་གཤིས་མཆིན་ནད་ལ་གསོ་བཅོས་སུ་འཛམ་སྦྱོང་དང་། རྣག་ཡོད་ན་གཤག་འབྱེད་ཀྱི་ཐབས་ཀྱིས་བཅོས་པར་བཤད། མཁལ་ནད་ཀྱི་གསོ་བཅོས་ལ་རྒྱུན་པར་གཅིན་འབེབས་ཀྱི་སྦྱོར་བ་དང་ཆུ་དྲོན་གྱི་ཁྲུས་བསྟེན་དགོས་ལ་ངེས་པར་རྩྭ་དང་ཕོག་ཐུག་ཅན་གྱི་ཟས་ལ་འཛེམ་དགོས་ཞེས་བཞེད། དེ་བཞིན་ཕོ་བའི་ནད་གསོ་བ་ལ་སྤྱིར་བཏང་བཟའ་བཅུད་ལ་གཟབ་ནན་བྱེད་པ་དང་། ཕུར་མཉེ། ཁྲུས། ནི་ཙུ་ཏ་སོགས་བསྟེན་ལ། མྱུར་གཤིས་འབྲུ་ནད་ལ་ནད་པས་མཐའ་གཅིག་ཏུ་ཉིན་འགར་ཁ་ཟས་སྡོམ་པ་དང་། དེ་རྗེས་འདུ་འདྲིལ་བྱེད་ནུས་ཅན་གྱི་ཁ་ཟས་དང་སྨན་སྦྱོར་བསྟེན།

བཟའ་བཏུང་དང་འཕྲོད་བསྟེན་ལ་དེ་བས་དོ་ཁུར་བྱེད་ཅིང་འདི་ནི་སེལ་སུ་སིའི་བཅོས་ཐབས་ཀྱི་རྩ་བ་ཡིན་ལ་ཕྱོགས་འདི་ནས་བལྟས་ཚེ་ཁོང་ནི་ཧེ་པོ་ཁེ་རད་ཚོའི་རྒྱུད་འཛིན་ངོ་མ་ཞིག་ཏུ་འདུག ༼ཁོས་འགྲོ་འགྲུལ་ཡང་བའི་རིགས་དང་། རྒྱུན་པར་ཡུལ་སྐོར་དུ་འགྲོ་བ། ཞིང་གྲོང་དུ་གཞིས་སྡོད་པ། འཁྲིག་སྦྱོར་ལ་ཆོད་འཛིན་དང་བཟའ་བཏུང་ཚད་ལས་མི་འདའ་བ། དྲག་པོའི་ལས་མི་བྱ་བ། བཟའ་བཏུང་དང་འཚོ་བའི་གོམས་སྲོལ་ལ་གློ་བུར་དུ་འགྱུར་བ་མི་གཏོང་རྒྱུ། གནམ་གཤིས་དྲོད་གྲང་གི་འགྱོ་ལྡོག་ལ་མཉམ་འཇོག་བྱ་བ་བཅས་དང་། ཚ་བྲིའི་ཐབས་ལ་ཉིན་རེར་ཟས་ཐུན་གཅིག་དང་། རྒྱུན་པར་བཤལ་གཏོང་བ། གཉིད་འགོག་པ། རྩྭ་ཆུས་ལུས་འབྲུད་པ། འགྲོ་འགྲུལ་དང་ཕུར་མཉེ་བཅས་བསྟེན་དགོས་པར་བཤད། ཐབས་

ཚུལ་འདི་དག་གི་ཞོར་དུ་ནད་གཞི་གཞན་དག་ལ་གཙོ་བོར་འཛིན་དགོས་པའི་འཚོ་བའི་སྤྱོད་ལམ་སྐོར་ཞིབ་པར་སྤྲོས་ཡོད་ཅིང་ལྷག་པར་དྲིག་དང་གྲུམ་བུ་ལྟ་བུའོ། །ཟས་ཀྱི་བཅོས་ཐབས་གྱིས་ཕན་ནུས་ཆེན་པོ་ཐོན་ཚུལ་དེབ་གཉིས་པའི་ས་ཚོད་ཕྱེད་ལྷག་གིས་འདི་ཁོ་ན་བསྟན་པ་མ་ཟད་ཆེས་རོ་བཅུད་ལྡན་པའི་ཟས་ཐོ་རིང་པོ་ཞིག་ཀྱང་བཟོས་ཡོད། གཞན་ཡང་ཕོ་ནད་སྐྱིད་པ་དང་། གཅིན་འཁྱིལ། བཟི་བ། འཛམ་སྐྱོང་དང་། སྐམ་རིད་བཅས་ཀྱི་ནུས་པ་ལྡན་པའི་ཟས་ལ་དབྱེ་བསལ་བྱས་ལ། ཆུ་ལུམས་ཀྱི་བཅོས་ཐབས་སྐོར་ལའང་དོན་སྙིང་གལ་ཆེན་ལྡན་པར་དགོངས་ནས་གླིང་བརྗོད་ཞིབ་ཕྲར་མཛད་ལ་དེ་བས་མཁས་པ་ལ་ལས་ཁོང་ནི་ཆེས་ཐོག་མར་ཆུ་ཡི་བཅོས་འགྲོ་ཐུང་གི་ནད་པ་གཏན་འབེབས་བྱེད་མཁན་དུ་ངོས་འཛིན་བྱེད།

ཁོང་གི་སྨན་རྫས་རིག་པས་ནི་སྐབས་དེར་ཁོང་རང་ལ་ངེས་ཡོད་པའི་སྨན་རྫས་རྣམས་ནུས་པའི་སྒོ་ནས་བཤལ་དང་། རྟུལ་འདོན། གཅིན་འབེབ། སྒྲུགས། བཟི་སྨན་བཅས་སྡེ་ཚན་ད་མར་བགོས་ལ། བཟི་སྨན་གྱི་སྡེའི་ཁྲོད་དུ་ཉལ་ཐབའི་རིལ་བུ་ཡོད་ཅིང་། སྨན་ནུས་དེ་བས་བཙན་དགོས་པའི་སྐབས་སུ་ལང་ཐང་ཙེ་དང་མནྡ་གྷོ་ར་(mandragora)གཏོང་བར་བྱེད་དེ་མ་གཞི་མནྡ་གྷོ་རའི་ཁྲོད་དུ་ལང་ཏང་ཙན་དང་ལང་ཐང་ཨན་གྱི་ནུས་ལྡན་གྲུབ་ཆ་ཡོད་པས་རེད། ཁོང་གིས་མནྡ་གྷོ་རའི་གྲུབ་ཆ་ལྡན་པའི་རྫས་ཀྱིས་བསྐུ་སྨན་བཟོས་ནས་མིག་གི་ཟུག་གཟེར་བཅོས་སྐྱོང་བ་དེའང་རྒྱལ་མོ་ནང་དུ་བསྟུས་པ་ཕྱིར་རྐྱང་བའི་ཆེད་དུ་ཡིན་འདུག་ལ། ཐ་སོར་ཐྲ་ལུན་གྱིས་ཀྱང་སྨན་ནུས་འདི་རྟོགས་ཡོད་མོད་རྗེས་སུ་ལོ་ངོ་སྟོང་གཉིས་ལྷག་རིང་རྫས་འདིའི་བྱེད་ནུས་བརྗེད་པར་གྱུར་ནས་བེད་སྤྱོད་གཏོང་ཐུབ་མེད།

སྐྱེ་འཕེལ་དབང་པོའི་ནད་ཀྱི་སྐོར་ལས་ཁོང་གིས་ཕོ་མཚན་སྐྱི་ཐུམ་རིང་དྲགས་པར་ཕྱི་བཅོས་ཀྱི་ཐབས་སྤྱད་ཡོད་ཅིང་། ད་དུང་དཀྲི་དང་སྐྱི་ཐུམ་གྱི་རལ་ཟགས་རྒྱུད་བ་དང་རྣག་འགྱུར་ཅན་གྱི་རལ་ཟགས་སོགས་ཀྱང་སྤྲོས་ཡོད། དེ་ལྟར་སེལ་སུ་སིའི་ཕྱི་བཅོས་རིག་པ་ནི་རྗེ་བོ་ཁེ་རད་ཆེའི་དུས་སྐབས་ལས་མངོན་གསལ་གྱིས་འཕེལ་རྒྱས་སུ་ཕྱིན་ཡོད་ཅིང་ཁོང་གིས་དེབ་བདུན་པ་དང་བརྒྱད་པ་གཉིས་སུ་ཆེད་དུ་ཕྱི་བཅོས་སྐོར་སྤྲོས་ཡོད་པ་མ་ཟད། འདི་གཉིས་མ་ཡིན་པའི་དེབ་ཐ་མ་དག་ཏུའང་ཕྱི་བཅོས་ཀྱི་སྐོར་བཀོད་ཡོད་དེ་དཔེར་ན། རུས་ཆག་གི་ལག་

ཐབས་སྐོར་ལ་རང་གནས་སུ་བཙུག་རྗེས་རིང་ཐུང་སྣ་ཚོགས་པའི་ཆིངས་ཀྱིས་སྡོམ་པ་དང་། དེའི་སྙིང་སྲ་ཚིལ་དང་ཧེན་ཚྭིན་བསྲེས་རྫས་ཐུག་ནས་སྦྱོགས་སྐུར་བའི་ཚུལ་དུ་ཆིངས་རྣམས་མི་འགྲུལ་བར་བྱེད་ལ་བཅིངས་ནས་ཉིན་བདུན་དང་རིང་ནའང་དགུ་ལས་མི་འདའ་བ། ཡན་ལག་གི་སྐྲངས་པ་ཞི་ན་གོང་སྨྲས་རྣམས་གསར་དུ་བརྗེ་བ། ཉུས་པའི་ཆག་གྲུམ་ལས་འགྱུར་ཏེ་ཐོན་པའི་ཉུས་དུམ་གཙོད་དགོས་པ་དང་ཡང་ཉུས་དུམ་ལྷན་དུ་སྦྱར་རྗེས་འགྲུལ་སྐྱོད་མང་དུ་བྱས་ནས་ནད་པ་རང་ནས་ཡང་བསྐྱར་ཡན་ལག་བཀོལ་སྤྱོད་ལ་ལོབ་ཏུ་འཇུག་དགོས། དེ་བཞིན་དཔུང་ཉུས་དང་གྲུ་མོ། ངར་གདོང་བཅས་ཀྱི་ཆག་གྲུམ་ལ་ཆིངས་རྒྱག་པའི་ཐབས་ཀྱང་ཤིན་ཏུ་ཞིབ་པར་སྦྲོས་འདུག །དེ་དང་འབྲེལ་ནས་ཁོང་གིས་རྨས་སྐྱོན་དང་དེའི་ཟགས་ཐོན་རྫས་ཀྱི་བཅོས་ཀའི་ཐད་ནས་ཀྱང་ཁྲག་བཞུར་བ་དང་གཉན་ཁ་རྒྱས་པའི་བཅོས་ཚུལ་ཀྱང་བསྟན་ཡོད། (ཁོང་གིས་བཤད་པའི་གཉན་རྒྱས་པའི་རྟགས་ཆེ་བ་བཞི་སྟེ་དམར། སྐྲངས། ཚ། གཟེར་ནི་དེང་དུས་གསོ་རིག་སློབ་གཉེར་བའི་བསླབ་བྱའི་ཁྲིད་དུ་བཀོད་ཡོད) ཁོང་གིས་དམས་སྐྱོན་གྱི་རྗེས་ལ་འབྱུང་སྲིད་པའི་ནླ་བརྟན་གྱི་ནད་ལ་རྒྱུས་ལོན་བྱས་ཏེ་མེ་དབལ་དང་ཞྭག་རིགས། ད་དུང་སྲོག་ཆགས་ཀྱི་མཆེ་བའི་རྨས་ལ་སོགས་པ་དུ་མའི་སྐོར་སྦྲོས་ཡོད་དོ། །དེ་བཞིན་ཁྲག་བཞུར་བ་ལ་ཚུ་གྲང་དུ་སྦང་བའི་རས་ཀྱིས་སླན་ཏེ་གཙོད་ཅིང་། གལ་ཏེ་སྐྱེད་མ་བྱུང་ན་སྲ་ཚིལ་བསྐུ་བ་དང་རྗེས་སུ་ཁྲག་རྩ་སྡོམ། སྐབས་དེའི་རས་ཆིངས་ཀྱིས་ཁྲག་རྩ་ཁོ་ན་ལས་གཞན་རྩའི་ཉེ་འཁོར་དག་ཀྱང་སྡོམ་པར་བྱེད།

མགོ་རྨ་བཅོས་པའི་ཐད་དུ་ཁོང་གིས་སྐོར་དྲའམ་གསང་བུག་བཏོད་པའི་ལག་ཐབས་རྒྱས་པ་ཞིག་བསྟན་ཡོད་ལ། ཚུ་ནད་ཀྱི་བཅོས་པ་ལ་ཞ་ཉེའི་སྦུབས་ཅན་སྡོང་ལ་བཏང་ནས་ཐུར་མ་འཕང་བར་སྟབས་བདེ་བཟོ་དགོས་པ། བྱང་ཕོག་སྨད་ཀྱི་རྨ་བཅོས་པ་ལས་ལོང་གར་རྨ་བྱུང་ན་རྒྱུ་ལོང་བཅེམ་དགོས་པ་དང་ཡང་གལ་སྲིད་རྒྱུ་མར་རྨ་བྱུང་ན་གསོ་བ་སྤྱང་ཞེས་བསྟན། དེ་ལྟར་རྨས་མ་གན་རྐྱལ་དུ་ལོག་ནས་འཕོངས་གྱེན་དུ་འདེགས་པ་དང་། རྨ་ཁ་ཆེར་བཏོད་ནས་གཟབ་ནན་གྱིས་རྒྱུ་ལོང་རང་མལ་དུ་བཙུག་རྗེས། ལྷོ་ཚིལ་སྦོ་མདོག་དོན་པ་རྣམས་དྲས་ལ། མཇུག་ཏུ་རྨ་ཁའི་གསུམ་སྐྱིའི་མཐའ་གཉིས་དང་ཕྱི་ལྤགས་ཀྱི་མཐའ་གཉིས་བཅས་ལེགས་པར་

སྦྱར་ནས་བཅོམ་དགོས་ཚུལ་ལ་སོགས་ཤིན་ཏུ་ཞིབ་པར་བསྟན་ནོ། །གཞན་ཡང་ཁོང་རང་རལ་ཟགས་དང་གས་རྨ། སོ་མཚན་འགགས་པ། ཤ་ལྷག །རྣག་སླངས། མཚན་བར་རྫོལ་བ་སོགས་ལའང་ངོས་འཛིན་གཉིང་ཚུགས་པ་སྐྱེས་ཡོད། བྱང་ཁོག་སྟོད་ཀྱི་འབྲས་ནད་སྣ་མོར་ངོས་འཛིན་བྱེད་ཐུབ་ན་གཤག་བཅོས་བསྟེན་པར་རིགས་མོད། ཡུན་རིང་སོང་བའི་འབྲས་སྐྲན་ལ་དྲ་བཅོས་སོང་ཚེ་ཇེ་སྡུག་ཏུ་འགྲོ་བ་ལས་འོས་མེད་པར་བཤད། མིག་ནད་བཤད་པའི་ལེའུ་ཞིག་ཡོད་པ་ནི་སྐབས་སུ་མིག་ནད་ཚན་ཁག་གི་ཤེས་བྱའི་ཁུངས་བཅོལ་ཡུལ་གཙོ་བོ་ཡིན་ལ། དེར་གཞོག་དབྱིབས་མིག་འཛེར་དང་མིག་འབུར། ནང་འགྲིབས་ཀྱི་གཤག་བཅོས་སྐོར་སོགས་ཀྱང་སྤྲོས་ཡོད།

གཞན་ཡང་དབྱིབས་དོད་གཤག་བཅོས་ཀྱིས་སེལ་སུ་སིའི་གསུང་རྩོམ་ཁྲིད་ཀོ་གནས་གལ་ཆེན་བཟུང་ཡོད་ཅིང་། ལྷག་པར་དུ་སྣ་དང་མགོ་བོ་སོགས་གནས་གཞན་གྱི་དབྱིབས་དོད་ལག་ཐབས་ཐད་རྒྱལ་དུ་བཏོན་ཡོད། ཁོང་གིས་ཉེ་གནས་ཀྱི་སྐྱི་པགས་བཀོལ་ནས་སྤར་གཟུགས་སླར་གསོ་བྱེད་དགོས་པར་བསྟན་ཡོད་ལ། གཞན་ལྷང་པ་ལ་ཕྱི་བཅོས་བསྟེན་ཐབས་སྐོར་ཞིབ་པར་བཀོད་པའི་ཚུལ་ལ་གཞིགས་ན་འདི་ཡི་གཤག་བཅོས་སྐབས་དེར་ཅི་ཙམ་འཕེལ་འདུག་པ་གསལ་པོར་རྟོགས་འོང་། དེ་ཙ་རེའུ་བཤིག་ལག་ཐབས་ཇི་ལྟར་བསྟེན་པ་དང་དེར་སྤྱོད་པའི་ཆ་བྱད་གང་དག་ཡོད་ཚུལ་སོགས་ཀྱང་བསྟན་ཡོད། ཁོང་གི་གསུང་རྩོམ་ཁྲིད་སྐབས་དེའི་རྨ་བཅོས་ལ་སྤྱོད་པའི་ཆ་བྱད་ཀྱི་རྣམ་གྲངས་བརྒྱ་ཕྲག་ཅིག་བཀོད་ཡོད་པ་ལས་འདིར་འགའ་ཞིག་གླེང་ན། བཟོ་དབྱིབས་སྣ་ཚོགས་པའི་གཤག་གྲི། བུམ་པ། ཟུག་རྡུ་བརྟག་བྱེད། རྩེ་གུག །སྐམ་པ་དང་ཁྱད་པར་སོ་འདོན་གྱི་རྩེ་གུག་ཅིག །སྐོར་དྲུས་རྫེས་ལ་ཚུས་ལེབ་ལེན་བྱེད། མདེའུ་འབྱིན་དུས་རྨ་ཁ་འབྱེད་བྱེད་ལ་ཡི་གེ"V"དབྱིབས་ཀྱི་ལྕགས་བཟོས་ཆ་བྱད། ཞ་ཉེའི་འདྲེན་སྦུག །ལྷང་པའི་རེའུ་གྲི། ཡན་ལག་གཅོད་པའི་སོག་ལེ། གསོར་སྣ་ཚོགས། རྒྱ་དར་འབྱེད་བྱེད་(meningophylax) དེ་སྐོར་དྲའི་རྨ་མཐའ་བདག་ཉར་བྱེད་དུས་སྐྲད་སྐྱི་སྲུ་བ་ཕྱིར་འཐེན་བྱེད། གཞན་བཅིང་རས། ཆིག་རླུག་ལ་ཆེད་དུ་སྤྱོད་པའི་ཆིངས་དང་ཚ་སྲིན་གྱི་ཙུས་པ། ཀོ་ཐག་ལ་སོགས་ཤིན་ཏུ་སྣ་མང་ཞིང་། འདི་དག་ཕོམ་ཕེལ་ནས་སྤོག་འདོན་བྱས་པའི་ཆ་བྱད་ཁག་ད་ལྟ་ཨི་ཐ་ལིའི་ན་ཕུ་ལེ་སི་(Naples)རྟེན་མཛོད་ཁང་དུ་ཉར་ཡོད་པ་སེལ་སུ་སིས་བཤད་པ་དག་དང་བཟོ་དབྱིབས་ཡོངས་

སུ་མཐུན་ནོ། །

ཡང་དུས་རབས་དང་པོའི་ནང་བྱུང་བའི་དེ་ཕོ་ཁེ་རད་ཚོའི་དགོངས་པ་ཡང་དག་པར་ལག་ལེན་དུ་འདེབས་མཁན་གྱི་སྨན་པ་མཁས་པ་ཨ་རེ་ཐེའུ་སིའི་མྱུར་གཤིས་དང་དལ་གཤིས་ནད་ཀྱི་རྒྱུ་རྐྱེན་རྟགས་བཅོས་སོགས་ཀྱི་ཉམས་ཡིག་མཛད་པ་ལ། དེ་རྣམས་སུ་ནད་ཐྱི་དང་ཁྱད་པར་དུ་བྲང་སྙིའི་གཉན་ཚད་ཀྱི་སྐོར་སྤྲོས་པ་ནི་ཆེས་དཔེ་མཚོན་ཅན་ཞིག་དུ་འདུག་པ་དང་། གླད་ཆེན་ལས་བསྐྱེད་པའི་སྲིད་ནད་ལ་ཞིབ་འཇུག་གཏིང་ཟབ་པར་བྱས་ཤིང་། དེར་གླད་ཆེན་ལ་བརྡབས་རྨས་བྱུང་བའི་སྲིད་རྟགས་ནི་གཡས་གཡོན་བསྣོལ་ནས་འབྱུང་ཞིང་དེ་ནི་རྒྱུངས་པར་རྨས་བྱུང་བ་དང་མི་འདྲ་བའི་ཚུལ་བཤད་ཡོད། སྙིང་ལ་ཇི་ལྟར་བརྟག་པའི་ཚུལ་བརྗོད་པ་ལ་ནང་དོན་ས་ཚད་ཆེ་ཞིང་ཞིབ་གསལ་དོད་པའི་དཔྱད་རྩོམ་ཞིག་ཏུ་གྲུབ་འདུག །ཨ་རེ་ཐེའུ་སིའི་གསོ་བཅོས་ཐབས་ལམ་དང་སྐབས་དེའི་ཐབས་ལམ་གཞན་དག་བར་ལ་ཁྱད་པར་ཆེར་མི་འདུག་སྟེ་ཕལ་ཆེར་ཐམས་ཅད་ཟས་ཀྱི་བཅོས་ཀ་དང་དངོས་ལུགས་བཅོས་ཐབས་རང་དུ་འདུག །

དུས་རབས་གཉིས་པའི་སྨན་པ་མཁས་པ་ཧྥ་ལུན་ནི་སྟོན་མ་དག་དང་བསྡུར་བས་གཤག་འབྱེད་རིག་པའི་ཐད་དུ་ཞིབ་འཇུག་མང་དུ་མཛད་ཡོད་ལ་ཁོང་གིས་ཐེ་ཚོམ་གང་ཡང་མེད་པའི་སྒོ་ནས་སྲོག་ཆགས་གཤག་འབྱེད་ཀྱི་འབྲས་བུ་རྣམས་མི་ལུས་ཀྱི་སྟེང་དུ་བཀབ་ཅིང་། སྐྱེ་ལུགས་རིག་པའི་ཐད་ཀྱི་བགམ་བཞེད་དག་ལའང་ཨ་རས་སི་ཐོ་ཐེལ་གྱི་མཚན་ཉིད་རིག་པའི་ཆ་རྐྱེན་ཙམ་དང་མཐུན་པར་གྱུར་ན་སྒྲུབ་བྱེད་ཐོབ་པར་ངེས་བཟུང་། སྲོག་རླུང་ནི་ཚེ་སྲོག་གི་རྩ་བ་ཡིན་ལ་དེར་རིགས་གསུམ་མཆི་བ་ལས་སྲོག་ཆགས་སྲོག་རླུང་གླད་པར་གནས་ཏེ་ཚོར་བ་འགྲོ་འགྲུལ་གྱི་ལྟེ་བ་ཡིན་ལ། ཚེ་སྲོག་སྲོག་རླུང་སྙིང་ལ་གནས་ནས་ཁྲག་དང་འདྲེས་ལ་ཁྲག་འཁོར་རྒྱུག་གི་ལྟེ་བ་ཡིན་པ་མ་ཟད་ལུས་ཀྱི་དྲོད་སྐྱོམས་འཛིན་བྱེད་པའི་ཁུངས་ཀྱང་ཡིན། རང་བྱུང་སྲོག་རླུང་ནི་མཆིན་པ་ནས་ཁྲག་ཏུ་འགྲོ་ཞིང་ཟས་བཅུད་མྱུག་བཞུ་འདོར་ལེན་བྱེད་པའི་ལྟེ་བ་ཡིན་ཞེས་བཤད། ཁོང་གིས་ད་དུང་ལུས་པོ་ནི་རྣམ་ཤེས་ཀྱི་ལག་ཆ་ཙམ་ཡིན་པར་འདོད་ལ་འདི་ལ་སོགས་པའི་ཐད་ནས་ཁོང་རང་གི་ལྟ་བ་ཡེ་ཤུ་ཆོས་ལུགས་ཀྱི་ལྟ་དགོངས་དང་མཐུན་པར་བྱས་ཡོད་པ་རྟོགས་སླ། དེ་བས་ཁོང་ལ་མགྱོགས་མྱུར་ངང་ཆོས་ཚོགས་ཀྱི་རོགས་སྐྱོར་ཐོབ

ཅིང་ཁོང་གི་བཞེད་པ་ཐམས་ཅད་འགལ་འཁྲུགས་གང་ཡང་མེད་པའི་གསུང་ཚད་མ་ཡིན་པར་ཁས་ལེན་ཐོབ། འདི་ཡིས་ཁོང་གི་བཞེད་པ་མཐའ་དག་ཅིའི་ཕྱིར་དུས་དེ་ནས་བཟུང་རིག་རྩལ་བསྐྱར་དར་གྱི་བར་དུ་གཡོ་འགུལ་དང་འགྱུར་ལྡོག་གང་ཡང་མེད་པ་དང་། ཁོང་གི་གཤག་འབྱེད་རིག་པའི་རྟོག་ཞིབ་རྣམས་ཀྱང་ཅིའི་ཕྱིར་ཆེས་ཡང་དག་ཏུ་བཟུང་ནས་མི་གཞན་གྱིས་དགག་པ་དང་དངོས་བཤེར་བྱེད་མི་ཆོག་ལ། ཐ་ན་བཞེད་པ་དེ་དག་ལ་ཐེ་ཚོམ་ཟ་མཁན་རྣམས་ཀྱང་ལྷ་ལོག་པའི་གྲས་སུ་འཇོག་དགོས་པའི་རྒྱུ་མཚན་ཧ་གོ་འོང་། ཐྲ་ལུན་ནི་གསོ་བ་རིག་པའི་ཕྱོགས་སུ་སློབ་དཔོན་ཆེན་མོའམ་ལྷ་ལྟ་བུར་འཛིན་ཏེ་དངོས་ནས་ཨ་རབ་སི་ཐོ་ཐེལ་ལ་མཚན་ཉིད་རིག་པའི་སྡེ་ནས་ངོས་ལེན་ཐོབ་པ་དང་མཚུངས། དེ་མཚུངས་སུ་ཁོང་གི་སྐབས་གཅིག་སྨྲ་བའི་འདོད་ཚུལ་ལ་ཨ་རབ་པ་དང་ཧེབ་རོ་(Hebrew)སྐད་པའི་གོང་བཀུར་ཐོབ་ཅིང་ཁོང་ནི་དུས་རབས་མང་པོའི་རིང་ལ་དགག་པའི་གནས་མེད་པའི་མི་སྣ་ཞིག་ཏུ་གྱུར།

ཁོང་གིས་ཁྲག་འཁོར་རྒྱུག་གི་ལྟ་བའི་ཐད་དུ་སྙིང་ཤག་གཉིས་ཀྱི་བར་ལ་མཐོང་བར་མི་ནུས་པའི་བུ་ག་ཕྲ་མོ་ཞིག་གི་སྒོ་ནས་རྒྱུ་འགྲུལ་བྱེད་པའི་འདོད་ཚུལ་བཏོན་ཅིང་འདི་ནི་ཕེ་ས་ལུ་སིའི་(Vesalius,1514~1564)རྗེས་ཀྱི་གཤག་འབྱེད་རིག་པའི་ཐད་ད་དུང་གོ་གནས་བཟུང་འདུག །འདི་ལྟར་ནོར་འཁྲུལ་ཆེན་པོ་བཟོས་པ་ལ་ཀུན་གྱིས་ད་དུང་ཁོང་རང་ལམ་སྟོན་པར་བཟུང་བ་ཡིས་གསོ་བ་རིག་པའི་འཕེལ་རྒྱས་ཀྱི་གོམ་འགྲོས་དུས་ཡུན་རིང་པོར་མཚམས་བཞག །འོན་ཀྱང་ཁོང་དངོས་ནས་མཁས་པ་དང་དངོས་བཤེར་བ་ཆེན་པོ་ཞིག་ཏུ་ཅིས་ཀྱང་ངོས་ལེན་དགོས་ཏེ། ཁྱད་པར་དུ་གཤག་འབྱེད་རིག་པ་དང་སྐྱེ་ལུགས་རིག་པའི་ཐད་དུ་ཁོང་རང་ཐོག་དང་པོར་སྲོག་ཆགས་ཀྱི་ཐྲད་ཆེན་དང་རྗེ་ཞབས། ཐྲད་སྙིང་བཅས་ལ་གནོད་སྐྱོན་བཟོས་ནས་དེ་དག་སོ་སོར་འབྱེད་མཁན་ཡིན་ལ། ཐྲད་པའི་དབང་རྩ་ཆ་བཅུ་གཉིས་ལས་ཆ་བདུན་ངོས་བཟུང་བ་མ་ཟད་འགུལ་བྱེད་དབང་རྩ་དང་ཚོར་བྱེད་དབང་རྩའི་ཁྱད་ཕྱེ་མཁན་ཡང་ཡིན་ཏེ་ཁོང་གི་ཐྲད་པའི་གྲུབ་སྟངས་ཐད་ཀྱི་ངོས་འཛིན་དག་ནི་ཕལ་ཆེར་དེང་གི་དུས་དང་མཐུན། ཁོང་ནི་ད་དུང་དངོས་བཤེར་སྐྱེ་ལུགས་རིག་པའི་རྨང་འདིང་མཁན་དུའང་ངོས་ལེན་ཞིང་སྙིང་འཕར་རང་

ཁུངས་སྨྲ་བའི་[①]འཐུས་ཚབ་པ་སྟཱ་བར་འཛིན། ཁོང་གིས་སྔོན་ཆད་དབང་རྩ་འབྲེལ་བ་ཐམས་ཅད་བཅད་པའི་སྙིང་རྒྱུང་བའི་སྙིང་ནས་དེའི་འཕར་ལྡང་ལ་དངོས་བཤེར་བྱས། འཕར་རྩའི་ཁྲོད་དུ་ཁྲག་རྒྱུ་བའི་ཚུལ་རྟོགས་ལ་ཐོག་དང་པོར་དངོས་བཤེར་གྱི་སྒོ་ནས་དེའི་འཕར་ལྡང་ལ་བདེན་དཔང་འཚོལ་མཁན་ཡིན། ཁོང་གིས་འཕར་རྩའི་རྩ་སྦུབས་སུ་བྱ་སྒྲོ་ཞིག་བཙུག་ཅིང་ཡས་སྣེ་ནས་བསྡམས་ཏེ་བལྟས་པས་འཕར་ལྡང་མེད་པར་གྱུར་པ་མཐོང་། ཡིན་ནའང་ཁྲག་ནི་རྩ་སྦུབས་གཅིག་ལས་ཕྱོགས་གཉིས་སུ་རྒྱུ་བའི་ནོར་འཁྲུལ་གྱི་འདོད་ཚུལ་བྱུང་ལ། འཕར་རྩའི་ཁྲག་གིས་སྙིང་ལ་གནས་པའི་ཚེ་སྲོག་སྲོག་རླུང་སྐོར་སྐྱེལ་བ་དང་སྡོད་རྩའི་ཁྲག་གིས་མཆིན་པར་གནས་པའི་རང་བྱུང་སྲོག་རླུང་སྐོར་སྐྱེལ་བ། དེ་བཞིན་ཀླད་པར་གནས་པའི་སྲོག་ཆགས་སྲོག་རླུང་ཡང་སྦུབས་ཅན་དབང་རྩ་བརྒྱུད་ནས་སྐོར་སྐྱེལ་བ་ཡིན་ལ་དབང་རྩ་དེ་རིགས་མི་ཤ་བའི་རྗེས་སུ་སྦུབས་མེད་དུ་འགྱུར་ཞེས་བཤད། ད་དུང་མཛིང་ཚིགས་ལྔ་བའི་དབང་རྩ་བཅད་ན་བྲང་དང་སོག་པའི་གནས་ཀྱི་ཤ་རྒོད་གང་དག་སྦྲིད་པར་འགྱུར་བ་དང་རྩིབ་བར་གྱི་དབང་རྩ་དང་གྲེ་བའི་དབང་རྩ་བཅད་ན་ལྐུགས་པར་འགྱུར་བ། ཀླད་ཆེན་གྱི་ཀླུམ་ཕྱིད་བསྣད་པ་ཙམ་ལས་ཀླད་ཤག་ལ་སྐྱོན་བྱུང་མེད་ན་ཚོར་ནུས་དང་འགུལ་ནུས་ད་དུང་གནས་ཡོད་པ། ཀླད་པ་དང་སྙིང་གི་བར་ལ་རྒྱུ་བའི་དབང་རྩར་དངོས་བཤེར་བྱས་པ་བརྒྱུད་དབང་རྩ་ནི་ཀླད་པ་ནས་སྙིང་གི་གནས་སུ་རྒྱུ་བར་ཤེས་པ་ཡིས་སྔོན་ཆད་དེ་ལས་ལོག་པར་འདོད་པའི་ལུགས་བཀག་པ། ད་དུང་གཅིན་འདྲེན་སྦུ་གུ་གཉིས་བསྡམས་ནས་དེའི་བྱེད་ལས་བརྟག་པ་སོགས་དངོས་བཤེར་ལ་བརྟེན་པའི་ཤེས་བྱ་དུ་མ་ཞིག་ཐོབ་པོ། །

ནད་ལུགས་ཀྱི་ངོས་འཛིན་ཐད་དུ་བྱེད་ལས་གང་གི་འགྱུར་བ་ནི་དེ་འབྲེལ་གྱི་དབང་པོ་ཞིག་ལ་གནོད་སྐྱོན་ཐེབས་པས་ཡིན་ལ། ལྡོག་སྟེ་བཤད་ན་དབང་པོ་གང་ཞིག་ལ་གནོད་སྐྱོན་ཞུགས་ཚེ་དེའི་བྱེད་ལས་ལ་འགྱུར་བ་ཐེབས་པར་བྱེད་ཅེས་ཁོང་གིས་ཐོག་དང་པོར་རྩ་དོན་འདི་བཞིན་ནད་གཞི་མཐའ་དག་གི་མངོན་ཚུལ་ལ་འགྲེལ་བཤད་བྱས། ཁོང་གིས་ནད་གཞི་ཐམས་ཅད་རིགས་གཉིས་སུ་བསྡུས་ཡོད་པ་ལས་གཅིག་ནི་སྤྱིར་བཏང་ངམ་ཐོག་མའི་དུས་ཀྱི་

① སྙིང་འཕར་ལྡང་བྱེད་པའི་རྒྱུ་རྐྱེན་ནམ་ཁུངས་སྙིང་རང་གི་ཤ་ལས་བྱུང་བར་བཞེད་པ་སྟེ་རྒྱ་ནག་སྐད་དུ(心搏肌源性学说)ཞེས་པའོ། །

ནད་གཞི་སྐྱེ་ཚ་ནད་དང་ཕུང་གྲུབ་ཏུ་ནད་སྙིགས་གསོག་པ་ལྟ་བུ་རེད་ལ། ཅིག་ཤོས་ནི་དབང་པོའི་ནད་ཡིན་ཏེ་དབང་པོ་མི་འདྲ་བ་ལ་བལྟས་ནས་རིགས་དཀར་བ་སྐྱེ་དེར་གནས་དང་ལྡི་ཡང་། འགྱུར་ལྡོག་ཆེ་མིན་སོགས་འདུས། ཁོང་གི་ཚ་ནད་ཀྱི་སྨུག་བཞུའི་བཞེད་ལུགས་ཀྱི་དོར་འཕྲུལ་ནི་ཉེ་རབས་ཀྱི་བར་རྒྱུན་བསྲིང་བ་ཡིན་ལ། དེས་རྣག་འགྱུར་ནི་ནད་གཞི་བཅོས་བསྐྱེད་འབྱུང་བའི་གོ་རིམ་ཁྲིད་ཤིན་ཏུ་གལ་ཆེན་ཞིག་ཡིན་པ་དང་འོས་འཚམ་གྱི་རྣག་ནི་བདེ་ཐང་གི་མངོན་རྟགས་ཡིན་པར་བཤད་པ་རེད། དེ་བཞིན་དུ་ནད་ཀྱི་རྒྱུ་རྐྱེན་ནི་ཕོག་ཐུག་དང་རང་རྒྱུད། གཞན་རྒྱུད་བཅས་ཡིན་ལ་ཚ་བ་ལ་གནས་སྐབས་ཅན་དང་དུལ་སྨུག་ཅན། སྨུག་བཞུ་ཅན་བཅས་རིགས་གསུམ་ཡོད་པ་ལས་ཚད་ལྡག་ནི་ཁྲག་ལ་གནས་ཤིང་ཚ་བ་ཉིན་གཉིས་པ་ནི་མཁྲིས་སེར་ལ་གནས་པ། ཉིན་བཞི་པ་ནི་མཁྲིས་ནག་ཏུ་གནས་པ། ཉིན་རེ་ཅན་ནི་གཤེར་བག་ཏུ་གནས་ཞེས་ནད་གཞི་གཞན་ཀྱང་དེ་ལྟར་ཡོད་པར་བཤད་ལ། ད་དུང་ནད་གཞི་དང་ནད་པའི་ལུས་སྟོབས་བཟང་ངན་ལ་འབྲེལ་བ་ཆེན་པོ་བདོག་ཚུལ་ཀྱང་བཤད་དོ། །

ངོས་འཛིན་གྱི་ཐད་དུ་ཁོང་ལ་ཡང་དག་པའི་འདོད་ཚུལ་མང་དུ་མཆིས་ཏེ། བྱང་ཁོག་སྟོད་ཀྱི་རྨ་ཁ་ལས་དབུགས་ཕྱིར་འོང་ན་མཆོན་ཆས་གློ་བ་ཕུག་ཡོད་པའི་རྟགས་དང་། དྲི་ཆུ་ལ་བརྟག་ནས་ལྷང་པ་དང་མཁལ་མའི་རལ་ཟགས་མི་འདྲ་བ་སོ་སོར་ཕྱེས་པ། རྣག་ལ་བརྟག་ནས་རྣག་འགྱུར་ཅན་གྱི་རེད་པ་དང་སྤྱིར་བཏང་གི་རྣག་འགྱུར་ནད་རྟེན་སོ་སོར་བཀར་བ། ད་དུང་ཕྱི་རྨའི་རང་བཞིན་ཅན་དང་ལྷན་སྐྱེས་ཀྱི་འཕར་རྩའི་སྐྲན་ནད་ངོས་འཛིན་པ། གློ་གཙོང་ཟད་བྱེད་ཀྱི་རེད་པའི་རང་བཞིན་ལ་སོགས་ཚུལ་བཞིན་སྦྲོས་ཡོད། གཞན་ད་དུང་ཆུ་འཇིགས་ནད་དང་ཁོ་ལེར་(cholera)། ཡོང་སྨད་ལྡི་བ། དྲི་ངན་སྣ་ནད། སྦྲ་འབྲས་ལ་སོགས་ཀྱི་ངོས་འཛིན་ཞིབ་པར་བསྟན་ལ། རྒྱུངས་པའི་ཚ་ནད་ལ་ལུགས་གཞན་གང་གིས་ཀྱང་བརྟག་བཅོས་མ་ནུས་ཀྱང་ཁོང་གིས་མ་ནོར་བར་ངོས་བཟུང་ཞིང་བཅོས་ནས་སང་དྲག་བྱུང་བ་སོགས་ཀྱི་བཞེད་ཚུལ་ཡོད།

དེ་ལྟར་བཅོས་ཐབས་ཀྱི་གཞི་རྩའི་བསམ་བློ་ནི་ལྡོག་པའི་བཅོས་ཐབས་ཏེ། དྲོད་ཀྱིས་གྲང་བའི་ནད་དང་དེ་བཞིན་བསིལ་གྱིས་ཚ་བའི་ནད་བཅོས་པ་དང་། ཁྲག་མང་ནད་ལ་གཏར་ཀ་བྱེད་པ། སྨན་ནི་ནད་གཞིའི་ཐོག་མའམ་མཐའ་མའི་དུས་སུ་གཏོང་བ་དང་ཟླ་བརྟན་གྱི་ནད་ལ་

བཅོས་ཚུལ་འགྱུར་ལྡོག་གཏོང་བ་སོགས་བཅོས་ཚུལ་ཤིན་ཏུ་སྣ་ཚོགས་སུ་བསྟན། བཅོས་ཐབས་ཀྱི་གཉེན་པོ་ལ་གཙོ་བོ་ཟས་དང་སྨན་གཉིས་དང་གཙང་ཆེན་གྱི་ནད་ལ་རྩོལ་བཅག་དང་ཕུར་མཉེ། ནམ་ཟླ་བཅས་ཀྱི་སྒོ་ནས་བཅོས་ལ་ལུས་སྟོབས་ཞན་པའི་རིགས་ལ་རྩོལ་བཅག་མང་ཙམ་བསྟེན་པ་སོགས་མང་དུ་བསྟན་འདུག །ཁྲག་རྩ་གཏར་བ་ནི་ཧྲ་ལུན་གྱི་གསོ་བཅོས་ཐབས་ལམ་ལས་ཆེས་གལ་ཆེན་ཞིག་ཡིན་ལ་ནད་ཀྱི་གནས་ལས་ཐག་རིང་བའི་སར་གཏར་ན་བསྣུ་འདྲེན་གྱི་ནུས་པ་ཡོད་ལ་ཉེ་བའི་སར་གཏར་ན་ནད་སྣ་བསྒྱུར་བའི་ནུས་པ་ལྡན་ཞེས་འདོད། སྨན་རྫས་ལའང་རིགས་ཤིན་ཏུ་མང་ཞིང་དེ་དག་ལས་ནད་རེ་རེ་བཅོས་པའི་སྒོས་ཀྱི་གཉེན་པོ་སྨན་རྫས་རེ་ཡོད་པ་དང་སྐབས་དེར་བསྟེན་པའི་སྤྱིག་ཆགས་ཀྱི་དྲི་ཆུ་སོགས་ནི་ནམ་ཡང་བསྟེན་པར་མི་བྱེད་དོ། །ཁོང་གི་གཤག་བཅོས་ལག་ཐབས་སྐོར་ལ་སྟར་སྦྱོས་མ་སྦྱོང་བ་དུ་མ་ཡོད་དེ་དཔེར་ན་བྱང་ཁོག་སྟོད་དུ་རྣག་བསགས་པ་ལ་རྩིབ་མ་གཙོད་པའམ་བྲང་ཏུས་གཙོད་པའི་ལག་ཐབས་སོགས་བྱུང་ཡོད།

དེ་ལྟར་ཧྲ་ལུན་གྱིས་ཧེ་ཕོ་ཁེ་རད་ཚིའི་ལུས་ཡོངས་ནད་ལུགས་རིག་པ་ལ་བལྟོས་པས་ལུས་གནས་བྱེ་བྲག་པའི་ནད་ལུགས་རིག་པ་གཞི་རྩར་བཟུང་ཡོད་ལ། ཁོང་གི་བསམ་བློའི་ལམ་ཕྱོགས་ནི་དབྱེ་ཞིབ་དང་རྟོལ་པོ་བྱེ་བྲག་ཅན་དུ་བགོད་རྒྱུ་དེ་རེད། འདི་ནི་ཧེ་ཕོ་ཁེ་རད་ཚིའི་སྤྱི་ཁྱབ་རྩ་དོན་ཏེ་ཞིབ་ཕྲའི་རྟོག་དཔྱོད་ལས་ཐོབ་པའི་འབྲས་བུར་ཕྱོགས་ཡོངས་རིགས་འདེད་བྱེད་པའི་ཐབས་ལམ་དང་མི་འདྲ། དེ་བས་ཁོང་གི་གསོ་རིག་མ་ལག་ནི་གནས་དབྱིབས་རིག་པ་གཞི་རྩར་བཟུང་བ་ལས་ཧེ་ཕོ་ཁེ་རད་ཚི་དང་ཨ་རས་སི་ཐོ་ཐེལ་གྱི་བཞེད་པ་ལྟར་སྐྱི་དངོས་རིག་པའི་གོ་དོན་རྩ་བར་བཟུང་བ་ཞིག་མིན།

ཕྱི་ཟིན་ཐུམ་དུས་སྐབས་ཀྱི་ཆེས་མཇུག་མཐའི་སྨན་པ་གལ་ཆེན་ཞིག་ནི་ཕུའུལ་(Paul of AEgina)ཞེས་པ་རེད་ལ་ཁོང་ནི་དུས་རབས་བདུན་པའི་སྟོད་ཀྱི་མི་ཡིན། ཁོང་ཡང་ཨེ་ལེག་ཟན་དར་མཁར་གྲོང་དུ་སློབ་གཉེར་མཛད་ཅིང་ཕྱིས་སུ་རོམ་དུ་ཕྱིན་པ་ཡིན། ཐོག་དང་པོར་ཁོང་གི་བརྩམས་ཆོས་གཞན་དུ་བསྒྱུར་མཁན་ནི་ཨ་རབ་པ་ཡིན་ཞིང་། གསོ་དཔྱད་གླེང་བ་(On Medicine)ཞེས་པ་ནི་ཁོང་གི་ཡིག་ཆའི་ཁྲིད་ད་ལྟའི་བར་ལྷག་ནས་ཡོད་པ་གཅིག་ཡིན་ཏེ་པོད་

བདུན་མཆི། པོད་དང་པོར་འཚོ་བཅུད་དང་འཕྲོད་བསྟེན་གྱི་སྐོར་བཤད་པ་དང་། པོད་གཉིས་པར་སྤྱིར་བཏང་བའི་ནད་ལུགས་རིག་པ་ཡིན། པོད་གསུམ་པར་སྨྲ་དང་གླད་པ། དབང་རྩ། རྣ་བ། མིག །སྣ། ཁ་བཅས་ཀྱི་ནད་ཀྱི་སྐོར། པོད་བཞི་པ་མཛེ་ནད་དང་པགས་ནད། མེས་ཚིག་རྨ། སྤྱིར་བཏང་བའི་རྨ་དང་ཁྲག་བཞུར་བ་ལ་སོགས། པོད་ལྔ་པ་ནི་དུག་རྫས་ཀྱི་སྐོར་འབའ་ཞིག་གླེང་བ། པོད་དྲུག་པར་མཚོན་རྨ། པོད་བདུན་པར་སྨན་སྦྱོར་རིག་པ་བཅས་ཡིན་ཞིང་། དེ་དག་ལས་པོད་དྲུག་པར་ཆེད་དུ་མཚོན་རྨའི་སྐོར་བཀོད་པ་ནི་ཆེས་རིན་ཐང་ལྡན་པ་ཞིག་རེད་དེ། འདི་ཡིས་སྐབས་དེར་གཤག་འབྱེད་རིག་པའི་ཤེས་བྱ་ཡིས་ད་དུང་མི་འདང་ནའང་མཚོན་རྨའི་སྨན་པ་རྣམས་ཀྱི་དཀའ་ཚེགས་ཆེ་བའི་ལག་ཐབས་ལ་འཕེལ་རྒྱས་ཆེན་པོ་བྱུང་འདུག་པ་རྟོགས། ཁོང་གི་བརྩམས་ཆོས་དང་ཁྱད་པར་དུ་མཚོན་རྨ་གསོ་བའི་སྐོར་ནི་རོམ་བཙན་རྒྱལ་ཤར་མའི་དུས་མཇུག་གི་གསོ་རིག་ལོ་རྒྱུས་ལ་ཤིན་ཏུ་བྱས་རྗེས་ཆེ་ཞིང་། ཕྱིར་ན་སྐབས་འདི་དག་ལ་བཀག་བཅད་རིང་ལུགས་ནི་སྲ་མཁྲེགས་སྐྱུལ་མེད་དུ་གྱུར་ཡོད་ཀྱང་དངོས་སྤྱོད་གསོ་རིག་དང་ཁྱད་པར་དུ་མཚོན་རྨ་གསོ་བའི་ཐད་དུ་འཕེལ་རྒྱས་ཆེན་པོ་བྱུང་འདུག་པ་ང་ཚོར་རྟོགས་སུ་བཅུག །

ལྔ། ཨ་རབ་གསོ་རིག་གི་གཞུང་ལུགས་དང་ལྷ་གྲུབ་གལ་ཆེན།

ཨ་རབ་གསོ་རིག་གི་ཁྱད་པར་བའི་གཞུང་ལུགས་དང་བསམ་བློ་འཆད་པ་ལ་ངེས་པར་དུ་ཆེས་ཆེར་དར་བའི་དུས་སྐབས་ཀྱི་མཁས་པའི་བརྩམས་ཆོས་ལས་འཚོལ་དགོས་ཤིང་། དུས་སྐབས་འདིར་གྲགས་རྙེན་ཆེ་བའི་མཁས་པ་དང་པོ་ནི་གོང་དུ་བཤད་པའི་ར་ཛེ་སི་ཞེས་པ་ཡིན། ཁོང་གིས་མཛད་པའི་རིམས་ནད་བཤད་པ་ཞེས་པ་ནི་རང་ཉིད་ཀྱི་གསར་རྩོམ་འབའ་ཞིག་ཡིན་ཏེ་སྨན་པ་རང་གི་རྟོག་ཞིབ་དང་ཉམས་མྱོང་གཞིར་བཟུང་ནས་ཡི་གེར་བཀོད་པ་ཞིག་ཡིན། འདི་ནི་རིམས་ནད་ཀྱི་སྐོར་ལ་ཞིབ་གསལ་ཅན་གྱི་དཔྱད་འཇུག་བྱས་པའི་ཡིག་ཆ་སྔ་ཤོས་ཡིན་ལ་ཁོང་གིས་རིམས་ནད་སྣ་གཉིས་ཏེ་འབྲུམ་པ་དང་སིབ་བུ་ལེགས་པར་དབྱེ་འབྱེད་བྱས་ཡོད། ཕྱིར་ན་ཀླ་ལུན་གྱིས་ཀྱང་སྔོན་དུས་ནད་འདིའི་སྐོར་ཅུང་ཟད་སྨྲས་ཡོད་མོད། དེ་ལ་རྒྱུ་རྐྱེན་གསལ་པོ་དང་བཅོས་ཐབས་ཁྱད་པར་ཅན་སྟོན་ཐུབ་མེད་པས། འདི་བས་སྔ་མའི་མཁས་པའི་མི་འདང་

ས་སྐྱོང་བའི་སྐད་དུ་ནད་འདི་གཉིས་རེ་རེ་བཞིན་ནད་རྟགས་མངོན་ཚུལ་གྱི་སྒོ་ནས་ཞིབ་བརྗོད་བྱས་ཡོད་པ་མ་ཟད་དཔྱད་འཕྲང་བསལ་ཚུལ་ཡང་སྙིས་འདུག །ཁྱད་པར་འབྲུམ་པའི་ནད་སྔོན་མཇུག་དང་དཔྱིད་མགོར་འབྱུང་མང་བ་དང་། ནད་འདི་འབྱུང་བའི་སྔ་ལྟས་སུ་བསྟུད་མར་ཚ་རྒྱས་པ་དང་རྒྱབ་གཞུང་ན་བ། སྣ་བུག་ཟ་འཕྲུག་བྱེད་པ། རྨི་ལམ་འཁྲུགས་པ་བཅས་འབྱུང་ཞིང་། དེ་ནས་རིམ་པར་ལུས་ཡོངས་ལ་ན་གཟེར་སྐྱེ་ཞིང་ངོ་གདོང་སྐབས་སུ་སྐྲངས་སྐམ་བྱེད་པ། འགྲམ་པའི་མཁུར་ཚོས་གཉིས་དམར་པོར་གྱུར་ནས་ཚ་བ་རྒྱས་པའི་མདོག་ལྟར་མངོན་པ། མིག་གཉིས་དམར་ལ་ལུས་རྩེལ་པོར་ལྡི་སྣང་སྐྱེ་བ། དགྱེ་དགུར་མི་བདེ་ཞིང་སྒྲིག་པ་འབྱུང་བ། གྲེ་བ་དང་བྲང་གཞུང་ན་བ། དབུགས་ཀྱི་རྫམ་པ་རྔོད་ཅིང་སྒློ་ལུ་བ། ཁ་སྐམ་པ། ཁ་ཆུ་གར་བ། སྐད་སྒྲ་འཛེར་བ། མགོ་ན་ཞིང་འཐིབས་པ། སེམས་འཚུབ་ཅིང་འཁྲུགས་པ། ཞེན་པ་ལྡོག་ཅིང་སེམས་ཁྲལ་ཇེ་ཆེར་འགྲོ་བ་ལ་སོགས་པའི་རྟགས་ཞིབ་པར་བཀྲལ་ནས་བཤད་ཅིང་། དེ་རྣམས་ལས་སིབ་བུ་ལ་འབྱུང་བའི་རྟགས་རྣམས་ཀྱང་དུས་ཡུན་དང་དྲག་ཞན་ལ་སོགས་པའི་སྒོ་ནས་སོ་སོར་ཕྱེས་ཏེ་སྨྲས། ན་ཡུན་དང་ནད་གཞུག་གླེང་དུས་སུ་རྩོམ་པ་པོས་ངེས་པར་དུ་སྙིང་གི་བྱེད་ནུས་སྲུང་བ་དང་། རྩའི་འཕར་ཚུལ། དབུགས་འཐེན་རྟབ། བཤང་གཅི་འདོར་བ་བཅས་ལ་ཉམས་འཇོག་བྱ་དགོས་ཚུལ་བསྟན་ཞིང་། ནྲོད་དང་ཚ་བ་ཡིས་འབྲུམ་པ་སྐོར་འབུད་པར་བྱེད་པ་དང་། ཇི་ལྟར་མིག་དང་ཁ་ངོ་བསྲུང་བ། རྨ་ཤུལ་ཟབ་མོ་མི་ལུས་པར་བྱེད་པ་ལ་སོགས་ཀྱི་ཐད་དུ་རེ་རེ་ནས་ཐབས་ལམ་བཤད་ཡོད་པས་བཞིན་ལེགས་པར་སྲུང་ཐབས་བསྟན་པ་ནི་ནད་གཞི་དངོས་ཀྱི་བཅོས་ཐབས་བཤད་པའི་ནང་དོན་ལས་མི་ཆུང་ངོ་། །ཡང་ཁོང་གི་ཨལ་མན་སོ་རེམ་ལ་ཕུལ་བའི་སྨན་གཞུང་ཞེས་པར་བསྟན་པའི་ལེགས་བཤད་འགའ་ལའང་དོན་སྙིང་ཆེ་སྟེ། དེར"གསོ་བ་རིག་པ་ལ་མཐར་ཐུག་གནས་ལུགས་ཤིག་གི་དམིགས་ཡུལ་སྟེང་སླེབས་ཐབས་མེད་ལ། དཔེ་ཐོག་ཏུ་བྲིས་པའི་ནང་དོན་ཐམས་ཅད་ཀྱི་རིན་ཐང་ནི་བསམ་གཞིག་དང་རིགས་འདེད་བྱེད་པར་སྤྲོ་བའི་སྨན་པ་ཞིག་གི་ཉམས་མྱོང་གི་དོ་ཟླ་གཞི་ནས་མིན"ཞེས་དང་། ཡང"སྨན་པ་མང་པོ་ལ་བློ་འདྲི་མཁན་དེར་ངེས་པར་ནོར་འཁྲུག་མང་དུ་འབྱུང"བ་ལ་སོགས་སུ་བསྟན།

སྨན་པ་མཁས་པ་ཨ་ལྷི་སེན་ནའི་འདོད་ཚུལ་ཙུང་ཟད་འགོད་པ་ལ། ཁོང་གི་གསོ་རིག་ནི་

ཧེ་ཕོ་ཁེ་རད་ཆོའི་ཕུང་གཤེར་གྱི་བཞེད་པའི་སྟེང་དུ་བཙུགས་པ་ཞིག་ཡིན་ལ་ལྟ་བ་དེར་ཁོང་གིས་དོགས་པ་ཅུང་ཟད་ཀྱང་མི་བྱེད། ཁོང་གིས་རང་ཉིད་གསོ་རིག་འཛིན་པའི་ཁྲིད་ཆེས་གོ་ཐོབ་ཅན་གྱི་ས་ཏུ་བསྟད་ནས་གསོ་བ་རིག་པ་ལ་རྩ་ཁྲིམས་ལྟ་བུ་བཟོས་པ་ཡིན་ཞིང་། ཁོང་གིས་བདམས་པའི་བརྩམས་ཆོས་ཀྱི་མཚན་གསོ་བའི་གཞུང་ཞེས་པ་ལས་དོན་འདི་མཚོན་ནུས་ཏེ་ཁོང་གི་དམིགས་དོན་ནི་གསོ་བ་རིག་པ་ལ་འགྱུར་མེད་ཚད་ཐུབ་ཀྱི་གཞུང་ལུགས་ཤིག་འཛུགས་རྒྱུ་དེ་རེད། བརྩམས་ཆོས་ལས་ནད་ཐོག་ལོ་རྒྱུས་གསལ་ཞིང་གསོ་བཅོས་རྩ་དོན་གནད་དུ་ཁེལ་བ། སྒྲིག་རིམ་དམ་ལ་གཏན་ཚིགས་ལྡན་པ། ཚད་ལས་ཐལ་བའི་ཁུད་བརྗོད་མེད་ལ། དགག་སྒྲུབ་ཀྱི་ཚིག་དོན་ལ་གནས་ལུགས་ཀྱིས་ཕྱུག་པ་བཅས་ཀྱིས་གཞུང་འདི་དུས་རབས་17པའི་མཇུག་ལ་ཐུག་གི་བར་དུ་རྒྱལ་ཁབ་སོ་སོའི་སྨན་པ་རྣམས་སེམ་ཉེ་བྱར་མེད་པའི་ཡིག་ཆའི་ཕྱི་མོར་འཛིན་ལ། ད་དུང་སྔ་ཕྱིར་མཚན་འགྲེལ་གྱི་རྣམ་པའི་པར་གཞི་ཡང་གྲངས་མེད་ཅིག་བྱུང་འདུག །

གསོ་བའི་གཞུང་ཞེས་པ་འདིར་བསྡོམས་པས་པོད་ལྔ་མཆི་ཞིང་། པོད་དང་པོ་ནི་གཞུང་ལུགས་ཀྱི་གསོ་རིག་གི་སྐོར་ཡིན་ལ། པོད་གཉིས་པ་ནི་རྐྱང་བའི་སྨན་སྦྱོར་གྱི་སྐོར་བཤད་པ། པོད་གསུམ་པ་ནི་ནད་རིགས་སྣ་ཚོགས་དང་སོ་སོའི་བཅོས་ཐབས་ཀྱི་སྐོར་(གཙོ་ཆེར་ན་བའི་གནས་ཀྱི་སྒོ་ནས་བཀར་ཡོད)བཤད་པ། པོད་བཞི་པ་ནི་ལུས་ཡོངས་ལ་འབྱུང་བའི་ནད་བཤད་པ། པོད་ལྔ་པ་ནི་སྨན་རྫས་ཀྱི་སྦྱིབ་སྦྱོར་དང་བཟོ་རྩལ་སྐོར་བཤད་པ་བཅས་ཡིན། པོད་དང་པོ་སྐབས་དུ་མར་ཕྱེས་ཤིང་སྐབས་རེ་རེ་ནི་ལེའུ་དུ་མར་བཅད། ལེའུ་རེ་རེའང་ས་བཅད་དུ་མར་བགོས་ཡོད། པོད་དང་པོའི་སྐབས་དང་པོ་རུ་གསོ་རིག་གི་གོ་དོན་དང་། གསོ་བ་རིག་པར་སྦྱོད་བཞིན་པའི་ཐབས་ལམ་དང་གཞི་རྩའི་གཞུང་ལུགས་བཅས་བསྟན་ཡོད་དེ་ནང་དོན་ཕལ་ཆེ་བ་ནི་ཧེ་ཕོ་ཁེ་རད་ཆོའི་ཡིག་ཆ་ཚུར་བླངས་པ་ཡིན། སྐབས་གཉིས་པར་ནད་གཞི་སྤྱིར་བཤད་པ་ཡིན་ལ་ཁྱད་པར་དུ་མངོན་རྟགས་དང་དེ་ལས་ཀྱང་རྩ་དང་ཆུ་ལ་བརྟག་པར་ཐབས་ལམ་ཤིན་ཏུ་ཞིབ་ཅིང་རྒྱས་པར་བཀོད་འདུག །སྐབས་གསུམ་པར་འཕྲོད་བསྟེན་དང་སྔོན་འགོག་གི་ནང་དོན་རྒྱས་པར་སྤྲོས་ཡོད་ལ་འདི་ནི་ཕྱིས་ཀྱི་དུས་རབས་དུ་མའི་ནང་བྱུང་བའི་འཕྲོད་བསྟེན་ཡིག་ཆ་ཐམས་ཅད་ཀྱི་ཁུངས་མར་གྱུར། སྐབས་མཐའ་མ་རུ་སྤྱིར་བཏང་བའི་བཅོས་ཐབས་སྐོར་བཤད་

ཡོད་ལ་ཁྱད་པར་དུ་ནི་ཙུ་ཧ་དང་བཤལ། གཏར་ག །མེ་བཙའ(ཏྲེལ་བ)བཅས་ཀྱི་ཐབས་སོགས་བསྟན་ཡོད་དེ། སྐབས་དོན་དེ་གཉིས་ནི་དུས་རབས་17ལ་ཐུག་གི་བར་གསོ་བཅོས་ཐབས་ལམ་གྱི་ཚོད་གཞི་གཙོ་བོར་འཛིན། བོད་གཉིས་པ་ནི་ཧྲི་འོ་སི་ཁོ་རི་ཊེ་སིའི་ཡིག་ཆ་གཞིར་བཟུང་ཡོད་ལ་ཡང་ཕྱི་རིག་གི་མིས་རྟོགས་མེད་པའི་སྨན་སྦྱོར་ཤེས་བྱ་ཡང་དུ་མ་ཞིག་འདུས་ཡོད། བོད་གསུམ་པ་ནི་དམིགས་བསལ་གྱི་ནད་ལུགས་བྱེ་བྲག་ཏུ་བཤད་པ་ཞིག་ཡིན་ལ་ནད་གཞི་རེ་རེར་ནད་རྟགས་ཇི་ལྟར་འབྱུང་ཚུལ་བཤད་ཡོད་པ་དང་། ཁྱད་པར་དུ་བྲང་སྐྲིའི་ཚ་ནད་དང་རྣག་བྲང་། རྒྱུ་མའི་ནད་བཅས་སྤྲོས་པར་ཁྱད་ཆོས་ལྡན་ལ། གཞན་བསེ་དུག་ལ་སོགས་པའི་སྐོར་ཀྱང་ཞིབ་པར་སྤྲོས་ཡོད། འདིར་བྲང་སྐྲིའི་ཚ་ནད་ཀྱི་རྟགས་དང་གྱུར་ཚུལ་བཀོད་པ་དཔེར་དྲངས་ན། “བྲང་སྐྲིའི་ཚ་ནད་རྒྱང་བའི་མངོན་རྟགས་ནི་ངོས་འཛིན་སླ་སྟེ། ཚ་བ་མུ་མཐུད་ནས་རྒྱས་པ་དང་། རྩིབ་སྨད་དུ་གཟེར་ཟུག་སྐྱེ་བ། སྐབས་ལན་རེར་ནད་པས་དབུགས་འཁྱིན་རྫབ་བྱེད་དུས་ད་གཟོད་ཚོར་ཐུབ། མངོན་རྟགས་གསུམ་པར་ནི་འཁྱིན་རྫབ་དཀའ་ཞིང་ཐམ་པ་རྟོད་པ། མངོན་རྟགས་བཞི་པར་འཕར་ཚུལ་མགྱོགས་ལ་ཞན་པ། མངོན་རྟགས་ལྔ་པར་གློ་ལུ་བ་སྟེ་སྔོན་ལ་སྔོང་བར་ལུ་ཞིང་རྗེས་སུ་ལུད་པ་དང་བཅས་ལུ། སྣང་ཚུལ་འདིས་ནི་གློ་བར་ཡང་ཉེས་སྐྱོན་ཐེབས་པ་མཚོན”ཞེས་བསྟན་པ་ལྟ་བུའོ། །བོད་བཞི་པར་ཚ་བའི་ནད་རིགས་སྣ་ཚོགས་ཤིག་དང་། རིམས་ཀྱི་ནད་མང་པོ་ཞིག་སྟེ་འབྲུམ་པ་དང་སིབ་བུའི་སྐོར། བོད་བཞི་པའི་སྐབས་ལྔ་པར་རྨའི་སྐོར་བསྟན་པ་ལ་ཙུས་ཆག་དང་ཚིགས་བྱུང་ཤོར་སོགས་ཞིབ་པར་སྤྲོས་ལ་སྐབས་བདུན་པར་བཞིན་ལེགས་ཐབས་ལམ་ཞིབ་པར་བཀོད་ཡོད། ཆེས་མཇུག་མཐའི་བོད་ལྔ་པ་ཙུ་སྨན་སྦྱོར་ལུགས་ལ་ཞིབ་ཕྲའི་མཇུབ་སྟོན་བགྱིས་འདུག་སྟེ། འདི་ནི་ནུབ་ཕྱོགས་ཀྱི་ཡུལ་ལུང་ཐམས་ཅད་དུ་སྨན་རྫས་རིག་པའི་གསུང་རབ་ཏུ་བཟུང་ནས་རིག་རྩལ་བསྒྱུར་དར་གྱི་དུས་སྐབས་ལ་གདུག་ཡོད།

ཨ་ཧྲུལ་ཁ་སིས་ཞེས་པའི་ཕྱི་བཅོས་རིག་པའི་བརྩམས་ཆོས་གྲགས་ཆེན་ལག་དེབ་ཅེས་པའི་བསྟན་དོན་མདོར་བསྡུས་སུ་བཀོད་ན། དེའི་སྤྱི་བཤད་དུ་ཨ་རབ་གསོ་རིག་གི་ཕྱི་བཅོས་རིག་པར་འཕེལ་རྒྱས་ཆེར་མེད་པ་ནི་གཤག་འབྱེད་རིག་པ་དང་གནའ་རབས་ཀྱི་གསུང་གལ་ཆེན་དག་ལ་

དཔྱད་ཀློག་མེད་པས་རིད་ལ་ཁྱད་པར་དུ་སྨ་ལུན་གྱི་གཞུང་དག་ལ་ཞིབ་ཀློག་བྱས་པ་མ་འདང་བའི་དབང་གིས་རིད་ཅེས་རང་ཉིད་ནས་རྒྱུན་པར་དེ་ཁུངས་ལུང་དུ་བྱེད། ཡིག་ཆ་འདིའི་ཚན་པ་དང་པོ་ཉ་ཏིལ་བའི་སྦྱོད་ཐབས་བསྟན་ཡོད་ལ། འདི་ནི་ཕྱི་བཅོས་ཀྱི་སྐབས་སུ་ཤིན་ཏུ་སྦྱོད་མང་སྟེ་གཟའ་གྲིབ་དང་བརྒྱལ་འཐོག །དཕྱང་ཚིགས་བྱུད་པ་བཅས་ལ་རྒྱུན་པར་སྦྱོད། འཕར་རྩ་ལས་ཁྲག་རྫོལ་བ་ལ་མཐེབ་མོས་མནན་རྫེས་ཏིལ་བས་བསྲིག་པ་ལ་སོགས་པའི་ཐབས་བསྟན། ཚན་པ་གཉིས་པར་རྨའི་དྲ་བཅོས་ཀྱི་སྐོར་སྦྲོས་ཡོད་ལ། སྨ་གོན་ལེགས་པོ་མེད་པ་དང་ནད་རྒྱུ་གསལ་པོར་མ་རྟོགས་པའི་སྔོན་ལ་གཤག་བཅོས་བསྟེན་མི་རིགས་པར་གདམས་པ་དང་། ཁོང་གིས་གཤག་བཅོས་སྨན་པ་རྣམས་ལ་ནུས་ཤུགས་ཡོངས་སུ་རྫོགས་པའི་གནམ་བདག་གིས་ནམ་ཡང་ང་ཚོར་ཅེ་རེར་བལྟས་ཡོད་པ་མི་བརྗེད་པར་གྱིས་ལ། རྒྱུ་དོར་གྱི་ཆེད་དུ་གཤག་བཅོས་བྱེད་པ་ནི་ཆེས་མི་འཐུང་བའི་ལས་སུ་བསྟན། ད་དུང་རྒྱུ་མའི་རྨ་ལ་འདི་བས་རྨ་ཁའི་མཐའ་མཚམས་རྒྱ་གྲོག་གིས་སོ་བཏབ་པ་ལ་བརྟེན་ནས་བཅེམ་པར་རིགས་ཚུལ་བཤད་འདུག །འདིར་ཁྱད་པར་དུ་མཚན་དཔྲག་རྨ་བཅོས་ཀྱི་སྐོར་ཞིབ་པར་སྦྲོས་ཡོད་ལ། དུས་མཉམ་དུ་སྐབས་དེར་རྒྱུན་པར་སྦྱོད་པའི་ལག་ཐབས་གཞན་དག་སྟེ། མགོ་རུས་ལ་གསང་བུག་དོད་ཐབས་དང་ཡན་ལག་གཅོད་ཐབས། ད་དུང་གཞང་འབྲུམ་དང་ལྷ་བ་སྐྲངས་སྦྲོས། འཕར་རྩའི་རྩ་མདུད་དམ་རྩ་སྐྲན་ལ་སོགས་བཅོས་ཚུལ་ཀྱང་བསྐྱད་འདུག །གཞན་སོ་ཡི་ནད་ལ་བཅོས་ཐབས་བཤད་པའང་ཤིན་ཏུ་རིན་ཐང་ལྡན་པ་ཞིག་སྟེ། བ་གླང་གི་རུས་པ་ལས་སོ་ཚབ་གཞུག་པ་དང་། ཕྲང་པའི་ནད་ལ་སྐབས་དེར་ཟངས་ཀྱི་གཅིན་འདྲེན་སྦུ་གུ་བེད་སྦྱོད་པའི་དོད་དུ་དཔུལ་ལས་བཟོས་པའི་སྦུ་གུ་སྤྱད་པས་ལེགས་ཚུལ་གདམས་ཡོད། རྨ་ཁ་བཅེམ་ཐབས་མི་འདྲ་བ་རེ་རེ་ཞིབ་པར་བསྟན་ལ་ཁྱད་པར་དུ་བསྐྱར་འགྲོས་ཀྱི་བཅེམ་ཐབས་ཤིན་ཏུ་གསལ་པོར་བཀོད། སྐབས་དེའི་སྨན་པས་སྦྱོད་བཞིན་པའི་ཆ་བྱད་རེ་རེ་ལ་གསལ་བཤད་ཤིན་ཏུ་གསལ་པོ་བགྱིས་འདུག །ཚན་པ་གསུམ་པར་རྩོམ་པ་པོས་ཆེད་དུ་རུས་ཆག་དང་ཚིགས་བྱུང་ཤོར་གྱི་སྐོར་སྦྲོས་ཡོད་ལ་ཡང་བསྐྱར་སྨ་ལུན་གཞུང་གི་གཤག་འབྱེད་རིག་པར་སྦྱང་དགོས་ཚུལ་ནན་གྱིས་བསྟན། གཞུང་འདིའི་ལེའུ་28པ་དང་29བའི་ནང་ཆེད་དུ་སྨན་རྫས་ཀྱི་སྐོར་སྦྲོས་ཡོད་ལ་ཕྱིས་སུ་ཤར་ཕྱོགས་དང་ནུབ་ཕྱོགས་ཀྱི་

སྨན་པ་སུས་ཀྱང་སློབ་སྦྱོང་བྱེད་ལ་ཁུངས་བཙལ་གཙོ་བོ་ཞིག་ཏུ་འཛིན་པར་སྣང་།

ཨ་རབ་གསོ་རིག་ཉམས་རྒུད་དུ་འགྲོ་བའི་གོ་རིམ་ལའང་ཕྱིར་ན་ཡིག་ཆ་རྣམས་སྔ་མའི་གཞུང་ལ་འགྲེལ་བཤད་མཛད་པ་ལ་སོགས་ལས་འདའ་ཐུབ་མེད་མོད། དེར་ཡང་གསར་མཐོང་དུ་གཏོགས་པའི་ནང་དོན་རེ་གཉིས་ནི་ཐད་དེ་བྱུང་མེད་པའང་མིན་ཏེ། དཔེར་ན་ཤིན་ཏུ་གླིང་རིན་ཡོད་པ་ཞིག་ལ་འགྲེལ་པ་རྩོམ་པ་པོ་ཨལ་ན་ཕྱི་སི་ཞེས་པས་ཨ་ཕྲི་སེན་ནའི་གཞུང་གི་གཤག་འབྱེད་རིག་པའི་སྐོར་གླིང་དུས་སྔ་ཕྱི་ཐེངས་ལྔ་ལ་སྙིང་ཤག་གི་བར་གཅོད་ལ་བུ་ག་གང་ཡང་མེད་ཅེས་ཀླ་ལུན་དང་ཨ་ཕྲི་སེན་ནའི་འདོད་ཚུལ་དང་མི་མཐུན་པར་གསལ་པོར་བསྟན་ལ། འདི་ནི་ཕྱིས་ཀྱི་སེར་ཕེ་ཐུ་སི་(Servetus)དང་ཁོ་ལོམ་བྷུ་སི་(Realdus Colombus)ཡིས་ཁྲག་གི་སྒྲོ་གནས་འཁོར་རྒྱུག་གི་གནས་ལུགས་བཀྲལ་བ་དང་བསྡུར་བས་ལོ་ངོ་300ལྷག་གིས་སྔ་ཞིང་། ལར་ན་འདོད་ཚུལ་དེས་སྐབས་དེའི་ཤར་ནུབ་ཀྱི་གསོ་རིག་གི་སྟེང་ཤུགས་རྐྱེན་གང་ཡང་ཐེབས་ཐུབ་མེད་ནའང་འཁོར་རྒྱུག་མ་ལག་འཚོལ་བཤེར་གྱི་ལོ་རྒྱུས་སྟེང་ཤིན་ཏུ་གལ་ཆེ་བའི་རིམ་པ་ཞིག་ཏུ་ངེས་སོ། །

དེ་བཞིན་ཨལ་ཧྥ་ཡེ་ཐར་གྱི་རྩི་ཤིང་སྨན་ཀུན་འདུས་པ་ནི་སྨན་རྫས་རིག་པའི་གཞུང་འཕྲུས་ཚང་ཞིག་ཡིན་ཏེ་ཧྥི་འོ་སི་ཁོ་རི་ཧྲི་སི་དང་ཀླ་ལུན་གྱི་གཞུང་ལས་བྱུང་བའི་སྨན་རྫས་ཐམས་ཅད་འདིར་བསྡུས་ཡོད་པ་མ་ཟད་ཁོང་རང་ཉིད་ནས་རྟོག་ཞིབ་བྱས་པའི་འབྲས་བུ་བཀོད་ཡོད་ལ། དུས་ཡུན་རིང་པོའི་ཉམས་མྱོང་གིས་ཟུར་བརྒྱན་པའི་མཆན་འགྲེལ་ཀྱང་དུ་མར་བཀོད་འདུག །དེ་བས་ཡིག་ཆ་འདི་ནི་རྩི་ཤིང་རིག་པ་དང་སྨན་རྫས་རིག་པའི་ཆེས་འཕྲུས་ཚང་གི་དེབ་ཏུ་བརྩིས་ཆོག་ལ། སྔོམ་རྩིས་བྱས་པ་ལྟར་ན་དེབ་དེར་བསྒོམས་པས་སྨན་སྣ་1400ལྷག་ཅིག་བཀོད་ཡོད་ལ་དེ་ལས་300ལྷག་ནི་གསར་པ་ཤ་སྟག་སྟེ་དེབ་འདིར་ཐོག་དང་པོར་མཐོང་ཐུབ་པ་འབའ་ཞིག་ཡིན་ཞེས་བཞེད། ཨ་རབ་ཏུ་བཀོལ་བའི་སྨན་གསར་པ་ནི་ཕུ་ཤེལ་དང་། སྣ་རྩི། ལི་ཤི ཐོ་བ་རིས་ཀྱི་རིགས། སྨ། གོ་ཡུ། ཙན་དན། ཚ་ཙ། སུག་སྨེལ། མ་ནུ་སྦྱོས་དཀར། ཐལ་ག་རྡོ་རྗེ། དན་རོག་མར། ཀོ་བྲེ་ལ་སོགས་ཤིན་ཏུ་མང་པོ་ཡོད་དེ། རྩོམ་པ་པོས་འདིར་རྩི་ཤིང་སྨན་གྱི་སྤྱིར་བཏང་བའི་མིང་བཀོད་ཡོད་པའི་སྟེང་ད་དུང་སི་ཕེན་དང་སྟག་གཟིག །ཤར་ཕྱོགས་ཀྱི་རྒྱལ་

ཁབ་གཞན་བཅས་སུ་ཇི་ལྟར་འཐོད་པའི་མིང་ཡང་བཀོད་ཡོད་པས། སྐད་བརྡ་རིག་པའི་ཐད་ནས་བལྟས་ཀྱང་འདི་ནི་རིན་ཐང་ཆེ་བའི་ལོ་རྒྱུས་ཡིག་ཆ་ཞིག་ཏུ་འགྱུར་བས་སོ། །གཞན་ཡང་དུས་རབས་བཅུ་གསུམ་པའི་ནང་ཁ་ཡེ་རོར་འཚོ་སྐྱོད་བྱས་པའི་སྨན་པ་ཨལ་ཨ་ཐར་བྲ་བས་མཛད་པའི་ཡིག་ཆ་ནི་སྨན་རྫས་བཟོ་རྩལ་ཐད་ཀྱི་ཆེས་ལེགས་པའི་དེབ་ཏུ་འཛིན་ཏེ། སྨན་བཟོ་མཁན་ལ་ཚད་གཞི་ངེས་ཅན་བརྟན་ཏེ་བཏུ་སྦྱུབ་དང་གསོག་ཉར། འཕྱོད་པར་སྦྱར་ཐབས་སོགས་རྩལ་བཞིན་ཡོང་ཐབས་ཞིབ་པར་བསྟན་ཡོད།

ཨ་རབ་ཀྱི་ཡུལ་དུ་སྤྱིར་བཏང་ཕྱི་བཅོས་ནི་སྨན་པས་བསྒྲུབ་བྱའི་ལས་སུ་མི་འཚམ་པར་གྲལ་རིམ་རུང་ཟད་དམའ་བའི་མིའི་ལས་ཀ་ཞིག་ཏུ་བརྩི་ལ། གཟབ་ནན་ཅན་གྱི་ཆོས་ཁྲིམས་ཀྱིས་གཤག་འཆེད་ལས་ཀ་ལ་རྩད་ནས་བཀག་སྡོམ་བྱེད་ཅིང་སྣང་ཚུལ་འདི་ཉེ་རབས་ལ་སླེབས་པ་ནའང་ཇི་བཞིན་འགྱུར་མེད་ཡིན། དེ་བས་མུ་སི་ལིམ་གྱི་རྗེས་འཇུག་པས་གཤག་འཆེད་སྐོར་ལ་ཞིབ་འཇུག་མི་བགྱིད་པར་དཔེ་ཐོག་གཅིག་པོ་ནས་སློབ་སྦྱོང་བྱེད། ཡང་ཕྱོགས་གཞན་ཞིག་ནས་རྫས་འགྱུར་རིག་པ་དང་སྨན་རྫས་ཀྱི་ཐད་དུ་ཞིབ་འཇུག་བྱེད་པ་ལ་ཆེས་སྤུ་མོ་ཞིག་ནས་དང་དོད་ལྡག་པར་བྱེད། སྒེ་རྦེར་(Geber ཡང་ན་Giâbir)ཞེས་པའི་རྫས་འགྱུར་རིག་པ་བའི་སྐྱེས་རབས་དང་ཕྱག་རྗེས་གནད་དོན་ནི་ལོ་རྒྱུས་རིག་པ་བས་ད་དུང་ཐག་གཅོད་ཐུབ་མེད་ལ་ཕལ་ཆེར་དུས་རབས7པའི་དཀྱིལ་ཙམ་ལ་སྐྱེས། ཨ་རབ་ཀྱི་རྩོམ་པ་པོ་མང་ཤས་ཤིག་གིས་གསར་གཏོད་མང་པོ་ཞིག་འདི་བའི་བྱས་འབྲས་སུ་འཛུག་སྟེ། དཔེར་ན་ཁིལ་ཆུལ་རྫས་(氯化汞)བཟོ་རྩལ་ལྟ་བུ་ལ་སོགས་ཀྱང་བརྩི་མོད་དོན་ལ་དེ་ནི་དེའི་ཕྱིས་ཀྱི་ཚན་རིག་པས་བཟོས་ནས་གྲུབ་པ་ཞིག་རེད། ཡིན་ནའང་ཨ་རབ་ཀྱི་སྨན་པའི་ཁྲིད་དངོས་གནས་རྫས་འགྱུར་རིག་པར་ཤིན་ཏུ་མཁས་པའི་ཞིབ་འཇུག་པ་དུ་མ་བྱུང་ཡོད་དེ། སྤྱིར་ན་དེ་དག་གི་དམིགས་ཡུལ་དུ་འང་ཏ་མེད་འཆི་མེད་ཀྱི་སྨན་ཞིག་གམ་འཕྲུང་བས་ཚོག་པའི་གསེར་ལྡན་འཚོལ་བའི་སླད་དུ་ལས་ཀྱི་བགྱི་བ་སྤེལ་བ་ཡིན་ལ། ལྕགས་རིགས་ཀྱི་ངོ་བོ་འདི་ལྟར་བསྒྱུར་རུང་བའི་འདོད་ཚུལ་གྱིས་མི་རྣམས་ལ་གསེར་གྱིས་ནམ་ཡང་གཙོན་པར་གནས་པར་བྱེད་པ་མ་ཟད་ནད་གཞི་ཐམས་ཅད་བཅོས་པར་ནུས་པ་ལ་ཡིད་ཆེས་སྐྱེས་སུ་བཅུག་ཡོད། ཞིབ་འཇུག་འདི་དག་ལས་གཞན་ཁོང་

རྣམས་ཀྱིས་སྨན་རྫས་ཀྱི་དངོས་སྤྱོད་ཞིབ་འཇུག་གི་ཐད་དུའང་གྲུབ་འབྲས་ཆེན་པོ་བླངས་ཡོད་དེ། མངར་ཐང་དང་སིལ་ཁུའི་སྦྱོར་བ། སྲིད་ཐབས་ཀྱི་སྦྱོར་བ་སྣ་ཚོགས་བཅས་ཀྱི་འབྲེལ་ཡོད་ཡིག་ཆ་ནི་ཁོང་ཅག་གི་ས་ནས་མང་དུ་མཐོང་ཐུབ། དེ་བཞིན་གྲངས་རིག་པ་དང་ཤུགས་རིག་པ། འོད་རིག་པ་ལ་སོགས་ཀྱི་ཐད་དུའང་འབྲས་བུ་མང་དུ་ལོན་ཡོད་དེ། འོད་རིག་པ་དང་འབྲེལ་བའི་མིག་ནད་ཀྱི་ཕྱོགས་སུ་གྲུབ་འབྲས་ཆེ་སྟེ་ནུབ་ཕྱོགས་ཀྱི་ཡི་གེའི་ལམ་ནས་རྙེད་ཐུབ་པའི་མིག་ནད་སྐོར་ཀྱི་ཨ་རབ་ཡིག་ཆ30ལས་བརྒལ་བ་ཡོད།

བཞི་པ། གཞུང་དང་ལག་ལེན་གྱི་དམིགས་བསམ་ཁྱད་ཆོས་སྐོར་བཤད་པ།

གཅིག སྤྱི་རིག་གི་གསོ་རིག་གི་ཁྱད་ཆོས་འགའ།

སྤྱི་རིག་གསོ་རིག་དར་བའི་ཡང་རྩེར་སོན་པ་ནི་ཧེ་ཕོ་ཁེ་རད་ཚོ་དང་ཁོང་གི་ལུགས་ཆེས་ཆེར་འཕེལ་བའི་སྐབས་ཡིན་ལ་དེའི་གསོ་རིག་གི་ཁྱད་ཆོས་གཙོ་བོ་ནི་མཁས་པ་དག་གིས་འདི་ལྟར་སྤྱི་སྡོམ་བྱེད་དེ། ཐོག་མར་སྐབས་འདིའི་གསོ་རིག་ནི་རང་བྱུང་ཚན་རིག་གི་རྨང་གཞི་རྒྱ་ཆེན་པོའི་སྟེང་བཙུགས་ཡོད་པའི་ཁར། ནད་ཐོག་གསོ་རིག་གི་ཐད་དུ་ཉམས་མྱོང་ཀྱང་ནོམ་པ་བསགས་ཡོད་པ། དེ་བཞིན་རྒྱུ་འབྲས་ཀྱི་འབྲེལ་བའི་ཐད་དུ་གསལ་དག་ལྡན་ལ་གཏན་ཚིགས་དང་མཐུན་པའི་རིགས་འདེད་ཀྱི་ཐབས་ལམ་གྲུབ་ཡོད་པ། ད་དུང་ཀུན་སྤྱོད་ཀྱི་འཛིན་མཚམས་ཤིན་ཏུ་མཐོན་པོའི་སྟེང་དུ་བྱུང་བའི་བསམ་སྦྱོར་རྣད་དུ་བྱུང་བ་བཅས་རྨང་གཞི་འདི་དག་ལས་གསོ་རིག་ཅིག་འཕེལ་རྒྱས་འབྱུང་བར་རྒྱུ་རྐྱེན་ཡོངས་སུ་ཚོགས། ཕྱིར་ན་མ་ལག་འདི་གཤག་འབྱེད་རིག་པའི་ཐད་དུ་ཅུང་ཟད་རྒོངས་པར་གྱུར་ཀྱང་ཡང་དག་པའི་རྟོག་ཞིབ་དང་གཏིང་ཟབ་པའི་རིགས་འདེད་ཀྱིས་ཆད་སྐྱོན་དེ་དག་ཕལ་ཆེར་སྐོང་གསབ་ཐུབ་འདུག །དོན་ལ་འང་ཧེ་ཕོ་ཁེ་རད་ཚོའི་གསུང་བཀུས་འདི་རང་བྱུང་ཚན་རིག་གི་མྱུ་གུ་འབུས་མེད་པའི་སྐབས་ཙམ་ནས་བྱུང་ལ། གསོ་དཔྱད་ཀྱི་ཐད་དུ་སྔོན་ཐོན་རང་བཞིན་ལྷག་ཏུ་ལྡན་ལ་རིན་ཐང་ཆེས་ཆེར་ལྡན་པའི་འཕྲུས་ཚབ་ཀྱི་ཡིག་ཆ་མང་པོ་ཞིག་ཀྱང་འདིར་འདུས་ཡོད། ཕྱིར་བཏང་ལུགས་འདིའི་གཤག་འབྱེད་རིག་པ་དང་སྐྱེ་ལུགས་རིག་པ། ནད་ལུགས་རིག་པ་བཅས་ཀྱི་ངོས་འཛིན་ལ་ཆད་

སྐྱོན་འདུག་ནའང་། དེ་གཙོ་ཆེར་ནད་ཐོག་ཉམས་མྱོང་དང་གཏན་ཚིགས་ཀྱི་རིགས་འདེད་ལ་བརྟེན་ཡོད་པས་ཀུན་གྱིས་འགྲན་པར་མི་ནུས་པའི་འཕེལ་རྒྱས་ཀྱི་མཐོ་ཚད་ལ་བསླེབ་ཡོད། དེ་བས་མཁས་པ་རྣམས་ཀྱིས་འདི་ནི་ལོ་རྒྱུས་སྟེང་ཆེས་ཁྱད་དུ་འཕགས་པའི་སྣང་ཚུལ་ཞིག་དང་ཆེས་གལ་ཆེ་བ་ཞིག་ཏུ་འཛིན་པར་བྱེད་དེ། དེས་ཐོག་མར་ཚད་ལྡ་དང་། དངོས་ཐོག་ལྡ་ཞིབ། ཡང་དག་པའི་རིགས་འདེད་བཅས་ཀྱི་སྒོ་ནས་རིན་ཐང་བྲལ་བའི་ཤེས་བྱ་གསར་པ་རྟེད་ཐུབ་པ་གསལ་སྟོན་བྱས་ཡོད་པས་རེད། འོན་ཀྱང་གཤག་འབྱེད་དང་སྐྱེ་ལུགས་སྐོར་གྱི་གཞི་རྩའི་ཤེས་བྱ་མེད་པས་དེར་ཚད་བཀག་ངེས་ཅན་ཐེབས་ཡོད་ལ་བམ་སྤྱིའི་སྒོ་ནས་བཤད་པའི་ཆའང་མེད་མི་སྲིད་དོ། །

ནོར་འབྲུལ་གྱི་ངོས་འཛིན་སྣང་ངས་འགའ་རེ་དང་འདྲ་བར་ཧེ་ཕོ་ཁེ་རད་ཚི་རང་ཉིད་ཀྱང་ཡོན་ཏན་ཐམས་ཅད་མངོན་པར་རྫོགས་པ་ཞིག་ཏུ་བལྟར་མི་བྱ་སྟེ། ཁོང་གིས་གསོ་རིག་ལོ་རྒྱུས་ལ་འཕེལ་རྒྱས་ཀྱི་ཁ་ཕྱོགས་གསར་པ་ཞིག་བསྟན་འདུག་སྟེ། ཁོང་གི་བརྩམས་ཆོས་ལས་ཤེས་ནུས་པ་ལྟར་ཁོང་གིས་དུས་སྐབས་དེ་དང་དེའི་ཡར་སྔོན་གྱི་ངོས་འཛིན་དང་ལྡ་བ་འདྲ་མིན་སྣ་ཚོགས་གཅིག་སྒྱུར་མཛད་ཁར་འགྲོ་བའི་ན་ཚའི་སྤྱག་ཡུས་ལ་ངེས་ཤེས་ཟབ་ཅིང་མི་རྣམས་ཀྱིས་གསོ་དཔྱད་ལ་ཇི་ལྟར་རེ་ལྟོས་བྱས་ཡོད་ཚུལ་ཤིན་ཏུ་གསལ་པོར་སྦྲོས་ཡོད་དེ་འདི་ནི་ཆེས་གལ་འགག་ཅན་ཞིག་གོ། །དེ་བས་ཁོང་ནི་སྐབས་དེར་མཚན་ཉིད་རིག་པའི་གོ་རྟོགས་ཆེས་ཆེར་མཐོ་ཞིང་སྨན་པའི་གྲལ་རིམ་གྱི་བསམ་སྤྱོད་ཆེས་ལེགས་པའི་དཔེ་སྟོན་དུ་གྱུར་ཡོད། ཤིན་ཏུ་ལྷབས་ཆེ་བའི་སྤྱི་རིག་དུས་སྐབས་ཀྱི་ནང་ཡུན་རིང་གི་འབད་འབུངས་བརྒྱུད་མཚན་ཉིད་རིག་པའི་ལྡ་བ་རིམ་པར་གོམས་སྦྱོལ་དང་ཆོས་ལུགས་ཀྱི་ཁྲམས་ར་ལས་བཀྲལ་ཞིང་། གསོ་རིག་ཀྱང་དེ་དང་མཚུངས་པར་ཆོས་ལུགས་ཚོ་ག་ལས་བཀྲལ་ཏེ་ནད་ཐོག་གི་ཕྱོགས་སུ་གོམ་པ་སྤོས་ལ། བར་བཀྲལ་གྱི་དུས་སྐབས་འདིར་མཚན་ཉིད་རིག་པའི་གྲུབ་མཐའ་དག་ཀྱང་སྔ་དུས་མཚན་སྨན་འབར་བའི་གསོ་རིག་གི་ལུགས་སྲེ་རྣམས་དང་འདྲ་བར་རང་རང་ལུགས་ཀྱི་མཚན་བྱང་སྲུང་འཛིན་བྱས་ལ། བརྩམས་ཆོས་ཡོངས་ལའང་སྤྱིར་བཏང་གི་སྤྱི་ཕོག་གྲུབ་སྣངས་སམ་རྩ་དོན་ཙམ་ལས་མེད་པས་གནད་གང་ཞིག་མི་རྒྱང་བ་ཞིག་གི་གྲུབ་འབྲས་སུ་ངོས་འཛིན་རྒྱུ་ཤིན་ཏུ་

ཁག་པོར་གྱུར་ཡོད། དེ་བཞིན་ཏེ་ཕོ་ཁེ་རད་ཆི་ཡང་ཐམས་ཅད་རྫོགས་པའམ་མཆོད་བཀུར་བྱ་བའི་གནས་ཤིག་ནི་མིན་ལ། ཟླ་འཕྲུལ་མཁན་ཞིག་དེ་བས་ཀྱང་ག་ལ་ཡིན། དེ་ནི་ཕྲག་གྱུར་པ་ཞིག་ཀྱང་མིན་པར་སྙིར་ཆོས་ལྷུག་པར་གྲུབ་པའི་མི་རང་མཚན་པ་ཞིག་ཡིན། ཁོང་ལ་རང་གི་ཞིབ་ཚགས་ལྡན་པའི་རིག་པ་ཡིས་སྔ་དྲངས་ཡོད་པ་མ་ཟད་རང་བྱུང་སྣང་ཚུལ་ལ་ལུགས་མཐུན་གྱི་འགྲེལ་བཤད་བྱེད་འདོད་ཀྱི་འདུན་མས་སྐུལ་འདེད་བྱས་ཡོད་ལ། དེའི་སྟེང་ཐ་ལེ་སི་ཡིས། ཁྱོད་ཀྱིས་རང་ཉིད་ངོ་ཤེས་པར་གྱིས་ཤིག་ཅེས་ཀུན་ལ་གདམས་པ་ལྟར། རང་གི་ཐོས་བསམ་གྱི་གསོག་འཇོག་ལ་ཆེས་ཆེར་བརྟེན་འདུག །དེ་བས་ཁོང་དང་ཁོང་གི་སློབ་བརྒྱུད་ཀྱི་གསོ་རིག་ལྟ་བའི་ཁྲིད་ལྐ་འདྲི་དང་ལྐ་ཁང་སྣང་མེད་དུ་བཞག་སྟེ་ནད་ཐོག་ལྟ་ཞིབ་དང་ཞིབ་ཕྲའི་རིགས་འདེད་ནི་ལས་དོན་ཐམས་ཅད་ཀྱི་གཞི་མ་རུ་བཟུང་། ཁོང་ཅག་གིས་ཚོད་བགམ་གྱི་སྒོ་ནས་རང་བྱུང་སྣང་ཚུལ་ལ་འགྲེལ་བཤད་བྱེད་དགོས་ཚུལ་ཤེས་ཡོད་པ་མ་ཟད། དཔྱད་ཡུལ་རེ་རེ་ལ་བྱུང་གོམས་ཐོན་པའི་ཞིབ་འཇུག་ཐབས་ལམ་དང་དམ་ཞིབ་ཀྱི་དབྱེ་ཞིབ་རིགས་ལམ་རྙེད་ཡོད།

ཁོང་གི་གསོ་དཔྱད་སྤྱི་ཡི་ལྟ་བ་ཤིན་ཏུ་མཐོ་རུ་སླེབས་ཡོད་དེ། གནའ་བོའི་གསོ་དཔྱད་ཀྱི་གདམས་ངག་གམ་སློབ་སྟོན་(གཅིག་ཏུ་ན་ཡོངས་སུ་འགྲིག་པའི་ངེས་པ་མེད)ལ་སྣང་ཆུང་ལྷོད་ཡངས་བྱེད་མི་རུང་བར་འདོད་པ་མ་ཟད། སྨྱོན་ཆ་ཕྲན་ཙམ་བྱུང་བའི་སློབ་གཉེར་བ་ལ་གཟེངས་བསྟོད་བྱེད་རིགས་ཞེས་བཤད། འདི་ལས་ཁོང་རང་འདས་པའི་དུས་ཀྱི་ཤུལ་ནོར་ལ་ཤིན་ཏུ་རྩིས་མཐོང་བྱེད་པ་ཞིག་ཡིན་པ་མ་ཟད་ཤུལ་ནོར་དེ་དག་གི་སྐྱོན་ཡོན་གཉིས་ཆར་གོ་བ་གཏིང་ཚུགས་པ་ཞིག་ཡོད་པ་གསལ་པོར་རྟོགས་ནུས། ཆེས་བརྟགས་པར་འོས་ལ་གསོ་རིག་གི་སློབ་གླིང་ཀུན་ཏུ་འཁྱེར་བར་རིགས་པ། ཐ་ན་ནད་པའི་མལ་ཁྲིའི་འགྲམ་དུ་ཡིད་ལ་འཛིན་དགོས་པ་ཞིག་ནི་ཁོང་གིས་མཛད་པའི་གདམས་ངག་ཅེས་པའི་ནང་དུ། “འཚོ་གནས་ཀྱི་གོ་རིམ་རེ་རེ་ནི་མི་ཚེའི་བརྒྱུད་རིམ་ཧྲིལ་པོའི་བར་སྐབས་རེ་རེ་ཙམ་མོ། །” ཞེས་བར་སྐབས་དེ་དག་རེ་རེ་ནས་ཤིན་ཏུ་གཙིགས་ཆེན་བྱེད་དགོས་པར་བསྟན་པ་དེ་ཡིན་ལ། ཁོང་གིས་ད་དུང་སྔོན་དུས་ཀྱི་གསོ་རིག་དང་སྐབས་ཐོག་དེའི་གསོ་རིག་གཉིས་འབྲེལ་བ་ཤིན་ཏུ་ཆེ་བ་དང་། ནད་གྱུར་གྱི་ངོས་འཛིན་ལས་ལུས་ཀྱི་དོན་སྙོད་དབང་པོ་གང་ཡང་ཕན་ཚུན་བར་འབྲེལ་ནས་གནས་པ་

དང་། དེ་བཞིན་ནད་གཞི་གང་ཞིག་ཡིན་ཡང་ན་ཚ་གཞན་དག་དང་འབྲེལ་བ་ཡོད་པ། གསོ་བཅོས་ལའང་ཐབས་ཚུལ་གང་ཞིག་ཐབས་ཚུལ་གཞན་དང་མི་འབྲེལ་མི་སྲིད་ལ། རྟོག་ཞིབ་དང་རིགས་འདེད་ཀྱང་ཕྲེང་བར་སྤྲེལ་བའི་ཨ་ལོང་གི་རིམ་པ་རེ་རེ་ཡིན་ཞེས་བཞེད།

གཉིས། རོམ་གྱི་གསོ་རིག་གི་ཁྱད་ཆོས་འགའ།

རོམ་གྱི་གསོ་རིག་ནི་ཆ་ཚང་བའམ་གཙོ་ཆེར་ཕྱི་རིག་གསོ་རིག་ཡིན་མིན་དང་ཡང་ན་རོམ་གྱི་གསོ་རིག་ཁྱབ་ཁོངས་ཀྱི་བྱ་བཞག་དང་ཤེས་རྟོགས་བྱུང་བ་ཐམས་ཅད་ཕྱི་རིག་གསོ་རིག་ལས་ཐོན་པའི་གྲུབ་འབྲས་སུ་འཛོག་ཐུབ་མིན་ནི་ལོ་རྒྱུས་སྨྲ་བ་སྨྲ་བ་རྣམས་ནས་བཞེད་ཚུལ་མི་མཐུན་པ་བྱུང་ཡོད་དེ། དེ་རྣམས་ལས་འགའ་རེས་ནི་རོམ་གྱི་གསོ་རིག་གི་ཁྱབ་ཁོངས་སུ་གསར་བཏོད་གང་ཡང་མེད་པ་མ་ཟད་རིན་ཐང་ཅན་གྱི་བཞེད་ཚུལ་གང་ཡང་དེ་ལས་མ་འགོངས་ལ། ཐ་ན་འཕྲོད་བསྟེན་རིག་པའི་ཕྱོགས་ཀྱི་འཕེལ་རྒྱས་དག་ཀྱང་ཕྱི་རིག་གི་མིག་དཔེ་ལས་ཐོན་པའི་བཤུས་རིས་ཙམ་ཡིན་ཞེས་བཞེད། འདི་ཡིས་རིག་རྩལ་བསྐྱར་དར་དུས་སྐབས་ཀྱི་དཔྱད་འཛོག་རྒྱང་ནས་བཤིག་པ་རེད་ལ་དེ་དུས་སུ་རླབས་ཆེ་ཞིང་མཛེས་སྡུག་གི་བྱ་དངོས་ཐམས་ཅད་རོམ་གྱི་མིའི་བྱས་རྗེས་སུ་བཟུང་ཡོད་པ་མ་ཟད་སེལ་སུ་སི་ནི་ཆེས་མིང་དུ་གྲགས་པའི་གསོ་རིག་རྩོམ་པ་པོར་ཁས་འཆེ། དེ་ལྟ་ན་མི་སུ་ཡང་སེམས་ཁྲལ་དུ་ཕབ་ཅིང་ཕྱོགས་སུ་མ་ལྷུང་བའི་དཔྱད་འཛོག་ཅིག་བྱས་ཚེ་རོམ་གྱི་གསོ་རིག་གི་གྲུབ་འབྲས་ངོས་ལེན་འོས་པ་ཞིག་རེད། དེ་ཡང་ཐོག་མར་ངོས་ལེན་དགོས་པ་ཞིག་ལ་ཕྱི་རིག་གི་སྨན་པའི་ལས་དོན་ལས་གཞན་ལ་ཕྱིན་གསོ་རིག་གི་སྟེང་དུ་ཤིན་ཏུ་མངོན་གསལ་ཅན་གྱི་འཕེལ་རྒྱས་ཤིག་བྱུང་མེད་ལ། ལ་ཕྱིན་གསོ་རིག་གི་རྩོམ་པ་པོ་རྣམས་ཕྱི་རིག་སྨན་གཞུང་གི་རྩོམ་སྒྲིག་མཁན་དང་བསྡུ་རུབ་མཁན་ཙམ་ཡིན་པ་མ་ཟད་རྒྱུན་པར་བཟང་ངན་གྱི་ གླང་དོར་ཡང་ཆེར་འབྱེད་དུ་མེད། དེ་བཞིན་སྔ་དུས་ཀྱི་རོམ་གྱི་གསོ་རིག་ཕྱི་ནས་ཐོན་པའི་མིས་བཟུང་འདུག་པ་ལས་རོམ་རང་ངོས་ལ་གཟི་བརྗིད་ཀྱི་སྲོལ་རྒྱུན་ནམ་ངོམ་ཆོག་པའི་ཚན་རིག་ཞིབ་འཇུག་གི་གྲུབ་འབྲས་གང་ཡང་བསྟན་དུ་མེད་དེ་འདི་ནི་དོན་ལ་གནས།

མི་རིགས་འདི་ཡིས་སྔོན་དུས་ནས་དམག་དོན་ལག་རྩལ་ལ་ངོ་སྣང་ཆེ་བ་བྱས་ཤིང་ཁྱད་དུ་འཕགས་པའི་ཁྲིམས་ལུགས་མ་ལག་ལ་བརྟེན་ནས་སྲིད་དབང་སྲ་བརྟན་དུ་བཏང་བ་མ་ཟད།

རྩལ་ནུས་ཡོད་དགུས་གྲོང་ཁྱེར་དང་རྒྱལ་ཁབ་འཛུགས་སྐྲུན་གྱི་ལས་ལ་གཞོལ། ཕྱིས་སུ་ནོར་དང་ལོངས་སྤྱོད་ཀྱིས་ཕྱུག་པའི་མི་མང་པོ་རོམ་དུ་གནས་ཆགས་ལ་གྷི་རིག་སྒྱུ་རྩལ་སླར་གསོ་བྱེད་པའི་ཤུགས་ཀྱིས་དེར་དགག་པ་བྱེད་མཁན་དག་ཟིལ་གྱིས་མནན་པ་ན་ཚན་རིག་ཞིབ་འཇུག་གི་ལས་ལ་འབད་མཁན་ཡང་ཉུང་ངུ་ཞིག་ལས་མེད་པར་གྱུར། ཡིན་ནའང་གསོ་བ་རིག་པའི་ཕྱོགས་ནས་ཀྱང་བྱས་རྗེས་བཞག་མེད་པ་ག་ལ་ཡིན་ཏེ། གྷི་རིག་པས་ཁོང་ཚོར་སྤྲད་པའི་གཞུང་ལུགས་རྣམས་བཀུར་བའི་ཡུལ་འབའ་ཞིག་ཏུ་བཟུང་ལ། བ་རྡེ་ལོན་དང་ཨེ་ཅིབ། གྷི་རིག །ད་དུང་ཤར་ཕྱོགས་ཀྱི་མི་རིགས་དུ་མ་བཅས་ཀྱི་འཕྲོད་བསྟེན་བཅའ་ཁྲིམས་གཞིར་བཟུང་ནས་འཕྲོད་བསྟེན་བཅའ་ཁྲིམས་མ་ལག་རྫོགས་པ་ཞིག་བཟོས་ཡོད་པ་འདི་ནི་དེང་གི་དུས་ལའང་འགྲན་བཟོད་དཀའ་བའི་ཚད་དུ་གྱུར་ཡོད། འཕྲོད་བསྟེན་ལོ་རྒྱུས་སྟེང་རོམ་ལ་མཛད་རྗེས་དེ་ལྟར་ཆེ་བའི་རྒྱུ་མཚན་གཞན་ཞིག་ནི་རོམ་གྱི་ཡུལ་འདི་ཁོ་ན་ཏུ་ད་གཟོད་སྨན་པ་སྤྱི་ཚོགས་ཀྱི་གྲལ་རིམ་ཞིག་ཏུ་གྱུར་ཅིང་ཁྲིམས་ཀྱིས་སྲུང་སྐྱོབ་བྱེད་པ་མ་ཟད་རྒྱལ་ཁབ་ཀྱིས་ཀྱང་བཅའ་ཁྲིམས་འདིར་རྩིས་མཐོང་ཆེན་པོ་བྱེད། བཙན་རྒྱལ་དུས་སྐབས་སུ་སྨན་པ་ལ་སྤྱི་དམངས་ཀྱིས་བཀུར་བསྟི་ཆེར་བྱེད་ཅིང་རྒྱལ་པོས་ཀྱང་སྨན་པ་ལ་རྒྱལ་ཁབ་ཀྱི་སྲིད་དོན་ཁྲིད་གོ་གནས་མཐོན་པོ་ཡོད་པར་བྱས། འདི་ནི་སྨན་པ་ལ་ལོ་རྒྱུས་སྟེང་ཐོག་དང་པོར་ཐུན་མོང་གོ་གནས་ཆེན་པོ་རེག་པ་མ་ཟད་སྲིད་དོན་གྱི་གྲོས་གཞིར་ཡང་ཞུགས། དེ་བས་གཟབ་ནན་གྱི་ཁྲིམས་ལུགས་ཀྱིས་བཟུང་བའི་འཕྲོད་བསྟེན་རྩ་འཛུགས་རྙོག་དྲ་ཅན་དེ་བྱུང་བ་རེད་ལ། ཁྲིམས་ལུགས་ཀྱི་ཁག་ཐེག་འདི་ཡིས་འཕྲོད་བསྟེན་རྩ་འཛུགས་ཀྱི་བྱེད་ནུས་འདོན་པར་གྱུར། སྨན་པའི་ལས་གཉེར་མཁན་ལ་ལྟ་ཞིབ་ནན་མོར་བྱས་རྗེས་ད་གཟོད་ཆོག་མཆན་སྤྲོལ་བ་མ་ཟད་ཁྲིམས་ལུགས་ཀྱིས་གཏན་འབེབ་བྱས་པའི་གསོ་རིག་སློབ་གྲྭ་ལ་སྤྱི་ཚོགས་དང་རྒྱལ་ཁབ་ཀྱི་ཁྲིད་དམིགས་བསལ་གྱི་གོ་གནས་ཡོད། དེ་ལྟར་ཚན་རིག་གསོ་རིག་ལ་རོམ་དུ་འཕེལ་རྒྱས་ཆེན་པོ་གང་ཡང་འབྱུང་ཐུབ་མེད་ཀྱང་། འཕྲོད་བསྟེན་ཁྲིམས་ལུགས་རོམ་དུ་གཏན་ཕབ་བྱུང་བ་ནི་ཅིས་ཀྱང་ངོས་ལེན་ཐོབ་རིགས་པའི་ཁ་ཕྱོགས་ཤིག་རེད་ལ། ང་ཚོས་ཐོག་དང་པོར་རོམ་གྱི་ཁྲིམས་ལུགས་ཁྲིད་ཁྲིམས་གཅོད་སྨན་པ་(ཁྲིམས་གཅོད་སྐྱེ་ཁག་ཏུ་ཉེས་དོན་དང་འབྲེལ་བའི་མིའམ་བེམ་པོ། དངོས་རྫས་སོགས་ལ་དབྱེ་འབྱེད་

དང་གཏན་འབེབ་བྱེད་མཁན་གྱི་སྨན་པ)ནི་ཆེས་གལ་ཆེན་ཞིག་ཡིན་པ་ཤེས་པ་དང་། རྣམ་པར་གསལ་བའི་བཅའ་ཁྲིམས་ཀྱིས་འཕྲོད་བསྟེན་རྩ་འཛུགས་ལ་ཚོད་འཛིན་བྱས་པའི་རྣམ་པ་མཐོང་། གཞན་རོམ་གྱི་དངོས་དོན་འདི་ལ་བརྟེན་ནས་གསོ་བ་རིག་པ་ལ་མ་ལག་ཅན་གྱི་སློབ་གསོ་ཞིག་ཇི་ལྟར་མགོ་ཆེ་ཚུལ་རྟོགས་ཐུབ་པར་གྱུར། དོན་ལ་རོམ་གྱི་ཁྲིད་ཚོས་འདི་ཡིས་སྨན་པ་རྣམས་གྲལ་མཐའ་དང་མི་བརྟན་པའི་གོ་བབ་ལས་ཡོངས་སུ་བསྐྱབས་པར་བྱས་ཤིང་། སྨན་པར་སྤྱི་དམངས་ཀྱི་དབང་ཆ་སྤྲད་ཅིང་རིམ་པར་སྤྱི་ཚོགས་གྲལ་རིམ་གྱི་ཡང་རྩེར་སླེབ་ཐུབ་པ་བྱུང་བ་མ་ཟད། ཐུན་མོང་འཕྲོད་བསྟེན་གྱི་འགན་དབང་གལ་ཆེ་བ་རྣམས་སྨན་པའི་ལག་ཏུ་བབས་པ་ཡིན། གལ་ཏེ་འདི་ལྟར་བྱུང་ཐུབ་མེད་ཚེ་ལ་ཐེན་དང་སྨྲི་རིག་གི་ རླབས་ཆེན་འདུ་ཤེས་པོ་ནས་རོམ་ལ་དར་རྒྱས་ཆེན་པོ་ཞིག་བསྐྲུན་ཐུབ་མི་ནུས་ཞེས་གླེང་ངོ་། །

གསུམ། ཨ་རབ་ཀྱི་གསོ་རིག་གི་ཁྲིད་ཚོས་འགའ།

ལར་ན་ཨ་རབ་པའི་གསོ་དཔྱད་འཕེལ་རྒྱས་ཐད་ཀྱི་གྲུབ་འབྲས་ལ་ནུབ་ཕྱོགས་ཀྱི་ལོ་རྒྱུས་སྨྲ་བ་རྣམས་འདོད་ཚུལ་མི་མཐུན་པ་སྣ་ཚོགས་བྱུང་ཡོད་ལ། འགའ་ཤས་ཀྱིས་བཤད་པ་ལྟར་ཨ་རབ་པའི་གསོ་རིག་ཕྱག་རྗེས་ནི་དུས་རབས་བར་མའི་ལོ་ཟླའི་ནང་སྨྲི་རིག་དང་རོམ་གྱི་གསོ་རིག་ལ་བདག་ཉར་ཙམ་བྱས་ནས་རིག་རྩལ་བསྐྱར་དར་གྱི་སྐབས་སུ་སླར་ཡང་ཕྱིར་སྤྲད་པ་ཙམ་ཡིན་པར་བཟུང་ན་ནི་ཆེས་མི་འཚམ་ཞེས་གཟུ་བོར་གནས་པའི་ལོ་རྒྱུས་སྨྲ་བ་རྣམས་བཤད་ལ། ཕྱིར་ན་ཨ་རབ་པས་ཆབ་སྲིད་མངའ་ཐང་དང་ཚོང་ལས་དཔལ་འབྱོར་རིམ་བཞིན་ཨེ་ཤ་ཡ་ནུབ་མའི་ཡུལ་གྲུ་ཀུན་བརྒྱུད་ནས་ས་དབུས་རྒྱ་མཚོའི་འགྲམ་རྒྱུད་དུ་བསྐྱེད་པ་ན། རང་ལས་ཆེས་ཆེར་སྔོན་དུ་སོང་བའི་མི་རིགས་ཀྱི་ཤེས་རིག་ལ་གདོང་ཐུག་ཅིང་རིམ་པར་དེ་རྣམས་སྤྱད་ལེན་བྱེད་པའི་ཀུན་སློང་སྐྱེས་ཏེ། ཅི་ནུས་གང་ཐུབ་ཀྱིས་སྨྲི་རིག་པའི་མཚན་ཉིད་རིག་པ་དང་སྒྱུ་རྩལ། གསོ་བ་རིག་པ་བཅས་དང་བར་ཐག་ཇེ་ཉེར་བཏང་ཞིང་། ཤེས་རིག་བརྗེ་རེས་འདིའི་ཐོ་ཉ་ནི་སི་རི་ཡ་དང་ལྡེའུ་བའི་མི་ཡིན་ཏེ་ཁོང་ཅག་ནི་ཨ་རབ་པ་དང་ཤ་ཏུས་སམ་ཆོས་ལུགས་ཀྱི་ཉེ་འབྲེལ་ཡོད། དེ་ན་སྨྲི་རིག་གི་ཡིག་ཆ་མང་པོ་ཨ་རབ་ཀྱི་ཡི་གེར་བསྒྱུར་མཁན་ནི་སྨྲི་རིག་ཤེས་རིག་གི་བསིལ་ཆར་གྱིས་ཆེས་ཆེར་བརླན་ཡོད་པའི་སི་རི་ཡའི་མི་ཡིན་ལ། དེ་ཡང་དུས་རབས་དུ་མའི་

རྗེས་སུ་ལྡིའུ་བས་སྙི་རིག་གི་བརྩམས་ཆོས་འདི་དག་ཨ་རབ་ཡི་གེ་ནས་སི་ཕེན་ཡི་གེར་བསྒྱུར་བ་དང་ཀུན་ནས་མཇུངས། དེ་བཞིན་ལྡིའུ་བ་ནི་སྐབས་འདིའི་ས་དབུས་རྒྱ་མཚོའི་འགྲམ་གྱི་ཕོ་ཉ་གལ་ཆེན་ཞིག་ཡིན་ལ། དུས་རབས་མང་པོ་ཞིག་གི་ཚན་རིག་དང་སྒྱུ་རྩལ། རྩོམ་རིག་བཅས་ཀྱི་དཔལ་ཡོན་མང་པོ་ཞིག་ཁོང་ཅག་གི་ལག་ནང་བརྒྱུད་ཡོད། དེ་བས་ལྡིའུ་བས་ཨ་རབ་གསོ་རིག་འཕེལ་རྒྱས་ལ་ཐོན་པའི་ནུས་ཤུགས་ནི་ཤིན་ཏུ་མངོན་གསལ་ཡིན་ལ། སྤྱིར་བཏང་ལྡིའུའི་སྨན་པ་ནི་མཚན་ཉིད་རིག་པ་བ་དང་ཞིབ་ཚགས་ཅན་གྱི་རིགས་འདེད་པ། འཛོན་ཐང་ཅན་གྱི་སྨན་ལས་ལག་ལེན་པ། ཁྱད་པར་དུ་རྩི་ཤིང་རིག་པ་དང་ནད་གཞི་ངོས་འཛིན་སོགས་ལ་ལྷག་པར་མཁས། དེ་ལྟར་ཨ་རབ་གསོ་རིག་འཛིན་མཁན་གྱི་རྩོམ་པ་པོ་དང་འཆད་སྲོལ་མཁན་ལས་ཀྱང་ཨ་རབ་རང་གི་མི་ནི་ཉུང་ཤས་ཤིག་ལས་མེད། དེ་བས་ཨ་རབ་གསོ་རིག་ནི་དོན་ལ་བསམ་བློ་མི་འདྲ་བ་མང་པོ་ལྷན་དུ་བསྡུས་ནས་གྲུབ་པ་ཞིག་ཡིན་ལ། བསམ་བློ་འདི་དག་ཐོན་པའི་གནས་དུས་མི་འདྲ་བ་ལ་བརྟེན་ནས་ཤུགས་རྐྱེན་ཡང་མི་འདྲ་བ་བྱུང་ཡོད། དེ་བཞིན་གྲུབ་འབྲས་གཙོ་ཆེ་བའང་བསམ་བློ་དང་ལྟ་སྟངས་མི་འདྲ་བ་མང་པོ་འཚོལ་སྡུད་དང་ཉར་ཚགས་བྱས་པ་ཡིན་ཏེ། དེ་ལ་བརྟེན་ནས་རིམ་པར་རྫས་འགྱུར་རིག་པ་དང་ཞིབ་བྲའི་ཚན་རིག་ཞིབ་འཇུག་ལ་འཕེལ་རྒྱས་བྱུང་བ་དང་། ཆོས་ལུགས་ཅན་མ་ཡིན་པའི་དམངས་ཁྲོད་གསོ་རིག་འཕེལ་རྒྱས་ཀྱི་ཁ་ཕྱོགས་ཤིག་ཏུ་འཇུས་ཡོད་པ་དེ་ཡིན།

དེ་ལྟར་ང་ཚོས་ཨ་རབ་གསོ་རིག་གིས་ལོ་རྒྱུས་སྟེང་ཐོན་པའི་ནུས་ཤུགས་ལ་དྲང་བདེན་གྱི་དཔྱད་འཛོག་ཅིག་བྱས་ཚེ། གནའ་རབས་ཀྱི་ཤེས་རིག་འཚོལ་བའི་གོམས་སྲོལ་དང་སྙི་རིག་གི་གླེགས་བམ་རྣམས་ལེགས་པར་ཉར་ཚགས་བྱེད་ཐུབ་པར་གྱུར་པ་ནི་ཁོང་ཅག་གི་བྱས་རྗེས་ཡིན་ལ་དེ་མིན་ཆེ་ཕལ་ཆེར་བོར་བརླགས་སུ་སོང་ཡོད། ཁྱད་པར་དུ་ཕྱི་བཅོས་རིག་པའི་ཐད་དང་དེ་བས་ཀྱང་མིག་ནད་བཅོས་པའི་ཕྱོགས་སུ་ཨ་རབ་པའི་ཞིབ་འཇུག་ལ་བརྟེན་ནས་འཕེལ་འགྱུར་ཆེན་པོ་བྱུང་ལ། ཁོང་ཅག་གིས་བེད་སྤྱོད་པའི་སྨན་རྫས་ཀྱི་གྲངས་ལྷབ་འགྱུར་གྱིས་ཇེ་མང་དུ་ཕྱིན་ཡོད་པ་དང་སྐབས་འདི་དུས་གསར་དུ་རྙེད་པའི་སྨན་རྫས་རྩ་ཆེན་རྣམས་ནི་དེང་རབས་ཀྱི་གསོ་བཅོས་ལས་སྒོའི་ཁྲོད་ཀྱི་གྲུབ་ཆ་གལ་ཆེན་དུ་གྱུར་ཡོད། མཐའ་མར་ནུབ་ཕྱོགས་སུ་གསོ་

བ་རིག་པ་ཚོས་པ་རྣམས་ཀྱི་མཁོ་ཆས་སུ་སྤྱོད་བཞིན་པའི་དུས་ལ་ཨ་རབ་ཤེས་རིག་གི་ཁྲིད་དུ་ཆོས་ལུགས་ཅན་མ་ཡིན་པའི་དམངས་ཁྲིད་ཀྱི་གསོ་རིག་གི་ངོ་བོ་སྲུང་འཛིན་བྱས་ཡོད་དེ་འདི་ནི་གསོ་རིག་ལོ་རྒྱུས་སྟེང་དོན་སྙིང་ཆེ་བ་ཞིག་ཡིན། དེ་བཞིན་གསོ་རིག་སློབ་གསོའི་བྱ་བཞག་གི་ཆ་ནས་ཀྱང་ཡེ་ཤུའི་ཆོས་ལུགས་ཀྱི་རྒྱལ་ཁབ་ཐམས་ཅད་ནས་གསོ་རིག་འཆད་ཉན་བྱེད་པ་ནི་ཆོས་ཚོགས་ཀྱི་ནང་ཁུལ་ལས་གཞན་ནས་སྤེལ་མི་རིགས་པའི་སྐབས་ན། སི་ཡེན་དང་ཨེ་ཅིབ། སི་རི་ཡ་ལ་སོགས་སུ་གསོ་བ་རིག་པ་ནི་ཆོས་ལུགས་ར་བའི་ཕྱི་རོལ་གྱི་སྨན་པའི་ལས་གཉེར་མཁན་གྱིས་སྤེལ་བཞིན་མཆིས། སློབ་གསོའི་རྣམ་པ་འདི་དག་ནི་བགས་བཅད་ཅན་དང་སྒོ་གཏན་ཅན་དུ་འང་བལྟར་མི་རིགས་ཏེ། སྨན་གྱི་སློབ་གླིང་ཆེ་ཤོས་རྣམས་སུ་ནེས་ཐོ་ཏུ་སིའི་ཆོས་སྤེལ་མཁན་དང་། ལྡེའུ་བ། ཀྲི་རིག་པ། སྟག་གཟིག་པའི་སློབ་གྲྭ་བཅས་ནས་ཐོན་པའི་གསོ་རིག་ཤེས་བྱ་སྤྱད་ལེན་བྱས་ཡོད་ལ། གནའ་རབས་ཀྱི་ཡིག་ཆ་མང་དུ་བསྒྱུར་ནས་དཔེ་མཛོད་ཁང་དུ་ཉར་ཚགས་བྱས་པ། ད་དུང་ནད་ཐོག་རྟོག་ཞིབ་ལ་སྐྱུལ་འདེད་དང་རྫས་འགྱུར་རིག་པ་དང་སྨན་རྫས་རིག་པའི་ཉམས་མྱོང་ཤེས་བྱ་གསོག་འཇོག་བྱས་པ་ལ་སོགས་ཀྱིས་ཨ་རབ་པ་རྣམས་དངོས་ནས་ཧེ་ཕོ་ཁེ་རད་ཚོའི་བསམ་བློའི་རྗེས་འཇུག་པ་རྣལ་མ་ཞིག་ཏུ་ཅིས་ཀྱང་གྱུར་ཡོད་དོ། །

ལེའུ་དྲུག་པ། བོད་ཀྱི་གསོ་བ་རིག་པ་དང་ནུབ་ཕྱོགས་སྲོལ་རྒྱུན་གསོ་རིག་གཉིས་བསྡུར་ནས་དཔྱད་པ།

འདིར་ལུགས་གཉིས་ཀྱི་གསོ་རིག་ལ་བསྡུར་དཔྱོད་ཕྲན་ཙམ་བགྱིད་པ་ལ་ཐོག་མར་བསྡུར་ཡུལ་གྱི་ཁྱབ་ཁོངས་ངེས་རྒྱུ་གལ་ཆེ་སྟེ། དེ་ལ་དུས་ཀྱི་དབང་དུ་བྱས་ན་ནུབ་ཕྱོགས་སྲོལ་རྒྱུན་གསོ་རིག་ནི་མ་མཐར་ཡང་སྤྱི་ལོའི་སྔོན་གྱི་དུས་རབས་ལྔ་པའི་ཧེ་ཕོ་ཁེ་རད་ཚེ་ནས་སྤྱི་ལོའི་དུས་རབས་བཅུ་དྲུག་པའི་རིག་རྩལ་བསྐྱར་དར་ལ་ཐུག་གི་བར་གྱི་ལོ་ངོ་ཉིས་སྟོང་ལྷག་གི་དུས་ཡུན་རིང་པོར་ངོས་འཛིན་དགོས་ཤིང་། ལོ་རྒྱ་རིང་མོ་དེའི་ནང་གསོ་དཔྱད་རང་ལུགས་ཀྱང་སྤྱ་ཕྱིར་ཀྲི་རིག་དང་རོམ། ཨ་རབ་པ་བཅས་ཀྱི་ཡུལ་ལུང་མང་པོ་བརྒྱུད་ནས་ངོ་བོ་དང་ཁ་དོག་ལ་འགྱུར་ལྡོག་དང་འཕེལ་འགྲིབ་དུ་མར་བྱུང་མྱོང་སྟེ། ཆོས་ལུགས་ཁོ་ནའི་ཤུགས་རྐྱེན་གྱི་ཆ་ནས་བལྟས་

ཀྱང་ཐོག་མའི་དུས་ཀྱི་ལྷ་ཁང་གི་དད་མོས་སྣང་ཚུལ་ནས་ཆོས་ཚོགས་ཀྱི་བདག་དབང་གི་འོག་ཏུ་ལྷུང་བ་དང་། ལོག་ཆོས་ཀྱི་འདོད་བློ་སྐྱོང་བྱེད་དུ་གྱུར་ནས་བསམ་བློ་སྣ་ཚོགས་འདྲེས་པ། ད་དུང་མཚན་ཉིད་རིག་པའི་རིགས་འདེད་དང་ལག་ལེན་དངོས་ཀྱི་ཉམས་མྱོང་ལས་གང་གཙོ་ཆེ་བའམ་ཡང་ན་རྗེས་སུ་དཔོག་པ་དང་མངོན་སུམ་དུ་མྱོང་བ་གཉིས་ལས་གང་ལ་ཡིད་རྟོན་ཉུང་མིན་གྱི་རྩོད་གླེང་། ཡུལ་དུས་གཉིས་ཆར་རིང་དུ་བསྐལ་བ་ཡིས་སྐབས་ཐོག་རེ་རེར་ལུས་ནད་ཀྱི་གནས་ལུགས་ལ་འཛིན་སྟངས་མི་འདྲ་བ་དང་། ཁྱད་པར་དུ་གསོ་བྱེད་ཀྱི་གཉེན་པོ་ལ་འགྱུར་ལྡོག་ཆེ་བ། ས་གནས་ཀྱི་དགོས་དབང་གིས་གསོ་རིག་སློབ་གསོ་དང་ལག་ལེན། འཕྲོད་བསྟེན་བཅས་ཀྱི་སྒྲིག་འཛུགས་དང་བཅའ་ཁྲིམས་ཀྱི་སྲོལ་དར་མིན་ལ་སོགས་ཤིན་ཏུ་སྣ་ཚོགས་པར་སྣང་བས། འདིར་ནི་གཙོ་ཆེར་ནུབ་ཕྱོགས་གསོ་རིག་གི་འཕེལ་རིམ་རིང་མོའི་གཞུང་ཤིང་ལྟ་བུར་ཀུན་གྱིས་ངོས་ལེན་པའི་ལྟ་གྲུབ་དག་སྟེ། དེ་ཡང་ཕུལ་དུ་ཕྱིན་པའི་ཧེ་ཕོ་ཁེ་རད་ཚོའི་ལུགས་ཀྱི་གསོ་དཔྱད་རྣམ་གཞག་གི་སྔ་ཕྱིའི་བྱུང་རིམ་དང་། དེའི་ཞན་ཆ་ལ་ཁ་གསབ་ཀྱི་ཚུལ་དུ་བྱུང་བའི་སྙི་རིག་དུས་མཇུག་གི་ཨེ་ལེག་ཟན་དར་མཁར་གྲོང་ལུགས། རོམ་བཙན་པོའི་རྒྱལ་རབས་ཀྱི་སྐབས་ལ་རིམས་ཚད་དང་མཚོན་རྨ། མོ་ནད་བཅས་ཀྱི་ཕྱོགས་སུ་ངོས་འཛིན་དང་གསོ་ཐབས་གསར་པ་བྱུང་བ་དང་། སྲོག་ཆགས་གཤག་འབྱེད་དང་སྐྱེ་ལུགས་ཞིབ་འཇུག་ལས་ཤེས་བྱ་གསར་པ་སྐྲེད་པ་དང་དེ་བཞིན་སྨན་རྫས་རིག་པར་འཕེལ་རྒྱས་བྱུང་བ། སྤྱི་ཚོགས་སྒྲིག་འཛུགས་ལ་བརྟེན་ནས་འཕྲོད་བསྟེན་ཆུ་ཚད་མཐོ་རུ་གཏོང་བའི་བསམ་བློ། གཞན་ཨ་རབ་པའི་རིམས་ནད་སྐོར་གྱི་གསར་སྤྲོས་དང་། སྨན་རྫས་རིག་པ་དང་རྫས་འགྱུར་རིག་པའི་ཐད་ཀྱི་གྲུབ་འབྲས་སོགས་སྔ་མར་སྟོན་པ་བཏབ་པའི་ཚུལ་གྱི་གཞུང་དོན་རྣམས་ཀུན་བསྒྲིགས་ནས་བསྡུར་བྱའི་ཡུལ་དུ་འཛིན་པ་ཡིན།

ཡིན་ནའང་། དེ་སྔོན་བཤད་ཟིན་པའི་ནུབ་ཕྱོགས་གསོ་རིག་གི་གཞུང་དང་ཡིག་ཆ་གལ་ཆེན་དེ་རིགས་ལས་མིག་སྔར་རང་རེའི་ལོངས་སྤྱོད་དུ་འགྱུར་ཐུབ་པ་ཉུང་ཟད་ཅིག་ལས་མེད་ལ། དེ་རྣམས་མ་ལུས་པར་ཆ་ལག་རྫོགས་པའི་ཞིབ་འཇུག་བགྱིད་པ་ནི་ལས་འགན་ཆེན་པོ་ཞིག་ཏུ་ངེས་ལ། སྤྱིར་རང་རེའི་གསོ་རིག་གི་བྱུང་རིམ་དང་བསྡུར་བས་ལོ་རྒྱུས་རྒྱུན་རིང་བའི་གསོ་

དཔྱད་ཀྱི་ལུགས་སྲེ་གཞན་དག་གི་བར་ལའང་མཚན་ཉིད་རིག་པའི་ལོ་རྒྱུས་དང་འདྲ་བར་སྔ་མོའི་དུས་ནས་ཕན་ཚུན་འབྲེལ་འདྲིས་བྱུང་ཡོད་ལ། ཁྱད་པར་དུ་ནུབ་ཕྱོགས་དང་རྒྱ་གར་བའི་ཡུལ་གཉིས་ཀྱི་བར་ལ་གསོ་བ་རིག་པའི་གཞུང་ལག་ལེན་གྱི་རྩ་བའི་ཆ་ནས་མཐུན་སྣང་མང་དུ་འབྱུང་ནའང་། འབྲེལ་བའི་ཚུལ་དེ་དག་ནི་ནུབ་ཕྱོགས་གསོ་རིག་ལོ་རྒྱུས་ཀྱི་ཡིག་ཆའི་ཁྲོད་སྐབས་དུ་མར་མགོ་འབུས་ཙམ་བརྗོད་པ་ལས་དངོས་སུ་བསྡུར་དཔྱོད་བགྱིས་པ་ཅུང་ཟད་ཙམ། དེ་བས་སྐབས་འདིར་ནུབ་ཕྱོགས་དང་བོད་ཀྱི་བར་ལ་ཞིབ་ཕྲའི་དཔྱད་བསྡུར་ཞིག་བྱེད་དགོས་ན་ནི་ངེས་པར་དུ་རྒྱ་གར་བའི་གསོ་དཔྱད་ཀྱི་རྣམ་གཞག་མང་པོ་ཡང་བསྡུར་གཞི་རུ་འགོད་དགོས་པས་ལས་ཀ་འདི་ནི་མ་གཞི་ནས་ཤིན་ཏུ་རྒྱ་ཆེ་ན། འདིར་གཙོ་ཆེར་ནུབ་ཕྱོགས་གསོ་རིག་གི་ཡིག་ཆ་ལ་རྒྱུས་མངའ་དང་འཇུག་པ་ཡངས་པའི་ལོ་རྒྱུས་རིག་པའི་མཁས་པའི་བརྩམས་ཆོས་ཁུངས་བཙལ་ཡུལ་དུ་བཟུང་ཡོད་ལ། ལྟ་གྲུབ་དེ་དག་ལས་ཀྱང་སྙིང་པོ་ལྟ་བུར་བསྡུས་ནས་སྤྱི་བབས་སུ་བསྡུར་བ་ལས་ཞིབ་ཕྲའི་དཔྱད་འཇུག་ནི་ཕྱིས་ཀྱི་ལས་སུ་བཞག་གོ། །

དང་པོ། རིག་སྒོ་གཉིས་ལས་བྱུང་བའི་ལུས་གྲུབ་རྩལ་གྱི་ལྟ་བའི་བསྡུར་དཔྱོད།

དེ་ཡང་ནུབ་ཕྱོགས་གསོ་རིག་གི་ཡིག་ཆ་ཕལ་ཆེར་ལ་ལུས་ཐོག་མར་མངལ་དུ་ཆགས་ནས་འཕེལ་རིམ་དང་བཅས་ཞིབ་པར་བརྗོད་པ་ནི་ཤིན་ཏུ་ཉུང་ལ། དེ་ལྟར་ཞིབ་པར་བརྗོད་པའི་ཡིག་ཆ་གཙོ་བོ་ནི་ཨ་རས་སི་ཐོ་ཐེལ་གྱི་གཞུང་ཡིན་ཚོད་འདུག །ཡིན་ནའང་ཕྱིས་ཀྱི་རིག་རྩལ་བསྐྱར་དར་སྐབས་ཀྱི་ཧྲ་ཕིན་ཁི་(Leonardo da Vinci, 1452~1519)དང་ཧྥབ་རི་ཟི་(Fabrizio)སོགས་དང་དེའི་ཡང་ཕྱིས་ཀྱི་གཤག་འབྱེད་རིག་པ་མང་པོ་ཞིག་ཆེད་དུའམ་ཡང་ན་ཞོར་དུ་མངལ་འཛིན་རིག་པའི་སྐོར་ལ་ཅུང་ཟད་སྤྱིར་བཏང་བའི་ཤེས་རྟོགས་ཤིག་བྱུང་ནའང་དེ་ལ“གསར་རྟོགས”ཞེས་ཐོས་འདུག་སྟེ། དཔེར་ན་བུ་སྣོད་ཀྱི་གཟུགས་དབྱིབས་ཀྱི་ཐད་སྟོན་ནས་སྣེ་གཉིས་ཅན་དུ་འཛིན་པའི་ནོར་འཁྲུལ་རྒྱུན་འཁྱམས་སུ་སོང་བ་ལེགས་བཅོས་མཛད་པ་ལྟ་བུ་རེད། ཕྱིར་ན་རིག་རྩལ་བསྐྱར་དར་དུས་སྐབས་ཀྱི་མཁས་པ་རྣམས་ཀྱང་སྔ་རབས་པའི་ཡིག་ཆ་གལ་ཆེན་དག་གི་རྨང་གཞིའི་སྟེང་ནས་འཕྲུལ་སེལ་དང་ཤེས་རྟོགས་གསར་པ་བྱུང་བ་དང་། མངལ་འཛིན་རིག་པའི་

ཐད་དུའང་སྔ་དུས་ཨ་རབ་སི་ཐོ་ཐིལ་གྱིས་སྲོག་ཆགས་མང་པོར་ཞིབ་འཇུག་བགྱིས་ཤིང་དེའི་མངལ་འཛིན་ཐབས་ལ་རྟོག་ཞིབ་བྱས་པ་བཞིན་ཁོང་ཚོས་ཀྱང་སྲོག་ནས་མགོ་བཙུགས་སྟེ་ལྟ་ཞིབ་བྱེད་པའི་གོམས་སྲོལ་འདི་བོར་མེད། ཡིན་ནའང་སྐབས་དོན་འདིའི་ཐད་ནས་ཁོང་ཚོ་ལའང་ལོ་ངོ་སྟོང་ཕྲག་གཉིས་ཡར་སྔོན་གྱི་མེས་པོ་དེའི་འབྲེལ་ཡོད་ཡིག་ཆ་ནི་ཡུན་རིང་བརྗེད་པར་གྱུར་ནས་ཁུངས་ལུང་དུ་བཟུང་མི་འདུག །དེ་ལ་སྤྱིར་ན་རང་རེའི་ཆགས་ཚུལ་གྱི་ལེའུར་ཆགས་རྒྱུ། འཕེལ་རྐྱེན། བཙའ་རྟགས་བཅས་གོ་རིམ་ཆེས་གལ་ཆེ་བ་གསུམ་དུ་དབྱེ་བ་དང་། ཁྱད་པར་དུ་འཕེལ་བའི་གོ་རིམ་ལའང་གནས་སྐབས་གསུམ་དུ་ཕྱེས་པའི་དུས་མཚམས་རེ་རེ་ཕྱིས་སུ་མངོན་སུམ་གྱི་ཐབས་ལས་མཐོང་བ་དང་ཆེས་ཆེར་འགྱུར་ཞིང་། ཐ་ན་སྲོག་གི་རྩ་བར་གྱུར་པའི་སྙིང་དང་ཀླད་པའི་ཐོག་མའི་རྣམ་པ་དོད་དུས་ལ་སོགས་དེང་རབས་ཀྱི་ངོས་འཛིན་དང་ཤིན་ཏུ་ཐིག་པོར་གཅིག་ཏུ་བབས་ཡོད་པའི་དངོས་དོན་འདི་དག་ལ་རེ་རེ་ནས་ངོ་འཕྲོད་དུས་མེས་པོ་རྣམ་དཔྱོད་ཅན་དེ་ཚོར་རང་གཞན་ཐམས་ཅད་ཀུན་ནས་ངོ་མཚར་བར་འགྱུར་རོ། །

ནུབ་ཕྱོགས་མཚན་ཉིད་རིག་པར་ཕུ་ལ་ཐོ་སོགས་སེམས་ཀྱི་རྣམ་གཞག་ལ་ཤིན་ཏུ་དང་དོད་བྱེད་མཁན་བྱུང་ཡོད་དེ། ཐ་ལེ་སི་ཡིས་ཤེས་པ་དང་ལུས་ཕུང་གཉིས་ལ་རྩ་བའི་ཁྱད་པར་ཡོད་པ་དང་། འདིའི་རྗེས་འཇུག་པའི་ཁྲོད་སྐྱེ་བ་དང་འཆི་བ་གཉིས་ནི་འཁོར་བའི་རྣམ་པ་ཅན་ཡིན་པ། ད་དུང་ཕེ་ཐ་གོ་ར་སིའི་ལུགས་ཀྱི་གཞི་རྩའི་རྣམ་གཞག་གསུམ་ཞེས་པར་རྣམ་ཤེས་ལ་སྐྱེ་འགག་མེད་པ་དང་། དེ་ནི་དུས་སྐབས་མི་འདྲ་བར་སྲོག་ཆགས་མི་འདྲ་བའི་ལུས་ལ་ཞུགས་པ། སྲོག་ཆགས་མི་འདྲ་བའི་བར་ལ་འབྲེལ་བ་ངེས་ཅན་ལྡན་པ་བཅས་ནང་བའི་མཚན་ཉིད་ཀྱི་གཞུང་དང་བཞེད་ཚུལ་ཤིན་ཏུ་མཐུན་པར་བྱུང་ཡོད། དེ་ལ་གསོ་རིག་གི་ཐད་ནས་བལྟས་ན་ཕྱིས་ཀྱི་ཨ་རབ་སི་ཐོ་ཐིལ་དང་ཧེ་ལོ་ཧྥི་ལུ་སི། ཨེ་ར་སི་སི་ཐྲ་ཐུ་སི་བཅས་ཀྱིས་ལུས་ལ་ཤེས་པ་གནས་ཡོད་པར་འདོད་པའང་སྔ་མས་སྙིང་ལ་གནས་པ་དང་ཕྱི་མ་གཉིས་ཀྱིས་ཀླད་པར་གནས་ཞེས་བཞེད་པ་ལས། གསུམ་པ་སྲོག་ཆགས་དང་མི་ལུས་གཤག་འབྱེད། སྐྱེ་ལུགས་རིག་པ་དང་མཚན་ཉིད་རིག་པ་བཅས་ཀྱི་མཁས་པ་ཡིན་ཡང་ཤེས་པའི་ཐོག་མའི་རྒྱུན་མངལ་དུ་ཇི་ལྟར་གྲུབ་ཚུལ་སོགས་ནི་ཞིབ་པར་བཤད་མེད། ཧེ་ཁོ་ཁེ་རད་ཚོ་རང་ནས་མངལ་འཛིན་པ་ནི་ཕ་མའི་ཁུ

ཁྲག་འདྲེས་པ་ཙམ་ལ་བྱེད་པ་ལས་རྣམ་ཤེས་ཀྱི་རྒྱུ་སོགས་བསྟན་མེད། ཞྭ་ལུན་གྱིས་ཀྱང་ཆོས་ཚོགས་ཀྱི་འདོད་བློ་དང་བསྟུན་པ་ཡིན་ནམ་གང་ཡིན་གསལ་པོ་མི་ཤེས་མོད། ཤེས་པས་ལུས་པོ་ལ་དབང་བསྒྱུར་བཞིན་ཡོད་པར་འདོད་མོད། ཁོང་གིས་གཙོ་ཆེར་སྲོག་རླུང་ཞེས་པ་ཞིག་ལ་དེ་བས་ཀྱང་དང་དོན་བྱེད་ཅིང་དེ་ལ་རིགས་གསུམ་དུ་ཕྱེས་ནས་རིམ་བཞིན་གླད་པ་དང་སྙིང་། མཆིན་པ་བཅས་སུ་གནས་ཡོད་པར་བཤད། སྤྱི་ལོའི་སྔོན་གྱི་ལོ་350ལ་སྐྱེས་པའི་རྡོ་ཁྲུ་ལེ་སི་ཞེས་པས་མི་ནི་སྲོག་རླུང་དང་འབྱུང་བ་སྟེ་རྒྱུ་སྡུ་གཉིས་ཀྱིས་གྲུབ་པར་འདོད་པ་ནི་རགས་པར་བལྟས་ན་རང་རེའི་གཟུགས་དང་ཤེས་པར་དབྱེ་བ་དང་ཕྱོགས་མཚུངས་སུ་སོང་ཡོད། ཡང་སེམས་ཞེས་གཟུགས་ཅན་ལས་ལོགས་སུ་ནི་གང་ཡང་ཁས་མི་ལེན་པ་དང་གསལ་རིག་གི་སྣང་ཚུལ་དེ་ཡང་རྒྱུ་རྡུལ་ལས་བྱུང་བར་འདོད་པའང་ཡོད་དེ་སྔ་རིག་གི་སྨན་པ་མང་པོ་རིམ་དུ་ཕྱིན་པའི་ཁྲིད་ཆེས་ཕུལ་དུ་བྱུང་བའི་སྨན་པར་བརྩི་བའི་ཨ་སི་ཁྲུ་ལེ་ཕིས་ཡ་ཧྲི་ལྷ་བུའོ། །

གཤག་འབྱེད་དང་སྐྱེ་ལུགས་ཤེས་བྱ་དངོས་ནི་ཧེ་ཕོ་ཁེ་རད་ཚིའི་རྗེས་ཀྱི་ཨེ་ལེག་ཟན་དར་མཁར་གྲོང་གི་ལུགས་ནས་མགོ་བཙམས་པ་རེད་ལ། དེ་དུས་གླད་པ་དང་རྒྱུངས་པ། ཁྲག་རྩ་དང་དབང་རྩ་སོགས་ལ་དབྱེ་བ་ཕྱེས་ཤིང་དབང་རྩས་གླད་གཞུང་ལ་བརྡ་སྐྱེལ་བ། ད་དུང་རྨེན་རྩའི་གནས་སྟངས་དང་བུད་མེད་ཀྱི་ཚང་སྐམ་དང་མཚན་མའི་གཤག་འབྱེད་སོགས་སྤྲོས་པ་རེད་ལ། དེའི་རྗེས་སུ་སྤྱིར་ན་ཞྭ་ལུན་གྱིས་གཤག་འབྱེད་རིག་པ་ལ་ནོར་འཁྲུལ་མང་པོ་བཟོས་ཤིང་ཡུན་རིང་རྒྱུན་འཛམས་སུ་སོང་ཡང་། གླད་པ་དང་དབང་རྩའི་མ་ལག་གི་གྲུབ་ཚུལ་དང་བྱེད་ལས་སོགས་ལ་གསར་རྟོགས་མང་པོ་བྱུང་ཡོད་པ་སྟེ། གླད་ཆེན་དང་གླད་སྙིང་། རྗེ་ཞབས། གླད་པ་ལས་གྱེས་པའི་དབང་རྩ་ཆ་བདུན། དེ་དག་གིས་ཕྱིའི་བརྡ་གླད་པའི་གནས་སུ་སྐྱེལ་བ་དང་དེ་ནས་སླར་ཡང་རང་གནས་སུ་སྐྱེལ་བའི་དེང་རབས་ཀྱི་བཞེད་ལུགས་ལྟ་བུ། ད་དུང་འཕར་རྩའི་གནས་ལུགས་ལ་སོགས་ཚོད་ལྟའི་སྒོ་ནས་མཐོང་བ་དག་ནི་ཅིས་ཀྱང་གལ་ཆེན་དུ་ངེས། དེའི་རྗེས་སུ་ནི་ཨ་རབ་པའི་མིག་གི་གཤག་འབྱེད་ལ་སོགས་ཀྱི་ཐད་ནས་བསྣན་ཁ་བཏབ་པ་རེད། དེ་བཞིན་དུ་རང་རེའི་གཞུང་དུ་གཤག་འབྱེད་ཤེས་བྱ་བསྟན་ཡོད་པ་ནི་གཙོ་བོ་གྲུབ་པ་ལུས་དང་མཚོན་རྨ་གསོ་བའི་སྐབས། གཞན་རྩ་དཀར་གྱི་ནད་གསོ་བའི་སྐབས་སོགས་རེད་

ལ་སྔ་ཕྱི་འདི་དག་གི་བསྟན་དོན་ནི་སྤྱི་བྱེ་བྲག་དང་ཕན་ཚུན་ཁ་གསབ་ཀྱི་ཚུལ་དུ་བཀོད་ཡོད་དེ། ཀུན་གྱི་མཐོང་ལམ་དུ་འགྱུར་བ་བཞིན་རང་རེའི་གཞུང་དུ་ཤའི་མ་ལག་དང་རུས་པའི་མ་ལག (གྲངས་དང་རིགས) དེ་དག་སྦྲེལ་བྱེད་ཀྱི་ཆུ་རྒྱུས་ཀྱི་རྣམ་གྲངས། རྩའི་མ་ལག་དང་དེ་ལའང་རྩ་དཀར་རམ་དབང་རྩའི་མ་ལག(ཀླད་གཞུང་དང་ཆུ་རྩ)རྩ་ནག་སྣེ་འཕར་རྩ་དང་ཁྲག་རྩའི་(སྡོད་རྩའི)མ་ལག །མཆིན་དྲིས་ཕྱེས་པའི་བྱང་ཁོག་སྟོད་སྨད་ཀྱི་དོན་སྣོད་གནས་སྟངས། དེ་ལ་ལུས་ཕྱི་ནང་ཐིག་གིས་བཅད་ནས་ཡུལ་ས་ངོས་བཟུང་བ། ཁ་ནས་གཞང་གི་ཨ་ལོང་ཁའི་བར་ལ་དུམ་མཚམས་རེ་རེར་མིང་གི་རྣམ་གྲངས་ཞིབ་ཕྲས་བསྟན་པ། དེ་བཞིན་ཕོ་མོའི་སྐྱེ་ལུགས་ཁྱད་པར་བའི་གནས་སྟངས་དང་བྱེད་ལས་སོགས་རེ་རེ་ནས་དེང་རབས་ཀྱི་བཞེད་སྟངས་ཇི་བཞིན"མ་ལག"ཅེས་པའི་ཐ་སྙད་འདི་དངོས་སུ་མ་ཐོན་པ་ཙམ་ལས་ངོས་འཛིན་ཞིབ་ཕྲར་ཡོད་པ་དེ་བཞིན་རེད། དེ་དག་ལས་འགའ་ཤས་ལ་བམ་སྤྱིར་བསྟན་པ་ལས་ཞིབ་ཕྲ་མེད་པ་དང་ཡང་ལ་ལ་ནི་ཤིན་ཏུ་ཞིབ་པ་དཔེར་ན་རུས་པ་དང་དོན་སྣོད་འགའ་ཤས་ཀྱི་གྲུབ་སྟངས་དེང་རབས་ཀྱི་ཚད་ལས་ཀྱང་བརྒལ་བའི་ཚད་དུ་སླེབས་ཡོད་པ་དེ་བཞིན་ནོ། །ཡིན་ནའང་། སྐྱེ་ལུགས་རིག་པའི་ཐད་དུ་དབང་རྩ་མ་ལག་གི་བྱེད་ལས་འདོན་ཐབས་སོགས་འགའ་ཤས་ཤིག་ལས་གཞན། དྲི་ཆུ་ནི་དོན་ལ་ཇི་ལྟར་ཐོན་པར་བབས་པ་དང་། ཁྲག་ནི་སྙིང་དང་རྩའི་མ་ལག་ཏུ་ཇི་ལྟར་འཁོར་རྒྱུག་བྱེད་པ་སོགས་ལ་ངོས་འཛིན་གསལ་པོ་མེད་དེ། དྲི་ཆུ་འཕྲིན་ཚུལ་ལ་རྒྱུད་དུ་ཐོན་པའི་ཁ་ཐུར་དུ་བབས་ལ་ངོས་གཉིས་སུ་ཆུ་རྒྱུ་བའི་རྩ་ཡོད་པར་རྒྱུ་མར་འབྲེལ་བ་ལས་མཁལ་མར་འབྲེལ་ཞེས་མ་བཤད་ལ། ཁྲག་གི་འཁོར་རྒྱུག་ཀྱང་རྩའི་གནས་ལུགས་ཞིབ་པར་བསྟན་ལ་འཕར་སྡོད་ཀྱི་རྩ་སོ་སོར་ཕྱེས་པ་སོགས་ཡོད་མོད། ཚུལ་ཇི་བཞིན་འཁོར་རྒྱུག་བྱེད་པའི་ཚུལ་ཞིབ་ཏུ་བསྟན་མེད། དུས་རབས་བཅོ་ལྔ་པའི་མཁས་པ་གོང་སྨན་དཀོན་མཆོག་བདེ་ལེགས་ཀྱིས་འཁོར་ལོ་འཁོར་བ་བཞིན་རྒྱུ་བར་བསྟན་པ་ནི་ངོས་འཛིན་ཇེ་གསལ་དུ་སོང་ཡོད་མོད་ད་དུང་ཞིབ་ཕྲ་འཕྲིན་ཐུབ་མེད། དེ་ལྟར་ཞིབ་ཕྲ་དང་གསལ་ཐག་མ་ཆོད་པའི་ནང་དོན་ཡོད་པ་ནི་མཐོང་བར་རིགས་མོད། རང་རེའི་གཞུང་ནས་བྱུང་བའི་ལུས་ཟུངས་ཀྱི་འགྱུར་ཚུལ་ལ་སྔ་ཕྱི་གཏན་ཚིགས་ཀྱི་སྒོ་ནས་སྦྲེལ་བའི་མ་ལག་ཅན་གྱི་ངོས་འཛིན་ཁྱད་པར་བ་དེ་ནི་སྐྱེ་ལུགས་རིག

པའི་ཉིང་བཅུད་ཅིག་ཏུ་བལྟས་ཆོག་ལ། དེང་རབས་ལའང་དེའི་ནང་དོན་ཐེ་ཐུག་ཏུ་ཕྱིས་ནས་ངོས་འཛིན་ཡོད་མོད་རང་རེ་བཞིན་ཆ་ཚང་ལ། སྔ་ཕྱི་རྒྱུ་འབྲས་ཀྱི་འབྲེལ་བ་དམ་པ། རྒྱུ་རྐྱེན་ནམ་འབྱུང་ཁུངས་དངོས་ཀྱི་གནད་དོན་ལ་ཕྱི་བཤོལ་མེད་པའི་ཚུལ་དེ་ལྟར་ནི་ད་དུང་བྱུང་མེད་པར་བསམ་པས་ད་དུང་ཞིབ་འཇུག་དང་གསལ་པོར་འདོན་རྒྱུའི་རིན་ཐང་ཆེ།

དེ་ལ་དེང་གི་མི་ཕལ་མོ་ཆེ་ཅིས་ཀྱང་དེང་རབས་ཀྱི་གྲུབ་འབྲས་དག་ལ་འཇུག་པར་སླ་བ་ནི་ལོས་ཡིན་ཏེ། ཉེ་བའི་ལོ་བརྒྱ་ཕྲག་གཅིག་ལྷག་གི་རིང་ལ་གསར་བརྗེ་ཆེན་པོ་བྱུང་བའི་ཚན་རིག་གི་ལག་རྩལ་གྱིས་ལུས་ཀྱི་གྲུབ་སྟངས་དངོས་པར་དང་བརྟན་དུ་བསྐྲུན་ནས་ཀུན་གྱི་མིག་ལམ་དུ་བཤམས་ཤིང་དེར་འགྲེལ་བཤད་ཀྱི་ཡི་གེ་བཀོད་པས་རེད། ཡིན་ནའང་། རང་རེའི་ལུགས་ལ་གཟུགས་ཅན་བེམ་པོའི་རྫོམ་གཞི་ཕྲ་བའི་རྣམ་གཞག་དང་དེར་འབྲེལ་བའི་རྣམ་པར་ཤེས་པའི་རང་བཞིན་དབྱེ་ཞིབ་སོགས་ཤར་ནུབ་ཀུན་ལ་དཀོན་པ་ཞིག་ཡོད་པའི་སྟེང་། རགས་པའི་དབང་པོའམ་མངོན་སུམ་གྱི་ཡུལ་དུ་གྱུར་པའི་ལུས་ཀྱི་རགས་པའི་གནས་ལུགས་ལའང་འདི་བཞིན་ཕྲོག་གྱུར་ཅན་དུ་མ་བསྒྱུར་བར་ངོས་འཛིན་ཞིབ་ལ། སྨན་པ་ཐམས་ཅད་ལ་དུས་མིན་དུ་འདི་ཡང་དེང་རབས་ཀྱི་ངོས་འཛིན་དང་བསྡུར་བར་ནུས་ཞེས་སྤོབས་པ་སྟེར་བའི་ཚད་དུ་སླེབས་ཡོད་པ་ནི་དངོས་ནས་ངོ་མཚར་བ་དང་། ཕྱིར་བོད་ཀྱི་གསོ་བ་རིག་པ་ཞེས་མ་ལག་ཧྲིལ་པོ་ཞིག་ཏུ་བཟུང་ནས་ད་དུང་མདུན་སྐྱོད་ཀྱི་ལམ་ཀ་འཚོལ་དགོས་པའི་ཆ་ནས་ངོས་འཛིན་དང་བསམ་བློ་འདི་དག་སྲིད་ན་དཀོན་པའི་ནོར་བུ་ཞིག་ཏུ་ངེས་པར་བལྟས་ཆོག་གོ། །

གཉིས་པ། འབྱུང་བ་བཞི་དང་ཕུང་གསེར་བཞིའི་ལྟ་བའི་བསྡུར་དཔྱོད།

དེ་ཡང་འཛམ་གླིང་ཤར་ནུབ་ཀྱི་གནའ་རབས་གསོ་དཔྱད་ལུགས་སྲོལ་གང་ཡང་ཆེས་ཐོག་མའི་སྐབས་ན་ཡོངས་ཁྱབ་བམ་གཅིག་གྱུར་གྱི་གནས་ལུགས་ཤིག་བཙལ་ནས་རིགས་པའི་གཞུང་ལུགས་ཀྱི་ཡན་ལག་རེ་རེ་བསྐྲུན་དུས། སྔོན་ལ་ཡུལ་རང་རང་གི་ས་ན་ཡོད་པའི་མཚན་ཉིད་རིག་པའི་ལྟ་བས་རམ་འདེགས་ཆེན་པོ་བྱས་ཡོད་པ་བཞིན། གནའ་བོའི་ནུབ་ཕྱོགས་གསོ་རིག་གི་མགོ་ཁུངས་ཏེ་ཧྲི་རིག་པའི་གསོ་རིག་ཀྱང་དེ་ལས་མ་འདས་ལ། དེ་ལ་ཧྲི་རིག་གསོ་རིག་དང་

བའི་ཡང་རྩེར་སོན་པའམ་དེའི་གསེར་ལྡན་གྱི་དུས་སྐབས་ཞེས་པའི་ནང་ལ་ལས་རིམ་དེ་དག་ཡོངས་སུ་གྲུབ་པར་མཁས་པ་རྣམས་འདོད། དེ་ལྟ་མོད་ཀྱི་སྨི་རིག་གསོ་རིག་གི་གཞི་རྩའི་ལྟ་བ་གྲུབ་པའི་རྒྱུའམ་ས་བོན་ནི་དུས་སྐབས་འདིར་མ་སླེབས་པའི་སྔོན་ཙམ་ནས་གཅིག་ཆོད་དུ་གཏན་ཁེལ་བྱུང་ཡོད། རང་བྱུང་ཁམས་ཀྱི་གཟུགས་ཅན་བེམ་པོ་རྒྱུད་བ་འགྲུབ་བྱེད་ཀྱི་འབྱུང་བ་བཞི་མིའི་ལུས་སམ་ཚེ་སྲོག་གི་ཕུང་པོའི་སྟེང་དུ་ནི་ཕུང་གཤེར་བཞིའམ་རྒྱུ་བཞི་སྟེ། ཁྲག་དང་གཤེར་བག མཁྲིས་སེར། མཁྲིས་ནག་བཅས་ཀྱི་ངོ་བོ་དང་བྱེད་ལས་འཛིན་ལ་དེས་ལུས་ལ་རང་བྱུང་གི་ས་རྗེ་རི་བྲག་སོགས་དང་མི་འདྲ་བའི་དམིགས་བསལ་གྱི་ལས་ཀ་བྱེད། འོན་ཏེ་ཧེ་ཕོ་ཁེ་རད་ཆིའི་གསུང་བཏུས་ལས་མཐོང་ཐུབ་པ་བཞིན་ཕུང་གཤེར་བཞིའི་འདོད་ཚུལ་ཡོངས་སུ་མ་གྲུབ་པའི་སྔོན་ལ་མཚན་ཉིད་རིག་པའི་ཁྲོད་འབྱུང་བ་གང་གཙོ་ཆེ་ཚུལ་སྐོར་གྱི་ལྟ་བ་མི་མཐུན་པ་བྱུང་བ་བཞིན། ལུས་འགྲུབ་བྱེད་ཀྱི་རྒྱུའང་འགའ་རེས་ཁྲག་པོ་ན་དང་། འགའ་ཤས་ཀྱིས་མཁྲིས་ཁུ་པོ་ན། ཡང་ལ་ལས་གཤེར་བག་པོ་ན་ཡིན་ཚུལ་གྱི་རྩོད་རྙོག་བྱུང་ཡོད་ལ་མཐའ་མར་ཨལ་ཁེ་མོན་སོགས་ཀྱིས་འདི་བཞིར་གཅིག་གྱུར་མཛད་པར་སྣང་། འདི་ལྟར་སྲོག་ལྡན་ཡིན་མིན་གྱི་གནས་སྐབས་གཉིས་ན་གཟུགས་ཅན་ཀུན་གྱི་རྩ་བའི་རྒྱུ་འབྱུང་བའམ་ཁམས་ཀྱི་བྱེད་ལས་ཐོན་ཚུལ་མི་འདྲ་བ་ནི་ཤེས་རིག་གི་ལོ་རྒྱུས་རིང་བའི་མི་རིགས་དག་གི་ཁྲོད་ནས་ཀྱང་འགའ་ཤས་ཤིག་ལ་མ་གཏོགས་མེད་དེ། བོད་ཀྱི་གསོ་རིག་ལས་ཀྱང་གནས་སྐབས་དང་པོ་ས་ཆུ་མེ་རླུང་ཡིན་པ་ནུབ་ཕྱོགས་དང་འདྲ་མོད་ཀྱི་ཕྱི་མ་དེ་ལ་ཉེས་པའམ་འདུ་བ་སོགས་ཀྱི་མིང་གིས་བཏགས་ནས་རྣམ་གྲངས་གསུམ་དུ་ཕྱེད། སྨི་རིག་པས་ཕྱི་ནང་གི་འབྱུང་བའམ་རྒྱུའི་རྣམ་གཞག་འདི་འབྱེད་པ་ལའང་དུས་ཡུན་ངེས་ཅན་བརྒྱུད་ཡོད་སྲིད་དེ། འདིའི་ཡར་སྔོན་གྱི་ཕེ་ཐ་གོ་ར་སིའི་ལུགས་ལ་མི་ལུས་ཀྱང་ས་ཆུ་མེ་རླུང་གིས་གྲུབ་ཅིང་དེ་རེ་རེ་རང་མལ་དུ་མ་བསྡད་པར་འཁྲུགས་ནས་ལུས་ལ་ནད་བསྐྱེད་པའི་ལྟ་བ་བྱུང་ཡོད་པར་ཕྱིས་ཀྱི་ཕུ་ལ་ཐོའི་ཡིག་ཆ་ལས་གསལ་པོར་བཤད།

ཡིན་ནའང་། སྨི་རིག་གི་ལུགས་འདི་ལ་ཕུང་གཤེར་བཞི་ནི་ལུས་གཟུགས་རྫིལ་པོ་འགྲུབ་བྱེད་ཀྱི་རྫས་ཡིན་ནམ་བྱེད་ནུས་ཙམ་འདོན་པའི་ལུས་སྟེང་གི་རྫས་ཤིན་ཏུ་ཕྲ་བ་ཙམ་ཡིན་པའི་གནད་དམ། ཡང་ན་རང་རེ་ལྟར་གྱི་གནོད་བྱ་དང་གནོད་བྱེད་དུ་ཕྱེ་བའི་རྣམ་གཞག་ཞིབ་པར་

ནི་བྱུང་མི་འདུག །དེ་བས་ཀྱང་འདིར་ཧེ་བག་མཇོན་གསལ་ཞིག་ལ་ཕུང་གཤེར་བཞི་ཞེས་པ་ནི་ཕལ་ཆེར་མིག་གི་སྤྱོད་ཡུལ་དུ་གྱུར་པའི་གཟུགས་རགས་པ་(གཟུགས་ཀྱི་སྐྱེ་མཆེད)ཞིག་ཡིན་ཏེ། དེའི་ཚུལ་ནི་འདི་བཞིའི་མིང་ཙམ་ལས་ཀྱང་མཐོང་ནུས་ཤིང་ཧེ་ཕོ་ཁེ་རད་ཚོའི་གསུང་བཏུས་ལས་རང་བྱུང་མིའི་རང་བཞིན་གླེང་བ་ཞེས་པར་ཕུང་གཤེར་བཞིས་ནད་བསྐྱེད་ཚུལ་བསྟན་པ་ལའང་། "གལ་སྲིད་རྒྱུ་གང་ཞིག་ལུས་ཀྱི་སྐོར་བཞུར་བའི་ཚད་མང་དྲགས་ན་དེའི་སྡུ་ཤུལ་སྟོང་བར་གྱུར་ནས་ན་ཚ་སྐྱེད་ཅིང་། དེ་བཞིན་རྒྱུ་གང་ཞིག་ལུས་གསེང་ནས་གནས་སྤར་ཏེ་དོན་སྣོད་གང་ཞིག་སྟོང་བར་གྱུར་ནའང་སྔར་བཤད་པ་བཞིན་ལུས་ལ་ན་ཟུག་ཆེན་པོ་འབྱུང་སྟེ། བཞུར་ནས་ཐོན་སའི་གནས་དང་སྔར་ཤུལ་གཉིས་ཀར་ན་གཟེར་བྱེད"ཅེས་དང་། ཁྲག་ནི་རྩ་ཁ་ནས་བཞུར་བ་དང་མཁྲིས་པ་དང་གཤེར་བག་ནི་རྐྱགས་སྣུན་བསྣེན་པས་ཁ་ནས་སྐོར་ལུད་པའི་མཁྲིས་ཁུ་དང་བེ་སྣབས་འབྱུང་བ་ལ་གོ་ཞེས་བཤད། དེ་བཞིན་གནའ་བོའི་གསོ་དཔྱད་གླེང་བ་ཞེས་པར་ཡང་སྣབས་ལུད་དང་མིག་སྐྱག གྲི་ལུད་བཅས་ལུས་ལས་སྐོར་ཐོན་པའི་སྙིགས་མའི་རིགས་ཀྱིས་ཀྱང་རང་གནས་ལ་ཚ་ནད་དང་གས་རལ། སྐྲངས་སྦོས་ལ་སོགས་སྐྱེད་པར་བྱེད་ཚུལ་བཤད་ནས་དེ་དག་གི་བསྐ་ཚའི་ངར་བོ་སོགས་ཞར་གཏོགས་ཀྱི་ཚུལ་དུ་འཆད་པར་བྱེད། འདི་ལྟར་གཟུགས་རགས་པ་ལ་གོ་དགོས་དོན་ནི་ཕྱིར་ནུབ་ཕྱོགས་པ་མིག་གི་མངོན་སུམ་ལ་ཚད་འཛོག་བྱེད་པའི་གོམས་གཤིས་ལ་རག་ལས་སྲིད་ལ། ཁོང་ཅག་གི་མཚན་ཉིད་རིག་པའི་སྐབས་ནའང་ལུགས་སྲོལ་ཕལ་ཆེར་ཞིག་ས་ཆུ་མེ་རླུང་ཞེས་པ་དབྱིབས་ཅན་དང་ཡང་ན་མིག་གིས་མཐོང་བར་ནུས་པའི་ས་དང་ཆུ་དང་མེ་དང་རླུང་གི་གཟུགས་ལ་ངོས་འཛིན་པ་དེར་འབྲེལ་བ་ཡོད་ངེས། དེ་ལ་བོད་ཀྱིས་ཀྱང་གཟུགས་སུ་འཛིན་པ་འདྲ་ནའང་གཟུགས་ཀྱི་སྐྱེ་མཆེད་མ་ཡིན་པར་ལུས་ཀྱི་དབང་པོའི་ཡུལ་ཏེ་རེག་བྱ་འབབ་ཞིག་ཏུ་གོ་ཞིང་འདི་གཉིས་བལྟས་ཚོད་ཀྱིས་ཕྱོགས་མཐུན་པ་ལྟར་སྣང་ཡང་དོན་ལ་ཁྱ་རགས་ཀྱི་བར་ཐག་རྒྱང་གྲགས་ཀྱིས་ཆོད་ཡོད་དོ། །

དེ་བས་ན་ཕྱི་རིག་པས་འདི་བཞི་བོངས་དང་བྱེད་ལས་ཀྱི་སྒོ་ནས་བསྟན་པ་ལས་རང་རེ་བཞིན་མཚན་ཉིད་དང་བྱེད་ལས་ཀྱིས་མ་བསྟན་ལ། བོད་ཀྱི་གཞུང་དུ་ཉེས་པའི་མཚན་ཉིད་ཤིན་ཏུ་རྒྱས་པར་བསྟན་པ་དང་ཐ་མལ་ལ་གནས་དུས་ཀྱི་བྱེད་ལས་དེ་ལྟར་དོན་འདུས་ཤིང་ཞིབ་ཕྲ

ལྡན་པར་བསྟན་པ་(དཔེར་ན་རླུང་གིས་སྙོ་གསུམ་གྱི་ལས་ཐམས་ཅད་བྱེད་པ)ནི་ཧེ་ཕོ་ཁེ་རད་ཚེའི་གཞུང་དུའང་མཐོང་དགོས། དེ་བཞིན་ཉེས་པ་གསུམ་ཐོག་མར་མངལ་དུ་གྲུབ་ཚུལ་དང་ཟས་སྤྱོམ་སྨྱུག་བཞུ་ནས་མགོ་བརྩམས་ཏེ་ལུས་ཟུངས་རེ་རེའི་མཚམས་ནས་རླུང་མཁྲིས་བད་ཀན་བསྐྱེད་པའི་གནས་ལུགས་བྲ་མོ་དག་ཀྱང་ནུབ་ཕྱོགས་ཀྱི་གཞུང་ན་བསྟན་མི་སྣང་ལ། ཕུང་གཤེར་བཞི་ནི་གནོད་བྱེད་ཡིན་པའི་དབང་དུ་བྱས་ཀྱང་དེ་ལ་གནོད་བྱ་ཞེས་པ་ཞིག་ཡོད་མེད་དེ་གཤེར་ཁུ་དང་ཕུང་པོའི་ཤ་རུས་ཀྱི་བར་ལ་ཁྱད་པར་འབྱེད་དགོས་མིན་ཡང་གསལ་བཤད་མཛད་མེད། ད་དུང་ཞིབ་པར་ཕྱེས་ན་ནི་ཕུང་གཤེར་བཞིའི་ངོ་བོའམ་རང་བཞིན་ནི་ཚ་བ། གྲང་བ། སྐམ་པ། གཤེར་བ་བཞི་ཡིན་པར་བཤད་ལ་(མཚན་ཉིད་རིག་པའི་སྐབས་སུ་འདི་བཞི་ལས་གཉིས་གཉིས་ནང་འཕྲོད་ནས་ས་ཆུ་མེ་རླུང་བསྐྱེད་པ་ཡིན)དེ་བཞི་ནི་ཐད་དེ་ངོ་བོ་མི་འདྲ་ཞེས་གཞུང་རང་དུ་ནན་གྱིས་བསྟན། ཡིན་ནའང་དོན་ལ་ཚ་གྲང་གཉིས་དང་སྐམ་གཤེར་གཉིས་ནི་དངོས་པོ་གཅིག་ལ་སྣང་ཚུལ་མི་འདྲ་བ་གཉིས་རེ་བྱུང་བ་ཡིན་ལ། ཚ་གྲང་གཉིས་ཞེས་བཤད་པ་ཙམ་ལས་དེ་ནི་དོན་ལ་ཚ་བའི་མཐོ་དམའི་ཁྱད་པར་ཙམ་ཡིན་ལ། སྐམ་གཤེར་གཉིས་ཀྱང་གཤེར་བའི་ཚད་ཀྱི་མཐོ་དམའ་མི་འདྲ་བ་ལ་བྱུང་བའི་སྣང་ཚུལ་ཙམ་ཡིན། དེ་དང་བསྡུར་བས་རང་རེའི་གཞུང་དུ་ཉེས་པ་གསུམ་གྲངས་དང་གོ་རིམ་ངེས་ཚུལ་གཟབ་ནན་དུ་བསྟན་པར་ངོ་བོ་མི་འདྲ་བ་ཁ་ཁར་འབྱེད་དུ་ཡོད་དེ། ཐོག་མར་རླུང་ཞེས་པ་ངོ་བོ་གཡོ་བ་ཅན་ཞིག་ཡིན་ལ་དེའི་གཡོ་བའི་མགྱོགས་ཚད་ལ་བརྟེན་ནས་མཁྲིས་པའམ་ཚ་བའི་མཐོ་དམའ་བསྐྱེད་པ་དང་། མཁྲིས་པའམ་ཚ་བའི་འཕེལ་འགྲིབ་ལ་བརྟེན་ནས་བད་ཀན་ནམ་ས་ཆུ་དང་ཡང་ན་སྲྭ་གཤེར་(ཡང་ན་སྲྭ་སྙི)ཀྱི་ཚད་མི་འདྲ་བ་བསྐྲུན་པ་རེད། དེ་བས་འདི་གསུམ་ནི་ངེས་པ་དོན་གྱི་ངོ་བོ་བྱེ་བྲག་པ་ཡིན་ལ་འདི་ནི་རང་རེའི་མཚན་ཉིད་རིག་པའི་གཞུང་དུ་ས་ཆུ་གཉིས་སོ་སོར་དགར་བའི་རྣམ་གཞག་དང་ཅུང་ཟད་མི་འདྲ་བའི་གསོ་རིག་རང་གཞུང་གི་ཁྱད་ཆོས་ཤིག་ཀྱང་ཡིན་པར་བསམས་སོ། །བརྟག་བཅོས་ཀྱི་སྐབས་སུ་རང་རེས་ཀྱང་མཁྲིས་པ་དང་བད་ཀན་གཉིས་ཚ་བ་དང་གྲང་བ་གཉིས་སུ་ལྟ་མོད། ཐ་སྙད་ཀྱི་གདགས་གཞི་དངོས་ནི་ཚ་བ་དང་སྲྭ་བ་ལྟ་བུའི་ངོ་བོ་མི་མཐུན་པ་ཡིན་ཞིང་། གོང་དུ་བཤད་པ་ལྟར་འདི་གསུམ་སྤྱི་ཕྱིར་བརྟེན་ནས་གནས་པ་

བཞིན་ཚ་ཚད་དང་སྲ་ཚད་ཀྱང་ཕན་ཚུན་བརྟེན་ནས་གནས་ཡོད་པས་ན་རྐྱེ་བོ་ཕལ་ཆེར་འཛིན་བདེ་བའི་དབང་གིས་ཚ་གྲང་གི་ཕྱོགས་ཁོ་ན་ལ་འཇུས་པ་ཡིན་སྣང་སྟེ། འབྱུགས་རོམ་ལ་སོགས་སྲ་བའི་རྫས་ཤིག་ཆུ་ལ་སོགས་པའི་གཤེར་བར་བསྒྱུར་དགོས་ན་དྲོད་དམ་ཚ་བ་ངེས་ཅན་ཞིག་གཏོང་དགོས་པའི་དཔེ་བཞིན་ནོ། །གང་ལྟར་འདི་དག་ལས་སོ་སོའི་རྣམ་གཞག་གི་རྩིང་ཞིབ་ནི་ཤིན་ཏུ་གསལ་པོར་འབྱེད་པར་ནུས།

ཁྱད་པར་དུ་སྐབས་འདིར་ངོ་སྣང་བྱེད་དགོས་པ་ཞིག་ལ། ཧེ་ཕོ་ཁེ་རད་ཌིའི་ལུགས་ལ་རྨང་གཞི་བརྟན་པོ་འདིང་མཁན་གྱི་ཕེ་ཐ་གོ་ར་སིའི་ལུགས་ལ་ད་དུང་ཉེས་པ་གསུམ་དང་ཤིན་ཏུ་མཚུངས་པའི་རྣམ་གཞག་ཅིག་ཀྱང་ཡོད་ལ། དེ་ལ་ནད་ཀྱི་རྒྱུ་གསུམ་ཞེས་བྱ་ཞིང་དང་པོ་ནི་མཁའ་དབུགས་ཏེ་འབྱིན་ཐུབ་ལས་ཐོན་པ་དང་། གཉིས་པ་ནི་བེ་སྣབས་ལས་ཐོན་པ། གསུམ་པ་ནི་མཁྲིས་པ་ལས་ཐོན་པ་ཡིན་ཞེས་ཕྱིས་ཀྱི་ཕུ་ལ་ཐོའི་གཞུང་ཐི་མེའུ་སིའི་ཚན་པ་(Timaeus) ཞེས་པར་གསལ་པོར་བཀོད་ཡོད། དེ་ལྟར་མཚན་ཉིད་རིག་པ་དང་གསོ་བ་རིག་པ་གཉིས་ཐད་ནས་ཕྱི་རིག་འདོད་ཚུལ་མང་པོ་ཞིག་ཏུ་གནའ་བོའི་རྒྱ་གར་གྱི་བསམ་བློ་དང་ཤིན་ཏུ་མཚུངས་པ་(མགོ་ཁུངས་གང་ཡིན་བཤད་པ་ནི་མིན)མང་དུ་བྱུང་འདུག་པ་བཞིན། འདི་ཕུང་གཤེར་བཞི་དང་བསྡུར་བས་མཁྲིས་ཁུ་ལ་རིགས་གཉིས་སུ་ཕྱེ་བ་མེད་ཅིང་། དེའི་ཁར་མཁའ་དབུགས་ཞེས་པ་ཞིག་ཐོན་ནས་རང་རེའི་རླུང་མཁྲིས་བད་ཀན་དང་ཆེས་ཆེར་མཐུན་པ་ཞིག་ཐོན་པ་རེད་ལ། རྒྱུ་འདི་གསུམ་ལ་ཐ་སྙད་དམ་གོ་དོན་དེ་ལྟར་བསྟན་པ་ལ་རྒྱུ་རྐྱེན་གཉིས་མཆིས་པར་བསམས་ཏེ། གཅིག་ནི་མཚན་ཉིད་རིག་པ་དང་གསོ་བ་རིག་པའི་གནས་ལུགས་ཕྲ་བ་གང་ཞིག་ནུབ་ཕྱོགས་སུ་ཐོན་དུས་མངོན་སུམ་དུ་རྟོགས་ནུས་པའི་རགས་པའི་ངོ་བོ་ཞིག་ཏུ་བསྒྱུར་ཡོད་དེ་དཔེར་ན་ས་ཆུ་མེ་རླུང་ལྟ་བུ་རེད་ལ། ཕྱིས་སུ་བྱུང་བའི་རོམ་གྱི་མཁས་པ་སེལ་སུ་སིས་ཀྱང་མིག་གི་མཐོང་ཡུལ་དུ་འགྱུར་བ་ལས་གཞན་པའི་གློག་ཤུགས་ཀྱི་ཆ་རྣམས་འདོར་བར་རིགས་ཞེས་གསལ་པོར་བཤད་འདུག་པ་བཞིན་འདི་ནི་ཕྱི་རིག་པའི་ཤེས་རིག་ཆེ་རུ་དར་བའི་དུས་སྐབས་སུའང་གོམས་སྲོལ་ཁྱད་པར་བ་ཞིག་ཏུ་གྲུབ་ལ། རང་བྱུང་ཚན་རིག་གི་ལོ་རྒྱུས་སྨྲ་བ་རྣམས་ནས་ལྷག་པར་ཚུལ་དེ་ངོས་ལེན། དེ་ལྟར་རླུང་གི་གོ་བའང་མཁའ་དབུགས་སུ་བསྒྱུར་བ་ཨེ་ཡིན་བསམ་པ་དང་། གཉིས་

ན་གལ་སྲིད་འདོད་ཚུལ་འདི་རྒྱ་གར་གྱི་ཉེས་པ་གསུམ་ལས་མཆེད་པ་ཡིན་ན་ཅུང་ཟད་སྔ་བའི་དུས་དེར་རྒྱ་གར་རང་གཞུང་དུ་འང་དེ་ཡི་རྣམ་གཞག་ཤིན་ཏུ་ཞིབ་མོ་ཞིག་ཏུ་འཕེལ་ཐུབ་ཡོད་མེད་བཤད་དཀའ་བ་བཅས་ཀྱིས་རེད། ཧི་པོ་ཁི་རད་ཆེའི་དུས་སྐབས་སུའང་ལྟ་ཚུལ་འདི་ཐད་དེ་དོར་འདུག་པར་མི་བསམས་ལ། ཁོང་གི་ནད་ལུགས་རིག་པར་དྲོད་ནི་ཚ་གྲོག་གི་རྒྱུ་གཙོ་བོ་ཡིན་ཡང་དྲོད་ལུས་ཡོངས་ལ་གཏོར་ནས་སྙོམས་པར་གནས་པ་ལ་ངེས་པར་དུ་སྲོག་རླུང་གིས་རྒྱུ་བར་བྱེད་དགོས་ཞེས་དང་། ཡང་སྲོག་རླུང་དེ་ནི་སྙིང་ལ་གནས་ཤིང་ལུས་ཀྱི་ཁྲག་རྩ་ཐམས་ཅད་ལ་རྒྱུ་བར་བྱས་ནས་ལུས་སྙོམས་གནས་ཀྱི་བྱེད་ལས་འདོན[①]ཞེས་དྲོད་རྒྱུ་བ་ལ་རླུང་གི་སྟོན་འགྲོ་དགོས་ཚུལ་དང་རླུང་དེ་ཡང་རང་རའི་ཁྱབ་བྱེད་ཀྱི་རླུང་དང་འདྲ་བ་ཞིག་བཤད་པ་ནི་ཁོང་གི་ཕུང་གཤེར་བཞིར་མ་འདུས་པའི་རྣམ་གཞག་ཅིག་ཡིན་ཞིང་། བོད་རིག་པའི་ཞིབ་འཇུག་པ་པིན་ཧྲེར་གྱིས་གལ་སྲིད་དེ་ལྟར་ཆེའི་རིག་བྱེད་ཀྱིས་པེ་ཐ་གོ་ར་སིར་ཤུགས་རྐྱེན་ཐེབས་ཡོད་ན་ཕྱིས་ཀྱི་སྨན་པ་དང་ཁྱད་པར་དུ་ཧི་པོ་ཁི་རད་ཆེ་ལ་སོགས་པར་ཤུགས་རྐྱེན་ཅིའི་ཕྱིར་མ་ཐེབས་པ་ཡིན་ཞེས་ཐེ་ཚོམ་སྐྱེས་ཡོད་པ་ལའང[②]ད་དུང་ཞིབ་ཕྲ་འབྱིན་པའི་དགོས་པ་ཡོད་སྲིད་དོ། །

གསུམ་པ། ནད་འགྱུར་གྱི་གནས་ལུགས་དང་དོན་འཛིན་ཐབས་ལམ་གྱི་བསྡུར་དཔྱད།

ཧི་པོ་ཁི་རད་ཆེའི་ཡར་སྔོན་གྱི་ཁོ་སི་གླིང་གི་གསོ་རིག་ལུགས་སྲོལ་ལ། ནད་ཀྱི་འགྱུར་ལྡོག(crisis)དང་འགྱུར་མཚམས་(critical days)ཞེས་པའི་འདོད་ཚུལ་བྱུང་ལ། འདོད་ཚུལ་དེ་ལ་བརྟེན་ནས་རང་རེའི་གཞུང་གི་གསོག་ལྡང་ཞི་གསུམ་གྱི་རྣམ་གཞག་དང་ཆ་འདྲ་བ་ཞིག་སྤྱི་ནད་ཀྱི་དུས་མཚམས་གསུམ་ཞེས། སྔ་དུས་དང་རྒྱས་དུས། ཞི་དུས་གསུམ་གྱི་དབྱེ་བ་ཐོན་ཡོད་ལ། གསོག་ལྡང་ཞི་གསུམ་གྱི་རྣམ་གཞག་ནི་རྒྱ་གར་ཆེའི་རིག་བྱེད་ཀྱི་གཞུང་དུའང་ཞིབ་པར་འབྱུང་བས་ན་གཅིག་བྱས་ན་འདི་ཡང་གནའ་བོའི་རྒྱ་གར་དང་གྲི་རིག་གི་བར་ལ་གསོ་དཔྱད་བསམ་བློ་བརྗེ་རེས་བྱས་པའི་དན་རྟགས་ཤིག་ཡིན་སྲིད། ལོ་རྒྱུས་སྨྲ་བ་ཁ་སི་ཐི་ལྒི་ལེ་ནི་ཡིས་བཞེད་པ་འདི་གནའ་བོའི་བ་བྷེ་ལོན་གྱི་གནམ་རིག་བསམ་བློ་ལས་ཐོན་པར་འདོད་པ་དང་། དེ་བཞིན་

① 卡斯蒂廖尼 著，程之范 主译，《医学史》（上册），广西师范大学出版社，2003.3, p.120

② 玛莉安娜 · 温德，《藏医学与古代及中世纪西方医学的比较》，《西北民族大学学报（哲学社会科学版）》，2011（3）：79-88

ཧི་ཕོ་ཁི་རད་ཆེའི་དུས་ལ་མ་ཐུག་གི་བར་གྱི་གསོ་རིག་བསམ་བློ་ལ་ཤར་ཕྱོགས་ཀྱི་བ་ཧྲེ་ལོན་དང་ཨེ་ཙིབ། ལྷིའུ་བ་བཅས་ཀྱི་ཤུགས་རྐྱེན་ཐེབས་ཡོད་པ་ནི་ཁས་ལེན།[①] ད་དུང་འདི་དང་ཕྱོགས་མཐུན་པ་ཞིག་ཧི་ཕོ་ཁི་རད་ཆེའི་ལུགས་ལ་ཐོན་ཡོད་དེ། དེར་རྡོད་ཀྱིས་བརྟན་གཤེར་གྱི་ངོ་བོ་བསྒྱུར་བའམ་འཛོམས་པར་བྱས་ནས་ལུས་ཀྱི་གཤེར་ཚད་ལ་ཆོད་འཛིན་བྱས་པ་ཡིན་ལ།(རང་རེའི་མཁྲིས་པ་དང་བད་ཀན་གཉིས་ཀྱི་སྨྱུ་ཕྱིའི་གོ་རིམ་བསྟན་པ་དང་འདྲ་)འདི་ལས་ནད་ཐམས་ཅད་དུས་རིམ་འགར་གཅོད་པའི་གནས་ལུགས་ལའང་འགྲེལ་བཤད་ལེགས་པར་བྱེད་ནུས་ཏེ། དང་པོ་མ་སྨིན་པའི་དུས་རིམ་(apepsis)ནི་ནད་ཀྱི་དབང་གིས་གཤེར་གཟུགས་མ་སྨིན་པའམ་མ་ཞུ་བའི་གནས་སྐབས་ལ་བྱ་ཞིང་། དུས་རིམ་གཉིས་པ་(pepsis)ནི་རྡོད་ནུས་ལ་བརྟེན་ནས་རང་བཞིན་གྱིས་ནད་གཞི་དངོས་སུ་སྨིན་པའམ་ཞུ་བར་བྱས་པ་ཡིན་ལ། དུས་རིམ་གསུམ་པ་ནི་ནད་འགྱུར་གྱི་མཚམས་(crisis)ཞེས་ནད་གཞི་དང་ལུས་ཀྱི་རང་བྱུང་གི་བྱེད་ལས་གཉིས་ཕན་ཚུན་འཐབ་པའི་དུས་ཡིན་པར་བཤད་ལ། གོང་གི་འདོད་ཚུལ་དང་བཤད་སྟངས་མི་མཐུན་པ་ཙམ་ལས་བསྟན་དོན་ཕལ་ཆེར་གཅིག་ཏུ་བབས་ཡོད་ལ་སྨྲ་མའི་བསམ་བློ་དེ་ཡིས་ཤུགས་རྐྱེན་ཐེབས་ཡོད་པ་ཐག་གིས་ཆོད། ཡིན་ནའང་། མཁས་པ་འདི་བའི་སྐབས་སུ་སླེབས་དུས་གསོག་ལྷང་ཞི་གསུམ་ཕུང་གཤེར་གྱི་བསམ་བློའི་སྒོ་ནས་འགྲེལ་བཤད་བྱེད་པ་ཡིས་རང་རེའི་གཞུང་དང་ཡང་ན་ཆེའི་རིག་བྱེད་ཀྱི་གཞུང་དང་ངོ་བོ་མི་མཐུན་པ་ཞིག་ཏུ་བསྒྱུར་ཡོད། གཞན་ཡང་ཕྱིས་སུ་སླེབས་པ་དང་ཁྱད་པར་དུ་རོམ་གྱི་དུས་སྐབས་ལ་ཕུང་གཤེར་སྨྲ་བའི་ལུགས་བཀག་ནས་ཐབས་ལམ་སྨྲ་བ་དང་ཕྲ་རྡུལ་ནད་ལུགས་རིག་པ། སྲོག་རླུང་སྨྲ་བ་སོགས་འདོད་ལུགས་མི་མཐུན་པའང་བྱུང་ཡོད་མོད། དུས་ཡུན་རིང་པོའི་ལོ་རྒྱུས་ཀྱི་ལྟ་བའི་ངོས་ནས་ཕུང་གཤེར་སྨྲ་བས་ནུབ་ཕྱོགས་གསོ་རིག་ལ་དཀྱུས་ཕྱོགས་ནས་དབང་བསྒྱུར་བྱས་ཡོད་དོ། །

ནད་ཀྱི་ངོ་བོ་བཤད་པ་ལ་ཧི་ཕོ་ཁི་རད་ཆེའི་རང་བྱུང་མི་ཡི་རང་བཞིན་གླིང་བ་ཞེས་པར་རྒྱུ་དེ་བཞི་པོ་བསྟུར་ཚད་དང་བྱེད་ནུས། བོངས་ཚད་བཅས་ཕན་ཚུན་སྙོམས་པར་གནས་པ་དང་ཡོངས་སུ་འདྲེས་ན་བདེ་ཐང་དུ་གནས་ལ། ཡང་རྒྱུ་གང་ཞིག་མང་བའམ་ཡང་ན་ཉུང་བ།

① 卡斯蒂廖尼 著，程之范 主译，《医学史》（上册），广西师范大学出版社，2003.3, p.105

ཡང་ན་ཁེར་རྐྱང་དུ་བསྟད་ནས་ཁྲག་ལ་སོགས་དང་མཐུན་པར་གནས་མ་ཐུབ་པས་ནད་བསྐྱེད་པར་བཤད་པ་དང་། འདི་བའི་ཡར་སྔོན་གྱི་ཕེ་ཐ་ཀློ་ར་སིའི་ལུགས་ཀྱིས་ནད་ཅེས་པ་ནི་འབྱུང་རྒྱུ་གཅིག་འབྱུང་རྒྱུ་གཞན་ལས་མང་བའམ་འབྱུང་རྒྱུ་ཆ་ཞིག་འབྱུང་རྒྱུ་ཆ་གཞན་ཞིག་ལས་མང་བར་གྱུར་པ། ཡང་ན་འབྱུང་བ་བཞི་ལས་གང་རུང་ཞིག་རང་གི་ལྷང་ཚད་ལས་མང་དྲགས་པའམ་ཉུང་དྲགས་པ། རང་གནས་ལས་གྱེས་ཏེ་གཞན་གནས་སུ་ཕྱིན་པར་བཤད་པ་སོགས་རང་རེའི་གཞུང་ནས་བཤད་པའི་ཉེས་པ་གསུམ་རྐྱེན་དང་འཕྲད་ནས་རང་གི་ལྷང་ཚད་ལས་འཕེལ་ཟད་འཁྲུགས་གསུམ་དུ་འགྱུར་བར་བཤད་པ་དང་རིགས་ལམ་ཤིན་ཏུ་མཐུན། དེ་ལ་ནུབ་ཕྱོགས་པས་རྒྱུ་བཞི་པོ་དེ་ནད་ཀྱི་ངོ་བོར་འགྱུར་བྱེད་ཀྱི་རྐྱེན་ནི་གཙོ་བོ་དུས་དང་ཟས། ལྷན་སྐྱེས་དང་གློ་བུར་སོགས་སུ་དབྱེ། ཡང་ཕྱིས་སུ་ སྐྲ་ལུན་ལ་སོགས་ཀྱིས་ནད་ཀྱི་རྒྱུ་རྐྱེན་ཕོག་ཐུག་དང་། རང་རྒྱུད། གཞན་རྒྱུད་གསུམ་ལ་ཐུག་ཡོད་ཅེས་བཤད་ཡོད་པས་དོན་ལ་སྔ་ཕྱིའི་ཡིག་ཆ་གང་ལའང་རྒྱུ་དང་རྐྱེན་གྱི་ཁྱད་པར་རམ་འབྲེལ་བ་གཏན་ཚིགས་ཅན་ཞིག་ནི་ཕལ་ཆེར་ཡོད་མི་སྣང་ངོ་། །གཞན་ཡང་སྔ་བའི་དུས་ནས་ན་ཚ་ནི་ལུས་ཡོངས་དང་འབྲེལ་བ་ཞིག་ཡིན་པ་ལས་དོན་སྟོད་རེ་གཉིས་ཀྱི་གནས་རྐྱང་བར་བྱུང་བ་ཞིག་མིན་པའི་ལྟ་ཚུལ་ཏེ་མི་དང་རང་བྱུང་ཁམས་འབྲེལ་ནས་གནས་པའི་མཚན་ཉིད་རིག་པའི་ལྟ་བའི་ཤུགས་རྐྱེན་བྱུང་ཡོད།

ནད་གཞི་ངོས་འཛིན་པ་ལ་ཕྱིར་ཆེ་ས་ནས་མཐོང་ནུས་པ་དང་མྱོང་ནུས་པ། གོ་བར་ནུས་པ་ཐམས་ཅད་དེ་བརྟག་བྱར་རུང་བ་ཡོད་ཚད་བརྟག་ཡུལ་དུ་འཛིན་རིགས་པར་བསྟན་པ་དང་། ཁ་དམར་གདགས་ཐབས་ལ་ཤིན་ཏུ་དང་དོད་བྱེད་པ་སོགས་ནི་རང་རེ་དང་འདྲ་ཞིང་། ཁྱད་པར་དུ་ནུབ་ཕྱོགས་པར་སྔ་མོ་ནས་ནད་གང་དག་ཚུལ་ཇི་ལྟར་འཕེལ་ནས་བཅོས་བསྐྱེད་འབྱུང་ཚུལ་དང་ཡང་ན་གཞན་དུ་ལྡོག་ཚུལ། ནད་མཇུག་ལེགས་མིན་སོགས་གདམས་ངག་མང་པོ་གཅིག་ཏུ་བསྡེབས་ནས་དར་ཆེ་བ་ཡིས་ཐད་འདི་ལ་དོ་སྣང་ཆེ་བ་མཚོན་ཞིང་། སྔ་མོ་ཞིག་ནས་ནད་རྟགས་ལས་ཚབས་ཆེ་ཆུང་དཔོག་པ་དང་རྒྱུ་རྐྱེན་དབྱེ་བསལ་བྱེད་པ་ལས་ནད་པའི་ནད་མཇུག་ཇི་ལྟར་འགྱུར་སྲིད་པའི་ཐད་དུ་མནོ་བསམ་གཏོང་རྒྱུ་གོམས་སྲོལ་དུ་ཆགས་ཡོད་པར་སྣང་།

དེ་ལ་རང་རེའི་ཁྱད་ཆོས་སུ་བཟུང་ཆོག་པའི་དྲི་ཆུ་དང་རྩའི་བརྟག་ཐབས་ཀྱི་ཐད་དུ། ནུབ་ཕྱོགས་ལའང་དྲི་ཆུའི་ཁ་དོག་དང་ཀུ་ཡ། ལྦུ་བ། མང་ཉུང་སོགས་ལ་བརྟག་ཚུལ་ཡོད་མོད་རང་རེའི་དུས་གསུམ་བརྟག་ཚུལ་དགུའི་བརྟག་ཚུལ་གོ་རིམ་ལྡན་ཞིང་ཞིབ་ཕྲ་ཆེ་བ། ད་དུང་བརྟག་ཡུལ་རྣམ་གྲངས་རེ་རེ་ནས་ནད་ཀྱི་བདར་འཕྲིན་མ་ནོར་བར་ལོན་པའི་ཕྱིར་དུ་ས་བཅད་རྣམ་པ་བརྒྱད་ཀྱི་སྒོ་ནས་སྟོན་འགྲོ་དངོས་གཞི་དང་། ཐ་མལ་ནད་ཚུ་སྨྱི་ཕྱེ་བྲག་ཏུ་ངོས་བཟུང་བ་སོགས་ཤིན་ཏུ་རྒྱས་པར་བསྟན་པ་ནི་ཡོད་མི་སྣང་། དེ་བཞིན་རྩར་བརྟག་པ་ལའང་ཧེ་ཕོ་ཁེ་རད་ཚེའི་རྗེས་སུ་བྱུང་བའི་ཧེ་ལོ་ཧྥི་ལུ་སིས་རྩའི་འཕར་གྲངས་དང་གྲིམ་ལྡོད་ལ་བརྟག་པའི་སྲོལ་ཕྱེས་ཡོད་ལ། དེའི་རྗེས་སུ་རོམ་གྱི་ཨ་སྒྲི་ནུ་སི་ལའང་སྲོག་རླུང་སྦྲ་བའི་བདེ་ཐང་གི་ཚད་འཛལ་བར་རྩའི་སྒོ་ནས་བརྟག་པ་དང་དེའི་ལག་ལེན་ལ་ཤིན་ཏུ་གཙིགས་ཆེན་བྱེད། ཁྱད་པར་དུ་ཕྱིས་ཀྱི་ཨ་རབ་ཀྱི་གཞུང་དག་ནའང་རྩར་བརྟག་པའི་ཐབས་ལམ་བསྟན་ཡོད་ཅིང་། ཉེ་དུས་ནས་རྒྱ་ནག་གསོ་རིག་གི་སྨན་པའི་ཁྲིད་ཨ་རབ་པའི་ལུགས་དེ་རྒྱ་ནག་ནས་མཆེད་པར་འདོད་མཁན་བྱུང་སྲོང་། ཡིན་ནའང་ཙུང་ཟད་ཆ་ཚང་བའི་ཞིབ་འཇུག་བྱས་མཐར་ཡང་དེ་དག་ཐམས་ཅད་གནའ་བོའི་ནུབ་ཕྱོགས་ནས་མགོ་བརྩམས་ཏེ་དར་བའི་ནུབ་ཕྱོགས་པའི་མ་ལག་གི་གྲས་སུ་འདུ་བར་བཤད།① དེས་ན་ཡང་རང་རེའི་གཞུང་དུ་རྩ་ལ་བརྟག་ཐབས་གྲངས་དཔངས་སླུགས་གསུམ་ལ་བརྟག་པ་སོགས་སྤྱི་དོན་བཅུ་གསུམ་གྱི་སྒོ་ནས་ཞིབ་ཚགས་དང་གོ་རིམ་ཅན་དུ་བསྟན་པ་དེ་ལྟ་བུ་ནི་ནུབ་ཕྱོགས་པའི་ནད་ཐོག་ངོས་འཛིན་གྱི་སྐབས་ན་ཡང་མེད་དོ། །དེ་ལ་རང་རེའི་རྩའི་བརྟག་ཐབས་འདི་ལ་རྒྱ་ནག་གི་ཤན་ཐེབས་ཡོད་མེད་སོགས་ལ་ལྟ་ཚུལ་མི་མཐུན་པ་དུ་མ་བྱུང་ཡོད་ཅིང་འོག་ཏུ་སྐབས་སུ་བབས་ན་འཆད་པར་བྱ།

བཞི་པ། དྲ་བཅོས་དང་གཏན་རིམས་ལ་སོགས་པའི་བརྟག་བཅོས་ལག་ལེན་སྐབས་ཀྱི་བསྡུར་དཔྱོད།

ནུབ་ཕྱོགས་གསོ་རིག་གི་གཞུང་དུ་མཚོན་ཆ་གསོ་བའི་གཞུང་དོན་ནི་གཙོ་ཆེར་ཧེ་ཕོ་ཁེ་རད་ཆེ་དང་རོམ་གྱི་སེལ་སུ་སི། ཛྷེ་ཟན་ཐུམ་དུས་མཇུག་གི་ལྷུལ་བཅས་ཀྱི་ཡིག་ཆ་ལས་འབྱུང་

① 洪梅，《中医脉诊与阿拉伯医学〈医典〉中脉诊的对比研究》，北京中医药大学 2005 年硕士学位论文，p.1

ཞིང་། དེ་ཡང་ཡིག་ཆ་སྔ་བ་རྣམས་སུ་མགོ་དང་ཡན་ལག་གི་རྨའི་བཅོས་ཐབས་བསྟན་པ་མང་ལ། ཁྱད་པར་དུ་མགོ་རུས་ལ་གསང་བུག་བརྟོད་པ་དང་ཡན་ལག་རུས་ཆག་དང་ཚིགས་བུད་ཤོར་སོགས་ལ་དེབ་ཆིངས་སྒྱོགས་ཀྱིས་བཅོས་པ་སོགས་རང་རེའི་གཞུང་དང་འདྲ་བའི་ཆ་མང་ནའང་། རྒྱང་ཕོག་གི་རྨ་གསོ་བའི་སྐོར་ནི་ཕྱིས་ཀྱི་ཡིག་ཆ་རྣམས་ལས་ཁ་འཐོར་ཙམ་སྣེ་སློ་བར་མཚོན་ཕོག་ཡོད་མེད་དང་རྒྱུ་མ་བཅེམ་ཐབས་སོགས་འགའ་ཞིག་འབྱུང་བ་ལས། མགོ་སྐྲ་རྒྱང་ཕོག་ཡན་ལག་སོ་སོར་བཅད་ནས་ཐོག་མར་གཤག་འབྱེད་ཀྱི་གནས་ལུགས་(བོད་ཀྱི་ཡུལ་སྲོལ་དང་འདྲ་བའི་དཔེ་བཀོད་ནས)ཤིན་ཏུ་ཞིབ་པར་བསྟན་ལ་དེ་ནས་ཐོག་ས་བཟང་ངན་དང་གསོ་དཀའ་སླ། འཚོ་འཆི་ཁ་དམར་གདགས་པ། ཁྱད་པར་ཚ་བས་རེད་པ་དང་རྣག་དང་ཆུ་སེར་ཞུགས་པ་ལ་སོགས་སོ་སོར་ཕྱི་ནང་གཉིས་ཐད་ནས་གཉེན་པོ་དང་ལག་ཐབས་བསྟེན་པའི་བོད་ཀྱི་མ་ལག་ཅན་དེ་ལྟ་བུར་ནི་མཚོན་རྨ་གསོ་ཐབས་རྒྱས་པར་བསྟན་པའི་སེལ་སུ་སིའི་གཞུང་དུའང་བསྟན་ཡོད་པར་མ་མཐོང་ལ། རྨ་བཅོས་ཀྱི་ཐད་དུ་ཕྱིས་བྱུང་དག་ལས་ཐོད་བརྒྱལ་ཆེན་པོ་བྱུང་བར་ངོས་འཛིན་པའི་ཕྲུལ་གྱི་གཞུང་དུའང་། གཙོ་བོ་མཚན་དཔྲག་རྨ་བཅོས་ཏེ་ལྷང་པའི་ཛིའུ་སྐྲན་དང་དྲི་ཆུ་འགགས་པ། མཚན་བར་རྫོལ་བ། གཞང་འབྲུམ། གཞན་ཡང་ནུ་མ་དང་བུ་སྣོད་ཀྱི་འབྲས་དང་རྩ་སྐྲན་སོགས་གཙོ་བོ་ལྷན་སྐྱེས་རྨའི་བཅོས་ཐབས་ལག་རྩལ་སྔར་བས་འཕེལ་རྒྱས་བྱུང་བ་ལས་རྒྱང་ཕོག་གི་རྨའི་གསོ་ཐབས་ལ་ནང་དོན་ཁ་སྐོང་བྱས་ཚུལ་ནི་བསྟན་མེད། གཞན་དུ་ན་ནུབ་ཕྱོགས་པར་ཡང་དེབ་ཆིངས་སྒྱོགས་ཀྱི་བཅོས་ཐབས་སྔ་མོ་ནས་དར་ཡོད་ཀྱང་མཚོན་རྨའི་གཞུང་དག་ན་ཁ་འཐོར་དུ་བསྟན་པ་ཙམ་ལས། བོད་དུ་ཕྱིས་སུ་བྱུང་བའི་ཡིག་ཆའི་ཁྲིད་ཁྱད་པར་བའི་བཅོས་ཐབས་འདི་མགོ་དང་རྒྱང་ཕོག་གི་རྨ་ཡང་ནང་དུ་འདུས་པར་མ་ལག་ཅན་དུ་བསྟན་པ་དེ་འདྲ་ནི་ཡོད་མི་སྣང་ངོ་། །

ཚ་བ་དང་གཉན་རིམས་ཀྱི་སྐོར་ལ་དང་པོ་ཧྲི་རིག་གི་སྐབས་ནས་རིམས་ཉིན་དང་པོ་དང་ཉིན་གཉིས་པ། ཉིན་གསུམ་པ་བཅས་དང་། སྣ་ཆམ་གྲེ་ཆམ་གློ་ཆམ་སོགས་ཀྱི་ངོས་འཛིན་ཡོད་ལ། ཕྱིས་སུ་རོམ་གྱི་སེལ་སུ་སིའི་གཞུང་ནས་ཀྱང་རིམས་ཉིན་དང་པོ་སོགས་ཀྱི་བརྟག་བཅོས་རྒྱས་པར་བསྟན། དེ་ནས་ཨ་རབ་ཀྱི་སྐབས་སུ་སླེབས་པ་ན་ར་ཛྷེ་སིས་གཙོ་ཆེར་འབྲུམ་པ་དང་

སིབ་བུའི་དབྱེ་འབྱེད་དང་བཅོས་ཐབས་རྒྱས་པར་བསྟན་པ་བཅས་སུ་འབྱུང་། ཡིན་ནའང་ཚ་བའི་ནད་ལའང་གནས་སྐབས་དང་རིགས་ཀྱི་ཚ་བ། གལ་མདོ་དང་རི་ཐང་མཚམས་ལ་སོགས་པའི་རྣམ་གཞག་ཤིན་ཏུ་ཞིབ་པར་ཕྱེས་པ་ནི་ཕལ་ཆེར་མེད་ལ། གོང་དུ་བཤད་པ་བཞིན་རང་རེའི་ལུགས་ཀྱི་ཚ་བའི་གོ་དོན་ནུབ་ཕྱོགས་དང་ཡེ་མི་འདྲ་ན་ནད་ཀྱི་ངོ་བོ་དང་རྣམ་དབྱེ་ལ་ངོས་འཛིན་ཁྱད་ཆོས་ཅན་ཞིབ་ཕྲར་བྱུང་ཡོད་ལ་དེ། གསོ་ཐབས་ཀྱི་སྐབས་སུ་སྨིན་དབྱེ་སྟུད་གསོད་སད་དགུག་སྐམ་པ་བཅས་ནད་ཀྱི་གནས་སྐབས་མི་འདྲ་བ་བདུན་ཐང་ཕྱེས་ཇི་ལྟར་བཅོས་དགོས་ཚུལ་བསྟན་པ་ཁོ་ནའི་སྟེང་ནས་ཀྱང་ངེས་ཤེས་འདྲོང་པར་བྱེད་དེ། བཅོས་ལུགས་མི་འདྲ་བ་བདུན་པོ་འདི་ཙམ་ཡང་བཤད་པས་བདེ་ཡང་བབས་དོན་ནམ་གཤིས་ལུགས་དངོས་ནི་དེང་གི་དུས་ལ་ཡུན་རིང་ཞིབ་འཇུག་བྱེད་དུ་ཡོད་པའི་དཔྱད་གཞི་ཆེན་པོ་ཞིག་ཏུ་འགྱུར་ངེས་ཡིན། གཉན་དང་རིམས་ལ་སོགས་པར་འབྲེལ་ཏེ་ནུབ་ཕྱོགས་སུའང་གཟའ་གདོན་གྱི་ནད་དུ་མ་སྨྲ་མོ་ནས་ངོས་འཛིན་ཡོད་ཅིང་། བརྒྱལ་གཟེར་དང་གཙོགས་ཞ། གཟའ་གྲིབ། ཀླུ་གདོན་གྱི་ནད། སྨྱོ་བརྗེད་ལ་སོགས་བསྟན་ལ། ཧེ་ཕོ་ཁེ་རད་ཆེའི་ལུགས་ཀྱིས་བརྒྱལ་གཟེར་སོགས་ལྷས་བཏང་བའི་ནད་དུ་འཛིན་པའི་འདུ་ཤེས་ལ་སུན་འབྱིན་བྱེད། དེ་ལའང་ལུགས་གཉིས་ཞིབ་པར་བསྡུར་ཚེ་གཟའ་དང་ཀླུ་གདོན་སོགས་རང་རང་ཡུལ་ལུང་མི་འདྲ་བའི་རིག་གནས་འདུ་ཤེས་ཐད་ཀྱི་རྒྱུ་རྐྱེན་ངོས་འཛིན་མི་འདྲ་བ་དང་། དེ་ལ་བརྟེན་ནས་བཅོས་ཀ་ལའང་ཁྱད་པར་འབྱུང་། དེ་བས་ཀྱང་རྣམ་རྟོག་ལ་བརྟེན་ནས་བྱུང་བའི་ནད་མང་པོ་ཞིག་ལ་ཤེས་པའི་རྣམ་གཞག་གི་རྨང་གཞི་མཐུག་མིན་ལ་བལྟས་ནས་ངོས་འཛིན་དང་འགྲེལ་བཤད་ཐད་དེ་ཁ་ཁར་སོང་བའང་ཡོད།

ནུབ་ཕྱོགས་ཀྱི་ཡིག་ཆ་རྣམས་དང་ཁྱད་པར་དུ་སེལ་སུ་སིའི་གཞུང་དུ་ཞི་སྦྱོང་གཉིས་ཀྱི་བཅོས་ཐབས་བསྟན་ནས་སྦྱོང་བྱེད་ལའང་བཤལ་དང་སྐྱུགས། ནི་རུ་ཧ་བཅས་ཀྱི་ཚུལ་སྦྱོར་མོད་ཙང་ཟད་རྩུབ་པའི་སྣ་སྦྱོང་དང་ཁྱད་པར་དུ་རྩ་སྦྱོང་གི་སྐོར་ནི་སྦྱོར་པ་མ་མཐོང་ལ། འཇམ་རྩུབ་དཔྱད་ཀྱི་བཅོས་ཐབས་ལའང་གཏར་ག་དང་དུགས། བྱུག་པ་སོགས་དང་ཁྱད་པར་དུ་ཏེལ་བའི་བཅོས་ཐབས་མང་དུ་འབྱུང་ཡང་། སྤྲ་མེས་གསང་མིག་བརྒྱུད་ནས་ནད་ཀྱི་དམིགས་མི་འདྲ་བ་སོ་སོར་བཅོས་པའི་རང་རེའི་འཐུས་ཚང་གི་གཞུང་དེ་ལྟ་བུ་བྱུང་མེད་དེ། ཏེལ་བའང་

མི་བཙའི་རིགས་ཤིག་ཡིན་ཡང་ནུབ་ཕྱོགས་སུ་དེ་ནི་གཙོ་ཆེར་ཚོགས་ནད་སྐྲངས་རྣག །ཁྲག་རྫོལ་སའི་རྒྱ་ཁ་སོགས་ལ་འདེབས་པ་མང་བ་ལས་གསང་མིག་གི་ཁྱད་ཕྱི་བའི་ཧེལ་བའི་བཅོས་ཐབས་ནི་ཡོད་མི་སྣང་། དེ་བཞིན་ལུམས་ཀྱི་བཅོས་ཐབས་ལའང་གནའ་བོའི་གླི་རིག་དང་ཁྱད་པར་དུ་རོམ་གྱི་ཡུལ་བཅས་ལ་སྤྱ་མོ་ནས་རང་བྱུང་ཆུ་ཚན་གྱི་བཅོས་ཐབས་དར་ལ། གཞན་དུ་ཡང་ཏང་པ་ཆུར་སྦྲང་པ་ལ་སོགས་པའི་ལུམས་བཅོས་ཀྱི་རྣམ་པ་སྣ་བོ་ཙམ་ལས་རང་རེའི་བདུད་རྩི་ལྔ་ལ་སོགས་པའི་གཉེན་པོ་སྨན་གྱི་སྦྱོར་བ་ལུམས་ཀྱི་རྣམ་པར་བསྒྱུར་ནས་ཕན་སྐྱེད་མཐོ་རུ་གཏོང་བ་ནི་དེ་ལུགས་སུའང་མེད།

དེ་བས་ཀྱང་གཏར་གའི་བཅོས་ཐབས་ནི་སྔར་གླི་རིག་གི་དུས་ཏེ་རྒྱས་ལ་སོགས་ལུགས་འགའ་ཞིག་ལ་ལག་ལེན་ཆེ་རུ་དར་ཞིང་། ཁྱད་པར་དུ་འདི་རང་བཅོས་ཐབས་ཀྱི་གཙོ་བོར་འཛིན་པའི་ཕྱ་ལུན་གྱི་ལུགས་ལའང་ཁྲག་མང་ནད་ལ་གཏར་ག་བྱེད་དགོས་ཚུལ་ཙུང་ཟད་རྩིངས་པོར་བསྟན་པ་ལས། རང་རེ་བཞིན་གཏར་རྩང་མིན་གྱི་ནད་གཞི་ཚ་གྲང་གི་དབྱེ་བ་ཙམ་མིན་པར་གཏར་དགོས་པའི་ཚ་བའི་ནད་ལའང་དམིགས་བསལ་ཅན་དུ་མར་ཕྱེས་ནས་བསྟེན་ཡུལ་ཤིན་ཏུ་གསལ་པོར་དགར་ལ། གཏར་དམིགས་ཀྱང་གཙོ་ཆེར་དོན་སྣོད་རང་རང་མི་ནོར་བ་དང་ནད་ཀྱི་རྣམ་དབྱེ་ཤིན་ཏུ་མང་པོ་ལ་སོ་སོ་དམིགས་བསལ་དུ་གཏར་དགོས་པའི་རྩ་གཏན་ལ་ཕབ་ཅིང་། ཁྱད་པར་དུ་སྔོན་འགྲོ་ལ་ནད་ཁྲག་ཟུངས་ཁྲག་འབྱེད་པའི་ཐབས་ལམ་བསྟེན་པ་སོགས་ཀྱི་དོན་ཆེན་པོ་ལྔ་ཡི་སྒོ་ནས་མ་ལག་ལྡན་ལ་འཕྲུས་ཚང་བར་བསྟན་པ་ནི་བོད་ཀྱི་ཁྱད་ཆོས་སུ་འགྲོ་བར་བསམས་ཏེ། སྤྱིར་ནུབ་ཕྱོགས་པ་ལ་ཕྱིས་སུ་ཁྲག་གཏར་བ་ནི་སྐྲ་མཁན་ལ་སོགས་པའི་ལས་ཀ་ཞིག་ཏུ་བཟུང་ནས་གསོ་ཐབས་སྣ་བོ་དང་སྟབས་བདེ་ཅན་ཞིག་ཏུ་བཟུང་བ་འདིས་ཀྱང་དེ་ལ་ཞིབ་ཕྲའི་གཞུང་ལུགས་དང་རྩང་མིན་ནད་གཞིའི་དབྱེ་བ་སོགས་ནི་ཆེར་མེད་པ་བསྟན་ཡོད་པར་འདོད། འདི་བཞིན་དུ་རང་རེས་དཔྱད་ལྔ་དང་ཡོག་གནོན་ཐུར་མ་བཅས་པ་རེ་རེ་ནས་གཞུང་ལུགས་ཀྱི་ཚད་རིམ་དུ་བསྐྱལ་ཡོད་ལ། ཁྱད་པར་དུ་ཡོག་སྐྱོན་འབྱུང་སླ་བའི་དཔྱད་བཅོས་རིགས་ལ་ལག་ལྷང་ཉམས་མྱོང་གི་ཁྲོད་ནས་གཟབ་ནན་ཅན་གྱི་གཞུང་ལུགས་ཀྱི་རྨང་གཞི་བཏིང་ཡོད་དེ། ཆུ་ནད་ལ་སྨུབས་ཅན་གྱི་ཐུར་མས་དབྱུག་པའི་ཐབས་ནི་

སེལ་སྲུ་སིས་ཀྱང་བསྟན་ཡོད་ནའང་དེ་དང་འབྲེལ་བའི་བྱང་ཕོག་སྟོད་སྨད་ལ་གནས་པའི་དོན་སྟོད་སོགས་ཀྱི་ཡུལ་ས་སྦྱི་བྱེ་བྲག་གཉིས་ཐད་ནས་བསྟན་པ་དེང་དུས་ཀྱི་ལག་ལེན་ལའང་ཤིན་ཏུ་ཐིག་པ་འདི་འདྲའི་ཡུལ་ཐིག་གདབ་ཐབས་དང་། དེ་ལྟར་ཐུར་མའི་བཅོས་ཐབས་རྒྱས་པར་ཕྱེས་ནས་གསང་ས་ཕོ་ནའང་བརྒྱ་ཕྲག་ལས་བརྒལ་བར་བསྟན་ཡོད་པ་དེ་འདྲའི་ཚད་རིམ་དུ་ནི་སླེབས་ཡོད་མི་སྣང་།

སྤྱིར་ནུབ་ཕྱོགས་པའི་གསོ་བཅོས་རྩ་དོན་བསྟན་པ་ལ་གདམས་ངག་ཏུ། ཁྲག་འཕེལ་བ་ལས་བསྐྱེད་པའི་ནད་གཞི་མཐའ་དག་སྦྱོང་གིས་བཅོས་དགོས་ཤིང་། ཟུངས་ཟད་དྲགས་པའི་ནད་གཞི་ཐམས་ཅད་བཅུད་ཀྱིས་དགང་བའི་བཅོས་ཐབས་བསྟེན་པ་དང་། དེ་བཞིན་ནད་གཞི་གཞན་དག་ལའང་གོ་ལྡོག་པའི་བཅོས་ཐབས་བསྟེན་རིགས་ཞེས་སུ་བསྟན་ལ། དེ་བཞིན་ལུས་ཀྱི་གནས་བཤད་པ་ཞེས་པར་ཡང་ནད་གཞི་ཐམས་ཅད་ལ་གོ་ལྡོག་པའི་བཅོས་བསྟེན་རིགས་པར་བཤད་པ་བཅས་ནི། རང་རེའི་སྟོབས་བསྐྱེད་བརྟ་བྱ་ཉམས་དམད་སྐྱུང་བའི་གསོ་ཚུལ་གྱི་རིགས་ལམ་གཉིས་དང་ཚ་བའི་ནད་ལ་བསིལ་བཅོས་དང་གྲང་བའི་ནད་ལ་དྲོད་བཅོས་བྱེད་པའི་རྩ་དོན་བཅས་ཆ་འདྲ་བར་འགྱུར་ལ། ཁྱད་པར་དུ་ནུབ་ཕྱོགས་པས་ལུས་ཀྱི་རང་བྱུང་གི་སྟོབས་ནུས་ཀྱིས་ནད་གཞི་ཐམས་ཅད་རང་བཞིན་གྱིས་གསོ་བ་ལ་སྨན་པས་རམ་འདེགས་བྱེད་དགོས་པའི་བཞེད་སྒངས་བཏོན་ཡོད།

ལྔ་བ། རིག་སྒོ་གཉིས་ལས་བྱུང་བའི་སྨན་རྫས་རིག་པའི་ལྟ་བའི་བསྡུར་དཔྱད།

ནུབ་ཕྱོགས་ལ་སྨན་རྫས་རིག་པའི་གཞུང་རྒྱས་ཤོས་མཛད་མཁན་ཐོག་མ་ནི་རོམ་གྱི་ཌི་འོ་སི་ཁོ་རི་ཌི་སི་དང་ཕྲ་ལུན། ཨ་རབ་ཀྱི་ཨལ་ཛྷ་ཡེ་ཐར་བཅས་ཡིན་ལ། གལ་སྲིད་གྲངས་འབོར་གྱི་སྒོ་ནས་བལྟས་ཚེ་ཆེས་ཕྱི་མ་འདི་བས་སྔ་མའི་གཞུང་ཀུན་ལ་སྤྱི་སྡོམ་བྱས་པའི་སྙིང་རང་ཉིད་ཡུལ་ལུང་མང་པོར་འགྲིམས་ནས་སྨན་སྣ་མང་པོའི་སྐྱེས་དཔྱིབས། ངོ་བོ། བྱེད་ནུས་སོགས་ཞིབ་པར་སྤྲོས་པ་ནི་ཆེས་མང་ཤོས་ཡིན་སྣང་ནའང་། སྦྱོར་ཐབས་སོགས་ཀྱི་ཐད་ནས་འདི་ཀུན་གྱི་ཁྱངས་ཐལ་ཆེ་བ་ཌི་འོ་སི་ཁོ་རི་ཌི་སི་བྱ་བ་ཡིན། ཡིན་ནའང་། རང་རེའི་གཞུང་དུ་སྦྱོར་ཐབས

ལ་རོ་དྲུག་དང་ནུས་པ་བརྒྱད། ཞུ་རྗེས་གསུམ། ནུས་པ་འདོན་ཐབས་ལ་སྦྱོར་བས་གཉིས། ཡོན་ཏན་བཅུ་བདུན་སོགས་ཀྱི་རྣམ་གཞག་ཕྱེས་པ་དང་ཆ་འདྲ་བའི་གཞུང་ཡོད་ཚུལ་ནི་མ་བཤད་ལ། ཁོང་པ་རྣམས་གཙོ་ཆེར་འདི་རྣམས་ཀྱི་ཡར་སྔོན་ན་བྱུང་བའི་སེལ་སུ་སིས་སྨན་རྫས་ལ་བྱེད་ལས་ཀྱི་སྒོ་ནས་བཤལ་དང་སྐྱུགས། རྩལ་འདོན། གཅིན་འབེབ། བཟི་སྨན་ལ་སོགས་ཀྱི་རིགས་ཕྱེས་ནས་ནུས་པ་ཕྱོགས་མཐུན་ལྷན་དུ་སྡེབ་པའམ་ཆིག་རྒྱུག་བྱེད་པ་ཡིན་ཤས་ཆེ། དེ་དང་གོང་དུ་བཤད་པ་བཞིན་ཉེས་པ་ལ་མཚན་ཉིད་ཉི་ཤུར་ཕྱེ་བའི་འདོད་ཚུལ་ཡང་མེད་ན་འདིར་སྨན་གྱི་ཡོན་ཏན་བཅུ་བདུན་གྱིས་མཚན་ཉིད་ཉི་ཤུ་འཇོམས་ཚུལ་ལ་ཤིན་ཏུ་ཞིབ་པའི་རིགས་ལམ་ཡང་བརྗོད་དུ་མེད་དོ། །

ལྷག་ཏུ་ཨ་རབ་པ་ལ་སྨན་རྫས་དང་རྫས་འགྱུར་གྱི་ཞིབ་འཇུག་མང་བ་དང་ལྟུགས་འདུལ་ལག་རྩལ་ཆེས་ཆེར་དར་ལ། ལག་ལེན་དེའི་ཁྲིད་དངུལ་ཆུ་ཐལ་བར་བཟོ་བའི་གོ་རིམ་སྔེ་རང་རེའི་དངུལ་ཆུ་བཙོ་བཀྲུའི་ལག་ལེན་དང་འདྲ་བ་ཡོད་ཅིང་། ཕྱིར་ན་ཕྱོགས་གཉིས་ཀྱི་ལག་ལེན་འདི་ལ་རྫས་སྣ་གང་དག་འཇོམས་དགོས་པ་སོགས་འདྲ་བའི་ཆ་མང་ནའང་། ཨ་རབ་པའི་ལག་ལེན་འདིའི་ཁུངས་དངོས་ནི་ཡོ་རོབ་ཡིན་པ་དང་གཞུང་ལུགས་ཀྱི་གཞི་བཅོལ་ཡུལ་གཙོ་བོ་གྷྲི་རིག་གི་ཨ་རས་སི་ཐོ་ཐེལ་གྱི་གཞུང་ཡིན་ལ། ཤར་ཕྱོགས་པའི་ཕྱོགས་མཐུན་ལག་རྩལ་དང་མི་འདྲ་བར་འདི་ནི་གཙོ་ཆེར་ལྟུགས་ཁམས་འདུལ་སྒྱུར(རྫས་འགྱུར་གྱི་ཐབས་ལམ་སྤྱིར་བཏང་བའི་ལྟུགས་རིགས་གསེར་དུ་བསྒྱུར་བ)དང་དེ་ལ་བརྟེན་ནས་རྒྱུ་ནོར་བཙལ་བའི་དམིགས་ཡུལ་བཟུང་ཡོད། ཡང་གསོ་རིག་ལོ་རྒྱུས་སྨྲ་བ་ཁ་སུ་ཐི་གྷྲི་ལོ་ནི་ཡིས་དུས་རབས་བརྒྱད་དགུའི་བར་ལ་ཨེ་ཅིབ་ནས་ཡུལ་འདིར་དར་བར་འདོད་པ་དང་དམིགས་འདུན་ཡང་ཚེ་བསྲིང་བ་དང་ནད་གསོ་བའི་ཕྱིར་དུ་ཡིན་པར་བཤད། དེ་ལྟ་མོད་ཀྱི་ཨ་ཕྲི་སེན་ནའི་གསོ་བའི་གཞུང་ཞེས་པར་འབྱུང་རྩལ་གྱི་གྲུབ་ཆ་མི་འདྲ་བའི་ལྟུགས་རིགས་ཕན་ཚུན་ངོ་བོ་བསྒྱུར་ཐུབ་མིན་སྐོར་ལ་དབྱེ་ཞིབ་བྱས་ཡོད་པ①ཡིས་མ་མཐའ་ཡང་ཁོང་པ་ཚོར་ནུབ་ཕྱོགས་པའི་བསམ་བློའི་ཁོར་ཡུག་གིས་ཤུགས་རྐྱེན་ཐེབས་ཡོད་པ་རྟོགས་སླ་ལ། རང་རེའི་ལུགས་དངོས་ནི་རྒྱ་གར་བའི་དངུལ་ཆུའི་འདུལ་ལུགས

① 李晓岑，《中国金丹术和阿拉伯炼金术的比较》，《自然辩证法通讯》，1996 年，第 5 期，P.56

ཀྱི་རྒྱུན་ལས་ཐོན་པ་ཡིན་ཞིང་། ལག་སོན་འབྱུང་བའི་ཡིག་ཆ་ལས་རྟོགས་ཐུབ་པ་ལ་མ་མཐར་ཡང་དུས་རབས་བཅུ་གསུམ་པའི་གྲུབ་ཆེན་ཨུ་རྒྱན་པ་ཡིས་རྒྱ་གར་བྱང་ཕྱོགས་ཀྱི་ཡུལ་ལ་དངོས་སུ་འགྲིམས་ནས་ལག་ལེན་བླངས་ཤིང་དེའི་ཁུངས་དངུལ་ཆུ་གྲུབ་པའི་བསྟན་བཅོས་དང་རིན་ཆེན་དངུལ་ཆུ་སྦྱོར་གསུམ་གྱི་གདམས་ངག །ཐམས་ཅད་ཀྱི་དབང་ཕྱུག་གི་བཅུད་ལེན་ནད་ཐམས་ཅད་འཇོམས་ཤིང་ལུས་ཀྱི་སྟོབས་རྒྱས་པར་བྱེད་པ་ལ་སོགས་ལེགས་སྦྱར་གྱི་གཞུང་རྒྱ་གར་དུ་བསྒྱུར་བ་དང་སླེགས་བམ་འགའ་ཞིག་དཔལ་ལྡན་སྨད་ཏར་ཁྱེར་ཡོང་ནས་བསྒྱུར་བ་ཀུན་གྱི་སྤྱོད་ཡུལ་དུ་འགྱུར་བ་དེ་ཡིས་གསལ་ལོ། །

དྲུག་པ། ཐ་མལ་ནད་མེད་དུ་གནས་པའི་བདེ་ཐང་གི་ལྟ་བའི་བསྡུར་དཔྱོད།

སྤྱིར་མི་ལུས་ལ་ནད་མེད་པར་བདེ་བར་གནས་ཐབས་ཀྱི་ལག་ལེན་རྒྱས་པར་བསྟན་པ་ནི་ནུབ་ཕྱོགས་གསོ་རིག་ལས་རོམ་གྱི་དུས་སྐབས་ལ་འཕེལ་རྒྱས་ཆེ་རུ་བྱུང་ཞིང་། དེ་ཡང་ཐོག་མའི་དུས་ལ་ཕྲ་རྟལ་སྨྲ་བའི་སློབ་ཕྲུ་མཁན་ཨ་སི་ཁུ་ལེ་ཕིས་ཡ་ཏྲིས་ཀྱིས་ནད་ཐམས་ཅད་ཟས་དང་སྤྱོད་ལམ་གྱི་སྒོ་ནས་བཅོས་ནུས་པར་འདོད་པ་ཡིས་འདི་ལ་འཕེལ་རྒྱས་བྱུང་ཞིང་། དེ་དང་དུས་མཉམ་ཙམ་དུ་བྱུང་བའི་ཐབས་ལམ་སྨྲ་བས་ཀྱང་ཟས་སྐོམ་དང་དུས་ཀྱི་སྒོ་ནས་བཅོས་པ་ལ་ཤིན་ཏུ་མཐོང་ཆེན་བྱེད་པ་འདིས་ནི། དོན་ལ་ནད་ཐམས་ཅད་ལྟོས་བཅས་ཀྱིས་ནུས་པ་བཙན་པའི་སྨན་རྫས་དང་དཔྱད་ཀྱིས་བཅོས་དགོས་པའི་ཚད་དུ་ལྷུང་བར་མི་བྱ་བར་ཐོག་མ་ནས་རྒྱུན་གོམས་ཀྱི་འཚོ་བའི་ཟས་སྤྱོད་ཇི་ལྟར་འཕྲོད་པར་བསྟེན་ཐབས་བཤད་པ་ཞིག་ཡིན་ལ། ཁྱད་པར་དུ་རོམ་གྱི་སྨན་པ་སེལ་སུ་སི་ནི་བདེ་ཐང་ལ་གནས་ཐབས་དང་འཕྲོད་པར་བསྟེན་ཐབས་འདི་གསོ་བཅོས་ཀྱི་གཙོ་བོར་འཛིན་མཁན་ཞིག་ཡིན་ལ། གོང་དུ་བཤད་པ་བཞིན་ཁོང་གིས་སྤྱོད་ལམ་ཡང་བའི་རིགས་དང་། ཡིད་འོང་གི་གནས་སུ་ཡུལ་སྐོར་དང་གཞིས་འདེབས་པ། སེམས་འཁྲུགས་པ་དང་དྲག་པོའི་ལས་མི་བྱེད་པ། གོམས་སྲོལ་ལ་གློ་བུར་དུ་འགྱུར་ལྡོག་མི་གཏོང་བ། གནམ་གཤིས་ཀྱི་འགྲོ་ལྡོག་ལ་བསྟུན་པ། ཁ་ཟས་ཚད་ལས་མི་ཐལ་བ་སོགས་དང་། ད་དུང་ཚོ་བྲི་ཐབས་དང་ཐ་ན་བྱུང་ཟིན་པའི་ནད་ཀྱང་སླར་ཡང་ཁ་ཟས་ཀྱི་སྒོ་ནས་བཅོས་ཚུལ། དེ་

བཞིན་ཟས་སྐོམ་ལའང་སྨན་རྫས་ཇི་བཞིན་འཛམ་སྦྱོང་དང་གཅིན་འབེབ། བཟི་སྲིད། སྐམ་རིད་ལ་སོགས་བྱེད་ནུས་ཀྱི་སྒོ་ནས་རིགས་ཕྱེས་པ་སོགས་གཞུང་གི་ས་ཚོད་ཤིན་ཏུ་ཆེ་བས་བསྟན་པ་ནི་ཕལ་ཆེར་ནུབ་ཕྱོགས་གསོ་རིག་ལས་ཐོག་མ་ཏུ་བརྗེས་ཚོག །ཡིན་ནའང་། བསམ་བློ་དང་ལག་ལེན་འདི་དག་གི་སྟོན་ཏུ་བྱུང་བའི་ཧེ་ཕོ་ཁེ་རད་ཌིའི་ནད་རང་བཞིན་གྱིས་སོས་པར་བྱེད་པའི་ནུས་པའམ་ལུས་ཀྱི་རང་བྱུང་གི་སྟོབས་ནུས་སྲུང་བའི་འདོད་ཚུལ་ནི་ཁྱད་ཆོས་དང་ལྡན་པ་ཞིག་ཡིན་ལ། སྤྱིར་ན་དེ་ནི་ལུགས་འདིའི་གསོ་བཅོས་ཀྱི་རྩ་དོན་ཞིག་ཡིན་ཞིང་ད་དུང་ཕྲ་རྡུལ་སྨྲ་བ་ལ་སོགས་ཀྱིས་འགོག་པར་བྱེད་སོད། འདོད་ཚུལ་མང་པོ་ལ་དཀྱུས་ཕྱོགས་སུ་བལྟས་ན་བསམ་བློ་འདི་ལ་རིན་ཐང་ཆེས་ཆེར་མངོན་ཡོད་པར་གསོ་རིག་ལོ་རྒྱུས་སྨྲ་བ་རྣམས་ཀྱིས་བཤད་ཅིང་། ཡང་སྙི་རིག་པའི་ཞུང་གཤེར་བཞི་དང་ཁྱད་པར་དུ་བཞེད་ལུགས་འདི་ཡིས་དེང་རབས་ལ་སླེབས་པ་ན་རིམས་ཐར་ནད་ལུགས་པའི་སྲོལ་ཕྱེ་བར་ཡང་བློ་སྒོ་ཆེན་པོ་ཕྱེས་ཡོད་པར་བཞེད། དོན་ལའང་བསམ་བློ་འདི་ནི་ནད་བྱུང་བ་ལ་ཇི་ལྟར་གསོ་བའི་ཐབས་ཕོ་ན་ཙམ་བསྟན་པ་མ་ཡིན་པར། ལུས་ལ་ལྷན་སྐྱེས་སུ་ཡོད་པའི་ནད་འགོག་གི་སྟོབས་ནུས་སྲུང་བ་རྩ་དོན་དུ་བྱས་ཡོད་ལ་དེ་ལྟར་ཡུན་དུ་བསྲུང་ཐུབ་ཚེ་ཞུང་གཤེར་སྙོམས་པར་གནས་ལ་ནད་མེད་པར་བདེ་བར་བྱེད་པས་རྣམ་གཞག་ཐུན་མོང་མ་ཡིན་པ་ཞིག་ཏུ་བལྟར་རུང་ལ་སློབ་སྦྱོང་གི་རིན་ཐང་ཆེ་བར་འདོད།

དེ་ལྟ་མོད་ཀྱི་རང་རེས་ནི་ནད་འབྱུང་བའི་རྒྱུ་ལ་རྐྱེན་གྱི་ཚོགས་པ་མེད་ན་མངོན་དུ་མི་འགྱུར་བས་ནད་སྐྱེད་བྱེད་ཀྱི་རྐྱེན་སྲུང་བ་རྩ་དོན་དུ་བྱེད་ལ། འདི་ནི་རྒྱུ་འབྲས་ཀྱི་རྣམ་གཞག་ཤིན་ཏུ་ཞིབ་པའི་རང་རེའི་བཞེད་སྟངས་ཐུན་མོང་མ་ཡིན་པ་ཞིག་ཡིན་ལ་གཏན་ཚིགས་ཀྱི་རང་བཞིན་ཆེས་ཆེར་ལྡན། དེ་བས་དུས་དང་དབང་པོ་སྤྱོད་ལམ། རོ་ནུས་སོགས་མདོར་ན་སྤྱོད་ལམ་ཟས་སྨན་གསུམ་དམན་ལྷག་ལོག་པར་མི་འགྱུར་བར་ཡང་དག་པར་བསྟེན་རྒྱུ་ལག་ལེན་གྱི་གཙོ་བོར་བྱེད་ཅིང་། ཐ་ན་ལོ་ཟླ་འདས་པས་ལུས་ཟུངས་ཀྱི་སྟོབས་འགྲིབ་པ་ལའང་སྤྱིར་བཏང་དང་དམིགས་བསལ་གྱི་བཅུད་ལེན་བྱ་ཐབས་ཀྱིས་ལུས་མདངས་དང་སྟོབས་བསྐྱེད་ལ། རྒས་ཀ་སྲ་བར་བྱེད་པ་ལག་ལེན་ཡོད། དེ་བས་སྤྱིར་ན་ཐ་མལ་ནད་མེད་ཀྱི་གཞུང་དོན་དངོས་ནི་

རྒྱུད་དུ་ལེའུ་གཅིག་གིས་བསྟན་ལ་(ཕྱིས་སུ་ད་དུང་མན་ངག་བྱེ་བ་རིང་བསྲེལ་ལ་སོགས་ཡིག་ཆ་དུ་མས་ཐད་འདིར་དང་དོན་ལྷག་པར་བྱས་ཡོད)གཞན་བཤད་པའི་རྒྱུད་དུ་བྱ་བ་སྤྱོད་ལམ་དང་འཚོ་བ་ཟས་བཅས་གནས་རེ་རེར་ཕྱེས་ནས་ཞིབ་རྒྱས་སུ་བསྟན་པ་དང་། མན་ངག་རྒྱུད་ཀྱི་རྣས་པའི་ནད་གསོ་བའི་སྐབས། ཕྱི་མ་རྒྱུད་ཀྱི་ལས་ལྔ་དང་འཇམ་དཔྱད་ཀྱི་ལག་ལེན་སོགས་སྤྱིལ་མའི་ལམ་ནས་སྐབས་སུ་རྩལ་བཞིན་བསྟེན་པ་ཡིས་སེམས་ཁམས་དང་འདུ་བ་སྙོམས་པར་གནས་པ་ལ་ཕན་ཐོགས་པ་དང་། ཁྱད་པར་དུ་འདུ་འཛིན་དང་བྲེལ་ཟིང་ཆེ་བའི་དེང་གི་སྤྱི་ཚོགས་ཀྱི་འཁྲོད་བསྟེན་གནད་དོན་སེལ་བ་ལ་དགོས་ངེས་ཀྱི་མན་ངག་རྨད་དུ་བྱུང་བ་ཤ་སྟག་ཡིན་ན། སྨད་ཕྱིན་ད་དུང་ཐབས་ཤུས་རྩལ་སྤྲུགས་ཀྱིས་རྣམ་གཞག་འདི་དེང་གི་འཁྲོད་བསྟེན་ཞབས་ཞུའི་ལས་རིམ་ལ་སྤེལ་རྒྱུའི་རིན་ཐང་ཆེ།

བདུན་པ། རིགས་པའི་གཞུང་ལུགས་ཀྱི་སྤྱི་ཁོག་གྲུབ་ཚུལ་གྱི་སྒོ་ནས་མཇུག་བསྡུ་བ།

ཡར་ན་ནུབ་ཕྱོགས་གསོ་རིག་གི་མ་གཞི་ནི་དབྱེ་ཞིབ་དང་དགག་སྒྲུབ། ཉམས་མྱོང་བཅས་ཀྱི་རྨང་གཞིའི་སྟེང་དུ་གྲུབ་ཅིང་རྩ་བའི་ལྟ་བ་ནི་སྐྱེ་རིག་གི་ལུགས་ཀྱིས་སྲོལ་ཕྱེས་ལ་ཨེ་ལིག་ཟན་དར་མཁར་གྲོང་ལུགས་ཀྱིས་འཕེལ་རྒྱས་སུ་བཏང་བ་དང་། ཧྥ་ལུན་གྱིས་མ་ལག་ཅན་དུ་བསྒྲུན་པར་བཞེད། དེ་ལྟ་བུའི་ལུགས་སྲོལ་འདི་རང་རེ་བོད་ཀྱི་གསོ་རིག་དང་བསྡུར་ཚེ་འདོད་ཚུལ་འགའ་ཞིག་ནི་རྩ་བའི་ཆ་ནས་སོ་སོར་གྱུར་ཡོད་ཅིང་། ཡང་ལ་ལ་ནི་ལུགས་སྲོལ་གཙོ་བོ་དག་ཕན་ཚུན་ནང་མཐུན་པ་ཇི་བཞིན་བོད་ཀྱི་གསོ་རིག་ལའང་ཕྱོགས་མཐུན་དུ་སོང་ཡོད་ཀྱང་སྔ་མ་ལས་འཕྲུས་ཚང་ཅན་དང་མ་ལག་ཅན། གཏན་ཚིགས་ཅན་གྱི་ཚད་རིམ་དུ་འཕེལ་ཡོད་དོ། །

དེ་ཡང་ལོ་རྒྱུས་ཀྱི་ཡིག་ཆ་ལས་གསལ་པོར་རྟོགས་པ་བཞིན་བོད་ལ་མ་མཐའ་ཡང་བཙན་པོའི་དུས་སྐབས་ནས་ནུབ་ཕྱོགས་ཀྱི་ལུགས་ཏེ་སྐབས་དེར་གཙོ་ཆེར་སྟག་གཟིག་གི་ཡུལ་དུ་གསོ་རིག་དར་ཡོད་པ་དེ་ནས་སྨན་པ་གདན་དྲངས་ཤིང་། དེ་ཡི་གསོ་དཔྱད་ཀྱི་གཞུང་དང་ལག་ལེན་མང་དུ་བསྒྱུར་ཏེ་བོད་དུ་གསོ་དཔྱད་ཀྱི་ཡིག་ཆ་མང་པོ་སྒྲིགས་བམ་དུ་བསྡེབས་ནས་བསྡུ་སྒྲིག་བྱེད་པའི་སྐབས་ནའང་ཡུལ་དེའི་སྨན་པས་ནུས་ཤུགས་གལ་ཆེན་ཐོན་ཡོད། དེ་དུས་བོད་ཀྱིས

རང་ཡུལ་ལ་གཉུག་མར་གནས་པའི་གསོ་དཔྱད་ཀྱི་བསམ་བློ་དང་ལག་ལེན་གྱི་སྟེང་དུ་ལུགས་ཆེན་གསུམ་སྟེ་རྒྱ་གར་དང་ནུབ་ཕྱོགས། རྒྱ་ནག་བཅས་ཀྱི་གཞུང་ལག་ལེན་ཀུན་ཁོང་དུ་མ་ཆུད་བར་ལ་སྦྱངས་ནས་བཏར་ཤ་བཅད་དེ། མཐར་ལུགས་སྡེ་སོ་སོའི་རྣམ་གཞག་ཁྲིད་ཆོས་ཅན་དང་ལག་ལེན་མན་ངག་གི་ཁྲིད་ནས་འདོར་ལེན་བྱས་ཚུལ་ལ་ཞིབ་ཏུ་བསམས་ན་རང་ཅག་ཀུན་ངོ་མཚར་བར་བྱེད་ལ། དངོས་ནས་དེ་ལྟར་སྐབས་དེར་འཛམ་བུ་གླིང་ལ་ཤུགས་རྐྱེན་ཆེ་བའི་ལུགས་སྡེ་དག་བོད་དུ་ཡོངས་སུ་བསྡུས་ཏེ་ཆ་ཚང་བའི་དཔྱད་བསྡུར་བགྱིས་པས་ནི། བོད་རང་གི་རིག་གནས་འདུ་ཤེས་ཀྱི་ཞིང་སའི་སྟེང་ལ་ལེགས་པའི་ཡོན་ཏན་ཐམས་ཅད་བཙུད་དུ་ཕྱུང་ཞིང་ལེགས་པར་བསྡེབས་ནས་ལྷ་བའི་བཞེད་དགོངས་ཕྱར་བས་སྨིན་ཞིང་། སོ་སོའི་ཚད་སྐྱོན་གྱི་ཁ་བསྐང་བ། གཞུང་ལུགས་ཀྱི་གཞི་སྒྲོམ་མ་ལག་ཚང་ལ་གཏན་ཚིགས་ལྡན་པའི་ཚད་རིམ་གསར་པ་ཞིག་ཏུ་བསྒྱུར་ཡོད་དེ་ལོ་རྒྱུས་ཀྱི་དཔང་པོ་ནི་བསྟན་བཅོས་ཆེན་མོ་དཔལ་ལྡན་རྒྱུད་བཞི་ལ་སོགས་ཀྱིས་བྱེད་དོ། །

དེ་ལ་རང་རེའི་གཞི་རྩའི་གཞུང་ལུགས་ལའང་ཐོག་མར་ཐ་མལ་གྱི་མི་ལུས་ཞིག་མངལ་དུ་ཆགས་པ་ནས་བཙས་པ་དང་ནར་སོན་པ། དེ་ནས་རིམ་པར་རྒས་ཤིང་མཐའ་མར་འཆི་བའི་བར་གྱི་གོ་རིམ་དང་གནས་ལུགས་ཆ་ཚང་ཞིག་བསྟན་ལ། རིམ་པ་གཉིས་པར་དེ་ལྟ་བུའི་ལུས་དེ་ལ་ནད་འབྱུང་བ་ནི་རྒྱུ་རྐྱེན་གང་ལ་རག་ལས་ཤིང་ཁྱད་པར་དུ་རྐྱེན་གྱི་རྣམ་གཞག་ཀུན་ལ་དགོན་པ་ཞིག་བསྟན་ཡོད་པ་དང་། དེ་ལྟར་ནད་དུ་བྱུང་བ་ལ་སྤྱིར་བཏང་གསོ་དཀའ་སླ་སོགས་ཀྱི་སྒོ་ནས་རྣམ་གྲངས་ཅི་ཙམ་མཆིས་ཚུལ་སོགས་བསྟན་པའི་ཧྲིལ་པོ་དང་གོ་རིམ་ཅན་གྱི་རིགས་ལམ་ནི་དེང་གི་དུས་ལ་བལྟས་ཀྱང་གཞུང་ལུགས་ཀྱི་གཏན་ཚིགས་དང་སྨམ་བརླིང་གི་ཆ་མཐོན་པར་གསལ་བ་ཞིག་རེད། དེ་བཞིན་ནད་ཐོག་གི་སྐབས་ནའང་ཐོག་མར་ཉེས་པ་གསུམ་གྱི་གཞུང་དོན་གྱིས་མན་ངག་རྒྱུད་ལ་ཡོངས་སུ་ཁེབས་ནུས་པའི་སྤྱི་ཁོག་ཕུབ་ལ། སྤྱིར་ཉེས་པ་གསུམ་གྱི་རྣམ་གཞག་གི་ཁུངས་དངོས་ཚོའི་རིག་བྱེད་ཡིན་ནའང་འདི་ལྟར་ལག་ལེན་གྱི་གནས་སྐབས་ལ་ཡོངས་སུ་སྤྱི་བསྒོམས་བགྱིས་པའམ་ཡང་ན་གཞི་རྩའི་གཞུང་ལུགས་དེ་ནད་ཐོག་ལག་ལེན་གྱི་གནས་སྐབས་དང་དམ་དུ་སྦྱོར་བའི་འབྲེལ་ཟམ་གྱི་ནུས་པ་ཐོན་པའི་གཞུང་དོན་དེ་ལྟ་བུ་ནི་རྒྱ་གར་

གྱི་གཞུང་རྣམས་ལས་ཀྱང་མ་མཐོང་། དེ་ཡི་ཁོངས་སུ་གཏོགས་པའི་ནད་ཀྱི་སྡེ་ཚན་མ་སོ་སོར་བཅད་ནས་རང་རང་གི་མ་ལག་ཆུང་བ་གྲུབ་ཡོད་ལ། དཔེར་ན། ཚ་བ་གསོ་བ། ཁོང་ནད་གསོ་བ། ལུས་སྟོད་གསོ་བ། མཆོན་རྨ་གསོ་བ་སོགས་དང་། དེ་རེ་རེ་ལའང་ནང་ཁུལ་དུ་ཐོག་མར་མ་ལག་རང་གི་བསྟན་དོན་གཙོ་གནད་ཅན་གཏན་ཚིགས་སུ་བསྒྲིབས་ནས་སྤྱིར་བསྟན་ལ། རྗེས་སུ་བྱེ་བྲག་གི་དབྱེ་བ་རྒྱ་ཕྱི་རྒྱུ་འབྲས་ཀྱི་གོ་རིམ་མམ་འཕེལ་འགྱུར་གྱི་རང་བཞིན་ལ་སྦྱར་ནས་ཞིབ་པར་སྟོན་པར་བྱེད། ཁྱད་པར་དུ་ཕྱི་མ་རྒྱུད་ལ་བརྟག་ཐབས་གཙོ་བོ་དང་དེ་བས་ཀྱང་སྨན་དཔྱད་ཀྱི་བཅོས་ཐབས་ལག་རྩལ་རྣམས་མ་འབྲུགས་པར་རང་རང་སྡེ་ཚན་དུ་ཕྱེས་ཤིང་། འཛམ་རྒྱུབ་དང་ཞི་དྲག །བསྟེན་བྱའི་ནད་གཞི་སོགས་ཀྱི་ཁྱད་ཆོས་དང་སྦྱར་ནས་རང་རང་སྐབས་ལ་ཞིབ་ཕྲའི་ནང་དོན་གྱི་ས་བཅད་འདུས་པར་བསྟན་པ་ནི་དངོས་ནས་ཕྱི་རབས་པའི་མིག་ལ་རབ་ཏུ་འཚེར་བའི་འོད་སྣང་ཆེན་པོ་ཞིག་གོ། །

ཡིན་ནའང་ལོ་ངོ་སྟོང་ཕྲག་གི་རྗེས་ལ་ཐོན་ནས་དེང་རབས་ཤེས་རིག་གི་མིག་གིས་བལྟས་ཚེ། འདི་ལའང་ད་དུང་མི་འདང་བ་དང་མི་གསལ་བ། ཐ་ན་ནོར་འཁྲུལ་གྱི་ཆ་བཅས་ཡོད་སྲིད་ལ་ཡོད་ཚོད་པ་ཞིག་ཀྱང་ཅི་ལ་མིན་ཏེ། ལོ་ཟླ་འདི་འདྲའི་རིང་པོ་ཞིག་ལ་འཛམ་གླིང་ཤར་ནུབ་ཀུན་ན་ཆེས་བློ་གྲོས་ལྡན་ཞིང་ཆེས་ཐུགས་བསྐྱེད་ཡངས་པའི་སྐྱེས་བུ་གྲངས་མེད་ཅིག་གི་ཐུན་མོང་གི་རྩོལ་སྒྲུབ་ལས་འཇིག་རྟེན་འདི་ལ་ཤེས་བྱའི་ཕོ་བྲང་གསར་པ་ཞིག་བཞེངས་ཡོད་ན་དེ་ལ་མགོ་བཏུམས་ནས་བསྒྲོན་འདིང་རྒྱུའང་གང་ཡང་མེད། མདོ་དོན་ནི་དཀའ་རྙོག་མང་བའི་གནའ་དེང་ཕྱི་ནང་གི་ཤེས་རིག་འཕེལ་རིམ་ལ་ཟོ་འཕྲོད་དེ་ལོ་རྒྱུས་ཀྱི་དུས་མཚམས་ནས་ཤེས་རིག་གི་སྡེ་ཚན་པོར་འཛེག་སྦྱོང་བའི་རང་རེའི་གཞུང་གི་སྲོག་སྙིང་ལ་ངེས་པ་རྙེད་རྒྱུ་ནི་གནད་ཀྱི་དམ་པའོ། །

ཞར་ཐུང་། བོད་ཀྱི་གསོ་རིག་དང་དེང་རབས་གསོ་རིག་གཉིས་ཀྱི་རྩ་བའི་ཁྱད་ཆོས་བསྡུར་དཔྱད།

བོད་དེང་གསོ་རིག་ཟུང་གི་སློབ་གསོ་སྦྱོང་མཁན་གྱི་སློབ་གཉེར་བ་ཕལ་ཆེ་བས། བོད་ལུགས་གསོ་རིག་དང་དེང་རབས་གསོ་རིག་གཉིས་ཀྱི་ལོ་རྒྱུས་རྒྱབ་ལྗོངས་དང་། ཞིབ་འཇུག

གི་ཐབས་ལམ། གཞུང་ལུགས་ཀྱི་མ་ལག་བཅས་སོ་སོར་སྣང་བ་དང་སྣང་བའི་རྒྱུ་མཚན་སོགས་གསལ་པོ་མ་ཤེས་པར་ཀུན་ཀྱང་མིའི་ལུས་པོར་བྱུང་བའི་ནད་རིགས་ལ་ཞིབ་འཇུག་བྱེད་པ་སྤྱི་ཡུལ་གཅིག་ཡིན་པའི་ངོས་ནས་སློབ་སྦྱོང་བསམ་གཞིགས་ཀྱི་རིགས་ལམ་དང་ཐབས་ཤེས་སོགས་ཀྱང་གཅིག་ཏུ་བཟུང་བས། སློབ་སྦྱོང་བྱེད་པའི་གོ་རིམ་ནང་ལྷ་ཚུལ་ཕོག་ཐུག་གི་འགལ་བ་དུ་མ་གཅིག་འཁྲོར་བྱུང་ནས་དཀའ་ལས་མི་ཉུང་བ་དང་འཕྲད་བཞིན་པ་མང་དུ་མཐོང་། དེ་བས་འདིར་བོད་དེང་གསོ་རིག་གཉིས་དབར་གྱི་རྩ་བའི་ཁྱད་པར་ཙམ་ནག་འགྲོས་སུ་བཀོད་དེ། དེ་གཉི་གར་སློབ་གཉེར་གནང་མཁན་ལས་དང་པོ་བ་རྣམས་ཀྱིས་ལྟ་བའི་མིག་མི་འདྲ་བ་གཉིས་ཐོད་ལ་བཅངས་ནས་གཞུང་ལུགས་ཀྱི་མ་ལག་མི་འདྲ་བ་གཉིས་ལ་ཅུང་བདེ་བླག་ཏུ་ཞུགས་པར་ཕྲུར་བ་གྲུ་འདེགས་ཀྱི་ནུས་པ་ཙམ་འབུལ་འདོད་པའོ། གཤམ་དུ་གཞུང་ལུགས་ཀྱི་མ་ལག་དང་། རྒྱབ་ལྗོངས། སྙིང་པོ་སོགས་དོན་ཚན་བདུན་གྱི་སྒོ་ནས་བོད་དང་དེང་རབས་གསོ་རིག་གཉིས་བར་གཤིབ་བསྡུར་བྱེད་པ་ལ།

གཅིག རིགས་པའི་གཞུང་ལུགས་ཀྱི་མ་ལག

གསོ་བ་རིག་པ་ནི་མི་ན་བར་གནས་པ་དང་ན་བ་གསོས་ཏེ་ཚེ་བསྲིང་བར་བྱ་བའི་ཐབས་སྟོན་པའི་རིག་པ་ཞིག་ཡིན་པས། འཛམ་གླིང་གི་གསོ་དཔྱད་རྣམ་གྲངས་ཇི་སྙེད་པ་ཀུན་གྱི་ཞིབ་འཇུག་གི་ཁ་གཏད་ཡུལ་ནི་འགྲོ་བ་གང་ཞིག་གི་ལུས་ཁམས་དང་ལུས་པོར་བྱུང་བའི་ནད་རིགས་གཉིས་སུ་མ་འདུས་པ་གཅིག་ཀྱང་དཀོན། འོན་ཀྱང་། འཇུག་ཡུལ(ལུས་ནད)གཅིག་པ་ལ་འཛམ་གླིང་གི་མི་རིགས་སོ་སོའི་རིག་གནས་བསམ་བློ་དང་། ལོ་རྒྱུས་རྒྱབ་ལྗོངས། སྤྱི་ཚོགས་ཁོར་ཡུག་ཞིབ་འཇུག་བྱེད་སྟངས་སོགས་མི་གཅིག་པའི་སྐབས་ཀྱིས་སྤྱི་རིག་གསོ་རིག་དང་། རྒྱ་གར་གསོ་རིག རྒྱ་ནག་གསོ་རིག ཨ་རབ་གསོ་རིག བོད་ཀྱི་གསོ་རིག ནུབ་ལུགས་གསོ་རིག་སོགས་གསོ་རིག་གི་མ་ལག་མི་འདྲ་བ་མང་མང་ཞིག་ཐོར་ནས་བྱུང་སྟེ་འགྲོ་བ་མིའི་རིགས་ཀྱི་བདེ་ཐང་ལ་ཚད་མི་འདྲ་བའི་ལེགས་རྗེས་ཕུལ་དང་འབུལ་བཞིན་པ་རེད། ཚིག་དེ་གོ་ཕྱོག་ནས་བཤད་ན། གསོ་རིག་གཞུང་ལུགས་ཀྱི་མ་ལག་མི་འདྲ་བའི་དབང་གིས་ལུས་ཁམས་ལ་ཞིབ་འཇུག་བྱེད་སྟངས་དང་། ནད་གཞི་ངོས་འཛིན་བྱེད་ལུགས། གསོ་བྱེད་ཀྱི་གཉེན་པོ་བསྟེན་ཚུལ་སོགས་ཀྱང་ཏ་མོག་

མོག་གི་སྨུ་བཞིན་མི་འདྲ་བ་སྣ་ཚོགས་སྣང་། ཡིན་ནའང་། རྣམ་གྲངས་མང་བའི་གསོ་དཔྱད་མ་ལག་དེ་རྣམས་མདོར་དྲིལ་གྱིས་བསྡུས་ན་ནི་གྲངས་གཉིས་སུ་འདུས་པར་མངོན་ཏེ། ནུབ་ལུགས་གསོ་རིག་གིས་མཚོན་པའི་དེང་རབས་གསོ་རིག་དང་། ཤར་གླིང་གསོ་རིག་གཙོར་བྱས་པའི་སྲོལ་རྒྱུན་གསོ་རིག་སྟེ་དེང་དུས་འཛམ་གླིང་གསོ་རིག་གི་མ་ལག་ཆེན་པོ་རིགས་གཉིས་སོ། །

གངས་ཅན་གསོ་དཔྱད་རིག་པ་ནི་ཤར་གླིང་རིག་གནས་ཀྱི་ཁོངས་གཏོགས་སྲོལ་རྒྱུན་གསོ་རིག་གི་གྲས་ཡིན་ལ། དེའང་དཔྱོད་ལྡན་ལ་ལས་འཛམ་གླིང་དུ་གྲགས་ཆེ་བའི་སྲོལ་རྒྱུན་གསོ་རིག་གི་དཔུང་གྲལ་དུ་ཚུད་ཡོད་པར་སྨྲ། དེའི་གཞུང་ལུགས་ཀྱི་མ་ལག་ནི་གངས་ལྗོངས་མེས་པོ་དམ་པ་རྣམས་ཀྱིས་མདོ་དབུས་མཐོ་སྒང་དུ་འཚོ་བའི་ཐུན་མིན་གྱི་ཁོར་ཡུག་འདིའི་ཁྲོད་ནད་རིགས་དང་འཐབ་རྩོད་བྱས་པའི་ལག་ལེན་ཉམས་མྱོང་གསོག་འཇོག་བྱས་ཐོག བོད་དུ་བྱུང་བའི་དུས་རབས་བར་མའི་ཡན་གྱི་རང་བྱུང་མཚན་ཉིད་རིག་པའི་རིགས་ལམ་ལ་བརྟེན་ནས་ཕྱོགས་བསྡོམས་དང་གནད་བསྡུས་བྱས་པའི་གནའ་བོའི་གསོ་རིག་གཞུང་ལུགས་ཀྱི་མ་ལག་ཅིག་ཡིན་ལ། དེང་རབས་གསོ་རིག་ནི་དུས་རབས་བར་མའི་རྗེས་ཀྱི་ཡོ་རོབ་གླིང་གི་རིག་རྩལ་བསྐྱར་དར་གྱི་རླབས་རྒྱུན་ལ་བརྟེན་ནས་བྱུང་བའི་རང་བྱུང་ཚན་རིག་སྟེ་རྫས་འགྱུར་དང་། དངོས་ཁམས། སྐྱེ་དངོས་སོགས་ཀྱི་རིག་པའི་རྨང་གཞིའི་སྟེང་། མགྱོགས་མགྱོགས་ཀྱིས་གོང་དུ་འཕེལ་ཞིང་གསར་དུ་བཞེངས་པའི་དེང་རབས་ཚན་རིག་གི་གཞུང་ལུགས་ཀྱི་མ་ལག་ཅིག་ཡིན། འཛམ་གླིང་གི་འགྲོ་བ་མིའི་རིགས་ཀྱི་ལོ་རྒྱུས་ལྟར་བཤད་ན། བོད་ལུགས་གསོ་རིག་དེ་གནའ་བོའི་ཞིང་ལས་གསར་བརྗེའི་དུས་སྐབས་ཀྱི་ཐོན་དངོས་ཤིག་དང་། དེང་རབས་གསོ་བ་རིག་པ་ནི་ཉེ་རབས་བཟོ་ལས་གསར་བརྗེའི་དུས་སྐབས་ཀྱི་ཐོན་དངོས་ཤིག་ཏུ་ངོས་འཛིན་བྱས་ཆོག་སྙམ།

ང་ཚོས་གཞུང་ལུགས་ཀྱི་མ་ལག་དེ་གཉིས་གར་ཧོབ་ཀྱིས་བལྟས་ན། དུས་དང་ཡུལ་གྱི་ཁྱད་པར་ཙམ་དུ་ཟད་མོད། ཞིབ་ཏུ་གཞིགས་ཚེ་ངོ་བོའི་ཁྱད་པར་ནི་རང་བྱུང་གི་ལྟ་ཚུལ་དང་ཐབས་ཚུལ་གཉིས་གཏན་ནས་མི་འདྲ་བ་དེའོ། །དེའང་གློག་ཀླད་རྩིས་འཁོར་གྱི་བེད་སྤྱོད་མ་ལག་(操作系统)ཅིག་ལ་མཚོན་ན། སམ་སྐྲྀ་ཏའི་འཕྲུལ་ཡིག་དེ་"Windows"བེད་སྤྱོད་མ་ལག་བརྒྱུད་ན་མ་གཏོགས་ཡི་གེར་ཕབ་མི་ཐུབ་ཅིང་། "北方"བོད་ཡིག་དེ"Ms-Dos"ཁོ་ནར་བརྟེན་དགོས་པ་

བཞིན་ནོ། །དཔེ་འདི་དེ་འདྲ་འོས་འཚམས་ཞིག་ཡིན་མིན་མི་ཤེས་ཀྱང་གང་ལྟར་གཙོ་བོ་ཐབས་ཚུལ་མི་འདྲ་བ་སྟེ། དཔེར་ན་དོན་ལྟ་སྟོད་དྲུག་གང་ཉུང་གི་ཡུལ་དུ་ཚ་བ་ཡོད་མེད་དྲི་རྒྱུའི་ཀུ་ཡའི་སྒོ་ནས་བརྟག་དགོས་པ་བྱུང་ཚེ། བོད་ལུགས་གསོ་རིག་གི་མཐོང་བ་མེ་ལོང་རྒྱུའི་བརྟག་ཚུལ་ལ་མ་བརྟེན་པར་ཐབས་མེད་པ་དང་། དེ་བཞིན་དྲི་རྒྱུར་བརྟེན་ནས་ཁྲག་རིལ་དཀར་པོའི་གྲངས་ཀ་མང་ཉུང་ལ་དཔྱད་དགོས་པ་བྱུང་ན་ནི་དེང་རབས་གསོ་རིག་གི་གཙིན་པའི་རྫས་འགྱུར་བརྟག་དཔྱད་ཀྱི་ཐབས་ཚུལ་མི་སྤྱོད་རང་སྤྱོད་ཡིན་ནོ། །

ངོས་ནས་བོད་དེང་གསོ་རིག་གཞུང་ལུགས་ཀྱི་མ་ལག་གི་ཁྱད་པར་ལ་དཔེ་འདི་འདྲ་ཞིག་གིས་བརྗོད་པར་འདོད་དེ། གལ་ཏེ་བོད་ལུགས་གསོ་རིག་ཉིད་གདོང་མདོག་གནག་སྨུམ་ལྡན་ཞིང་གཞུང་རྒྱུད་དྲང་ལ་ལུས་པོར་ཨ་འཇམ་ཚར་ལ་མནབས་ཤིང་མཐོ་སྒང་གི་ཡུལ་སའི་དྲི་ངད་འཐུལ་བའི་བོད་མི་ཞིག་གི་ཆར་བཞག་ན། ཅིག་ཤོས་ནི་ཚོལ་ལེན་དམར་ཁྲའི་གོང་བར་གོས་ནག་སྨུག་གི་ཅོད་པན་ཐུར་དུ་དཔྱངས་ཤིང་རིག་པ་སྦྱང་ལ་ངག་ལས་དབྱིན་སྐད་ཤར་ཤར་སྨྲ་བའི་ཡོ་རོབ་ནུབ་མའི་མི་སེར་ཞིག་ཏུ་བཞག་ཆོག་གོ། །

གཉིས། གཞུང་ལུགས་ཀྱི་རྒྱབ་ལྗོངས།

བྱ་དངོས་གང་ཞིག་དར་རྒྱས་གོང་འཕེལ་ལམ་ཡང་ན་ཉམས་རྒུད་དུ་འགྲོ་བར་ཕྱི་ནང་གི་རྒྱུ་རྐྱེན་ལ་རག་ལས་པ་དང་། དེ་ལས་ཕྱིའི་རྒྱུ་རྐྱེན་ནི་དོན་ལ་སྤྱི་ཚོགས་ཁོར་ཡུག་གི་རྒྱབ་ལྗོངས་ཡིན། ཆེ་ཆུང་ལ་མ་བལྟོས་པའི་རིགས་པའི་གཞུང་ལུགས་གང་ཞིག་ཡིན་ཡང་དེ་ཉིད་ལེགས་འགྲུབ་ཡོང་བ་ལའང་ཁོར་ཡུག་གི་རྒྱབ་ལྗོངས་སམ་ཕྱིའི་རྒྱུ་རྐྱེན་རེ་ངེས་པར་དུ་ཡོད་ངེས། ཚིག་གཅིག་གིས་བཤད་ན། བོད་ལུགས་གསོ་རིག་གི་གཞུང་ལུགས་ཀྱི་རྒྱབ་ལྗོངས་ནི་བོད་རང་ས་ནས་དར་བའི་བོན་པོའི་ཆོས་ལུགས་དང་ལྷག་ཏུ་ཕྱི་ས་ནས་བརྒྱུད་པའི་སངས་རྒྱས་ཆོས་ལུགས་གཉིས་གཙོ་བྱས་པའི་མཐོ་སྒང་གི་གནའ་བོའི་རིག་གནས་ཡིན་ལ། དེང་རབས་གསོ་རིག་གི་རྒྱབ་ལྗོངས་ནི་ཡོ་རོབ་གླིང་གི་བཟོ་ལས་གསར་བརྗེའི་དུས་སྐབས་ཚུན་དུ་བྱུང་བའི་དེང་རབས་ཚན་རིག་ལག་རྩལ་ཡིན་པར་བསྟོན་དུ་མེད།

བོད་མིའི་སེམས་ཁམས་དང་རིག་གནས་སོགས་གང་ལའང་ཏིལ་ལ་ཏིལ་མར་འདྲེས་པ་

བཞིན་ཆོས་ལུགས་ཀྱི་ཕན་ཞུགས་ཡོད་པ་ནི་ཚང་མས་མཁྱེན་གསལ་རེད། ང་ཚོས་དོན་སྙིང་ངེས་ཅན་ཞིག་གི་སྟེང་ནས་བལྟས་ན། ཆོས་ལུགས་དེ་དེང་རབས་ཚན་རིག་དང་བསྡུར་བས་རྗེས་ལུས་སུ་སྣང་ནའང་། ཕྱིར་ཆོས་ལུགས་བྱུང་བ་ནི་མིའི་རིགས་ཀྱི་ལོ་རྒྱུས་འཕེལ་རྒྱས་ཀྱི་རླབས་ཆེན་འཕྱུར་མཆོངས་ཞིག་རེད། བོད་ཡུལ་འདིར་གང་ཞིག་མིའི་རིགས་བྱུང་བ་ནས་སྨན་བཅོས་བྱེད་སྒོ་དར་འགོ་བཙམ་སྟེ་ལོ་རྒྱུས་ཀྱི་ཆུ་རྒྱུན་ཧ་ཅང་རིང་པོ་ཞིག་བརྒྱུད་ནའང་གསོ་རིག་གཞུང་ལུགས་སུ་གྲུབ་མ་ཐུབ་པ་དང་། ལྷོག་མེད་མདུན་དུ་བསྐྱོད་པའི་ལོ་རྒྱུས་ཀྱི་འཁོར་ལོའི་འགྲོས་དང་བསྟུན་ནས་གདོད་མའི་ཆོས་ལུགས་ཏེ་བོན་ཆོས་དར་བ་ལ་བརྟེན་ནས་སྨན་རྩིས་སོགས་སྤྱི་རབས་བོད་ཀྱི་ཤེས་རིག་བྱུང་ཞིང་། དེ་རྗེས་སངས་རྒྱས་ཆོས་ལུགས་ཆེས་ཆེར་དར་བའི་རླབས་རྒྱུན་གྱི་ཁོར་ཡུག་ནང་རིམ་གྱིས་ཁ་བ་རི་བའི་གསོ་རིག་གཞུང་ལུགས་ཀྱི་མ་ལག་ཆེན་པོ་ལེགས་འགྲུབ་བྱུང་བ་རེད། དེ་བས། བོད་ཀྱི་གསོ་དཔྱད་དང་སངས་རྒྱས་ཆོས་ལུགས་གཉིས་བར་དུ་ཆུ་དང་ཉ་མོ་ལྟ་བུའི་འབྲེལ་བ་ཟབ་པ་ནི་རང་རེའི་གཞུང་གི་ལུས་ཁམས་ཆགས་རྒྱུའི་རྣམ་བཤད་དང་། ནད་རིགས་བསྐྱེད་པའི་རྒྱུ་རྐྱེན། གཉེན་པོ་སྤྱགས་ཀྱི་ཆོ་ག་སོགས་ལས་མཐོང་ཐུབ་ལ། ནད་རིགས་ཇི་སྙེད་པའི་རྩ་བ་རླུང་མཁྲིས་བད་ཀན་གསུམ་བསྐྱེད་པའི་རིང་རྒྱུ་ནི་ནང་བསྟན་སྡེ་སྣོད་གསུམ་གྱི་གསུང་ཡུལ་དུ་གྱུར་པ་འདོད་ཆགས་ཞེ་སྡང་གཏི་མུག་སྟེ་ཉོན་མོངས་དུག་གསུམ་ཡིན་པར་མཐའ་གཅིག་ཏུ་ལྟ་བ་ལས་ཀྱང་རྟོགས་ནུས་སོ། །

དེང་སང་ཁ་ཅིག་གིས་གོང་སྨྲས་ནང་དོན་དེ་དག་ལ་གཞིགས་ཏེ་བོད་ཀྱི་གསོ་རིག་ལ་ནང་བསྟན་གསོ་རིག་(佛教医学)ཅེས་ཀྱང་བརྗོད་མོད། ཁོ་བོས་བཤད་ཚུལ་དེ་ཡི་ནས་འཐད་པར་མ་མཐོང་། ཅིའི་ཕྱིར་ན། དེ་ཤེས་རིག་འཕེལ་རྒྱས་ཀྱི་ཆོས་ཉིད་དང་མི་མཐུན་ལ་དོན་དངོས་གནས་ལུགས་ཀྱིས་སྟོང་བར་སེམས། ཆོས་ལུགས་ནི་ཆོས་ལུགས་ཡིན་ལ་གསོ་རིག་ནམ་ཡང་གསོ་རིག་ཡིན། ཕན་ཚུན་བར་འབྲེལ་བ་ཟབ་ཅིང་གཅིག་གིས་གཅིག་ལ་ཕན་ཞུགས་ཡོད་པ་རྒྱུ་མཚན་དུ་བྱས་ཏེ་གཅིག་གཅིག་ཏུ་སྦྲ་ན། ཕྱི་ནང་རྒྱུ་རྐྱེན་གྱིས་བོད་སྐད་བརྗེད་དེ་དབྱིན་སྐད་གཙང་མ་ལབ་པའི་བོད་པ་གང་ཞིག་སུའུ་ཀི་ལེན་མི་རིགས་རེད་ཅེས་ཚིག་ཐག་བཅད་ནས་བཤད་ཚོག་གམ། དེ་ལྟར་སྨྲ་མཁན་དག་ལ་ཁོ་བོས་ཡང་བསྐྱར་དུ། བོད་ལུགས་གསོ་རིག་དེ་

ནང་བསྟན་གསོ་རིག་ཅིག་མ་ཡིན་ཞིང་བོན་ཆོས་དང་སྔོས་སུ་ནང་བསྟན་ཆོས་ལུགས་ནི་བོད་གསོ་རིག་གཞུང་ལུགས་ཀྱི་རྒྱབ་ལྗོངས་རེད་ཅེས་ཁ་གསལ་བྱའོ། །

གཞན་ནུབ་ལུགས་གསོ་རིག་གི་རྒྱབ་ལྗོངས་ནི་དེང་རབས་ཚན་རིག་ལག་རྩལ་ཏེ། དུས་རབས་བར་མའི་དུས་མཇུག་ཏུ་སླེབས་སྐབས་ཡོ་རོབ་གླིང་སྤྱི་ཚོགས་སུ་ཀླབས་ཆེ་བའི་བསམ་བློ་བཅིངས་འགྲོལ་གྱི་ལས་འགུལ་ཏེ་རིག་རྩལ་བསྐྱར་དར་དང་བསྒྱུར་ནས། མཚན་ཉིད་རིག་པ་དང་། རྩོམ་རིག །སྒྱུ་རྩལ། ཆབ་སྲིད། ཁྲིམས་ལུགས། སློབ་གསོ་སོགས་ཕྱོགས་གང་ཐད་ནས་ཀླབས་ཆེ་བའི་གྲུབ་འབྲས་བླངས་པ་མ་ཟད། དུས་རབས་བཅུ་དྲུག་པའི་ཡས་མས་ནས་བཟུང་རིག་རྩལ་བསྐྱར་དར་གྱི་སྨྱུལ་ཤུགས་ལ་བརྟེན་ནས"བཟོ་ལས་གསར་བརྗེའི་དུས་སྐབས"བསླངས་ཤིང་། རྫས་འགྱུར་དང་། དངོས་ཁམས། སྐྱེ་དངོས་སོགས་རང་བྱུང་ཚན་རིག་སྣོར་གྱི་ཤེས་བྱ་རྣམས་ཀྱང་ཆར་རྗེས་ཀྱི་ཤ་མོ་བཞིན་འཚར་ཡོངས་བྱུང་བ་དང་། ཕྲ་མཐོང་མེ་ལོང་དང་། Xའཕྲོ་འོད། སྙིང་པར་སྒྲོག་རིས་སོགས་ཚན་རིག་ལག་རྩལ་གྱི་འཕྲུལ་ཆས་གང་མང་གསར་དུ་བསྐྲུན་པ་བཅས། དེ་ལྟ་བུའི་ཚན་རིག་ལག་རྩལ་གོང་འཕེལ་དུ་འགྲོ་བའི་མཚོ་རླབས་ཀྱི་རྒྱབ་ལྗོངས་ཁྲོད་གསོ་བ་རིག་པ་དེའང་ཚོད་ལྟའི་ཞིབ་འཇུག་ལ་བརྟེན་ནས། དུས་རབས་བཅུ་དྲུག་པའི་གཤག་འབྱེད་རིག་པ་དང་། དུས་རབས་བཅུ་བདུན་པའི་སྐྱེ་ལུགས་རིག་པ། དུས་རབས་བཅོ་བརྒྱད་པའི་ནད་ལུགས་རིག་པ། དུས་རབས་བཅུ་དགུ་པའི་ཕྲ་ཕུང་ནད་འབུ་རིག་པ་བཅས་རིམ་བཞིན་དར་འཕེལ་དུ་སོང་བ་ཞིག་རེད། དེ་བས་མི་རྣམས་ཀྱིས་ནུབ་ལུགས་གསོ་རིག་ལ་དེང་རབས་གསོ་རིག་ཚན་རིག་ཏུ་འབོད་པའང་དེའི་རྒྱུ་མཚན་ནོ། །

གོང་དུ་དཔེར་བཀོད་མ་ཐག་པ་སྟེ་བོད་དེང་གསོ་རིག་ཟུང་གི་གཞུང་ལུགས་ཀྱི་མ་ལག་དེ་སོ་སོར་རིགས་མི་གཅིག་པའི་མི་གཉིས་ཡིན་པའི་དབང་དུ་བཏང་ན། སྐབས་འདིའི་གཞུང་ལུགས་ཀྱི་རྒྱབ་ལྗོངས་ནི་མི་དེ་གཉིས་འཚོ་གནས་བྱེད་པའི་སྤྱི་ཚོགས་ཀྱི་ཁོར་ཡུག་མི་འདྲ་བ་གཉིས་དང་གུན་ནས་མཚུངས་སོ། །

གསུམ། གཞུང་ལུགས་ཀྱི་སྙིང་པོ།

ང་ཚོས་བོད་དེང་གསོ་རིག་གཉིས་བྱུང་བའི་དུས་ཚོད་ཀྱི་ངོས་ནས་བལྟས་ཚེ། སྔ་མ་ནི་དུས་རབས་བར་མའི་ཡན་གྱི་རིག་གནས་སུ་གཏོགས་ལ། ཕྱི་མ་དེ་དུས་རབས་བར་མའི་མཇུག་ཚུན་དང་ལྷག་ཏུ་ཉེ་རབས་ལོ་རྒྱུས(དུས་རབས་བཅུ་དགུའི་ཡས་མས)སུ་དར་འཕེལ་བྱུང་བའི་རིག་གཞུང་ཚན་ཁག་ཞིག་སྟེ། དེ་གཉིས་དབར་ཐོག་མར་ལོ་ཚིགས་ཀྱི་སྟེང་ནས་སྔ་ཕྱིའི་བར་བཅད་རིང་པོ་ཞིག་ཡོད་ལ། བོད་ལུགས་གསོ་རིག་གི་གཞུང་ལུགས་ཀྱི་སྙིང་པོ་ཏུ་དུས་རབས་བར་མའི་ཡན་གྱི་རང་བྱུང་མཚན་ཉིད་རིག་པ་སྟེ་གནམ་དཔྱད་སྐར་རྩིས་དང་། ཚ་གྲང་གི་རྣམ་བཤད། འདུ་བ་ཆ་སྙོམས་ཀྱི་ལྟ་བ་སོགས་བཟུང་ཡོད་ལ། ཁྱད་པར་དུ་འབྱུང་བ་བཞིའི་རྣམ་བཤད་དམ་འབྱུང་ལྔ་རིག་པ(五源学)ཉིད་བོད་ལུགས་གསོ་རིག་གི་རིགས་པའི་གཞུང་ལུགས་ཀྱི་ཆེས་རྩ་བར་གྱུར་པའི་རྨང་གཞི་དང་སྙིང་པོ་ཏུ་བཟུང་ཡོད།

འབྱུང་ལྔ་རིག་པ་ཞེས་པ་ནི་རང་བྱུང་ཁམས་ཀྱི་དངོས་པོའི་སྣང་ཚུལ་ལ་བརྟེན་ནས་ཕྱི་ནང་གི་བརྟན་གཡོའི་དངོས་པོ་ཡོད་ཚད་ཀྱི་གྲུབ་ཆ་དང་། རང་བཞིན། འགྱུར་ལྡོག་བཅས་ཀྱི་ཆོས་ཉིད་ལ་ཤེས་རྟོགས་བྱེད་པའི་རིག་པ་ཞིག་སྟེ་རང་བྱུང་ཚན་རིག་གི་རྨང་གཞི་ཞིག་ཡིན། བོད་ཀྱི་གསོ་རིག་གི་གཞུང་དུ། ལུས་ནད་ཀྱི་མཚན་ཉིད་སོགས་འཆད་སྐབས་འབྱུང་ལྔ་རིག་པ་དེ་ཐོག་མའི་མགོ་ཚུགས་ས་དང་མཐའ་མའི་མཇུག་བསྡུ་ས་བྱེད་བཞིན་ཡོད་ལ། ལུས་ནད་གཉེན་པོ་གསུམ་གྱི་འབྱུང་བཞིའི་ངོ་བོ་བདག་ཉིད་གཅིག་ཏུ་འབྲེལ་བས། ལུས་ཁམས་ཉིད་འབྱུང་བཞིས་གྲུབ་པར་ངོས་འཛིན་དང་། ལུས་ལ་འབྱུང་བཞིས་བསྐྱེད་པའི་ནད་འབྱུང་རྒྱུ་ཡོད་པ། ནད་དེ་འབྱུང་བཞིའི་ངོ་བོར་གྱུར་པའི་གཉེན་པོ་སྨན་ལ་བརྟེན་ནས་ཞི་བར་བྱེད་རྒྱུ་ཡོད་པ། ནད་ཞི་བར་བརྟེན་ནས་ལུས་ཁམས་ཀྱི་འབྱུང་བཞིའི་ལྷང་ཚད་སྔར་མལ་དུ་གནས་རྒྱུ་ཡོད་པ་ཞིག་རེད།

རྒྱུ་མཚན་ངེས་ཅན་ཞིག་གི་ཐད་ནས་བཤད་ན། གཟུགས་རིག་ལྟབ་འགྱུར་ཁྲི་ཕྲག་ཏུ་མས་ཆེར་གཏོང་ཐུབ་པའི་དེང་གི་གློག་འཕྲུལ་ཕྲ་མཐོང་ཆེ་ཤེལ་གྱི་འོག་ནས་མཐོང་བའི་ཕྲ་ཕུང་རིགས་གང་ཡང་། ཤིན་ཏུ་ཕྲ་བའི་འབྱུང་བ་ལྔའི་རང་བཞིན་གྱི་ཆ་ཤས་ཡོད་ངེས་ཡིན་ལ། དེང་དུས་ཚན་རིག་པ་ཚོས་རྫས་ཕྲ་རགས་ཀྱི་གྲུབ་ཆའི་ཡོན་སྲུའོ(元素)གང་མང་ཞིག་གསུང་གི་ཡོད་པའང་

མཐར་གཏུགས་ན་འབྱུང་བ་ལྔའི་རང་བཞིན་དུ་མ་གཏོགས་པ་ཅི་ཡང་མེད་སྙམ་པ་ནི་བདག་གི་བསམ་ཚུལ་ལོ། །

དེང་རབས་ཚན་རིག་གི་ཁྱབ་ཁོངས་སུ་གཏོགས་པའི་རྩིས་རིག་དང་། སྐྱེ་དངོས། གནམ་རིག་རྫས་འགྱུར། ས་རྒྱུས། དངོས་ཁམས་དང་ཕྲ་ཕུང་རིག་པ་སོགས་ནི་ནུབ་ལུགས་གསོ་བ་རིག་པའི་རྨང་གཞི་རུ་གྱུར་ཡོད་པ་དང་། དེ་ལས་ཀྱང་དངོས་ཁམས་རྫས་འགྱུར་སྐྱེ་དངོས་རིག་པ་གསུམ་ག་ནུབ་ལུགས་གསོ་རིག་གི་རིགས་པའི་གཞུང་ལུགས་ཀྱི་ཉིང་ཁུ་རུ་གྱུར་ཡོད་དེ། འོ་སྐོལ་གསོ་རིག་པའི་བརྗ་ཆད་དུ་གྲགས་པའི་གཞི་བརྟག་གསོ་གསུམ་ཞེས་ཚེ་རིག་གི་ནང་དོན་མཐའ་དག་འདི་གསུམ་དུ་ཚུད་པ་ལ། ནུབ་ལུགས་ཀྱིས་དེའི་དང་པོ་གཞི་བཀྲོལ་སྐབས་སྐྱེ་དངོས་དང་རྫས་འགྱུར་དངོས་ཁམས་གསུམ་ལྷ་སྒྲིལ་གྱི་སྒོ་ནས་ཆགས་ཚུལ་གནས་ལུགས་མཚན་ཉིད་དང་བཅས་པའི་ལུས་ཁམས་ཀྱི་རང་བཞིན་ཉིད་འགྲེལ་ཅི་ནུས་བྱེད་པ་དང་། གཞན་ནད་ཁམས་ཀྱི་རྒྱུ་རྐྱེན་འཇུག་ཚུལ་མཚན་ཉིད་སོགས་རིག་པའི་རྟེན་ས་གཙོ་བོ་སྐྱེ་དངོས་རིག་པར་བཅོལ་ཡོད་དོ། །གཉིས་པ་བརྟག་ནི་དངོས་ཁམས་རིག་པའི་ཐབས་ལམ་བཀོལ་བ་མང་དུ་སྣང་ལ། དེང་སང་ནུབ་ལུགས་སྨན་ཁང་ཁྲིངས་ནས་ནད་གཞི་བརྟག་དཔྱད་བྱེད་དུས་དངོས་ཁམས་བརྟག་ཆས་ཀྱི་བརྒྱ་ཆའི་བསྡུར་ཚད་མང་དུ་ཟིན་ཡོད་པ་དེའི་ངོས་ནས་དཔགས་ན་དེ་བས་ཀྱང་མང་ངོ་། །གསུམ་པ་གསོ་བའི་གཉེན་པོ་སྨན་རིགས་ནི་རྫས་འགྱུར་རིག་པ་ལ་བརྟེན་ནས་བྱུང་བའི་རྫས་འགྱུར་སྨན་རྫས་ཁོ་ནར་ཟད་པ་ཡོངས་ནས་རིག་གོ། །མིག་སྔར་མི་ལ་ལས་བོད་ལུགས་གསོ་རིག་ལའང་དེང་རབས་རྫས་འགྱུར་རིག་པའི་ཐབས་ཤེས་སྤྱད་ནས་བོད་ཀྱི་སྨན་རྫས་ལས་ནུབ་ལུགས་ཀྱིས་ངོས་འཛིན་བྱེད་པའི་གྲུབ་ཆ་བླངས་ཏེ། ནུབ་ལུགས་ནད་ཐོག་སྨན་བཀོལ་གྱི་རིགས་ལམ་ལྟར་ལག་ལེན་བྱེད་དགོས་པར་ཁ་གཡང་འབོད་བཞིན་གདའ། ཐུན་གྱིས་བསམ་ན་དེ་ནི་ནོར་འཁྲུལ་ཞིག་ཏུ་འཁྱམས་ཏེ། གལ་ཏེ་ང་ཚོས་བོད་སྨན་གྱི་རོ་དྲུག་དང་། ནུས་པ་བརྒྱད། ཞུ་རྗེས་གསུམ། ཡོན་ཏན་བཅུ་བདུན་སོགས་སྨན་སྦྱོར་གྱི་ཁྱད་ཆོས་ལས་རིང་དུ་བཀལ་ནས་རྫས་འགྱུར་ཞིབ་འཇུག་གི་ལམ་ག་ཁོ་ནར་བསླེག་ཚེ། ནམ་ཞིག་བོད་ཀྱི་གསོ་རིག་གཞུང་ལུགས་ཡོད་ཅིང་བོད་སྨན་མེད་པའི་དགོད་བྲོའི་གནས་ཚུལ་ཞིག་འབྱུང་སྲིད་པར་གདོན་

མི་ཟ་ལ། མིག་སྔར་མཐོ་སྒང་གི་རང་བྱུང་སྨན་རྫས་ལས་རྫས་འགྱུར་གྱི་གྲུབ་ཆ་བླངས་ཤིང་ཐུབ་ལུགས་སྨན་རྫས་བཟོ་གྲྭ་ནས་ཐོན་པའི་སྨན་རིགས་ཏེ། དཔེར་ན་མ་ཧོང་སུའོ་དང་ཧོང་ལིན་སུའོ་སོགས་ལ་བོད་སྨན་གྱི་མིང་གིས་མི་འབོད་པ་བཞིན་ནོ། །

གང་ལྟར་བོད་དེང་གསོ་རིག་ཟུང་གི་གཞུང་ལུགས་ཀྱི་རྨང་གཞིའི་སྙིང་པོ་གཉིས་དབར་ནམ་ཡང་མཚུངས་ཐབས་བྲལ་ཏེ། དཔེར་ན་བསམ་བློའི་རང་བཞིན་མི་འདྲ་བའི་མི་གཉིས་དང་ཆ་འདྲ་བའོ། །

བཞི། ཞིབ་འཇུག་གི་ཐབས་ལམ།

དེའང་ཅུང་འཕྲུས་ཚང་དུ་སོང་བའི་རིག་གཞུང་ཚན་རིག་གང་ཞིག་ཡིན་ཡང་དེར་དམིགས་བསལ་གྱི་ཞིབ་འཇུག་བྱེད་ཡུལ་དང་ཞིབ་འཇུག་བྱེད་ཐབས་རེ་ཡོད་ངེས་རེད། གང་ཞིག་ཁ་གཏད་ཡུལ་མེད་པའི་ཚན་རིག་ཞིབ་འཇུག་ཞིག་གཏན་ནས་ཡོད་མི་སྲིད་ལ། དེ་བཞིན་ཐབས་ལམ་བྲལ་བའི་ཞིབ་འཇུག་དེ་ཡུལ་གང་ཤེས་རྟོགས་བྱེད་པའི་ཐད་ནམ་ཡང་ཐར་ཐོར་དུ་གནས་པའི་ཉམས་མྱོང་ཙམ་དུ་སྣང་ངོ་། །

སྔོན་འགྲོའི་སྐབས་གླེང་བ་བཞིན་བོད་དེང་གསོ་རིག་གི་ཞིབ་འཇུག་བྱེད་ཡུལ་དེ་ཆེ་ས་ནས་བཤད་ན་མི་ལུས་ཡིན་པ་གཅིག་མཚུངས་ལགས་ནའང་། བྱེ་བྲག་ཏུ་བརྗོད་ན། བོད་ལུགས་ཀྱི་ཞིབ་འཇུག་བྱེད་ཡུལ་ནི་ཚེ་སྲོག་འགུལ་སྐྱོད་བྱེད་པའི་རྒྱུད་རིམ་ནང་མི་ལུས་ཕྱི་ངོས་སུ་སྣང་བའི་མངོན་ཚུལ་ཏེ་མཚན་ཉིད་ཉེ་ཤུ་ཡིན་ལ། ཐུབ་ལུགས་ཀྱི་ཁ་གཏད་ཡུལ་ནི་མི་ལུས་ནང་ངོས་སུ་སྦས་པའི་དོན་སྙིང་དབང་པོ། ཕུང་གྲུབ། ཕྲ་ཕུང་། ཆ་རྡུལ་(分子)བཅས་ཀྱི་གྲུབ་ཚུལ་དང་བྱེད་ལས་རེད། དེ་ལྟར་བྱེ་བྲག་གི་ཞིབ་འཇུག་བྱེད་ཡུལ་དེ་དོན་དངོས་སུ་ཞིབ་འཇུག་བྱེད་ཐབས་ཀྱིས་ཐག་གཅོད་བྱས་པ་ཡིན་པ་རྟོགས་སླའོ། །

ལར་བོད་ལུགས་གསོ་རིག་གིས་སྤྱི་བསྡོམས་དང་། རྫས་དཔག །གཏན་ཚིགས་ཀྱི་ཐབས་ཤེས་སྤྱད་དེ་ལུས་ནད་ལ་སྤྱི་ཡོངས་ནས་ཞིབ་འཇུག་བྱེད་འགོ་རྩོམ་པ་དང་། དེའང་ཆེ་བ་ནས་ཆུང་བ། ཕྱི་ངོས་ནས་ནང་ངོས། མཐོ་རིམ་ནས་དམའ་རིམ། སྤྱིར་བཏང་ནས་བྱེ་བྲག་ཏུ་ཟབ་འཇུག་བྱེད་ལ། ཐུབ་ལུགས་ནི་དེ་ལས་ལྡོག་སྟེ་དབྱེ་ཞིབ་དང་ཚོད་ལྟ་ལ་བརྟེན་ནས་གནས་ཁག

ཆུང་བ་ནས་ཞིབ་འཇུག་བྱེད་འགོ་རྩོམ་པ་དང་། དེའང་ཆུང་བ་ནས་ཆེ་བ། ནང་ངོས་ནས་ཕྱི་ངོས། དམའ་རིམ་ནས་མཐོ་རིམ། སླ་བ་ནས་དཀའ་བ། བྱེ་བྲག་ནས་སྤྱིར་བཏང་དུ་ཟབ་འཇུག་བྱེད་དོ། །ཚིག་དེ་དག་ཙུང་ཁ་གསལ་དུ་བརྗོད་ན། བོད་ལུགས་གསོ་བ་རིག་པས་ཐད་ཀའི་རྟོག་ཞིབ་ཀྱི་སྒོ་ནས་སྤྱི་ཡོངས་སྨྲ་བའི་(整体论)ཐབས་ལམ་ལག་ཏུ་བསྟར་བ་དང་། ནུབ་ལུགས་གསོ་རིག་གིས་དཔྱད་ཆས་ལ་ཞིབ་ལ་བརྟེན་ནས་དངོས་རྒྱུ་སྨྲ་བའི་(还原论)ཐབས་ཚུལ་བཀོད་བཞིན་ཡོད། དེ་བས། བོད་ལུགས་ཀྱིས་ལུས་པོའི་གྲུབ་ཚུལ་དང་བྱེད་ལས་སོགས་འབྱུང་བ་ཡིན་པར་ངོས་འཛིན་པ་དང་། ནུབ་ལུགས་ཀྱིས་མིའི་ལུས་ཁམས་ཀྱི་བྱེད་ནུས་དང་གྲུབ་ཚུལ་གྱི་གཞི་རྩའི་སྡེ་ཚན་ཕྲ་ཕུང་ལ་ངོས་འཛིན་པའོ། །དེ་གཉིས་དབར་མི་འདྲ་ས་ཆེན་པོ་ཞིག་ཡོད་པ་ནི། སྔ་མས་དངོས་པོའི་ནུས་པ་(功能)ཨང་དང་པོར་འཇོག་པ་དང་། ཕྱི་མས་དངོས་པོའི་ངོ་བོ་(实质)གཙོ་བོར་འཛིན་པ་དེ་རེད། དེ་ནི་བོད་དེང་གཉིས་དབར་གྱི་སྤྱིའི་ཁྱད་པར་རམ་མི་འདྲ་ས་ཡིན་ལ། མཐར་གཏུགས་ནས་བཤད་ན་བཟོ་ལས་ཐོན་སྐྱེད་དང་ཚན་རྩལ་འཕྲུལ་ཆས་ལ་རག་ལས་ཤིང་ཞིབ་འཇུག་ཐབས་ཚུལ་མི་འདྲ་བས་གཏན་འཁེལ་བ་ཞིག་རེད། གལ་ཏེ་ཉེ་རབས་བོད་ཀྱི་སྤྱི་ཚོགས་སུ་ཡོ་རོབ་གླིང་གི་བཟོ་ལས་གསར་བརྗེའི་ཤུགས་རྐྱེན་ཐེབས་ཐུབ་ཡོད་པའི་དབང་དུ་བཏང་ན། རང་བྱུང་ཚན་རིག་ལག་རྩལ་གྱི་ཀླབས་ཤུགས་ལ་བརྟེན་ནས་གངས་ཅན་གསོ་དཔྱད་རིག་པ་དེའང་འཛམ་གླིང་གསོ་རིག་གི་ནགས་ཚལ་སྟུག་པོའི་ཁྲོད་དུ་མཐོ་སྒང་གི་སྙེར་ཆོས་མངོན་པར་གསལ་བའི་ད་ལྟའི་གསོམ་སྡོང་སྡོན་མོ་འདི་དང་མི་འདྲ་བར་སེམས།

དེ་ཙམ་དུ་མ་ཟད། མཚན་ཉིད་ཉེ་ཤུའི་སྒོ་ནས་ལུས་པོའི་བྱེད་ནུས་གསལ་བརྗོད་དང་། འཕེལ་ཟད་འཁྲུགས་གསུམ་ལ་བརྟེན་ནས་ནད་ཀྱི་ངོ་བོ་བཀྲོལ་བ། རོ་ནུས་ཞུ་རྗེས་གསུམ་གྱིས་སྨན་གྱི་སྦྱོར་ཚུལ་གསུངས་པ་སོགས་གང་ཡང་རང་བྱུང་མཚན་ཉིད་རིག་པའི་རིགས་ལམ་གྱིས་ཐག་བཅོད་བྱས་པའི་བོད་ལུགས་ཀྱི་ཐུན་མིན་ཐབས་ལམ་ཞིག་ཡིན་ལ། གཞན་ནུབ་ལུགས་གསོ་རིག་གི་ལོ་རྒྱུས་ལྟར་ན། ཨ་རབ་སི་ཐོ་ཐེལ་གྱིས་བཀོད་པའི་ཤ་ཏུས་རྩ་པགས་སོགས་ཀྱི་གནས་ལུགས་དང་། ཀླ་ལུན་གྱིས་སྤེལ་བའི་སྲོག་ཆགས་སྙར་ཞིག་གི་རོ་བཀྲ། མའོ་ཏི་ནོའུའི་(Mondino)གཤག་འབྱེད་རིག་པ། དྷ་ཕེའི་ཁྲག་རྒྱུན་འཁོར་སྐྱོད་མ་ལག་གི་ཤེས་བྱ་སོགས་གང་

ཡང་ཚོད་ལྟའི་ཞིབ་འཇུག་གི་འབྲས་བུ་འབབ་ཞིག་ཏུ་ཟད་དོ། །དེ་ལྟ་བུའི་རྒྱུ་མཚན་གྱིས་ནུབ་ལུགས་གསོ་རིག་དེ་ཚོད་ལྟའི་ཚན་རིག་གི་ཁོངས་སུ་གཏོགས་པ་དང་། བོད་ལུགས་ནི་རང་བྱུང་མཚན་ཉིད་རིག་པའི་མངའ་ཁོངས་སུ་འགྲོ་ལ། ཆེ་ས་ནས་དེ་གཉི་ག་རང་བྱུང་ཚན་རིག་གི་ཡ་གྱལ་ཡིན་པ་འདྲ་འདྲ་རེད།

དེ་ལྟར་གཞུང་ལུགས་ཀྱི་རྒྱབ་ལྗོངས་མི་འདྲ་བའི་ལོ་རྒྱུས་ཀྱི་གནས་ཚུལ་འོག །ཞིབ་འཇུག་གི་ཐབས་ཚུལ་མི་འདྲ་བ་བཀོལ་དགོས་བྱུང་བས། གཞུང་ལུགས་ཀྱི་མ་ལག་མི་མཚུངས་བའི་གསོ་དཔྱད་གཉིས་དར་འཕེལ་བྱུང་བ་ནི་དཔེར་ན། སྤྱི་ཚོགས་ཁོར་ཡུག་མི་འདྲ་བར་གནས་པའི་མི་རིགས་མི་མཚུངས་པའི་མི་གཉིས་ཀྱི་འཛིག་རྟེན་ལྟ་ཚུལ་གྱིས་མཚོན་པའི་མི་ཚེའི་རིན་ཐང་དང་ཡུལ་སྲོལ་གོམས་འདྲིས་སོགས་ཕྱོགས་ཡོངས་ནས་མི་གཅིག་པ་བཞིན་ནོ། །

ལྔ། ནད་རིགས་ངོས་འཛིན།

དེ་ཡང་བཤད་པའི་རྒྱུད་ལས། ངོས་བཟུང་རྟགས་ལ་བསླབ་པ་ནི། །མེ་དང་དུ་བ་ཇི་བཞིན་དུ། །ནད་ཀྱི་ངོས་ནི་རྟགས་ལ་བཟུང་། །ཞེས་ནད་རིགས་ངོས་འཛིན་གྱི་རྩ་དོན་དེ་རིགས་ལམ་བཤད་ལུགས་ཀྱི་སྒོ་ནས་ཁ་གསལ་དོན་ཇེན་དུ་གསུང་བ་སྟེ། ནད་གཞི་དང་ནད་རྟགས་དབར་གྱི་འབྲེལ་བ་ནི་མེ་དང་དུ་བ་ཇི་བཞིན་རྒྱུ་དང་འབྲས་བུའམ་རྟེན་དང་བརྟེན་པས་གྲུབ་པ་དང་། ནད་རིགས་ངོས་འཛིན་བྱེད་ན་ནད་རྟགས་ཀྱི་སྣང་ཚུལ་ལ་བརྟེན་དགོས་ཤིང་དེའི་ཤུགས་ལས་ནད་ནི་ནད་ལ་རྟགས་ནི་རྟགས་ཏེ་ནམ་ཡང་དེ་གཉིས་ཡན་གར་ཡིན་ཚུལ་བསྟན་པའོ། །ཕྱི་ཐག་ནད་ཐོག་ལག་ལེན་སྐབས་རླུང་ནད་བཞི་བཅུ་རྩ་གཉིས་དང་། མཁྲིས་ནད་ཉི་ཤུ་རྩ་དྲུག བད་ཀན་ནད་སུམ་ཅུ་རྩ་གསུམ། དེ་བཞིན་ནད་མིང་རིན་ཆེན་ཕྲེང་བ་སོགས་ནས་གསུངས་པའི་ནད་རིགས་ནི་ནད་ནད་ངོས་སུ་བཟུང་བ་ཡིན་མོད། འོན་ཀྱང་རྟགས་ནད་དུ་བཟུང་བའང་མཆིས་ཏེ། མན་རྒྱུད་དུ་བསྟན་པའི་ཐོར་ནད་སྐད་འགགས་ཡི་ག་འཆུས་པ་དང་། སྐོམ་དད་སྐྱུགས་འབྲུ་གཅིན་དང་དྲི་མ་འགགས་པ་སོགས་ལ་མཚོན་ན། ནད་རྟགས་ནད་གཞིར་ངོས་བཟུང་བ་ཡིན་པས་བོད་ལུགས་གསོ་བ་རིག་པས་ནད་རིགས་ངོས་འཛིན་བྱེད་དུས་དོན་ལ་ནད་དང་རྟགས་གཉི་ག་ནད་ངོས་སུ་བཟུང་ཡོད་པ་གསལ་ལོ། །

དེ་ལྟོག་ནུབ་ལུགས་གསོ་རིག་གིས་ནི་རྟགས་ནད་དུ་འཛིན་པ་མ་མཆིས་ཏེ། དེའང་ནད་གང་བྱུང་བའི་དུས་ཡུན་གྱི་མགྱོགས་བུལ་དང་། དབང་རྩའི་ཁོངས་གཏོགས་དང་འཕྲིན་རྟེན་ཁོངས་གཏོགས་བཅས་མ་ལག་སོ་སོའི་ཁྱད་ཆོས། ནད་སྐྱེད་པའི་རྒྱུ་སྐྱེ་འབུ་ཕྲ་སོགས་ཀྱི་མིང་སྟེང་ནས་ནད་རིགས་ངོས་འཛིན་དུ་ནད་པོ་ནས་མིང་འཇོག་པ་ཞིག་རེད། འོན་ཏེ་དེང་སང་ནུབ་ལུགས་ཨེམ་ཆི་མི་ཉུང་བ་ཞིག་གིས་ནད་ཐོག་ལག་ལེན་ཁྲིད་ནད་ཐོ་སོགས་འགོད་དུས་མགོ་ན་བ་(头疼)དང་། འཁྲུ་བ།(腹泻) མཆེར་བ་སྐྲངས་པ་(脾肿大)ཞེས་སོགས་ལྟ་བུ་རྟགས་ནད་ངོས་སུ་བྱེད་པའང་མང་དུ་སྣང་། ནུབ་ལུགས་ཀྱི་གཞུང་ལྟར་དུ་གཟབ་ནན་གྱིས་བཤད་ན། དེ་ནི་ནུབ་གཞུང་དང་འགལ་ཞིང་སྨན་པ་རང་གིས་མ་ཤེས་པའི་ཚུ་ཚད་དམན་པའི་སྐྱོན་དུ་ཟད་དོ། །

ལར་བོད་ལུགས་ཀྱིས་ཀྱང་གཞུང་ལུགས་ཀོ་ནའི་སྐབས་ཏེ་ངོས་བཟུང་རྟགས་(诊断学)ཀྱི་གནས་འཆད་པའི་དུས་སུ། རྟགས་ལ་བརྟེན་ནས་ནད་གང་ཡོགས་སུ་ངོས་འཛིན་པ་ལས། རྟགས་ལ་ལྟོས་ནས་རྟགས་དེ་ནད་དུ་ངོས་འཛིན་དགོས་པ་རྩ་དོན་དུ་ཁས་བླངས་གཏན་ནས་བྱུས་མེད་སྙམ་ལ། གལ་ཏེ་དེ་ལྟར་ཡིན་ཚེ་མེ་ལ་དུ་བ་དང་དུ་བར་མེའི་སྦྲུས་བོས་ཆོག་གོ། །ནད་རྟགས་ཀྱི་མངོན་ཚུལ་ཉིད་ནད་དུ་ངོས་འཛིན་མི་བྱེད་པ་ནི་ནུབ་ལུགས་གསོ་བ་རིག་པའི་ཚན་རིག་གི་ཆ་ཞིག་སྟེ། འོ་སྐོལ་བོད་ལུགས་པ་རྣམས་ཀྱིས་ཀྱང་མིག་དཔེར་བཟུང་ནས་རྗེས་མར་ལམ་ལུགས་དེའི་སྟེང་དུ་ཡུན་བསྒྲོད་བྱེད་ཐུབ་ན་ལེགས་པར་སེམས། བོད་ནུབ་གསོ་རིག་ཟུང་གི་ནད་ངོས་འཛིན་སྟངས་འདིའང་རིག་གནས་སློབ་གསོ་སྤྱོང་སྟངས་མི་འདྲ་བའི་མི་གཉིས་ཀྱི་བརྗོད་སྒྲོད་ཀྱི་རྗོད་སྟངས་མི་འདྲ་བ་བཞིན་ནོ། །

དྲུག ནད་རིགས་གསོ་བཅོས།

བོད་ལུགས་པའི་དགོངས་པ་ལྟར་ན། ཐ་མལ་བདེ་ཐང་གི་ལུས་ཁམས་ནི་འབྱུང་བཞིའི་ངོ་བོ་འཕེལ་ཟད་འཁྲུགས་གསུམ་དུ་མ་གྱུར་པ་ལས་བྱུང་བ་ཡིན་པར་ངོས་འཛིན་པ་རེད། དེ་བས་ནད་ལ་འཕེལ་འགྲིབ་ནད་ཅེས་བསྙད་པ་དང་། ལུས་སེམས་ནད་རིགས་གང་ཡིན་ཡང་གསོ་བཅོས་བྱེད་སྐབས་སུ་འབྱུང་བཞིའི་ངོ་བོ་ཆ་སྙོམས་པར་བྱེད་རྒྱུ་དེ་རྩ་བའི་ཐབས་ཤེས་སུ་འཛིན་བཞིན་ཡོད། འཕེལ་ཟད་དུ་གྱུར་པ་ལས་ནད་རིགས་བྱུང་བ་དང་། གསོ་བཅོས་ཀྱི་ཐབས་ལམ་

ནི་འཕེལ་ཟད་ཀྱི་ངོ་བོར་གྱུར་པའི་ཆ་དེ་སྔར་མལ་དུ་སྙོམས་པོར་གཏོང་རྒྱུ་དེའོ། །དེ་མ་ཟད། ནད་རིགས་གསོ་ཚུལ་གྱི་གནད་དམ་པ་ནི། ཀུན་ལ་གནོད་བྱ་ལ་སོགས་ཆོས་བཅུར་སྦྱར། །མཛོ་ཁལ་ལུག་ཁལ་ལྟ་བུར་འཚམ་པས་བཅོས། །ཞེས་པ་སྟེ། རྒྱུ་རྐྱེན་ཡུལ་དུས་རང་བཞིན་ན་ཚོད་དང་། གནས་ས་ཉིན་ཞག་ཟས་སྤྱོས་སོམས་པ་ཆུ་བཅས་གནོད་བྱ་བཅུའི་སྒོ་ནས་གང་ལ་གང་འཚམ་སྦྱོད་དགོས་པར་མཐའ་གཅིག་ཏུ་བསྟན་ཡོད།

ནུབ་ལུགས་པས་ཀྱང་ཕྱོགས་ཁ་ཤས་ཐད་ནས་བཤད་ན། ལུས་ཁམས་ཀྱི་ཆུའི་གྲུབ་ཆ་སྙོམས་སྒྲིག་(水平衡)དང་། སྒྲོག་འབྱེད་རྫས་དོ་མཉམ། (电解质平衡) སྐྱུར་ཚྭ་དོ་མཉམ་(酸碱平衡)ཞེས་སོགས་ནད་གཞི་གསོ་བཅོས་སྐབས་སྙི་སྙོམས་བྱེད་རྒྱུ་དེ་ཐབས་ཤེས་ཤིག་ཏུ་བཟུང་ཡོད་མོད། ཕྱོགས་ཡོངས་ནས་བརྟག་ཆེ་ནད་བསྐྱེད་པའི་རྒྱུ་འབའ་ཞིག་སྟེ་འབུ་ཕྲའི་རིགས་ལ་ཐད་ཀར་དམིགས་ནས་གསོ་བཅོས་རྩོམ་པ་(直接对抗致病因子)ནི་ཀུན་གྱིས་ཤེས་གསལ་དང་། དེའང་གསོ་བྱའི་ནད་པའི་རྟེན་དང་ན་ཚོད། རང་བཞིན་ཡུལ་དུས་སོགས་ལ་མི་དཔོག་པར། ནད་པ་ཇི་སྙེད་པར་གཅིག་མཚུངས་ཀྱི་བཅོས་ཀ་སྟེ་ནད་བསྐྱེད་པའི་འབུ་ཕྲ་ཁོ་ནར་གཞིགས་ཤིང་དེ་འཇོམས་པའི་སྨན་རིགས་གཅིག་ཤས་ཆེར་བསྟེན་པས། སྤྱིར་བཏང་ནད་སྣ་གཅིག་གཞོམ་པར་བྱེད་ནུས་ཐོན་མྱུར་པའང་དེའི་རྒྱུ་མཚན་ནོ། །

དེ་ལྟར་བོད་ལུགས་ཀྱི་འདུ་བ་སྤྱི་སྙོམས་དང་ནུབ་ལུགས་ཀྱིས་ནད་བསྐྱེད་པའི་རྒྱུ་ལ་དྲང་གར་ཐོ་གཏུགས་པ་སྟེ། དེ་གཉིས་དབར་ཁྱད་པར་དེ་ཙམ་དུ་མ་ཟད། ད་དུང་གསོ་བྱེད་ཀྱི་གཉེན་པོའང་མི་འདྲ་སྟེ། བོད་ལུགས་སུ་རྒྱུད་ལས། ནད་ལ་གསོ་བར་བྱེད་པའི་གཉེན་པོ་ནི། །སྤྱོད་ལམ་ཟས་དང་སྨན་དང་དཔྱད་རྣམས་སོ། །ཞེས་གསོ་བྱེད་ཀྱི་གཉེན་པོ་ཀུན་ཟས་སྤྱོད་སྨན་དཔྱད་བཞི་རུ་དྲིལ་བ་ལས། ཐོག་མ་ཟས་སྤྱོད་གཉིས་ནི་ནད་ཡོད་མེད་གང་གི་སྐབས་སུའང་ཁ་འཐྲལ་མི་རུང་ཞིང་དང་ངམ་ཤུགས་ལ་གནས་པའི་ཐབས་ལམ་ཞིག་ཡིན་པ་དང་། ཐ་མ་དཔྱད་ལ་མཆོན་ནའང་གཏར་བསྲེག་དུགས་ལུམས་བྱུགས་པ་སོགས་འཇམ་རྩུབ་བར་མ་གང་ཡང་རང་བཞིན་གྱི་ལག་ཐབས་སུ་གཏོགས་སོ། །ལྷག་དོན་ནད་ཀྱི་གཉེན་པོ་གཙོ་བོར་གྱུར་པའི་སྨན་ནི། བཟོ་ལས་བཅོས་སྒྲིབ་ཀྱིས་མ་བསླད་པའི་རང་བྱུང་གི་སྨན་རྫས་ཤ་སྟག་ཡིན་པའི་ཁར།

ར་བསྡེབས་ནུས་བསྡེབས་ཞུ་རྗེས་བསྡེབས་ཏེ་སྦྱར་ཞེས་འདུ་བ་སྤྱི་སྙོམས་ལ་དམིགས་ཏེ། ཉེས་གསུམ་རྣམས་ལས་གཅིག་འཕེལ་ཟད་དུ་གྱུར་ཡང་གཞན་གཉིས་ལའང་བསམ་གཞིགས་ཀྱིས་ཕྱོགས་ཡོངས་ནས་སྡེབ་སྦྱིག་བྱེད་པ་ཞིག་ལགས་སྟབས་བྱིངས་ནས་བོད་སྨན་ལ་ཞོར་སྐྱོན་དང་ལོག་སྐྱོན་མེད་ཅིང་ཉུང་བའང་གནད་དེར་ཐུག་གོ། །འོན་ཀྱང་། རོ་ནུས་ཞུ་གསུམ་གྱི་སྡེབ་སྦྱིག་དབང་གིས་སྦྱོར་བའི་གྲངས་མང་དུ་བྱུང་ཞིང་ཚིག་རྒྱུགས་རིགས་ཉུང་བའི་ཤུགས་ལས་སྨན་ནུས་དལ་བུལ་ཡིན་པའང་ངང་གིས་གྲུབ་པ་དང་། སྐབས་རེར་ལག་ལེན་དུ་ཚབས་ཆེའི་དོད་དྲག་གི་ནད་པ་ཁ་ཤས་དང་འཕྲད་དུས་བོད་ལུགས་སྨན་པ་རྣམས་ཇེ་ཐུག་ཐབས་ཟད་ཀྱི་ངང་དུ་བཞུགས་པའང་ཁྱབ་ཆེ་ས་ནས་བཤད་ན་འོ་སྐོལ་སྨན་སྦྱོར་གཞུང་ལུགས་ཀྱི་རིགས་ལམ་ལ་འཕྲེལ་བ་མཆིས་སེམས།

ནུབ་ལུགས་གཞུང་དུ་དེང་གི་གསོ་ཐབས་ཆེན་པོ་གསུམ་སྟེ་དངོས་ཁམས་དང་། ཕྱི་བཅོས། སྨན་རྫས་ཀྱི་གསོ་ཐབས་བཅས་འདི་གསུམ་ཤུགས་ཆེར་བཀོལ་བ་ལས། སྔ་མ་ནི་དངོས་ཁམས་འཕྲུལ་ཆས་ཀྱི་སྒོ་ནས་ལུས་ནད་ཀྱི་རང་བཞིན་ཉིད་ངོ་བོ་གཞན་ཞིག་ཏུ་བསྒྱུར་པ་ལ་བརྟེན་ནས་ནད་རིགས་གསོ་བའི་དམིགས་ཡུལ་སྙེང་སླེབས་པར་བརྩོན་པ་དང་། བར་མ་ཕྱི་བཅོས་དེ་གཙོ་བོ་སྦྲིད་སྨན་དང་དཔྱད་ཆས་སོགས་སྤྱད་ནས་གཤགས་བཅོས་བྱེད་པ། དེའང་ཕྱི་མ་སྨན་ནི་རྫས་འགྱུར་བཙུད་སྒྲུབ་(化学提炼)ལས་བྱུང་བའི་སྨན་རིགས་འབབ་ཞིག་ཏུ་སྣང་ཞིང་དམིགས་སུ་ནད་རྒྱུ་འབུ་སྲིན་གསོད་པའི་ཁྱད་ཆོས་ཁོ་ནའི་ཁྲིད་ཞིབ་འཇུག་མཛད་པ་ལས་བྱུང་བ་ལགས་ན། འབུ་སྦྲུས་སྐྱེད་པའི་ནད་རིགས་འཇོམས་པར་སྨན་ནུས་མྱུར་བས་འཆི་སྐྱོབ་མྱུར་གསོ་སོགས་ཀྱི་ཐད་གྲུབ་འབྲས་ཆེ་བ་ལ་སུས་ཀྱང་བསྙོན་དུ་མེད། ཡིན་ནའང་། ཕྱོགས་གཞན་ལ་མཉོ་བསམ་མ་བཞེས་པར་བྱེ་བྲག་ཏུ་ཞིབ་འཇུག་མཛད་པ་ལས་ཐོན་པའི་རྫས་འགྱུར་སྨན་རྫས་ཀྱི་ནུས་པ་ནི། གཅིག་ལ་འཕྲོད་ཅིང་ཀུན་ལ་གནོད་པ་སྟེ་ཞོར་སྐྱོན་དང་། ལོག་སྐྱོན། དུག་སྐྱོན་སོགས་བགྲང་གིས་མི་ལངས་པ་དང་། དེ་ལས་སྨན་སྦྱོར་རང་བཞིན་གྱི་ནད་རིགས་(医源性疾病)ཞེས་པ་གསར་དུ་བྱུང་སྟེ། ཉེ་ཆར་འཛམ་གླིང་ཚན་རིག་ལག་རྩལ་གྱི་གདོང་དུ་ལངས་ནས་ཐག་གཅོད་དཀའ་བའི་གནད་དོན་ཆེན་པོ་ཞིག་ཏུ་འགྱུར་བཞིན་པ་འདི་ལགས་སོ། །དེ་ལྟར་བོད་

ནུབ་གསོ་རིག་གི་ནད་རིགས་གསོ་བཅོས་ཀྱི་ཁྱད་པར་ནི། མི་མི་འདྲ་བ་གཉིས་ནས་རང་གནས་སའི་ཁོར་ཡུག་དང་སྤྱི་ཚོགས་ལ་ཐོན་པའི་འཛོན་ཐང་མི་འདྲ་བ་དང་ཕལ་ཆེར་མཚུངས་སོ། །

བདུན། རིགས་ལམ་གྱི་རྣམ་པ།

དེ་ཡང་རྒྱ་འགོ་གངས་ལ་གཏུགས་པའི་དཔེ་བཞིན་ལོ་རྒྱུས་རིག་པའི་ངོས་ནས་ཞུ་ན། དེང་རབས་ནུབ་ལུགས་གསོ་རིག་གི་ཐོག་མའི་གསར་བརྗོད་མཁན་པོར་ཧི་ཕོ་ཁེ་རད་ཚི་བཀུར་འོས་པ་དང་། ཁོང་ཉིད་དོན་ངོ་མར་སྔེ་རིག་གསོ་རིག་གི་ཤིང་རྟའི་སྲོལ་འབྱེད་ཡིན་ཞིང་སྔེ་རིག་གསོ་རིག་དང་རོམ་གྱི་གསོ་རིག་ཅེས་པ་ནི་རང་རེའི་བོད་ཀྱི་གསོ་བ་རིག་པ་དང་མཚུངས་པར་སྲོལ་རྒྱུན་གསོ་རིག་གི་ཁོངས་སུ་གཏོགས་ཤིང་། ལོ་རྒྱུས་ཀྱི་རྒྱ་རྒྱུན་རིང་མོའི་ཁྲིད་རིམ་གྱིས་འཕེལ་འགྱུར་བྱུང་ནས་དེང་གི་ནུབ་ལུགས་གསོ་བ་རིག་པར་གྱུར་པ་འདི་བཞིན་རེད།

དེ་ལྟར་ལོ་རྒྱུས་ཐོག་ནུབ་ལུགས་གསོ་བ་རིག་པ་འཕེལ་འགྱུར་བྱུང་བའི་ལྟ་ཚུལ་གྱི་ཐད་ནས་བཤད་ན། ལོ་རྒྱུས་ཀྱི་དུས་སྐབས་མི་འདྲ་བའི་གནས་ཚུལ་འོག་གསོ་བ་རིག་པའི་མ་ལག་དེ་གཤམ་གྱི་རྣམ་པ་མི་འདྲ་བ་དག་བརྒྱུད་ནས་འོང་བ་སྟེ། ཆེས་གདོད་མའི་དུས་ནས་སྤྱི་ལོ་སྔོན་གྱི་ལོ་ངོ་བཞི་བརྒྱ་ཡས་མས་བར་ཏེ། མིའི་རིགས་བྱུང་བ་དང་ལྷན་དུ་ནད་རིགས་བྱུང་བ་དང་དུས་དེར་ཐོན་སྐྱེད་སྟོབས་ཤུགས་དང་མིའི་ཤེས་རིག་གི་ཚད་ཤིན་ཏུ་དམན་པས། ལུས་ལ་བྱུང་བའི་ན་ཚར་ངོས་འཛིན་གསལ་པོ་བགྱིད་མ་ཐུབ་པར་ལྷ་འདྲེའི་རིགས་ཀྱིས་གནོད་པ་ཡིན་པར་སེམས་པ་དང་། ནད་རིགས་བསལ་བ་ལའང་ལྷ་གསོལ་འདྲེ་སྐྲོད་ཀྱི་ཚོ་ག་ཉིད་གཙོ་བོར་འཛིན་པས་ན། དུས་སྐབས་དེའི་གསོ་རིག་ལ་ལྷ་རིག་སྨྲ་བའི་གསོ་རིག་རིགས་རྣམ་(神灵主义医学模式)ཞེས་མིང་གིས་བསྟད། མི་རྣམས་ཀྱི་ཤེས་པའི་ཚད་དང་ཐོན་སྐྱེད་སྟོབས་ཤུགས་སོགས་མུ་མཐུད་གོང་འཕེལ་སོང་བ་ལ་བརྟེན་ནས་ནད་རིགས་དེའང་རང་བྱུང་གི་སྣང་ཚུལ་ཞིག་ཡིན་པའི་འདུ་ཤེས་སྐྱེས་ཤིང་ལུས་ནད་དབར་གྱི་གནས་ལུགས་དུ་མ་ཤེས་རྟོགས་ངེས་ཅན་བྱུང་སྟེ། སློ་རྩེ་གཅིག་ཏུ་རང་བྱུང་སྣང་ཚུལ་སྐོར་ལ་ཕྱོགས་ནས་ངོས་འཛིན་དང་འགྲེལ་བཤད་ཁོ་ན་བྱས་པ་ལས། དུས་དེའི་གསོ་བ་རིག་པ་ཉིད་རང་བྱུང་མཚན་ཉིད་རིག་པའི་གསོ་རིག་རིགས་རྣམ་(自然哲学医学模式)ཞིག་ཏུ་གྱུར་ཏོ། །དེ་རྗེས་སྤྱི་ལོ་དུས་རབས་བཅོ་ལྔའི་སྟ་གཞུག་ཏུ་ཡོ་

རོབ་གླིང་དུ་རིག་རྩལ་བསྒྱུར་དར་བྱུང་བ་ལས་བཟོ་ལས་གསར་བརྗེའི་དུས་སྐབས་བསླེབས་ཤིང་ཚན་རྩལ་འཕེལ་རྒྱས་ལ་སྐུལ་ལྕག་ཤུགས་ཆེར་ཐེབས་པ་དང་། འཕྲུལ་འཁོར་དཔྱད་ཆས་རིགས་གསར་དུ་བསྐྲུན་ཅིང་འཚོ་བའི་ལག་ལེན་ཁྲོད་བེད་སྤྱོད་བྱེད་པ་མང་དུ་སོང་བར་བརྟེན་ནས། མིའི་ལུས་ཁམས་ཀྱི་གནས་ལུགས་ཀྱང་འཕྲུལ་ཆས་ཀྱི་ངོ་བོར་མཐོང་ནས་ནད་བྱུང་བ་ནི་འཕྲུལ་འཁོར་ཆག་སྐྱོན་དུ་སོང་བར་ངོས་འཛིན་དང་། སྨན་པའི་འགན་ཁུར་ནི་འཕྲུལ་ཆས་ཞིག་གསོ་ཏུ་བཟུང་བ་སོགས་སྐབས་དེའི་གསོ་རིག་གི་རང་བཞིན་དེ་འགྱུར་མེད་སྨྲ་བའི་གསོ་རིག་རིགས་རྣམ་(机械论的医学模式)ཞིག་ཏུ་འཁྲུམས། ལྟོག་མེད་མདུན་དུ་བསྐྱོད་པའི་ལོ་རྒྱུས་ཀྱི་འཁོར་ལོའི་འགྲོས་དང་བསྟུན་ནས་བཟོ་ལས་གསར་བརྗེའི་མཚོ་རླབས་དྲག་ཏུ་འཕྱུར་ཞིང་ཕྲ་ཕུང་གི་རྣམ་བཤད་དང་སྐྱེ་དངོས་འཕེལ་འགྱུར་སྨྲ་བའི་ལྟ་བ་སོགས་གཅིག་འཕྲོར་བྱུང་བ་དང་། དུས་རབས་བཅུ་དགུ་པའི་མཇུག་ཏུ་ནད་བསྐྱེད་པའི་རྒྱུ་འབུ་ཕྲ་གྲངས་སུམ་ཅུར་ཉེ་བ་ཙམ་ཞིག་གསར་དུ་རྙེད་ནས་ནད་རིགས་འབྱུང་བའི་རྒྱུ་གཙོ་བོ་སྐྱེ་དངོས་ཕྲ་རབ་ཡིན་པ་སྙེ་ནད་འབུ་རིག་པའི་དུས་སྐབས་ཤིག་ཏུ་སླེབས་པ་ལ། སྐྱེ་དངོས་གསོ་རིག་གི་རིགས་རྣམ་(生物医学模式)ཞེས་དུས་ད་ལྟའི་བར་གནས་པའི་ནུབ་ལུགས་གསོ་རིག་གི་མ་ལག་འདི་ལགས་སོ། །འོན་ཀྱང་། དུས་རབས་ཉི་ཤུ་པའི་ལོ་རབས་ལྔ་བཅུ་པ་ནས་བཟུང་། མིའི་རིགས་ལ་བྱུང་བའི་ནད་རིགས་ཀྱི་དབྱེ་བ་ལ་འགྱུར་ལྡོག་བྱུང་ནས་སྙིང་ནད་དང་། ངན་སྐྲན། གླད་པའི་ཁྲག་རྩ་སོགས་ཀྱི་ནད་བྱུང་ཚད་ཇེ་མང་དུ་སོང་ནས་མིའི་རིགས་ཀྱི་བདེ་ཐང་ལ་ཚབས་ཆེའི་འཇིགས་སྣང་བསྐྲུར་བཞིན་ཡོད་སྐབས། འཛམ་གླིང་གི་ཚན་རིག་གླིང་དུ་སྐྱེ་དངོས་ཕྲ་རབ་འབའ་ཞིག་སྙིང་མགོ་འཁོར་ནས་མི་སྡོད་པར་སྤྱི་ཚོགས་ཁོར་ཡུག་དང་རིག་གནས་གོམས་གཤིས། ནད་པའི་ཁམས་དབང་དང་གཤིས་ཀ་སོགས་ཕྱོགས་ཡོངས་ནས་དབྱེ་ཞིབ་བྱེད་དགོས་པར་བསྐུལ་བ་ལས། མིག་སྔར་ནུབ་ལུགས་གསོ་བ་རིག་པའི་མ་ལག་དེ་སྐྱེ་དངོས་དང་སེམས་ཁམས་སྤྱི་ཚོགས་གསུམ་སྒྲིལ་གྱི་གསོ་རིག་རིགས་རྣམ་(生物、心理、社会医学模式)ཞིག་ཏུ་སྐྱོད་མགོ་རྩོམ་བཞིན་པ་བཅས། ནུབ་ལུགས་གསོ་བ་རིག་པ་དེ་དུས་སྐབས་མི་འདྲ་བའི་ལོ་རྒྱུས་ཀྱི་གནས་ཚུལ་འོག་རིགས་ལམ་གྱི་རྣམ་པ་མི་འདྲ་བ་ལྔ་ཙམ་བརྒྱུད་ནས་འཕེལ་འགྱུར་བྱུང་བ་ཞིག་རེད། གཞན་ཧྥ་ཀའི་གསོ་དཔྱད་ལ

འགྱུར་དུ་ཐོན་པའི་གཞུང་ལུགས་ཀྱི་ཁྱད་ཆོས་དང་། ཐུན་མིན་གྱི་རང་བྱུང་གསོ་ཐབས། ཁྱད་དུ་མཚར་བའི་ནད་ཐོག་གི་ཕན་སྐྱེད་སོགས་སྤྱ་ན་མ་མཆིས་པའི་སྲོག་ཤེད་ཅིག་ཡོད་པའི་དབང་གིས། ལོ་ངོ་སྟོང་ཕྲག་དུ་མའི་ལོ་རྒྱུས་ཀྱི་ཆུ་རླུང་རིང་མོ་ཞིག་བརྒྱུད་ནའང་དུས་ད་ལ་ཐུག་བར་ཉམས་མེད་འགྱུར་མེད་ངང་གནས་ཐུབ་ཡོད་པ་དང་། དེའང་ནུབ་ལུགས་ལྟར་འཕེལ་འགྱུར་ལྟ་ཚུལ་གྱི་ངོས་ནས་བཤད་ན། གདོད་མའི་དུས་སུ་བོད་མི་རིགས་ཀྱང་འཛམ་གླིང་གི་མིའི་རིགས་སྤྱི་དང་འདྲ་བར་རང་བྱུང་ཁམས་ཀྱི་སྣང་ཚུལ་དང་སྟོབས་ཤུགས་ལ་ངོས་འཛིན་ཡང་དག་བྱེད་མ་ཐུབ་པར་འཁྲུལ་སྣང་གི་འདུ་ཤེས་ལས་ལྷ་འདྲེ་ཞེས་དངོས་པོ་ལས་འདས་པའི་སྣང་ཚུལ་བྱུང་ཞིང་། ལུས་ཁམས་སུ་བྱུང་བའི་ནད་རིགས་ཀྱང་ལྷ་འདྲེར་འབྲེལ་བ་ཡོད་པའི་ངོས་འཛིན་ལས་གདོད་མའི་གསོ་རིག་གི་རྣམ་པ་དེ་ནུབ་ལུགས་བཞིན་ལྷ་རིག་སྨྲ་བའི་རྣམ་པ་ཞིག་ལས་འདའ་ཐུབ་མེད་ལ། དེ་རྗེས་འཛམ་གླིང་ཤེས་རིག་འཕེལ་རྒྱས་ཀྱི་སྤྱི་འགྲོས་ལྟར་རང་བྱུང་མཚན་ཉིད་རིག་པའི་རྣམ་པའི་སྟེང་གོམ་ཁ་ཕྱོགས་ཤེང་། སྤྱི་ལོ་དུས་རབས་བདུན་པ་ནས་བཟུང་སངས་རྒྱས་ཆོས་ལུགས་དེ་བོད་དུ་ཆེས་ཆེར་དར་བའི་ཤུགས་རྐྱེན་ལ་བརྟེན་ནས། བོད་ཀྱི་གསོ་རིག་གི་མ་ལག་དེའང་རང་བྱུང་མཚན་ཉིད་རིག་པ་དང་ལུས་སེམས་སུམ་སྒྲིལ་གྱི་གསོ་རིག་རིགས་རྣམ་(自然哲学及心身医学模式)ཞིག་ཏུ་གྱུར་ནས་གཞི་གཏན་འཁེལ་བ་མ་ཟད། དུས་ད་ལྟའི་བར་རྣམ་པ་དེ་རྒྱུན་འཁྱོངས་དང་རྩང་གཞི་བྱས་ཐོག་འཕེལ་རྒྱས་སུ་ཕྱིན་པ་ཞིག་རེད།

འོ་ན་བོད་ལུགས་གསོ་རིག་གི་རྣམ་པ་དེ་མ་གཞི་རང་བྱུང་མཚན་ཉིད་རིག་པའི་རྣམ་པ་ལས་མདུན་སྐྱོད་བྱེད་མ་ཐུབ་པའི་རྒྱུ་མཚན་ཅི་ཡིན་ཞེ་ན། དེ་ནི་བདག་ཅག་ཚོ་རིག་འཛིན་པ་ཐུན་མོང་གིས་བསམ་གཞིགས་ཐུགས་ཁུར་གནང་དགོས་པའི་གནད་དོན་ཞིག་རེད་སྙམ་ལ། ཕྲན་གྱིས་དཔྱད་ངོར་གཤམ་གྱི་རྒྱུ་མཚན་དག་ཡིན་པར་འདོད་དེ། བོད་ཀྱི་ཡུལ་ལྗོངས་འདི་ཡོངས་སྒབ་སྒྲིང་དང་བར་ཐག་རིང་ཞིང་བཟོ་ལས་གསར་བརྗེའི་ཤུགས་རྐྱེན་ཐེབས་མ་ཐུབ་པ་དང་གཅིག བོད་ལུགས་གསོ་རིག་གི་འབྱུང་ལྔའི་རྣམ་བཤད་དང་མཚན་ཉིད་ཉེ་ཤུའི་སྒོ་ནས་ནད་ཐོག་མངོན་ཚུལ་ཇི་སྙེད་འགྲེལ་བཤད་རྒྱག་ཐུབ་པ་དང་གཉིས། སྲོལ་རྒྱུན་བསམ་བློའི་གཏིང་ཟབ་ཅིང་རང་ལྟ་མཆོག་འཛིན་བྱེད་པ་དང་གསུམ། ཚན་རིག་གི་ཚོད་ལྟའི་ཞིབ་འཇུག་དར་མ་

ཐུབ་པ་དང་སྤྱི་ཡོངས་སྐྲ་བའི་ཐབས་ཤེས་སྐྱུད་ནས་གནས་ལུགས་བཀྲོལ་ཅི་ནུས་བྱེད་པ་དང་བཞི་བཅས་ནི་བོད་ཀྱི་གསོ་རིག་པའི་རིགས་ལམ་གྱི་རྣམ་པ་ཉིད་སྔ་སོར་ལུས་ཏེ་འཕེལ་རྒྱས་སུ་འགྲོ་མ་ཐུབ་པའི་རྒྱུ་མཚན་གཙོ་བོའི་ཕྱོགས་ཡིན་སྙམ། འོན་ཀྱང་ཡང་གཅིག་བཤད་ཆོ། གོང་བཤད་རྒྱུ་རྐྱེན་ཁག་ལས་ཡོངས་སུ་ཐོག་ཐུབ་ཡོད་པའི་དབང་དུ་བཏང་ན་རང་གི་ཐུན་མིན་ཁྱད་ཆོས་ལྡན་ཞིང་ནུབ་ལུགས་གསོ་རིག་གིས་ནམ་ཡང་ཚབ་བྱེད་ཐབས་བྲལ་བའི་མཐོ་སྒང་གསོ་རིག་གི་ཐང་ཤིང་སྟོན་མོ་འདི་ད་ལྟ་ཡོད་རེ་སྐན་སྙམ། དེ་བས། ས་གཞི་རིལ་མོ་ཆུང་དུ་འགྲོ་ཞིང་འཛམ་གླིང་གི་ཤེས་རིག་ཡོད་ཚད་གང་སར་དར་བཞིན་པའི་ཆ་འཕྲིན་གྱི་དུས་སྐབས་(信息时代)འདིར། ང་ཚོས་གངས་ཅན་གསོ་རིག་གི་གཞི་རྩའི་གཞུང་ལུགས་རྒྱུད་འཛིན་བྱས་ཏེ། ཐུན་མིན་ཁྱད་ཆོས་འབུར་ཐོན་དང་ཁྱད་འཕགས་དགེ་མཚན་ཐོག་འདོན་བགྱིས་ཐོག རང་ལ་མགོ་བའི་གཞན་གྱི་རིག་པའི་ཉྭངས་མ་དང་སྟོན་ཐོན་ལག་རྩལ་བསྡུ་ཤེས་ཀྱིས་རང་རེའི་གསོ་དཔྱད་རིག་པ་ཉིད་ཕུན་ཚོགས་ཀྱ་ནོམ་པར་འཕེལ་རྒྱས་སུ་བཏང་ནས། འཛམ་གླིང་གི་འགྲོ་བ་མིའི་རིགས་ཡོངས་ལ་ལེགས་སྐྱེས་འབུལ་ཐུབ་པ་བྱེད་རྒྱུ་ནི། དུས་རབས་ཀྱིས་ང་སློལ་ཅག་ལ་འགན་དུ་དཀྲི་བའི་ལས་དོན་ཁོ་ན་ལགས་སོ། །དེའང་དུས་སྐབས་མི་འདྲ་བའི་ལོ་རྒྱུས་ཀྱི་གནས་ཚུལ་འོག་བོད་དེང་གསོ་རིག་གི་རིགས་ལམ་གྱི་རྣམ་པ་མི་འདྲ་བ་བྱུང་བ་དེ་ནི་མི་གཉིས་ཡར་བསྐྱེད་བྱུང་བའི་འཚོ་བའི་རྒྱུད་རིམ་མི་འདྲ་བ་དང་གཅིག་ཏུ་མཚུངས་སོ། །

དེ་ལྟར་བོད་དེང་གསོ་རིག་གི་རྩ་བའི་ཁྱད་ཆོས་སྐོར་ཕན་ཚུན་གཤིབ་བསྡུར་བྱས་པ་ལས་རང་རང་སོ་སོའི་ཁྱད་ཆོས་དང་དགེ་མཚན་མཐོང་ཐུབ་ལ། ལེགས་ཆ་དང་ཞན་ཆའང་ཤན་འབྱེད་ཐུབ། མདོར་ན་དེང་རབས་གསོ་རིག་གིས་དབྱེ་ཞིབ་དང་ཚོད་ལྟ་ལ་བརྟེན་ནས་རྟོག་འཛིན་གི་གནད་དོན་རྣམས་ཇི་སྙ་ཏུ་གཏོང་བ་དང་། བོད་ལུགས་གསོ་བ་རིག་པས་སྤྱི་བསྡོམས་དང་རྗེས་དཔག་ལ་བརྟེན་ནས་ཕྱིར་བཏང་གི་གནས་ལུགས་དག་ཇི་ཟབ་ཏུ་གཏོང་མཁས་པས། ཚིག་གཅིག་གིས་དྲིལ་ན་སྔ་མ་དབྱེ་ཞིབ་ལ་རྣོ་ཞིང་ཕྱི་མ་སྤྱི་བསྡོམས་ལ་གཟུར་བ་དེའོ། །དེ་བཞིན་སྨན་བཅོས་ལག་ལེན་སྐབས་ནད་མྱུར་སྐྱོབ་ཀྱི་ཐད་ནས་བཤད་ན། བོད་ལུགས་ལས་ནུབ་ལུགས་མྱུར་པས་ཤིན་ཏུ་རྣོ་བའི་ཁྱད་ཆོས་ལྡན་པ་དང་། དེ་མིན་སྨན་རིགས་

རྒྱུན་དུ་བསྟེན་མཁན་གྱི་ཟུངས་ཟད་ནད་པ་ཞིག་ལ་མཚོན་ན། ནུབ་ལུགས་ལས་བོད་ལུགས་སྙོམས་པས་སྨན་གྱི་ཞོར་སྐྱོན་མེད་ཅིང་ལུས་ཁམས་སྙོམས་སྒྲིག་བྱེད་པའི་དགེ་མཚན་ཆེའོ། །

དེའི་ཕྱིར། ཁོ་བོའི་བལྟས་ངོར་ན་བོད་དེང་གསོ་རིག་གང་ཡིན་ཡང་ལུས་ནད་གཉེན་པོ་གསུམ་གའི་སྣང་ཚུལ་དང་ཆོས་ཉིད་ཀྱི་ཕྱོགས་གཅིག་མཐོང་ཡོད་པ་ལས་ཆ་ཡོངས་སུ་ཚང་བའི་ཚན་རིག་ཅིག་ཏུ་མི་སྲིད་སྙམ་པས། ང་ཚོ་བོད་དེང་སྨྲ་བ་གང་ཡིན་ཡང་ཕན་ཚུན་སློབ་སྦྱོང་དང་། དགེ་ལེན་སྐྱོན་སེལ་གྱིས་རང་ཉིད་འཕྲུས་ཚང་དུ་གཏོང་བར་འབད་བརྩོད་བྱེད་རྒྱུ་མ་གཏོགས། ཅིག་ཤོས་ཀྱི་གཞུང་ལུགས་དང་། ཐབས་ཚུལ། ཚད་གཞི་བཅས་སྤྱད་ནས་ཅིག་ཤོས་ལ་འགྲེལ་བཤད་དང་། ར་སྤྲོད། བསྒྱུར་བཅོས་བཅས་བྱེད་པ་གཏན་ནས་མ་ཡིན་ལ། གཅིག་ཚབ་གཅིག་གིས་བྱེད་པའམ་ཅིག་ཤོས་མེད་པར་བཟོ་བ་ནི་དེ་བས་ཀྱང་མ་ཡིན་ནོ། །

སྐབས་བཞི་པ། གྲངས་ཉུང་མི་རིགས་ཀྱི་གསོ་རིག་རྣམ་གཞག་མདོར་བསྡུས་སུ་བཀོད་པ།

ལེའུ་བདུན་པ། སོག་པོའི་གསོ་རིག་གི་བྱུང་འཕེལ་དང་རྣམ་གཞག

དང་པོ། སོག་པོའི་གསོ་རིག་གི་བྱུང་འཕེལ་རགས་བསྡུས།

གནའ་སྔ་མོ་ནས་དུས་རབས་12པའི་མཇུག་ལ་ཐུག་པའི་བར་དུ་སོག་པོའི་གསོ་རིག་གི་ཉམས་མྱོང་གསོག་འཛོག་གི་སྐབས་ཡིན་ལ། དུས་སྐབས་འདིའི་ནང་དུ་སོག་པོའི་ཡུལ་དུ་སྨན་དཔྱད་ཀྱི་ལག་ལེན་འགའ་རེ་དར་ཡོད་དེ། ཟས་སྐོམ་ལེགས་པར་བསྟེན་ཐབས་དང་ཙུས་ཆག་སྦྱོར་ཞིང་ཚོགས་བྱུང་ཤོར་གཞུག་པ། དུགས་ཀྱི་རིགས་དུ་མ་ཞིག །སྤར་བུའི་ཁནྡ། གི་ཤང་དང་འཕྱི་བ་ལས་བྱུང་བའི་ཤ་ དེ་བཞིན་སྨོ་ཕྱུགས་དང་རི་དྭགས་ལ་སོགས་ལས་བྱུང་བའི་ལུས་ལ་ཕན་པའི་སྨན་དུ་མ་ཞིག་ལ་སྔ་མོ་ནས་ངོས་འཛིན་ཡོད།

དེ་ནས་དུས་རབས་13པ་ནས་དུས་རབས་20བའི་མགོའི་བར་འདིར་སོག་པོའི་གསོ་རིག་བྱུང་འཕེལ་གྱི་དུས་སྐབས་ཞེས་འབོད་ཅིང་། འདི་ལའང་དུས་ཚན་གཙོ་བོ་གཉིས་ཡོད་པ་ལས་གཅིག་ནི་ཡོན་རྒྱལ་རབས་ཀྱི་རྒྱལ་སའམ་གོང་མའི་ཕོ་བྲང་དུ་རྒྱ་ནག་གསོ་རིག་གི་སྨུ་རྒྱུན་ལས་བྱུང་བའི་གསོ་དཔྱད་ལག་ལེན་གྱི་ལོ་རྒྱུས་གཙོ་བོ་འགའ་ཞིག་ཡོད་པ་རྒྱ་ནག་གསོ་རིག་སྐབས་སྦྲོས་ཟིན་པ་དང་། འདི་ནི་ཕོ་བྲང་དང་འབྲེལ་བའི་སོག་པོའི་མི་བརྒྱུད་ལ་འབྲེལ་བ་ཡོད་པ་ཙམ་ལས་སོག་པོའི་ཡུལ་ཆེན་པོའི་དབང་དུ་བྱས་ན་ཤུགས་རྐྱེན་ཕལ་ཆེར་བྱུང་མེད། དེ་ན་སོག་པོའི་མི་རིགས་འཚོ་སྡོད་ཀྱི་མངའ་ཁོངས་ཡོངས་ལ་ཁྱབ་པའི་གསོ་བ་རིག་པ་ནི་ཕལ་ཆེར་དུས་རབས་བཅུ་དྲུག་པ་ནས་བྱུང་མགོ་ཚུགས་ལ། དེ་ཡང་བོད་སོག་གཉིས་ཀྱི་འབྲེལ་བ་ཤིན་ཏུ་དམ་པ་ལ་རྐྱེན་བྱས་ཏེ་སྤྱི་ལོ་1576ཡས་མས་སུ་བོད་ཀྱི་གསོ་རིག་གི་གཞུང་ཕྱི་མོ་དཔལ་ལྡན་རྒྱུད་

བཞི་སོག་ཡུལ་དུ་སླེབས་པ་ནས་རིམ་པར་དར་བའི་དབུ་ཚུགས་པ་དང་། ཁྱད་པར་དུ་དུས་རབས་17པའི་སྟོད་དེ་དབུས་སུ་ལྟུགས་པོ་རི་སྨན་པ་གྲྭ་ཚང་བཙུགས་པའི་རྗེས་ཙམ་ལ། གོང་མ་ཁྱོན་ལུང་གིས་ལྕང་སྐྱ་རོལ་བའི་རྡོ་རྗེ་དང་། ཁྲི་ཆེན་མཆོག་སྤྲུལ་བློ་བཟང་བསྟན་པའི་ཉི་མ་གཉིས་ལ་བཀའི་དགོངས་འགྲེལ་གྱི་བསྟན་བཅོས་འགྱུར་རོ་ཅོག་ཧོར་གྱི་སྐད་དུ་བསྒྱུར་བར་མཛོད་ཅེས་བཀའ་ཕེབས། རྗེ་དེ་གཉིས་ཀྱིས་ཐུགས་ཁུར་ཆེ་བཞེས་ཀྱིས་ལྕང་སྐྱ་མཆོག་ནས་དག་ཡིག་མཁས་པའི་འབྱུང་གནས་ཞེས་བྱ་བ་བརྩམས་ཏེ་གསུང་རབ་ཀྱི་མིང་བརྡ་ཐ་སྙད་འདོགས་ལུགས་སྐད་གཉིས་ཤན་སྦྱར་དུ་འགྲེམས་སྤེལ་དང་། ལྕང་སྐྱ་རིན་པོ་ཆེ་དང་ཁྲི་ཆེན་མཆོག་སྤྲུལ་རྣམ་གཉིས་སྒྱུར་བྱེད་ཀྱི་གཙོ་བོ་དང་། གཞན་གཞུང་ལུགས་ལ་སྦྱངས་པའི་བཤེས་གཉེན་དང་སྐད་གཉིས་སྨྲ་བའི་མཁས་པ་མང་པོ་དང་བཅས་སྤྱི་ལོ་1741ལོའི་ཟླ་10པ་ནས་བརྩམས་ཏེ་སྤྱི་ལོ་1742ལོའི་ཟླ་11པའི་བར་འགྱུར་ཡོངས་སུ་རྫོགས་པར་བྱས། དེ་དུས་བསྟན་འགྱུར་དུ་ཡོད་པའི་ཆེའི་རིག་བྱེད་ཀྱི་བསྟན་བཅོས་བོད་འགྱུར་མ་མང་པོ་ཞིག་དང་བོད་ཀྱི་མཁས་པའི་འགྱུར་དང་བརྩམས་ཆོས་མང་པོ་ཞིག་དུས་མཉམ་དུ་སོག་ཡིག་ལ་བསྒྱུར། དེའི་མཇུག་ཙམ་སྟེ་དུས་རབས་17པའི་དཀྱིལ་དུ་རྒྱལ་དབང་ལྔ་པའི་དངོས་སློབ་པཎྜི་ཏ་ནམ་མཁའ་རྒྱལ་མཚན་གྱིས་སོག་ཡུལ་དུ་ཆོས་སྤེལ་སྐབས་(1642-1662)དཔལ་ལྡན་རྒྱུད་བཞི་སོག་ཡིག་ཏུ་བསྒྱུར་ཅེས་ཡིག་ཆ་འགའ་ཞིག་ལས་འབྱུང་། དེ་ནས་ལོ་བརྒྱ་ཕྲག་གཅིག་ལྷག་འདས་པའི་སྤྱི་ལོ་1774ལོར་ཡོ་ག་ཙྪ་རི་བླ་མ་ངག་དབང་དོན་གྲུབ་ཀྱིས་རྒྱུད་བཞི་སོག་ཡིག་ཏུ་བསྒྱུར།

ཧལ་ཧ་རྗེ་བཙུན་དམ་པའི་བླ་སྨན་དུ་ལྟུགས་རི་འཚོ་བྱེད་བློ་བཟང་ཆོས་འཕེལ་དང་འཚོ་བྱེད་སྐལ་བཟང་ཡར་འཕེལ་གཉིས་ཕེབས་པ་དང་། ཐོར་རྒོལ་རྒྱལ་པོའི་རི་ཞུ་ལྟར་ལྟུགས་རི་འཚོ་བྱེད་འཇམ་དབྱངས་སྐལ་བཟང་སོག་ཡུལ་དུ་གསོ་རིག་སློབ་དཔོན་དུ་ཕེབས་པ། དེ་བཞིན་དར་མོ་བ་བློ་བཟང་ཆོས་གྲགས་ཀྱང་སོག་ཡུལ་དུ་ཕེབས་ནས་གསོ་དཔྱད་བསྟན་པ་སྤེལ་བ་དང་། སོག་པོའི་མི་སྣ་མང་པོ་བོད་ཀྱི་དགོན་ཆེན་ཁག་དང་ཁྱད་པར་དུ་ལྟུགས་པོ་རི། མདོ་སྨད་ཀྱི་སྨན་པ་གྲྭ་ཚང་སོགས་སུ་ཕེབས་ནས་སྨན་དཔྱད་སྦྱངས་ཏེ་མཁས་པར་གྱུར་ཅིང་། བོད་ཡིག་གི་སྟེང་ནས་སྨན་དཔྱད་ཡིག་ཆའང་ཤིན་ཏུ་མང་པོ་མཛད་ལ། ཕྱིར་སོག་པོའི་ཡུལ་ལུང་དུ་

ཕེབས་ནས་ནད་དང་ནད་མེད་ཀྱི་དོན་མཛད་པ་མང་དུ་ཡོད་དེ། དཔེ་མཚོན་གཅིག་བཤད་ན། དུས་རབས་19བའི་ལོ་རབས་50བར་ད་ལྟའི་ཨུ་རུ་སུའི་མཐའ་འབྲེལ་རྒྱལ་ཁབ་བྷུར་ཡ་ཐུའི་བྷེ་ཁལ་མཚོའི་(布里亚特贝加尔湖)འགྲམ་རྒྱུད་ཀྱི་པད་མ་ཚུལ་ཁྲིམས་ཞེས་པའི་ཁྱིམ་བརྒྱུད་རིམ་པར་ཨུ་རུ་སུའི་རྒྱལ་ས་སན་ཐེ་པེ་ཐེར་བྷུར་གྷི་ཞེས་པར་བོའི་རྒྱལ་པོའི་ཕོ་བྲང་དང་སྤྱིར་བཏང་བའི་འབངས་མི་ཀུན་ལ་སྨན་བཅོས་མཛད་ཅིང་། ཕྱིས་ཡོ་རོབ་ཀྱི་ཕོ་ལན་དང་སེའུ་ཙར། ཐ་ན་བྱང་ཨ་རི་ལ་སོགས་སུའང་བོད་ཀྱི་གསོ་རིག་དར་བར་བྱས་ནས་དེའི་སྨན་བརྒྱུད་ཀྱི་ཤུགས་རྐྱེན་ལ་བརྟེན་ཏེ་དེང་དུས་སེའུ་ཙར་གྱི་པད་མ་ཀུང་སི་བྱ་བ་ལ་སོགས་བྱུང་ཡོད་པ་①ལྟ་བུའི་ཤུགས་རྐྱེན་ཆེ་རུ་གྱུར།

ལོ་རྒྱུས་སྟེང་སྤྱི་ཕྱིར་རྗེ་བཙུན་དམ་པ་བློ་བཟང་བསྟན་པའི་རྒྱལ་མཚན་དང་པཎ་ཆེན་ཆོས་ཀྱི་རྒྱལ་མཚན། ཛ་ཡ་པཎྜི་ཏ་བློ་བཟང་འཕྲིན་ལས། ཏལ་ཏ་མཆི་ཤྲི་ནོ་མོན་ཧན། ཏལ་ཏ་ཨེར་ཏེ་ནི་པཎྜི་ཏ་དབང་ཆེན་ནོ་མོན་ཧན། ཆིང་སུ་ཙུག་ཐུ་ནོ་མོན་ཧན་སོགས་བྱོན་ནས་དགོན་སྡེ་མང་པོར་སྨན་པ་གྲྭ་ཚང་བཙུགས་ཡོད་དེ། སྤྱི་ལོ1869ལོར་བྷུར་ཡ་ཐུར་བཀྲ་ཤིས་ཆོས་འཕེལ་གླིང་སྨན་པ་གྲྭ་ཚང་བཙུགས་ཤིང་ཆོས་སྨན་རམས་པ་སློབ་དཔོན་དུ་བསྐོས། སྤྱི་ལོ1884ལོར་བྷུར་ཡ་ཐུར་བཀྲ་ཤིས་ལྷུན་གྲུབ་གླིང་སྨན་པ་གྲྭ་ཚང་བཙུགས་ཤིང་རིན་ཆེན་བཟང་པོ་ལྷུན་གྲུབ་ནོར་བུ་སློབ་དཔོན་དུ་བསྐོས། བྷུར་ཡ་ཐུར་ཆོས་འཁོར་གླིང་སྨན་པ་གྲྭ་ཚང་བཙུགས་པ་ལ་སོགས་ད་ལྟ་རྒྱལ་ཕྱིར་གནས་པའི་སོག་པོའི་ཡུལ་མང་པོར་སྨན་པ་གྲྭ་ཚང་བཙུགས་པ་དང་། ནང་སོག་གི་དབང་དུ་བྱས་ནའང་ནང་སོག་ཏལ་ཏ་དགོན་སྨན་པ་གྲྭ་ཚང་(ཏཱ་ལའི་བླ་མ་སྐུ་ཕྲེང་གསུམ་པའི་(1543-1588)དུས་སུ་བཙུགས་པར་ངོས་འཛིན་པའང་ཡོད)དང་ནང་སོག་ཞི་ཏར་དགོན་སྨན་པ་གྲྭ་ཚང་སྤྱི་ཕྱིར་སྨན་གྲྭ་མང་དུ་བཙུགས་ཡོད་ལ། འདིར་སོག་པོའི་མཁས་པ་བསོད་ནམས་(苏诺)ཞེས་པས་བྲིས་པའི་བྱང་ཆུབ་ལྗོན་ཤིང་འོག་གི་བོད་ཀྱི་གསོ་རིག་དང་སོག་པོའི་གསོ་རིག་ཅེས་པར་ནང་སོག་ས་ཁུལ་སོ་སོའི་སྨན་པ་གྲྭ་ཚང་ཁྲོན་བསྡོམས་17ལྷག

① 端智，从东方到西方——一个布里亚特藏医世家的医学传播史，《青海民族研究》，2012（2）

བཀོད་འདུག[1]

དེ་ལྟ་བུའི་སོག་ཡུལ་གྱི་སྨན་པ་གྲྭ་ཚང་མང་པོ་དང་བོད་མདོ་སྨད་ལ་སོགས་པའི་སྨན་གྲྭའི་ཁྲོད་དུ། ནོ་མིན་ཧན་བློ་བཟང་བསྟན་འཛིན་རྒྱལ་མཚན་དང་ཆ་ཧར་དགེ་བཤེས་བློ་བཟང་ཚུལ་ཁྲིམས། ལྕང་ལུང་པཎྜིཏ་ངག་དབང་བློ་བཟང་བསྟན་པའི་རྒྱལ་མཚན། སོག་པོ་ཡེ་ཤེས་བསྟན་འཛིན་དཔལ་རྒྱལ། སོག་པོ་འཇིགས་མེད་བསྟན་འཛིན་རྒྱ་མཚོ། སོག་པོ་འཇམ་དཔལ་རྡོ་རྗེ། སོག་པོ་བློ་བཟང་ཆོས་འཕེལ། ཆོས་རྗེ་སྐལ་བཟང་སྦྱིན་པ། སོག་པོ་ལུང་རིགས་བསྟན་དར། ཧལ་ཧ་དམ་ཚིག་རྡོ་རྗེ། ཚེ་འཕེལ་དབང་ཕྱུག་རྡོ་རྗེ་ལ་སོགས་བྱུང་ནས། སྨན་དཔྱད་ཡིག་ཆ་གཅིས་བསྡུས་སྙིང་ནོར་དང་བཻ་ཌཱུ་རྱའི་དོ་ཤལ། རིན་ཆེན་དོ་ཤལ། མཐོང་བ་དགའ་བྱེད། མཛེས་མཚར་མིག་རྒྱན་ལ་སོགས་མང་པོ་བོད་ཡིག་གི་ལམ་ནས་མཛད།

དེ་ན་སོག་པོའི་ཡུལ་ཆེན་པོར་སྨན་གྱི་རིག་པ་དར་བ་ནི་བོད་བརྒྱུད་ནང་བསྟན་གྱི་ཆོས་ལ་འབྲེལ་བ་ཡོད་ཅིང་། ཁྱད་པར་དུ་རི་བོ་དགེ་ལུགས་པའི་ཆོས་བརྒྱུད་བྱུང་ནས་བྱུང་དུ་དར་བ་དང་སྟབས་བསྟུན་ཏེ། ཆོས་ཀྱི་ལྟ་སྤྱོད་སྤེལ་བའི་གནས་དགོན་པའི་ནང་དུ་གྲྭ་ཚང་མང་དུ་བཙུགས་ཤིང་། དེ་དག་གི་ཁྲོད་དུ་ཆེད་དུ་སྨན་དཔྱད་ལ་སྦྱོང་བའི་གྲྭ་ཚང་སྟེ་སྨན་པ་གྲྭ་ཚང་ཞེས་པ་བཙུགས་ནས་གཞུང་འཆད་ཉན་དང་ནད་ཐོག་ལག་ལེན་སོག་པོའི་ཟླ་ཐང་ཆེན་པོར་ཁྱབ་པར་གྱུར། དེ་ན་དགོན་པའི་གྲྭ་ཚང་ནས་རིམ་པར་མཆེད་པར་གྱུར་པའི་གསོ་བ་རིག་པ་ནི་རྩ་ལག་ཐམས་ཅད་བོད་ནས་ཐོན་པས། མཐར་གཏུག་ན་སོག་པོར་དར་བའི་གསོ་བ་རིག་པའང་བོད་ཀྱི་གསོ་རིག་འབའ་ཞིག་ཡིན། དེ་ལྟར་དུས་རབས་17པ་ནས་བཟུང་སོག་པོའི་ས་ཆར་སྨན་པ་གྲྭ་ཚང་མང་དུ་བྱུང་བ་ཡིས་སོག་ཡུལ་དུ་སྨན་པ་མང་པོ་སྐྱིད་བསྐྱིང་བྱས་པས། དུས་རབས་20མགོ་ནས་བཟུང་སྨན་གྱི་སློབ་གྲྭ་འཛུགས་སྐབས་ཀྱང་སྨན་དཔྱད་འཛིན་པའི་དཔུང་སྡེ་ཆེན་པོ་ཞིག་གྲུབ་ཡོད་ཅིང་དུས་སྐབས་གསར་པའི་སྨན་གྱི་སློབ་གསོ་དར་རྒྱས་འབྱུང་བ་ལ་མཐུན་

[1] བོལ་ཚབ་ས་ཁུལ་(乌兰察布盟)གྱི་པེ་ལིན་དགོན་(百灵庙)དང་ཞིས་ལམ་ལོན་དགོན།(锡拉木伦庙) བུའུ་ཏང་དགོན།(五当召) ཆ་ཧར་ས་ཁུལ་(察哈尔地区)གྱི་ཧེས་ཙོང་དགོན་(汇宗寺)དང་ཧེན་ཧལ་ཧ་དགོན།(海暗哈日瓦庙) ཞི་ལུན་ཀོལ་ས་ཁུལ་(锡林郭勒盟)གྱི་བེ་ཙི་དགོན་(贝子庙)དང་ཁྲ་ཀན་འོབ་དགོན།(查干敖包庙) ཨ་ལག་ཤ་ས་ཁུལ་(阿拉善地区)གྱི་ཡན་ཧྥུ་དགོན།(延福寺) ཡུད་ཀོ་ས་ཁུལ་(伊克昭盟)གྱི་བུལ་ཅིབ་ཐུར་ཀོ་དགོན་(乌力吉图沙日召)དང་ཀྲོན་གར་ཀོ་དགོན།(准格尔召) ཀོབ་ཏ་ས་ཁུལ་(昭乌达盟)གྱི་ཧྲུག་ཡིན་དགོན།(寿因寺) ཞིན་ས་ཁུལ་(兴安盟)གྱི་ཁ་ཀན་དགོན།(葛根庙) ཨར་དགོན།(阿尔山寺) ཀྲུ་ལིམ་ས་ཁུལ་(哲里木盟)གྱི་འོ་ཐུ་ཆི་དགོན།(敖特奇庙) བ་ཡན་ཧུ་ཧོ་དགོན།(巴音和硕庙) ཀོ་སུད་ས་ཁུལ་(卓索图盟)གྱི་རེ་ཡུན་དགོན་(瑞应寺)དང་སྨན་གྲྭ་(曼巴扎仓)བཅས་སོ།།

རྐྱེན་ཆེན་པོ་བྱུང་།

དུས་སྐབས་གསར་པར་སླེབས་པ་ན། སྤྱི་ལོ་1958ལོར་ནང་སོག་གསོ་རིག་སློབ་གླིང་དུ་སོག་པོའི་གསོ་རིག་གི་ཆེད་ལས་བཙུགས་ཤིང་། སྤྱི་ལོ་1979ལོར་སོག་ལུགས་གསོ་རིག་གཙོ་བོར་བྱས་པའི་མི་རིགས་གསོ་རིག་སློབ་གླིང་བཙུགས་པ་དང་1987ལོར་སོག་ལུགས་གསོ་རིག་སློབ་གླིང་ཞེས་མིང་བསྒྱུར། མི་རིགས་གསོ་རིག་སློབ་གླིང་བཙུགས་པའི་ལོ་སྟེ་1979ལོ་འདིར་ནང་སོག་རང་སྐྱོང་ལྗོངས་ཐོང་ལའོ་གྲོང་ཁྱེར་དུ་དེང་རབས་ཅན་གྱི་སྒྲིག་ཆས་ལྡན་པའི་སོག་ལུགས་གསོ་རིག་སྨན་བཟོ་གྲྭ་བཙུགས་ནས་ཐོན་སྐྱེད་བྱ་བ་མགོ་བརྩམས།

བོད་ཀྱི་མཁས་པ་དང་སོག་པོའི་མཁས་པ་རྣམས་མཉམ་འབྲེལ་གྱིས་དུས་རབས་སྔོན་མའི་ལོ་རབས་བརྒྱད་ཅུ་བ་ནས་བོད་དང་སོག་པོའི་སྨན་པས་མཛད་པའི་བོད་ཡིག་གི་སྨན་གཞུང་སྨན་དཔྱད་སོ་མ་རཱ་ཛ། བདུད་རྩིའི་ཆུ་རྒྱུན། གསེར་མཆན་རྣམ་བཀྲ་གླིགས་བམ་གན་མཛོད། བཻཌཱུརྻ་སྔོན་པོ། མན་ངག་ལྷན་ཐབས། ཤེལ་གོང་ཤེལ་ཕྲེང་། མན་ངག་རིན་ཆེན་འབྱུང་གནས་ལ་སོགས་མང་པོ་ཞིག་སོག་ཡིག་ཏུ་བསྒྱུར་པ་ཡིན།

གཉིས་པ། སོག་པོའི་གསོ་རིག་གི་རྣམ་གཞག་གཙོ་བོ།

སོག་པོའི་གསོ་རིག་ཅེས་པའི་གཞུང་ལག་ལེན་ཐམས་ཅད་ལོ་རྒྱུས་སྔོན་བོད་ནས་སྤེལ་འདྲེན་བྱས་པ་ཡིན་པས་འདིར་གཞི་རྟགས་གསོ་བའི་རྣམ་གཞག་རྣམས་ལའང་བསྐྱར་ཟློས་ཀྱི་ངལ་བ་མི་བསྟེན་ཞིང་། ཡང་ལ་ལས་སོག་པོའི་གསོ་རིག་ལ་ལུགས་ཆེན་པོ་གཉིས་ཏེ། གཅིག་ནི་སོག་ཡུལ་དུ་གཏུག་མར་གནས་པའི་ཏུས་ཆག་བཅིངས་ཤིང་ཚོགས་བྱུང་ཤོར་གཞུག་པ་དང་། གཉིས་ནས་བོད་ཀྱི་གསོ་རིག་གི་ལུགས་ཞེས་བཞེད་པའང་ཡོད་མོད། ཡིད་གཟབ་བྱ་དགོས་པ་ཞིག་ལ་རིག་པ་ཞེས་པའི་ཐ་སྙད་འདི་གང་འདོད་དུ་སྦྱོར་ཏུང་མིན་དང་། ལག་ལེན་སྦྱོང་གོམས་ཡིན་ཚད་ཐམས་ཅད་ལ་རིག་པ་ཞེས་པའི་བརྗ་འདི་འགྱོར་མིན་ངེས་པར་གོ་བ་གསལ་པོ་ལེན་དགོས།

གཞན་དུ་ན་སོག་པོའི་སྨན་དཔྱད་འཛིན་པ་ལ་ལས་དུས་རབས་18པའི་སུམ་པ་མཁན་པོ་ཡེ་ཤེས་དཔལ་འབྱོར་(1704-1788)སོག་པོའི་གསོ་རིག་གི་སྦྱོལ་འཛུགས་མཁན་ལྟ་བུ་ཞིག་ཏུ་ངོས

འཛིན་ཞིང་། ཁོང་གིས་མཛད་པའི་བདུད་རྩི་ཟིལ་དཀར་དང་བདུད་རྩིའི་ཐིགས་པ། བདུད་རྩིའི་དགའ་སྟོན། ཤེལ་དཀར་མེ་ལོང་བཅས་ནི་སོག་པོའི་གསོ་རིག་གི་གཞུང་ཕྱི་མོ་ཡིན་ཞེས་ངོས་འཛིན་བྱེད་མོད། དཔེ་ཚན་འདི་བཞི་ལས་ཤེལ་དཀར་མེ་ལོང་དང་བདུད་རྩི་ཟིལ་དཀར་ཞེས་པ་གཉིས་ནི་ཁོང་གིས་མཛད་པའི་གསོ་དཔྱད་རྒྱ་མཚོའི་སྙིང་ནོར་མདོར་བསྡུས་བདུད་རྩིའི་ཆུ་རྒྱུན་(གསོ་བྱ་དང་གསོ་བྱེད། གསོ་ཚུལ། གསོ་བ་པོ་སྨན་པ་སྟེ་ས་བཅད་བཞི་རུ་ཕྱེས་ཡོད) ཞེས་བཤད་རྒྱུད་ཀྱི་བསྟན་དོན་ཉུང་བསྡུས་སུ་བཀོད་པ་དེའི་ཆ་ལག་ཏུ་མཛད་ཅིང་། སྔ་མ་དེའི་མཚན་ཧྲིལ་པོར་གསོ་དཔྱད་བདུད་རྩིའི་ཆུ་རྒྱུན་གྱི་ཆ་ལག་གི་ནང་ཚན་གྱི་སྨན་སོ་སོའི་མངོན་བརྗོད་དང་ངོས་འཛིན་ཤེལ་དཀར་མེ་ལོང་ཞེས་བྱ་བ་བཞུགས་སོ། །ཞེས་བྱ་ཞིང་ནང་དོན་གཙོ་བོ་སྦྱོར་བ་སྨན་དང་འཚོ་བ་ཟས། བྱ་བ་སྤྱོད་ལམ་བཅས་ཀྱི་ནང་དོན་གནད་བསྡུས་སུ་བསྟན་པ་དང་། ཕྱི་མ་དེའི་མཚན་ཧྲིལ་པོར་གསོ་དཔྱད་བདུད་རྩིའི་ཆུ་རྒྱུན་གྱི་ཆ་ལག་ལས་ལག་ལེན་ཉུང་འདུས་བདུད་རྩི་ཟིལ་དཀར་ཞེས་བྱ་བ་བཞུགས་སོ། །ཞེས་བྱ་ཞིང་ནང་དོན་གཙོ་བོ་རྩ་ཆུའི་བརྟག་ཐབས་དང་། མན་ངག་རྒྱུད་ཀྱི་སྐབས་སོ་སོའི་དོན་མདོར་བསྡུས། ད་དུང་རྩ་རྒྱུད་ཀྱི་སྡོང་འགྲེམས་བཅས་བཀོད་པ་ཞིག་ཡིན། བདུད་རྩིའི་ཐིགས་པ་ཞེས་མཚན་ཧྲིལ་པོར་གསོ་བ་རིག་པའི་མན་ངག་ཤིན་ཏུ་ཉུང་འདུས་བདུད་རྩིའི་ཐིགས་པ་ཞེས་བྱ་བ་བཞུགས་སོ། །བྱ་བ་འདི་ནི་གསོ་ཡུལ་ངོས་འཛིན་པ་དང་ཟས་སྤྱོད་སྨན་གྱིས་རྒྱུན་མཐོང་ནད་རིགས་དུ་མ་ཞིག་གསོ་བའི་ཚུལ། སྨན་སྦྱོར་ཉེར་མཁོ་འགའ་ཞིག །སྦྱོང་བྱེད་ལས་དང་འཇམ་རྩུབ་དཔྱད་ཀྱི་སྐོར་བཅས་བསྟན་པ་ཞིག་དང་། བདུད་རྩི་དགའ་སྟོན་ཞེས་མཚན་ཧྲིལ་པོར་སྨན་དཔྱད་ཤིན་ཏུ་ཉུང་བསྡུས་བདུད་རྩི་དགའ་སྟོན་ཞེས་བྱ་བ་བཞུགས་སོ། །བྱ་བ་འདི་ནི་ནད་ངོས་འཛིན་ཚུལ་དང་ནད་གཙོ་བོ་འགའི་བཅོས་ཚུལ་བསྡུས་ཏེ་བཀོད་པ་ཞིག་ཡིན་པས། མདོར་ན་དཔེ་ཚན་འདི་བཞི་ག་རྒྱུད་བཞིའི་བསྡུས་དོན་དང་བུ་གཞུང་ལྟ་བུར་མཛད་པ་ཞིག་ཡིན་ཏེ། ཚུལ་འདི་སུམ་པའི་སྨན་ཡིག་ཕྱོགས་བསྒྲིགས་ཀྱི་དཔེ་ཚན་ཕྱི་མ་བདུད་རྩི་དགའ་སྟོན་ཞེས་པའི་དབུར། རྒྱ་གར་དུ་ཚེའི་རིག་བྱེད་ཀྱི་གཞུང་དུ་མ་བྱུང་ཚུལ་བཤད་པའི་མཇུག་ཐོག་ཏུ། "དེ་དག་གི་སྙིང་བསྡུས་པ་གངས་ཅན་དུ་རྩ་བཤད་ཕྱི་མ་མན་ངག་རྒྱུད་བཞིར་གྲགས་པ་བྱུང་ལ། ཁོ་བོས་དེའི་

རྒྱུད་ཆུང་གསུམ་བསྡུས་པ་སྨན་མར་དང་མན་ངག་རྒྱུད་ཀྱི་དོན་བསྡུས་བྱ་གཞུང་ལག་ལེན་དང་ཡང་བདུད་རྩི་ཐིགས་པ་སོགས་ཀྱང་བཀོད་ཡོད་དོ། །དེ་ལྟ་ན་ཡང་འདིར་སྨན་པ་བློ་ཆུང་བརྩོན་དམན་འཁྱོར་བ་ཆུང་བ་དག་ལ་ཉེར་མཁོ་ཤིན་ཏུ་ཉུང་འདུས་སྐོར་ཡང་འགོད་ན།"[1]ཞེས་གསུངས་པ་ལས་ཤིན་ཏུ་གསལ།

དེ་ཡང་དེང་དུས་བྱུང་བའི་སོག་པོའི་སྨན་དཔྱད་སྐོར་གྱི་ཡིག་ཆ་འགའ་རེར། སུམ་པའི་སྨན་ཡིག་ཏུ་ནད་རྩ་བ་དྲུག་བྱུང་བ་ལ་གཞི་བྱས་ནས་ཁོང་པ་ཚོར་བོད་ཀྱི་གསོ་རིག་དང་མི་འདྲ་བར་ནད་རླུང་མཁྲིས་བད་ཀན་ལས་གཞན་ད་དུང་། ཁྲག་སྲིན་ཆུ་སེར་གསུམ་བཅས་དྲུག་ཏུ་ཡོད་པར་བཤད་པ་དང་། ཡང་སུམ་པའི་སྨན་ཡིག་ཏུ་གྲང་ནད་ཅེས་ཤོག་ལྡེབས་གཅིག་དང་ཕྱེད་ཙམ་ཞིག་ཡོད་པ་དེར་བལྟས་ནས་བོད་ཀྱི་གསོ་རིག་ཏུ་གྲང་ནད་མེད་པ་ལ་སོག་པོའི་སྨན་དུ་གྲང་ནད་བསྟན་ཡོད་ཚུལ་ལ་སོགས་དུ་མར་བརྗོད་ཀྱང་། དོན་ལ་མ་བརྟག་པའི་གཏམ་སྟེ་དཔལ་ལྡན་རྒྱུད་བཞིའི་དབུ་ཞབས་ཀུན་དང་གནའ་གཞུང་ཆ་ལག་བཅོ་བརྒྱད་ལ་སོགས་སུ་ནད་རྩ་བ་དྲུག་གི་རྣམ་གྲངས་དང་དབྱེ་སྟུད་བྱེད་ཚུལ་ཤིན་ཏུ་ཞིབ་པར་བསྟན་པ་དང་། གཞན་ཡང་ཆེད་མཁས་འགའ་ཞིག་རྒྱུད་བཞིའི་ཚ་བ་གསོ་བའི་སྐབས་སུ། འདི་ཤེས་གྲང་ནད་ཞར་ལ་ཤེས་འགྱུར་བས་ཞེས་པའི་ཚིག་གི་བསླུ་བྲིད་ཐེབས་ཡོད་སྲིད་ཅིང་། ནད་རིགས་སྡེ་ཚན་བཅད་ནས་ཡོད་པའི་གྲང་བའི་ནད་གང་ཡིན་ཞེ་ན། མན་ངག་རྒྱུད་ཀྱི་སྐབས་གཉིས་པ་ཁོང་ནད་གསོ་བ་ཡིན་ཏེ། ཚུལ་འདི་བོད་ཀྱི་གསོ་རིག་ལ་འཇུག་པ་ཙམ་ཟད་ལྡན་པ་ཞིག་ཡིན་ཚེ་ངེས་པར་རྒྱུན་ཤེས་ཙམ་ཡིན་པ་དང་། གལ་སྲིད་ངེས་པར་སྒྲུབ་བྱེད་ཁ་གསལ་ཞིག་དགོས་ཞེ་ན། རྩ་མདོའི་སྤྱི་དང་བྱེ་བྲག་གི་རྩས་ནད་ངོས་བཟུང་ཚུལ་བཤད་དུས་ཚ་བའི་རྩ་རིགས་དང་གནས་སོགས་ཚ་བ་གསོ་བའི་ལེའུ་དག་གི་མིང་ཐོན་ཡོད་པ་དང་། གྲང་བའི་རྩ་ནི་མ་ཞུ་སྐྲན་དང་དམུ་འོར་སྐྱ་རབ་ལ་སོགས་ཁོང་ནད་དག་བསྟན་ཡོད་པ་དེའོ། །སུམ་པ་མཁན་པོས་ཁོང་ནད་ཀྱི་ལེའུ་དག་གི་སྔོན་ལ་གྲང་ནད་ཅེས་བསྟན་པའི་གནད་ཀྱང་དེར་ཐུག་པ་མ་ཤེས་པར་མི་ཅོར་སྨྲ་བ་ནི་རིགས་པ་སྨྲ་བའི་སྐྱེར་ག་ལ་ཉུང་། དེ་བཞིན་སོག་པོའི་སྨན་གྱི་ཁྲིད་དུ་རྒྱ་ནག་གི་

[1] སུམ་པ་ཡེ་ཤེས་དཔལ་འབྱོར། སུམ་པའི་སྨན་ཡིག་ཕྱོགས་བསྒྲིགས། པེ་ཅིན། མི་རིགས་དཔེ་སྐྲུན་ཁང་། 2007:495

གདགས་སྲིབས་ལྟ་བ་འདུ་བ་གསུམ་དང་ལུས་ཟུངས་བདུན་གྱི་སྟེང་དུ་སྦྱོར་བ་ལ་སོགས་བཞེད་པ་གསར་སྐྱེས་འགའ་ཞིག་ཀྱང་ཡོད་ཅེས་སྒྲོག་པར་བྱེད་དེ། གང་དུའང་མི་གཏོགས་པའི་ཕྱུང་ཟུམ་པ་ཞིག་ཡིན་མདོག་སྟོན་བསམ་པ་ཡིན་ན་ཅི་ཤེས་མ་གཏོགས། རིག་གཞུང་ལྟ་བ་གསར་པ་ཞིག་འདོན་པ་ནི་མཁས་ཀླུན་གང་ཡིན་གྱིས་རྒྱུ་མཚན་དང་ནད་ཐོག་དམིགས་ཡུལ་མེད་པའི་སྒོ་ནས་གང་འདོད་དུ་བྱས་ཆོག་པ་ཞིག་མིན་ཏེ། ཚུལ་འདི་ལྟ་བུ་ནི་དེང་རབས་པ་རྣམས་ཀྱིས་འགྲེལ་བཤད་མེད་པར་ལྟ་བའི་སྲོལ་རྒྱུན་གསོ་རིག་གི་ཁྱབ་ཁོངས་ལའང་ག་ལ་ཏུང་ཞེས་སྨྲ་བར་འདོད་པས་གཟབ་ནན་ལ་གོམས་པར་བྱ་རྒྱུ་ཅི་བས་ཀྱང་གལ་ཆེའོ། །

ཕྱིར་འདས་པའི་ལོ་རྒྱུས་དང་ད་ལྟའི་གནས་བབ་གཉིས་སོ་སོར་ཕྱེ་དགོས་ཏེ། འདི་བཞིན་སོག་པོའི་གསོ་རིག་ཅེས་པའི་འབོད་ཚུལ་འདི་དེང་དུས་རྒྱལ་ནང་གི་རིམ་པ་སོ་སོའི་འབྲེལ་ཡོད་སྡེ་ཁག་དང་མི་སྣེར་ཕལ་ཆེར་གྱིས་བེད་སྤྱོད་བཞིན་པ་འདི་ལ་སུ་ཞིག་གིས་མི་ཏུང་དང་མི་འོས་ཞེས་བསྙོན་འདིང་ནུས་ཏེ་མི་ནུས་སོ། །ཡིན་ན་ཡང་། སོག་པོའི་གསོ་རིག་འཛིན་པ་རྣམས་ཀྱིས་ངོས་ལེན་བྱ་དགོས་པ་ལ། གཅིག་ནི་འདས་པའི་དུས་ཀྱི་འཕེལ་རིམ་དངོས་སམ་ལོ་རྒྱུས་ཀྱི་ངོ་གདོང་སེང་རས་ཀྱིས་གཡོག་པར་རྩོམ་པ་ནི་མིའི་རིགས་སྤྱིའི་བླང་དོར་གྱི་ཚད་ཐིག་ལས་འདས་པའི་སྤྱོད་པ་ཞིག་རེད། ཁྱད་པར་དུ་བོད་སོག་གཉིས་ཀྱི་འབྲེལ་བ་དང་རིག་གནས་རྒྱ་འགྲུལ་དར་རྒྱས་སུ་ཕྱུར་ནས་དུས་རབས་མང་པོ་ཞིག་ཀྱང་སོང་མེད་པས། མི་རྣམས་ཀུན་གྱི་དྲན་ངོར་གསལ་ལྷང་ངེར་ཤར་ནུས་ན་གཏི་མུག་གི་སྤྱོད་པ་གང་ཞིག་རྩོམ་པར་བྱས་ཀྱང་བསྒྲོད་ལམ་མེད་པ་ངེས་པར་ཡིད་ལ་འཇགས་རིགས་སོ། །གཉིས་ནི་གཞུང་ལུགས་ཀྱི་རྩ་བའི་ཁུངས་བོད་ཀྱི་གསོ་རིག་ཡིན་ཚུལ་གཅིག་ཕྱུར་གྱིས་ངོས་ལེན་དགོས་པ་ལ་ལོ་རྒྱུས་རིང་པོ་བཤད་མི་དགོས་པར་ད་ལྟའི་དུས་སུ་བོད་གཞུང་རྣམས་བརྒྱུད་མར་སོག་ཡིག་ཏུ་བསྒྱུར་བཞིན་ཡོད་པས་ཤེས་སླ་ཞིང་། ཕྱིར་གཞུང་ལག་ལེན་གྱི་ཚུལ་སོག་ཡིག་ཏུ་བསྒྱུར་བ་ནི་བོད་སོག་མི་རིགས་སུ་ལ་མཆོན་ནའང་ཆེས་དོན་སྙིང་ལྡན་པ་ཞིག་ཡིན་པས་སྦྲོ་བས་བརྩས་པར་བྱེད་མོད། ཤ་མར་གྱི་གསོས་བཅུད་ལོངས་སུ་སྤྱོད་ཞོར་ཁ་ཕྱིར་འཕོར་ནས་ལུས་སྟོབས་དེ་རྣམས་ཤ་མར་གྱིས་བསྐྱེད་པ་མིན་པར་བཤད་པ་ནི་མ་མཐའི་དྲང་བདེན་ཙམ་ལའང་བརྩི་འཇོག་མེད་པ་ཞིག་ཡིན་ངེས་

པས་དེ་ལ་རིགས་པ་སྨྲ་བ་ཞེས་པའི་མིང་གི་གྲ་ཟུར་ཙམ་ཡང་ག་ལ་འཇུག་ནུས་ཏེ་མི་ནུས་སོ། །

ལེའུ་བརྒྱད་པ། ཡུ་གུར་གསོ་རིག་གི་བྱུང་འཕེལ་དང་རྣམ་གཞག

དང་པོ། ཡུ་གུར་གསོ་རིག་གི་བྱུང་འཕེལ་རགས་བསྡུས།

ཡུ་གུར་གསོ་རིག་དར་བའི་ཡུལ་ཞིན་ཅང་ལ་སྔོན་དུས་རྒྱའི་ལོ་རྒྱུས་སྟེང་ནུབ་ལྗོངས་ཞེས་འབོད་ཅིང་། བོད་ཀྱི་ལོ་རྒྱུས་སྟེང་ད་ལྟའི་ཞིང་ཅང་གི་ལྷོ་རྒྱུད་ལ་ལི་ཡུལ་ཞེས་ཟེར་བ་དང་བཙན་པོའི་དུས་སྐབས་སུ་སུ་ཕྱིར་ཡུལ་འདི་ཁྲིན་བསྒོམས་དུས་རབས་གཅིག་ཙམ་གྱི་རིང་བདག་འཛིན་བྱས་སྒྲོང་། ཡུལ་འདི་འཛམ་གླིང་ཤར་ནུབ་བརྗོལ་བའི་ལམ་འགག་ཅིག་ཡིན་པས་རིག་གནས་སྣ་མང་ཞིག་གནས་འདི་བརྒྱུད་ཡོད་པས། གསོ་བ་རིག་པ་ལའང་ལོ་རྒྱུས་ཀྱི་དུས་སྐབས་སོ་སོའི་ནང་སྣ་ཚོགས་ཤིག་དར་སྒྲོང་།

སྤྱི་ལོའི་སྔོན་གྱི་ལོ་400ཙམ་ན་སྨན་གཞུང་བྱ་བའི་སྤྱོད་རིགས་དང་རྩི་ཤིང་གི་སྨན་ལ་སོགས་312ལྷག་གི་ངོ་བོ་བྱེད་ལས་བསྟན་པའི་སྔོ་འབུམ་གྱི་ཡིག་ཆ་བྱུང་ཡོད་པར་བཞེད་པ་དང་། དེའི་ཕྱིས་སུ་རྒྱ་ནག་གི་སྨན་དཔྱད་ཡིག་ཆའང་ཡུལ་འདིར་དར་ལ། དེ་བཞིན་རྒྱ་གར་གྱི་ནང་བའི་བཀའ་བསྟན་ཁྲིད་ཡོད་པའི་སྨན་དཔྱད་ནང་དོན་དག་ཀྱང་གནས་འདིར་བྱུང་། དེའི་ཕྱིས་སུའང་སུ་ཕྱིར་ཁུ་ཧེན་གསོ་རིག་ཡིག་ཆ་(«于阗医学文献»)དང་། དུས་རབས་9བ་ཡས་མས་ཀྱི་ཧོར་གྱི་གསོ་རིག་ཡིག་ཆ།(«回鹘医学文献») ཡུ་གུར་གྱི་མཁས་པ་ཧྲུ་ལ་ཧྲིས་ཀྱིས་རང་བྱུང་དང་མི་ལུས། དོན་སྙོད་དབང་པོའི་བྱེད་ལས། ཚ་གྲང་སྐམ་རླན་རྣམ་གཞག་ལ་སོགས་ཡིག་ཆ་བཅུ་ཕྲག་ཅིག་མཛད་ནས། འབྱུང་བ་ཆེན་པོ་བཞིས་མི་ལུས་ནད་ཅན་དང་ནད་མེད་ཀྱི་དབར་ལ་འབྲེལ་བ་ག་ཙམ་ཡོད་པའི་ཚུལ་བསྟན། དུས་རབས་9བའི་དཀྱིལ་དུ་ཧོར་ཆེན་པོའི་རྒྱལ་རབས་འཐོར་རྗེས་ཁ་ར་ཧན་རྒྱལ་རབས་དང་ཀའོ་ཁྲང་ཧོར་གྱི་རྒྱལ་རབས་གཉིས་བཙུགས་པ་ལས། ཕྱི་མས་ནི་བོད་དང་ནང་བསྟན་ལ་སྐྱབས་སུ་སོང་ནས་ནུབ་ལྗོངས་སུ་ཡུན་རིང་པོར་དར་ཡོད།

དུས་རབས་10སླེབས་པ་ན་ཞིན་ཅང་གི་ཡུལ་ཁ་ར་ཧན་རྒྱལ་རབས་སྐབས་ཧི་ལྷུ་སུ་ལིམ་གྱི་ཆོས་ལ་དད་པ་བྱེད་པའི་མགོ་བརྩམས་ཤིང་། འདི་དུས་ཀྱང་ཧོར་གྱི་སྨན་དཔྱད་གཅེས་བཏུས་(«回鹘医学文选»)ལ་སོགས་ཡིག་ཆ་མང་དུ་བྱུང་། མཚོན་ན་གསོ་བའི་ལག་རྩལ་ཆེར་རྒྱས་པ་མ་ཟད་སྐྱེ་ཀ་ན་འཆི་བཞི་དང་འབྱུང་བ་ཆེན་པོ་བཞི། གཤེར་ཁམས་བཞི། རང་བཞིན་བཞིའམ་བརྒྱད་བཅས་ཀྱི་བར་ལ་ཕན་ཚུན་བརྟེན་པའི་འབྲེལ་བ་ཇི་ལྟར་བྱེད་པའི་ཚུལ་བསྟན། དུས་འདི་ཙམ་ལ་གཅེས་པ་གྲུབ་པ་ལྷ་བུའི་ཚོའི་རིག་བྱེད་ཀྱི་གཞུང་ཡང་ལི་ཡིག་གི་འགྱུར་བྱུང་ནས་དར་ཁྱབ་ཆེ། དེའི་ཕྱིས་ཀྱི་དུས་རབས13གྱི་ཡར་སྟོན་ལ་གཅེས་གྲུབ་ཡང་ཧོར་ཡིག་ཏུ་བསྒྱུར་ཡོད། ཡོན་རྒྱལ་རབས་ཀྱི་སྐབས་སུ་ཡུ་གུར་བ་(回鹘、回回、畏兀儿、哈喇鲁)མང་པོ་སྲིད་དོན་དུ་ཞུགས་སུ་འཇུག་པའི་སྐད་དུ་ཁོང་ཚོའི་རེ་བ་བསྐངས་ཏེ་ཧོའུ་ཧོས་གསོ་རིག་ལ་མཐོང་བཟློས་ཆེར་མཛད་ཅིང་། རྒྱལ་ས་ཏ་ཏུའུ་ཊུ་ཧོའུ་ཧོས་སྨན་དཔྱད་གླིང་བཙུགས་ནས་ཡུ་གུར་གསོ་རིག་གི་མཁས་པ་ཏ་ལིས་མ་ཞེས་པ་ལོ་19སྟེང་སྨན་དཔྱད་གླིང་འདིའི་གླིང་གཙོར་བསྐོས། དེ་རྗེས་ཁྲའུ་ཁྲི་ཡི་ཡུ་གུར་གསོ་རིག་གི་མཁས་པ་ཨ་སྐྱིད་ཞེས་པ་སྤྱི་ལོ་1619ལོར་ཧོའུ་ཧོས་སྨན་སྦྱོར་(«回回药方»)གྱི་རྩོམ་སྒྲིག་གི་ལས་སུ་ཞུགས་ལ། སྨན་གཞུང་འདིའི་ནང་དོན་དང་ད་ལྟའི་ཡུ་གུར་སྨན་སྦྱོར་གཉིས་ལ་བར་ཁྱད་ཆེན་པོ་མེད་ཅེས་ཟེར། སྐབས་འདིར་ནང་ལོགས་སུ་གྲགས་སྙན་ཆེ་བའི་ཡུ་གུར་སྨན་དཔྱད་མཁས་པའང་དུ་མ་ཞིག་བྱུང་ཡོད། དེ་རྗེས་སྤྱི་ལོ་1330ལོར་ཡུ་གུར་གསོ་རིག་གི་མཁས་པ་ཨེ་ཐར་(艾塔尔)ཞེས་པས་ཡུ་གུར་སྨན་རྫས་རིག་པའི་གཞུང་ཆེན་པོ་ཡེ་ཧིས་ཡིས་(«依哈提亚拉提•拜地依»)བྲིས་བ་(བཙུན་མོ་ཡེ་ཧིས་ཡིས་ལ་ཕུལ་བའི་སྨན་གཞུང་)མཛད་ཅིང་། དེར་བསྡོམས་སྨན་རྫས་2000ལྷག་གི་འབྲུངས་དཔེ་དང་བཏུ་སྒྲུབ། རོ་ནུས། འདུལ་སྦྱོང་། ཕན་ནུས། སྦྱོར་ཚུལ། ཉེས་སྐྱོན་ལ་སོགས་ཞིབ་པར་བསྟན། དུས་རབས་17པའི་མཁས་པ་ཨ་རིབ་(阿日甫)ཞེས་པས་བདེ་སྲུང་སྨན་གླིང་དང་དབུལ་པོའི་མི་འབབས་གསོ་བའི་སྨན་སྦྱོར། གཏར་ཁ་དང་མེ་བཙམ་གྱི་སྐོར་ལ་སོགས་པའི་ཡིག་ཆ་དུ་མར་མཛད། དེ་བཞིན་དུས་རབས་17ནས་19བར་ལ་ད་དུང་ཡུ་གུར་གྱི་སྨན་པ་མང་པོ་ཞིག་བྱུང་ནས་སྨན་དཔྱད་ཡིག་ཆ་མང་ཙམ་མཛད་ལ། དུས་རབས་སྔོན་མའི་སྟོད་ཙམ་ལ་ད་དུང་ཡུ་གུར་གསོ་རིག་གི་

སྨན་པས་སྨན་རྫས་ཀྱི་གཞུང་རྒྱུས་ཤེས་བགྱིས་འདུག །

བཅིངས་གྲོལ་རྗེས་སུ་ཁ་ཧྲི་དང་དུ་ཐེབ། ལྷུའུ་ལུའུ་མོ་ཆེ་ས་ཁུལ་གསུམ་གྱི་འཕྲོད་བསྟེན་སློབ་གྲྭ་རྣམས་སུ་དམའ་རིམ་སློབ་མ་མང་ཙམ་སྐྱིད་བསྲིང་བྱས། སྤྱི་ལོ་1985ལོར་ཧུ་ཐེན་ས་ཁུལ་དུ་ཞིན་ཅང་ཡུ་གུར་གསོ་རིག་ཆེད་སྦྱོང་སློབ་གྲྭ་བཙུགས་ཏེ་1987ལོ་ནས་དངོས་སུ་ཆེད་སྦྱོང་སློབ་མ་སློབ་ལོ་4ཙན་བསྡུས་ནས་ད་ལྟའི་བར་མང་ཙམ་སྐྱིད་བསྲིང་བྱས་ཟིན། རིམ་བཞིན་ཞིན་ཅང་ཡུ་གུར་གསོ་རིག་ཞིབ་འཇུག་སོའི་དང་ཞིན་ཅང་ཡུ་གུར་གསོ་རིག་ནད་ཐོག་ཆེད་ཚན་གསབ་སྦྱོང་རྟེན་གཞི། ད་དུང་རིམ་པ་སོ་སོར་ཡུ་གུར་གསོ་རིག་སྨན་ཁང་དང་ཡང་ན་དེང་རབས་གསོ་རིག་སྨན་ཁང་དུ་ཡུ་གུར་གསོ་རིག་ཚན་ཁག་བཙུགས་པ་སོགས་ཁྲིད་བསྡོམས་50ཡན་ཆད་ལ་སླེབ་ནས། ཡུ་གུར་གསོ་རིག་སློབ་གསོ་དང་ཚན་རིག་ཞིབ་འཇུག །ནད་ཐོག་ལག་ལེན་བཅས་པ་ཀུན་འཕེལ་རྒྱས་སུ་འགྲོ་བཞིན་མཆི།

གཉིས་པ། ཡུ་གུར་གསོ་རིག་གི་རྣམ་གཞག་གཙོ་བོ།

སྔོར་ལོ་རྒྱུས་སྟེང་ཞིང་ཅང་ངམ་ནུབ་ལྗོངས་ཀྱི་ཡུལ་འདིར་གསོ་དཔྱད་སྣ་ཚོགས་ཤིག་དར་ཡོད་ཀྱང་། ད་ལྟར་ཡོད་པའི་ཡུ་གུར་གསོ་རིག་ནི་མུ་སུ་ལིམ་ལ་སྐྱབས་སུ་འགྲོ་བའི་ཧོར་གྱི་མི་བརྒྱུད་ཀྱིས་ཆོས་ལུགས་དང་འབྲེལ་བའི་གསོ་རིག་སྟེ། དོན་ལ་ནུབ་ཕྱོགས་ཕྱི་རིགས་ནས་བརྒྱུད་འོང་བའི་ཨ་རབ་གསོ་རིག་གཙོ་ཆེར་ཉམས་སུ་ལེན་པས། ད་ལྟའི་ཡུ་གུར་གསོ་རིག་གི་གཞི་རྩའི་གཞུང་ལུགས་ཀྱི་རྣམ་གཞག་ཀྱང་རྩ་བའི་ཆ་ནས་ཕལ་ཆེར་ནུབ་ཕྱོགས་གསོ་རིག་དང་མཐུན་ལ། འདིར་མཚོན་པ་ཙམ་མདོར་བསྡུས་སུ་བཀོད་ན།

༡ འབྱུང་བ་ཆེན་པོ་བཞིའི་སྒོ་ནས་སྐྱེ་ལུགས་དང་ནད་ལུགས་ཀུན་ལ་འགྲེལ་བཤད་བྱེད་པ་དང་། ༢ མི་ལུས་རང་བཞིན་ལ་ཚ་གྲང་སྐམ་རློན་དང་སྐམ་ཚ། རློན་ཚ། སྐམ་གྲང་། རློན་གྲང་བཅས་བརྒྱད་དུ་ཕྱེད་པ། ༣ གཤེར་ཁམས་བཞི་སྟེ་མཁྲིས་ཁྲ་དང་ཁྲག །འབྱུར་བག །མཁྲིས་ཁྲ་ནག་པོ་བཅས་ཀྱིས་ལུས་ལ་སྐྱེ་ལུགས་ནུས་པ་འདོན་པ། ༤ དོན་སྙོད་ལས་དབང་བྱེད་མཁན་ནམ་གཙོ་ཆེ་བ་ནི་གླད་པ་དང་སྙིང་། མཆིན་པ་གསུམ་ཡིན་པ་དང་། དབང་བྱེད་ཡུལ་ལ་

གཙོ་ཕལ་གཉིས་ཕྱེ་བ་ལས་ཐོག་མ་ནི་སྒྲོ་མཆེར་མཁལ་མ། མཁྲིས་པ། ཕོ་བ། རྒྱུ་མ། ལྐང་པ། བུ་སྣོད། མིག་སྣ། རླིག་འབྲས་སོགས་དང་། ཕྱི་མ་ནི་ཤ་རུས་རྩ་རྒྱུས། བུ་ག །ཚིལ་དང་པགས་པ། བ་སྤུ། སྐྲ་སེན་ལ་སོགས་ཡིན་ཞེས་བཞེད། ༥ གཡོ་འགྱུལ་འཕེལ་བའི་སྟོབས་ནུས་ཀྱི་བཞེད་པ་ལ་སྲོག་གནས་པའི་སྟོབས་ནུས་དང་སེམས་ཀྱི་སྟོབས་ནུས། རང་བྱུང་གི་སྟོབས་ནུས་ཏེ་ནང་གསེས་དྭངས་བཅུད་ལེན་པ་དང་སྐྱེ་ཞིང་འཕེལ་བ། ཁུ་ཁྲག་སྦྱོར་བ། མངལ་བུའི་གཟུགས་གཞི་གྲུབ་པ་བཅས་གསུམ་དུ་དགར་བ། ༦ རང་སྟོབས་ཏེ་ནད་འགོག་ནུས་ཤུགས། ༧ རྟེན་དང་གནས་སའི་ཁྱད་པར་དང་ནད་གཞིའི་བར་གྱི་འབྲེལ་བ། ༨ ཟས་དང་སྤྱོད་ལམ་སོགས་ཀྱི་སྒོ་ནས་ནད་མེད་དང་བདེ་སྲུང་བྱ་ཐབས། ༩ ནད་དུ་གྱུར་ཟིན་པ་ལའང་རང་བཞིན་འབྲུགས་པ་དང་ཆེ་ཆུང་ཐོངས་དབྱིབས་འགྱུར་བ། དམས་སྐྱོན་བཅས་རྣམ་པ་གསུམ་དུ་དབྱེ་བ། ༡༠ བརྟག་ཐབས་ལ་ལྟ་བ་དང་ཉན་པ། དྲི་བ། རེག་པ་བཅས་བཞི་དང་། དེ་ལས་ཀྱང་དྲི་ཆུ་ལ་མདོག་དང་གར་སླ། ལྦུ་བ། ཀུ་ཡ། དྲི་མ་བཅས་ལ་བརྟག་པ་དང་དྲི་ཆེན་ལ་བརྟག་པ། ལུད་མདོག་ལ་བརྟག་པ། རྩ་ལ་ལྟ་བ་བཅས་ཡོད་ཅིང་དྲི་ཆུ་བརྟག་ཐབས་ནི་རྩ་ལ་ལྟ་བ་ནང་བཞིན་གལ་ཆེ་བར་འཛིན། ༡༡ གསོ་ཐབས་ལ་བཅོས་ཚུལ་དང་བཅོས་ཐབས་གཉིས་སུ་ཕྱེ་ཞིང་རང་བཞིན་འབྲུགས་པ་སླར་རང་མལ་དུ་སློམས་པར་བྱ་བ་དང་། དེ་ལའང་ཁ་གཏིང་དང་སྨུར་བུལ་གྱི་ཁྱད་པར་འབྱེད་པ། ནད་འགོག་སྟོབས་ནུས་བསྐྱེད་པ། གཞན་དུ་ལྡོག་པ་འགོག་པ། ད་དུང་ནད་ཀྱི་ཡུལ། དུས། རྟེན། ནད་རིགས། རིམ་པ། གསར་རྙིང་། སྲོག་ལ་ཐོལ་མིན་སོགས་ཕྱོགས་བདུན་གྱི་སྒོ་ནས་བཅོས་པ་ཡོད། གསོ་ཐབས་དངོས་ལའང་རང་བཞིན་འབྲུགས་མ་འབྲུགས་ཏེ་གོང་གི་རང་བཞིན་བརྒྱད་ལ་སྦྱར་ནས་གཉེན་པོ་བསྟེན་པ་རེད། འདི་ལ་རྒྱུན་བཀོལ་སྨན་རྫས་1100ལྷག་དང་དེ་དག་གི་སྨན་གྱི་སྦྱོར་ཚུལ་ལ་གཙོ་བོ་ལྡེ་གུ་དང་རིང་བུ། ཕྱེ་མ། ཐང་བཅས་བཞི་ཡོད།

དེ་ལ་ཤ་བཀྲ་དང་རུས་ཆག་བཅོས་པ། གསེག་ཞུགས་བཅོས་ཐབས་སོགས་ནི་ཡུ་གུར་གསོ་རིག་གི་ནད་ཐོག་ལག་ལེན་གྱི་ཐུན་མིན་ཁྱད་ཆོས་ཡིན་པར་བཤད།

ལེའུ་དགུ་པ། ཏེད་རིགས་གསོ་རིག་གི་བྱུང་འཕེལ་དང་རྣམ་གཞག

དང་པོ། ཏེད་རིགས་གསོ་རིག་གི་བྱུང་འཕེལ་རགས་བསྡུས།

དེ་སྨན་གྱི་འཕེལ་རིམ་ལ་སྤྱིར་བཏང་རིམ་པ་གསུམ་དུ་དབྱེ་སྟེ། ཐོག་མར་རྫོངས་པའི་དུས་དང་དེ་ནས་རྫོངས་པ་སད་པའི་དུས། མཇུག་མཐར་གྲོལ་རིམ་སྤྱི་ཚོགས་ཀྱི་དུས་ཞེས་སུ་བཤད། ཤིང་ཏ་ལའི་ལོ་མའི་ཡིག་ཆར་བཀོད་པ་ལྟར་ན་ཏེད་རིགས་ལ་ད་ནས་ཡར་བརྩིས་པའི་ལོ་2000ལྷག་གི་ཡར་སྔོན་ནས་སྨན་དཔྱད་དར་ཡོད་པར་བཤད་པ་དང་། སྤྱི་ལོ་1277ལོར་ཏེད་རིགས་ཀྱི་ཡི་གེ་བྱུང་བ་ན་ད་གཟོད་ཏེད་རིགས་ཀྱི་ཁ་ཐོར་དུ་གནས་པའི་སྨན་དཔྱད་ལག་ལེན་ཉམས་མྱོང་ཕྱོགས་བསྡུ་དང་ལེགས་སྒྲིག་བྱེད་ཐུབ་པར་གྱུར། ཏེད་རིགས་ཡི་གེ་ལ་ཁོང་ཚོའི་ས་ཕྱོགས་མི་འདྲ་བ་བཞི་ཙ་སྤྱོད་ཚུལ་མི་འདྲ་བའི་ཡིག་རིགས་བཞི་མཆིས། ཏེད་ཡིག་རྙིང་བ་ནི་གཙོ་མའི་ཤིང་ཤུན་ལས་བཟོས་པའི་ཤོག་བུར་ཕབ་ཡོད་པ་དང་། ཞི་ཧྲོང་པན་ནའི་དེ་ལི་ཡི་གེས་(傣仂文)བྲིས་པའི་ཏ་ལའི་ལོ་མའི་དཔེ་(«贝叶经»)རྣམས་ནི་ལྕགས་སྨྱུག་གིས་བརྐོས་ནས་ཕབ་པ་ཞིག་ཡིན། ཏེད་རིགས་ཀྱི་དམངས་ཁྲོད་དུ་འཐོར་ནས་གནས་པའི་སྨན་དཔྱད་ལག་བྲིས་རྣམས་རིགས་མང་ཞིང་ནང་དོན་མི་འདྲ་བ་མང་དུ་ལྡན། དེ་དག་ལ་རང་རེའི་སྔོ་འབུམ་ལྟ་བུའི་བརྗོད་འདོད་ཅིང་། ས་གནས་སོ་སོར་སྐྱེས་པའི་རྩི་ཤིང་གི་སྨན་ལས་རྩ་སྔོང་ལོ་མའི་སྐོར་མང་ལ། གཞན་ཡང་སྲོག་ཆགས་ལས་བྱུང་བའི་སྨན་སོགས་ཀྱི་ཕན་ནུས་བཀོད་པ་དང་། དེ་རྣམས་ཕལ་ཆེར་ཁོང་ཚོ་རང་སའི་རྒྱུན་མཐོང་གི་ནད་དང་འབྱུང་མང་བའི་ནད་བཅོས་པ་ལ་སྙིང་ཆེན་པོ་ལྡན་ཏེ། དཔེར་ན། འདར་ནད་དང་ཁྲག་སྐྱུགས་པ། བཤལ་ཁྲིད། གཉན་ཚད་སོགས་ལ་ཤིན་ཏུ་བསྟུགས་སོ། །

ཏེད་ཡིག་གི་སྟེང་དུ་ཡོད་པའི་སྨན་དཔྱད་ཡིག་ཆ་མང་པོའི་ཁྲོད་དུ། ག་ཡ་ཞན་ཧ་ཡ་(«嘎牙山哈雅»)ཞེས་པ་དེབ་ལྔ་ཅན་ཞིག་ཡིན་པ་དང་། དེའི་དེབ་དང་པོ་དང་གཉིས་པར་སྨན་དཔྱད་ཀྱི་ཤེས་བྱ་དང་། དེབ་གསུམ་པར་ཡིག་ཆའི་ཁུངས། དེབ་བཞི་པ་དང་ལྔ་པར་སངས་རྒྱས་

ཆོས་ཀྱི་རྣམ་གཞག་སྟོན་ཡོད། དེ་བཞིན་མི་ལུས་གྲུབ་ཚུལ་བཤད་པའི་ཡིག་ཆ་དང་། སྨན་གྱི་འདུལ་སྐྱོང་བཤད་པའི་ཡིག་ཆ། ནད་གཞུར་གནས་ལུགས་བཤད་པའི་ཡིག་ཆ་ལ་སོགས་དུ་མར་མཆིས་པ་མ་ཟད་ཡིག་ཆ་རེ་འགར་ཚ་བའི་ནད་ལ་རིགས་དབྱེ་ཅུང་ཟད་རྒྱས་པར་ཕྱེས། ད་དུང་བཅོམ་པའི་མདོ་(《大纳摩灭经》)ཞེས་པ་ནང་ཆོས་ཀྱི་བརྡ་དང་ཐ་སྙད་ལ་བརྟེན་ནས་མི་ལུས་དོན་སྙོད་དབང་པོ་དང་རྩའི་རྒྱུ་ཚུལ་སྟོན་པའི་པ་ལིས་ཡི་གེ་དང་ཉེད་ཡིག་ཤན་སྦྱར་མ་ཞིག་ཡིན། དེ་ལས་གཞན་ཉེད་ཡིག་ཡིག་ཆའི་ཁྲོད་ཕྱུགས་སྨན་གྱི་ནང་དོན་ཡང་མང་ཙམ་ཐོན་ཡོད།

དེང་རབས་ལ་ཐོན་པ་ན་འཕྲེལ་ཡོད་ས་གནས་ཀུན་ཏུ་ཉེད་ཡིག་གི་སྨན་དཔྱད་ཡིག་ཆ་སྨུར་སྐྱོབ་དང་བརྟུ་བསྒྲིགས་ཀྱི་ཕྱོགས་ལ་ནུས་ཤུགས་ཆེན་པོ་འབུལ་བཞིན་ཡོད་དེ། དཔེར་ན། ཞི་ཧྲོང་པན་ན་ཁུལ་དུ་ཉེད་ཡིག་སྨན་དཔྱད་དཔེ་ཚན་200ལྷག་ལག་ཏུ་འཁྱོར་ཡོད་པ་དང་ཏུན་ཧོང་ཁུལ་དུ་དེབ་41ལག་སོན་བྱུང་ནས་པར་བསྐྲུན་འགྲེམས་སྤེལ་བྱས།

སྤྱི་ལོ་1983ལོར་རྒྱལ་ཁབ་ཀྱིས་ཉེད་སྨན་འདི་ཀྲུང་གོའི་མི་རིགས་གསོ་རིག་ཆེན་པོ་བཞིའི་གྲས་སུ་གཏོགས་པ་ཐག་བཅད་པ་དང་། 1990ལོར་ཡུན་ནན་ཞིང་ཆེན་ཉེད་སྨན་འཕེལ་རྒྱས་གཏོང་ཐབས་བགྲོ་གླེང་ཚོགས་འདུ་བསྡུས་ནས་ཉེད་སྨན་ལས་དོན་འཕེལ་རྒྱས་ལ་སྐུལ་འདེད་ཀྱི་ནུས་པ་ཆེན་པོ་ཐོན།

གཉིས་པ། ཉེད་རིགས་གསོ་རིག་གི་རྣམ་གཞག་གཙོ་བོ།

༡ ཐོག་མར་འབྱུང་བ་ས་ཆུ་མེ་རླུང་བཞི་(四塔)སྟེ། དེ་ལས་རླུང་ནི་གཡོ་བའི་རྣམ་པ་ཅན་དང་ཚེ་སྲོག་འཁོར་རྒྱུག་གི་ཕྱིའི་སྣང་ཚུལ་ཡིན་པ་དང་། ས་ལ་འཛུ་བའི་ནུས་པ་ལྡན་ལ་འབྲུ་རིགས་སྨིན་པ་དང་རླུང་ཁྲག་བསྐྱེད་ནས་ལུས་ཀྱི་ཟུངས་བཅུད་དུ་མཁོ་འདོན་བྱེད། ཆུ་དང་ཁྲག་གིས་མི་ལུས་རླན་དང་སྣུམ་འཛིན་པར་བྱེད། མེ་ལ་དྲོད་འཛིན་པའི་ནུས་པ་ལྡན་པས་མི་ལུས་ཚེ་སྲོག་སྐྱུལ་སྐྱོད་ཀྱི་རྩ་བ་ཡིན་པར་འདོད། དེ་ལས་གཞན་དུ་འདི་ཡིས་ཕ་ལས་བྱུང་བའི་ཁུ་བ་དང་མ་ལས་བྱུང་བའི་ཁམས་དམར་གཉིས་འདུས་པ་ལ་འབྱུང་བ་བཞིའི་མེ་ཡི་རྐྱེན་འཛོམས་པ་ནི་ཚེ་སྲོག་རྒྱས་ཐུབ་པར་བཤད། ༢ ཚུལ་དེར་དམིགས་ཏེ་བརྟག་ཐབས་ལ་ལྔ་བ་

དང་དྲི་བ། འཕྲུར་བ་བཅས་བཞི་སྟེ། ཁམས་དྭངས་མིན་དང་མདོག །༣། སྨིན་མ། སོར་མོ་སོགས་ལ་ལྟ་བ་དང་། གསོ་ཚུལ་ལ་ངེས་པར་འབྱུང་བ་ཆེན་པོ་གང་གིས་བསྐྱེད་པའི་རྒྱུ་ལ་བལྟས་ནས་རང་རང་དམིགས་བསལ་གྱི་སྦྱོར་བ་བསྟེན་དགོས། སྨན་རྫས་དང་སྨན་སྦྱོར་གྱི་གྲངས་ཀ་ནི་ཤིན་ཏུ་མང་པོ་ཞིག་བསྟན་འདུག །༤ ཕུང་པོ་ལྔ་སྟེ་གཟུགས་ཀྱི་ཕུང་པོ། ཚོར་བའི་ཕུང་པོ། འདུ་ཤེས་ཀྱི་ཕུང་པོ། འདུ་བྱེད་ཀྱི་ཕུང་པོ། རྣམ་པར་ཤེས་པའི་ཕུང་པོ་བཅས་ལྔ་པོ་འདི་ཚེ་སྲོག་གི་སྣང་ཚུལ་གཙོ་བོ་ལྔ་ཡིན་པར་ཁས་ལེན་པའི་ཆ་ནས་ལུས་སེམས་གཉིས་ཀྱི་འབྲེལ་བ་དང་། ཁྱད་པར་དུ་ནད་གཞུར་གྱི་གོ་རིམ་ཁྲིད་ཕྱོགས་འདི་གཉིས་ཀྱི་ཕན་ཚུན་ལ་ཤུགས་རྐྱེན་ཐོག་བཞིན་ཡོད་ཚུལ་བཤད། ༥ མི་ལུས་ནི་སྲིན་གྱི་གྲོང་ཁྱེར་ཞིག་ཏུ་ངོས་ལེན་པ་དང་། སྲིན་འབུ་ཆེ་བ་གྲངས་80ལྷག་དང་ཕྲ་བ་མིག་གིས་མི་མཐོང་བ་མང་དུ་ཡོད་ལ། སངས་རྒྱས་ཀྱིས་ཚུ་སྐྱོགས་གང་ལ་གཟིགས་པས་ཀྱང་སྲིན་བུ་བརྒྱད་ཁྲི་བཞི་སྟོང་མཐོང་ཐུབ་པ་སོགས་སངས་རྒྱས་ཀྱི་བཀའ་ལས་བསྟན་པའི་ནང་དོན་གསོ་རིག་གི་སྐབས་འདིར་འདྲེན་པར་བྱེད། ༦ དོན་སྙོད་ཀྱི་གནས་སྟངས་དང་བྱེད་ལས་བསྟན་པ་ནི། སྙིང་དང་མཆིན་པ། མཆེར་བ། གློ་བ། མཁལ་མ། ཤ་ཤན་རྨེན་བུ། མཁྲིས་པ། ཕོ་བ། རྒྱུ་མ་སྟོད་སྨད། ལྒང་པ། བུ་སྣོད་བཅས་ཀྱི་གནས་ལུགས་ཙུང་ཟད་ཞིབ་པར་བསྟན།

མཇུག་བྱང་།

བོད་ཀྱི་གསོ་བ་རིག་པའི་གཞུང་ལུགས་མ་ལག་དང་ལུགས་གཞན་གྱི་སྲོལ་རྒྱུན་གསོ་དཔྱད་འཕེལ་རིམ་དབར་གྱི་ཁྱད་ཆོས་བསྡུར་ནས་དཔྱད་པ་གཡུ་ཐོག་ཞལ་ལུང་ཞེས་བྱ་བ་འདི་ནི་ཕྲན་གྱི་དགེ་རྒན་བཀའ་དྲིན་ཅན་བྱ་མདོ་བླ་བྱམས་རྒྱལ་མཆོག་གིས་སྔ་ས་ནས་དགོངས་འཆར་བཏོན་ཏེ། ཁོང་གི་ཤེས་རམས་ཞིབ་འཇུག་གི་སྐབས་ནས་འདི་ཡི་ལུས་དང་ཡན་ལག་ཐམས་ཅད་ཕལ་ཆེར་ཡོངས་སུ་གྲུབ་པར་བགྱིས་པ་མ་ཟད། ཁ་སྐོང་བྱ་དགོས་པའི་ནང་དོན་དག་ཀྱང་སྒྲོམ་གཞི་ལྟ་ལག་བསྒྲིགས་ཤིང་མགོ་མཇུག་ཚགས་སུ་ཚུད་པར་བྱས་ནས་འཛམ་གླིང་སྲོལ་རྒྱུན་གསོ་རིག་བསྡུར་དཔྱོད་སྐོར་གྱི་བཙམས་ཆོས་འཕྲུལ་སྒོ་ཚང་བ་ཞིག་རྩོམ་པ་ཁུར་དུ་བཞེས། དེ་ལ་སློབ་དཔོན་ཁོང་ཉིད་ལོ་ཟླ་མང་པོར་བོད་ཀྱི་གསོ་རིག་བསྟན་པའི་ལས་དོན་ལྕི་མོ་ཁུར་དུ་བཞེས་ཏེ་ལས་བྲེལ་ཤིན་ཏུ་ཆེ་སྐབས། གསུང་གི་འཕྲིན་ལས་འདིའི་རྒྱུན་ལེགས་པར་སྐྱོང་བ་ལ་ཕྲུག་རོགས་ཤིག་དགོས་པར་དགོངས་ནས། ཀྱི་ན་བ་བདག་ལ་བོང་བ་གསེར་གཟིགས་ཀྱིས་འདུན་པ་དྲིས་ཤིང་ཕྲན་བུ་ང་ཡང་དེ་མ་ཁད་དུ་ཁོང་གི་ཕྲུག་རྩོམ་གྱི་གཟུགས་གཞི་རྡིལ་པོ་བསྐྲུན་པའི་ཕྲུག་རོགས་སུ་ཁྲིད་པ་བསོད་ནམས་ཆེན་པོར་ངོས་ཟིན་ཏེ། ཐོག་མཐའ་ཀུན་ཏུ་བཙོས་མིན་གྱི་སྦྲོ་བ་ཆེན་པོས་ཚུལ་འདི་ལ་ལེགས་པར་འཇུག་པའི་ཁུལ་བགྱིས།

ལོ་ངོ་བཅུ་ཕྲག་ཅིག་གི་སྔོན་ནས་ཕྲན་བུ་ང་རང་སྐལ་བ་དང་ལྡན་པར་དགེ་རྒན་ཁོང་གི་སློབ་མའི་གྲལ་མཐའ་ཟིན་ཞིང་། དེར་བརྟེན་སྔ་རྗེས་སུ་ཤེས་རམས་དང་འབུམ་རམས་བསླབ་གནས་ཀྱི་དཔྱད་རྩོམ་གཉིས་ཀྱང་ལེགས་པར་གྲུབ། ལར་ན་དཔྱད་རྩོམ་དེ་གཉིས་ལ་གླེང་རིན་ཅན་གྱི་འབྲས་བུ་གང་ཡང་སྨིན་མེད་མོད། ཁོང་གི་ཐུགས་བསྐྱེད་དང་སྨོན་ལམ་གྱི་མཐུས་སྐབས་དེ་དག་བརྒྱུད་ནས་ཕྲན་བུ་ང་རང་བོད་ཀྱི་གསོ་དཔྱད་ཀྱི་ཕོ་བྲང་ཆེན་མོར་འཇུག་པའི་སྒོ་གླེགས་ཕྱེས། དེ་བཞིན་ཐེངས་འདིར་ཡང་ཁོང་གི་ཐུགས་བཞེད་དང་མཇུབ་སྟོན་འོག །གང་ཉིད་ཀྱི་སྔ་

མའི་ཕྲུག་རྩོམ་གྱི་རྒྱང་གཞིའི་སྟེང་འཛམ་གླིང་སྤྱིལ་རྒྱུན་གསོ་རིག་ཚེ་ཁག་གི་རྣམ་གཞག་ལ་རྒྱུས་ལེན་པ་དང་། དེ་རྣམས་དང་བོད་ཀྱི་གསོ་རིག་བར་ལ་བསྡུར་དཔྱོད་བགྱིད་པའི་གོ་སྐབས་རྒྱད་དུ་བྱུང་བ་ཞིག་བསྐལ་བ་འདིས། ཕྲན་ལ་རང་ལུགས་གསོ་རིག་གི་རང་ཞལ་ཙུང་ཟད་མཐོང་བར་ཕན་འབྲས་བླ་ན་མེད་པ་ཞིག་ཐོབ་པར་གྱུར།

ཇི་སྐད་དུ། ལུགས་ཆེན་གསུམ་པོའི་ཚུལ་དག་མ་རྟོགས་ན། །སྨན་པ་ཆེན་པོའི་གྲངས་སུ་མི་འགྲོ་སྟེ། །བདག་དང་གཞན་ལ་ཕན་པར་མི་ནུས་པས། །བར་སྣང་མཁའ་ལ་ཇི་ལྟར་མཐོས་བསླབ་བཞིན། །ཞེས་བོད་ཀྱི་ལྷ་བཙན་པོའི་སྐུ་རིང་ལ་གསོ་དཔྱད་ལུགས་སྤྱི་མང་པོར་སློབ་གཉེར་དང་བསྒྲོ་བ་མཛད་པའི་ངང་ཚུལ་བསྟན་པ་བཞིན། ཐེངས་འདིར་སློབ་དཔོན་ཁོང་གི་རྗེས་སུ་ཞུགས་ཏེ་འཛམ་གླིང་སྤྱིལ་རྒྱུན་གསོ་རིག་དང་རྒྱལ་ནང་གི་མི་རིགས་གསོ་རིག་ཚེ་ཁག་གི་བར་ལ་བསྡུར་དཔྱོད་ཀྱི་ཁྱུལ་བགྲིས་པའི་གོ་རིམ་ཁྲིད། རང་རེའི་ཡབ་མེས་རྣམས་འཛམ་གླིང་ཤེས་རིག་གི་རྒྱ་མཚོ་ཆེན་པོར་དཀྱིལ་ཡངས་ཀྱིས་འཇུག་པར་བྱེད་པ་འདི་སྔ་མོ་ནས་གོམས་གཤིས་སུ་གྱུབ་པ་མ་ཟད། ལོ་རྒྱུས་སྟེང་གྲགས་སྙན་འབར་བའི་འཛམ་བུ་གླིང་གི་གསོ་དཔྱད་ལུགས་སྤྱི་མི་འདྲ་བའི་ཕྱི་ནང་གསང་གསུམ་ཀུན་ཆུ་ལ་ཉ་མོ་རྐྱལ་བ་བཞིན་ཞེན་འདྲིས་ཆེ་བ་དང་། ལོ་ངོ་སྟོང་ཕྲག་གི་ཡར་སྟོན་ནས་དེ་ལུགས་ཀྱི་གཞུང་དང་ལག་ལེན་གཉིས་ཐད་ལ་འདོར་ལེན་དང་གདམ་ང་མཛད་འདུག་པའི་ཚུལ་ལ་གོ་བ་གསར་དུ་སྐྱེས། དེ་བཞིན་བོད་དང་སྤྱིལ་རྒྱུན་གསོ་རིག་རྣམས་ཀྱི་དབར་ལ་བསྡུར་དཔྱོད་བགྱིད་དུས། བོད་དང་ལུགས་ཆེན་གཞན་དག་བར་གྱི་འབྲེལ་བ་དང་ཁྱད་པར་ཇེ་གསལ་དུ་སོང་བའི་ཁར། སྤྱིལ་རྒྱུན་གྱི་ལུགས་སྲོལ་ཆེ་བ་དག་གི་མི་མཐུན་པའི་ཆ་དང་། ཁྱད་པར་དུ་དེ་རྣམས་ལའང་སྔ་མོའི་དུས་ཤིག་ནས་འབྲེལ་བ་ཤིན་ཏུ་གཏིང་ཟབ་པར་བྱུང་བའི་ཚུལ་ལའང་ངེས་ཤེས་གཏིང་ཚུགས་པར་སྐྱེས།

སློབ་དཔོན་ཁོང་གིས་སྔོན་དུ་བསྟན་ཟིན་པ་བཞིན། སྤྱིལ་རྒྱུན་གྱི་ལུགས་སྲོལ་ཚེ་ཁག་བར་དུ་བསྡུར་དཔྱོད་བྱ་བ་འདིས་གཅིག་ཏུ་ན་རང་རེའི་བོད་ཀྱི་གསོ་རིག་ཐད་ཀྱི་ངོས་འཛིན་ལོག་རྟོག་རྣམས་ལེགས་པར་སེལ་ཐུབ་པ་དང་། དེ་བཞིན་བསྡུར་དཔྱོད་ཀྱི་གོ་རིམ་ལས་སྤྱིལ་རྒྱུན་གྱི་ལུགས་སྲོལ་ཆེན་པོ་དང་རྒྱལ་ནང་གི་མི་རིགས་གསོ་རིག་དག་ལ་རྒྱུས་བླངས་ནས་ཡང་བསྐྱར་སློབ

སྤྱོང་བྱེད་ཐུབ་པ། ད་དུང་བསྡུར་བའི་སྒོ་ནས་རང་གཟུགས་ཇེ་གསལ་དུ་འགྲོ་བ་དང་རང་གི་ཁྱད་ཆོས་དང་དགེ་མཚན་གཙོ་བོར་གོ་བ་བོགས་ཐོན་པར་བྱ་བ་བཅས་ཀྱི་ཆེད་དུ་ཡིན་པ་ལས། རྩོམ་པ་འདི་ལ་ཞུགས་ནས་རང་མཆོག་གཞན་དམན་དང་གསོ་དཔྱད་ལུགས་སྲོལ་རྣམས་ལ་རབ་འབྱིང་ཐ་མའི་རིམ་པ་དགར་བསམ་པ་ལ་སོགས་ནི་ཀུན་སློང་གི་རྩ་བ་ན་མེད་དེ། འདིར་བྱུང་བའི་སློལ་རྒྱུན་གསོ་རིག་གི་ལུགས་སྲོལ་ཆེ་ཕྲ་གང་ཡང་གནའ་ནས་ད་ལྟའི་བར་གོ་ལ་ཐྲུམ་པོའི་ཁྱོན་དུ་རྒྱ་ཆེར་དར་ཞིང་འགྲོ་མཆོག་མི་ལུས་ཀྱི་ཚ་གདུང་འཇོམས་པའི་བདུད་རྩི་རིན་པོ་ཆེར་གྱུར་ཡོད་ཙ་ན། དེ་ལྟ་བུའི་མིའི་རིགས་ཀྱི་འཕྲོད་བསྟེན་བདེ་ཐང་ལ་ཕན་བདེ་བླ་མེད་བསྐྲུན་ཡོད་པའི་རླབས་ཆེན་གྱི་རིག་པ་དག་ལ་བཟང་ངན་དང་བདེན་རྫུན་འབྱེད་པའི་སྙིང་ཁམས་སམ་ བླུན་པོའི་ངང་ཚུལ་ནི་ཅིས་ཀྱང་རྩོམ་པར་མ་བསམས་སོ། །

ལར་གོ་ལ་རྒྱལ་པོའི་ཁྱོན་ལ་སློལ་རྒྱུན་གྱི་གསོ་དཔྱད་ལག་ལེན་མང་དག་ཅིག་གནས་ཡོད་པ་ལ། དེ་རྣམས་བར་ལ་ཁྱད་པར་གཙོ་བོ་གང་ཞིག་བརྟག་པ་དང་། དེ་བས་ཀྱང་རང་རེའི་བོད་ཀྱི་གསོ་རིག་འདི་ལུགས་སྲོལ་གྲགས་ཅན་དེ་རྣམས་དང་བསྡུར་བས་ཐུན་མིན་གྱི་དགེ་མཚན་དང་དམིགས་བསལ་ཁྱད་ཆོས་གང་ཡོད་པ། ཁྱད་པར་དུ་གཞི་རྟགས་གསོ་གསུམ་གྱི་ཐད་དུ་གཞུང་ལུགས་འགྲེལ་བཤད་དང་ལག་ལེན་འགངས་ཆེན་ཅི་ཞིག་མཆི་བའི་ཕྱོགས་འབུར་དུ་བཏོད་དེ་གསོ་བ་རིག་པ་གོང་ནས་གོང་དུ་སྤེལ་བའི་དམིགས་པའི་སྟེང་ནས། རང་གཞན་གཉི་གའི་གཞུང་ལག་ལེན་གྱི་ཁྱད་པར་ཅི་ནུས་ཀྱིས་གསལ་འདོན་བྱས་ཡོད་ཅིང་། དེ་ཡང་གང་ནུས་ཚོད་ཀྱིས་ཕྱོགས་སུ་མ་ལྷུང་བར་ལོ་རྒྱུས་དངོས་གཙོ་སྨྲ་བའི་ལྟ་བ་སྤྱད་ལ། དངོས་ཡོད་གནས་ཚུལ་ལམ་སྒྲི་བའི་སྣང་ཚུལ་གཞིར་བཞག་པ་དང་། བསྡུར་བའི་གནས་སྐབས་ནའང་བསྡུར་བྱ་གཉིས་ཀའི་ཁྲིམ་ར་ལས་སྒོར་བུད་ནས་ཕྱིར་གཟུ་བོའི་བློ་མིག་གིས་ལྟ་ཅི་ཐུབ་བྱས་ཏེ། ནང་དོན་གཤིབ་བསྡུར་(内容比较)དང་ཡུལ་དུས་གཤིབ་བསྡུར།(时空比较) གྲངས་ཚད་གཤིབ་བསྡུར།(数理比较) འདྲ་མིན་གཤིབ་བསྡུར་(异同比较)ལ་སོགས་པའི་ཐབས་ཚུལ་དུ་མའི་སྒོ་ནས་སྤྱོས་ཡོད།

རྩོམ་པ་འདི་ལ་འཇུག་པའི་མགོ་མཇུག་ཀུན་ཏུ་གཞན་ལུགས་ཀྱི་རྣམ་གཞག་མང་པོ་ཞིག་ལ་གང་ནུས་སྦྱོར་འབྲེལ་ཡོད་ཁུངས་ཐུབ་ཀྱི་ཡིག་ཆ་བསྒྲུགས་ཤིང་རྒྱུས་ཡོད་ལ་འདྲི་བ་སོགས་ཀོ་

བ་ཡང་དག་པར་ཤེན་ཐབས་ལ་འབད་ནའང་། དེ་རྣམས་གཞུང་དོན་རྒྱ་ཆེ་ཞིང་གཏིང་རིང་ལ། གླེགས་བམ་མང་པོ་བྲག་རི་བཞིན་བརྩེགས་ཡོད་པས་ཐམས་ཅད་བློ་ཡིས་འཆུན་པར་བྱ་བ་ནི་ཅིས་ཀྱང་མི་སྲིད་པ་ཙམ་དུ་འདུག་ཅིང་། གཞན་ཡང་ད་ལྟའི་བར་བོད་ཀྱི་གསོ་རིག་གི་ལས་ཀ་ཕོ་ན་གཙོ་ཆེར་གཉེར་མོད་ཀྱི་ད་དུང་འདིའི་ཁྱད་ཆོས་གཙོ་བོ་རྣམས་རྩལ་དུ་འདོན་མ་ཐུབ་པའི་ཆ་ཡང་ཡོད་སྲིད་ལ། མདོར་ན། མ་གོ་བ་དང་མ་ཤེས་པ། གོ་བ་ལོག་པར་སླངས་པ་ལ་སོགས་ཉེས་སྐྱོན་ཅི་རིགས་ཤིག་ལྡན་ངེས་པས། དེ་ལྟ་བུའི་ཆད་ལྷག་ལོག་པའི་སྐྱོན་ཀུན་རྒྱ་ཆེའི་ཀློག་པ་པོ་རྣམས་ཀྱི་མདུན་སར་མཐོལ་ལོ་བཤགས་སུ་གསོལ་བ་དང་། སླད་མར་ལེགས་བཅོས་བྱ་བའི་ཐད་དུ་དགོངས་འཆར་ལྷུག་པར་སྩོལ་རོགས་ཞེས་བོད་ཀྱི་གསོ་རིག་འབྱམ་རམས་པའི་མཚན་གནས་ཀྱི་མིང་འཛིན་རིན་ཆེན་རྡོ་རྗེར་འབོད་པས་མཇུག་བྱང་འདི་བཞིན་སྤྲུར་བ་དགེ་ལེགས་འཕེལ།

དཔྱད་གཞིའི་ཡིག་ཆ།

བོད་ཡིག་གི་སྐོར།

[1] སློབ་དཔོན་དཔའ་བོ་དང་ཁ་ཆེ་ཟླ་བ་མངོན་དགའ། མགོན་པོ་སྐྱབས་སོགས། གསོ་བ་རིག་པའི་རྩ་འགྲེལ་བདམས་བསྒྲིགས། [M] པེ་ཅིན། མི་རིགས་དཔེ་སྐྲུན་ཁང་། དེབ་དང་པོ། 1989. དེབ་གཉིས་པ། 1992. དེབ་གསུམ་པ། 1992. དེབ་བཞི་པ། 1996.

[2] སློབ་དཔོན་དཔའ་བོས་མཛད། ལོ་ཆེན་རིན་ཆེན་བཟང་པོས་བསྒྱུར། ཡན་ལག་བརྒྱད་པའི་སྙིང་པོ་བསྡུས་པ། [M] པེ་ཅིན། མི་རིགས་དཔེ་སྐྲུན་ཁང་། 2006.

[3] སློབ་དཔོན་དཔའ་བོས་མཛད། སྙེ་ཐང་ལོ་ཙྪ་བ་དཔྱིག་གི་རིན་ཆེན་སོགས་ཀྱིས་བསྒྱུར། ཡན་ལག་བརྒྱད་པའི་སྙིང་བསྡུས་ཀྱི་རང་འགྲེལ། [M] པེ་ཅིན། མི་རིགས་དཔེ་སྐྲུན་ཁང་། 2006.

[4] ཁ་ཆེ་ཟླ་བ་མངོན་དགས་མཛད། ལོ་ཆེན་རིན་ཆེན་བཟང་པོས་བསྒྱུར། ཡན་ལག་བརྒྱད་པའི་སྙིང་པོ་བསྡུས་པའི་འགྲེལ་པ་ཚིག་དོན་ཟླ་ཟེར། [M] པེ་ཅིན། མི་རིགས་དཔེ་སྐྲུན་ཁང་། 2006.

[5] གཡུ་ཐོག་ཡོན་ཏན་མགོན་པོ། དཔལ་ལྡན་རྒྱུད་བཞི། [M] ལྷ་ས། བོད་ལྗོངས་མི་དམངས་དཔེ་སྐྲུན་ཁང་། 1982.

[6] ཟུར་མཁར་བློ་གྲོས་རྒྱལ་པོ། ཤེལ་བྲ་སྦྱིའི་ཁོག་འབུགས། [M] ཁྲིན་ཏུའུ། སི་ཁྲོན་མི་རིགས་དཔེ་སྐྲུན་ཁང་། 2001.

[7] སྡེ་སྲིད་སངས་རྒྱས་རྒྱ་མཚོ། སྡེ་སྲིད་གསོ་རིག་ཁོག་འབུགས། [M] ལན་གྲུ། ཀན་སུའུ་མི་རིགས་དཔེ་སྐྲུན་ཁང་། 1982.

[8] གཡུ་ཐོག་ཡོན་ཏན་མགོན་པོ། གཡུ་ཐོག་ཆ་ལག་བཅོ་བརྒྱད། སྨད་ཆ། [M] ལན་གྲུ། ཀན་སུའུ་མི་རིགས་དཔེ་སྐྲུན་ཁང་། 1999.

[9] སློབ་དཔོན་པདྨ་འབྱུང་གནས། སློབ་དཔོན་པད་འབྱུང་གི་སྨན་ཡིག་གཅེས་བཏུས། [M] པེ་ཅིན། མི་རིགས་དཔེ་སྐྲུན་ཁང་། 2006.

[10] གོང་སྨན་དཀོན་མཆོག་བདེ་ལེགས། མན་ངག་པོ་ཏི་དམར་པོ། [M]པེ་ཅིན། མི་རིགས་དཔེ་སྐྲུན་ཁང་། 2010.

[11] གོང་སྨན་དཀོན་མཆོག་བདེ་ལེགས། དགོས་པ་ཀུན་འབྱུང་། [M] པེ་ཅིན། མི་རིགས་དཔེ་སྐྲུན་ཁང་། 2005.

[12] དེའུ་དམར་བསྟན་འཛིན་ཕུན་ཚོགས། ཤེལ་གོང་ཤེལ་ཕྲེང་། [M]པེ་ཅིན། མི་རིགས་དཔེ་སྐྲུན་ཁང་། 2005.

[13] དེའུ་དམར་བསྟན་འཛིན་ཕུན་ཚོགས། གསོ་རིག་གཅེས་བཏུས་རིན་ཆེན་ཕྲེང་བ་བཞུགས་སོ། ། [M] ཟི་ལིང་། མཚོ་སྔོན་མི་རིགས་དཔེ་སྐྲུན་ཁང་། 1994.

[14] ཁམས་གཙང་འབྲུག་རྒྱལ། གསོ་རིག་མན་ངག་སྦྱོང་བྱང་ཕྱོགས་བསྒྲིགས་ཕན་བདེ་ནོར་བུའི་སྙེ་མ། [M] ཟི་ལིང་། མཚོ་སྔོན་མི་རིགས་དཔེ་སྐྲུན་ཁང་། 2006.

[15] སུམ་པ་ཡེ་ཤེས་དཔལ་འབྱོར། སུམ་པའི་སྨན་ཡིག་ཕྱོགས་བསྒྲིགས། [M] པེ་ཅིན། མི་རིགས་དཔེ་སྐྲུན་ཁང་། 2007.

[16] དགེ་འདུན་ཆོས་འཕེལ། དགེ་འདུན་ཆོས་འཕེལ་གྱི་གསུང་རྩོམ། [M] ལྷ་ས། བོད་ལྗོངས་བོད་ཡིག་དཔེ་རྙིང་དཔེ་སྐྲུན་ཁང་། དེབ་དང་པོ། གཉིས་པ། གསུམ་པ། 1990.

[17] དྲང་སྲོང་ཆེན་པོ་མི་བཞིན་འཇུག་གིས་མཛད། བློ་བཟང་བསྟན་འཛིན་དང་བློ་བཟང་ནོར་བུ་ཤཱསྟྲི་གཉིས་ཀྱིས་བསྒྱུར། ཙ་ར་ཀའི་བསྡུ་བ།(བོད་དང་པོ) [M] རྒྱ་གར་གྱི་ཡྷ་ཆ་དབུས་བོད་ཀྱི་ཆེས་མཐོའི་གཙུག་ལག་སློབ་སྒྱུར་ཁང་གིས་པར་དུ་བསྐྲུན། ཧྲི་ཡི། 2002.

[18] རྡོ་རྗེ་དགྲ་འདུལ་དང་བློ་བཟང་ནོར་བུ་ཤཱསྟྲི་གཉིས་ཀྱིས་མཛད། ཞིགས་སྒྱུར་དང་བོད་སྐད་ཤན་སྦྱར་ཐ་སྙད་ཕྱོགས་བསྡེབས། ཡན་ལག་བརྒྱད་པའི་སྙིང་པོ་བསྡུས་པའི་འགྲེལ་པ་ཚིག་ཁུང་དོན་གསལ(བོད་དང་པོ)ཀྱི་ཁ་སྐོང་། [M] རྒྱ་གར་གྱི་ཡྷ་ཆ་དབུས་བོད་ཀྱི་ཆེས་མཐོའི་གཙུག་ལག་སློབ་སྒྱུར་ཁང་གིས་པར་དུ་བསྐྲུན། ཧྲི་ཡི། 2006.

[19] ཀྲང་ཀྲུང་ཅིན་གྱིས་མཛད། རྡོ་རྗེ་རྒྱལ་དང་བརྒྱད་ཙ་དོན་གྲུབ་ཀྱིས་བསྒྱུར། ཀྲང་བའི་ནད་ཀྱི་རྣམ་བཤད། [M] པེ་ཅིན། མི་རིགས་དཔེ་སྐྲུན་ཁང་། 1996.

[20] བྱམས་པ་འཕྲིན་ལས། གངས་ལྗོངས་གསོ་རིག་བསྟན་པའི་ཉིན་བྱེད་རིམ་བྱོན་གྱི་རྣམ་ཐར་ཕྱོགས་བསྒྲིགས། [M] པེ་ཅིན། མི་རིགས་དཔེ་སྐྲུན་ཁང་། 1990.

[21] བྱམས་པ་འཕྲིན་ལས། བྱམས་པ་འཕྲིན་ལས་ཀྱི་གསུང་རྩོམ་ཕྱོགས་བསྒྲིགས། [M] པེ་ཅིན། ཀྲུང་གོའི་བོད་ཀྱི་ཤེས་རིག་དཔེ་སྐྲུན་ཁང་། 1996.

[22] བསམ་གཏན། བོད་ཀྱི་གསོ་བ་རིག་པའི་བྱུང་བ་བརྗོད་པ། [M] པེ་ཅིན། ཀྲུང་གོའི་བོད་ཀྱི་ཤེས་རིག་དཔེ་སྐྲུན་ཁང་། 2002.

[23] ཀོ་འཇོ་དབང་འདུས། གཡུ་ཐོག་དགོངས་རྒྱན། [M] པེ་ཅིན། མི་རིགས་དཔེ་སྐྲུན་ཁང་། 1983.

[24] དཀོན་མཆོག་རིན་ཆེན། བོད་ཀྱི་གསོ་རིག་ཆོས་འབྱུང་བཻཌཱུརྱའི་འཕྲེང་བ། [M] ལན་གྲུ། ཀན་སུའུ་མི་རིགས་དཔེ་སྐྲུན་ཁང་། 1992

[25] དུང་དཀར་བློ་བཟང་འཕྲིན་ལས། གྲུབ་མཐའི་སྐོར་གྱི་རྣམ་བཤད། [M] པེ་ཅིན། མི་རིགས་དཔེ་སྐྲུན་ཁང་། 2004.

[26] དོར་ཞི་གདོང་དྲུག་སྙེམས་བློ། སངས་རྒྱས་ཆོས་ལུགས་ཀྱི་ལྷ་སྤྱོད་སྐོར་གོ་བདེར་བཤད་པ། [M] ལན་གྲུ། ཀན་སུའུ་མི་རིགས་དཔེ་སྐྲུན་ཁང་། 2003.

[27] ལུའོ་ཕིང་ཧྲིན་གྱིས་གཙོ་སྒྲིག་བྱས། ཏུན་ཧོང་ནས་ཐོན་པའི་བོད་ཀྱི་གསོ་རིག་ཡིག་ཆ་གཅེས་བསྡུས། མི་རིགས་དཔེ་སྐྲུན་ཁང་། 2002.9

[28] འོ་ཚོགས་ཆེན། མཚོ་སྔོན་བོད་ལུགས་གསོ་རིག་སློབ་ཆེན་གྱི་དཔྱད་རྩོམ་ཕྱོགས་བསྒྲིགས། དེབ་དང་པོ། [C] ཟི་ལིང་། མཚོ་སྔོན་མི་རིགས་དཔེ་སྐྲུན་ཁང་། 1998.

[29] དཀའ་བ་པ་སངས། རྩོམ་རིག་གཞིབ་བསྡུར་རིག་ལམ། [M] པེ་ཅིན། མི་རིགས་དཔེ་སྐྲུན་ཁང་། 2000.

[30] བྲ་མདོ་ཀླུ་བྱམས་རྒྱལ། བོད་ལུགས་གསོ་རིག་གི་སེམས་ཁམས་རིག་པ། [M] པེ་ཅིན། མི་རིགས་དཔེ་སྐྲུན་ཁང་། 2004.

[31] འཁོར་བུ་ཚེ་རིང་རྡོ་རྗེ། བསྐལ་པའི་གཏམ་གླིང་དམར་ལྗང་མ། [M] པེ་ཅིན། མི་རིགས་དཔེ་སྐྲུན་ཁང་། 2002.

རྒྱ་ཡིག་གི་སྐོར།

[32] (意)卡斯蒂格略尼.世界医学史[M].北京医科大学医史教研室主译.第一卷.北京：商务印书馆,1986.

[33] (意)卡斯蒂格略尼.医学史[M].上、下册.程之范主译.桂林：广西师范大学出版社,2003.

[34] 2000年国际藏医药学术会议组委会.2000年国际藏医药学术会议论文集[C].拉萨：内部资料,2000.

[35] 李申.中国古代哲学和自然科学[M].北京：中国社会科学出版社,1989.

[36] (德)伯恩特•卡尔格•德克尔.医药文化史[M].姚燕、周惠译.北京：生活•读者•新知三联书店,2004.

[37] 林成滔.科学的故事[M].北京：中国档案出版社,2001.

[38] 吴国盛.科学的历程[M].北京：北京大学出版社,2002.

[39] 李世安.世界文明史[M].北京：中国发展出版社,2000.

[40] 严健民.中国医学起源新论[M].北京：北京科学技术出版社,1999.

[41] 奇玲、罗达尚.中国少数民族传统医药大系[M]. 赤峰：内蒙古科学技术出版社,2000.

[42] 麻仲学.国际民族医药[M].北京：世界科学出版社,1997.

[43] 陈士奎、蔡景峰.中国传统医药概览[M].北京：中国中医药出版社,1997.

[44] (美)杜菲著.从体液论到医学科学[M].张大庆等译.青岛：青岛出版社,2000.

[45] (英)罗宾•柯林伍德著.自然的观念[M].吴国胜、柯映红译.北京：华夏出版社,1999.

[46] (德)弗里德里希•奥斯特瓦尔德.自然哲学概论[M].李醒民译.北京：华夏出版社,2000.

[47] (英)罗伯特.玛格塔.医学的历史[M].李城译.希望出版社,2003.

[48] 卡斯蒂廖尼.医学史[M].称之范主译.桂林：广西师范大学出版社,2003.

[49] 洛伊斯.N.玛格纳.生命科学史[M].刘学礼主译.上海：上海人民出版社,2009

[50] 蔡景峰、洪武娌.《四部医典》考源[M].郑州：大象出版社,1999.

[51] 杜永彬.二十世纪西藏奇僧——人文主义先驱更敦群培大师评传[M].北京：中国藏学出版社,2000.

[52] 蔡景峰.中国藏医学[M].北京：科学出版社,1995.

[53] 甄艳.古代藏医脉学发展史研究[D].北京：内部资料,2004.

[54] 薛公绰.世界医学史概要[M].北京：学苑出版社,1995.

[55] (英)彼得•詹姆斯尼克•索普.世界古代发明[M].颜可维译.北京：世界知识出版社,1999.

[56] 程之范.印度古代医学简介[J].中华医史杂志,1956,1

[57] 廖育群.印度医学经典《嗜罗迦集》中的治疗方法[J].中华医史杂志,1997,2

[58] 张敏.《妙闻集》记载的古印度外科学[J].中华医史杂志,1988,1

[59] 许光.印度古代药学略述[J].中华医史杂志,1988,1

[60] 陈明.印度古代医典中的耆婆方[J].中华医史杂志,2001,4

[61] 吕维柏.中外医学发展史比较[J].中华医史杂志,2000,1

[62] 张忠诚、陈汉平.印度的传统医药概况[J].国外医药、植物药分册,1995,1

[63] 张忠诚.印度阿育吠驼医学研究现状[J].国外医药.植物药分册,2000,1

[64] 张芝联、刘学荣.世界历史地图集[M].北京：中国地图出版社,2002.

[65] 张云.上古西藏与波斯文明[M].北京：中国藏学出版社，2005.

[66] 宗喀·漾正冈布.公元十世纪以前的吐蕃(西藏)医学史研究[D].北京：内部资料,1995.

[67] 希波克拉底.希波克拉底文集[M].赵洪钧、武鹏译.北京：中国中医药出版社,2007.

[68] 阿维森纳.阿维森纳医典[M].(英)格儒勒医学博士原译.朱明主译.北京：人民卫生出版社,2010.

[69] 刘力红.思考中医[M].第三版.桂林：广西师范大学出版社,2006.

[70] 张仲景.金匮要略[M].刘蔼韵译注.上海:上海古籍出版社,2010.

[71] 李德新.中医基础理论讲稿[M].北京：人民卫生出版社,2008.1

[72] 马继兴.敦煌古医籍考释[M].南昌：江西科学技术出版社,1988.

[73] 马继兴.中医文献学[M].上海：上海科学技术出版社,1990.

[74] 史兰华.中国传统医学史[M].北京：科学出版社,1992.

[75] 李经纬、张志斌 主编，中医学思想史[M].湖南教育出版社,2006.4

[76] 宋岘.古代波斯医学与中国[M].北京：经济日报出版社,2001.

[77] 尕藏陈来.《月王药诊》与《黄帝内经太素》[J].中华医史杂志,1992,22(2):115-118.

[78] 宗喀·漾正冈布.公元前6世纪至公元10世纪的西藏医药学纪年[J].中国藏学,1997,4:96-111.

[79] 克里斯托夫·贝克威斯.公元7、8世纪希腊医学传入吐蕃考[J].端智译注.西北民族大学学报(哲学社会科学版)，2011,3:62-78.

[80] 玛莉安娜·温德.《藏医学与古代及中世纪西方医学的比较》[J].刘铁程译.西北民族大学学报(哲学社会科学版),2011,3:79-88.

[81] 洪武娌.敦煌本《藏医灸法残卷》与《四部医典》灸法比较研究[C].载罗秉芬 主编.《敦煌本吐蕃医学文献精要》.北京：民族出版社,2002.

[82] 李勤璞.《耆婆五藏论》妊娠学说的源流[J].中华医史杂志,1997,27(3):170-175.

དབྱིན་ཡིག་གི་སྐོར།

[83] The Caraka Saṃhitā(Second Revised Edition), Vol. I- IV, Translated by A. Chandra Kaviratna and P. Sharma, Sri Satguru Publications A Division of Indian Books Centre, Delhi-India.

[84] The Sushruta Saṃhitā, Edited and published by Kaviraj Kunja Lal Bhishagratna, translation of different readings, notes, comparative views, index, glossary & plates. (In three volumes.) Calcutta: No. Io, Kashi ghose's lane. Sutrasthanam. 1907.

[85] Galen on the Natural Faculties With an English Translation By Arthur John Brock, M.D. Edinburgh London:William Heinemann New York:G.P.Putnam's Sons, 1916.

[86] Celsus De Medicina, With an English Translation By W. G. Spencer MS.LOND., F.R.C.S. ENG. Vol.I-II, Cambridge, Massachusetts Harvard University Press, London, William Heinemann LTD.

[87] The Seven Books of Paulus Ægineta. Thanslated From The Greek. By Francis Adams. In Three Volumes. Vol. I- III. London.1981.

[88] Iintegration of Thai Traditional Medicine into The National Health Care System.Published by National Institute of Thai Traditonal Medicine.

[89] Myanmar Traditional Medicine Orgnized By Manual Health Basic Training Course.

[90] The 2nd International Seminar on Regional Cooperation of Traditional and Alternative Medicine Development in The Mekong-Asean-Indian Ocean (mai) Region Organized By The National Institute of Thai Traditional Medicine.

[91] A History of Medicine In Pictures, By Parke, Davis and Company.The Ayurveda Encyclopedia Natural Secrets To Healing Prevention and Longevity,By Swami Sada Shiva Tirtha.

[92] Satisfaction Towards Utilizing Thai Traditional Medicine Among Patients At The Clinic of Ayurvedic School In Bangkok, Thailand, By Kunchok Gyaltsen Copyfight of Mahidol University.

[93] Oriental medicine, By Jan Van Alphen and Anthony Aris.

མིང་ཚིག་འཚོལ་བདེའི་བྱ་ར།

མི་སྣའི་སྐོར།

ཀུ་ཧོང་། 葛洪

ཀཽ་ཝུའུ། 高武

ཀཽ་ཡང་ཧྲིན། 高阳生

ཀའོ་ཧྲུག་ཅུན། 郭守敬

ཀླུ་དགའི་བདག་པོ་སྐྱུར་བ། 达克沙 Daksha

因陀罗 Indra

毖哩拘 Bhrigu

德罕温塔里 Dhanvantari

ཀྲང་ཀྲུང་ཅིན། 张仲景

ཀྲང་ཅུའུ་ཀྲུན། 张居正

ཀྲང་ཡུས་ཞིས། 掌禹锡

ཀྲང་ལུས་ཞང་། 张履祥

ཀྲང་སུན་བུའུ་ཅིས། 长孙无忌

ཀྲ་ཙོང་། 哲宗

ཀྲུག་ཏོན་ཡུས། 周敦颐

ཀྲུག་ཐེན་ཙི། 周天子

ཀྲུག་ཝུའོ་ཝང་། 周武王

ཀྲུའུ་ཏིས། 朱棣

ཀྲུའུ་ཇིན་ཧུན། 朱震亨

ཀྲུའུ་ཞིས། 朱熹

ཀྲུའུ་ཡུན་ཝུན། 朱允炆

ཀྲུའུ་ཡོན་ཀྲང་། 朱元璋

ཀྲོ་ཀྭང་ཡིས། 赵光义

ཀྲོ་ཁྭང་ཡིན། 赵匡胤

ཁ་ཐོ། M. P. Cato

ཁུར་ཧ། Qurrah

ཁོ་ལ་སི། Nicholas

ཁོ་ལེས། Colle

ཁོ་ལོམ་བྷུ་སི། Realdus Colombus

ཁོ་སི་མ་སི། Cosma

ཁྲ་ལེ་སིའི་ཨེ་ལེག་ཟན་དར། Alexander of Tralles

ཁྲི་རོན། Chiron

ཁྲིན་ཡན། 陈言

ཁྲིན་ཡུས། 程颐

ཁྲིན་ཞིག་ཡོན། 陈修园

ཁྲིན་ཧོ། 程颢

ཁྲུན་ཧྲི་ཀུང་། 陈实功

ཁྲུན་ཆོ་ཡིས། 陈桥驿

ཁྲོན་ཡུ་ཡས། 淳于意

ཁྲོ་ཡོན་ཧྥང་། 巢元方

གོ་པོ་ཧུན། 高保衡

གོ་ཡིས། 郭玉

གོང་མ་ཡུང་ལོ། 永乐皇帝

མགོན་པོ་ཀླུ་སྒྲུབ། Nagarjune

རྒྱལ་པོ་ཀ་ནི་ཤ་ཀ Kanishka

རྒྱལ་པོ་ཁེ་སར་སི། Caesars

ཀླ་ལེན།	Claudius Galen
ཀྱོ་ཕན་ནི།	Giovanni di Spira
ཀྱོར་ཛེ་སི།	S.Gorgias
ཅེ་ཅིན།	解缙
ཅྭ་ཏན།	贾耽
ཅྭ་སི་ཞེ།	贾思勰
ཆི།	启
ཆི་ཏུག	齐德
ཆི་པོ།	歧伯
ཆོས་ཡོན།	屈原
མེ་བཞིན་འཇུག	如火氏 Agnivesa
ཇུ་ནོ།	Juno
ཇུ་ལེན།	Julian
ཇུ་པི་ཐེར།	Jupiter
ཇུ་སི་ཐི་ནིན།	Justinian
ཇུར་ཏེན།	Jourdain
ཇེན་ནེར།	Edward Jenner
ཇོན་ཐེར།	R. T. Gunther
ཉི་ཁོ་ལུ་སི།	Nikolaus
ཏུའུ་པིན།	杜本
ཏུའུ་ཧྥུའུ།	杜甫
ཁེར་བེ་རུ།	Cerberus
ཐ་ལེ་སུ།	Thales
ཐང་ཧྲིན་ཝེ།	唐慎微
ཐུན་ཡོན།	邓玉函 Johann Terrentius
ཐེ་ལེ་སི་ཕོ་རུ་སི།	Telesphorus
ཐོ་ལེ་མི།	Ptolemy
ཐོ་ཧོང་ཅིན།	陶弘景
ཐོ་ཕྲུ་ར་སི་ཐུ་སི།	Theophrastus

ཏོ་ཀོང་།	道光
དྲང་སྲོང་ཆེན་པོ་རྒྱུན་ཤེས་བུ།	敢食 Atreya
དྲང་སྲོང་ཏ་ཌ་ལྦས།	Drdha-bala
དྲང་སྲོང་ཆེན་པོ་མེ་བཞིན་	
དྲང་སྲོང་ཙ་ར་ཀ དྲང་སྲོང་ཙ་ར་ཀ་དཔལ་ལྡན་	
ཕྲེང་བ།	奢罗迦 Caraka
དྲང་སྲོང་ལེགས་ཐོས། སུ་སྲུ་ཏ།	妙闻 Susruta
ཏ་མ།	D．M
ཏྲ་མིན།	Damian
ཏྲ་པིན་ཁི།	Leonardo da Vinci
ཏྲར་པིན།	Charles Robert Darwin
ཏྲ་ཁོ།	Draco
ཏྲེལ་ལུན་གྷོ།	A. del Lungo
ཏྲོ་ཁྲུ་ལེ་སི།	Diocles
ཏྲེ་མོ་ཁྲུ་རི་ཐུ་སི།	Democritus
ནེ་ཕུ་ཐོན།	Neptune
ནི་ཧུ་ཧན།	Hunain ibn Ishâq
པན་ཀུའུ།	班固
པིས་ཧྲིན།	毕升
པུའུ་ལའོ་ཧྲི།	Cmar Bloch
པེ་ཅིས་ཡིས།	白居易
པེན་ཆེ།	扁鹊
པེ་ཞུག	裴秀
པོ་ཞོན།	鲍玄
ཕའེ་ཀུན།	培根
ཕ་ན་སེ།	Panacea
ཕ་ལ་སི་ཨ་ཐེན།	Pallas Athene
ཕང་ཨན་ཧྲི།	庞安时
ཕན།	Pan

ཧར་ཀེ་ཉི་ཏྲི་སུ།	Heraclitus
ཕུ་ལ་ཊོས།	Plato
ཕུ་ར་ཁྲུ་སི་གྷོ་ར་སི།	Praxagoras
ཕུ་རི་ཞེ་ནུ་སི།	T. Priscianus
ཕུ་རོ་སེར་ཕིན།	Proserpine
སྤུལ།	Paul
ཕེ་རི་ཁྲུ་ལི་སུ།	Pericles
ཕོ་ལི་བྷུ་སི།	Polybus
བེ་ས་ལུ་སི།	Vesalius
ཝན་ཆོན།	万全
ཝུའུ་ཅན།	吴简
བའོ་མན།	Max Wellmann
ཧྨང་རྫིའི་སྒྲོ་གྲོས།	Mohammed
བྷ་ཁུ་ཐིས་ཁྲུའུ།	Bakhtîschû
བྷ་ཁྲུ་སུ།	Bacchus
བྷེལ། 汤若望	Johann Adam Schall won Bell
བྷོ་ནར་ཌོ།	Diomedes Bonard
མ་ཅོན།	马钧
ཕུ་ར་ཁྲུ་སི་ཐེ་ལ།	Praxitela
མ་ཐི་འོ་ལི།	Mattioli
མ་ས་བ་ཡ	Mâsawayh
མུར་ལེ་བ།	Murle
མེ་ནོན།	Menon
མེ་ཝུན་ཏིན།	梅文鼎
མེ་སུ།	Mesue
མེར་ཁྲུ་རི།	Mercury
མོའི་ཀོ་སི།	Moghuls
མོའུ་ཞིས་ཡོང་།	缪希雍
མཻ་མོན་ཏྲི་སི།	Maimonides
ཙུག་ཡན།	邹衍
ཆིན་ཁྲིན་ཙུའུ།	秦承祖
ཆིན་ཡེ་རིན།	秦越人
ཆོས་ཅ་ཡན།	崔嘉彦
ཚཽ་ཕེས།	曹丕
ཚཽ་ཚཽ།	曹操
ཚཽ་ཧྭན།	曹奂
འཚོ་བྱེད་གཞོན་ནུ།	嗜婆 Jivaka
ཝ་ལ།	Valla
ཝ་རོ།	Marcus Terentius Varro
ཝང་ཀྲུན།	王祯
ཝང་ཁུན་ཐང་།	王肯堂
ཝང་ཁྲུང་།	王充
ཝང་ཆིན་རིན།	王清任
ཝང་ཐོ།	王焘
ཝང་པིན།	王冰
ཝང་མང་།	王莽
ཝང་ཞོ་ཐོང་།	王孝通
ཝང་ལོན།	王纶
ཝང་ཧྲུའུ་ཧེ།	王叔和
ཝལ་གྷི་རི་སི།	Valgrisi
ཝི་ཁྲུ་ཝུ་སི།	Vitruvius
ཝུའུ་ཀྲི་ཝང་།	武之望
ཝུའུ་ཆིས་ཅོན།	吴其浚
ཝུའུ་ཁྲུན།	吴澄
ཝུའུ་ཡིག་ཞིན།	吴有性
ཝུའུ་སན་གེས།	吴三桂
ཞང་ཡུས།	项羽
ཞུས་ད་ཁྲུན།	徐大椿

ཞི་ཀོང་ཆེས།	徐光启
ཞེས་ཧོང་ཙུའུ།	徐弘祖
ཟི་མ་ཆན།	司马迁
ཟི་མ་ཀྲོ།	司马昭
ཟི་མ་ཡན།	司马炎
ཟི་མ་རེས།	司马睿
ཟུན་ཆོན།	孙权
ཨུ་རི་ཕི་དྷེ་སུ།	Euripides
ཡང་ཅན།	杨坚
ཡང་ཅིས་ཀྲུའུ།	杨继洲
ཡང་ཅེ།	杨介
ཡང་ཧྲང་ཧྲན།	杨上善
ཡན་ཏི།	炎帝
ཡིན་ཀྲུན།	嬴政
ཡུ་ས་ཡེ་སྦི་འ།	Ibn abî Usaibia
ཡུས།	禹
ཡེ་ཀོས།	叶桂
ར་ཛུ་སི།	Rhzes
རི་མ་ཐོ།	利玛窦 Matteo Ricci
ཏུ་ལེ་ལོ་ཕུ་སིའི།	Pelops
རོ་དྷེ་གོ།	罗雅谷 Diego Rho
ལང་ཧྭར་དི།	龙华民 Niccolo Longobardi
ལས་དབང་ལྷ་མོ་གསུམ་མ།	Fates
ལི་ཁྲི།	E. Littré
ལི་ཅིས་སྦུ།	李吉甫
ལིན་ཡུས།	林亿
ལིས་ཀོ།	李杲
ལིས་ཅིས།	李勣
ལིས་དོ་ཡོན།	郦道元
ལིས་པེ།	李白
ལིས་ཙི་ཁྲུན།	李自成
ལིས་ཞོན།	李珣
ལིས་ཡོན།	李渊
ལིས་ཧྲི་ཀྲུན།	李时珍
ལིས་ཧྲི་མིན།	李世民
ལུ་ཁེར་ཐུ་སི།	Lucretius C.
ལྱུག་པེས།	刘备
ལྱུག་ཡོ།	刘耀
ལྱུའོ་པང་།	刘邦
ལྱུའོ་ཞུག	刘秀
ལྱུས་ཚེ།	吕才
ལྷུག་སོང་།	刘宋
ལྱུའོ་ཐན་སུའོ།	刘完素
ལྱུའུ་ལྷུན་ཐེ།	刘文泰
ལེ་ཀོང་།	雷公
ལོའུ་ལྷུན་ཧྲུའུ།	刘温舒
ལེ་འོ་ནི་དྷེ་སི།	Leonides
ལོའུ་ཀྲོ	刘焯
ལོའུ་ཁེ།	刘开
ལོའུ་ཙོང་ཡོན།	柳宗元
ལོའུ་ཡེ་ཞིས།	刘禹锡
ཤེ་ནོང་། ཞིང་བདག ཞིང་ལྷ།	神农
སློབ་དཔོན་དཔའ་བོ།	婆拜他氏、婆拜他 Vagbhatha
ས་བྷེན་པ།	Sabaean
ས་ཐེ་རུ་སི།	Satyrus
སི་ནན།	Sinan
སི་ཁྲ་ཐོ་ནི་ཁུ་སི།	Stratonicus
སུའུ་ཅིན།	苏敬

སུང་ཐེ་ཙུའུ། 宋太祖
སུང་ཡུན་ཞིན། 宋应星
ཐུ་སི་ཊི་ཌི། Thucydides
སེ་ས་ལུ་སི། Thessalus
སེའུ་ཡང་གོང་མ། 隋炀帝
སེར་ཝེ་ཐུ་སི། Servetus
ཐེ་མི་སོན། Themison
སོ་ར་ནུ་སི། Soranus
སོ་ཕོ་ཁུ་ལེ་སུ། Sophocles
བསོད་ནམས། 苏诺
སོན་སི་མྱའོ། 孙思邈
ཧ་རན། Harrân
ཧ་རུན་ཨལ་ར་ཞིད། Harûn-al-Raschîd
ཧུ་ནེན། Hunain
ཧུ་ཞེ་ལེ། T. H. Huxley
ཧེ་ཁེ་ཐེ། Hecate
ཧེ་ཇི་ཡེ། Hygiea
ཧེ་ཕོ་ཁེ་རད་ཚེ། Hippocrates
ཧེ་ར་ཁུ་ལི་ཐུ། Heraclitus
ཧེ་ར་ཁུ་ལེ་ཌེ་སི། Heracleides
ཧེ་རོ་ཌོ་ཐུ་སུ། Herodotus
ཧེ་ལོ་ཕི་ལུ་སི། Helophilus
ཧོང་ཏི། 黄帝
ཧོང་ཞུག་ཆོན། 洪秀全
ཧོང་ཧྥུ་ཀོས། 黄父鬼
ཧན་ཝུའུ་ཏི། 汉武帝
ཧན་ཞན་ཏི། 汉献帝
ཧམ་ད་ནི། Rashid al-Din al-Hamdâni
ཧྭ་ཐོ། 华佗

ཇྭ་ཤང་ཅན་ཀྱིན། 鉴真
ཧྭང་ཧྥུ་མིས། 皇甫谧
ཧྲང་ཐང་། 商汤
ཧྲིན་ཁོ། 沈括
ཧྲུ་སུང་། 史崧
ཕླུ་ཐུ་ལུ་ཐོ། Pluto
ཧྥང་ཡིས་ཀྲི། 方以智
ཧྥབ་རི་ཛོ། Fabrizio
ཧྥར་ཇི། Abûl Faraj
ཧྥི་ཊི་འ་སུ། Phidias
ཧྥི་ལུ་མེན་སི། Philumenus
ཧྥི་ལོ་ལུ་སི། Philolaus
ཧྥུ་ཝུན། 涪翁
ཧྥུ་ཡིས། 傅奕
ཧྥུ་ལེ་མོན་ཧོ་ལན་ཌི། Phulemon Holland
ཧྥུ་ཞི། 伏羲
ཧྥེར་ཌིན་ཌི་རབས་གཉིས་པ། Ferdinand II
ཨ་ན་ཁུ་མེན། Anaximenes
ཨ་ན་ཟར་བོ་སི། Anazarbos
ཨ་ཕོ་ལོ། Apollo
ཨ་ཝི་སེན་ན། Avicenna
ཨ་ཝེན་ཛོར། Avenzoar
ཨ་ཝེར་རོ་འེ་སི། Averroes
ཨ་རིས་སི་ཐོ་ཐེལ། Aristotle
ཨ་རིབ། 阿日甫
ཨ་སི་ཁུ་ལེ་ཕིས་ཡ་ཌི། Asclepiades
ཨ་སི་ཁུ་ལེ་ཕིས་སི། AEscuLapius
ཨ་ཧྥུ་རོ་ཌི་ཐེ། Aphrodite
ཨ་ཧྥེར། Vindicianus Afer

ཨ་བྷུལ་ཁ་སིས།	Abulcasis
ཨར་ཁ་ཐྭ་སུ་སི།	Archagathus
ཨར་ཐེ་མིས།	Artemis
ཨལ་ཁ་ཡི་སི།	Ahmad Al-Qâisî
ཨལ་ཁི་མོན།	Alcmaeon
ཨལ་ན་ཕྱི་སི།	Annafis
ཨལ་མ་གྷུ་སི།	al-Magûsî
ཨལ་མན་སུར།	al-Mansûr
ཨལ་ཧ་ཟེན།	Alhazen
ཨལ་བྷ་ཁིར།	Al-Bâkri
ཨལ་བྷ་ཡི་ཐར།	Ibn al-Baitâr
ཨི་ཙང་།	义净
ཨེ་ཐར།	艾塔尔
ཨེ་ཞོང་།	Fnant Isaioh
ཨེ་ར་སི་སི་ཐྲ་ཐུ་སི།	Erasistratus
ཨེ་རོ་ཐེ་ནུ་སི།	Erotianus
ཨེ་ལེགས་ཟན་དར།	亚历山大
ཨེམ་པེ་དོ་ཁུ་ལུ་སི།	Empedocles
ཨོ་སི་མན་ཏུར་ཁི་སི།	Osman Turks

གསོ་དཔྱད་ཆེད་ལས་སྐོར།

ཀན་ཧྲིའི་གཟའ་སྐར་གྱི་བཤད་པ།	甘石星经
གསེར་སྒྲོམ་སྙིང་བསྡུས།	金匮要略
ཀྲུང་གོ་བའི་སྨན་དཔྱད།	中国人的医学
ཀླད་པའི་པགས་རྒྱུ།	大脑皮质
སྐེའི་གཉིད་ལོག་འཕར་རྩ་དང་མཁྲིག་མའི་ཡར་ཟུར་འཕར་རྩ་གཉིས་སྡེབ་ནས་བརྟག་པ།	人迎村口诊脉法
སྐོགས་རིས་སྤར་སྦྱོར།	灵龟八法
སྐབས་སྦྱོར།	时方
སྐྱུར་བུལ་དོ་མཉམ།	酸碱平衡
སྐྱེ་འཕེལ་མ་ལག་དཔེ་རིས།	命门大小肠膀胱之系图
སྐྱེ་དངོས་དང་སེམས་ཁམས་སྤྱི་ཚོགས་སུམ་སྦྱིལ་གྱི་རིགས་རྣམ།	生物、心理、社会医学模式
སྐྱེ་དངོས་གསོ་རིག་གི་རིགས་རྣམ།	生物医学模式
སྐྱོར་གསོ་གླིང་།	养济院
རྐང་ཤུའི་ནད།	脚气
རྐྱང་རྒྱུག	单行
སྐྲངས་ཞི་དང་རྣག་སྤྱང་། རྨ་ཁ་གསོ་བ་གསུམ།	消、托、补
ཁ་སྱ་བའི་སྡེ།	Kasyapa Samhita
ཁེངས།	革
ཁབ་རྩེ་ཀྱུག	曲针
ཁམས་ལྔ་དུས་དྲུག	五运六气
ཁོང་ནད་གནད་བསྡུས།	内科摘要
ཁྱད་རྩ་བཅུ་གཉིས།	奇恒之腑十二经别
ཁྲག་གསོ་རྒྱུན་བསལ།	活血逐淤
མཁྲང་།	实
གག་པ།	白喉
ཀུང་བསྒྲིགས་པའི་ཡིག་ཆ།	类书
གུད།	伏
གྲིམས།	弦

གྲུམ་བུ།	厉节风
གླང་འབྲུམ།	牛痘
གློག་འབྱེད་རྫས་དོ་མཉམ།	电解质平衡
འགྱུར་མཚམས།	critical days
རྒྱའི་སྔོ་འབུམ་དཔེ་རིས།	本草图经
རྒྱལ་ཁབ་སྨན་མཛོད།	国家药典
རྒྱལ་ཁབ་སྨན་ཤིང་།	药局
རྒྱལ་བློན་རྗེའུ་ཕོ་ཉ།	君臣佐使
རྒྱུ་གསུམ་ནད་བསྐྱེད་སྨྲ་བ།	三因致病说
རྒྱས།	浮
རྒྱུག	动
རྒྱུན་ཤེས་ཆེན་པོའི་གཞུང་།	敢食集 AtreyaTantra
རྒྱུན་འཁྱེར་མྱུར་སྐྱོབ་སྨན་སྦྱོར།	肘后救卒方
རྒྱུན་འབྲེལ་བཅུ་གཉིས།	十二经脉
རྒྱུན་རྩ།	经脉
རྒྱུས་རྒྱུན་བཅུ་གཉིས།	十二经筋
བརྒྱལ་བ།	痫证
མགྱོགས།	数
འགོ་བའི་ཚད་ནད།	传染的温病
འགྱུར་མེད་སྨྲ་བའི་གསོ་རིག་	
རིགས་རྣམ།	机械论的医学模式
ངེས་བརྗོད་རིག་བྱེད།	Rio-Veda
ངོ་མཚར་སྦྱོར་བ་ཀུན་འདུས།	圣济总录
ངོ་བོ་བཞི་དང་རོ་ལྔ།	四气五味
སྔ་དར་སྦྱོར་བའི་ལུགས།	古方派
སྔོ་འབུམ་གསར་བསྒྲིགས།	新修本草
སྔོ་འབུམ་ཆད་བསྐང་།	本草拾遗
སྔོ་འབུམ་བསྡུས་འགྲེལ།	本草经集注
སྔོ་འབུམ་རིགས་ཀུན་བཅུད་བསྡུས།	本草品汇精要
སྔོ་འབུམ་སྙིང་བསྡུས།	本草集要
སྔོ་འབུམ་རབ་གསལ།	本草纲目
མངོན་ཕྱུང་།	小儿药证直诀
གཅིན་འབྱིན་མ་ལག་དཔེ་རིས།	分水阑门图
གཅོད།	涩
ཆུའི་གྲུབ་ཆ་སྙོམས་སྒྲིག	水平衡
འཆི་སྡོད།	代
མཆེར་ནུས།	脾气
འཚོལ།	散
འཇུ་བྱེད་མ་ལག་དཔེ་རིས།	脾胃包系图
ཉིས་སྦྱོར་ལས་ཞོར་དུག་བསྐྱེད་པ།	相反
ཉིས་སྦྱོར་ལས་ཕན་ཚུན་གྱི་ནུས་པ་	
གློ་བའི་གཡས་ཕྱོགས་དཔེ་རིས།	肺侧图
ཉིས་སྦྱོར་ལས་ཅིག་ཤོས་ཀྱི་རྒྱབ་པ་	
མཆིན་དྲི་དང་དེ་ཕྱུག་ནས་རྒྱུ་བའི་	
ཁྲག་རྩ་དང་མིད་པའི་འདྲ་	
དཔེའི་རི་མོ།	气海横膜图
ཉིས་སྦྱོར་ལས་ཅིག་ཤོས་ཀྱི་དུག་ནུས་	
བྱང་ཁོག་སྟོད་སྨད་གཡས་ཕྱོགས་ཀྱི་	
ཁྲག་རྩའི་འབྲལ་འབྲེལ་དཔེ་རིས།	心气图
ཉེར་མཁོའི་སྨན་སྦྱོར།	成药切用
གཉན་གག	烂喉痧　疫喉
མཉེན།	软
གཙུག་མའི་ཧོང་ཏིའི་གསུང་འབུམ།	黄帝内经太素
འཛེམས་པ།	相恶
ཏོག་འབྱུ།	实
རྟགས་བཅོས་རྣམ་བཤད།	辨证论治法
བརྟག་ཚུལ་བརྒྱད་པ།	诊候八式法

བརྟག་བཅོས་ཐོ་ཡིག	医案
བརྟག་བཅོས་ཐབས།	法
སྟོབས་བསྐྱེད།	托里
ཐང་ལ་འབར་གྱི་གཞུང་།	妙闻集
ཐི་མེའུ་སིའི་ཚན་པ།	Timaeus
ཐེ་ཕུན་སྤྱན་གཟིགས།	太平御览
ཐེ་ཕིན་ཕན་བདེའི་སྦྱོར་བ།	太平圣惠方
མཐེབ་འབྲུམ།	瘭
ཐོ་ཡུན་ཅུའུ་སྔོ་འབུམ།	陶隐居本草
ཐོར་རླུང་།	杂气
དྭངས་མ།	谷气
དུས་རིམ་གཉིས་པ།	pepsis
དུས་བསྟུན་གཙག་ཐབས།	子午流注
དོན་སྣོད་སྦས་སྟོན་གྱི་མདོ།	中藏经
དོན་སྣོད་རྒྱུན་འབྲེལ་གསལ་བའི་	
དཔེ་རིས།	存真图
གདགས་ལྷང་ནད།	太阳病
གདགས་ཞན་ནད།	少阳病
གདགས་རྒྱས་ནད།	阳明病
གདགས་ལྷག་སྲིབས་ཆད།	阳常有余，阴常不足
བདེ་གནས་རིག་ཐིག་བརྒྱད་པ།	遵生八笺
བདེ་བ་བསྲུང་བའི་ཐབས་བཞི།	养生四要
བདེ་སྲུང་གྱི་བཤད།	养生肤语
བདེ་སྐྱིར་ཁང་།	安济坊
བདེ་སྐྱིད་གླིང་།	福田院
བདེན་པའི་རྣམ་བཤད།	论衡
འདས་ཚོག་གླིང་།	漏泽园
འདུལ་སྦྱོང་ལག་ལེན་ཆེན་མོ།	炮炙大法
འདོན་སྦྱོང་སྨྲ་བ།	攻邪论
འདྲིལ།	滑
འདྲེ་སྡོད།	结
དྲག	紧
དྲག་ཞན།	虚实
དྲེག	通风
དྲོད་བསྐྱེད་སྨྲ་བའི་ལུགས།	温补学派
དྲོད་གཡོ་སྨྲ་བ།	相火论
དྲོད་ནད།	温病
རྡོ་སྐྲངས།	石痈
རྡོ་སྦྱོར་ལྡེ་པ།	寒食散
ན་སྡོད།	促
ནད་ཀྱི་གྱུར་ཚུལ་བཅུ་དགུ་མ།	病机十九条
ནད་ཀྱི་རྒྱུ་རྐྱེན་གསུམ་དང་བརྟག་བཅོས།	三因极—病证方论
ནད་འགྱུར་གྱི་མཚམས།	crisis
ནད་མི་ལྡང་བར་གནས་པ།	消未患
ནད་ཐོ།	案例
ནད་སྣ་ཉེ་བར་བཅོས་པའི་སྔོ་འབུམ།	证类本草
ནད་སྣ་ཚོགས་ཀྱི་རྒྱུ་རྐྱེན་དང་	
མངོན་ཚུལ་བཤད་པ།	诸病源候论
ནད་རླངས་འཁྱིམས་པའི་དྲོད་ནད།	伏气的温病
ནད་ཚུལ།	素问玄机原病式
ནུབ་ཕྱོགས་མི་ལུས་རོབ་བཤད།	泰西人身说概
ནུས་ལྡོག་ཉིས་སྦེབ།	相使
ནུས་མཐུན་ཉིས་སྦེབ།	相须
གནམ་ཁེབས་རྩིས་རིག	周髀算经
གནམ་རིག	天文
གནའ་དེང་ལོ་རྩིས་རོབ་དཔྱད།	古今历法通考
གནས་གསུམ་ཕྱོགས་དགུ།	三部九候法

རྣོ་གྲི།	炼刀
སྡོད་ཀྱི་མཁྲིས་ཁུ་སེར་པོ།	Pitta
རྣམ་པར་དག་པའི་མདོ།	抱朴子
པགས་རྒྱུན་བཅུ་གཉིས།	十二皮部
དཔེ་རིས།	欧希范五脏图
དཔེ་ཚོགས།	丛书
དཔྱོད་ཤེས་སྐོར་གྱི་བཤད་པ་ཐོར་བུ།	格致余论
ཕན་བདེ་སྨན་སྦྱོར་ཆེན་མོ།	普济方
ཕུ་རོ་ཐ་གོ་ར་སིའི་ཚན་པ།	Protagoras
ཕུང་གཤེར་གསུམ།	三体液
ཕུར་མཉེའི་ལག་ཐབས་	
བཅོས་བསྒྲིགས།	厘正按摩要术
ཕུར་མཉེ་རྒྱས་བཤད།	推拿广意
ཕེ་རྡོའི་ཚན་པ།	Phaedo
ཕོ་མཆེར་སྒྲ་བ།	脾胃论
ཕོ་སྲིབས་གསོ་བ།	养胃阴
ཕོ་རླུང་།	胃气
ཕྱི་ནང་།	表里
ཕྱི་པགས་འབྲེལ་རྩ།	浮络
ཕྱི་དར་སྦྱོར་བའི་ལུགས།	后世派
ཕྱི་ཐོན་སྨོ་འབུམ།	海药本草
ཕྱི་ནད་རིག་པ།	外科学
ཕྱི་རྐྱེན་ཐོག་པའི་དྲོད་ནད།	新感的温病
ཕྱི་ཡི་ལྷག་སྐྱོན་དྲུག	外感六淫
ཕྱོགས་བསྡུས་ཀྱི་ཡིག་ཆ།	全书
ཕྱོགས་ཉེ་ཤུ་རྩ་བཞི།	二十四则
ཕྲ་མཉེན།	微
ཕྲ།	细
ཕྲ་བྱིང་།	弱

བད་ཀན།	Kapha
བྱ་བཙའི་བཤད་པ་བཅུ་བ།	十产论
བྱལ།	迟
འབོག་པ།	惊风证
བྱིང་།	沉
བླ་ནང་དུ་འགུག་པ།	收魂魄
བླ་སྨན་འགག	太医监
བླ་སྨན་འགག	太医署
བླ་སྨན་གླིང་།	太医院
བླ་སྨན་ལྷིང་།	太医局
བློ་འབྱེད་གླིང་།	启迪院
ཐད་ཀར་དམིགས་ནས་གསོ་བཅོས་	
རྫོམ་པ།	直接对抗致病因子
འབུར།	芤
འབྲུམ་ཉིང་།	痼
འབྲུམ་རྩི།	人痘
འབྲས།	癌
འབྲེལ་རྩ།	络脉
སྦོམ།	洪
སྦྲུམ་རྟེན་རིག་པ།	胚胎学
སྦྱོང་བྱེད་ལུགས།	攻下派
སྦྱོར་བ།	方
མ་སྨིན་པའི་དུས་རིམ།	apepsis
མ་བང་ཧུས་ཧན་དུར་ཡང་གསུམ་པ།	马王推三号汉墓
མི་འཕྲོད་པའི་རང་བཞིན།	过敏
མི་ན་བར་གནས་པ།	治未病
མི་ལུས་དཔེ་རིས་གསལ་སྟོན།	人身图说
མེ་དྲགས་པ་ཆུ་དང་འདྲ།	火极似水
མེས་པོའི་མན་ངག་ལག་ལེན།	世医得效方

མོ་ནད་གསོ་བའི་སྨན་སྦྱོར་
ཆེན་མོ། 妇人大全良方
མོ་ནད་ལ་སྨན་པ་རབ་ཏུ་གསལ་བ། 济阴纲目
མོ་ནད་བཅོས་པའི་ཚད་ཐིག 女科证治准绳
དམངས་ཁྲོད་སྨན་དཔྱད་རིག་གཞུང་
ཚོགས་པ། 一体堂宅仁医会
མྱུར་སྐྱོབ་རིན་ཆེན་གཙོ་སྦྱོར། 备急千金要方
སྨྱོང་སྣང་ཡི་གེ། 医话
སྨྱོང་སྦྱོང་ཆུང་ངུ། 经方小品
སྨྱོང་བསྡུས་ལུགས། 心得集派
རྨ་བཅོས་ལག་ལེན་བརྒྱུད་པ། 外科正宗
རྨ་བཅོས་སྨན་པའི་བརྟག་བཅོས་
ཚད་ཐིག 疡医证治准绳
སྨན་པ་རབ། 医士
སྨན་པ་འབྲིང་། 医生
སྨན་དཔྱད་ཡིག་ཆ་ཞུས་གཏན་ཁང་།校正医书局
སྨན་དཔྱད་དོ་དམ་སྲུ། 医药提举司
སྨན་དཔྱད་དོགས་འདྲི། 医学疑问
སྨན་དཔྱད་ཡོ་བསྲིང་། 医林改错
སྨན་བདག་ལྡིང་། 尚药局
སྨན་རྫས། 药
སྨན་རྫས་རིག་པ། Materia Medica
སྨན་སྦྱོར་ཆུང་ངུ། 小品方
སྨན་སྦྱོར་ཕྱོགས་བསྡུས། 医方类聚
སྨན་སྦྱོར་རང་བཞིན་གྱི་ནད་རིགས། 医源性疾病
སྨྱུག་གྲི། 竹刀
ཙ་ར་ཀའི་སྡེ། 奢罗迦全集 CarakaSamhita
རྩ་གནད། 灵枢
རྩ་བའི་སྨན་སྦྱོར་དང་། རྩ་བའི་ནད།
རྩ་བའི་བཅོས་ཚུལ། 方、证、治
རྩ་འབྲེལ་ཕྲན་བུ། 孙络
རྩའི་གདམས་པ། 脉诀
རྩ་གནད་བརྒྱད། 八纲
རྩི་ཤིང་མིང་དོན་དཔེ་རིས་
གསལ་འབྱེད། 植物名实图考
རྩི་ཤིང་སྨན་ཀུན་འདུས་པ།
The Corpus of Simples
གཙག་ཁབ་ལག་ལྡང་གསལ་བའི་
གཙག་ཁབ་རྣམ་བཤད་ཆེན་མོ། 针灸大成
གཙག་ཁབ་གནད་བསྡུས། 针灸聚英
རྫུབ་རླུང་སྨྲ་བ། 戾气学说
བརྩི་ཐབས་དགུ་ཚན་མ། 九章算术
ཚ་གྲང་། 寒热
ཚ་གྲང་ནད། 伤寒
ཚ་གྲང་གི་རྣམ་བཤད། 伤寒论
ཚ་གྲང་གསལ་བའི་མེ་ལོང་། 伤寒金境录
ཚ་གྲང་རྣམ་བཤད་ཀྱི་འབྲུ་འགྲེལ། 注解伤寒论
ཚ་གྲང་ཐོར་ནད་རྣམ་བཤད། 伤寒杂病论
ཚ་གྲང་ནད་ཀྱི་སྤྱི་བཤད། 伤寒总病论
ཚ་གྲང་ནད་རིགས་ཀྱི་སྲོག་སྦྱིན། 伤寒类证活人书
ཚ་དུག་ནང་ཞུགས། 热毒内攻
ཚ་དྲོད་རྣམ་བཤད། 温热论
ཆིན་ཁྲིན་ཙུའུ་སྔོ་འབུམ། 秦承祖本草
ཚུལ་འཛམ་མཉེས་གཤིན། 仁义道德
ཚེ་དབང་ཞི་འཛགས་ཁང་། 保寿粹和馆
ཚེ་རིང་བར་གནས་པའི་ཐབས། 修龄要旨
ཚ་རིམས་དམར་སྐྱ། 猩红热
ཚེ་ཡོང་སྔོ་འབུམ། 蔡邕本草

ཚེའམ་སྲོག ཨཱཡུ། Ayur

ཚེ་ཡི་རིག་བྱེད། ཙི་ཀིཏྶ་ཐིར

ཚེ་ཡི་རིག་བྱེད། ཨཱཡུ་བེདཿ Ayur-Veda

ཚོར་ཤེས། 神

མཚར་རྩ་བརྒྱད། 奇经八脉

མཚལ་བསྒྱུར་ལག་རྩལ། 炼丹术

མཛེ་ནད། 麻风

ཝན་གྱི་སྨན་དཔེ་བཅུ་བ། 万密斋医书十种

ཝན་གྱི་མོ་ནད་གསོ་བ། 万氏女科

ཝུའུ་ཕུ་སྔོ་འབུམ། 吴普本草

ཝེ་ཐེ་གསང་བསྡུས། 外台秘要

ཝང་ཧྲུའུ་ཧི་ཡི་རྩ་དཔྱད་
སྨྱོང་བྱང་། 王叔和脉诀

ཞན། 虚

ཞི་བྱེད། 内消

ཞེ་ཡི་ཚ་གྲང་རྣམ་བཤད་འགྲེལ་པ་པོད་
གསུམ་མ། 许氏伤寒论著三种

གཞན་འབྲེལ་བཅོ་ལྔ། 十五别络

གཞུང་ཀུན་འདུས། Liber Continens

གཞུང་སྦྱོར། 经方

གཞུང་ལུགས། 理

ཟས་བཅོས་སྔོ་འབུམ། 食疗本草

ཟས་ཐབས་སྔོ་འབུམ། 食性本草

ཟུང་སྦྱོར་ཚུལ་བདུན། 七情合和

ཟི་ཧྲིན་ཧྲིའི་ཞིང་ཡིག 氾胜之农书

ཟུངས་སྟོབས་དང་འགོག་རྐྱལ་དོ་མ་
མཉམ་པ། 营卫不和

གཟའ་ལྔའི་སྐར་དཔྱད། 五星占

གཟའ་སྐར་གྱི་བཤད་པ། 星经

ཨཥྚ་ཨཾ་ག་ཧྲི་ད་ཡ་ཡིད་འགྱུར་བདུན། ཡན་ལག་བརྒྱད་
པའི་སྙིང་པོ་བསྡུས་པ། 内伤七情

ཡུའུ། 酉

ཡུས། 醫

རང་བྱུང་མཚན་ཉིད་རིག་པ་དང་
ལུས་སེམས་སུམ་སྦྲེལ་གྱི་གསོ་རིག་
རིགས་པ་རྣམ། 自然哲学及心身医学模式

རང་བྱུང་མཚན་ཉིད་རིག་པའི་རྣམ་པ།
自然哲学医学模式

རང་སྟོབས་གསོ་བ། 养真

རིག་བྱེད། བེདཿ Veda

རིགས་ཀྱི་སྨན་པ། 医丁

རིམས་ནད་བཤད་པ། Liber de Pestilentia

རིམས་ནད་བཤད་པ། 瘟疫论

རིམས་རླུང་། 疫气

རིན་ཆེན་སྨན་སྦྱོར། 千金药方

རིན་ཆེན་ལྷན་ཐབས་སྨན་སྦྱོར། 千金翼方

རེག་ཟིག་ཕྱོགས་བཏུས། 洗冤集录

རླུང་། Vitta

རླུང་ཁྲག 气血

རླུང་གི་དྭངས་མ། 精气

རླུང་བསྐྱེད་ཁྲག་གསོ། 补气活血

རླུང་རྒྱུ་གཅིག་སྨྲ་བ། 气一元论

རླུང་ཁྲག་རྒྱུན་བསལ། 行荣卫

ལག་དེབ། Tesrif 皇帝三部针灸甲乙经

ལིས་ཏང་ཀྲི་སྔོ་འབུམ། 李当之本草

ལིས་ཏང་ཀྲི་ཡི་སྨན་ཐོས་
དཀར་ཆག 李当之药录

ལེ་ཀོང་འདུལ་སྦྱོང་གི་རྣམ་བཤད། 雷公炮炙论

ལེགས་ཐོས་བསྡུ་བ།	妙闻集
ལག་རྫེ།	鹅掌风
ལོའུ་ཅིན་ཙི་ཡི་འདྲེས་བཞག་སྦྱོར་སྡེ།	刘涓子鬼遗方
ཤ་བཀྲ།	白癜风
ཤེ་ནོང་སྔོ་འབུམ།	神农本草经
ཤར་ཕྱོགས་སྨན་དཔྱད་ནོར་བུའི་མེ་ལོང་།	东医宝鉴
གཤིས་འདྲི།	素问
གཤིས་འདྲི་ཡི་ཁམས་དུས་ཉེར་སྤྱོད་གསང་བའི་འཇུག་ངོགས།	素问入式运气论奥
གཤིས་འདྲིའི་ཟབ་གནས་གཤིས་འདྲིའི་མདོ་གནས་རྒྱས་སྟོན།	素问至真要大论
ས་ཁམས་གསོ་བའི་ལུགས།	补土派
སིབ་བུ།	麻疹
སེའུ་རབས་ལས་དཔེའི་དཀར་ཆག	隋书·经籍志
སེམས་ལ་ཚོད་འཛིན།	御精神
སྲིབས་སྙོམས་གདགས་བརྟན།	阴平阳秘
སྲུང་རླུང་།	正气
གསང་བུག་གཙག་པའི་ལག་ལེན་སྙིང་བསྡུས།	明堂孔穴针灸治要
གསེར་གྱི་མེ་ལོང་ལུགས།	金鉴派
གསོ་སྐྱོང་ལྟེང་།	慈幼局
གསོ་དཔྱད་མ་ལག	医学体系
གསོ་དཔྱད་གླིང་བ།	On Medicine
གསོ་རིག་འཇུག་སྒོའི་ཡིག་ཆ།	入门书
བསལ་འཇུག	疏通

བསིལ་གྲང་གི་ལུགས།	寒凉派
སྲིད་སྲུང་རིག་བྱེད།	Atharva-Veda
སྲོག་རླུང་།	pneuma
ཧ་ལྦ་པྤའི་ཤེས་རིག	哈拉帕文明
ཧྲིལ་བསྲུང་ལུགས།	全生集派
ཕྲེ་ཌྲུ་སིའི་ཚན་པ།	Phaedrus
ཧོང་ཏི་བསྣན་བཅོས་གཤིས་འདྲིའི་ཡང་འགྲེལ།	补注黄帝内经素问
ཧོང་ཏིའི་གསུང་འབུམ།	黄帝内经
ཧོང་ཏི་གསུང་འབུམ་གཤིས་འདྲིའི་ཡང་འགྲེལ་གསབ་སྒྲིག	重广补注黄帝内经素问
ཧོའུ་ཧོས་སྨན་དཔྱད་གླིང་།	回回药物院
ཧོའུ་ཧོས་སྨན་སྦྱོར།	回回药方
ཧོང་ཏིའི་ཙ་གནད།	黄帝针经
ཧོང་ཏིའི་དཀའ་གནས་བརྒྱད་ཅུ་ཙ་གཅིག་པ།	黄帝八十一难经
ཧོང་ཏིའི་གཞུང་གསུམ་ལས་གཙག་ཁབ་ཧྲུའུ་ཡི་སྔོ་འབུམ།	蜀本草
ལྷ་རིག་སྨྲ་བའི་གསོ་རིག་རིགས་རྣམ།	神灵主义医学模式
ཕྲག་སྐྲངས།	痈疽,疡痈
ཕྲག་པ།	痈
ཕྲད།	缓
ཧན་ལིན་སྨན་བདག་གླིང་།	翰林医官院
ཨེ་ལེ་ཐི་ཁུའི་ལུགས།	Eleatic
ཨོ་ཚང་གི་ལྗེའི་བརྟག་ཐབས།	敖氏验舌法
ཨོ་ཞིས་ཧྥན་གྱི་དོན་ལྔའི་དཔེ་རིས།	欧希范王脏图

གཞན་དག

ཅུན་ནན།	荆南	ཐོ་ལེ་རྡོ།	Toledo
གཅེས་བཏུས།	回鹘医学文选	ཁྲེ་བི་སོ།	Treviso
ཆ་འཕྲིན་གྱི་དུས་སྐབས།	信息时代	དར་གོས་འགྲུལ་ལམ།	丝绸之路
ཆ་ཧར་ས་ཁུལ།	察哈尔地区	དེ་ལི་ཡི་གེ།	傣仂文
ཆིས།	齐国	དོའུ།	道家
ཆུ་བསྟན་པའི་གཞུང་གི་		དམ་སི་ཁུ་སི།	Damascus
འགྲེལ་བ།	水经注	གདགས་སྲིབས།	阴阳家
ཆེས་མཐོའི་སློབ་གྲྭ།	国子学	གདགས་སྲིབས་ཁམས་ལྔ་སྨྲ་བ།	阴阳五行学说
ཆོས་ལུགས་རྫོངས་དང་གྱི་འགྲེལ་བཤད་		གདོང་དཔྱད་མཛེས་བཟོ།	整容术
ཅིད་པ།	谶纬神学	བདག་མེད།	贵无
རྗེ་མེད་སྨྲ་བ།	无君论	རྡོ་ཞིབ།	砭石
ཀྱོན་ཐ།	Giunta	ཇིས་ཁ་ཤུར།	Gondischapur,Jundi Shapur
གཏུག་གཞིས།	天理	ནན་ཧན།	南汉
སྙན་ངག་གི་མདོ།	诗经	ནང་ཁྲོལ་ཕྱི་མདོན་དང་རྒྱུན་འབྲེལ་	
སྙི་འཁྱིག་འབྲུ་སྒྲིག་པར་འདེབས།	胶泥活字排版印刷	སྨྲ་བ།	藏象经络学说
ཏ་ལའི་ལོ་མའི་དཔེ།	贝叶经	ནང་སོགས་རྒྱ་ཕྱིའི་བཀོད་པ།	海内华夷图
ཏུང་གྲུག	东周	ནན་ཁྲོ།	南朝
ཏུང་ཝེ།	东魏	ནན་ཐང་།	南唐
ཏུང་ཧན།	东汉	ནི་སི་བྱིས།	Nisibis
ཏཱ་ཏུའུ།	大都	ནུབ་རྗེས་སྙེག་མཁན།	洋务派
ལྟས་བརྟག་པ།	垂象志	ནེས་ཐོ་རུ་སི།	Nestorius
བརྟེན་ལུགས་གསུམ་དང་		གནམ་ཁེབས་རྩིས་རིག	周骨卑算经
སྤྱོད་ལུགས་ལྔ།	三纲五常	གནའ་དཔེ།	尚书
བསྟུན་པའི་མདོ།	周礼	གནའ་མི།	古人
ཐང་རྒྱལ་རབས།	唐朝	གནའ་རྩིས་བསྡུས་གཞུང་།	辑古算经
ཐབས་ལམ་སྨྲ་བའི་ལུགས།	Methodist	རྣ་ཤལ་སྤོ་སྦྱར།	移植体残端悬垂物
ཐི་རྗེར།	Tiber	སྣ་དབྱིབས་གྲུབ་ཐབས།	鼻成形术
ཐེ་ཁྲང་དགོན།	太常寺	ཚ་ནད་སྨྲ་བ།	温病学说
ཐེ་ཡོན།	太原	ལོ་ཁམས་བཅུ།	十天干

ཆིན།	秦国
ཆིན་རྒྱལ་རབས།	秦朝
མཚལ་བསྒྱུར་ཚེ་སྒྲུབ།	方士
ཝེ།	魏，魏国
པེ་ཁྲོ།	北朝
པེ་ཅིན་གྱི་རྒྱལ་པོའི་ཕོ་བྲང་།	故宫
པེ་ལིན་དགོན།	百灵庙
པེ་སུང་།	北宋
པེ་ཧྲིས་ཡི།	依哈提亚拉提•拜地依
པེན་ལིང་།	汴梁
དཔག་དཀའི་རིག་པ།	玄学
དཔོན་རིགས་ཤེས་ཡོན་ཅན།	士大夫
ཕུར་མཁན།	巫士
སྤོར་ཐང་།	《周易》 《易经》
སྤྱི་མཚན་གྱི་བསམ་གཞིག སྤྱི་ཡོངས་ལྟ་བ།	整体论 整体观念
ཐྲ་མི།	猿人
ཕ་ས་ནེ་སི།	Pausanias
ཕྲུ་རོ་ཕོན་ཐི་སི།	Propontis
པི་ཐ་གྷོ་ར་སི།	Pythagoras
པེར་གྷི་མན།	Pergamon
ཕུང་གཤེར་ནད་ལུགས་རིག་པ།	体液病理学
ཕོམ་པེལ།	Pompell
ཕྱི་དོན་ཚུར་སྣང་།	客观反映
ཕྱོགས་བསྡུས།	杂家
ཕྲ་ཕུང་ནད་ལུགས་རིག་པ།	细胞病理学
བ་བྷི་ལོན།	巴比伦
བ་ཡན་ཧུ་ཧྲོ་དགོན།	巴音和硕庙
བུན་ཅིན་བདེ་འཛམ།	文景之治

བུལ་ཅིབ་ཧྲར་ཀྲོ་དགོན།	乌力吉图沙日召
ཝུའུ།	吴
བུའུ་ཏང་དགོན།	五当召
བོལ་ཚབ་ས་ཁུལ།	乌兰察布盟
དབང་རྩའི་ཚུར་སྣང་།	N反射
དབྱི་སི་རལ།	伊斯兰
དབྱིབས་རིས་ཀྱི་གཞུང་།	几何原本
བྷ་ཁུ་ཐེ་ལུ།	Bokht-Ioko
བྷ་གྡ་ད།	Baghdad
བྷ་སི་ར།	Basra
བྷེ་ཙི་དགོན།	贝子庙
བྷེ་ཟན་ཐུམ།	Byzantium
མ་ཁེ་དྷོ་ནི།	Macedonia
མཉྫུ།	满族
མི་ཉག	西夏
མི་ཡིས་གང་ཡང་ནུས།	天工开物
མི་ལེ་ཐུ།	Miletus
མི་སེ་ནུམ།	Misenum
མི་སེར་ཐབས་རྩལ།	齐民要术
མིང་དོན་འབྱེད་པ།	名辩家
མུན་ཞིས་ཟིན་བྲོ། མེན་ཞི་གཞིས་ཀའི་རིག་ཟིག	梦溪笔谈
མུར་ལེ་བ།	Murle
མུར་སི།	Murcia
མེ་སོ་ཕོ་ཐ་མི་ཡ།	Mesopotamia
མོ་ཌེ་ན།	Modena
མོའུ།	墨家
མཽ་རྱའི་རྒྱལ་རབས།	孔雀王朝
སྨན་གྲྭ།	曼巴扎仓

སྨན་བཅོས་བྱེད་སྒོ།	医事活动	ཡན།	燕国
ཚན་བཞེར་ལམ་ལུགས།	科举制度	ཡན་ཧྥུ་དགོན།	延福寺
ཚོང་གྲུ་སྤྱིང་།	市舶司	ཡུད་ཀྲོ་ས་ཁུལ།	伊克昭盟
མཚོ།	布里亚特贝加尔湖	ཤུན་ས་ཁུལ།	兴安盟
རྫས་འགྱུར་བཙུད་སྦྱང་།	化学提炼	ཡན་གོ།	燕国
ཝང་ཨན་ཧྲི་སྲིད་འགྱུར།	王安石变法	ཡིས་ཀྲིག	益州
ཝན་གྱི་སྨན་དཔེ་བཅུ་བ།	万密斋医书十种	ཡུན་ཐེན།	应天
ཝུའུ་ཡེ།	吴越	ཡིན་ཞུ།	殷墟
ཝེ་ཉི་སེར།	Venice	ཡོང་ལོ་དཔེ་མཛོད།	永乐大典
ཝེ་སུ་ཝིའུ་སི།	vesuvius	ཡོན་ཧི་ཁུལ་རྫོང་གནས་ཚུལ།	元和郡县志
ཝེད་ནམ།	越南	ར་ཛུ་སི།	Rhzes
ཞི་ཀྲུའུ།	西周	རང་བྱུང་སྣང་ཚུལ་ལ་ཚོད་འཛིན་དང་	
ཞི་གནས་དམིགས་མེད།	清静无为	སྤེད་སྤྱོད།	制天命而用之
ཞི་དཔོན་དབང་བསྒྱུར།	文官统治	རང་བྱུང་དབང་བསྒྱུར	戡天
ཞི་ལིན་ཀོལ་ས་ཁུལ།	锡林郭勒盟	རེ་ཡུན་དགོན།	瑞应寺
ཞིང་དཔེ་ཁ་གསབ་མ།	补农书	རི་རྒྱའི་སྒྲུང་།	山海经
ཞིང་འཛིན་ལམ་ལུགས།	占田制	རིག་པ།	体液病理学
ཞིས་ཛིན།	西晋	རིག་གསར།	荆公新学
ཞིས་ཝེ།	西魏	རིག་གནས་རྙིང་བ།	旧学
ཞིས་ལམ་ལོན་དགོན།	锡拉木伦庙	རིག་གནས་དྭངས་མ་གཅེས་ཉར།	国粹主义
ཞིས་ཧན།	西汉	རིམ་གསུམ་ཁྲིམས།	三舍法
ཤུང་ནུའུ།	匈奴	རུས་སྐོགས་ཡི་གེ།	甲骨文
ཞིས་ཞ་ཁྲུ་ཡི་འགྲུལ་བཞུད་		ལའོ་རྒྱལ་རབས།	辽朝
ཟིན་ཐོ།	徐霞客游记	ལའོ་ཡང་།	洛阳
ཞྭ་རྒྱལ་རབས།	夏朝	ལས་དབང་།	宿命论
གཞི་མཐུན།	Isonomia	ལིན་ཨན།	临安
གཞུང་བསྒྲིགས་ལོ་ཐོ།	授时历	ལྱང་།	梁
ཡུ་ཐེན་གསོ་རིག་ཡིག་ཆ།	于阗医学文献	ལུགས་གཞན་དོར་བྱང་	
འོ་ཐུ་ཆི་དགོན།	敖特奇庙	འཛིན་པ།	罢黜百家，独尊儒术

ལེ་ཌེན། Leiden

ལེགས་བཅོས་མཁན། 改良派

ལོ་རྟགས་བཅུ་གཉིས། 十二地支

ལོ་ཛྦི། Loeb

ཞེའུ། 儒家

ཞེའུ་སྨན་པ། 儒医

གཤིས་ལུགས། 理

གཤིས་ལུགས་དང་རླུང་
ལྷན་འདྲེས། 理与气合

གཤིས་ལུགས་སྨྲ་བ། 理学

ས་ཁུལ་ས་ཁྲ། 禹贡地域图

ས་མར་ཁན་ཌི། Samarkand

ས་བྷེན་པ། Sabaean

ས་ལེར་ནོ། Salerno

ས་སོ་སི། Thasos

སར་ཌིན་གླིང་། Sardinia

སར་མི། 新人

སི་ཊན། Sinan

སི་པེན། Spain

སི་མེར་ན། Smyrna

སི་མོ་ནི་ནི། R. Simonini

སི་ར་སེ། Thrace

སི་སྡི་ཡ། 大月氏 Scythia

སི་སི་ལི། Sicilia

སིབ་བྲུ། 麻疹

སུང་། 宋

སེ་ཝི་ལི། Seville

སེའུ་རྒྱལ་རབས། 隋朝

གསོ་རིག 神灵医学或魔术医学

གསོལ་མཆོད་ལོ་ཁྲང་། 天坛祈年殿

སྲིད་སྐྱོང་ལུགས་ཀྱི་
བསྟན་བཅོས། 治国要术 Arthasatra

ཧ་རན། Harrân

ཧ་ལི་ཧྥ། Khalifa

ཧྭ་ཞྭ་མི་རིགས། 华夏民族

ཧང་ཀྲུག 杭州

ཧན་གྱི་རབས། 汉书

ཧའུ་ཀྲུག 后周

ཧའུ་ཧྲུའུ། 后蜀

ཧི་ཐི། Hittie

ཧི་ར། Hira

ཧུ་ནན་ལའོ་ཡང་། 河南洛阳

ཧུའུ་ནན། 湖南

ཧེ་ཛི་ར། Hejira

ཧེན་ཧལ་ཧ་དགོན། 海暗哈日瓦庙

ཧེར་ཁུ་ལ་ནེའུ་མོ། Hercu laneum

ཧེས་ཙོང་དགོན། 汇宗寺

ཧོ་མེར། Homer

ཧོང་ཅི་ལོ་ཐོ། 皇极历

ཧོར་གྱི་སྨན་དཔྱད་ཧོར་གྱི་གསོ་རིག་
ཡིག་ཆ། 回鹘医学文献

ཧོར་ཐུ། A. Hort

ཧན། 韩国

ཧྲུག་ཡིན་དགོན། 寿因寺

ཧྲང་རྒྱལ་རབས། 商朝

ཧྲང་ཡང་ཁྲིམས་འགྱུར། 商鞅变法

ཧྲུའུ། 蜀

ཧྲུའུ་ཧན། 蜀汉

ལྷ་མེད་སྨྲ་བ།	神灭论	ཨལ་ཕེན་རི་རྒྱུད།	Alpen
ལྷ་རིག་སྨྲ་བའི་ལྷན་ནུས་སྨྲ་བ།	本能论	ཨར་དགོན།	阿尔山寺
ཧྥ་ཅ།	法家	ཨི་འོ་ནི་ཡ།	Ionia
ཨ་ཝི་སེན་ན།	Avicenna	ཨི་སི་ལམ།	Islam
ཨ་ལག་ཤ་ས་ཁུལ།	阿拉善地区	ཨེ་ཀྱེན།	Aegean
ཨ་ཐེན་སི།	Athens	ཨེ་ཇིབ།	埃及
ཨན་ཐོ་ཁྱོ།	Antioch	ཨེ་སི་ཁོ་རོ།	Escorial
ཨན་ཐོ་ནི་ནུ་སི།	Antoninus	ཨེབ་རྡུ་རི་སི།	Epidauris
ཨན་ཧྲི་ཟིང་འཁྲུག	安史之乱	ཨེ་དྷེ་ས།	Edessa
ཨལ་རྡུ་སིར།	Aldus	ཨེབ་རྡོ་ཏུ་སི།	Epidaurus
ཨི་སི་ཧྥ་ཧན།	Isfahan	ཨེ་ཁྲུ་རི།	Etruria

ཚོམ་སྒྲིག་འགན་འཁུར་པ། ཚངས་པོ། ཤེར་དོན།

༄། །སྲོལ་རྒྱུན་གསོ་རིག་སྨར་དཔྱོད་གཡུ་ཐོག་ཞལ་ལུང་།

བྱ་མདོ་སྐུ་བྱམས་རྒྱལ་དང་རིན་ཆེན་རྡོ་རྗེས་བརྩམས།

*

ཀྲུང་གོའི་བོད་རིག་པ་དཔེ་སྐྲུན་ཁང་གིས་བསྐྲུན།
པེ་ཅིང་གོང་དཀྱི་པར་འདེབས་ཚད་ཡོད་ཀུང་སིས་དཔར་བཏབ།

*

༢༠༢༠ལོའི་ཟླ་༡༢པར་པར་གཞི་དང་པོ་བསྒྲིགས།
༢༠༢༠ལོའི་ཟླ་༡༢པར་པར་ཐེངས་དང་པོ་བཏབ།
དཔར་གྲངས། ༠༠༠༡—༦༠༠༠

ISBN 978-7-5211-0294-9

རིན་གོང་སྒོར། ༨༨.༠༠

责任编辑：聪博 谢尔顿

图书在版编目（CIP）数据

藏医药学理论体系与其他传统医学发展史比较研究 /
李先加，仁青多杰著 . --
北京：中国藏学出版社，2020.12

ISBN 978-7-5211-0294-9

Ⅰ . ①藏… Ⅱ . ①李… ②仁… Ⅲ . ①藏医－理论体系－研究②传统医学－医学史－研究 Ⅳ . ① R291.4 ② R-09

中国版本图书馆CIP数据核字(2021)第007295号

藏医药学理论体系与其他传统医学发展史比较研究

李先加 仁青多杰 著

*

中国藏学出版社出版
（北京市朝阳区北四环东路131号）

北京广益印刷有限公司印刷

*

开本：787mm×1092mm 1/16 印张：29
2020年12月第1版第1次印刷 印数：0001-4000册

ISBN 978-7-5211-0294-9

定价：88.00元